TRAITÉ

DE

CHIRURGIE

TRAITÉ
DE
CHIRURGIE

Publié sous la direction

DE MM.

Simon DUPLAY
Professeur de clinique chirurgicale à la Faculté de médecine de Paris
Membre de l'Académie de médecine
Chirurgien de l'hôpital de la Charité

Paul RECLUS
Professeur agrégé à la Faculté de médecine de Paris
Chirurgien des hôpitaux
Membre de la Société de chirurgie

PAR MM.

BERGER. — BROCA. — DELBET. — DELENS. — GÉRARD-MARCHANT
HEYDENREICH. — HARTMANN. — JALAGUIER. — KIRMISSON. — LAGRANGE
LEJARS. — MICHAUX. — NÉLATON. — PEYROT. — PONCET. — QUÉNU
RICARD. — SEGOND. — TUFFIER. — WALTHER

TOME III

PAR MM.

**PONCET, NÉLATON, LAGRANGE, QUÉNU, GÉRARD-MARCHANT,
KIRMISSON**

AVEC DEUX CENT SOIXANTE ET UNE GRAVURES DANS LE TEXTE

PARIS
G. MASSON, ÉDITEUR
LIBRAIRE DE L'ACADÉMIE DE MÉDECINE
120, BOULEVARD SAINT-GERMAIN

M. D. CCCXCI

A. L. V.

TRAITÉ
DE CHIRURGIE

TOME III

MALADIES DES TISSUS

(*SUITE*)

TUMEURS DES OS

Par le Dr ANTONIN PONCET

PROFESSEUR A LA FACULTÉ DE LYON, CHIRURGIEN EN CHEF DE L'HÔTEL-DIEU

On observe dans le tissu osseux les mêmes variétés de tumeurs que dans les parties molles. En dehors des *exostoses* ou *ostéomes* qui se développent à peu près exclusivement sur le squelette, en dehors des *tumeurs myéloïdes*, de certaines *tumeurs pulsatiles*, des *anévrysmes des os*, qui empruntent à leur siège une physionomie spéciale, nous ne voyons au point de vue anatomique, aucune différence réelle entre les deux grandes classes de néoplasmes. Le siège seul diffère.

Dans cette étude, nous nous conformerons à la classification imposée par l'anatomie pathologique, quoi qu'elle nous oblige à englober sous le même nom des néoplasmes d'allure, de malignité fort différentes.

L'ancienne division clinique des tumeurs en tumeurs *bénignes* et *malignes* subsiste toujours. La structure du néoplasme, est, en effet, incapable, par elle seule, le plus souvent, de nous édifier sur sa marche, sur sa gravité, il faut tenir compte du terrain, du siège de la lésion, etc., de tout un ensemble d'indications que la clinique peut seule fournir. C'est ainsi, par exemple, qu'au point de vue anatomique, il n'existe pas de différences réelles entre un chondrome des phalanges, des métacarpiens et un chondrome des extrémités d'un os long de l'humérus, du fémur, et cependant le pronostic de ces deux variétés de tumeurs sera, de par leur siège, tout différent. Dans le premier cas, la lésion, pendant de longues années, pendant toute la vie même, n'entraînera le plus souvent, que des troubles fonctionnels, tandis que la tumeur de l'os long, se comportera parfois comme un néoplasme de mauvaise nature, infectant les ganglions et se généralisant. Nous pourrions, disions-nous, dans l'*Encyclopédie internationale de chirurgie*, tome IV, 1885, à propos des sarcomes qui ont une évolution différente, qu'ils occupent les gencives, le bord des alvéoles ou les extrémités des os longs, multiplier les exemples de ce genre.

Les recherches bactériologiques de ces dernières années sont restées à peu près muettes quant à la pathogénie des néoplasmes. En ce qui concerne les tumeurs des os, nous ne trouvons aucune donnée nouvelle.

Nous étudierons d'abord celles qui sont constituées par du tissu osseux : les *exostoses* et les *hyperostoses*, puis les diverses tumeurs cancéreuses, terme générique comprenant diverses variétés, dont les deux termes extrêmes, au point de vue du pronostic, sont, d'une part, certaines *tumeurs myéloïdes*, et d'autre part les *carcinomes*, les *ostéosarcomes proprement dits*. Les *tumeurs pulsatiles*, les *kystes des os*, et surtout les *kystes hydatiques* feront l'objet d'un chapitre étendu. Nous signalerons en terminant quelques néoplasmes exceptionnels, les *lymphadénomes*, les *fibromes*, les *myxomes* et les *lipomes*.

CHAPITRE PREMIER

I

DES EXOSTOSES OU OSTÉOMES

Nous ne décrirons dans ce chapitre que les véritables tumeurs osseuses, les *exostoses* ou *ostéomes* des os. Le terme d'*exostose* a, en effet, toujours été assez mal défini, il a été appliqué indifféremment à toute excroissance de nature osseuse implantée sur le squelette. Il importe de bien s'entendre sur la valeur des mots, afin d'éviter la confusion.

Cornil et Ranvier définissent les tumeurs des productions néoplasiques ayant de la tendance à persister et à s'accroître. Dans cet ouvrage même, M. Quénu s'exprime en termes à peu près équivalents : les tumeurs sont des productions nouvelles de nature non inflammatoire. En adopant l'une ou l'autre de ces définitions, nous pouvons éliminer de notre cadre toutes les productions consécutives à une ostéite, quelque soit la nature de cette ostéite.

Personne ne songe aujourd'hui à désigner sous le nom d'exostoses ces masses saillantes, plus ou moins irrégulières, qu'on voit s'élever à la surface d'un os, au voisinage d'une fracture, aux alentours d'un foyer d'ostéomyélite tuberculeuse ou staphylococcienne. On sait que ce sont là des lésions secondaires, réactionnelles, susceptibles de diminuer dans une certaine mesure avec la cessation de la cause irritative, et on se sert généralement pour les désigner des mots *ostéophytes* ou *hyperostoses*. Évidemment, ce ne sont pas là des tumeurs, mais on comprend mal alors pourquoi la plupart des auteurs font une place dans le chapitre des tumeurs osseuses aux productions hypertrophiques engendrées par la syphilis. Quoique l'agent spécifique soit inconnu, l'ostéite syphilitique ne diffère pas essentiellement de l'ostéite tuberculeuse. Les produits, au moins au début de leur formation, sont des plus propres à diminuer et à disparaître sous l'influence d'une médication interne. Ce sont là des produits d'inflammation au sens que l'on attache aujourd'hui à ce mot, et ils doivent être décrits, comme nous l'avons fait avec la syphilis osseuse et non avec les tumeurs des os.

A plus forte raison, doit-on rayer du cadre des exostoses vraies, des productions transitoires que l'on voit se développer sur la paroi interne du crâne des femmes enceintes, productions liées à l'état puerpéral et qui disparaissent avec lui.

En résumé, nous pensons que l'on ne doit regarder comme véritables ostéomes des os, aucune des exostoses décrites sous le nom d'*exostoses symptomatiques*. Il est bien évident, d'autre part, que les tumeurs osseuses situées au voisinage du squelette, mais développées dans les tendons ou dans les muscles, tels que les petits ostéomes du tendon d'Achille ou les ostéomes des adducteurs observés chez les cavaliers (*exostoses apophysaires*, *ostéomes parostéiques de Virchow*) doivent être étudiées avec les tumeurs de ces organes. Dans bon nombre de cas, ces « os des cavaliers » suivant l'expression de Billroth, qui ont pour siège habituel les tendons d'insertion au pubis ou à l'ischion des muscles adducteurs, paraissent cependant avoir pour point de départ, un processus ossificateur progressif. L'ossification a pour point de départ la surface osseuse normale et s'étend au tissu conjonctif des tendons voisins (Favier, *Arch. de méd. milit.*, 1888). Quant aux ossifications secondaires qui surviennent dans des tumeurs dont le tissu primaire est différent du tissu osseux, elles ne sont que des accidents d'évolution et n'ont aucun rapport avec l'ostéome des os.

Ces éliminations faites, il nous reste à parler des *exostoses* dites *idiopathiques*, c'est-à-dire des *exostoses de développement* ou *exostoses ostéogéniques*. Elles seules, en effet, répondent à la définition des tumeurs que nous avons adoptée. Ce sont bien des ostéomes, puisqu'elles sont formées du même tissu que l'os normal. Ce sont de véritables tumeurs, car elles s'accroissent et persistent indéfiniment. Leur origine n'est liée à aucune inflammation au sens clinique de ce mot, enfin, elles sont dues à une anomalie, à une monstruosité de développement, ce qui, pour un certain nombre d'auteurs, est le propre de toutes les tumeurs de l'économie.

Exostoses ostéogéniques. — A. Cooper les a signalées un des premiers sous le nom d'*exostoses*, de *périostoses cartilagineuses*. Dans le *Compendium*, elles sont décrites sous la rubrique *exostoses épiphysaires*. Virchow et Volkmann les appellent *exostoses cartilagineuses*. Broca enfin, et Soulier, dans sa thèse de 1864 (*Du parallélisme parfait entre le développement du squelette et celui de certaines exostoses*. Th. de Paris, 1864), leur ont donné le nom d'*exostoses ostéogéniques* ou d'*exostoses de développement*.

Anatomie pathologique. — Elles se présentent sous la forme de masses saillantes à la surface d'un os. Leurs rapports avec le squelette sont variables : tantôt elles sont pédiculées, tantôt elles sont sessiles.

Leur volume oscille entre la grosseur d'un pois, d'une noisette et celle d'une tête de fœtus. Les excroissances, dit Virchow, forment parfois la plus grande masse, tandis que la plus petite appartient aux os primitifs.

Elles peuvent affecter toutes les formes. Tantôt ce sont des aiguilles, de minces stalactites, tantôt de véritables apophyses plus ou moins volumineuses. Il en est qui sont recourbées en forme de crochet, à la façon de l'apophyse coracoïde. Souvent ce sont des masses arrondies, irrégulièrement sphériques, leur surface est presque toujours inégale et rugueuse.

Ces tumeurs sont habituellement multiples, elles ont une tendance assez marquée à être symétriques. Dans l'*Encyclopédie internationale de chirurgie*, t. IV, p. 371, nous avons rapporté l'observation d'un malade, chez lequel plusieurs exostoses avaient le volume du poing. Siégeant surtout aux extrémités des os long, elles formaient des masses dures, éburnées, qui avaient apparu seulement vers l'âge de vingt et un ans, et s'étaient développées de dix-neuf à vingt trois ans (*exostoses ostéogéniques tardives*), alors que la taille du sujet s'accroissait, dans ce laps de temps. de 3 à 4 centimètres (Desgranges, *Lyon méd.*, 1872). Sur un squelette du Musée de la Faculté de médecine, A. Pic [1] n'a pas compté moins de 194 exostoses (voy. fig. 1 et 2) de forme, de volume des plus variables, occupant de préférence les régions juxta-épiphysaires et les insertions musculaires ou tendineuses. Il s'agit là d'une *hyperactivité ostéogénique*, dont la pathogénie nous échappe. On pourrait songer en pareil cas, à une sorte de dystrophie régulière dans l'ossification, le squelette perdant en longueur, en volume, ce qu'il gagne en néoformations. Cette hypothèse n'a pas été justifiée par les mensurations d'Ét. Rollet [2].

Recouvertes par le périoste, les exostoses sont séparées des parties molles voisines par une couche du tissu conjonctif lâche. Quelquefois les frottements répétés déterminent la production d'une véritable bourse séreuse (*exostosis bursata*) renfermant de la synovie. Rindfleisch admet une autre origine pour ces bourses séreuses. D'après cet auteur, l'exostose peut être, au début, située dans la cavité articulaire, et ce serait un diverticulum de la synoviale qui persisterait autour de la tumeur. Dans une semblable bourse séreuse, il a trouvé une fois 38 corps étrangers libres et cartilagineux, analogues aux corps étrangers articulaires. Une observation semblable a été rapportée récemment par Fehleisen. Quoi qu'il en soit de cette hypothèse, il est certain que ces bourses séreuses communiquent parfois avec les cavités articulaires voisines.

Les exostoses de développement se rencontrent de préférence sur les os longs des membres, principalement sur le fémur, le tibia et l'humérus. C'est le plus habituellement à l'union de la diaphyse et de l'épiphyse qu'elles prennent naissance, mais leur siège peut être modifié par la croissance de l'os. Si le point d'implantation est entre le cartilage de conjugaison et l'extrémité articulaire, elles restent là pendant toute la vie. Si elles sont nées, au contraire, du

(1) A. Pic, *Note sur un squelette atteint d'exostoses ostéogéniques multiples*. *Gaz. hebdom.*, 1890.

(2) Ét. Rollet, *De la mensuration des os longs des membres*, Thèse de Lyon, 1888.

côté du corps de l'os, dans la portion juxta-épiphysaire l'accroissement les repousse de plus en plus loin et on peut alors les trouver à quelques années

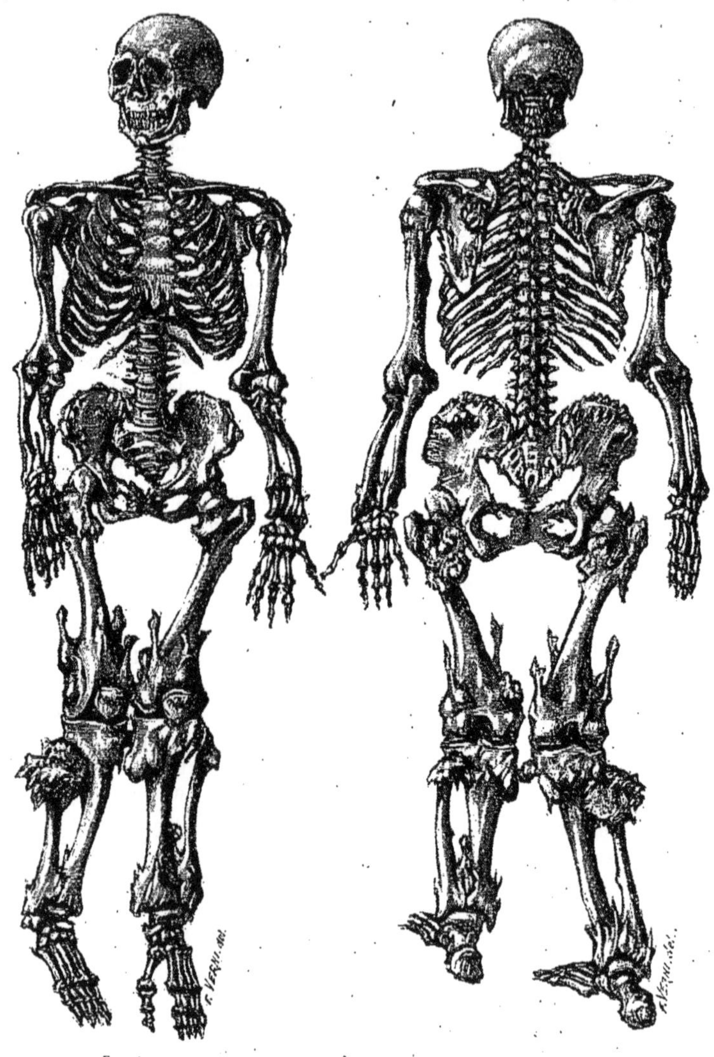

Fig. 1. Fig. 2.

Fig. 1 et 2. — Exostoses ostéogéniques de formes, de dimensions variées, depuis le volume d'un grain de millet, d'un pois, jusqu'à celui du poing, au nombre de 194. (Squelette appartenant au Musée d'anatomie pathologique de la Faculté de Lyon, recueilli par M. le Prof. Pierret.)

de leur début en pleine diaphyse. Elles se développent ordinairement sur l'extrémité la plus fertile qui se soude aussi la dernière au corps de l'os (*extrémités voisines du genou au membre inférieur, extrémités éloignées du coude au membre supérieur, lois d'Ollier*).

On en trouve également sur les os plats, l'omoplate et les os iliaques. Dans le dernier cas, elles donnent naissance au bassin épineux des accoucheurs, et sont parfois une cause puissante de dystocie. Citons encore les exostoses des vertèbres et des os du crâne. Elles peuvent alors faire saillie dans l'intérieur des cavités rachidiennes et crâniennes (*exostoses internes*) et déterminer des accidents plus ou moins graves de compression. On les observe encore sur les os courts, sur le calcanéum de préférence, où elles ne laissent pas que de gêner la marche. Chez un jeune homme de vingt ans, porteur de deux exostoses douloureuses de ce dernier os, qui s'opposaient au port d'une chaussure habituelle, nous avons dû recourir à l'extirpation.

La structure de ces tumeurs est exactement celle du tissu osseux. Non seulement on y trouve toutes les variétés du tissu osseux, mais elles passent par tous les états qui caractérisent l'ossification physiologique. C'est ainsi qu'on y rencontre ordinairement, en allant de l'extérieur à l'intérieur du périoste, une couche cartilagineuse, et au centre, de l'os sous différentes formes. Quand elles sont petites, elles peuvent consister simplement en une substance osseuse assez compacte, rappelant la couche corticale de l'os. Mais, lorsqu'elles acquièrent un certain volume, elles deviennent spongieuses dans leur intérieur, Il se forme des espaces médullaires qui s'agrandissent et qui finissent par communiquer avec la cavité médullaire de l'os. Un os long, porteur d'une pareille exostose, est alors, suivant la comparaison de Virchow, comme un arbre auquel pousserait une forte branche. Quelquefois les exostoses sont constituées par des noyaux très denses, éburnées, tout à fait comparables à de l'ivoire : *ostéomes de l'orbite, des fosses nasales*, etc.

Étiologie. — Pathogénie. — Les exostoses ostéogéniques apparaissent avant le complet développement du squelette. C'est entre dix et vingt ans qu'on les voit le plus souvent survenir. Elles peuvent cependant être beaucoup plus précoces, Dupuytren, Hutchinson, Rebel ont cité des cas d'exostoses congénitales.

Elles seraient plus fréquentes chez les garçons que chez les filles.

L'hérédité est souvent indiquée dans les observations, surtout lorsque les tumeurs sont multiples.

Broca a démontré que la production des exostoses était en rapport avec le développement du squelette. On sait que l'os s'accroît en longueur grâce à la prolifération de son cartilage qui, par suite d'un vice de développement, d'une exagération du trvail d'ossification, phénomènes dont la nature intime nous échappe, donne naissance aux exostoses. Dans la très grande majorité des cas, il est facile d'établir une relation entre la tumeur et le cartilage d'accroissement. C'est ce qui a lieu notamment pour les exostoses des os longs des membres chez les jeunes sujets.

Mais on peut se demander si le cartilage de conjugaison est seul capable d'amener le développement des exostoses. Rindfleisch, à propos des cas que nous avons rapportés plus haut, et avec lui Fehleisen attribuent le même rôle au cartilage articulaire. Le fait est contestable, car, au point de vue physiologique, le cartilage articulaire est impropre à l'ossification.

Il n'en est pas de même du périoste et de la moelle qui tous deux peuvent produire des ossifications.

Relativement au périoste, nous savons, dit Virchow, qu'il est des circonstances où il donne également naissance à du cartilage. Cette néoformation cartilagineuse se produit notamment, après les fractures, dans la formation du cal. Il n'est donc pas impossible que, sans déviation aucune du développement cartilagineux, il se forme dans le périoste à une époque ultérieure de la vie, une production ostéo-cartilagineuse du genre des exostoses que nous étudions. Ce mode de formation est d'autant plus plausible, qu'à l'inverse du cartilage de conjugaison qui disparaît à un certain âge, le périoste garde son activité et produit de l'os pendant toute la vie. Virchow cite à l'appui de cette manière de voir un cas de Regnoli dans lequel, chez un portefaix de quarante-trois ans, il se développa, sans cause connue, une exostose cartilagineuse sur la branche descendante de l'ischion. Un certain nombre des exostoses que Soulier appelle *autogéniques*, parce qu'elles sont d'après lui, indépendantes du développement de l'os, s'expliqueraient par ce mécanisme. Il en est de même des exostoses non syphilitiques de la voûte du crâne, où le tissu osseux, comme on le sait, se forme au sein du tissu fibreux, sans l'intervention d'aucun processus cartilagineux.

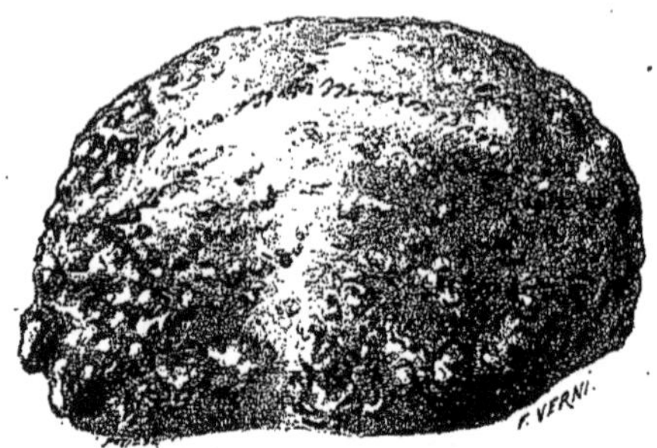

Fig. 3. — Exostoses mamelonnées de la voûte crânienne, chez un sujet non syphilitique. — Aucune exostose du côté de la face interne.

Les mêmes considérations peuvent s'appliquer à la moelle osseuse. Les exostoses, c'est-à-dire les tumeurs osseuses qu'on rencontre dans le canal médullaire, s'expliquent très bien par une aberration dans les procédés d'ossification médullaire. Certains ostéomes orbitaires, qui paraissent prendre naissance dans le diploé pour gagner de là les cavités du crâne et de la face, reconnaîtraient la même origine. Citons encore Virchow qui appuie cette hypothèse de sa grande autorité. « Il est assez surprenant, dit il, que la plupart de ces tumeurs (*ostéomes orbitaires*) se trouvent chez des individus jeunes, chez des femmes principalement, et que beaucoup se soient développées dans les premières années de la vie, de sorte qu'elles sont probablement en rapport avec un trouble dans le développement de l'os. »

En étendant ainsi au périoste et à la moelle la théorie établie par Broca pour le cartilage de conjugaison, il serait donc possible de faire rentrer dans le cadre des *exostoses ostéogéniques ou de développement*, un certain nombre de tumeurs osseuses pour lesquelles on est tenté d'invoquer une cause générale comme la syphilis et le rhumatisme, ou même quelque chose de plus vague encore, la *diathèse ossifiante.*

Symptômes. — Marche. — En dehors des considérations de forme, de volume, de situation, de multiplicité, de symétrie, que nous avons signalées en traitant de l'anatomie pathologique, les exostoses par elles-mêmes offrent peu de symptômes. Elles sont en général indolores, sauf quelquefois pendant la période de leur accroissement. Certaines exostoses conservent pendant toute la vie une *sensibilité spéciale* que réveille le plus léger choc.

Par les progrès de leur développement, elles peuvent être la cause d'accidents, variables avec la région qu'elles occupent; aux membres : troubles fonctionnels, compression des vaisseaux et des nerfs, irradiations douloureuses, inflammation de la bourse séreuse qui les enveloppe, phlegmons, etc.; enfin, dans les cas de volume exagéré, ulcération des téguments, telles sont les principales complications que l'on doit redouter. Nous avons vu (*Lyon méd.*, p. 265, 1887) des exostoses volumineuses de l'extrémité inférieure de l'humérus, s'opposer à peu près complètement aux mouvements de l'articulation du coude.

Les complications sont plus graves, lorsque l'exostose occupe une cavité splanchnique. On connaît des observations de compression des centres nerveux par des exostoses du crâne et de la colonne vertébrale, d'exophthalmie et de perte de la vision dans le cas d'exostose orbitaire, etc. Ces accidents seront décrits avec les tumeurs de ces régions. Signalons encore la gêne fonctionnelle, les douleurs qu'entraîne chez les enfants, l'exostose de la tubérosité antérieure du tibia, si bien décrite par Bouilly. Nous avons vu cette exostose rester douloureuse à la pression pendant des années, empêcher le sujet de se mettre à genou, et simuler à diverses reprises une arthrite de l'articulation voisine. Chez une fillette de treize ans, l'ablation s'imposait par les souffrances que provoquaient les mouvements et la plus légère pression.

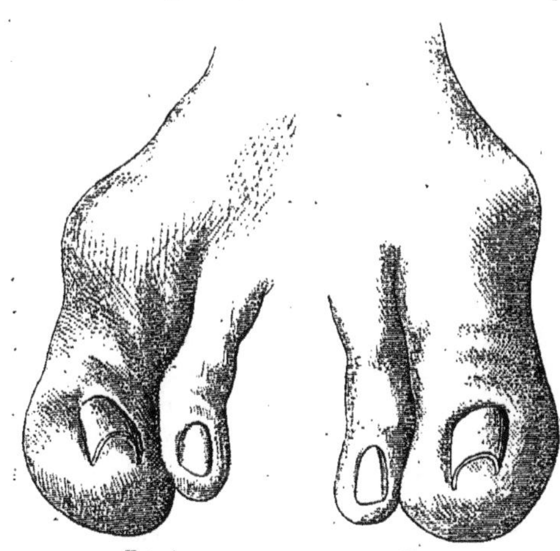

Fig. 4. Fig. 5.

Fig. 4 et 5. — Exostoses sous-unguéales des deux gros orteils chez une jeune fille de dix-sept ans.

La marche des exostoses est progressive, tant que le squelette n'est pas formé. Elles cessent généralement d'augmenter, lorsque la croissance générale du sujet est terminée, et, à partir de ce moment, elles restent stationnaires. Dans la grande majorité des cas, elles sont très bien supportées par le malade, et les complications signalées plus haut sont, en somme, rares.

L'exostose est une tumeur essentiellement bénigne, qui ne se généralise jamais et ne récidive pas lorsqu'elle a été enlevée.

Quant aux exostoses sous-unguéales des orteils, des doigts, elles seront décrites avec les maladies de ces organes. Nous ferons cependant remarquer qu'elles constituent des maladies de la croissance (Gosselin) et que leur structure fibro-cartilagineuse, osseuse parfois, les place dans le cadre des exostoses ostéogéniques. Quelle que soit, du reste, au point de vue anatomique, la structure de ces productions sous-unguéales, leur apparition surtout pendant la période de développement, parfois leur symétrie, etc., comme nous en rapportons un exemple (fig. 4 et 5), les assimilent aux exostoses proprement dites.

Diagnostic. — Quand la tumeur est superficielle, le diagnostic est, en général, facile. Sa dureté caractéristique, l'époque de son apparition, sa marche parrallèle au développement du squelette, la présence fréquente d'autres tumeurs semblables, permettront de la distinguer des autres néoplasmes du tissu osseux. Les seules difficultés proviennent de la bourse séreuse qui parfois les enveloppe; distendue par du liquide ou enflammée, cette bourse séreuse peut masquer les caractères de la tumeur située au-dessous d'elle.

Le diagnostic est beaucoup plus difficile quand l'exostose fait saillie dans une cavité inaccessible à la vue ou au toucher. Celles de l'orbite, des cavités crâniennes ou rachidiennes sont dans ce cas. Si l'on arrive à porter le diagnostic de tumeur, ce n'est guère que par exclusion qu'il sera permis de penser à la présence d'une exostose.

Traitement. — Le seul traitement curatif est l'ablation de la tumeur. Les craintes, qui arrêtaient autrefois le chirurgien, ne sont plus fondées depuis l'antisepsie et il ne saurait être question, comme Roux l'a proposé jadis, de pratiquer d'abord la section sous-cutanée du pédicule, puis d'extirper la tumeur une fois la plaie osseuse cicatrisée. On mettra franchement l'exostose à découvert, et l'on se comportera alors suivant les circonstances. Si elle est pédiculée, on sectionnera le pédicule avec le ciseau et le maillet; si elle est sessile, on l'attaquera avec les mêmes instruments, avec la gouge, et on l'enlèvera par fragmentation.

Mais il ne faut pas oublier que les exostoses sont le plus souvent très bien tolérées. Une opération est justifiée lorsque la tumeur est gênante par son volume, lorsqu'elle est la cause de douleurs persistantes, de troubles fonctionnels et lorsqu'il survient une des complications dont nous avons parlé.

Les exostoses sous-unguéales des doigts, du gros orteil, où on les observe le plus souvent, nécessitent l'avulsion de l'ongle et la large ablation avec un bistouri à lame courte et solide du tissu pathologique.

Cette intervention s'impose dès le début, aussitôt le diagnostic posé; la lésion ne saurait, en effet, rétrocéder sous l'influence d'un traitement quelconque, et l'affection peut s'accompagner de douleurs, d'ulcérations, de troubles fonctionnels. Chez une femme de trente ans que j'ai opérée d'une exostose sous-unguéale du pouce droit, l'affection datait de dix-sept ans, elle entretenait depuis cette époque des accidents inflammatoires donc la cause avait été méconnue et qui disparurent complètement avec l'ablation de l'exostose.

II

DES HYPEROSTOSES

Nous définirons les *hyperostoses :* toutes déformations constituées par une augmentation notable de volume d'un ou de plusieurs os accrus dans toutes leurs dimensions. Comme pour les exostoses, nous laissons de côté les hyperostoses d'origine franchement inflammatoire, ou mieux encore *symptomatiques*. Ce genre d'hyperostose a été précédemment étudié avec les inflammations du tissu osseux.

L'histoire des hyperostoses forme un des chapitres les moins bien connus de l'ostéopathologie, et aussi un de ceux qui doit le plus aux travaux contemporains. Elles comprennent une série d'altérations ou mieux de difformités, d'origine extrêmement variable, d'interprétation souvent encore douteuse. Elles présentent comme caractère, d'être très rarement limitées à un seul segment osseux et d'occuper soit toute une moitié du corps, soit la totalité ou une partie d'un membre ou d'une région, etc.

Dans un très grand nombre de cas, elles sont associées à des troubles de développement frappant les tissus ambiants.

On peut les diviser en hyperostoses *congénitales* et hyperostoses *acquises*.

Hypérostoses congénitales[1]. — La transition entre les os normalement développés et ceux qui sont atteints d'hyperostose vraie nous est fournie par le fait actuellement bien connu qu'entre les os de chaque membre correspondant d'un individu normal, il peut exister des différences de longueur dépassant pour le membre inférieur 2 et 3 centimètres.

Depuis longtemps on a signalé (Devouges, Ollier, Trélat et Monod, etc.) les augmentations considérables de volume atteignant un certain nombre d'os d'un côté du corps ou d'un membre. Très généralement associés à d'autres vices de conformations : hypertrophie totale du membre, varices artérielles, nævi, etc.; ces hyperostoses peuvent atteindre un degré considérable ; le membre inférieur, le plus souvent atteint d'ailleurs, a présenté sur son congénère un allongement de 0,10.

En dehors de la seule difformité, de telles lésions entraînent des déviations rachidiennes (Morton), des claudications, etc. Nous avons dit qu'elles coïncidaient d'ordinaire avec d'autres troubles frappant soit la totalité des tissus, soit seulement les vaisseaux : dilatations vasculaires plus ou moins érectiles de la peau, augmentation notable des températures locales, etc.

On a proposé diverses hypothèses pour expliquer les hyperostoses congénitales. Barwell, Trélat et Monod les ont attribuées à des influences nerveuses, Duzea, aux lésions vasculaires même qui les accompagnent; Bull, Pollosson à des troubles de la circulation lymphatique.

La série des travaux récents qui nous ont révélé les hyperostoses acquises

(1) Voy. la bibliographie donnée par Rédard, *Arch. de méd.*, 1890, et Rollet, *loc. cit.*

n'a pas beaucoup avancé nos connaissances relativement à la pathogénie de ces désordres curieux. Il semble bien cependant, d'après l'examen des faits, que la totalité des lésions qui atteignent soit le tissu osseux (Busch), soit les tissus mous d'un de ces membres relèvent d'une cause générale unique, encore inconnue.

Rappelons avant de passer à l'étude des hyperostoses acquises que Wittelshoffer, Holmes ont proposé de traiter ces hypertrophies congénitales par l'application de la bande d'Esmarch, Morton (de Philadelphie) par l'élongation du sciatique. En général, on se bornera à pallier les déformations d'un membre d'ordinaire utile et susceptible d'un fonctionnement satisfaisant.

Hyperostoses acquises. — Ces hyperostoses sont localisées, ou généralisées à la plus grande partie du système osseux. Le type des hyperostoses localisées à une seule région nous est fourni par l'*Hyperostose diffuse des os de la face*. On peut ramener les hyperostoses généralisées à deux types morbides, l'un et l'autre presque complètement créés par P. Marie : l'*acromégalie* et l'*ostéo-arthropathie hypertrophiante pneumique*.

Hyperostose diffuse des os de la face[1] (*Leontiasis ossea* de Virchow.) Il s'agit d'une maladie rare observée et remarquée autrefois. Son histoire est édifiée d'après une dizaine d'observations connues (Ribell, Virchow, Ilg, Le Dentu, etc.). L'hyperostose qui envahit progressivement la totalité ou la majeure partie des os de la face débute le plus souvent en un point quelconque du maxillaire supérieure (Poisson, de chaque côté du nez; Le Dentu, au niveau d'une molaire, etc.). Survenant ordinairement à un âge peu avancé, entre dix et quinze ans, elle évolue progressivement et lentement pendant une durée qui a atteint cinquante-cinq ans (Ribell) et vingt-deux ans (Bickerstehl).

Rarement elle commence par le maxillaire inférieur. Une fois, elle a débuté par le frontal; jamais elle n'est restée limitée à un seul des os de la face.

L'anatomie pathologique a montré que la lésion consistait en une ostéite raréfiante simple. Cette donnée vient à l'appui de l'idée de Virchow, qui, on le sait, considérait le *leontiasis ossea* comme un véritable éléphantiasis des os de la face. D'ailleurs les observations montrent bien la réalité de la cause occasionnelle inflammatoire, la malade de Ilg avait eu de nombreux érysipèles, celui de Poulet avait reçu un coup de pied de cheval, etc., ceux de Stanley, de Poisson étaient également des érysipélateux.

Rien jusqu'à présent n'autorise à accepter l'opinion de Hushche, qui voit dans cette affection une manifestation rachitique. Le Dentu pense que la maladie débute par de la périostose avec ossification des couches sous-périostiques de nouvelle formation. Cette théorie qui ferait du *Leontiasis ossea* une simple maladie de développement, est inacceptable, car à toute période de son évolution l'hyperostose présente la même dureté.

Mieux vaut jusqu'à présent la ranger avec Virchow parmi ces ces hyperplasies conjonctives dont l'éléphantiasis ordinaire, secondaire aux poussées érysipélateuses répétées, constitue le type vulgaire.

Hyperostoses généralisées. — Ainsi que nous l'avons dit, elles peuvent

[1] Voy. l'excellent article de Poisson (de Nantes), *Semaine méd.*, 1890.

affecter deux modes, l'un et l'autre décrits, fixés par P. Marie et ne différant d'ailleurs entre eux que par des distinctions assez faibles pour qu'ils puissent être regardés comme les manifestations variées d'une maladie singulière, dont la nature nous échappe encore complètement.

L'*acromégalie*(¹) « est essentiellement caractérisée par une augmentation véritablement énorme des extrémités inférieures, supérieures et céphaliques, (Marie). » Les autopsies ont montré qu'en dehors de la série des déformations dues au développement exagéré et dévié des parties molles, on constate une hypertrophie simple, siégeant sur *les os des extrémités et à l'extrémité des os.* Le maxillaire inférieur est l'un des os le plus précocement atteint. Toutes les saillies du crâne sont fort exagérées. Presque toujours on constate un certain degré de cyphose cervico-dorsale. La motilité et l'intelligence sont intactes. En dehors d'une augmentation notable de l'appétit, l'affection ne paraît pas entraîner d'autres troubles subjectifs que des céphalalgies parfois très violentes et la gêne mécanique causée par la difformité des doigts, par le développement exagéré de la langue.

L'acromégalie n'est jamais congénitale. Elle apparaît entre dix-huit et vingt-six ans, elle évolue très lentement et progessivement. Marie insiste sur la terminaison consécutive au développement extrême du corps pituitaire.

L'étiologie en est complètement inconnue. Relativement à sa fréquence, nous remarquerons que l'affection ne doit pas être très rare. P. Marie qui, au mois de décembre 1889 en connaissait 57 observations, en avait vu pour sa part 8 cas depuis quatre ans.

L'acromégalie vraie se différenciera assez facilement de la maladie osseuse de Paget, mais beaucoup moins bien d'une seconde entité morbide qui en a été séparée par P. Marie lui-même.

L'*ostéo-arthropathie hypertrophiante* (²) diffère de l'*acromégalie* en ce que le processus hypertrophique est presque exclusivement limité aux os et respecte le développement des tissus mous.

Ce sont surtout les os des mains et des pieds, les phalanges, qui sont augmentés de volume. En même temps que l'allongement des os des membres, on constate un élargissement considérable au niveau du poignet ou du cou-de-pied. Les articulations paraissent gonflées, raides, les ongles sont déformés, recroquevillés. La face n'est prise qu'exceptionnellement (maxillaire supérieur).

Enfin Marie insiste sur ce fait que cette maladie coïncide très fréquemment avec des lésions pulmonaires de nature variée, lésions pulmonaires auxquelles il se croit en droit d'attribuer une influence pathogène très marquée.

Nous ne pouvons décrire plus complètement ces affections du squelette, encore mal connues et sur lesquelles l'attention est, depuis peu de temps, appelée; elles constituent du reste, des affections beaucoup plus médicales que chirurgicales.

(¹) On trouvera tous les documents relatifs a l'*acromégalie* dans l'important travail de Souza Leite (Paris, 1890), et dans une communication de P. Marie et G. Marinesco au Congrès international de Berlin (1890) sur l'anatomie pathologique de cette dernière maladie.

(²) Voy. P. Marie, Spillmann et Haushalter, *Rev. de méd.*, 1890.

CHAPITRE II

I

CARCINOME

Le *carcinome des os* peut être, dit-on, *primitif* ou *secondaire*. Il importe dès le début, de s'entendre sur le sens du mot *carcinome*. Depuis les recherches de Waldeyer et d'autres observateurs, qui ont établi l'*origine épithéliale* du carcinome, ce dernier terme est devenu synonyme d'épithéliome, il n'est donc plus permis d'admettre un *carcinome primitif* du tissu osseux. Dans les observations désignées sous ce nom par Cornil et Ranvier, par Volkmann, il s'agissait de *sarcomes alvéolaires*.

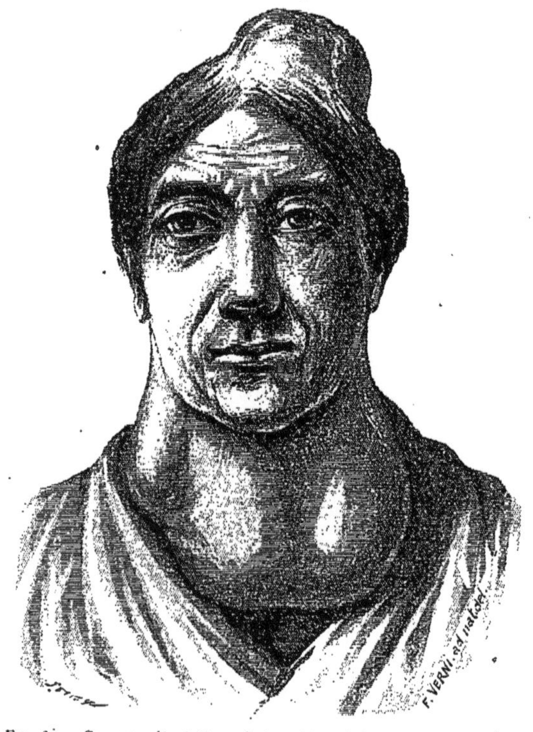

FIG 6. — Cancer métastatique de la voûte crânienne, chez une femme de cinquante ans, porteur d'un cancer de la thyroïde, développé dans un vieux goître.

Cette dernière tumeur qui est, du reste, fort rare, présente un grand intérêt. La forme *encéphaloïde* ou *médullaire* serait la plus fréquente, mais on a observé toutes les variétés anatomiques : cancer *squirrheux*, *mélanique*, *colloïde*, Volkmann admet une variété *ostéoïde* caractérisée, pour Cornil et Ranvier, par une infiltration calcaire plus ou moins étendue du tissu néoplasique.

Le *cancer primitif* frappe surtout le maxillaire supérieur, le crâne, la colonne vertébrale, le bassin, les épiphyses des os longs. Sa marche rapide, l'envahissement ganglionnaire observé quelquefois, la généralisation viscérale précoce, l'âge plus avancé du malade, etc., mais souvent aussi son jeune âge (d'après une statistique de Holmes citée par Heydenreich, dans près de la moitié des cas, la tumeur surviendrait pendant la première année, et pour près d'un cinquième, la maladie n'aurait pas duré six mois), sont autant de présomptions en faveur d'un sarcome alvéolaire. Toutefois le diagnostic ne peut être établi d'une façon certaine que par l'examen histologique.

Le seul traitement est l'extirpation hâtive de la tumeur et les indications opératoires sont celles de tous les néoplasmes d'une grande malignité. Avant d'intervenir, il importe au premier chef, d'établir que le foyer osseux est vraiment primitif, qu'il n'existe pas de généralisation.

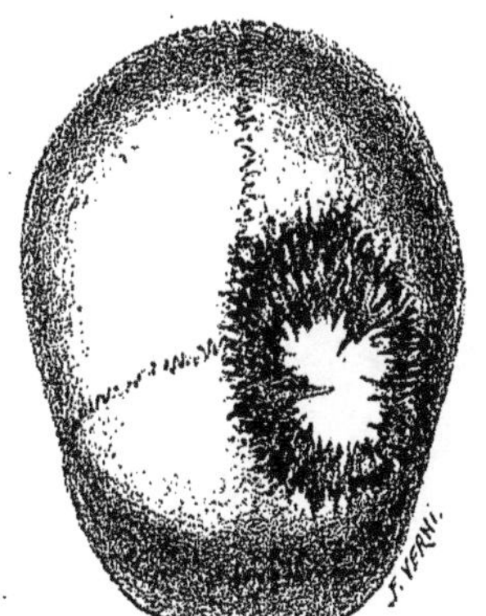

Fig. 7. — Perforation du crâne chez le même sujet, par un noyau cancéreux secondaire.

Le *carcinome secondaire* ou *métastatique*, la seule forme de carcinome ou épithéliome alvéolaire que l'on puisse rencontrer dans le tissu osseux, s'observe fréquemment.

Il succède au carcinome de la mamelle, du testicule de l'œil, de l'utérus, du corps thyroïde, etc., la colonne vertébrale, le crâne (fig. 6 et 7), sont les os le plus souvent atteints. Les fractures spontanées des os longs sont communes; elles laissent le membre impotent par insuffisance ou défaut de formation du cal. Le diagnostic de ces masses secondaires est ordinairement facile. Sur les os superficiels, on constate des tumeurs apparentes; quant aux foyers vertébraux, ils donnent fréquemment lieu à des douleurs en ceinture, à des paraplégies douloureuses, etc.

II

ÉPITHÉLIOME

Dans le paragraphe précédent, ne reconnaissant aux tumeurs épithéliales qu'une seule origine, l'*origine par prolifération de cellules épithéliales préexistantes*, nous avons rejeté l'existence du *carcinome primitif des os*, ou *épithéliome alvéolaire;* les mêmes considérations histogéniques ne nous permettent pas d'admettre d'autres formes d'*épithliome primitif* du tissu osseux. Nous avons cependant décrit sous ce dernier nom [1], d'après les faits sur lesquels M. Ollier avait appelé notre attention, le cancroïde se développant sur de vieilles ostéites, dans des cloaques anciens de nécrose, mais nous reconnaissons volontiers avec B. Auché (*Étude sur l'épithéliome des os.* Bordeaux, 1887) qu'il s'agit d'un épithéliome secondaire. Cette dégénérescence cancroïdale des foyers

[1] *Encyclop. internat. de chir.*, t. IV.

intraosseux n'a, en effet, été observée que dans le cas de fistules, et nous avons établi que la lésion débute par la peau pour envahir ultérieurement le squelette.

Le processus, le mode de propagation serait le même que pour les cancroïdes des lèvres, de la langue, qui envahissent souvent les maxillaires et les os de la face en raison de leur siège superficiel.

Quant à l'épithéliome primitif des maxillaires (*Épithéliome alvéolo-dentaire*, de Magitot, *Épithéliome térébrant du maxillaire supérieur* de Verneuil et Reclus, *Progrès médical*, 1876); il n'est primitif, c'est-à-dire prenant son point de départ dans le tissu osseux lui-même, qu'en apparence.

On doit, en effet, rapporter son origine à des noyaux épithéliaux préexistant et très probablement aux masses épithéliales paradentaires si bien décrites par Malassez (Auché, *loc. cit.*).

L'épithéliome du tissu osseux serait donc toujours *secondaire*. Il se présente sous diverses formes. C'est ainsi que l'*épithéliome tubulé*, qui n'est pas rare au voile du palais et sur la muqueuse de l'antre d'Highmore, s'étend au maxillaire supérieur; que l'*épithéliome lobulé* des lèvres, du plancher buccal, envahit le maxillaire inférieur, etc. Gawriloff aurait observé un *épithéliome à cellules cylindriques*.

Une des formes les plus intéressantes de *cancroïde des os* est l'épithéliome des os longs. Signalée par Cornil (*Journal de l'anatomie et de la physiologie*, 1866), cette variété de tumeur a été décrite par Nicoladoni (*Archives de Langenbeck*, 1881) par Esmarch.

En 1885, utilisant les observations de M. Ollier et les faits que nous avions pu observer, nous avons indiqué certaines particularités relatives au mode de développement de cet épithéliome intra-osseux.

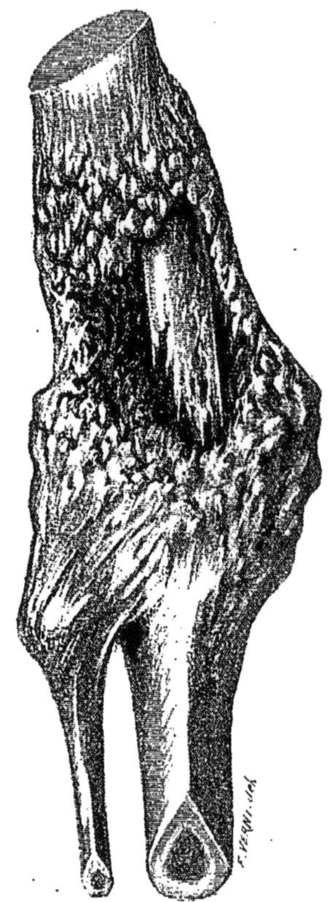

FIG. 8. — Épithéliome intra-osseux développé dans un ancien foyer séquestral d'ostéomyélite aiguë de l'extrémité inférieure du fémur droit. (Homme de quarante-trois ans atteint d'ostéite infectieuse à l'âge de vingt et un ans.)

Depuis lors nous avons plusieurs fois rencontré des tumeurs semblables (Vallas, *Gaz. hebdom.*, 1888, Chaintre, *Gaz. méd. de Paris*, 1889), développées dans le fémur, dans le tibia, le calcanéum, etc.; dans des os qui avaient été à une date plus ou moins éloignée, parfois vingt et trente ans auparavant, le siège d'une ostéite aiguë avec nécrose. Chez le dernier malade que nous avons amputé pour une lésion de ce genre (voy. fig. 8), il s'agissait d'un ostéite juxta-épiphysaire de l'extrémité inférieure du fémur droit datant de vingt-deux ans et survenue à l'âge de vingt et un ans. Les orifices des trajets fistuleux présentaient d'énormes bourgeons cancroïdaux; ils exhalaient l'odeur fétide *sui generis* des dégénérescences cancroïdales profondes. Des masses épithéliales qui entouraient un gros séquestre, s'étendaient au loin, dans les couches parostales, dans l'articulation voisine ankylosée, elles avaient envahi l'extrémité supérieure du tibia. Le fémur complètement envahi dans son tiers inférieur par la dégénérescence cancroïdale, n'était plus représentée à ce niveau que par une lamelle osseuse, mais l'épithéliome n'avait pu s'étendre par le canal médullaire, oblitéré de vieille date par des couches osseuse de nouvelle formation.

Auché, dans sa thèse, a bien indiqué le mode de développement de ces tumeurs, qui ont été, vers la même époque, l'objet d'un travail intéressant de T. Bratschmann. Sous le titre de : *Carcinome de l'os temporal*, cet auteur (*Arch. für Ohrenheilkunke*, 1887) a relaté 16 observations dont 4 personnelles, où l'épithéliome de l'os temporal a paru prendre son origine, soit dans la peau du conduit auditif externe, soit dans le revêtement muqueux de la caisse du tympan. Il s'agissait surtout de cancroïdes consécutifs à une otite moyenne suppurée chronique. Le pronostic de ces dégénérescences épithélomateuses est des plus graves, l'intervention, lorsqu'elle n'est pas contre-indiquée, doit être aussi radicale que hâtive.

III

OSTÉOSARCOMES

Boyer, art. Ostéosarcome *Diction. en 60 vol.* — A. Cooper, Œuvres chirurgicales. — Dupuytren, Leçons orales, t. II et III. — Bérard, Cancer des os. Ostéosarcome. *Diction. en 30 vol.* — Lebert, Physiologie pathol., t. II, et Traité d'anat. path. spéciale et génér., t. I, p. 177. — Carrera, Thèse de Paris, 1865. — Virchow, Pathologie des tumeurs, t. II, p. 285. — Rindfleisch, Traité d'histol. pathol. — Gillette, *Bull. de la Soc. de chir.*, 1876. — Chauvel, *Gaz. hebdom.*, 1876. — Poinsot et Terrier, *Bulletin de la Soc. de chir.*, 1877. — Le Dentu, *Union méd.*, 1877. — Estlander, *Nord. med. Arck.*, 1877. — Bouveret, Thèse de Paris, 1878. — Gross, *Amer. journ. of med. sc.*, 1879. — Schwartz, Thèse d'agrég., 1880. — Enninger, Dissert. inaug. Strasbourg, 1880. — A. Poncet, *Encyclop. intern. de chir.*, t. IV, 1885. — Heydenreich, art. Os du *Diction. encycl.* — Hofmokl, Soc. des méd. de Vienne, 1886, 26 nov. — *Bull. de la Soc. anat.*, passim. — Zahn, Lymphosarcomes multiples de la moelle osseuse. *Revue méd. de la Suisse romande*, VI, p. 580, 1886.

Historique. — 1° *Période clinique*. — Confondus au XVIIIe siècle avec la carie et les exostoses sous le nom de *carnification des os*, quelques ostéosarcomes remarquables par le boursouflement et la douleur, rentraient dans le groupe disparate du spina-ventosa. Avec A. Cooper naît une division rationnelle des tumeurs : c'est la distinction des *exostoses médullaires fongueuses* et des *exostoses périostales fongueuses*. Le terme d'*ostéosarcome* est employé pour la première fois par Boyer, mais c'est Dupuytren qui lui donne la signification de *cancer osseux*. Le fongus hématode de cet auteur répond aussi à cette affection. Les chirurgiens de cette époque conservent le spina-ventosa avec son sens faux, et confondent cancer et néoplasme sarcomateux : ainsi, Nélaton, A. Bérard et les auteurs du *Compendium de chirurgie*. La dernière classification indépendante de l'histologie, qui devait apporter la lumière dans ce chaos, est celle de Gerdy : elle distinguait *la cancéromoellie, la carnocancérosie ou ostéosarcome, la cancérosie bulleuse ou spina-ventosa, et la cancéropériostie.*

2° *Période anatomo-pathologique.* — Dix ans avant l'apparition de la terminologie de Gerdy, Lebert, en 1845, avait séparé, à l'aide du microscope, les tumeurs fibro-plastiques des cancers osseux. A quelque distance de là, Virchow créait le groupe des sarcomes qui absorbait les tumeurs fibro-plastiques de Lebert, celles-ci devenant des sarcomes à cellules fusiformes ou des sarcomes fasciculés. Mais bientôt le groupe créé par Virchow allait être démembré. Paget (1853) reconnaît une variété de néoplasmes constitués par les éléments mêmes de la moelle; il en fait les *tumeurs myéloïdes.* Robin subdivise à son tour celles-ci en *tumeurs à myéloplaxes* et *tumeurs à médullocèles* suivant la nature du contenu qui se rapporte à l'un ou à l'autre des deux éléments cellulaires principaux, décrits par cet auteur dans la moelle. Les idées de cet histologiste sont acceptées et défendues par H. Gray, E. Nélaton, Follin, Verneuil et Marchand, etc. Quelle que soit la légitimité de ces distinctions au point de vue anatomique, un fait suffit pour la justifier : c'est la bénignité *ordinaire*, sinon constante des néoplasmes qui en sont formés. Aussi est-il d'usage aujourd'hui, du moins en France, de séparer du groupe des sarcomes proprement dits les tumeurs à myéloplaxes pour les décrire dans un chapitre spécial. Signalons comme travaux importants à consulter sur cette question, les monographies de Gross et de Schwartz.

Étiologie. — C'est avant l'âge de 30 ans que se développe habituellement l'ostéosarcome. Schwartz répartit ainsi 190 cas; 66 se sont montrés entre 20 et 30 ans; 45 de 10 à 20; 30 de 30 à 40. A ce point de vue, la nature de la tumeur entre en ligne de compte : le sarcome giganto-cellulaire aurait son maximum à l'âge de 28 ans, l'ostéoïde à 22 ans, le fuso-cellulaire et le globo-cellulaire plus tardivement.

Le sexe masculin est environ deux fois plus souvent atteint. En ce qui concerne l'hérédité, une certaine obscurité plane encore, quoiqu'on ait remarqué parfois des tumeurs viscérales de nature variée chez les ascendants.

La cause occasionnelle la moins douteuse est le traumatisme qui crée un véritable *locus minoris resistantiæ.* La plupart des malades racontent qu'ils ont reçu un coup et ce renseignement est, dans l'espèce, d'une réelle valeur que Gross a d'ailleurs bien fait ressortir. Ce sont les contusions, les fractures, les entorses, qui localisent la tumeur. Chez une femme de soixante-cinq ans que j'ai récemment amputée pour un ostéosarcome de l'extrémité inférieure du fémur gauche, la tumeur avait très nettement pris naissance dans un vieux foyer hématique, consécutif à une fracture sus-condylienne du fémur datant de vingt ans (le père de cette malade était mort d'un cancer de l'estomac). Un de mes anciens internes, Ed. Blanc, a du reste, rapporté plusieurs observations, dans lesquelles une tumeur maligne s'était primitivement développée au centre d'un ancien hématome (*Gazette méd. de Paris*, 1888). L'influence du trauma se manifeste encore lorsque la tumeur est créée; un coup, une chute donnent à sa marche une vigoureuse impulsion. Dans cet ordre d'idées, il faut se garder de confondre la fracture née dans un sarcome avec une fracture, fait beaucoup plus rare, se compliquant d'un sarcome à une période plus ou moins éloignée de sa production.

Comme circonstances aggravantes au point de vue de l'allure du néoplasme, on doit tenir compte de la grossesse, des maladies intercurrentes, etc.

Enfin quelques sarcomes des os succèdent à des sarcomes des parties molles, sous forme de récidives. D'autres encore ne sont que la manifestation d'une généralisation à distance à la suite de l'ablation de la tumeur primitive.

Anatomie pathologique. — Nous étudierons successivement les caractères macroscopiques et microscopiques.

A. *Caractères macroscopiques.* — *Siège.* — Les os des membres et les maxillaires sont le plus fréquemment atteints. D'une façon plus précise, le membre inférieur est 3 ou 4 fois plus souvent frappé que le membre supérieur, et les épiphyses 5 fois plus que les diaphyses. Sont remarquables sous ce rapport les épiphyses voisines du genou, du fémur et du tibia qui donnent à elles seules la moitié des ostéosarcomes. Après elles se placent la diaphyse du fémur, l'extrémité supérieure de l'humérus et l'extrémité supérieure du péroné. Le siège primitif de la tumeur est le plus souvent en rapport avec l'âge du sujet, c'est ainsi que pendant toute la période de développement, les régions juxta-épiphysaires sont un lieu d'élection, le néoplasme y débute, suivant en cela les lois d'apparition pour les inflammations osseuses (Ollier). Passé vingt à vingt-cinq ans, les épiphyses reprennent leurs droits pathologiques et la lésion nous a semblé alors, plus souvent épiphysaire que juxta-épiphysaire. Signalons la diffusion possible de la tumeur, chez l'adulte, sur toute la longueur de l'os dans les couches sous-périostiques, et rappelons l'observation publiée par Et. Rollet d'*ostéopériostite sarcomateuse bipolaire du fémur* (*Gaz. des hôp.*, 1889, p. 190).

L'ostéosarcome atteint parfois un volume considérable, surtout chez les enfants, chez les jeunes sujets. En forme de saillie latérale ou de massue, il peut ressembler encore à un fuseau. On le voit former des *prolongements* du côté des parties molles et alors tantôt il les refoule simplement en laissant des gouttières et des sillons pour le passage des tendons, des vaisseaux et des nerfs; tantôt il les envahit englobant les nerfs et les artères, détruisant les veines et poussant des bourgeons dans leur lumière, causant ainsi des hémorrhagies qui deviennent graves lorsque à son tour le tégument externe a été ulcéré. Considéré sous le rapport de son lieu de développement, l'ostéosarcome est *central* ou *périphérique*. Le sarcome central est dit encore *myélogène* parce qu'il dérive de la moelle; le périphérique s'appelle aussi *périostéal*. Le premier offre une coque osseuse limitante, qui cependant n'est pas constante; il est mou et devient souvent kystique et télangiectasique. C'est le sarcome des épiphyses des os longs et du tissu spongieux des autres os. La coque peut faire défaut, le sarcome myélogène devient diffus et s'étale, en les raréfiant, dans les mailles de l'os. Celles-ci deviennent-elles très grandes, le *cancer aréolaire* est constitué; l'os est-il perforé, c'est le *cancer térébrant*. Le sarcome myélogène diffus siège dans la diaphyse des os longs ou dans les os courts.

Le sarcome périostéal n'est enveloppé que d'une capsule fibreuse facile d'ailleurs à perforer, il est dur, quelquefois calcaire, osseux ou cartilagineux. Il atteint la diaphyse ou la région juxta-épiphysaire, mais il est envahissant du côté de l'épiphyse elle-même. Lorsqu'on le sectionne, on le voit composé de deux parties principales : l'une profonde attenant au tissu osseux, avec des prolongements calcaires, l'autre superficielle, molle, véritablement sarcomateuse.

A côté de ces deux variétés : *méylogène* et *périostique* se place une troisième forme, la forme *parostéale.* Au lieu de naître dans la moelle centrale ou de Havers, au lieu d'apparaître sous la face profonde du périoste et dans la moelle sous-périostique, le sarcome peut parfois prendre son origine sur la face externe du périoste, donnant ainsi naissance à la forme parostéale.

Un des caractères les plus remarquables de l'ostéosarcome est de respecter l'articulation voisine, et nous verrons en effet que c'est là un des bons signes indirects qui servent à le différencier des ostéites épiphysaires. Cependant cette barrière que lui forme le cartilage d'encroûtement n'est pas constamment respectée. 1 fois sur 5, sur 10 ou sur 14, d'après Schwartz et Gross, l'envahissement aurait lieu selon la variété de sarcome.

L'os sarcomateux se fracture avec une extrême facilité, surtout lorsqu'il est atteint de sarcome central : à ce titre, le fémur et l'humérus tiennent le premier rang. Cette fracture pathologique peut tendre vers la consolidation, par la production au sein du néoplasme d'une certaine quantité de cartilage, mais le cal ne saurait acquérir une solidité fonctionnelle suffisante.

Une recherche intéressante dans les autopsies d'ostéosarcome, est le mode suivant lequel l'organisme a été infecté par la lésion initiale. Nous connaissons déjà l'envahissement progressif des différentes parties de l'os et des régions voisines. Fait curieux, le néoplasme respecte, dans la très grande majorité des cas, les ganglions. Gross n'a constaté cette infection ganglionnaire que dans la proportion de 7 pour 100 et pour les sarcomes à cellules rondes et les sarcomes ostéoïdes seulement. Ce sont les différentes pièces du squelette et surtout certains viscères que la tumeur choisit pour ses colonies. Relativement à la généralisation squelettique, il y a lieu aujourd'hui de ne pas confondre les deux formes suivantes : 1° à la suite d'un ostéosarcome primitivement unique, qu'il ait été ou non opéré, une série de tumeurs analogues à lui s'établissent dans les os du tronc, du crâne et des membres ; 2° on peut observer l'envahissement *simultané* d'une série de territoires osseux, sans qu'il soit possible de dire qu'une tumeur a précédé les autres. Il s'agit bien dans ces cas d'une *ostéosarcomatose d'emblée généralisée.* C'est dans cette classe que paraissent se ranger les observations rapportées par Le Dentu (*Union médicale*, 1877) et Zahn (*Revue médicale de la Suisse romande*, t. VI, 1886, p. 580). Chez un de nos malades, simultanément étaient apparus un sarcome de l'extrémité supérieure du péroné, de l'extrémité inférieure du fémur opposé et de la voûte crânienne. En résumé, à côté de la *sarcomatose généralisée* par infection secondaire prend place une forme beaucoup plus rare, la *sarcomatose multiple d'emblée.*

Parmi les viscères, les *poumons* constituent le siège d'élection des noyaux de généralisation. Des veines envahies par les bourgeons sarcomateux se détachent, du côté du cœur, des embolies qui vont s'arrêter dans le poumon et édifier une tumeur sur le type du néoplasme primitif. On observe encore des tumeurs secondaires dans le foie, la rate, les reins, le cerveau, la peau, les muscles, le cœur, etc.

B. *Caractères microscopiques.* — En tenant compte de la structure, on a pu diviser les sarcomes en *encéphaloïdes*, *fasciculés*, *myéloïdes* et *ostéoïdes*. Le sarcome *encéphaloïde* est formé de tissu embryonnaire à éléments petits, ronds ou ovoïdes, à substance fondamentale molle, peu abondante; de là l'aspect pulpeux, la consistance molle, la couleur grise. C'est l'ancienne tumeur embryoplastique de Robin, le sarcome globo-cellulaire de Virchow. Gross distingue deux espèces rares dans ce groupe général : le *sarcome aréolaire* de Billroth, remarquable par des nids renfermant des cellules et limités par des trabécules conjonctives, et par sa riche vascularisation, puis le *sarcome lymphadénoïde* de Rindfleisch où chaque cellule est enserrée dans une maille du réseau ténu qui forme la trame des néoplasmes.

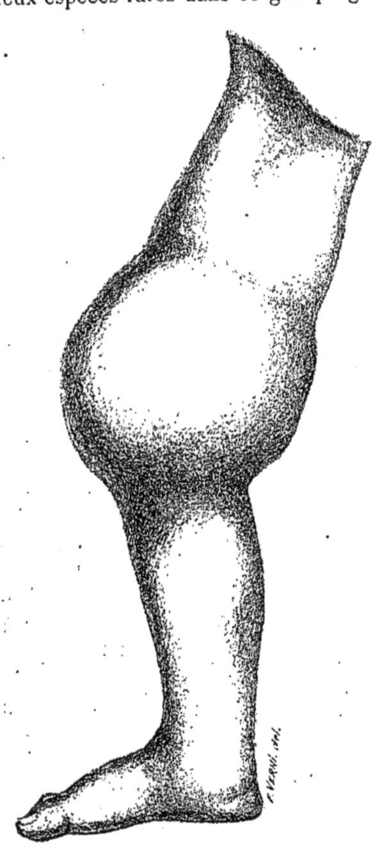

Fig. 9. — *Sarcome ossifiant* de l'extrémité inférieure du fémur droit. — *Sarcome central* remontant à quatre ans, chez une femme de trente-cinq ans.

L'encéphaloïde a une marche rapide, envahissante et destructive, mais en même temps qu'il s'accroît dans sa périphérie, il subit en plusieurs points diverses transformations : calcaire, graisseuse, muqueuse, vasculaire, etc. Cette dernière transformation est, entre toutes, la plus intéressante, parce que la tumeur peut alors ressembler à l'affection encore obscure que l'on désigne sous le nom d'*anévrysme des os*.

Le sarcome fasciculé ou fuso-cellulaire est formé d'éléments fusiformes et d'une substance fondamentale relativement épaisse, aussi est-il souvent dur et de consistance fibreuse; il est rose ou gris, avec une gamme de couleurs plus ou moins foncées qui tiennent aux diverses dégénérescences. Ce type est d'ailleurs rarement pur, on y rencontre des myéloplaxes, ou bien une trame molle qui le fait ressembler à l'encéphaloïde et lui donne une certaine mollesse.

Nous renvoyons pour le sarcome myéloïde à l'article spécial qui lui est consacré.

Quant au sarcome ossifiant ou ostéoïde, son histoire est encore mal connue. Virchow range dans cette classe une foule de tumeurs dissemblables qui peuvent contenir du tissu osseux véritable, du tissu ostéoïde analogue à celui que l'on trouve dans l'os rachitique, une simple incrustation calcaire. Au contraire, Cornil et Ranvier séparent du groupe des sarcomes les tumeurs ostéoïdes véritables, de plus la présence d'une infiltration calcaire dans une tumeur est, pour eux, l'indice seulement d'une régression banale qui est loin d'être en rapport avec l'ossification. Enfin, ils appellent sarcome ossifiant le sarcome ordinairement formé de médullocèles ou de myéloplaxes qui est capable d'édifier des corpuscules osseux et une substance fondamentale osseuse. Une tumeur de cette nature présente des trabécules entourées d'une moelle embryonnaire, et contenant de vrais corpuscules osseux avec leurs prolongements anastomotiques. Il est bon de tenir compte de ces remarques et pour satisfaire aux exigences anatomiques, de subdiviser les sarcomes qui ont une tendance vers la consistance osseuse en sarcomes : *calcaires*, *ostéoïdes* et *ossifiants véritables*.

Mais il faut remarquer que parmi ceux-ci, il en est qui ont une tendance essentiellement maligne. Telle la tumeur sur laquelle notre ami Bouveret a appelé l'attention (*Sur une tumeur osseuse généralisée à laquelle conviendrait le nom de tumeur à ostéoblastes*. Thèse de Paris, 1878). Une tumeur des huit premières côtes s'était généralisée dans les muscles, le squelette, le tissu cellulaire sous-cutané. Chose remarquable, les poumons étaient restés indemnes. Or, le microscope montra dans les tumeurs primitives et secondaires, les différentes phases de l'ossification. Les ostéoblastes, suivant la terminologie de Gegenbaur, précurseurs des ostéoplastes, existaient en grand nombre.

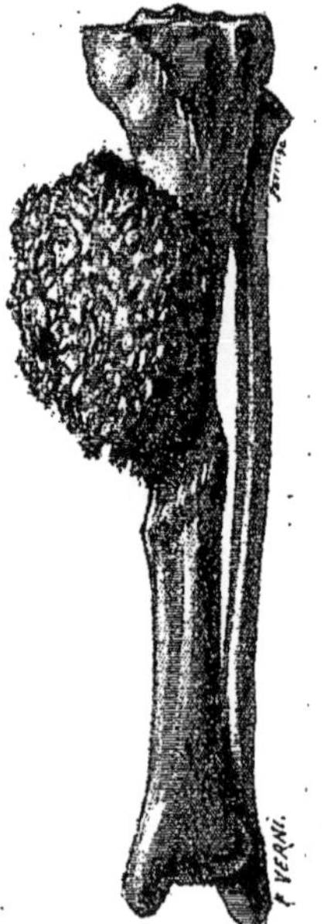

Fig. 10. — *Sarcome périostique ossifiant* de l'extrémité supérieure du tibia droit. — *Sarcome périphérique.*

Le sarcome mélanique est toujours secondaire à une tumeur de même nature née dans les parties molles. Parmi les évolutions rares, signalons la transformation lipomateuse, et le mélange possible de différents tissus dans la substance fondamentale donnant lieu au chondrosarcome, au fibro-sarcome.

Il est bon, cependant, de tenir compte d'une division basée sur l'histologie que Gross a proposée, car elle a été d'une certaine utilité clinique. Cet auteur admet d'abord des sarcomes myélogènes et des sarcomes périostiques, puis il subdivise en trois espèces chacun de ces groupes de la manière suivante : les sarcomes myélogènes sont à cellules géantes, à cellules fusiformes, à cellules rondes. Les périostéaux renferment des cellules fusiformes, des cellules rondes, de la substance ostéoïde.

Or, c'est au voisinage du genou que se localise le sarcome myélogène giganto-cellulaire. Le sarcome périostéal à cellules fusiformes ou rondes atteint le corps de la diaphyse aussi bien que les épiphyses. Au contraire, le sarcome ostéoïde siège dans les extrémités, le plus souvent du moins.

Les sarcomes myélogènes sont plus fréquents que les autres. Et parmi les premiers, les giganto-cellulaires tiennent la tête avant les fuso-cellulaires et les globo-cellulaires qui viennent en dernière ligne. Les sarcomes périostiques sont, d'après le même auteur, le plus habituellement ostéoïdes.

On voit que nous ne pouvons accepter les données de Gross dans leur intégrité : 1° parce que cet auteur fait rentrer dans les sarcomes myélogènes, des tumeurs à myéloplaxes que nous séparons, au contraire, de cette classe de tumeurs; 2° parce qu'il ne tient pas compte des données fournies par Cornil et Ranvier relativement aux sarcomes ossifiants.

Symptomatologie. — Nous exposerons les symptômes objectifs et subjectifs d'après la marche du néoplasme.

A. *Symptômes objectifs.* — Au début aucune manifestation physique ne vient révéler le néoplasme dont le malade est atteint; cependant dans le quart des cas, une *tumeur* restée indolente ouvre la scène. Siège-t-elle dans l'extrémité d'un os long, elle augmente son volume d'une façon uniforme ou partiellement suivant qu'elle est centrale ou latérale. La forme en gigot de mouton est classique pour les épiphyses supérieures de l'humérus et du fémur. Est-elle développée dans la diaphyse, celle-ci sera déformée en fuseau.

La consistance du néoplasme varie suivant sa nature et son lieu d'origine; sa forme est lisse ou bosselée, dans tous les cas il adhère fortement à l'os par son point d'implantation et s'il paraît jouir d'une certaine mobilité, le fait s'explique par ses prolongements qui ont perforé la capsule d'enveloppe. En explorant la tumeur, on peut arriver à saisir certains signes physiques importants : c'est d'abord la *fluctuation* qui indique l'existence de poches kystiques, c'est une *crépitation fine*, engendrée par l'écrasement de lamelles osseuses, c'est encore la *crépitation* dite *parcheminée*, que donne la dépressibilité de la coque osseuse limitante; c'est surtout un mouvement d'*expansion*, isochrone au pouls avec *pulsations* rappelant celles d'un anévrysme. Aussi peut-on souvent entendre un bruit de *souffle*, et faire disparaître ces derniers signes par la compression de l'artère nourricière du membre. Il s'agit dans ce cas de sarcomes des épiphyses ayant subi une transformation vasculaire importante. D'après Enninger, la *percussion de l'os* sarcomateux rendrait un son étouffé, et moins clair que la percussion de l'os sain.

Les *téguments* conservent assez longtemps leur aspect normal, plus tard ils s'épaississent, s'œdématient, se sillonnent de veines lorsque le volume du néoplasme est déjà considérable et sa nature particulièrement maligne.

Quant aux *articulations voisines*, elles sont le plus souvent respectées et les mouvements conservés; cependant cette règle souffre des exceptions, soit que le néoplasme pousse des prolongements dans leur épaisseur, soit qu'il donne lieu à des phénomènes inflammatoires qui aboutissent à la raideur et à la formation d'adhérences plastiques. Ainsi se produisent les attitudes vicieuses, telles que la flexion et l'adduction de la cuisse pour les sarcomes de l'extrémité supérieure du fémur ou la flexion de la jambe dans le sarcome voisin du genou. Les ostéosarcomes du bassin entraînent parfois les mêmes déformations du membre inférieur correspondant que la coxalgie.

On a signalé comme complication des sarcomes siégeant sur un des os de la jambe et de l'avant-bras l'écartement de l'os resté sain, un véritable *diastasis*.

Mais parmi les signes qu'il faut toujours chercher, nous devons citer celui sur lequel Estlander a appelé l'attention en 1877, l'*élévation locale de la température* qui peut dépasser 2 degrés. Cette hyperthermie au niveau du néoplasme, également mise en relief par Verneuil, a une réelle valeur au point de vue du diagnostic, ainsi que nous l'avons maintes fois constaté.

Tôt au tard la tumeur envahit les parties voisines de son lieu d'origine. Le néoplasme devient bosselé, il adhère çà et là à la peau qui d'abord distendue, s'amincit, et se nécrose, laissant une *ulcération* sécrétant de la sanie. Des bourgeons néoplasiques peuvent s'insinuer, s'étaler à l'extérieur où ils tombent en détritus, se décomposent, et provoquent des hémorrhagies parfois inquiétantes. Il faut avouer que souvent ces phénomènes ulcératifs et leurs conséquences ont été hâtés par une ponction inopportune, qui, si elle est parfois nécessaire au point de vue du diagnostic, doit toujours être pratiquée avec un instrument absolument aseptique. En même temps qu'il se développe de dedans en dehors, le sarcome peut s'étaler dans le sens de la longueur et diffuser dans les interstices des muscles et des vaisseaux.

A cette période, on constate un signe éloigné, l'*engorgement des ganglions lymphatiques*, dont la valeur doit être discutée. Assez souvent, ce n'est pas un envahissement néoplasique, car dès que la tumeur est enlevée, les ganglions qui reçoivent la lymphe des territoires malades, rétrocèdent et ne produisent pas de récidive dans leur sein. Il s'agit simplement d'un gonflement dont la nature nous échappe encore, et que nous rattachons à l'inflammation vulgaire. Cependant quelques variétés, les ostéosarcomes globo-cellulaire et ostéoïde, feraient exception selon Gross, et seraient capables d'édifier des produits secondaires dans les relais lymphatiques de leur région (1).

Ce moment aussi est propice pour la production de la *fracture* dite *spontanée*, bien que celle-ci soit de toutes les périodes de la maladie. Au moindre prétexte traumatique, l'os se casse, sans produire au voisinage l'ecchymose, la tuméfaction qui sont en temps normal les satellites de la solution de continuité, et sans jamais pouvoir faire les frais d'une cicatrisation et d'une consolidation. La déviation du membre est typique et semblable à celle de la fracture de la même portion de l'os sain. Parfois le gonflement est énorme dès les premiers jours qui suivent l'accident, la tumeur prend un accroissement rapide qui impose le diagnostic.

Enfin un signe rare mais qu'il est utile de connaître, c'est l'inflammation de la tumeur et des parties voisines. Des abcès peuvent apparaître sous la peau, à la surface du néoplasme et en imposer pour une suppuration du tissu osseux; leur origine est souvent inconnue, mais parfois des ponctions ont été pratiquées et doivent être incriminées.

B. *Symptômes subjectifs.* — La douleur est d'habitude le signe classique

(1) Nous avons maintes fois observé l'infection des ganglions iliaques dans des ostéosarcomes du membre inférieur. Cet engorgement des ganglions de la racine du membre est d'autant plus à redouter que la tumeur a envahi et ulcéré la peau, si riche en vaisseaux lymphatiques.

du début de la maladie; sourde ou lancinante, elle est aggravée par l'exercice, et souvent exaspérée la nuit. Elle varie d'ailleurs suivant la nature du néoplasme, suivant son siège et le plus ou moins d'obstacles qu'il rencontre dans son développement. L'ostéosarcome le moins douloureux serait le giganto-cellulaire.

Le malade commence à maigrir et son état général devient mauvais. Sans motif, il est pris de poussées fébriles avec exacerbations vespérales, et présente la *fièvre des néoplasmes*. Il est curieux de rapprocher ce symptôme signalé par Verneuil, du signe d'Estlander : l'élévation locale de la température. Lorsqu'il n'existe pas d'ulcération de la tumeur, la fièvre est le résultat d'un véritable empoisonnement néoplasique, auquel se surajoute une nouvelle source d'infection l'orsqu'une plaie s'est produite.

Le séjour au lit devient bientôt nécessaire, les douleurs augmentent, l'appétit se perd, le malade pâle, terreux, épuisé par la souffrance, par l'insomnie, succombe avec tous les signes de la cachexie cancéreuse.

Souvent, en effet, il est porteur de tumeurs secondaires qui restent latentes dans leurs manifestations et passent inaperçues. Ainsi la généralisation pulmonaire s'effectue sans que les signes physiques de percussion et d'auscultation révèlent quelque particularité anormale. Cependant une pleurésie, une pneumonie peuvent survenir comme indices de cette localisation secondaire.

Quant à l'envahissement consécutif des territoires osseux, il se révèle par des fractures pathologiques, et lorsqu'il est considérable, par une véritable ostéomalacie cancéreuse.

Tous ces symptômes de pullulation éloignée, à distance, sont, dans certains cas, singulièrement hâtés par l'intervention dirigée contre la manifestation primitive. Verneuil a bien signalé le coup de fouet que reçoivent de l'opération les localisations à distance restées latentes et que l'autopsie met à découvert. La généralisation sarcomateuse se manifeste environ deux ou trois mois après l'intervention, au maximum au bout de deux ans. Il ne faut pas confondre cet envahissement total de l'organisme avec la *récidive* des néoplasmes, qui se fait ordinairement après quelques mois, et qui siège soit dans le foyer d'amputation, soit sur le même segment ou sur un segment plus élevé du membre. D'ailleurs, récidive et généralisation coexistent sans antagonisme.

Durée. — On ne peut rien affirmer de précis au sujet de la durée et il faut tenir compte de la variété anatomo-pathologique de la tumeur. Les néoplasmes les moins rapides sont, parmi les sarcomes centraux, les giganto-cellulaires, et, parmi les périostiques, les globo-cellulaires.

Pronostic. — Plusieurs facteurs interviennent à ce point de vue. Il faut tenir compte du *siège*, du *degré de malignité* de la tumeur se traduisant par l'envahissement des tissus voisins, des ganglions, de l'infection des organes, des récidives locales, etc., enfin du *moment de l'intervention*.

Les ostéosarcomes du crâne, du rachis du bassin, sont incontestablement plus graves que ceux des membres, parce qu'ils échappent à toute méthode thérapeutique, et parce qu'ils peuvent donner lieu par voisinage, à des complications viscérales. Parmi les tumeurs des membres, celles qui sont rapprochées du tronc sont les plus redoutables.

Quelques auteurs, Gross en particulier, ont cherché à catégoriser la malignité d'après la nature histologique du néoplasme. De la sorte, les sarcomes globo-cellulaires centraux et les fuso-cellulaires périostiques seraient au sommet de l'échelle de gravité. Le lieu d'apparition de la tumeur doit aussi être pris en considération, les sarcomes périostiques, en effet, sont plus malins que les sarcomes centraux. Cependant, des exceptions ont été signalées à cette règle, et telle variété, comme la tumeur à myéloplaxes, qui est réputée bénigne, a été surprise en flagrant délit de généralisation osseuse. D'autre part, les sarcomes centraux globo-cellulaires eux-mêmes, s'ils sont opérés à temps, c'est-à-dire avant qu'ils aient franchi la coque osseuse qui les endigue, sont susceptibles d'une guérison radicale. C'est là du moins l'opinion de Virchow.

Rappelons que pour Cornil et Ranvier, le critérium de la malignité réside dans le degré d'organisation de la tumeur; moins elle est élevée comme tissu, plus abondants sont les éléments embryonnaires, plus grave est le néoplasme.

Nous avons dit déjà que la récidive et la généralisation attendaient au maximum deux ans. Bien entendu, il ne s'agit que d'une moyenne, qui peut être reculée ou plus souvent avancée. La terminaison fatale est accélérée par les douleurs persistantes, l'ulcération du néoplasme et les hémorrhagies qui en résultent. L'âge du malade doit être également pris en considération; chez les enfants la tumeur marche parfois avec une grande rapidité, elle atteint un volume considérable, et donne au membre une forme monstrueuse. Nous avons vu un sarcome du fémur sextupler le volume de la cuisse, le fémur n'étant plus représenté que par quelques débris de cartilage articulaire à ses deux extrémités.

Diagnostic. — L'ostéosarcome ne doit pas être confondu : 1° avec les maladies inflammatoires des os; 2° avec les tumeurs bénignes ou les autres tumeurs malignes; 3° avec les maladies des articulations auxquelles il confine; 4° avec les gommes, abcès et kystes, dont se rapprochent par les caractères physiques, certaines de ses transformations. Il faut savoir lui rattacher les complications qu'il présente, telles que : les fractures pathologiques et les accidents inflammatoires; enfin, il est intéressant de chercher à connaître le siège d'origine et la nature intime du néoplasme.

Pour répondre à tous ces désiderata, un examen des plus complets est nécessaire, car le diagnostic du sarcome des os présente parfois, surtout au début, de grandes difficultés.

a. Les *ostéites juxta-épiphysaires à marche subaiguë* peuvent donner le change. En face d'une tuméfaction arrondie, dépressible, fluctuante, accompagnée d'élévation de la température locale, on croit volontiers à l'existence du pus. Les sarcomes chauds présentent bien tous ces caractères, mais l'ostéosarcome est irrégulier comme une tumeur. Fait capital, la plupart du temps il donne lieu à une tuméfaction circonscrite, il *forme une tumeur* au-dessus et au-dessous de laquelle l'os a sensiblement son volume normal, tandis que dans une lésion inflammatoire, l'hypérostose remonte et descend plus ou moins haut. Cette hypérostose décroissante, au fur et à mesure que l'on s'éloigne du foyer inflammatoire, constitue un des meilleurs éléments de diagnostic. Le néoplasme respecte les articulations voisines, du moins au début et pendant la période où, encore de petit volume et à peine sorti de l'os, il peut prêter à confusion.

Toutefois, il est une forme d'ostéomyélite, celle que Trélat a dénommée *chronique d'emblée*, qui offre des difficultés particulières à ce point de vue. De fait la douleur, le gonflement, la fracture spontanée appartiennent à l'ostéosarcome central. La forme du gonflement qui est celle de l'os, le siège diaphysaire ne sont même pas des signes suffisants en faveur de l'inflammation osseuse, car il peut exister des sarcomes périostiques de même allure témoin le fait de *sarcomatose périostique bipolaire*, que nous avons relaté, si bien que l'incision est parfois nécessaire pour assurer le diagnostic. Cependant la lenteur de l'évolution du mal, l'atténuation des douleurs par le repos, la consistance uniformément dure et les stalactites osseuses, sont en faveur de l'ostéomyélite.

b. Les *tumeurs bénignes* comme les exostoses, les chondromes, les kystes, les fibromes, les myxomes, les lipomes ont des caractères particuliers : la dureté, certaines parties du squelette pour les exostoses, les chondromes, la base du crâne et les maxillaires pour les fibromes, etc. D'une façon générale ces tumeurs ne sont pas douloureuses et n'ont pas de tendance à la généralisation, enfin la ponction exploratrice faite dans un sarcome ramène du sang.

Quant à la distinction de l'ostéosarcome d'avec les *autres tumeurs malignes*, elle ne saurait être faite par le seul examen local.

c. Développé au voisinage d'une articulation, l'ostéosarcome en impose au début, par la douleur qu'il provoque, pour une arthralgie. Acquiert-il quelque développement, on pense à une arthrite, à une hydarthrose, et plus tard à une *tumeur blanche*. En réalité, la dernière erreur a été nombre de fois commise, et c'est à la relever que se sont attachés Gillette, Poinsot et Terrier (*Bull. de la Soc. de chir.*, 1876 et 1877). Le diagnostic est-il douteux, soupçonne-t-on un ostéosarcome? on s'abstiendra de toute médication locale excitante. Tel malade, par exemple, parti pour une station thermale avec le diagnostic d'arthrite, de douleur rhumatismale, revient avec un néoplasme en voie d'évolution rapide. Une douleur qui n'est pas calmée par le repos et l'immobilisation, appartient volontiers à un sarcome, surtout lorsque la lésion est para-articulaire et non intra-articulaire. Ce signe n'a plus la même valeur, quand l'articulation est envahie ou enflammée, il faut alors tenir compte de l'absence de suppuration qui au bout d'un certain temps, indique le sarcome. La fluctuation vraie ou la fausse fluctuation appartiennent aux deux maladies, le diagnostic ne peut être tranché que par la ponction ou l'incision. Enfin le bandage compressif aggrave les douleurs du néoplasme, et calme, au contraire, généralement, celles de l'arthrite fongueuse.

d. Un *ostéosarcome* ayant subi la dégénérescence kystique peut être confondu avec un abcès froid, un kyste séreux, une gomme syphilitique, mais il faudrait un examen bien incomplet pour qu'une pareille erreur fût commise.

e. Peut-on préciser le siège exact de la tumeur, s'agit-il d'un sarcome central ou périostique? Au début, cette distinction paraît possible. Une tumeur enveloppée d'une coque osseuse est d'origine centrale; est-elle latérale et limitée? elle vient du périoste. Mais il est, nous semble-t-il, inutile d'aller plus loin : nous devons nous contenter de savoir que les vrais sarcomes centraux sont le plus souvent globo-cellulaires, tandis que les périostéaux sont surtout fuso-cellulaires.

Toutefois, il est facile de reconnaître la transformation vasculaire qui s'est opérée au sein du néoplasme, les pulsations synchrones au pouls sont alors nettes et évidentes.

Un diagnostic plus délicat consiste à ne pas confondre les sarcomes des parties molles avec les sarcomes des os, et principalement à reconnaître le sarcome parostéal de Virchow.

d. La *fracture pathologique* est quelquefois le seul indice révélateur de la maladie dont nous parlons. Deux signes la rattachent au sarcome latent : l'absence d'ecchymose et de tuméfaction autre que celle du néoplasme. Les anamnestiques empêcheront la confusion avec les fractures de la convalescence de l'ostéomyélite (voy. pour plus de détails : *Fractures pathologiques*).

e. Enfin, il faudra se rappeler que l'inflammation suppurative peut entourer l'ostéosarcome, pour ne pas confondre comme cela a été vu, une tumeur enflammée avec un abcès ou un phlegmon simple. Des ponctions pratiquées sans une asepsie rigoureuse donneront parfois l'explication de cette inflammation suppurative.

Traitement. — Les malades doivent être rangés en deux catégories : *a*. ceux qui sont opérables, *b*. ceux qui ne le sont pas. A cette dernière catégorie appartiennent les malades suspects de généralisation, ceux qui ont des ganglions douteux, ceux qui présentent une tumeur déjà ancienne et ulcérée, enfin ceux qui sont cachectiques.

Mais on doit opérer, et radicalement opérer, les néoplasmes à leur début, aussitôt le diagnostic bien assis.

En pareil cas, que faut-il faire? et d'abord qu'est-ce qu'il ne faut pas faire? Jamais on ne pratiquera d'opérations économiques, telles que résection, excision, ruginations. S'il s'agit d'un membre, le sacrifice de ce membre est nécessaire. Faut-il amputer dans la continuité, faut-il désarticuler? La réponse paraît simple, car on admet, en principe, que les tumeurs malignes des os exigent, toutes les fois que l'opération est possible, l'*amputation dans la contiguïté* qui met à l'abri d'une récidive par la moelle osseuse, par le périoste, toujours à redouter avec l'amputation dans la continuité. La clinique est moins absolue, elle doit s'inspirer d'indications individuelles qui sont essentiellement variables. S'agit-il du membre supérieur, on aura recours à la désarticulation de l'épaule pour des sarcomes de l'humérus. En face des sarcomes, du radius et du cubitus, on pratiquera la désarticulation du coude ou l'amputation du bras, si les extrémités supérieures sont atteintes.

Mais pour le membre inférieur, il vaudra souvent mieux en présence d'une tumeur de l'extrémité inférieure du fémur, amputer la cuisse que désarticuler la hanche. L'amputation dans la continuité est, en effet, moins grave que la désarticulation, elle n'expose pas au choc traumatique, parfois rapidement mortel après la désarticulation de la hanche. Cette dernière opération nous paraît devoir être réservée aux tumeurs malignes récentes, sans aucun signe d'infection ganglionnaire ou de généralisation et alors qu'il est rationnellement permis de tenter une guérison radicale. Dans les cas anciens, lorsque l'intervention est également sollicitée par des douleurs, des hémorrhagies, etc., il vaudra parfois mieux amputer dans la continuité. Le chirurgien reste juge, suivant le cas, de l'opportunité de telle ou telle opération. Toutes les fois que le diagnostic présentera quelques difficultés, on ne prendra le couteau pour amputer qu'après s'être assuré *par une incision et une exploration directe de la lésion*, que l'on se trouve bien en face d'un ostéosarcome. Les tumeurs du crâne, du bassin, etc., sont, le plus souvent, de par leur siège, inopérables.

Les ostéosarcomes incurables des membres pourraient, s'ils subissaient la transformation vasculaire, être, à la rigueur, justiciables de la ligature de l'artère principale du membre, mais on ne saurait compter sur cette opération, à laquelle nous préférons l'amputation dans la continuité. Les ulcérations, les hémorrhagies qui précipitent l'issue fatale à laquelle sont voués de tels malades, peuvent aussi forcer la main au chirurgien. Si la douleur est vive, intolérable, on songera parfois à une large incision, à une trépanation de l'os malade. Ces saignées osseuses soulagent pendant un temps plus ou moins long. Aujourd'hui avec l'antisepsie on peut faire bénéficier les malades de telles opérations palliatives.

Jusqu'à présent, il n'a été question des tumeurs à myéloplaxes que d'une façon incidente bien que dans le cours de cette description relative aux ostéosarcomes, il ait été souvent parlé des sarcomes giganto-cellulaires, leur description fera l'objet du chapitre suivant.

IV

SARCOMES OU TUMEURS MYÉLOIDES

BRESCHET, Plusieurs cas de sarcomes vasculaires, 1826. — PAGET, *Lect. on surg. path.*, t. II, p. 212, 1853. — OLLIER, Thèse de Montpellier, 1856. — GRAY, *Arch. gén. de méd.*, 1857. — EUG. NÉLATON, Thèse de Paris, 1860, et *Gaz. des hôp.*, 1868. — TERRILLON et BEZ, *Bull. de la Soc. anat.*, 1872. — VERNEUIL et MARCHAND, art. MOELLE DES OS (pathol.) du *Diction. encyclop.* — MONOD et MALASSEZ, *Arch. de physiol.*, 1878. — LAULANIÉ, Thèse de Lyon, 1888. — BARD, *Arch. de physiol.*, 1887. — DÉSIR DE FORTUNET, *Revue de chirurgie*, 1887. — KRAUSE, BRAMANN, ESMARK, etc., Congrès des chirurgiens allemands, 1889, 24-27 avril. — CH. AUDRY, *Lyon médical*, 1889.

On appelle *Tumeurs myéloïdes*, des tumeurs formées par l'hypergenèse des éléments normaux de la moelle osseuse, des médullocèles et des myéloplaxes, soit simultanément, soit d'une façon prépondérante pour l'un ou l'autre élément, soit avec l'adjonction d'une faible quantité d'éléments cellulaires accessoires.

On doit à Paget, Gray, Robin, Eugène Nélaton l'édification de ce groupe morbide et sa séparation de la grande classe des sarcomes. Ce n'est pas que la distinction établie par ces auteurs soit parfaitement légitime au point de vue anatomo-pathologique, des myéloplaxes peuvent, en effet, faire partie de la trame d'un ostéosarcome méritant cliniquement ce nom, mais l'évolution des tumeurs dites myéloïdes est d'habitude si spéciale et leur bénignité telle, qu'elles doivent être nettement séparées.

On devrait même avec E. Nélaton diviser les tumeurs myéloïdes en deux variétés d'après leur contenu : *myéloïdes à médullocèles* et *myéloïdes à myélo plaxes*. Jusqu'à ce jour, cependant, cette distinction est restée exceptionnelle et les deux variétés de tumeur sont confondues dans la même description.

Déjà A. Paré avait observé sur les gencives des tumeurs semblables et Lassus avait vu une tumeur de ce genre développée dans la tête du péroné. Çà et là, on trouve des observations s'y rapportant dans les auteurs qui confondaient les différents néoplasmes des os (Boyer, Béclard et Dupuytren, etc.).

Étiologie. — Il s'agit d'une maladie de l'enfance et de l'adolescence. On peut cependant l'observer chez des sujets ayant atteint ou dépassé la période de développement; mais alors le plus souvent, l'affection est ancienne, elle est restée silencieuse pendant un temps plus ou moins long. Ces tumeurs paraissent plus fréquentes chez l'homme que chez la femme, et comme les autres néoplasmes, elles ont fréquemment un traumatisme pour point de départ.

Cependant elles ne se montrent pas indifféremment dans les points que le traumatisme peut atteindre ou simplement dans une région de l'os remarquable par sa grande vitalité. Elles ont des sièges d'élection : les maxillaires, les extrémités supérieures du tibia et du péroné, les épiphyses inférieure du fémur et supérieure de l'humérus, etc. Ollier a vu des tumeurs myéloïdes des phalanges, du sternum, des corps vertébraux.

Anatomie pathologique. — 1° *Caractères macroscopiques.* — Le tissu myéloïde est élastique lorsqu'il est jeune mais il se laisse écraser facilement dans la majorité des cas et présente l'aspect d'une bouillie. L'annexion d'un tissu indépendant de lui peut modifier sa consistance, c'est ainsi que les productions périostiques le rendent dur, résistant. On lui considère généralement deux périodes, l'une de crudité, l'autre de ramollissement dans laquelle les vaisseaux se rompent et transforment la tumeur en une matière brune, semblable à des caillots sanguins.

Ainsi la coloration du néoplasme varie. Rouge au début, et comparable sous ce rapport au muscle, elle devient brunâtre lorsque les hémorrhagies l'ont creusé de lacunes.

Parfois elle ressemble à la substance grise du cerveau, lorque les médullocèles sont en grand nombre. La teinte blanc mat ou grise est un signe de dégénérescence fibreuse.

A la coupe, la tumeur présente souvent des cavités et des kystes, de volume variable. Autour du néoplasme vrai, une sorte de fausse membrane résultant de la transformation des myéloplaxes semble s'être organisée.

Le siège de développement est double : *péri-osseux* ou *intra-osseux*, comme pour les vrais sarcomes avec lesquels les tumeurs à myéloplaxes ne doivent pas être confondues. Parmi celles qui viennent de la moelle sous-périostique, citons les néoplasmes myéloplaxiques des maxillaires, mais d'autres os peuvent en présenter des exemples, Verneuil et Marchand ont rencontré un cas de ce genre sur l'extrémité inférieure du radius et nous connaissons plusieurs observations de tumeurs myéloïdes siégeant sur les os longs.

Nées sous le périoste, elles creusent la substance compacte et franchissent les couches osseuses qui les séparent du canal médullaire.

Elles forment des masses molles, vasculaires, homogènes et serrées, que limite une lame périostique amincie par points, osseuse en d'autres.

Lorsque la maladie naît dans l'épaisseur de l'épiphyse, la tumeur est aréolaire comme la région qui la contient, mais les espaces intertrabéculaires sont bientôt agrandis, et la fusion de plusieurs masses isolées s'opère. Le tissu pathologique va grossissant, refoulant les organes voisins, et en particulier le cartilage diarthrodial qui le plus souvent sert de rempart infranchissable du côté de l'article. Cependant il peut être franchi et l'invasion articulaire a lieu. Répétons que c'est là une rareté, le caractère propre de ces tumeurs étant de rester confinées à une épiphyse malgré la minceur de l'enveloppe ambiante.

En même temps que l'accroissement excentrique se produit, des modifications s'opèrent dans la trame qui la rendent vasculaire, pulsatile, au point de la faire ressembler à un véritable anévrysme des os. E. Nélaton pense que tous les cas de cette dernière affection qui ont été relatés, tiennent, en effet, à des néoplasmes myéloplaxiques transformés et vascularisés, cependant Richet a signalé quatre cas, dans lesquels l'élément myéloplaxe n'aurait pas été rencontré.

2° *Caractères microscopiques.* — Il faut distinguer (*a*) l'élément fondamental, la partie noble de la tumeur, si l'on peut parler ainsi, (*b*) la portion accessoire qui constitue la trame.

La portion principale est formée par la production, en quantité considérable, de myéloplaxes et de médullocèles, identiques à ceux de la moelle, cependant un peu plus volumineux et un peu plus colorés. Nous n'avons donc pas à les décrire, leur forme est bien connue.

Ces éléments médullaires sont contenus dans des travées de tissu fibreux, qui forment un réseau plus ou moins serré.

C'est de l'importance relative et proportionnelle de l'une ou de l'autre de ces parties que dépend l'aspect, la consistance, la facilité des transformations ultérieures qui sont constatées dans la tumeur totale.

Les vaisseaux qui parcourent la trame sont nombreux, mais pas assez abondants cependant pour qu'on puisse leur rapporter la couleur caractéristique.

Avant de terminer ce chapitre, nous devons faire remarquer qu'il ne faut pas confondre les myéloplaxes qui constituent les tumeurs des os dont nous nous occupons avec les différentes cellules géantes dont l'origine est si diverse (Laulanié, Thèse de Lyon 1888), et nous rappellerons ici, que pour quelques observateurs (Bard, Désir de Fortunet) leur présence n'est pas l'indice d'un néoplasme au sens propre du mot, mais bien le signe d'une réaction des tissus contre un parasite microbien.

Symptômes. — Il est nécessaire de distinguer les tumeurs qui se développent dans les maxillaires, et celles qui apparaissent dans les membres et les os longs.

A la mâchoire, elles naissent au niveau des alvéoles, respectent la muqueuse, et font rapidement saillie dans la bouche. Elles sont indolentes, à marche lente, de coloration rouge bleuâtre, violacée, fermes et résistantes au toucher, elles ne s'accompagnent pas d'envahissement ganglionnaire, de noyaux métastatiques.

Aux membres, elles distendent l'épiphyse, dans sa totalité, l'extrémité de l'os devient ainsi saillante, en forme de tumeur sur laquelle on peut reconnaître des irrégularités. Il n'y a donc jamais de mobilité, seules les tumeurs qui naissent sur le péroné et se développent sur une des faces de l'os pourraient en imposer à ce point de vue, lorsque leur volume est considérable.

Les tumeurs péri-osseuses sont élastiques et résistantes; les masses intra-osseuses peuvent donner, à une certaine période de leur évolution, quelques signes importants. La crépitation parcheminée, par exemple, se produit lorsque la coque de l'os s'est assez amincie pour se laisser déprimer, fracturer.

La mollesse, et même une véritable fluctuation qui a pu en imposer pour une collection liquide d'une nature différente, sont facilement perceptibles dans les points où l'os s'est en totalité résorbé, et où la membrane d'enveloppe est fibreuse. On sait que la formation de kystes à contenu hématique est la règle dans les néoplasmes qui ont un peu vieilli.

Le plus souvent, le doigt du chirurgien rencontre sur la périphérie de la tumeur, des points durs, résistants et des portions molles, dépressibles.

D'après ce que nous avons dit, en traitant de l'anatomie pathologique, on ne sera pas surpris de percevoir quelquefois un bruit de souffle, une véritable expansion du néoplasme qui en impose pour un anévrysme. De fait, l'anévrysme des os n'est le plus souvent qu'une tumeur à myéloplaxes devenue télangiectasique.

Les traumatismes ont précisément pour effet de produire le résultat auquel nous venons de faire allusion. Ainsi s'explique la marche en avant de néoplasmes restés petits, sinon latents, et qui ont pris en un temps limité une marche rapide, un développement exagéré. Le choc a entraîné des ruptures vasculaires, creusé des lacunes et ouvert ainsi au sang des voies plus larges.

En grossissant la tumeur respecte les parties voisines, les dévie ou les distend mais ne les envahit pas, la peau peut s'amincir et les veines sous-cutanées se développer. Il est bien rare, sauf pour les épulies, de rencontrer des ulcérations et encore sont-elles produites plutôt par les frottements et certaines conditions locales que par l'invasion de la muqueuse par le tissu pathologique.

Les signes subjectifs sont assez caractéristiques. En premier lieu il faut signaler l'indolence du néoplasme. Cependant s'il est voisin d'une articulation, ce qui est la règle, car les tumeurs de ce genre sont rares dans les diaphyses, il déterminera d'abord de la gêne, puis de la douleur, et parfois une douleur intolérable qui impose le repos absolu, le séjour au lit, lorsqu'il s'agit du membre inférieur. Il ne faut pas oublier, en effet, que si le cartilage diarthrodial est généralement respecté, l'envahissement de l'articulation par le néoplasme peut avoir lieu, comme je l'ai observé pour le genou. Chez une malade de mon service qui a été amputée de la cuisse gauche par M. Jaboulay, les douleurs étaient continues et extrêmement vives. Les figures 11 et 12 représentent l'épiphyse envahie de l'extrémité inférieure du fémur, elle était transformée en une véritable grenade dont la coque était du côté de l'articulation du genou, exclusivement représentée par le cartilage diarthrodial.

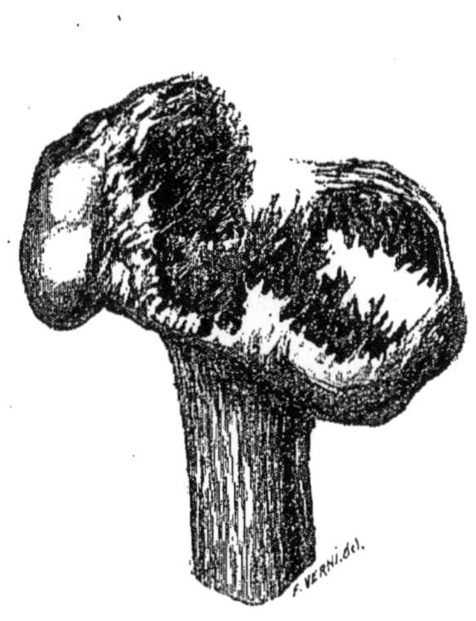

Fig. 11. — *Sarcome myéloïde* de l'extrémité inférieure du fémur gauche (tumeur épiphysaire), vu de face, après l'incision en avant, de la coque cartilagineuse. — Femme de trente-trois ans.

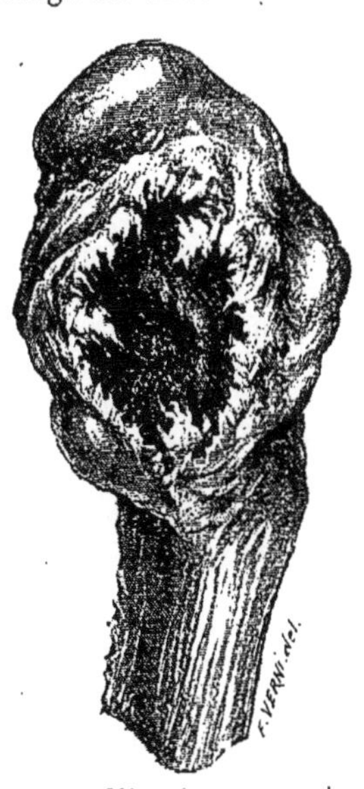

Fig. 12. — Même tumeur, vue de côté. — Large perforation en dehors de la coque osseuse représentée par une mince lamelle uniformément soulevée.

La *marche* de l'affection est remarquable par sa lenteur et le maintien d'un bon état général. Il faut cependant tenir compte des exceptions et savoir qu'une généralisation est possible, qu'Ollier a trouvé dans les ganglions poplités des cellules analogues à celles d'une tumeur du pied, que Terrillon a vu l'infection générale et qu'enfin une véritable cachexie dont la nature est encore obscure peut survenir chez de tels malades. La voie de l'invasion viscérale est peut-être, comme pour les vrais ostéosarcomes, la voie veineuse, Dubuisson-Christôt a trouvé les veines tibiales postérieures remplies de ces cellules dans un cas de tumeur développée dans le tibia.

Pronostic. — Le pronostic doit être réservé, il doit s'inspirer de toutes ces éventualités. Si l'on peut affirmer la bénignité ordinaire de telles tumeurs et promettre aux malades une guérison complète, l'extirpation du néoplasme dans sa totalité une fois effectuée (c'est le cas des tumeurs des maxillaires), il faut savoir qu'une dissémination osseuse et viscérale peut survenir (elle n'a été vue qu'à la suite des néoplasmes des os longs). Cette distinction de la malignité ou de la bénignité du néoplasme, suivant la portion du squelette atteinte, doit toujours être présente à l'esprit du chirurgien.

Au point de vue du pronostic, on tiendra compte encore du siège occupé par la tumeur et il est évident qu'une myéloïde de la colonne vertébrale, des os du crâne, du sternum acquiert de par sa seule localisation, une gravité qui n'est pas en rapport avec sa nature.

Diagnostic. — On reconnaît facilement l'affection lorsqu'elle occupe les maxillaires. Si la tumeur siège profondément, dans l'épaisseur du squelette, on ne peut avoir que des présomptions. Nous avons déjà exposé, chemin faisant, les différents signes qui permettent de soupçonner une tumeur myéloïde.

Nous avons indiqué aussi d'autres renseignements dont on devra grandement tenir compte : l'âge du sujet, l'époque du développement, l'indolence et l'absence de ganglions, la marche lente, etc.

L'ostéosarcome, le carcinome, l'enchondrome sont les tumeurs qui prêtent le plus à confusion. Elles ont cependant, chacune, des caractères suffisamment tranchés pour être reconnues.

Nous laissons de côté le diagnostic des myéloïdes devenues pulsatiles d'avec les autres tumeurs ayant subi la transformation télangiectasique, cette question sera traitée au chapitre : *Anévrysmes des os.*

Traitement. — La tumeur myéloïde doit être détruite dans sa totalité. Si quelque parcelle reste enfouie dans la profondeur dù tissu osseux, la récidive est fatale.

Dans le traitement on tiendra compte du volume et du siège du néoplasme. Pour une tumeur petite, superficiellement placée, ayant creusé une cavité dans un os qui ne supporte pas de fortes pressions, des méthodes conservatrices peuvent être essayées, comme l'excision, l'évidement méthodique, suivis de cautérisations actuelle ou potentielle. Mais pour les myéloïdes de gros volume, pour les myéloïdes ayant détruit une épiphyse d'un os long du membre inférieur, par exemple, l'amputation est la seule ressource. Je sais bien que J.-L. Petit, a pu obtenir un succès à l'aide de l'excision dans une volumineuse myéloïde de l'extrémité supérieure du tibia, mais il s'agit d'un fait exceptionnel qui ne saurait aller à l'encontre de certaines règles thérapeutiques. Il en est de même de la ligature de l'artère principale du membre, employée surtout contre les formes pulsatiles et qui a pu fournir quelques succès plus ou moins durables, comme celui de Dupuytren (qui ne fut que temporaire et nécessita l'amputation) et ceux de Lallemand et Lagout, rapportés par Richet. La difficulté consiste à prendre une résolution dans un sens ou dans l'autre en face de tumeurs qui, par leur siège, leur volume, les désordres qu'elles ont provoqués autour d'elles, sont à la limite des méthodes conservatrices et des procédés radicaux. Aujourd'hui on tend à faire des opérations économiques qui ont, du reste, toujours été de mise pour les myéloïdes des maxillaires; c'est ainsi qu'à un des derniers Congrès des chirurgiens allemands (Berlin, 24, 27 avril 1889), Krause, dans 3 cas de tumeurs de la mâchoire inférieure, s'est contenté d'abraser la coque et d'extirper les tissus suspects, Bramann a montré deux malades opérés par cette méthode pour des myéloïdes du tibia et du radius. Esmarh, Löbker, Rosenberger ont pratiqué la même opération et s'en déclarent partisans ([1]). On peut songer à combler la cavité avec des greffes osseuses, avec des fragments d'ivoire, etc. Esmarch a proposé des greffes d'os décalcifiés. Cependant il est incontestable que cette méthode expose à des récidives, comme le prouve un malade de Krause, qui vit six fois de suite sa tumeur repulluler. En résumé, il faut distinguer les myéloïdes des maxillaires et les myéloïdes des os longs. Les premières tumeurs réclament une ablation complète par une opération le plus souvent *atypique*, excision, évidement du tissu néoplasique, on ne rendra pas victime de la lésion toute une portion du squelette déterminée d'avance. Quand aux myéloïdes des os longs, ils peuvent être justiciables de la même thérapeutique, mais le sacrifice du membre sera souvent nécessaire d'emblée, soit que la tumeur ait une allure franchement maligne, soit que, se substituant au tissu osseux, elle ait au membre inférieur par trop affaibli la résistance du squelette. La repullulation du tissu enlevé exige l'amputation.

V

ANÉVRYSMES OU TUMEURS PULSATILES

Lallemand, *Répert. d'anat. et de phys.*, 1826, t. II. — Breschet, *Ibidem.* — Roux, Quarante années de pratique chirurgicale. *Bull. de l'Acad. de méd.*, 1845. — Lagout, *Bull. de la Soc. de chir.*, 1858-1859. — Gentilhomme, Thèse de Paris, 1863. — Richet, *Arch. génér. de médecine*, 1864 et 1865. — Eug. Nélaton, Thèse de Paris, 1860. — Monod et Malassez, *Arch. de physiol.*, 1878. — Pillot, De l'anévrysme des os. Thèse de Paris, déc. 1884.

Appelées encore *tumeurs fongueuses sanguines*, *tumeurs érectiles*, *tumeurs pulsatiles*, *anévrysmes des os*, *hématomes des os*, ces tumeurs ne sont connues que depuis P. Pott.

Breschet, le premier, cherche à les classer en distinguant les anévrysmes véritables des os, remarquables par leur rétrocession possible, des tumeurs sanguines caractérisées par leur récidive et leur généralisation.

Lebert, Rokitansky, Eug. Nélaton, Gentilhomme nient la première variété de Breschet et sont d'avis que tout os qui présente des pulsations est envahi par un néoplasme ayant subi des transformations vasculaires.

Cependant Richet, dans son mémoire classique, cite quatre faits indéniables puisqu'ils ont été suivis d'autopsies, dans lesquels le néoplasme s'est comporté comme un tumeur pulsatile habituelle. Il faut évidemment tenir compte de telles observations, ne serait-ce qu'au point de vue clinique, mais il s'agit certainement de tumeurs à myéloplaxes dans lesquelles l'élément cellulaire avait totalement disparu.

L'opinion d'Eug. Nélaton reste vraie dans tous les cas, une tumeur pulsatile d'un os est l'indice d'un sarcome à myéloplaxes, fuso-cellulaire ou globo-

([1]) Il sera toujours prudent d'enlever un petit fragment de la tumeur et de l'examiner histologiquement; on se décidera alors, en pleine connaissance de cause, pour telle ou telle opération. Cette biopsie de la tumeur peut seule, dans les cas douteux, éviter une méprise regrettable.

cellulaire, ou bien d'un carcinome encéphaloïde. Nous n'avons en vue dans cet article que les tumeurs pulsatiles bénignes, c'est-à-dire les tumeurs myéloïdes, dans lesquelles l'élément vasculaire est assez développé pour laisser supposer, par les pulsations, par les mouvements dont la tumeur est animée, qu'il s'agit d'un anévrysme. Pour nous *l'anévrysme des os est toujours une tumeur à myéloplaxes*, dans laquelle l'élément cellulaire a parfois compètement disparu. Dans notre article de l'*Encyclopédie internationale de chirurgie*, *loc. cit.*, nous avons cherché à faire prévaloir cette opinion. Les faits que nous avons observés depuis ne nous laissent aucun doute sur l'identité anatomique des diverses variétés de tumeurs pulsatiles bénignes du tissu osseux.

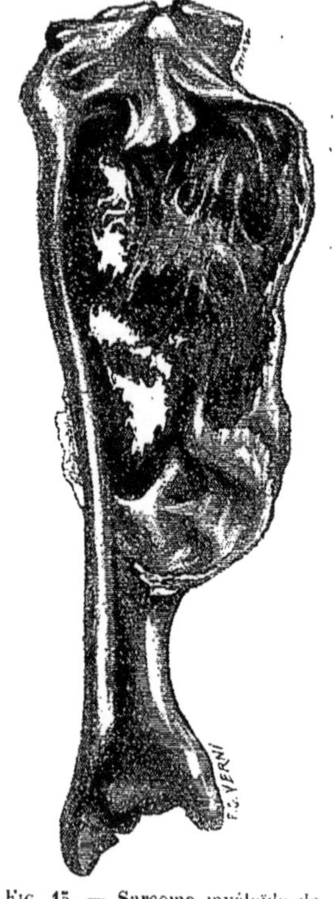

Fig. 15. — Sarcome myéloïde de l'extrémité supérieure du tibia droit, vu par sa face postérieure. Vaste poche anévrysmatique. — *Anévrysme du tibia.*

Étiologie. — Comme pour les sarcomes, le sexe masculin et l'âge adulte paient le plus lourd tribut.

Un traumatisme précède habituellement l'apparition de la maladie : en cela encore les tumeurs pulsatiles se rapprochent des sarcomes des os.

Anatomie pathologique. — On a vu des tumeurs pulsatiles sur diverses parties du squelette, dans l'extrémité inférieure du fémur, l'extrémité supérieure de l'humérus, la diaphyse du radius, etc. ; mais leur lieu d'élection est l'extrémité supérieure du tibia.

L'os est creusé d'une excavation irrégulière, anfractueuse, limitée par une coque amincie par places et cédant sous le doigt. Çà et là, le périoste seul sert de bordure en s'épaississant ou en conservant des traces de lamelles osseuses. Du tissu fibreux peut encore se rencontrer sur la surface interne de la cavité, comme dans le cas opéré par Richet, où il constituait des mailles semblables à celles d'une vessie à colonnes. Fait remarquable et caractéristique, dans tous les cas connus la cavité était *uniloculaire;* du sang à différents stades de coagulation la remplissait, souvent elle était d'une capacité considérable.

L'articulation adjacente est habituellement indemne, car le cartilage diarthrodial est respecté, il en est de même pour les parties molles qui sont simplement refoulées.

Quant aux gros *vaisseaux* des segments de membres sur lesquels siège la cavité sanguine, ils sont simplement dilatés et peuvent comme dans les cas de Scarpa et de Richet, s'ouvrir dans le sac par une multitude de pertuis, semblables aux orifices d'une pomme d'arrosoir.

Nature. — Toutes les hypothèses ont été faites quant à la nature de ces tumeurs, ainsi qu'en témoignent les différents noms qui leur ont été donnés : tumeurs érectiles des os, anévrysmes cirsoïdes, anévrysmes circonscrits, anévrysmes diffus, ramollissement de tumeurs primitivement solides, etc. La théorie la seule acceptable est celle de E. Nélaton. Il ne faut voir dans ces anévrysmes des os que d'anciennes tumeurs à myéloplaxes, qui ont subi la transformation télangiectasique, d'autant plus facilement que les cellules à myéloplaxes semblent avoir plus d'une analogie avec les cellules vaso-formatrices [1]. Ces tumeurs prennent donc place à côté des sarcomes et des carcinomes télangiectasiques, dont elles se différencient radicalement par leur allure bénigne et leur marche relativement lente.

Symptomatologie. — Le premier signe est habituellement la douleur, qui peut devenir très vive, puis la tumeur apparaît. Elle est dure ou molle, dépressible en certains points, parfois il est possible de sentir la crépitation parcheminée.

Le signe capital consiste dans les battements quelquefois accompagnés d'expansion. Ces mouvements d'expansion qui rappellent un anévrysme véritable, peuvent donner le change. La compression de l'artère principale du membre les fait disparaître et affirme la tumeur; lorsqu'elle cesse, les signes précédents réapparaissent mais le plus souvent lentement et après quelques secondes seulement. On doit donc trouver un bruit de souffle à leur niveau, quoique ce signe n'ait pas été relevé dans tous les cas.

L'articulation voisine devient à la longue douloureuse et le membre peut, comme dans une arthrite, prendre une attitude vicieuse.

Enfin le membre devient volumineux soit par le développement quelquefois considérable de la tumeur, soit encore par l'œdème des parties molles qu'engendre la compression des grosses veines.

Diagnostic. — Une tumeur pulsatile ainsi caractérisée peut être confondue : 1° avec un anévrysme circonscrit vrai; 2° avec un sarcome et un carcinome devenus télangiectasiques.

En ce qui concerne l'anévrysme d'une artère voisine, l'erreur n'est possible que lorsque celui-ci s'est développé de façon à éroder les os voisins, à se créer une enveloppe osseuse. Il faut alors tenir grand compte du siège primitif de la tumeur; l'anévrysme osseux naît dans l'épiphyse; l'anévrysme vrai, développé initialement dans les parties molles, atteint, lorsqu'il attaque le squelette, aussi bien la diaphyse que l'épiphyse, il est en outre *situé sur le trajet direct d'une artère d'un certain calibre*. De plus, les signes physiques caractéristiques des ectasies artérielles de ce genre sont plus nets et plus intenses, plus rapides à disparaître et à revenir au moment de la compression, et après elle, dans l'anévrysme artériel que dans la tumeur osseuse pulsatile.

On ne confondra pas le néoplasme vasculaire avec les *sarcomes et les carcinomes pulsatiles*, si l'on se rappelle : 1° la fluctuation franche que présente le premier à une époque avancée de son évolution; 2° la marche rapide des

(1) MONOD et MALASSEZ, *Arch. de physiol.*, 1878.

seconds; 3° l'affaissement plus complet que la compression de l'artère principale amène dans les anévrysmes des os.

On comprend que le diagnostic d'une tumeur de ce genre soit à peu près impossible, lorsqu'elle est encore enfermée dans l'épiphyse et recouverte d'une enveloppe osseuse résistante.

Pronostic. — Le pronostic doit être réservé pour deux motifs principaux : 1° parce que l'anévrysme des os a une tendance évolutive rapide et indéfinie : livré à lui-même il arriverait à rompre ses digues et à s'ouvrir au dehors, entraînant la mort du malade par hémorrhagie; 2° parce que, malgré la thérapeutique employée, il peut réapparaître sous forme de récidive.

Traitement. — Nous ne parlerons pas de l'électro-puncture, des injections coagulantes qui constituent des moyens thérapeutiques insuffisants, et souvent dangereux. Au début, lorsque la tumeur est de petit volume, on songera à l'incision, à la destruction de la poche, à la résection de l'os malade. L'hémorrhagie, qui peut être alors très abondante, sera combattue par la compression prolongée de l'artère principale du membre, de la région, et surtout par un pansement local compressif, dont l'asepsie doit-être absolue, si l'on veut être à l'abri des hémorrhagies secondaires dont la gravité serait extrême.

Chez un jeune homme de dix-huit ans, entré dans mon service avec une tumeur pulsatile intra-alvéolaire du maxillaire inférieur, du volume d'une noisette, l'incision de la poche donna un jet de sang comme la blessure de la carotide externe, la compression de la carotide primitive correspondante et un tamponnement de la cavité anévrysmale avec de la gaze iodoformée eurent rapidement raison de l'hémorrhagie. Quelques semaines après la guérison était complète par bourgeonnement de la paroi interne de la poche.

La tumeur est-elle volumineuse, la compression ou la ligature de l'artère nourricière du membre sont logiques et parfaitement en rapport avec la nature de la maladie.

Cependant la compression, 2 fois essayée, a échoué 2 fois. Au contraire la ligature, pratiquée 5 fois, a donné 4 guérisons.

C'est donc à la ligature qu'il faut avoir recours. Est-elle impuissante, l'anévrysme est-il volumineux, douloureux, l'amputation seule peut être proposée. On doit savoir cependant qu'elle a été suivie de récidive, à longue échéance il est vrai. Cette dernière considération confirme l'opinion déjà avancée dans le cours de ce chapitre sur la nature de la maladie : *l'anévrysme des os est une tumeur à myéloplaxes défigurée et transformée.*

CHAPITRE III

I

CHONDROMES

Cruveilhier, *Anat. pathol.*, t. II, 1828. — J. Müller, Berlin, 1838. — Cruveilhier, *Anat. pathol. générale*. Paris, 1849. — Weber, Die Exostosen und Enchondrome. Bonn, 1856. — Ol. Fayan, Documents pour l'histoire de l'enchondrome. Thèse de Paris, 1856. — Dolbeau, Tumeurs cartilag. des doigts et des métacarpiens. *Arch. gén. de méd.*, 1858. — Heurtaux, art. Chondrome du *Dict. de Jaccoud*, 1867. — Roques, Enchondrome central des os. Thèse de Paris, 1867. — Virchow, Pathologie générale, 1867. — L. Parisot, Matière des enchondromes et évidement consécutif de l'os. *Gaz. hebd.*, 1868. — Salesses, Thèse de Paris, 1876. — Walsdorff, Chondrome malin. Thèse de Paris, 1878. — Aubert, Thèse de Lyon, 1882. — Cornil et Ranvier, Histologie pathologique, 1884. — Heydenreich, art. Os (pathologie) du *Dict. Dechambre*, 1882. — Vallas, Tumeurs du calcanéum. *Gaz hebd. de méd. et de chir.*, 1888. — M. Kast, Un cas d'enchondrome avec multiplication insolite. — Recklinghausen, Examen anat. pathol. *Virchow's Arch.*, t. CXVIII, fasc. I, p. 1 et 4.

Les *chondromes osseux sont les plus fréquents des chondromes*. La statistique de Heurtaux donne une proportion de 5 chondromes des os pour 1 chondrome des parties molles.

Les *chondromes du squelette* ont de véritables sièges de prédilection; les os des mains et des pieds, notamment les phalanges des doigts et les os du métatarse, voilà les parties les plus souvent atteintes. Viennent ensuite les extrémités des grands os longs : humérus, tibia, fémur dans un rapport assez égal, le péroné beaucoup plus rarement. Parmi les os de la face et du tronc on trouve en tête de l'échelle de fréquence les maxillaires, les os du bassin et l'omoplate, puis les côtes et la base du crâne; les vertèbres, les clavicules, le sternum sont frappés exceptionnellement (Virchow).

Les néoplasmes sont souvent multiples au niveau des phalanges et des métacarpiens, au niveau du bassin également. Ailleurs ils sont habituellement solitaires.

Anatomie pathologique. — Formes diverses. — *Chondrome malin.* — Nous n'insisterons pas sur l'*histologie* des chondromes osseux, déjà faite dans la description des chondromes en général, ni sur leur transformation graisseuse, kystique, crétacée, etc.

Le chondrome peut se développer dans l'épaisseur même de l'os, c'est l'*enchondrome* proprement dit, *chondrome interne* de Virchow; ou bien il naît du périoste, *périchondrome* de Cruveilher, *chondrome externe* de Virchow [1].

[1] Müller a décrit sous le nom de *tumeurs ostéoïdes* des tumeurs formées par un tissu, se rapprochant du tissu osseux vrai, mais n'en présentant pas tous les caractères. Virchow a signalé des tumeurs semblables où, à côté du tissu ostéoïde on trouve des îlots de cartilage; ce sont les *chondromes ostéoïdes* qui paraissent être des chondromes avec infiltration calcaire plus ou moins étendue.

L'*enchondrome vrai* naît souvent de la substance médullaire elle-même, « aussi doit-on regarder la tumeur comme un développement hétéroplasique procédant du tissu médullaire » (Virchow). Parfois cependant la tumeur se développe aux dépens du tissu compact lui-même, du tissu osseux proprement dit, et Weber a suivi dans la production de l'enchondrome la métamorphose immédiate du tissu osseux en tissu cartilagineux.

Le *chondrome interne* peut rester longtemps latent. En s'accroissant, il arrive à faire plus ou moins saillie à la surface de l'os; on a alors une véritable tumeur osseuse, tumeur non seulement formée par l'extension périphérique du chondrome qui arrive à refouler la coque osseuse environnante, mais constituée aussi en partie, comme A. Cooper et Virchow l'ont noté, par de nouvelles couches osseuses apposées sous le périoste, et dues à la prolifération irritative de ce dernier. Plus tard cependant, le chondrome envahissant sa coque ambiante, cette coque finit par s'user, se perforer par places, et on ne trouve plus que quelques écailles osseuses disséminées à la surface de la tumeur.

Enfin l'enchondrome continuant de s'accroître, refoule les organes voisins, tendons, nerfs, vaisseaux et envoie même des prolongements dans les tissus environnants. Il ne faut pas croire en effet, comme le fait remarquer Virchow, que l'enchondrome reste toujours plus ou moins circonscrit; certaines formes malignes s'étendent au loin dans le tissu connectif, se sèment de proche en proche comme des tumeurs envahissantes, et envoient dans différents sens des nodules accessoires partis du nodule-mère primitif.

Les *périchondromes* n'ont pas tous le périoste pour origine, ils peuvent naître directement des couches corticales de l'os; la limite n'est donc guère tranchée comme point de départ entre enchondromes et périchondromes, mais leur physionomie clinique est réellement différente.

Les *périchondromes* siègent de préférence sur la ceinture pelvienne, l'omoplate, les grands os des membres, tandis que l'*enchondrome* se développe surtout au niveau des os courts et spongieux de la main et du pied. Les chondromes périostiques ne restent pas latents comme les enchondromes; ils proéminent rapidement à la surface de l'os qu'ils compriment et usent dans ses couches superficielles, en même temps qu'ils s'épanouissent au dehors en produisant des compressions de voisinage et des déformations accentuées. Les périchondromes du bassin sont graves à ce point de vue, notamment par les accidents de dystocie qu'ils entraînent à leur suite. Les néoplasmes de volume monstrueux (1 mètre, 2 mètres de circonférence) qu'on a signalés, appartiennent plutôt aux variétés périostiques qu'aux enchondromes vrais. Parfois cependant les périchondromes sont fort petits, limités, et ne dépassent pas les dimensions d'une noisette, d'une noix par exemple.

A côté des tumeurs formées de tissu cartilagineux pur on doit signaler des tumeurs mixtes : *chondrosarcomes, myxochondromes*, etc., ce sont ces formes qui évoluent à la manière de tumeurs malignes, envahissent et s'incorporent les tissus voisins, récidivent après l'ablation et se généralisent. *Mais le chondrome le plus pur peut se comporter de la même façon*, et après les faits signalés par Paget, Richet, Virchow, comme le fait remarquer ce dernier.

« le beau rêve de l'enchondrome considéré comme type de tumeur bénigne doit s'évanouir ». Il existe donc un véritable *cancer cartilagineux*.

Walsdorff, dans sa thèse ([1]), a fait une très bonne étude de ces types malins du chondrome. Le *chondrome malin* existe surtout de dix-huit à trente-cinq ans. A part l'influence néfaste du traumatisme qui hâte l'évolution des chondromes, comme de toutes les tumeurs en général, on ne relève pas de causes bien nettes dans la production des chondromes malins, et il est impossible de dire pourquoi dans un cas la tumeur se comporte d'une façon bénigne, tandis que dans l'autre elle se rapproche des cancers. Le sexe, l'hérédité n'ont aucune influence ([2]).

Il est, du reste, fort difficile d'établir cliniquement si un chondrome doit évoluer vers le type bénin ou devenir malin; aucun caractère extérieur ne permet de pronostiquer la marche de la tumeur cartilagineuse. *Seul le caractère fœtal du cartilage rencontré sur un chondrome pur, par l'analyse microscopique, peut faire supposer la malignité du néoplasme* (Ranvier). Plus tard, quand l'enchondrome est ulcéré, sanieux, quand il s'accompagne d'infection ganglionnaire, de cachexie, il est facile cliniquement d'affirmer l'existence d'un cancer cartilagineux.

Le cancer cartilagineux récidive sur place, se diffuse aux parties voisines et se généralise. La généralisation se fait surtout du côté des poumons. Richet ([3]) a publié un cas remarquable où le chondrome avait donné lieu à l'apparition d'une trentaine de tumeurs semblables, de la grosseur d'un grain de mil jusqu'à celle d'une noisette, à la surface et dans la profondeur du poumon droit. Förster, Baum, Weber ont noté des cas analogues; Volkmann, Mulert ont observé aussi des noyaux secondaires, non seulement dans le poumon, mais dans la rate et dans le foie.

Le chondrome malin produit des *végétations infectieuses, des masses enchondromateuses nouvelles dans les vaisseaux sanguins et lymphatiques*. Paget, Virchow en rapportent des exemples très démonstratifs. Les *ganglions lymphatiques* correspondants deviennent aussi enchondromateux.

Le chondrome bénin ne se généralise pas, l'absence de généralisation le différencie essentiellement de la forme maligne. Mais lui aussi peut récidiver, ou plutôt repulluler sur place si on ne l'a pas enlevé en totalité, et du reste il s'étend, il se sème, ainsi que l'a montré Virchow, comme par une véritable contagion des tissus ambiants. Des nodules-mères part une série de nodules accessoires, toujours plus nombreux, dont chacun envoie ensuite d'autres nodules secondaires dans les régions voisines, et « chaque chondrome, quelle que soit l'apparence d'unité qu'il révèle, est ainsi indubitablement un produit multiple » (Virchow).

Étiologie. — L'étiologie des chondromes des os n'est guère différente de celle des chondromes en général, et à leur propos on pourrait répéter toutes

([1]) *Chondrome malin*. Thèse de Paris, 1878.

([2]) Dans l'observation d'enchondromatose multiple de Kast (*loc. cit.*) le début des tumeurs osseuses remontait à la première enfance. On constatait de plus, en certains endroits de la peau des angiomes caverneux. Pour Recklinghausen, il existait un rapport pathogénique entre les deux variétés de néoplasies, enchondromes et angiomes.

([3]) *Gaz. des hôpit.*, 1855.

les théories pathogéniques émises dans les généralités sur les tumeurs. Les causes invoquées sont toutes plus ou moins sujettes à caution, elles s'adressent à des faits particuliers plutôt qu'elles ne s'appliquent à l'ensemble des cas. Le *traumatisme* cependant paraît jouer un rôle actif dans la production des chondromes osseux, et la contusion agit ici, par ses suites plus ou moins éloignées, comme un facteur étiologique de première importance. Virchow cite une série d'observations dues à de Herz, Nélaton, Gluge, Langenbeck, et qui ne laissent aucun doute à cet égard. Tantôt c'est un choc qui, reçu longtemps auparavant, a été le point de départ du néoplasme; tantôt il s'agit d'anciennes fractures, dans le foyer desquelles se développe ultérieurement l'enchondrome.

Virchow a insisté sur les rapports qui lui paraissent unir le *rachitisme* et la *diathèse enchondromateuse*. Le chondrome ne naît jamais « d'un cartilage légitime c'est-à-dire d'un cartilage qui a le droit d'occuper la place où il se rencontre » (Virchow); il naît de la moelle ou du périoste d'une diaphyse, mais en dehors du cartilage conjugal; toutefois, comme la diaphyse a été cartilagineuse à une certaine période de son évolution, on peut toujours se demander si quelques fragments du cartilage primitif ne sont pas restés inclus dans le squelette définitif, lors du développement de celui-ci, ou si un travail morbide comme le rachitisme, n'est pas venu troubler l'ossification et créer du cartilage là où il devait faire défaut.

Symptomatologie. — La plupart des *symptômes* de l'enchondrome des os ont été exposés avec l'anatomie pathologique de ces tumeurs. Les *chondromes des doigts* se présentent sous forme de petites masses dures, indolentes très généralement, formant une série de bosselures juxtaposées et séparées entre elles par des sillons. Les *chondromes solitaires des autres régions* ont un aspect moins caractéristique et peuvent être confondus avec d'autres tumeurs osseuses (exostoses, sarcomes, etc.). Quand la tumeur est limitée par une *coque osseuse*, on peut sentir la crépitation parcheminée, mais ce signe se retrouve dans beaucoup de néoplasmes osseux et n'a rien de pathognomonique. Les chondromes d'un petit volume sont souvent *trans-*

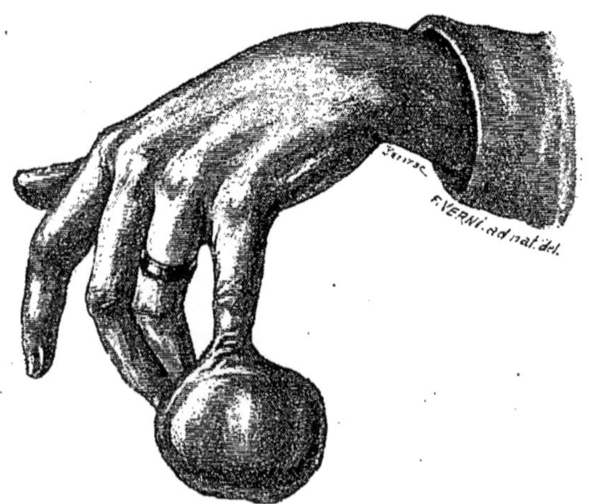

Fig. 14. — Chondrome de la phalangette du petit doigt, chez une femme de vingt-neuf ans. — Le début de la tumeur remonte à l'âge de quinze ans.

parents, ou pour être plus exact, *translucides*. Cette propriété de laisser passer les rayons lumineux se rencontre dans diverses variétés de tumeurs solides et la transparence, ainsi que nous l'avons indiqué (Académ. de médec., 1888), ne doit plus être considérée comme un signe caractéristique et exclusif des tumeurs liquides. Nous avons montré que la transparence existait dans bon nombre de tumeurs solides.

La peau peut s'ulcérer par distension et, à première vue, laisser supposer un néoplasme d'une autre nature, c'était le cas de la tumeur de la phalangette (fig. 14) que j'ai récemment enlevée.

Au fur et à mesure de l'évolution des chondromes, le tableau clinique change. Les tumeurs, de dures qu'elles étaient, se ramollissent parfois, s'ulcèrent et se vident au dehors par des trajets fistuleux. La *gène fonctionnelle* qu'elles entraînent devient plus marquée, et cependant on est souvent frappé de voir, aux doigts par exemple, une mobilité remarquable coïncidant avec des tumeurs multiples et volumineuses; c'est que le chondrome a respecté les articulations et les gaines tendineuses. Pour certains chondromes avoisinant des cavités naturelles, des nerfs ou des vaisseaux importants, on redoutera des *accidents de compression :* obstruction, douleurs, paralysies partielles, œdèmes, etc.

Marche. — Pronostic. — Le chondrome osseux suit une *marche fatalement progressive;* mais que de différences dans la rapidité de son évolution! Les uns mettent huit, quinze, vingt ans à s'accroître avant de se vider au dehors, d'ulcérer la peau et de déterminer des accidents plus ou moins graves; les autres (chondromes malins), évoluent promptement, se désorganisent vite à la façon de cancers, déterminent des suppurations ichoreuses, le marasme progressif et des généralisations viscérales. Le traumatisme, l'irritation thérapeutique ou accidentelle de ces tumeurs, leur donnent un coup de fouet et en activent l'essor.

Diagnostic. — D'après ce que nous venons de dire à propos de la symptomatologie, il est clair que la physionomie de la plupart des chondromes n'a rien de bien caractéristique, les uns évoluent comme des tumeurs bénignes, les autres comme des cancers. Pour les *chondromes des doigts* seulement, le *diagnostic* se fait à distance en raison de leurs déformations bizarres, bien spéciales à l'enchondrome. Quant aux chondromes d'autres régions, il n'existe aucun signe vraiment pathognomonique permettant d'affirmer leur nature; les uns sont durs, les autres sont ramollis et kystiques, les uns sont mobiles, d'autres ne le sont pas, les uns suppurent, d'autres ne s'ouvrent jamais; *en somme, on peut soupçonner l'existence d'un chondrome par la dureté de la tumeur, son élasticité, la lenteur de son évolution, mais rarement l'affirmer.*

Traitement. — Le traitement des enchondromes qui a suivi différentes phases a été bien étudié dans la thèse d'Aubert inspirée par M. Pollosson. Nous ne parlerons pas des *moyens topiques et médicinaux* appliqués autrefois à la thérapeutique des enchondromes; le *mercure*, l'*iodure de potassium*, les *dépuratifs*, sont, aussi bien que les divers *emplâtres*, et l'infusion de *cloportes* *blancs* préconisés par Charmetton, toujours restés infructueux. La *compression* employée dans le but de favoriser l'atrophie de la tumeur ne mérite pas de nous arrêter; il en est de même de la *cautérisation.*

Restent les méthodes vraiment chirurgicales dont les unes (ablation simple ou ablation avec évidement) sont *conservatrices* et dont les autres (résection et amputation) *s'accompagnent de sacrifices plus ou moins étendus* du côté du squelette.

L'*ablation pure* et *simple* n'est guère applicable qu'à certains périchondromes qu'on peut aisément détacher des couches superficielles de l'os, et dont on cautérise ou rugine ensuite la base d'implantation pour prévenir la récidive. Il est certain que plus la tumeur sera pédiculée, plus l'opération sera facile et sûre au point de vue de ses résultats définitifs, puisque le néoplasme développé très extérieurement à l'os et pour ainsi dire suspendu à lui, n'a pu donner naissance à des prolongements disposant à la récidive. Il est telles circonstances où la tumeur, quoique sessile, prend, de par son siège, une forme pédiculée. C'était le cas de la malade, porteur d'un chondrome de la phalangette du petit doigt chez laquelle je pratiquai la désarticulation de la deuxième phalange. La tumeur avait le volume d'une mandarine, elle avait envahi toute la phalangette, quant à l'ongle, on n'en trouvait plus aucun vestige.

Dans la grande majorité des cas, quand le périchondrome a poussé des racines plus ou moins profondes dans le tissu osseux sous-jacent, et lorsqu'il s'agit d'enchondrome, c'est à l'*ablation suivie d'évidement* qu'il faut avoir recours. Cette opération a été faite pour la première fois, par Champion (de Bar le-Duc), en 1810, et Aubert rapporte dans sa thèse 7 cas d'évidement. Si elle n'a pas été pratiquée plus souvent et tout au moins vulgarisée, c'est que les chirurgiens ont préféré amputer ou réséquer pour éviter des récidives, et se sont laissé intimider, avant l'antisepsie, par les craintes de l'ouverture du canal médullaire et des gaines tendineuses. Les suites immédiates de l'opération sont fort simples, si la plaie n'a pas été infectée bien entendu; plus tard le tissu osseux bourgeonne et la cavité opératoire se comble peu à peu; on réprimera seulement l'exubérance des bourgeons par le nitrate d'argent et on exercera sur la plaie une légère compression, surtout utile aux doigts pour régulariser la réparation et empêcher ultérieurement une difformité par excès de volume. Chez quatre opérés revus par Aubert il n'y eut pas de récidive.

Ce n'est que si les moyens précédents échouent ou ne sont pas applicables qu'on aura recours à la *résection* ou à *l'amputation.* Nous entendons la résection typique, comprenant tout un segment de l'os emportant avec lui le produit néoplasique, car la résection atypique, celle qui enlève seulement la néoformation morbide, se rapproche singulièrement de l'évidement.

La *résection typique* n'est pas applicable aux enchondromes des doigts, car il vaut mieux amputer que réséquer à ce niveau. Elle sera de mise sur un os plus volumineux que les phalanges et quand les désordres ne seront pas assez grands pour exiger l'amputation, qui est la ressource ultime. Cette dernière opération sera réservée aux formes étendues ou malignes [1].

[1] Chez un homme atteint d'un chondrosarcome du bassin, Roux (de Lausanne) enleva l'os iliaque droit en totalité. Le résultat définitif était excellent, ainsi qu'on put en juger au dernier Congrès français de chirurgie, où l'opéré fut présenté. (*Congrès franç. de chir.*, 1889.)

II

LYMPHADÉNOMES

Ces tumeurs sont particulièrement rares, à en juger par les observations publiées. En 1866, Ranvier décrit la lésion pour la première fois, elle siégeait sur le bassin d'un enfant de dix ans. L. Périer, dans sa thèse sur le *Lymphadénome des os* (Paris, 1884), rapporte une autre observation d'un enfant de douze ans, porteur d'un lymphadénome du maxillaire inférieur. Enfin Kelsh et Vaillard (*Annales de l'Institut Pasteur*, t. IV, n° 5) ont vu, chez un malade âgé de vingt-quatre ans, des tumeurs lymphatiques multiples dans le tissu cellulaire, et dans le squelette, côtes, tibias, etc. Ils ont à ce propos décrit un micro-organisme particulier dont, il est vrai, les cultures inoculées ont été sans action spécifique.

De ces faits et d'autres encore empruntés à Lannelongue, à Kelsh, faits groupés par MM. Brousses et Girardin dans leur intéressante monographie sur le *lymphadénome* (Masson, 1886), il résulte que la *lymphadénie osseuse* se développe de préférence chez les jeunes sujets et qu'elle se présente sous deux formes différentes. Dans une première série de cas, chez les sujets leucémiques on trouve des lésions diffuses dans la moelle osseuse, des amas de globules blanc, retenus dans les mailles du tissu réticulé. Dans une deuxième série, il s'agit de lésions localisées, donnant lieu à des masses distinctes, à de véritables tumeurs, peut être d'origine microbienne et s'accompagnant de leucocytose plutôt que de leucocythémie vraie.

Toutes les observations signalent dans le sang une augmentation considérable des globules blancs. Cette concomitance d'une leucocythémie permettra seule d'affirmer le diagnostic et de séparer le lymphadénome osseux avec tumeur, de l'ostéosarcome [1].

Dans les cas où l'on est intervenu la mort est survenue par hémorrhagie, aussi semble-t-il que l'on doive rejeter toute opération. Jusqu'à présent, malgré les divers moyens médicaux employés, la marche de l'affection a toujours été rapide et la terminaison fatale.

III

FIBROMES

Les tumeurs fibreuses du squelette peuvent se diviser, suivant leur point de départ, en *fibromes périphériques* ou *périostiques* et *fibromes centraux* ou *intra-osseux* (formes endostales de Paget).

[1] Zahn (*loc. cit.*), Billroth ont donné le nom de *myélome multiple* au lympho-sarcome multiple ou lymphome malin primitif de la moelle osseuse. Dans une observation de Kahler (*Prager med. Wochenschrift*, 1889, n° 4 et 6), en dehors des déformations du squelette, simulant l'ostéomalacie, de douleurs violentes dans les os (Volkmann), il existait de l'*albumosurie*. Dans deux cas semblables de myélomes multiples, Bence-Jones et Kuhne avaient déjà signalé l'existence de l'albumose, un des quatre produits intermédiaires qui prennent naissance, lors de la transformation de l'albumine en peptone en présence de la pepsine.

Les *fibromes périostiques* s'observent beaucoup plus souvent, tout au moins sur certaines parties du squelette, que les fibromes *intra-osseux.*

Développés aux dépens du périoste, ils ont pour siège presque exclusif l'apophyse basilaire et constituent les polypes naso-pharyngiens, affection de l'enfance et de l'adolescence, dont l'histoire des plus intéressantes appartient à l'étude des maladies de la base du crâne. Aux maxillaires, sur les gencives, on les a englobés sous le nom d'épulis, et on les a confondus parfois avec des tumeurs myéloïdes, plus communes.

Sur les os longs, les fibromes périostiques sont beaucoup plus rares. Je n'ai observé qu'une seule tumeur de ce genre, elle siégeait sur la clavicule droite d'un jeune homme de vingt-huit ans et faisait corps intime avec cet os qu'elle engainait à peu près complètement sur les deux tiers de sa longueur à partir de l'articulation sterno-claviculaire. La tumeur très dure pesait 150 grammes, au début on avait cru à un syphilome.

A côté de cette forme très nettement sous-périostique avec large implantation sur l'os sous-jacent, doivent prendre place des tumeurs fibreuses plus particulièrement rencontrées au voisinage du bassin. Ces tumeurs des parois abdominales, de l'excavation pelvienne, se développent aux dépens des tissus fibreux de la région, elles sont souvent rattachées à la crête iliaque ou à un point quelconque de la ceinture pelvienne par un pédicule plus ou moins long partant du périoste, elles s'observent surtout chez la femme et n'ont de périostique que leur point de départ. Il en est de même de certaines nodosités, le plus ordinairement de nature rhumatismale, développées dans les couches parostales, et tout à fait assimilables à des productions du même ordre occupant le tissu cellulaire d'autres régions (Ballin. *Nodules de Meynet ou nodosités rhumatismales sous-cutanées.* Thèse, Lyon, 1885. — Chuffart, *Des affections rhumatismales du tissu cellulaire sous-cutané.* Thèse d'agrég., Paris, 1886).

Les *fibromes centraux*, prenant naissance dans l'épaisseur du tissu osseux, ont été rencontrés dans les deux maxillaires, surtout dans le maxillaire inférieur (Paget), dans les vertèbres, dans les épiphyses des os longs. Cette dernière variété de fibrome est exceptionnelle. Ainsi que les fibromes des parties molles, ces tumeurs sont formées par une agglomération de lobules durs, fusionnés entre eux, présentant comme caractère important d'être indépendants des tissus voisins, dont ils sont parfois séparés par une membrane d'enveloppe. Ils peuvent subir des transformations régressives : dégénérescence calcaire, graisseuse, kystique, surtout lorsque la lésion est de date ancienne. Leur vascularité est très variable, et, à ce point de vue, les fibromes naso-pharyngiens méritent une place à part.

Entraînant souvent des hémorrhagies qui, par leur fréquence, par leur abondance, peuvent être rapidement mortelles, ces tumeurs deviennent parfois en récidivant, pulsatiles comme certains ostéo-sarcomes (Ollier). Ces transformations télangiectasiques ne sont pas les seules à redouter. Il est certain cliniquement que ces néoformations conjonctives sont un pas fait vers une néoformation plus grave, et d'après leur siège, d'après leur marche plus ou moins rapide, etc., on devra parfois redouter une évolution sarcomateuse (Ed. Schwartz, G. Weber). Assez souvent, du reste, la tumeur présente une structure différente suivant les divers points où on l'examine.

En dehors des polypes naso-pharyngiens, des fibromes péri-pelviens, le diagnostic, surtout pour les fibromes centraux, ne sera possible que pendant l'opération. On les confond le plus souvent avec des sarcomes dont ils se séparent par leur marche lente, plutôt que par tout autre symptôme.

Le seul traitement rationnel est l'extirpation. Les fibromes des os, tumeurs qui ne s'accompagnent ni d'infection ganglionnaire ni de généralisation, ne récidivent pas après une ablation complète. Quant aux polypes naso-pharyngiens, leur récidive est la règle, mais on peut toujours supposer, en raison de leur siège et des difficultés opératoires, que leur ablation a été incomplète. On n'oubliera pas qu'ils rentrent dans le cadre des maladies de la croissance et que, le développement terminé, vers l'âge de vingt-cinq ans, ils subissent une période d'arrêt et même de régression. Enlevés à ce moment en totalité, ils ne récidivent plus.

IV

MYXOMES

Les myxomes purs du tissu osseux, sans adjonction de tissu cartilagineux, sont des plus rares. Ils ont comme siège principal les deux maxillaires.

Pour Cornil et Ranvier, ils auraient une origine *périostique* et *sous-périostique*, suivant Pr. Volkman et Virchow ils seraient primitivement centraux et naîtraient profondément dans le tissu médullaire. Quel que soit leur point de départ, ces tumeurs ont une marche lente, bénigne, elles récidivent parfois, mais ne se généralisent pas. Leur existence ne peut être que soupçonnée, et l'on essaierait vainement, avant l'opération, d'établir une symptomatologie et un diagnostic différentiels.

V

LIPOMES

Les lipomes des os constituent également une rareté. Virchow, les considérant comme des exostoses dans lesquelles se trouvaient de grandes masses de moelle graisseuse, avait nié leur existence. Ils ont été signalés deux fois au maxillaire supérieur (Viard, *Bull. de la Soc. anat.*, mai 1850, t. XXV, 142. — Triquet, *Soc. de biol.*, avril 1851). Ce dernier lipome avait été recueilli par Nélaton, et Triquet le présenta à la Société de biologie.

Nous ne connaissons qu'une observation de lipome développé dans un os long; elle est relatée dans le *Traité d'anatomie pathologique* de Cornil et Ranvier. La tumeur était volumineuse, elle occupait le corps du tibia. « Les lobules du tissu adipeux, au lieu d'être limités par des cloisons fibreuses, étaient séparés par des travées de tissu osseux. »

A côté des *lipomes intra-osseux* qui sont, on le voit, exceptionnels, nous signalerons l'existence de *lipomes parostaux* dont nous avons observé un bel exemple, autour du fémur, chez une femme de trente ans. La tumeur, du poids de 150 grammes, de forme allongée, occupait exclusivement les couches cellulaires parostales et, par des travées conjonctives assez résistantes, adhérait au périoste.

Arcy Power (*Transact. of the pathol. Soc. of London*, 21 fév. 1888), cite un cas de tumeur congénitale lipomateuse également adhérente au périoste du fémur chez un enfant de neuf ans. Le lipome siégeait au niveau du grand trochanter.

CHAPITRE IV

KYSTES DES OS

Les kystes des os comprennent deux variétés : dans l'une, la tumeur est nettement d'origine et de nature parasitaires, ce sont les *kystes hydatiques;* dans l'autre, il s'agit de productions d'origine inflammatoire, *kystes simples* dont la pathogénie n'est bien établie que pour les kystes des mâchoires.

I

KYSTES HYDATIQUES

Les kystes hydatiques des os constituent une affection rare. Ils résultent de la présence dans les os de la larve vésiculeuse du *tænia echinococcus.*

Historique. — A part les observations isolées, on ne trouve à signaler comme travail d'ensemble sur la question que la thèse d'Escurraguel (Montpellier, 1838), l'article de Bérard dans le *Dictionnaire en 30 volumes*, une communication de Virchow à la Société de médecine de Berlin en 1883 et la thèse de Gangolphe (Thèse d'agrégat. de Paris, 1886). Ce dernier travail constitue une monographie importante et nous servira de guide dans l'exposé de cette question.

Notions générales sur le tænia echinococcus. — Les anneaux de ce tænia ont pour habitat l'intestin du chien. Ils se détachent et sont expulsés avec les matières fécales. Les œufs qu'ils contiennent sont mis en liberté par la putréfaction. Ces œufs peuvent alors être absorbés par d'autres animaux et se développer chez eux à l'état d'hydatides. L'œuf, qui contient un embryon exacanthe, entre dans le torrent circulatoire, s'arrête et devient le point de départ d'une vésicule ou hydatide. Cette vésicule est constituée par une membrane périphérique, homogène, transparente, élastique, formée de lamelles superposées et d'une membrane interne granuleuse, appelée membrane germinale ou fertile. A l'intérieur se trouve un liquide contenant de la glucose, de la leucine, de la tyrosine et des leucomaïnes. L'hydatide peut persister dans cet état, elle constitue alors ce que Laennec a décrit sous le nom d'acéphalocyste. Le plus souvent elle est le siège d'un travail de prolifération. La membrane germinale se couvre de papilles qui se creusent d'une cavité et qui deviennent les vésicules proligères ou formatrices de têtes de tænia. Ces vésicules sont formées par une substance granuleuse identique à la membrane germinale; elles sont tapissées d'une cuticule à l'intérieur. La membrane de la vésicule proligère s'épaissit en un point et à la surface de ce mamelon interne se développent le rostre, les ventouses et les crochets d'une tête de tænia.

Entre les lamelles de la vésicule mère apparaissent des vésicules secondaires absolument semblables à la vésicule mère. Ces vésicules secondaires peuvent tomber dans la cavité de l'hydatide (*prolifération endogène*) ou en dehors de cette cavité (*prolifération exogène*). La vésicule fille, quand elle se développe d'une manière exogène, s'entoure elle-même d'une membrane adventice fibreuse, elle devient absolument semblable à la vésicule mère dont elle émane et peut proliférer comme elle. Le mode de prolifération exogène correspond à la formation des kystes multiloculaires.

Anatomie pathologique. — Il ne semble pas qu'on doive admettre l'existence de kystes hydatiques ayant envahi secondairement les os. On a donc toujours affaire à des kystes développés primitivement dans le tissu osseux. Ils siègent surtout dans les régions vasculaires, dans les zones juxta-épiphysaires des os longs, dans le diploé des os plats, dans les corps vertébraux. On ne les a pas observés dans les os courts des mains ou des pieds.

Le volume des kystes est très variable; quelques-uns contenaient jusqu'à 2 et 3 litres de liquide.

Ils peuvent présenter les deux formes : uniloculaire et multiloculaire. Contrairement à ce qui existe pour le foie et les autres organes, c'est cette dernière forme qui domine dans le tissu osseux, ainsi que Gangolphe l'a établi. On ne connaît que cinq observations de kystes uniloculaires; deux d'entre elles sont sujettes à contestation, les trois autres ont trait à des kystes développés dans le sinus frontal. Les parois du sinus étaient écartées, amincies et même détruites par le développement de l'hydatide, mais le kyste n'avait pas donné lieu à un développement intra-osseux. Nous voyons donc que, sans rejeter d'une manière absolue la forme uniloculaire, c'est la forme multiloculaire qui s'observe généralement dans le squelette.

Kystes multiloculaires. — La dénomination d'hydatide multiloculaire devra être employée toutes les fois que l'on observera des alvéoles multiples, séparées les unes des autres par un stroma fibreux ou un tissu normal, remplies de petites vésicules hydatiques. On peut décrire deux périodes à l'évolution de ces kystes : 1° une période de début ou d'infiltration; à ce moment, il n'existe pas de kystes véritables, mais une infiltration diffuse des aréoles osseuses par de petites vésicules (voy. fig. 15). Le foyer ne présente pas de limites distinctes, les vésicules qui le constituent sont très nombreuses, confluentes au centre et disséminées à la périphérie qui représente la zone d'envahissement; 2° la seconde phase peut s'appeler période d'état ou de nécrobiose centrale.

La circulation obstruée par la confluence des vésicules détermine la formation de séquestres qui baignent dans un liquide séro-purulent. On observe alors une cavité limitée par les parties molles, par le périoste et par le tissu compact qui s'est développé de manière à former une coque. Dans cette cavité on trouve un liquide puriforme dont l'abondance peut varier entre quelques grammes, quelques centaines de grammes et plusieurs litres (2 à 3 litres).

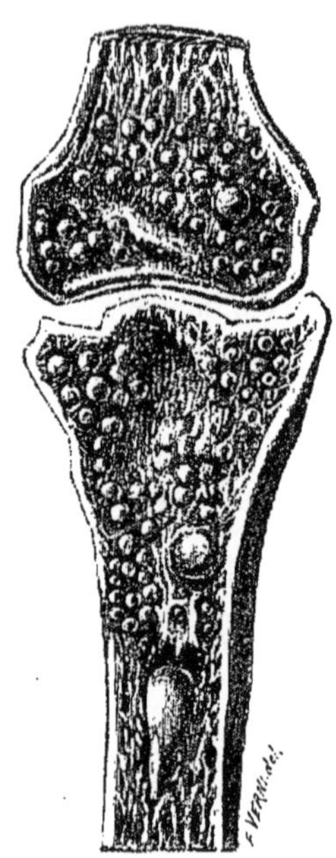

Fig. 15. — Infiltration hydatique de l'extrémité inférieure du fémur et de l'extrémité supérieure du tibia. (Observation de E. Hahn, *Berl. klin. Wochensch.*, 1881.)

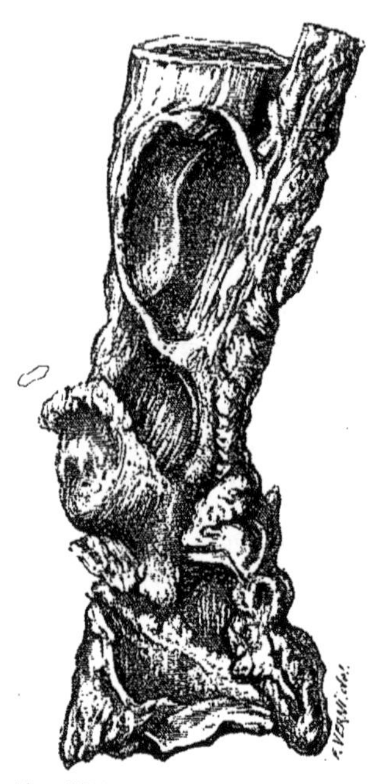

Fig. 16. — Tibia avec larges cavités hydatiques (Collection de M. Ollier, thèse Gangolphe.)

Au sein du liquide baignent un ou plusieurs séquestres anfractueux, irréguliers, raréfiés, infiltrés d'hydatides. Sur une pièce que nous avions recueillie à l'amphithéâtre (l'amputation de la jambe avait été pratiquée au-dessus de la partie moyenne), le tibia malade présentait de larges cavités remplies de pus et d'hydatides. Le péroné était, par voisinage, le siège d'une hypérostose ostéophytique (voy. fig. 16).

Les kystes hydatides agissent, en somme, sur les os de deux manières, par action mécanique ou expansive et par ischémie. La force expansive développe, amincit, use et finalement fait disparaître le tissu compact. L'ischémie détermine la nécrose des parties osseuses emprisonnées. Un fait remarquable est l'absence de réaction du périoste; celui-ci ne produit pas d'os nouveau comme dans les lésions de l'ostéomyélite. La moelle ne réagit que très peu et on ne la voit pas s'ossifier, à moins qu'il n'y ait ouverture à l'extérieur et suppuration du kyste. Cette absence de travail formatif de la moelle et du périoste explique la fréquence des fractures des os longs envahis par les hydatides. Le mode d'action des hydatides sur les divers éléments de l'os a été particulièrement bien étudié par Gangolphe. Les articulations n'opposent pas une barrière à l'évolution des kystes, elles se laissent envahir et les lésions peuvent, par leur intermédiaire, passer d'un os à un autre.

Étiologie. — L'ingestion d'un œuf de tænia est la condition nécessaire de l'apparition des hydatides. La cohabitation avec les chiens est donc l'élément étiologique le plus important. L'âge, le sexe du malade n'ont aucune importance. La rareté des kystes hydatiques dans les os est due à ce que les œufs absorbés par l'intestin doivent, avant d'arriver dans la grande circulation, traverser le foie et les poumons dans lesquels ils s'arrêtent souvent. D'autre part les capillaires du tissu osseux présentent un calibre assez volumineux, peu favorable à l'arrêt des œufs qui les traversent. Le traumatisme est un élément étiologique incontestable. Il peut agir en déterminant la localisation du parasite dans le point lésé, ou encore en activant la marche des lésions restées latentes.

Symptomatologie. — La maladie ne se révèle au début par aucun signe extérieur, et cette période latente dure parfois plusieurs années. L'affection évolue avec une indolence remarquable; une fracture survenant sous l'influence d'une cause insignifiante constitue souvent sa première apparition.

La tuméfaction de l'os est, en général, le premier phénomène observé. Elle peut avoir une consistance dure, mais la plupart du temps, la tumeur est plus ou moins dépressible. On perçoit quelquefois la sensation de crépitation parcheminée, la coque osseuse cède alors en un point et le doigt perçoit une dépression limitée par un rebord osseux. Quant aux collections purulentes elles s'accompagnent des mêmes symptômes que les abcès ossifluents de la tuberculose osseuse. Le frémissement hydatique, signe considéré comme pathognomonique, fait le plus souvent défaut.

Les tumeurs hydatiques s'accroissent du côté où elles éprouvent le moins de résistance; il n'est pas rare de les voir s'ouvrir spontanément au dehors et donner naissance à des fistules qui persistent indéfiniment.

L'état général est peu altéré à moins que la tumeur agissant par compression sur des troncs nerveux, ne détermine de violentes douleurs; mais quand les foyers hydatiques sont ouverts à l'extérieur, l'inflammation et la suppuration deviennent des causes d'affaiblissement rapide. L'antisepsie modifierait probablement beaucoup ces conditions défavorables.

La durée de l'affection est longue. Les récidives sont fréquentes quand l'intervention n'a pas été complète et que l'on a oublié quelques hydatides qui ont pu repulluler.

Les kystes hydatiques donnent lieu, suivant leur siège à des troubles variés. Lorsqu'ils se développent au crâne, il n'est pas rare d'observer des symptômes cérébraux : vertiges, céphalalgie, tintements d'oreille, des paralysies du nerf optique, des nerfs moteurs de l'œil, etc. Les kystes du rachis déterminent presque toujours des accidents de compression médullaire en se développant dans le canal vertébral : douleurs spontanées, fourmillements, parésie musculaire, paraplégie, troubles trophiques, paralysie du rectum et de la vessie, etc. Les kystes du bassin envahissent fréquemment l'articulation coxo-fémorale et simulent alors une coxalgie. Quant aux tumeurs hydatiques des os longs, elles sont fréquemment le point de départ d'une fracture spontanée, complication grave, car la consolidation peut être considérée comme impossible.

Diagnostic. — Si le premier signe de l'affection est une fracture spontanée, on devra songer à la possibilité d'une tumeur cancéreuse ou encore d'une lésion gommeuse spécifique. Cette dernière affection donne lieu à des douleurs ostéocopes plus prononcées, elle s'accompagne fréquemment d'autres manifestations de même nature, etc., enfin le traitement spécifique et l'immobilisation amèneront le plus souvent la consolidation.

Le seul signe clinique pathognomonique est la *constatation de la présence de vésicules hydatiques dans le foyer de la fracture.*

Les tumeurs hydatiques développées sur les os des membres peuvent être confondues avec les ostéo-sarcomes; la lenteur de l'évolution, l'indolence, la fluctuation plus nette, etc., permettront de supposer un kyste à échinocoques.

C'est avec les ostéites tuberculeuses que les kystes ont été le plus souvent confondus, en raison des collections purulentes froides qui les accompagnent et qui ressemblent aux abcès ossifluents. La ponction, l'incision faisant constater la présence d'hydatides, pourra seule faire rejeter l'idée d'une affection tuberculeuse du squelette. Comme dans beaucoup d'autres affections, en dehors du signe pathognomonique : la constatation *de visû* des hydatides, le chirurgien ne saurait porter un diagnostic précis. Il lui suffit, du reste, d'avoir songé à la possibilité d'une maladie parasitaire.

Pronostic. — Le pronostic est grave en raison de la marche essentiellement progressive et envahissante des lésions. Les accidents septiques après ouverture des foyers, les phénomènes de compression médullaire, ont souvent entraîné la mort; quant aux kystes des os longs, ils exigent fréquemment le sacrifice du membre atteint, quoique l'antisepsie ait considérablement reculé les limites de la conservation.

Traitement. — L'ouverture de la cavité avec éradication du foyer parasitaire est le seul traitement. Il faut opérer de bonne heure et largement, afin d'abraser la poche dans sa totalité, tout au moins, afin de la modifier par le curage et par des pansements cavitaires (tamponnement avec la gaze iodoformée) qui entraînent le bourgeonnement de la paroi. On se comportera comme en présence d'une lésion tuberculeuse. L'intervention chirurgicale a d'autant plus de chances d'être économique, et dans certaines régions, non déformante, qu'elle aura été plus hâtive.

Les kystes des membres seront traités d'après les mêmes règles. Les fractures pathologiques nécessiteront souvent l'amputation.

II

KYSTES SIMPLES

Dans ce chapitre rentre une série de kystes très dissemblables et dont quelques-uns ne sont que très imparfaitement connus.

Dans un premier groupe, nous trouvons les kystes des maxillaires qui peuvent être uniloculaires ou multiloculaires. Ces tumeurs doivent être rattachées au développement des dents ou à l'évolution de débris de l'épithélium paradentaire ; elles constituent un groupe bien séparé, à pathogénie spéciale, et leur description sera faite en détail avec les maladies des maxillaires.

Dans une seconde catégorie, nous pouvons ranger les kystes que l'on observe parfois dans les os ostéomalaciques. Ils ont déjà été étudiés dans ce traité, à l'article Ostéomalacie et nous en avons figuré un remarquable exemple.

La troisième catégorie renferme des kystes uniloculaires ou pluriloculaires, affection très rare dont la nature n'est point nettement établie. Ils ont été signalés sur le fémur (Nélaton), sur la clavicule (Travers), sur l'humérus (Astley Cooper, Monod), sur le tibia (A. Cooper), sur le cubitus (Carle), sur l'omoplate (Robert).

La nature de ces kystes est discutable et a donné lieu à plusieurs théories.

Pour Volkmann, ils résulteraient d'une tumeur dont les éléments ramollis et dégénérés ne laisseraient, après leur résorption, qu'un liquide contenu dans des cavités osseuses. Gosselin regarde les kystes des os comme produits par une sorte d'inflammation chronique, une ostéite kystogénique; sous son influence survient une résorption graduelle des lamelles osseuses, des cavités se creusent que la sérosité distendra bientôt. Connaissant la transformation kystique des tumeurs érectiles des parties molles, on a pu se demander si les tumeurs polykystiques des os ne seraient pas des tumeurs érectiles transformées; Broca a montré combien cette théorie était improbable.

En somme, toutes ces théories sont peu satisfaisantes. Nous ferons remarquer d'abord que le cas célèbre de kyste multiloculaire du fémur représenté par Nélaton, dans ses Éléments de Pathologie chirurgicale, ressemble beaucoup à celui que nous avons observé nous-même et rattaché à l'ostéomalacie. Quelques-unes des observations citées pourraient bien se rapporter également à des kystes hydatiques dont la nature aurait été méconnue. Si tous ces kystes ne rentrent pas dans une des catégories précédemment décrites, nous devons avouer notre ignorance sur leur nature.

Les kystes simples des os évoluent avec une remarquable lenteur; ils peuvent présenter de la crépitation parcheminée et même devenir fluctuants à une certaine période de leur évolution. Le diagnostic sera fait par élimination, la ponction exploratrice, l'incision seront seules capables de le confirmer. Le traitement doit être semblable à celui des kystes hydatiques.

AFFECTIONS DES ARTICULATIONS

PAR

MM. NÉLATON, LAGRANGE, QUÉNU

TRAUMATISMES

ENTORSES — LUXATIONS — PLAIES ARTICULAIRES

Par M. Ch. NÉLATON

CHIRURGIEN DES HÔPITAUX — PROFESSEUR AGRÉGÉ DE LA FACULTÉ DE PARIS

CHAPITRE PREMIER

DE L'ENTORSE EN GÉNÉRAL

BONNET, Maladies des articulations, t. I. — BAUDENS, *Gazette médic. de Paris*, 1852. — PANAS, art. ARTICULATIONS du *Dict. de méd. et de chir. prat.* — LAGRANGE, art. ENTORSE du *Dictionn. encyclop.* — DALLY, Thèse de Paris, 1857. — GIRARD, *Bulletin de thérap.*, 1858. — ESTRADÈRE, Thèse de Paris, 1863. — RECLUS, *Bull. méd.*, 1890. — SPECKHAHN, Thèse de Paris, 1884. — NORSTROM, Traité théorique et pratique du massage. Paris, 1884.

L'entorse se produit lorsque les mouvements d'une articulation sont porté, au delà de leurs limites physiologiques sans qu'un déplacement permanent s'en suive.

D'après cette définition, l'entorse peut être considérée comme le premier degré de la luxation ainsi que le voulait Paré. Mais elle peut aussi passer pour le premier degré d'une fracture articulaire ou péri-articulaire, car les effets du mouvement forcé sont différents dans les énarthroses et dans les gynglimes.

Dans les énarthroses, une tête articulaire exécute un mouvement incompatible avec l'intégrité de la capsule qui la contient : cette capsule est distendue ou partiellement déchirée, il y a entorse; un degré de plus et la tête traverse la déchirure agrandie pour donner naissance à la luxation.

Dans les gynglimes, l'effort n'est plus supporté par un ligament capsulaire, large, aplati, qui se laisse facilement perforer, mais ce sont des cordons fibreux solidement implantés sur le squelette articulaire, qui sont sollicités à permettre un déplacement antiphysiologique. Ces ligaments ne cèdent point, et si la violence est considérable, ou bien le ligament arrache son point d'implantation et donne naissance à une entorse plus ou moins grave, ou bien l'os se rompt à son point le plus faible (fait ordinaire chez les vieillards). A tout bien considérer, de telles fractures ne sont que des entorses dont elles représentent le degré extrême, et la fracture du radius, la fracture par arrachement du péroné rentrent de plein droit dans cette catégorie de lésions.

Je me garderai à coup sûr de déroger à l'usage et de les étudier comme entorses, mais les considérations précédentes ont pour but de faire comprendre la différence des effets du mouvement forcé suivant qu'il porte sur les énarthroses ou sur les gynglimes. Dans le premier cas il aboutit à la luxation, à la fracture dans le second, dans tous les deux le premier effet de l'effort est l'entorse.

L'entorse des gynglimes est beaucoup plus fréquente que celle des énarthroses.

Causes. — Toute violence assez grande pour provoquer un mouvement forcé dans une jointure, peut produire l'entorse : directement ou indirectement.

La cause directe est celle qui exerce ses effets au niveau même de la jointure; elle agit sur une des extrémités articulaires et l'écarte de l'autre. Telle est l'action d'un corps pesant tombant sur le genou; il atteint le tibia par exemple, tend à le séparer du fémur et force les ligaments.

Ailleurs une chute a lieu sur les pieds. Le pied violemment tourné en dehors ou en dedans transmet à la jambe le mouvement de rotation qui lui est imprimé, et c'est l'articulation du genou qui résiste et devient le siège des lésions : l'entorse est de cause indirecte.

Rarement l'entorse succède à une contraction musculaire exagérée et brusque, cette cause ne détermine guère que les entorses vertébrales. Mais si la contraction musculaire seule ne suffit pas généralement à produire l'entorse, son influence adjuvante est très grande, elle place et maintient une jointure dans des conditions défavorables à la résistance. C'est ainsi qu'une chute faite sur le pied moyennement étendu ne provoque souvent aucun retentissement sur les diverses articulations du tarse, tandis qu'une entorse succède au même accident, si le pied est maintenu en adduction par la contraction des adducteurs.

Parmi les causes *prédisposantes*, la première à signaler est l'existence d'une entorse antérieure : nous citerons ensuite les déviations accidentelles ou acquises, les attitudes imposées par le genu valgum, les pieds bots, les ankyloses du genou. Ces affections ont une réelle influence sur la production des faux pas et des mouvements forcés qui en résultent, elles conduisent à l'entorse non seulement en imposant des changements de direction aux différents segments d'un membre, mais encore et plus souvent peut-être, en diminuant l'étendue d'un mouvement qu'elles sont appelées à augmenter. L'ankylose du genou, par exemple, empêche cette jointure de participer aux mouvements de rotation imprimés au pied, et laisse l'effort se concentrer, sur la jointure tibio-tarsienne, qui aurait pu normalement se soustraire aux effets de la violence.

Enfin les atrophies musculaires favorisent aussi les effets des mouvements forcés. A l'état physiologique, les muscles en se contractant vigoureusement au moment d'un traumatisme, appliquent les unes contre les autres les surfaces articulaires, et dans une certaine mesure les empêchent de se déplacer. La simple tonicité musculaire maintient normalement au contact les surfaces qui se correspondent et la paralysie ou la parésie des muscles péri-articulaires amène leur écartement. Cela est bien évident dans la paralysie deltoïdienne.

Cette laxité articulaire d'origine musculaire jouerait donc un certain rôle dans la production des entorses, et Masse (de Bordeaux) (1), Lagrange, ont insisté sur cette cause prédisposante.

La laxité articulaire ne dépend pas seulement de l'insuffisance des muscles, mais aussi d'une faiblesse congénitale ou acquise de l'appareil ligamenteux. Depuis longtemps on a répété, sans grande preuve du reste, que les entorses se voyaient de préférence chez les lymphatiques et les scrofuleux. M. Aubeau (2), qui a consacré sa thèse à l'étude de ce sujet, déclare que cette laxité est réelle, qu'elle est plus ou moins généralisée, quelquefois mono-articulaire, et effectivement liée au lymphatisme et à la scrofule.

Je ne ferai que signaler l'influence des âges sur les effets du mouvement forcé, il est de connaissance vulgaire qu'une violence de force suffisante pour produire une fracture chez un vieillard, ne provoquera qu'une entorse chez un adulte ou un enfant. Mais lorsqu'il s'agit de dire qu'elle est la fréquence relative des entorses chez l'adulte et l'enfant, on se trouve fort empêché et dans l'obligation de répéter que l'entorse des enfants est relativement rare.

Anatomie pathologique. — L'anatomie pathologique de l'entorse ne repose que sur les constatations faites dans les expériences cadavériques. Depuis longtemps on a reproché à cette anatomie pathologique expérimentale de ne pas être absolument exacte, parce qu'elle ne tient pas compte des effets de la contraction musculaire. Elle donne cependant des résultats importants et, faute de mieux, c'est à elle qu'il faut s'en référer.

1° *Lésions portant sur les ligaments*. — Les ligaments qui supportent l'effort peuvent être : déchirés, désinsérés, arrachés avec la parcelle osseuse sur laquelle ils s'implantent. La forme et la force des ligaments ont une grande influence sur la nature de la lésion produite ; c'est ainsi que la déchirure se verra surtout sur les ligaments larges et aplatis, sur les capsules en particulier. Ces dernières n'ont pas partout la même épaisseur, elles présentent parfois une zone d'amincissement, au niveau de laquelle elle se déchirent. Ce sont encore les ligaments capsulaires ou membraneux qui se laissent désinsérer : la désinsertion de la capsule sur la partie inférieure de la tête humérale n'est pas rare, non plus que celle du ligament antérieur du coude, ou du renforcement capsulaire antérieur de l'articulation tibio-tarsienne. Cette désinsertion s'accompagne souvent d'un décollement périostique plus ou moins étendu. En

(1) Masse, *De l'influence de l'attitude des membres sur leurs articulations*. Montpellier, 1878.
(2) Aubeau, Thèse de Paris, 1881.

revanche, la déchirure ou la désinsertion des ligaments forts et trapus, des ligaments cylindroïdes est une rare exception, l'arrachement de leurs implantations est la règle. Ce phénomène n'a rien qui puisse surprendre si on se rappelle les connexions intimes de l'appareil ligamenteux avec le tissu osseux des épiphyses. Ne savons-nous pas que pendant les premiers temps de la vie intra-utérine, les cellules des ligaments embryonnaires se continuent directement avec celles qui plus tard formeront l'os et constitueront l'épiphyse? Il n'y a donc pas simple contact entre les ligaments et les extrémités osseuses, mais pénétration de ces dernières par les premiers [1]. La portion osseuse arrachée est souvent petite, quelques minimes parcelles osseuses sont seulement détachées, mais elle peut être considérable, et il devient alors fort difficile de déclarer si la lésion doit être rangée parmi les fractures articulaires ou parmi les entorses. Nous nous sommes précédemment expliqué sur ce point, en disant qu'à bon droit des fractures telles que celles du radius ou du péroné pourraient être regardées comme le dernier degré de l'entorse.

Quoi qu'il en soit, l'arrachement osseux des insertions ligamenteuses a pour effet d'ouvrir les aréoles du tissu spongieux. L'arrachement peut être complet et alors une sorte de couvercle, de capuchon osseux reste appendu à l'extrémité du ligament détaché ou bien il reste incomplet, et il faut, pour le découvrir, rechercher avec soin une fissure que rendra béante une traction exercée sur le ligament.

L'ouverture des aréoles du tissu spongieux serait une des causes les plus fréquentes de l'épanchement sanguin dans les cavités articulaires (Segond) [2]. Les gouttelettes huileuses qui surnagent souvent à la surface du sang extrait par ponction d'une hémarthrose ont aussi pénétré par cette voie dans la jointure.

En raison de dispositions anatomiques spéciales à certaines articulations, telles que le genou, l'épaule, les tractions ligamenteuses ne s'exercent point tant sur les os que sur les fibro-cartilages destinés à amplifier ou à modifier la forme des cavités glénoïdes. C'est ainsi que le bourrelet glénoïdien de l'articulation de l'épaule a été trouvé détaché de son insertion à l'omoplate dans une étendue plus ou moins grande, ou partiellement déchiré. Les fibrocartilages semi-lunaires du genou quelquefois rompus, d'autres fois luxés en divers sens peuvent perdre toute connexion avec la tubérosité tibiale à laquelle ils appartiennent. Hey, A. Cooper, et beaucoup plus récemment Annandale, Robert Smith, etc., nous en ont donné des exemples (voy. *Luxations*).

La déchirure des synoviales articulaires se voit dans presque tous les cas; elle n'a généralement pas une étendue considérable.

Les cartilages d'encroûtement ne présentent souvent aucune altération, lorsque l'entorse ne se complique point de fissures osseuses articulaires, et leurs lésions accompagnent d'ordinaire les enfoncements, les fractures par pression...

Lésions des os. — Les arrachements et les fractures péri-articulaires, provoqués par la traction des ligaments, sont les moindres lésions que subissent les os; ils peuvent encore présenter : 1° un écrasement par pression réciproque

(1) Variot, Thèse d'agrég., 1883.
(2) Segond, *Progrès médical*, 1879

de deux surfaces articulaires; 2° une fracture portant sur la diaphyse en un point éloigné de l'articulation.

Bonnet a bien décrit ces deux variétés de lésions. Lorsqu'une articulation est forcée une des épiphyses prend un point d'appui autour duquel elle exécute une sorte de mouvement de bascule. « C'est souvent dans la jointure elle-même que se trouve ce point d'appui; dès lors un côté de l'articulation est soumis à une pression très forte, tandis que l'autre est violemment distendu, et il en résulte un écrasement de la partie comprimée. »

Cet écrasement peut se borner à intéresser presque exclusivement les cartilages diarthrodiaux. Cruveilhier [1], dans un cas d'entorse radio-carpienne, a trouvé les cartilages du radius, du cubitus et des os de la première rangée du carpe brisés en plusieurs fragments, sans que les lésions osseuses sous-jacentes fussent étendues. Mais souvent aussi, ainsi que Bonnet l'a constaté par l'expérimentation au niveau des articulations radio-carpienne, tibio-tarsienne et fémoro-tibiale, il y a un véritable tassement ou un éclatement de la portion osseuse qui supporte l'effort.

La fracture de la partie moyenne des os longs s'observe surtout à la suite des mouvements de rotation forcée. La fracture de jambe à sa partie moyenne est le résultat habituel de la rotation imprimée à la jambe étendue sur la cuisse en saisissant le membre inférieur au niveau du cou-de-pied.

Bonnet mentionne encore des fractures de l'omoplate, produites par un mécanisme spécial : Ou bien le bras dans l'abduction est porté en arrière, et le bord spinal de l'omoplate vient s'écraser par pression directe sur les côtes et le rachis, ou bien le bras est violemment porté en haut et en avant : l'angle supérieur de l'omoplate est alors entraîné dans ce sens, tandis que la contraction du muscle grand dorsal, retient l'angle inférieur contre le tronc; cet angle ne peut donc suivre le mouvement imprimé à la partie supérieure de l'os, et l'omoplate se rompt au-dessous de l'épine; c'est un véritable arrachement.

Lésions des muscles. — Elles sont fréquentes et se produisent dans deux conditions différentes :

Les muscles situés du côté où le mouvement forcé tend à écarter les surfaces articulaires sont distendus, déchirés. Ceux, au contraire, placés du côté où se produit l'inflexion, sont en quelque sorte pincés entre deux surfaces osseuses anormalement rapprochées. C'est ainsi qu'à la suite de l'entorse du pied par adduction, on constatera des déchirures siégeant sur les péroniers latéraux et des écrasements à la région interne du pied. Dans l'abduction et la rotation externe de la cuisse, le pyramidal, les jumeaux et le carré crural sont en quelque sorte broyés entre le grand trochanter et l'ischion.

Quand les muscles sont déchirés par distension exagérée, la rupture des fibres musculaires se fait à leur union avec le tendon en un point assez éloigné de l'interligne articulaire. Parfois même la lésion musculaire occupe une région très distante de l'articulation violentée. La déchirure des muscles droits de l'abdomen à la suite de l'extension forcée de la colonne cervicale n'en est-elle pas un exemple remarquable?

[1] Cité par Panas, art. Articulations, p. 282.

La distension à laquelle sont soumis les muscles peut provoquer encore la déchirure ou la désinsertion de leurs tendons, la rupture des gaines tendineuses, ou même la luxation des tendons (péroniers, biceps), mais ces faits sont exceptionnels.

Les aponévroses sont souvent rompues, et à travers leurs déchirures font hernie les tendons et le corps charnu des muscles (face antérieure du poignet, gouttières rétro-malléolaires).

Les vaisseaux de calibre et les nerfs ne subissent aucune atteinte, mais les capillaires des différents tissus déchirés donnent lieu aux épanchements sanguins du tissu cellulaire.

Les lésions que nous venons d'étudier sont celles de l'entorse de l'adulte. Les effets du mouvement forcé seront différents chez le vieillard et chez l'enfant. La fragilité des os des vieillards est très grande, et une force à peine suffisante pour produire chez l'adulte les lésions de l'entorse, sera capable de déterminer chez eux des fractures. Chez l'enfant, au contraire, les ligaments sont résistants, les os sont flexibles et non fragiles, et les violences exercées au niveau des jointures peuvent aboutir à une série de désordres que Ollier a étudiées sous le nom d'entorses juxta-épiphysaires (1).

D'après Ollier, voici en quoi consistent ces lésions : « écrasement, tassement, fractures trabéculaires du tissu spongieux, inflexion, torsion, infraction de la mince couche compacte périphérique, et comme conséquences de ces ruptures : expression du suc médullaire, épanchement sanguin dans le tissu spongieux et sous le périoste plus ou moins décollé. Si l'effort continue, dépression permanente de la couche compacte périphérique du côté de la flexion (encoche juxta-épiphysaire), fracture par arrachement, tension et déchirure du périoste du côté de l'extension. C'est à ce moment que se préparent et que bientôt s'effectuent la fracture ou le décollement de la diaphyse et sa luxation hors de la gaine périostique. »

Ces effets du traumatisme sont d'autant plus complets que la consistance de l'os a été plus altérée, soit par le rachitisme, soit par toute autre affection aiguë ou chronique ayant troublé la nutrition du système osseux.

Lésions vitales consécutives. — La réparation des différents désordres articulaires que nous venons d'étudier peut ne s'accompagner d'aucun phénomène appréciable. Plus souvent surviennent des épanchements dans la synoviale, des épaississements périostiques autour des points osseux arrachés, des infiltrations séreuses des tissus distendus. La disparition et la résorption de ces exsudats sont quelquefois fort longues, et des raideurs articulaires, une ankylose incomplète peuvent en être la conséquence. Quelquefois aussi, chez des sujets prédisposés, le traumatisme détermine une localisation tuberculeuse. Nous ne faisons que signaler ici ces lésions vitales dont l'étude appartient au chapitre des arthrites.

Des articulations antérieurement malades subissent quelquefois les effets du mouvement forcé. L'entorse a alors une signification spéciale bien étudiée par Campenon (2).

(1) OLLIER, *Revue de chirurgie*, 1881, p. 785.
(2) CAMPENON, Thèse de Paris, 1879.

Symptômes. — Les principaux symptômes de l'entorse sont : la douleur, le gonflement, l'ecchymose, la gêne ou l'impossibilité des mouvements de l'articulation lésée.

La douleur se produit au moment même de l'accident, elle est vive, atroce et peut provoquer la syncope. Bientôt cependant elle s'atténue, mais elle reparaît sourde, profonde et continue lorsque le gonflement articulaire survient.

L'examen pratiqué au bout de quelques heures, pendant la période de calme qui succède à l'accident, permet de reconnaître des points douloureux à la pression. Ils sont localisés : 1° au niveau de l'interligne articulaire; 2° sur les insertions des ligaments arrachés.

A ce moment le chirurgien peut aussi constater l'existence et le siège de certaines déchirures ligamenteuses en imprimant doucement et prudemment des mouvements à la jointure. Le Fort [1] reconnaît au coude et au genou la déchirure du ligament latéral interne en essayant un mouvement d'inflexion latérale externe. Cette inflexion, impossible dans l'état d'intégrité de l'articulation, laisse produire, en cas de déchirure du ligament latéral interne, un angle ouvert en dehors.

Un peu plus tard le gonflement œdémateux se développe, la jointure devient tellement douloureuse à la moindre pression, au moindre mouvement, que toute exploration devient impossible, et bien souvent le chirurgien est à ce moment obligé de suspendre son diagnostic.

Le gonflement est très variable, il peut être limité au point qui a subi la distension maxima, il peut s'étendre à toute la région violentée. Survenant peu à peu et seulement au bout de quelques heures, il peut n'atteindre son complet développement qu'au bout de deux ou trois jours, tandis que dans d'autres circonstances, il est énorme presque immédiatement (vingt ou vingt-cinq minutes par exemple). C'est que ce gonflement tient à des causes multiples; d'abord à l'infiltration séreuse des tissus déchirés, puis à l'hydarthrose consécutive aux lésions intra-articulaires, enfin lorsqu'il est rapide, à l'épanchement sanguin articulaire. Ces différentes causes se peuvent trouver réunies et donner lieu alors à une déformation considérable.

Le gonflement s'accompagne d'un empâtement œdémateux. La peau conserve sa coloration normale, ou bien prend une teinte rouge ecchymotique exceptionnellement phlegmasique. La température locale est à ce moment élevée d'un ou deux degrés (Terrillon) [2].

Enfin des ecchymoses plus ou moins étendues, plus ou moins foncées, entourent l'articulation lésée. Elles sont souvent bi-latérales. Au niveau de la région tibio-tarsienne, par exemple, on les trouve en dehors, au niveau de la déchirure des muscles péroniers et aussi à la face interne du pied, là ou le rapprochement anormal des saillies osseuses a permis le pincement et l'attrition des tissus. Les ecchymoses sont souvent éloignées de l'interligne articulaire, car nous savons que les ruptures musculaires peuvent se produire à des hauteurs variables sur les muscles.

Malgaigne considérait l'ecchymose un peu étendue non comme un signe

[1] Thèse de Lemoine, Paris, 1880.
[2] Redard, *Bull. de la Soc. de chir.*, 1882, p. 354.

d'entorse, mais bien comme un signe de fracture. Cette opinion est restée très discutable.

Marche. — Il est d'usage pour étudier la marche clinique de l'entorse d'établir trois catégories de cas : l'entorse est simple, caractérisée par la distension sans rupture des liens fibreux articulaires ; de gravité moyenne, accompagnée de déchirures des ligaments et des tendons ; grave, accompagnée de fractures plus ou moins étendues des extrémités osseuses.

Dans le premier cas, les phénomènes douloureux et le gonflement disparaissent rapidement, et le malade est bientôt complètement guéri.

Dans le second, la maladie bien que revêtant des allures bénignes peut donner lieu à des douleurs persistantes, à une gêne des mouvements qui entrave pendant de longs mois le retour des fonctions du membre.

Enfin dans le troisième cas, la *restitutio ad integrum* des mouvements sera difficile à obtenir, et les raideurs, l'arthrite chronique avec toutes ses conséquences seront une terminaison fréquente.

Si d'une façon générale on peut en effet supposer que la marche de la maladie sera d'autant plus simple que les lésions sont moins compliquées, il n'est pas douteux cependant qu'en pratique il soit bien dangereux de considérer cette règle comme absolue.

En effet à la suite de l'entorse la plus simple, on peut observer au niveau de l'épaule, au niveau de la hanche, cette affection que Jarjavay et Duplay ont étudiée sous le nom de péri-arthrite (1).

Il en est de même de l'atrophie musculaire (indépendante de la péri-arthrite) bien étudiée par Le Fort (*Soc. de chir.*, 1872 et 1876) et son élève Valtat, comme conséquences des traumatismes articulaires. Ces atrophies ne sont aucunement en rapport avec l'étendue des lésions dont la jointure est le siège, et si elles sont surtout observées à la suite d'épanchements articulaires sanguins ou séreux de longue durée, elles se sont manifestées quelquefois dès le onzième jour après l'accident (2). Enfin les reliquats d'une hémarthrose *même peu abondante* consécutive à une entorse légère restent pendant un fort long temps sous forme de caillots fibrineux logés dans les culs-de-sac de la synoviale, et sont vraisemblablement la cause des douleurs persistantes, de la gêne des mouvements, des récidives d'hydarthrose et des épaississements synoviaux, si souvent observés dans les formes en apparence bénignes.

D'autre part nous voyons tous les jours des désordres articulaires étendus, graves en apparence, guérir rapidement sans complications ultérieures ; la fracture du péroné par arrachement n'est-elle point une complication fréquente de l'entorse et ne guérit-elle pas constamment vite et bien ? Il semble que l'on puisse dire : la gravité de l'entorse ne dépend pas tant de l'étendue des lésions articulaires et péri-articulaires que de *la quantité de l'épanchement sanguin* qui se fait dans la jointure. Cet épanchement, long à se résorber, provoque des adhérences entre les surfaces articulaires, et entraîne des gênes fonctionnelles persistantes.

La localisation du processus tuberculeux sur une jointure à la suite de

(1) Jarjavay, *Gazette hebdom.*, 1867. — Duplay, *Arch. gén. de méd.*, 1872, t. II, p. 513.
(2) Valtat, Thèse de Paris, 1877.

l'entorse est un fait constaté cliniquement depuis longtemps, les expériences de Schuller en ont confirmé la réalité. Nous ne saurions insister sur cette complication absolument indépendante de la gravité du traumatisme, et directement liée à l'état constitutionnel du sujet.

En indiquant la marche et les terminaisons de l'entorse, je viens de signaler ses complications tardives. Les complications immédiates sont les fractures voisines ou éloignées de l'articulation, les luxations et les déchirures tendineuses, l'arthrite aiguë et l'hémarthrose.

Le pronostic d'après ce que nous venons de dire doit toujours être réservé. A propos du diagnostic, je me bornerai à constater que dans les cas difficiles, lorsqu'il y a un gonflement très accusé, c'est avec les luxations ou les fractures que les entorses sont souvent confondues. Mais le diagnostic général ne saurait être établi ici, la distinction de chaque variété d'entorse mérite d'être étudiée.

Traitement. — On étudie généralement dans le traitement de l'entorse : 1° les moyens mécaniques dirigés contre cette affection, et 2° les procédés d'un autre ordre qui consistent essentiellement en applications locales.

Les premiers sont : les mouvements communiqués, le massage, l'immobilisation, la ponction.

Les seconds comprennent les applications locales résolutives, les repercussifs, la balnéation du membre entorsé, etc.

Nous ne suivrons pas cette division. Elle a l'inconvénient de rapprocher dans l'étude des moyens mécaniques les deux méthodes diamétralement opposées, le massage et l'immobilisation. Or c'est précisément le choix de l'une ou de l'autre de ces méthodes, qui a toujours été l'objet des discussions; ce sont ces méthodes qu'il faut opposer l'une à l'autre; les procédés employés pour leur application devenant véritablement accessoires.

Nous étudierons donc successivement : 1° la méthode ayant pour base la mobilisation des jointures entorsées; 2° la méthode de l'immobilisation. A la première se rattachent la manœuvre des mouvements communiqués et le massage.

A. Méthode ayant pour base la mobilisation des jointures entorsées. — *Les mouvements communiqués* préconisés depuis fort longtemps par Fabrice d'Aquapendente, Ravaton, Ribes, puis par Bonnet, sont aujourd'hui généralement abandonnés.

La crainte d'imprimer des mouvements à une fracture, si par hasard une solution de continuité osseuse complique l'entorse, et de provoquer ainsi une arthrite intense l'a fait généralement repousser.

Cependant les mouvements communiqués sont probablement la principale source des résultats merveilleux obtenus parfois par les empiriques. Bonnet rappelant les observations de Hey, d'A. Cooper, et ses faits personnels, nous a montré comment les mouvements communiqués pouvaient dégager les cartilages semi-lunaires déplacés dans l'entorse du genou, corriger les déplacements insensibles dans l'entorse du coude et de l'épaule, ou bien dégager une portion de synoviale pincée entre deux surfaces articulaires, anormalement rapprochées dans une jointure quelconque.

Les mouvements communiqués donnent en revanche de médiocres résultats dans les entorses du pied et du poignet qui précisément s'accompagnent souvent d'arrachements et de fractures. On est donc conduit à dire avec Panas que la méthode des mouvements communiqués doit être conservée dans la pratique, mais qu'elle ne doit pas être appliquée à tous les cas. Laissée de côté pour les entorses tibio-tarsiennes et radio-carpiennes, elle sera appliquée plus particulièrement aux entorses des énarthroses.

Cependant même dans les enarthroses le pincement de la synoviale ou les déplacements intra-articulaires ne représentent point la lésion anatomique la plus fréquente. L'accident le plus commun est l'épanchement sanguin qui se fait soit dans les mailles du tissu cellulaire péri-articulaire, soit dans l'intérieur même de l'article, et les mouvements communiqués n'ont plus alors d'efficacité thérapeutique. Aussi le traitement qui a son indication la plus générale est-il le *massage*, qui aura pour effet de favoriser la résorption de cet épanchement en le divisant, en l'étalant en quelque sorte.

Le massage employé probablement de toute antiquité fut pour la première fois conseillé et scientifiquement défendu par Bonnet; mais si les travaux du chirurgien de Lyon avaient fait quelques adeptes, la méthode qu'il préconisait était loin d'être passée dans les usages, lorsque la pratique de Lebatard et de Girard, en 1856, rappelèrent l'attention sur elle. Adoptée par Nélaton, Malgaigne, Broca, Servier, elle fit, nous dit Reclus, son entrée triomphale dans la médecine officielle (1). Le massage devint alors le sujet d'un grand nombre de publications parmi lesquelles je ne citerai que les mémoires de Quesnoy, de Rizet et les thèses d'Elleaume et d'Estradère.

Puis le massage ne fut plus en France l'objet d'études spéciales, et les principaux travaux sur ce sujet dans ces dernières années nous vinrent de Metzger d'Amsterdam, de Witt (2), de Norström. Cependant, tout récemment encore, la question du massage appliqué au traitement des fractures articulaires ou péri-articulaires a été reprise et défendue par Lucas-Championnière (3).

Il existe toute une technique du massage et des descriptions de procédés variés applicables à chaque articulation en particulier. La position à donner au membre au commencement de la manipulation, la manière de placer les mains autour de l'articulation, d'exercer les pressions, etc., sont réglées. Nous ne saurions entrer ici dans tous ces détails; qu'il nous suffise d'indiquer les grandes règles de la méthode :

1° Les pressions doivent être exercées avec les mains enduites d'un corps gras dans une direction unique, celle de la circulation veineuse;

2° Elles doivent être très légères au début, et progressivement augmentées. L'absence ou le peu de douleur provoquée par les manœuvres est l'indication qui permet le plus sûrement au chirurgien d'augmenter la force avec laquelle il passera de l'effleurement de la peau à des pressions véritablement fortes qui lui permettront de pétrir et de malaxer les régions les plus profondes;

3° La séance de massage sera continuée aussi longtemps qu'il sera néces-

(1) Reclus, *Bull. méd.*, 1890.
(2) Witt, *Arch. f. klin. Chir.*, XVIII, 1875, p. 275.
(3) Lucas-Championnière, *Bull. de la Soc. de chir.*, 1887, p. 359.

saire pour obtenir la disparition de la douleur ou tout au moins son atténuation notable;

4° Suivant l'intensité de la douleur ou la gravité de l'entorse on fera une ou plusieurs séances par jour.

La question de la durée de la séance de massage, qui est peut-être la plus importante, est loin d'être également appréciée par les chirurgiens. Quesnoy fixe une durée de une heure à une heure et demie, Servier de une heure à trois heures, Rizet d'une demi-heure, Ernoult de Saint-Malo de dix minutes, Reclus d'un quart d'heure. La règle qui consiste à cesser la séance de massage au moment où la douleur a disparu, ou s'est considérablement atténuée, est la plus généralement adoptée. Entre les séances de massage quelques-uns (Lebatard, Magne) (¹) conseillent aux malades de se servir de leur articulation, d'autres au contraire, et ce sont les plus nombreux, recommandent de garder le repos absolu jusqu'à la disparition complète du gonflement.

On a proposé un certain nombre de théories pour expliquer les heureux effets du massage (²). Qu'il nous suffise de dire que ces effets sont incontestables et que, « tandis que la durée moyenne du traitement a été de quinze jours quand on a eu recours à la glace, à l'eau froide ou aux mélanges réfrigérants (Baudens), de dix jours lorsqu'on s'est servi du bandage inamovible de Burggraeve, elle n'est plus, quand on emploie le massage, que de quatre jours et demi pour Quesnoy, de sept jours pour Servier (dans des cas d'entorse très grave), de trois jours et demi pour Lebatard, et enfin de trois jours pour Rizet » (Panas) (³).

D'ailleurs il est, on le conçoit, impossible d'assigner une durée exacte au traitement. Suivant la gravité de l'entorse, suivant le moment auquel on commence le traitement, les résultats varieront, et rien de fixe ne peut être formulé, si ce n'est que le massage donnera des effets moins rapides mais encore très salutaires lorsque l'entorse s'accompagnera d'un léger degré d'arthrite.

Cette méthode ne doit donc pas être repoussée dans les cas où le chirurgien appelé auprès du malade au bout d'un temps déjà assez long trouve la jointure tuméfiée et douloureuse, mais les manipulations doivent alors être faites avec la plus extrême prudence.

B. Méthode de l'immobilisation. — La deuxième méthode de traitement, la plus communément employée, il faut bien le reconnaître, consiste dans l'immobilisation de la jointure. Elle est obtenue de bien des manières : on place le membre malade dans une gouttière de fil de fer, et on recouvre en même temps la région de compresses imbibées d'un liquide résolutif (eau blanche, alcool camphré, sac de glace), ou bien le membre est emprisonné dans un appareil inamovible, plâtré ou silicaté.

Plus souvent encore on applique l'appareil ouaté de Burggraeve qui associe à l'immobilisation la compression faite sur la région malade.

Dans ces derniers temps Marc Sée (*Revue de chirurgie*, 1884) a conseillé

(¹) Magne, *Gaz. des hôpitaux*, 1856.
(²) Mossengeilt, *Arch. für klin. Chir.*, XIX, 1876.
(³) Art. Articulations du *Dictionnaire de méd. et de chir. pratiques*, p. 292.

d'employer la compression faite avec quelques tours d'une bande élastique pour obtenir la résorption de l'épanchement sanguin. Cette compression réalise pour Marc Sée l'indication capitale, mais elle est employée en même temps que l'articulation malade est tenue au repos absolu. Ce procédé appartient donc à la méthode de l'immobilisation, il en a les avantages, c'est-à-dire qu'il permet aux déchirures ligamenteuses de se réparer promptement puisque aucun mouvement ne tend à s'opposer à leur réunion; d'autre part, il n'en a point les inconvénients, qui sont : la longueur du traitement et les raideurs consécutives. En effet, la compression élastique détermine la résorption rapide et complète du sang épanché, tandis qu'avec l'immobilisation pure et simple le sang séjourne indéfiniment dans les anfractuosités articulaires, et devient la cause des douleurs et de la gêne persistantes.

En dehors de ces deux grandes méthodes de traitement de l'entorse, nous devons signaler la balnéation de la jointure forcée. Ravaton, J.-L. Petit, Boyer, et plus près de nous Baudens, la conseillaient dans le but de modérer le gonflement et la douleur. Baudens faisait plonger la partie malade dans un récipient rempli d'eau froide. Le séjour dans l'eau devait être prolongé fort longtemps « tant que le blessé s'y trouve bien », et ces immersions étaient répétées pendant cinq ou dix jours. Bonnet faisait durer le bain deux ou trois heures, il était renouvelé deux fois par jour, et dans l'intervalle la région était entourée de compresses imprégnées d'eau froide.

Nous mentionnerons encore les irrigations continues froides, les cataplasmes froids, etc., moyens généralement abandonnés aujourd'hui. Enfin dans ces derniers temps, Reclus a préconisé une méthode mixte qui consiste à associer les effets de la balnéation prolongée dans de l'eau très chaude à 48 ou 50 degrés, à une séance de massage d'un quart d'heure, suivie de l'application d'une bande élastique.

Chacune de ces méthodes a des défenseurs et chacune d'elles est préconisée pour tous les cas à l'exclusion des autres. Norström ne conseille-t-il pas le massage alors même que l'entorse se complique d'arthrite aiguë? Lucas-Championnière ne défend-il pas le massage appliqué au traitement des fractures péri-articulaires? Et d'autre part ne voyons-nous pas tous les jours des entorses récentes et légères immobilisées ou comprimées?

La pratique généralement adoptée, et croyons nous la plus sage, consiste à choisir l'une ou l'autre méthode suivant les cas. Les entorses récentes sans fractures accompagnées de déplacement sont justiciables du massage, associé ou non à la compression élastique.

Celles qui sont plus anciennes en date doivent être massées et mobilisées sous peine de voir survenir des raideurs interminables; celles qui s'accompagnent de poussées phlegmasiques ressortissent plus particulièrement à l'immobilisation et à la compression ouatée.

Enfin, il est une complication fréquente de l'entorse, l'épanchement sanguin intra-articulaire surtout évident, au niveau de l'articulation du genou et pour lequel la règle de traitement, maintenant bien établie, consiste à pratiquer l'évacuation de la jointure par la ponction capillaire antiseptique.

CHAPITRE II

ENTORSES EN PARTICULIER

Nous étudierons seulement les entorses fréquentes qui ont fait l'objet de mémoires spéciaux; nous ne dirons rien des effets du mouvement forcé sur les articulations de la mâchoire, de la hanche, etc., faute de documents.

I

ENTORSE DES ARTICULATIONS DES PHALANGETTES

Bien que nous n'en connaissions pas d'exemple, il est probable que les mouvements forcés de latéralité imprimés aux phalangettes s'accompagnent quelquefois de déchirure de l'un des deux ligaments latéraux; on produit en effet très facilement cette lésion sur le cadavre sans qu'il y ait forcément luxation.

Seul le mouvement forcé de flexion de la phalangette des quatre derniers doigts détermine une lésion et des symptômes particuliers qui ont été bien étudiés par Segond (1).

Une des causes de cette entorse a été indiquée par Segond : une infirmière voulait prendre de force un objet à un malade. « Celui-ci pour lui faire lâcher prise lui saisit entre le pouce et l'index l'extrémité fléchie du petit doigt. Prenant alors point d'appui, d'une part sur l'extrémité supérieure de la phalangine, d'autre part sur l'extrémité libre de la phalangette, il imprima aux deux segments osseux ainsi coudés un mouvement de pression brusque dont le résultat inévitable était la flexion forcée de l'articulation phalangino-phalangettienne. »

Segond a depuis lors observé un deuxième cas absolument semblable au premier; Busch, Polaillon, Delbet (2) en ont signalé plusieurs. J'ai rencontré moi-même deux faits analogues et mon ami Picqué en a observé un autre.

Expérimentalement Segond a démontré que la flexion forcée de la phalangette sur la phalangine s'accompagnait d'une lésion constante : l'arrachement des deux languettes d'insertion phalangettienne du tendon extenseur. Ces deux languettes tendineuses emportent en général avec elles une lamelle osseuse de quelques millimètres, mais sur les sujets âgés la parcelle osseuse est souvent beaucoup plus considérable.

(1) SEGOND, *Bull. de la Soc. anat.*, 1879, p. 724.

(2) W. BUSCH, *Centralblatt für Chirurgie*, 1881, p. 1. — POLAILLON, art. DOIGT du *Dict. enc.*, p. 163. — DELBET, Soc. anat., 1890.

Symptômes. — Les symptômes sont caractéristiques : au moment de l'accident le malade éprouve une douleur vive et immédiatement après il lui devient impossible d'étendre la phalangette, cependant l'extension de la phalange et de la phalangine est parfaitement conservée. La phalangette reste donc fléchie à angle droit sur la phalangine étendue ; le doigt a alors la forme d'un petit marteau. On peut redresser la phalangette et l'étendre, mais dès qu'on l'abandonne à elle-même, elle retombe brusquement en flexion comme mue par un ressort. L'articulation légèrement tuméfiée présente quelquefois une petite ecchymose sur sa face dorsale. Il existe un point douloureux très limité et très net au niveau de l'insertion phalangettienne de l'extenseur.

Dans les différents cas observés, le diagnostic s'imposait. La contracture du fléchisseur ou la paralysie de l'extenseur ne pouvait expliquer la flexion de la phalangette en raison de la conservation des mouvements des deux autres phalanges et de l'état d'intégrité des muscles moteurs des doigts.

Le pronostic doit être réservé en ce qui concerne le retour des fonctions de l'articulation. Car dans le premier cas de Segond la malade n'ayant point voulu se soigner conserva la phalangette définitivement fléchie, et chez une de mes malades la raideur persista indéfiniment.

Le traitement consiste à immobiliser le doigt à l'aide d'une petite attelle ; on aura soin de forcer légèrement l'extension de la phalangette de façon à obtenir la réparation de l'arrachement osseux.

Schwartz a fait dans ces derniers temps la suture de l'extrémité du tendon extenseur arraché à la phalangette. Deux fois il a obtenu ainsi le rétablissement des mouvements d'extension (communication orale).

II

ENTORSE DES ARTICULATIONS PHALANGO-MÉTACARPIENNES ET PHALANGO-PHALANGINIENNES

Le mémoire de Lagrange [1] qui traite de l'arthrite traumatique des doigts est le seul travail où se trouvent quelques indications relatives aux lésions qui accompagnent l'entorse de ces articulations ; nous lui ferons de nombreux emprunts.

L'entorse métacarpo-phalangienne ou phalango-phalanginienne succède à des traumatismes qui ont pour effet d'exagérer le mouvement d'abduction des doigts ou bien de provoquer leur extension forcée.

Lagrange a cherché à établir par des expériences faites sur le cadavre quels étaient les désordres produits par ces mouvements anormaux. Voici ce qu'il a constaté : 1° après l'inflexion latérale forcée des doigts combinée avec une légère rotation, il y avait déchirure des ligaments latéraux. Cette déchirure ligamenteuse ne s'accompagne d'après lui d'aucun arrachement osseux ; 2° en renversant le doigt dans l'extension sur la face dorsale de la main par une poussée brusque un petit craquement se fait entendre et la dissection

(1) LAGRANGE, *Revue de chirurgie*, 1882, p. 100.

montre constamment l'avulsion par le ligament antérieur d'une bandelette osseuse, linéaire, transversale sur le bord de la cavité glénoïde phalangienne ou phalanginienne; les aréoles du tissu spongieux sont ainsi ouvertes.

L'entorse métacarpo-phalangienne du pouce diffère de l'entorse correspondante des quatre derniers doigts; elle ne s'accompagne pas d'arrachement osseux. Farabeuf[1], qui avec Huguier croit cette entorse très fréquente, pense qu'elle peut se voir avec une simple éraillure ou une désinsertion du ligament métacarpo-sésamoïdien externe.

Symptômes. — La douleur vive au niveau de l'articulation forcée et le gonflement qui ne tarde pas à se produire sont comme dans toute entorse les premiers symptômes. La tuméfaction en rapport avec l'abondance de l'épanchement sanguin peut être considérable (Lagrange), les mouvements volontaires sont limités ou abolis par la douleur, les mouvements communiqués sont possibles mais douloureux; enfin lorsque l'entorse succède à un mouvement forcé d'adduction ou d'abduction l'inclinaison de la phalange ou de la phalangine peut être facilement exagérée du côté opposé à la déchirure ligamenteuse.

La douleur et le gonflement persistent, en s'atténuant pendant plusieurs jours et, au bout d'un septénaire, la jointure forcée peut avoir repris sa physionomie normale. Un peu de gêne ou de raideur articulaire subsistent seules et demandent plusieurs semaines pour disparaître complètement.

Cette terminaison favorable serait exceptionnelle pour Lagrange qui ayant dépouillé à ce point de vue cent observations est arrivé à la conclusion suivante : « pour un cas dans lequel les mouvements sont revenus à l'état normal, il en est environ cinq ou six qui se sont compliqués d'inflammation chronique articulaire ». Lagrange, il est vrai, étudie les suites de différents traumatismes tels que contusion, entorse et luxation, et l'étendue plus considérable des désordres qui accompagnent les luxations augmente peut-être la fréquence des phénomènes d'arthrite consécutive.

Quoi qu'il en soit, il n'est pas rare au bout d'un ou deux septénaires de constater encore une tuméfaction douloureuse notable autour de l'articulation blessée. L'exploration attentive de la jointure permet aussi de retrouver : 1° un point douloureux très net, très localisé que détermine la pression au niveau de l'insertion du ligament arraché; 2° des craquements articulaires secs qui éclatent dès que l'on imprime des mouvements à la jointure, ils sont quelquefois remplacés « par un choc unique, également très sensible, des deux surfaces articulaires »; 3° enfin, et c'est là le symptôme sur lequel insiste tout particulièrement Lagrange, dès le douzième ou le quinzième jour, il y a une augmentation de volume de l'une ou des deux épiphyses qui constituent l'articulation.

L'extrémité articulaire de la phalange ou de la phalangine présente donc des dimensions exagérées; son accroissement est dû à l'épaississement plastique du périoste au niveau de l'arrachement lamellaire précédemment décrit. Nous avons vu ce gonflement osseux limité à la région interne de l'articulation phalango-phalanginienne, chez un blessé qui avait eu une entorse de l'annulaire provoquée par le mouvement brusque d'un cheval dont il tenait

[1] FARABEUF, *Bull. de la Soc. de chir.*, 1876, p. 51.

la bride passée entre ses doigts. Il siégeait exactement au niveau du tubercule d'insertion du ligament latéral arraché.

L'accroissement de volume de la tête métacarpienne est également signalé dans l'entorse métacarpo-phalangienne du pouce, bien que, dans ce cas, il n'y ait point d'arrachement suivi de réparation osseuse. Mais le décollement possible du périoste autour des ligaments latéraux peut aussi donner lieu à des stratifications osseuses.

Pronostic. — Les craquements articulaires, la limitation des mouvements et l'augmentation de volume d'une ou des deux extrémités articulaires peuvent ne pas se modifier; la jointure reste alors douloureuse, elle est atteinte d'arthrite qui aboutit à une ankylose incomplète.

Ailleurs les mouvements de flexion et d'extension reviennent peu à peu, mais en même temps les mouvements de latéralité s'accentuent et les extrémités osseuses diminuent progressivement de volume en s'atrophiant, « il se fait une articulation flottante, *de polichinelle*, en même temps les parties molles péri-articulaires s'atrophient, le doigt s'amaigrit et prend une coloration blanchâtre, il se produit une atrophie générale du doigt malade ». On est en présence de véritables troubles trophiques d'origine articulaire.

Telles sont les deux terminaisons que Lagrange considère comme les plus fréquentes. Il nous semble cependant que cet auteur assombrit beaucoup le pronostic; dans les quelques cas qu'il nous a été donné d'observer, nous avons vu la *restitutio ad integrum* de la jointure.

Je ne parlerai point du diagnostic de ces entorses; *à priori* l'arthrite chronique que nous venons de signaler pourrait être confondue avec l'arthrite fongueuse ou même avec l'arthrite sèche.

Le *traitement* comprend deux méthodes : 1° laisser la jointure libre de façon à éviter les raideurs consécutives et l'envelopper simplement de compresses résolutives; 2° immobiliser le doigt malade au moyen d'une petite attelle palmaire de façon à favoriser la réparation des arrachements qui ont pu se produire, puis ultérieurement (vers le huitième jour) rétablir le mouvement par le massage et les mouvements communiqués. Cette dernière méthode nous paraît la meilleure.

III

ENTORSE DU POIGNET

Considérée comme très fréquente et confondue avec la fracture du radius avant le mémoire de Pouteau, l'entorse du poignet semble depuis lors avoir perdu tout intérêt. Les traumatismes graves produisent la fracture du radius soigneusement et minutieusement étudiée, tandis que les lésions de l'entorse moins importantes n'attirent en aucune façon l'attention.

Cependant les expériences de Bonnet sur les mouvements forcés de l'articulation du poignet ont établi dès 1845 un certain nombre de faits anatomiques qui depuis lors ont été répétés ou vérifiés par la plupart des expérimentateurs.

Les voici : 1° Le mouvement d'*extension forcée* de la main sur le poignet ne produit aucun désordre, donne naissance à des lésions légères de l'appareil ligamenteux carpien antérieur (lésions de l'entorse), ou plus souvent provoque la fracture du radius. Schmit [1] a précisé les conditions dans lesquelles la fracture manquait : c'est dans l'enfance et la jeunesse. Par l'expérimentation Schmit n'est pas arrivé à produire la fracture chez des enfants ayant moins de huit ans; chez l'adolescent, il arrivait à rompre le radius, mais avec difficulté et les lésions, la plupart du temps se bornaient à des déchirures péri-articulaires portant sur les muscles fléchisseurs et leur aponévrose d'enveloppe. Dans quatre cas seulement Schmit a constaté des lésions articulaires ligamenteuses, représentées par une déchirure, soit des ligaments qui relient le semi-lunaire au grand os avec subluxation de ce dernier, soit de ceux qui vont du trapèze à la seconde rangée du carpe, mais jamais les ligaments radio-carpiens antérieurs ne cédaient.

Chez les enfants, les adolescents, et très rarement chez l'adulte, les lésions de l'entorse par extension pourront donc se rencontrer, mais elles se borneront à la déchirure de l'aponévrose antibrachiale, à la hernie des tendons fléchisseurs superficiels, à travers cette déchirure et à l'arrachement de quelques languettes musculaires de leurs insertions tendineuses : les lésions ligamenteuses sont exceptionnelles et portent sur les ligaments qui relient le semi-lunaire au grand os.

Ollier insiste aussi sur l'état d'intégrité de l'appareil ligamenteux radio-carpien à la suite des traumatismes du poignet chez les enfants, mais il montre que si les lésions ne sont pas localisées immédiatement auprès de l'interligne articulaire elles n'en existent pas moins. Sous le nom d'entorse juxta-épiphysaire, il a donné des exemples d'écrasement, de broiement du tissu spongieux siégeant au niveau du bulbe du radius.

2° Chez l'adulte comme chez l'enfant, le mouvement forcé *de flexion* de la main sur l'avant-bras conduit *communément* à l'entorse du poignet dont les lésions sont variables. L'aponévrose antibrachiale est éraillée sur la face dorsale au-dessus du poignet, les fibres musculaires des extenseurs sont déchirées à leur union avec leurs tendons, au niveau de l'interligne carpo-métacarpien, les ligaments sont rompus ou arrachés de leurs insertions. L'articulation médio-carpienne présente aussi quelques lésions : la tête du grand os fait saillie en arrière. Enfin Schmit a observé sur des poignets de femmes âgées de plus de soixante ans des arrachements du rebord postérieur de la face articulaire du radius dans une étendue de 1 à 4 centimètres.

Si l'extension et la flexion forcées sont les deux mouvements qui donnent le plus souvent l'entorse, l'abduction et l'adduction peuvent également la produire, soit en agissant isolément, soit en s'associant à l'extension ou à la flexion. Bonnet nous apprend que l'abduction forcée provoque la déchirure de la gaine du cubital postérieur, la rupture de ce muscle à l'union du tendon avec ses fibres musculaires, l'arrachement du sommet de l'apophyse styloïde du cubitus et l'ouverture de l'articulation radio-carpienne à son côté interne. Outre ces déchirures, la pression exercée par le carpe sur l'extrémité infé-

[1] SCHMIT, Thèse de Paris, 1878.

rieure du radius peut encore donner lieu à une fissure de cet os bien reconnaissable sur sa face articulaire.

A la suite de l'adduction : la déchirure des gaines aponévrotiques, les ruptures musculaires des court, long extenseur et long abducteur du pouce, l'arrachement de l'apophyse styloïde du radius, sont les lésions habituelles. Parfois les articulations carpiennes des deuxième et troisième métacarpiens sont distendues ou bien l'articulation radio-carpienne est ouverte après fracture de l'apophyse styloïde et l'on observe en même temps une disjonction du scaphoïde et du semi-lunaire.

Si l'étude anatomo-pathologique de l'entorse du poignet a été faite en partie grâce aux recherches entreprises pour étudier la fracture du radius, son étude clinique n'a jamais été sérieusement entreprise, et je ne m'attarderai point comme Joliot [1] à appliquer *a priori* les symptômes généraux de l'entorse à l'articulation radio-carpienne. La seule particularité que je puisse noter est la saillie formée par les tendons extenseurs ou fléchisseurs herniés à travers la déchirure de la gaine aponévrotique antibrachiale. Cette saillie est accompagnée généralement d'un épanchement sanguin et d'une ecchymose considérables. La douleur spontanée et réveillée par la pression sur les points qui sont le siège d'arrachements osseux n'a rien qui puisse nous retenir.

Le diagnostic de l'entorse du poignet ne présente de difficultés que lorsqu'il s'agit de différencier cette lésion de la fracture de l'extrémité inférieure du radius sans déplacements (voy. *Fracture*).

Le traitement comprend l'immobilisation de la jointure que l'on recouvre de compresses imbibées de liquide résolutif ou le massage et les mouvements communiqués.

IV

ENTORSE DU COUDE

PINGAUD, art. COUDE du *Dict. encycl.*, p. 475. — GILBERT, Thèse de Paris, 1881. — POIRIER, *Progrès médical*, 1888.

C'est surtout l'entorse avec déchirure du ligament latéral interne qui a été étudiée. La lésion porte ordinairement sur le faisceau antérieur épitrochléo-coronoïdien de ce ligament. Elle est produite : 1° par les mouvements forcés d'abduction de l'avant-bras étendu sur le bras ; 2° par les mouvements d'abduction de l'avant-bras fléchi ; 3° par les mouvements forcés d'abduction s'accompagnant de torsion ou de rotation de l'avant-bras sur le bras.

Outre les symptômes communs à toute entorse, gonflement, douleur, etc., on constate lorsqu'il y a rupture du ligament latéral interne, une douleur vive à l'une des insertions de ce ligament et un mouvement anormal de latéralité du coude qui permet d'infléchir fortement l'avant-bras en dehors.

L'épanchement sanguin qui accompagne la déchirure du ligament latéral interne est parfois abondant ; il est long à se résorber et l'ankylose de la jointure est signalée comme une conséquence possible de cet accident.

[1] JOLIOT, Thèse de Paris, 1887.

V

ENTORSE DE L'ÉPAULE

Elle est plus fréquente que l'entorse du coude.

L'étude expérimentale faite par Bonnet établit d'une façon très nette que les désordres articulaires imputables à l'entorse peuvent s'observer dans trois conditions : 1° à la suite du mouvement forcé d'abduction du bras. L'effort plus puissant ou prolongé dans cette direction produit la luxation, mais lorsqu'il est arrêté dès la production des premiers craquements on trouve la portion inférieure de la capsule distendue, présentant une déchirure insuffisante pour le passage de la tête. Cette capsule est quelquefois partiellement désinsérée de ses attaches au col huméral, ou bien une portion plus ou moins grande du rebord antérieur et inférieur de la cavité glénoïde est arrachée; 2° on observe encore l'entorse après le mouvement forcé dans lequel le bras faisant angle droit avec l'axe du corps est porté directement en arrière. Ce mouvement a pour effet de porter le maximum de l'effort sur les parties antéro-supérieures de la capsule (ligaments gléno-huméraux et ligaments coraco-huméraux) qui sont très résistantes. Elles ne cèdent point, et généralement une fracture par arrachement se produit sur l'humérus immédiatement au-dessous des insertions capsulaires. La direction de cette fracture est oblique. Si l'avant-bras était fléchi sur le bras au moment de la projection du membre en arrière la fracture peut ne pas avoir lieu, et l'on observe alors une déchirure partielle de la capsule en avant ou même une désinsertion du bourrelet glénoïdien à sa partie antérieure et supérieure. Cette désinsertion lorsqu'elle est peu étendue est la première phase de la luxation extra-coracoïdienne; 3° la rotation forcée en dedans amène la déchirure partielle de la portion postérieure de la capsule, et plus souvent encore la désinsertion du bourrelet glénoïdien postérieur dans une étendue variable. Cette lésion représente la première phase de la luxation sous-acromiale.

L'entorse de l'épaule peut donc succéder à des mouvements forcés en divers sens. La distension capsulaire avec arrachements osseux lamellaires peut se trouver en avant, en bas ou en arrière de la cavité glénoïde.

Symptômes. — La douleur vive du début est suivie d'un gonflement qui se localise à la partie antérieure ou postérieure du moignon de l'épaule suivant la direction dans laquelle s'est fait sentir l'effort. La tuméfaction et la douleur siègent généralement en avant au défaut de l'épaule, la distension des parties antéro-internes de la capsule étant de beaucoup la plus fréquente. Bientôt apparaît une ecchymose très étendue, car, selon Bardenheuer, l'épanchement sanguin est d'ordinaire considérable. Lorsque cet épanchement se fait dans la synoviale articulaire, l'hémarthrose s'accompagne d'un gonflement régulier du moignon de l'épaule et la palpation permet au chirurgien de reconnaître au niveau du bord antérieur du deltoïde ou derrière son bord postérieur une rénitence, quelquefois une véritable fluctuation accompagnée de crépitation neigeuse. La douleur est localisée au défaut de l'épaule et la pression du doigt immédiatement au-dessous et en dehors de la coracoïde la révèle sûrement. Les mouvements volontaires sont abolis, et parmi les mouvements communiqués le mouvement d'abduction avec rotation externe paraît être le plus douloureux. La présence de la tête humérale au-dessous de l'acromion ne permet guère de prendre une entorse de l'épaule pour une luxation. Cependant, il ne faut pas oublier que la méprise inverse a été souvent commise pour la luxation sous-acromiale (voy. *Luxations de l'épaule*).

Le diagnostic avec la fracture du col chirurgical, généralement facile lorsqu'il existe un déplacement ou de la crépitation, ne repose quelquefois que sur la constatation d'un point douloureux fixe que la pression réveille sur le col en cas de fracture.

Les complications signalées à la suite de l'entorse de l'épaule sont : la paralysie du deltoïde explicable par la contusion du circonflexe dans le mouvement d'abduction forcée (Bonnet, Bardenheuer), la paralysie du plexus brachial; mais cette paralysie est difficilement admissible à la suite d'une simple entorse.

Beaucoup plus fréquentes sont les raideurs de l'articulation qui s'observent surtout lorsque l'épanchement sanguin intra-articulaire a été abondant (Bardenheuer) et la péri-arthrite scapulo-humérale avec toutes ses conséquences (Duplay).

Le traitement généralement employé est l'immobilisation de l'articulation violentée. Le bras est soutenu par une écharpe de Mayor en même temps que des compresses résolutives sont appliquées sur l'épaule. Puis au bout de quelques jours le massage et les mouvements communiqués deviennent les meilleurs moyens pour combattre le développement de la raideur articulaire. Bardenheuer conseille l'emploi de l'extension continue appliquée sur le bras dans les premiers temps, puis le massage à partir du huitième jour au plus tard.

VI

ENTORSE DU PIED

C'est la plus fréquente des entorses. Vaquié en a relevé 301 cas sur un total de 385 entorses observées dans les différentes régions du corps.

Dupuytren, *Clinique chirurgicale*, t. I, p. 518 et suiv. — Bonnet, Maladies des articulations, t. I, p. 419, 1845. — Maisonneuve, *Arch. génér. de méd.*, 1840, t. VII, p. 165 et 433. — Nélaton, Pathologie chirurgicale, t. II, 1re édit. — Terrillon, *Arch. gén. de méd.*, 1876, t. I, p. 180. — Dunand, Thèse de Paris, 1878. — Vaquié, Thèse de Lyon, 1884.

Suivant l'exemple de Vaquié, je n'entreprendrai point l'étude isolée de l'entorse tibio-tarsienne ou de l'entorse médio-tarsienne, parce que les mouvements forcés imprimés au pied font sentir simultanément leurs effets sur la plupart des jointures du tarse, et que dissocier l'étude de ces désordres est aller contre la réalité des faits.

Le mouvement physiologique d'adduction du pied se commence dans l'articulation tibio-tarsienne, mais il se continue et s'augmente dans les articulations calcanéo-astragalienne et médio-tarsienne. Or Nélaton a montré depuis longtemps que les désordres qui accompagnent le mouvement forcé d'adduction siègent non seulement dans la jointure où commence le mouvement, mais encore dans toutes celles où il se complète.

Terrillon a insisté à nouveau sur ce fait; il désigne sous le nom d'articulation *primordiale* celle où débute le mouvement, sous celui d'articulations *secondaires* celles où il s'amplifie. L'entorse peut donc rester localisée sur l'articulation primordiale si l'effort s'y épuise ou s'étendre aux articulations supplémentaires si la violence extérieure est plus grande.

Dans ce dernier cas il y a une véritable division de la force traumatique qui se dissémine sur plusieurs jointures. C'est, croyons-nous, pour cette raison, que les mouvements d'extension et d'adduction forcées qui sollicitent plusieurs articulations simultanément donnent ordinairement lieu à l'entorse, tandis que les mouvements d'abduction et de flexion forcées, qui au contraire concentrent l'effort sur un point de résistance unique, conduisent le plus souvent à des fractures.

On décrivait autrefois quatre variétés de mouvements forcés donnant quatre variétés d'entorses dites tibio-tarsiennes : entorse : 1° par extension; 2° par flexion; 3° par adduction; 4° par adduction.

Nous conserverons cette division en ayant soin de ne pas considérer les lésions comme limitées à l'interligne tibio-tarsien.

1° Voici, d'après Bonnet, quels sont les effets physiques produits par le mouvement d'extension forcée du pied sur la jambe; le bord postérieur du tibia rencontre le crochet postérieur de l'astragale et repousse cet os qui glisse d'arrière en avant sur le calcanéum, de telle manière que sa tête soulève le ligament astragalo-scaphoïdien supérieur et le déchire ou arrache un de ses points d'insertion. Ce mouvement provoque aussi la déchirure du ligament antérieur de l'articulation tibio-tarsienne et il est rare que le ligament astrago-calcanéen ne soit pas en même temps partiellement rompu. Si l'extension directe est continuée, le ligament dorsal qui unit le calcanéum au cuboïde est arraché, et des déchirures analogues se rencontrent à la face dorsale des articulations tarso-métatarsiennes. L'effort est-il porté plus loin, les malléoles cèdent enfin et sont arrachées par les ligaments latéraux.

Dans cette première variété d'entorse, la dissémination des désordres sur les articulations calcanéo-astragalienne, médio-tarsienne et même tarso-métatarsienne complémentaires de l'articulation tibio-tarsienne pour le mouvement d'extension, apparaît dans toute son évidence.

2° L'entorse succédant au mouvement de flexion forcée est exceptionnelle; voici ce qui se passe : le pied étant fortement fléchi sur la jambe, l'astragale glisse d'avant en arrière et bientôt le bord antérieur de la mortaise tibiale vient appuyer sur le col astragalien. Si le mouvement de flexion continue, la tête astragalienne tend à défoncer sa cavité de réception formée en avant par le scaphoïde, en bas par les solides ligaments calcanéo-scaphoïdiens. Ceux-ci résistent, se refusent absolument à tout mouvement d'extension complémentaire. L'astragale est alors repoussé vers la partie postérieure de la mortaise et les ligaments latéraux distendus supportent maintenant le maximum de l'effort; ils arrachent les malléoles.

La fracture des malléoles est donc la conséquence habituelle de ce mouvement forcé; il est facile de se rendre compte que la résistance du ligament calcanéo-scaphoïdien inférieur qui s'oppose à toute flexion supplémentaire en est la principale cause. Exceptionnellement, l'entorse par flexion pourra se voir si les malléoles résistent et si les ligaments latéraux et postérieurs cèdent partiellement.

3° La troisième variété est la plus fréquente de toutes, c'est l'entorse par adduction forcée. C'est aussi le mouvement qui dissémine l'effort sur le plus grand nombre de jointures. En voici d'après Nélaton, le mécanisme : « Dans l'entorse de l'articulation tibio-tarsienne, si le pied est renversé en dedans de manière à appuyer sur le sol par le bord externe, comme ce mouvement d'inclinaison se passe presque exclusivement dans l'articulation de l'astragale avec le calcanéum le ligament astrago-calcanéen éprouve d'abord une distension plus ou moins forte et peut même être partiellement rompu, puis les ligaments latéraux externes sont distendus à leur tour. Si le mouvement d'adduction du pied se prononce davantage, la rangée antérieure du tarse éprouve un mouvement de rotation de dedans en dehors sur la rangée postérieure, et la tête de l'astragale tend à sortir de la cavité que lui présente la face postérieure du scaphoïde en déchirant l'espèce de capsule que lui forme le ligament astragalo-scaphoïdien supérieur; dans ce mouvement, les ligaments dorsaux qui s'étendent du calcanéum au cuboïde sont souvent rompus. »

Les expériences de Bonnet démontrent que cette répartition de l'effort dans les différentes jointures est exacte. Après avoir pratiqué l'adduction forcée combinée à la rotation interne, il a trouvé : 1° des parcelles osseuses détachées du péroné ou de l'astragale par les tractions du ligament latéral externe de l'articulation tibio-tarsienne; 2° l'arrachement des ligaments dorsaux qui unissent l'astragale au scaphoïde, et de ceux qui s'étendent du calcanéum au cuboïde. Ces dernières lésions montrent que l'articulation médio-tarsienne supporte aussi l'effort.

Dans ce mouvement d'adduction forcée, combiné à la rotation interne du pied, l'adduction prédomine et le maximum des lésions se trouve immédiatement au-devant de la malléole externe ou sur la face dorsale externe de l'articulation scapho-astragalienne. Aussi bien est-ce là le siège ordinaire de la douleur de l'entorse.

Si au contraire on exagère la rotation interne du pied et si on diminue l'adduction, le siège des lésions maxima se trouve déplacé et se localise sur l'articulation médio-tarsienne, les désordres des autres jointures devenant secondaires.

Bonnet avait déjà constaté ce fait et Terrillon l'a rappelé en nous montrant que dans le mouvement de rotation interne, l'avant-pied tourne, autour du ligament en Y comme axe, sur l'arrière-pied immobilisé par la contraction musculaire. Les lésions primordiales sont alors représentées par l'arrachement des insertions du ligament en Y et des ligaments dorsaux calcanéo-cuboïdiens, les lésions secondaires sont des déchirures partielles des ligaments des articulations astragalo-calcanéenne et tibio-tarsienne.

4° La quatrième variété : entorse par abduction, entorse interne, est beaucoup moins souvent observée que la précédente, précisément parce que le mouvement d'abduction et de rotation externe du pied est extrêmement limité dans les articulations médio-tarsienne et calcanéo-astragalienne qui sont les complémentaires de la jointure tibio-tarsienne pour l'abduction. Ces articulations ne cédant point, la violence extérieure ne perd rien de sa force et « transforme promptement le pied en une tige inflexible au moyen de laquelle les efforts exercés à son extrémité sont transmis aux deux montants de la mortaise articulaire » (Maisonneuve). C'est alors la fracture du péroné qui se produit.

Cependant l'abduction et la rotation de la pointe du pied en dehors peuvent donner l'entorse dans deux conditions différentes :

1° Le pied est porté dans l'abduction franche, l'effort se fait d'abord sentir sur le ligament calcanéo-astragalien qui se déchire partiellement, puis sur le ligament latéral interne de l'articulation tibio-tarsienne qui se rompt s'il n'arrache pas la malléole interne. Maisonneuve prétendait cet arrachement rare, mais Richet, Tillaux, Dunand, déclarent qu'il se produit dans plus d'un tiers des cas. Or, lorsque ces ligaments seuls se déchirent, on a les lésions de l'entorse interne de Dupuytren.

2° Lorsque l'abduction est associée à la rotation de la pointe du pied en dehors, c'est la fracture du péroné par divulsion qui se produit; exceptionnellement cependant, l'os résiste et les ligaments péronéo-tibiaux inférieurs cèdent; il y a un diastasis de l'articulation péronéo-tibiale inférieure. Dunand, à la suite d'une série d'expériences, est arrivé à cette conclusion que, l'abduction du pied coexistant avec une pression énergique exercée de haut en bas sur le tibia, est la meilleure condition pour produire expérimentalement le diastasis.

En résumé les mouvements forcés d'adduction et de rotation interne aboutissent communément à l'entorse, ceux d'abduction et de rotation externe donnent ordinairement la fracture du péroné. Or, les premiers distribuent l'effort sur plusieurs points, les autres au contraire le concentrent sur un seul. C'est peut-être là la seule cause de la différence des résultats.

Causes. — Les chutes sur les pieds, les faux-pas sur un sol inégal, sont les causes ordinaires de l'entorse; quelquefois le pied se trouve subitement immobilisé, fixé entre deux pavés par exemple, pendant que la jambe suivant l'impulsion du corps est entraînée en dedans ou en dehors. Ailleurs un blessé sera renversé et la violence extérieure agissant sur le pied le portera violemment dans un sens où la jambe ne pourra le suivre. Ces causes sont communes à toutes les variétés d'entorses.

L'entorse par extension succède plus particulièrement aux chutes en arrière; le talon de la chaussure restant accroché au bord d'un trottoir ou sur la marche d'un escalier, elle se voit encore lorsque le pied engagé sous un corps pesant est empêché de suivre le renversement du tronc en arrière.

Les causes prédisposantes sont une laxité articulaire anormale, l'existence d'entorses antérieures laissant après elles une fragilité plus grande des moyens d'union articulaires, les déviations du membre inférieur, comme celles du *genu valgum* ou les attitudes vicieuses occasionnées par des lésions du genou, de la hanche, etc.

Des diverses variétés d'entorses, l'entorse externe (par adduction) est de beaucoup la plus fréquente, dans la proportion de 12 à 1 chez l'homme et de 5 à 1 chez la femme (Dupuytren). Dupuytren expliquait la rareté relative de l'entorse interne par ce fait que, dans le renversement du pied en dehors, le corps se porte en dedans, du côté de l'autre membre qui supporte le poids et empêche la chute. Il attribuait encore la plus grande fréquence de l'entorse externe à la prédominance des muscles adducteurs sur les abducteurs.

Bonnet pense que la raison de la fréquence de l'entorse externe doit être recherchée dans la disposition anatomique suivante : la face supérieure de l'astragale présente une obliquité constante de haut en bas et de dedans en dehors. Dès lors le poids du corps a plus de tendance à se porter en dehors qu'en dedans du pied, et ce mouvement est encore favorisé par cette circonstance que l'adduction est bien plus facile et bien plus étendue que l'abduction. Nous nous sommes déjà expliqué en traitant du mécanisme sur les causes qui nous paraissent occasionner la plus grande fréquence de l'entorse externe, nous n'y reviendrons donc point.

Symptômes. — Outre les symptômes communs à toutes les entorses, douleur, gonflements, ecchymose, gêne des mouvements, les entorses du pied présentent, suivant le siège des lésions, certaines particularités que je signalerai seulement ici.

L'entorse qui succède à l'adduction forcée s'accompagne d'un point douloureux maximum siégeant immédiatement au-devant de la malléole externe. Souvent aussi la pression est pénible, mais à un moindre degré au niveau de l'interligne scapho-astragalien. Le mouvement d'adduction est très douloureux, l'ecchymose siège à la partie externe du pied et sur le trajet des péroniers.

L'entorse interne est caractérisée par la localisation de la douleur au-dessous de la malléole interne ou à sa pointe. L'ecchymose souvent étendue à toute la région interne du pied présente à ce niveau sa coloration la plus foncée. Le mouvement d'abduction du pied est seul douloureux, la flexion et l'extension peuvent généralement se faire sans peine.

La douleur qui accompagne le diastasis est réveillée par la pression exercée sur l'articulation péronéo-tibiale inférieure. Le gonflement qui accompagne la déchirure ligamenteuse peut être limité à cette région (Blum). Enfin, on peut dans quelques cas imprimer au péroné, saisi entre deux doigts, des mouvements d'avant en arrière qui s'accompagnent de craquements provoqués par le frottement de cet os contre le tibia. Dunand, chez un malade observé dans le service de Tillaux, put engager la pulpe du doigt entre l'astragale et la malléole externe écartant ainsi notablement la mortaise.

L'entorse médio-tarsienne donne lieu à une tuméfaction d'abord localisée sur le dos du pied au niveau de l'attache du muscle pédieux. Les points douloureux sont aux deux extrémités de l'interligne articulaire, immédiatement en arrière du tubercule du scaphoïde, et à un travers de doigt en arrière et au-dessus de la saillie du 5e métatarsien. La rotation du pied sur son axe est particulièrement douloureuse, et si la position du pied à plat sur le sol ou même la marche ne sont point impossibles, la moindre inégalité du terrain qui élève ou abaisse un des côtés du pied provoque de vives souffrances.

Diagnostic. — Reconnaître si le mouvement forcé s'est borné à produire des déchirures ou des désinsertions ligamenteuses, ou bien s'il a amené l'arrachement d'une malléole, constitue le seul point quelquefois très délicat du diagnostic (voy. *Fractures*).

La luxation des tendons des péroniers latéraux, décrite par Jarjavay, est signalée par Blum comme devant être différenciée de l'entorse. Cette luxation des tendons qui ne sera souvent qu'une complication de l'entorse se reconnaîtra à la saillie formée par les cordes tendineuses sorties de leurs gaines.

Les entorses légères du pied guérissent généralement vite, et quelques jours de repos suffisent pour permettre aux malades de se servir de leur pied.

Mais lorsque les lésions sont plus étendues et que le malade veut reprendre ses occupations, il n'est pas rare de voir survenir des accidents tenaces et douloureux. A la fin de la journée, la région du cou-de-pied se tuméfie, devient douloureuse, les mouvements sont gênés et la marche pénible. Cet état de chose peut persister fort longtemps et aboutir à des arthrites chroniques et à des raideurs définitives. Je ne parlerai pas de la complication possible au pied comme ailleurs de tuberculose articulaire, mais je dois mentionner le fait suivant : pour Terrillon l'entorse médio-tarsienne pourrait être considérée comme une cause d'arthrite chronique de cette articulation provoquant l'ensemble des symptômes de la maladie désignée sous le nom de tarsalgie des adolescents.

VII

ENTORSE DU GENOU

L'entorse du genou la plus fréquente après l'entorse du pied est aujourd'hui bien connue. Après les pages consacrées par Bonnet à ce sujet nous citerons les travaux de :

Jarjavay, Thèse de Ficatier, Paris, 1878. — Segond, *Progrès médical*, 1879. — Thévenot, Thèse de Paris, 1866. — Hennart, Thèse de Paris, 1874. — Noulis, Thèse de Paris, 1875.

Anatomie pathologique. — La plupart des auteurs qui ont répété les expériences de Bonnet ont pensé comme lui que les lésions de l'entorse succédaient soit aux mouvements d'extension forcée du genou soit à l'inflexion latérale en dedans ou en dehors de la jambe étendue sur la cuisse. Lorsque le sujet n'était pas un vieillard (une fracture des extrémités articulaires survient presque fatalement chez les sujets âgés), ils obtenaient par l'extension forcée : l'arrachement des ligaments croisés, la déchirure du ligament postérieur et plus rarement l'arrachement des ligaments latéraux à leur insertion fémorâle. Par l'inflexion latérale de la jambe étendue sur la cuisse (adduction ou abduction), ils provoquaient la rupture de l'un des ligaments latéraux, d'une partie du ligament postérieur et de l'un ou des deux ligaments croisés.

Pour Bonnet et ceux qui ont rapporté ses expériences, les mouvements de rotation imprimés à la jambe ne donnaient point naissance aux lésions de l'entorse, mais déterminaient une fracture de jambe à la partie moyenne ou bien la dislocation de l'articulation tibio-tarsienne, à l'exclusion de tout désordre dans la jointure fémoro-tibiale. Segond est d'un tout autre avis. Si Bonnet a constamment dans ses expériences provoqué la fracture, c'est qu'il agissait sur le pied d'un cadavre pour porter la jambe en rotation. Il ne tenait ainsi aucun compte de la contraction instinctive des muscles de la jambe qui sur le vivant soutient le squelette, amène une véritable ankylose physiologique de l'articulation tibio-tarsienne et permet aux mouvements imprimés au pied d'être transmis au genou.

Pour Segond l'entorse succède au contraire habituellement à des mouvements de rotation, car les arrachements ligamenteux produits par l'extension forcée nécessitent une force considérable dont les effets se limitent bien rarement aux simples lésions de l'entorse et d'autre part l'inflexion latérale de la jambe qui provoque la rupture des ligaments périphériques (lésion appartenant à l'entorse) est immédiatement suivie de rotation forcée de la jambe. Les désordres observés dans ce dernier cas appartiennent dès lors à l'entorse du genou par rotation.

Segond a étudié les conséquences des mouvements de rotation en dedans et en dehors imprimés à la jambe dans différentes attitudes : la jambe étant modérément fléchie, ou au contraire pliée à son maximum comme dans les chutes provoquées par un faux pas. L'état de flexion maximum de la jambe sur la cuisse avec rotation du pied dans un sens ou dans l'autre est la position la plus favorable à la production des entorses du genou, c'est aussi celle que l'on observe communément. Le blessé tombe la jambe engagée sous la cuisse, et le pied est violemment tourné en dedans ou en dehors. A la suite d'un semblable accident, la localisation des lésions à la région interne ou externe du genou dépend de la situation du talon en dedans ou en dehors de l'axe fémoral et le sens dans lequel se fait la rotation de la jambe n'a pas d'importance. Lorsque le talon, maintenu fléchi sous la cuisse, est en dehors de l'axe fémoral, les lésions seront toutes à la partie interne du genou. Le talon est-il engagé sous la cuisse et placé en dedans de l'axe fémoral, c'est la région externe qui sera le siège des désordres. Dans le premier cas on constate l'arrachement de l'insertion fémorale du *ligament latéral interne*, la désinsertion des attaches supérieures de l'un ou des deux ligaments croisés, la rupture du ligament adipeux. Dans le second, en même temps que l'arrachement des ligaments croisés et adipeux, on trouve la rupture du ligament *latéral externe* et l'arrachement *d'une bandelette osseuse de dimension variable* (de 5 à 10 millimètres de profondeur) *située sur la marge de la tubérosité externe du tibia* immédiatement en arrière du tubercule de Gerdy. Cette lésion est produite par la distension extrême d'un groupe de fibres nacrées et résistantes qui dépendent de l'aponévrose fémorale et forment la partie antéro-externe du surtout fibreux péri-articulaire. Ces fibres s'attachent sur le tubercule d'insertion du muscle jambier antérieur et en arrière de lui sur la marge de la tubérosité externe du tibia. L'arrachement de la parcelle osseuse sur laquelle ces fibres s'implantent ouvre les aréoles du tissu spongieux tibial au niveau du cul-de-sac formé par l'union du cartilage semi-lunaire externe avec la synoviale et, par cette voie accidentelle, le sang qui irrigue l'épiphyse s'épanche dans la cavité articulaire (voy. fig. 17).

On peut observer les mêmes désordres localisés à la partie externe de la jointure, à la suite d'un mouvement forcé de rotation en dedans, imprimé à la jambe demi-fléchie. Mais le fait est plus rare.

La rotation de la jambe combinée avec la flexion peut donc provoquer l'entorse du genou.

Je ne ferai que signaler une opinion émise par Jagu. Pensant qu'on n'accorde jamais assez d'attention à l'influence de la contraction musculaire, il suppose que le faisceau moyen du tendon du demi-membraneux qui s'engage sous le ligament latéral interne pour aller s'insérer sur la tubérosité tibiale interne pourrait bien dans un effort brusque se tendre, se raccourcir et faire sauter le pont fibreux représenté par le ligament sous lequel il s'engage. Mais Jagu ne donne aucune preuve à l'appui de son hypothèse [1].

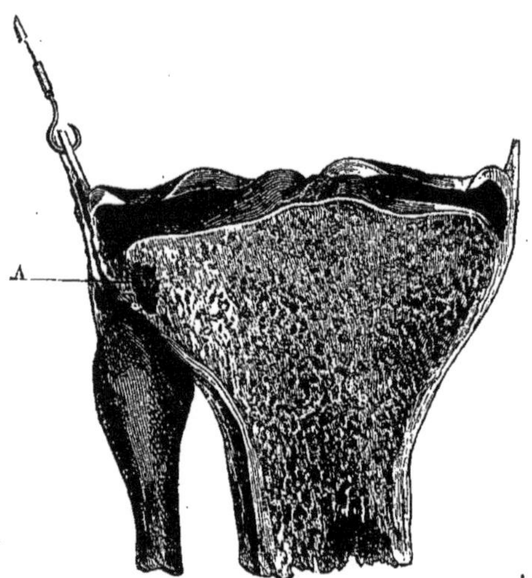

Fig. 17. — Entorse du genou.

A. Arrachement d'une bandelette osseuse sur la tubérosité externe du tibia. (Segond.)

Pour finir cette étude anatomo-pathologique, il me reste à signaler la déchirure fréquente de la synoviale articulaire sur les parties latérales de la jointure et à indiquer les sources de l'épanchement sanguin qui complique bien souvent l'entorse du genou. Le sang s'écoule probablement des aréoles du tissu spongieux ouvertes au niveau du tubercule de Gerdy et au niveau des insertions des ligaments croisés arrachés. La rupture du ligament adipeux peut aussi donner lieu à une hémorrhagie intra-articulaire car ce ligament contient quelques ramuscules vasculaires.

Enfin les désordres anatomiques n'intéressent pas toujours et forcément l'intérieur de l'articulation. Noulis, faisant une autopsie d'entorse du genou, trouva le ligament externe déchiré, un abondant épanchement sanguin dans les interstices musculaires et l'articulation absolument intacte. Des ruptures musculaires portant notamment sur les muscles de la patte-d'oie ont été

[1] Jagu, Thèse de Paris, 1885.

constatées par Sédillot, ainsi que des épanchements plus ou moins abondants dans le tissu cellulaire sous-cutané.

Symptômes. — C'est généralement à la suite d'un faux pas que le malade est tombé sur la jambe fléchie et engagée sous la cuisse. Il éprouve immédiatement une douleur vive, ne peut se relever ou s'il peut se remettre debout ne peut marcher qu'avec une extrême difficulté. Cependant la douleur, atroce, des premiers instants s'apaise petit à petit, mais le calme est de courte durée et avec le gonflement de la jointure réapparaissent les souffrances. Le malade examiné à ce moment peut quelquefois indiquer un point douloureux maximum; d'autres fois et plus souvent la douleur est diffuse, occupe toute la jointure et est réveillée par le moindre mouvement.

A la palpation, on trouve presque constamment deux points douloureux situés de chaque côté de la jointure au niveau de l'interligne articulaire et très souvent aussi un point extrêmement douloureux au niveau de l'insertion inférieure du ligament latéral interne. Quelquefois encore la pression est pénible immédiatement en arrière du tubercule de Gerdy, là où s'est produit l'arrachement osseux que Segond a signalé.

Presque toujours les mouvements sont extrêmement douloureux et le malade se raidissant au moindre contact ne permet guère de rechercher en quoi ils peuvent être modifiés. Cependant Lemoine [1] regarde comme un signe capital, pathognomonique de l'entorse avec rupture du ligament latéral interne, la possibilité de porter la jambe en dehors de façon à ce qu'elle fasse avec la cuisse un angle à sinus externe. On reconnaît en même temps par cette manœuvre l'existence anormale d'un mouvement de latéralité très accentué.

La douleur spontanée et réveillée par la pression sur certains points, un gonflement limité et l'impotence fonctionnelle peuvent être les seuls symptômes de l'entorse du genou. Mais l'épanchement sanguin intra-articulaire est tellement fréquent qu'il peut en être considéré comme un des symptômes habituels.

Lorsque cette complication se produit, le gonflement de la jointure, presque toujours considérable, est rapide et brusque; il peut acquérir son maximum de développement en vingt ou vingt-cinq minutes (Segond); en tout cas, il remplit la jointure dans la journée. La jambe se met alors en demi-flexion sur la cuisse, position qui répond à la plus grande capacité de l'articulation et toute tentative d'extension fait saillir les culs-de-sac et provoque des souffrances.

La quantité moyenne de l'épanchement est d'environ 80 à 100 grammes. Lorsqu'on l'extrait par ponction, il est souvent mélangé à quelques gouttelettes huileuses.

En explorant la jointure ainsi distendue, on peut ne pas trouver le choc rotulien, mais la fluctuation des culs-de-sac est évidente; on rencontre en même temps la crépitation neigeuse, propre aux épanchements sanguins. Ailleurs on trouvera une sorte de fluctuation pâteuse surtout si la lésion est vieille de quelques jours.

(1) LEMOINE, Thèse de Paris, 1880

Ces différentes sensations fournies par la palpation sont en rapport avec les modifications subies par l'épanchement. Le sang, à mesure qu'il tombe dans la jointure, abandonne un coagulum, qui se loge dans les anfractuosités articulaires ou nage au milieu de la sérosité sanguine. Cette coagulation immédiate du sang épanché est établie par les expériences de Poncet (1), de Noulis, de Riedel, de Volkmann (2); nous avons aussi vérifié le fait et nous nous sommes assuré, grâce aux expériences de notre ami Brasse (3), que le liquide extrait par ponction quelques heures après la production d'une hémarthrose (liquide qui a toutes les apparences du sang veineux normal) n'était autre chose que du sang défibriné. La position fréquente du coagulum dans le cul-de-sac supérieur de l'articulation explique la sensation de corps mou, spongieux, que donne la palpation de cette région.

Quelquefois la marche de l'affection est toute différente; le gonflement du genou ne se produit que lentement, ne commence à se dessiner qu'au bout de vingt-quatre heures et n'atteint son maximum qu'au bout de deux ou trois jours. C'est qu'alors la synoviale irritée se distend par hydarthrose, une faible quantité de sang est tombée dans la jointure au moment où elle a été violentée, et l'épanchement est hydrohématique.

Je ne dirai rien du *diagnostic* de l'entorse du genou parce que cette affection ne saurait être confondue avec les fractures des extrémités inférieure du fémur ou supérieure du tibia, ni même avec les fractures de la rotule qui ont une tout autre physionomie. La question plus délicate qui se pose habituellement en présence d'une entorse du genou compliquée d'épanchement est de savoir si l'on a affaire à une hydarthrose ou à une hémarthrose. L'hémarthrose se reconnaîtra ainsi que nous l'avons indiqué aux caractères spéciaux de la fluctuation et surtout à la rapidité, à la brusquerie qui préside à son apparition.

Le *pronostic* doit toujours être réservé. Si l'entorse simple peut guérir en trois ou quatre semaines, bien des faits démontrent qu'une rupture du ligament latéral interne peut laisser des mouvements étendus de latéralité; il faut alors craindre une faiblesse persistante de l'articulation et une tendance à la reproduction de l'entorse sous l'influence des moindres efforts.

La résolution de l'hémarthrose est très lente; une autopsie faite par Nicaise (4) montre des caillots fibrineux non résorbés quatorze mois après l'accident initial, et la persistance de ces caillots sanguins dans les culs-de-sac entraîne des phénomènes douloureux interminables qui entravent les mouvements ou s'opposent à une marche un peu prolongée. Hennart cite l'observation d'un garçon, excellent marcheur qui, cinq ans après une entorse du genou, se trouvait dans l'impossibilité de faire une course d'une demi-heure. Enfin si, dans le plus grand nombre des cas, les fonctions de la jointure sont presque complètement récupérées, ce n'est souvent qu'au bout de trois, quatre ou six mois.

(1) PONCET, in *Mémoire de Segond*.
(2) Cités par Lacronique, Thèse de Paris, 1881.
(3) NÉLATON et BRASSE, *Bulletin médical*, 1888, p. 1520.
(4) NICAISE, *Bull. de la Soc. de chir.*, 1876, p. 750.

Traitement. — Le traitement de l'entorse simple non compliquée d'épanchement consiste à immobiliser la jointure et au bout d'une dizaine de jours à la masser. Cette immobilisation sera rigoureusement maintenue pendant cinq ou six semaines, au moyen d'un appareil plâtré, si une rupture du ligament latéral interne existe (Lemoine).

Lorsque l'entorse se complique d'hémarthrose, il faut immédiatement vider la jointure par une ponction antiseptique. Ce mode de traitement proposé par Jarjavay dès 1865, soutenu dans les thèses de Thévenot, de Ficatier, etc., fut assez vite adopté par Broca, Voillemier, Labbé, malgré l'opposition de la Société de chirurgie fâcheusement impressionnée par une intervention malheureuse de Dubreuil. Segond préconisa de nouveau la ponction dans son mémoire de 1879 et depuis lors un grand nombre de thèses ont été consacrées à la vulgarisation des bons effets de cette méthode. En évacuant l'épanchement sanguin par la ponction capillaire antiseptique, on permet à la jointure de reprendre rapidement (trois semaines, un mois) ses fonctions si longues à revenir lorsqu'on employait la méthode ancienne, aujourd'hui abandonnée par la plupart.

L'immobilisation, l'application des révulsifs ou la compression ouatée autour de l'articulation, qui représentaient cette méthode ne sont donc plus employées que dans les cas d'hydarthrose consécutive à l'entorse. Encore est-il bien certain que si l'épanchement séreux est abondant le mieux est de l'évacuer.

La jointure une fois vidée devra être soigneusement immobilisée et comprimée pendant plusieurs semaines. Il est rare qu'un épanchement séreux de médiocre abondance ne se produise pas au bout de quelques jours, mais il se résorbe spontanément sous la compression et ne nécessite que rarement une nouvelle évacuation. On cite comme exceptionnels les cas où l'on dut recourir à 20 et 25 ponctions successives (1).

Dans ces derniers temps on a fait suivre la ponction antiseptique de lavages articulaires à l'eau phéniquée à 2 pour 100 ou au sublimé à 1/2 pour 1000. Bondesen, dans un travail récent, nous donne la comparaison des résultats de ce mode de traitement avec ceux des anciens procédés :

62 malades ont été traités avant l'antisepsie par la compression, la glace, etc. Depuis, 57 ont été ponctionnés. La moyenne des journées de traitement est de trente-huit jours pour les 62 de la première catégorie, de vingt-deux pour les 57 de la seconde. Des 57 ponctionnés 49, soit 86 pour 100, sont sortis guéris complètement. Des 67 non ponctionnés 39, soit 62 pour 100 seulement, ont été complètement guéris (2).

(1) Bosset, Thèse de Paris, 1884.
(2) Bondesen, analyse in *Revue d'Hayem*, vol. XXXI, p. 226.

CHAPITRE III

LUXATIONS

Les luxations commencent à être assez bien connues aujourd'hui pour qu'il me soit impossible d'écrire un chapitre de généralités sur des déplacements qui diffèrent absolument les uns des autres. Ni le mécanisme, ni l'anatomie pathologique, ni les symptômes, ni le traitement des différentes luxations ne se ressemblent. Rapprocher les signes et les désordres anatomiques de la luxation du coude, des symptômes et des lésions de la luxation du genou, comparer même les symptômes et les désordres de la luxation de l'épaule à ceux de la luxation de la hanche (bien que pareille étude ait été faite par un homme éminent) ne nous paraît pas autre chose qu'un exercice de l'esprit, une dissertation à propos des luxations qui pourra être plus ou moins ingénieuse, mais qui restera à coup sûr sans aucune portée pratique, puisque l'étude des luxations a pour but : 1° de nous permettre de bien reconnaître chacune d'elles et 2° de bien traiter chacune d'elles.

Pour le diagnostic aussi bien que pour le traitement, ce n'est pas d'une connaissance vague sur les caractères des déplacements articulaires dont nous avons besoin, mais d'une indication nette spéciale à chaque jointure.

Je n'en veux qu'un exemple : Puis-je traiter une luxation du pouce en arrière d'après une méthode applicable à la réduction des luxations de la hanche ou du coude, puis-je traiter une luxation de la hanche par un procédé applicable aux luxations de la mâchoire ou du poignet? Évidemment, si l'on tient absolument à la comparaison, il y a toujours un os déplacé, une capsule trouée, une cavité articulaire vide et des muscles contracturés. Mais quant à tirer de cette comparaison une notion utile pour le diagnostic ou le traitement, cela me paraît absolument impossible.

Je ne puis donc étudier d'une façon générale le mécanisme, l'anatomie pathologique, les symptômes ni le traitement.

Des causes, qu'y a-t-il à dire d'une façon générale, si ce n'est que les luxations sont produites par des violences extérieures agissant directement ou indirectement, ou par la contraction musculaire seule?

Un seul paragraphe me semblerait pouvoir être retenu pour une étude générale : c'est celui qui a trait à la recherche du rôle respectif des muscles et des ligaments dans les luxations. Mais je crois que ce rôle varie beaucoup aussi suivant les dispositions anatomiques de chaque jointure, et je me bornerai à indiquer ce rôle dans l'étude de quelques luxations où il a été particulièrement recherché.

I

LUXATIONS DE LA MACHOIRE INFÉRIEURE

NÉLATON, Pathologie chirurgicale, t. II, p. 506, 1er édit. — MAISONNEUVE, *Clinique chirurgicale*, t. I, 1865. — MATHIEU, *Arch. générales de méd.*, t. II, 129, 1868. — FARABEUF, *Bulletin de la Soc. de chir.*, 1886, p. 737. — A. BROCA, *Gaz. hebdom.*, 1886, p. 758.

Les luxations de la mâchoire inférieure ne sont pas fréquentes et entrent dans une proportion de 4 pour 100 environ dans la statistique générale des luxations. Elles se produisent en avant dans l'immense majorité des cas. Il existe dans la science deux observations de luxations en dehors (Robert, Neiss) et une seule de luxation en arrière accompagnée d'un enfoncement de la paroi antérieure du conduit auditif. Les luxations antérieures sont bilatérales ou unilatérales; les premières sont les plus communes de beaucoup.

Étiologie. — La luxation du maxillaire inférieur se rencontre surtout chez la femme et vers l'âge moyen de la vie; elle est exceptionnelle chez l'enfant et rare chez le vieillard. La faiblesse musculaire, la laxité des ligaments et surtout l'affaiblissement de la capsule par une luxation antérieure sont les conditions qui y prédisposent. Les causes occasionnelles sont un abaissement forcé de la mâchoire inférieure imposé soit par une violente contraction musculaire soit par un traumatisme. Dans le premier cas la luxation succède au baillement, au rire, à l'éternuement, au vomissement. Une jeune femme se présente un jour à la clinique de Dupuytren avec une luxation qu'elle s'était produite la veille en baillant. Le chirurgien la réduisit immédiatement en présence des élèves; cette femme éprouva une telle joie qu'elle se mit à rire : à l'instant la luxation se reproduisit. Les convulsions de l'éclampsie, de l'épilepsie, sont aussi une des causes souvent notées dans l'étiologie de la luxation.

Les causes mécaniques sont : toutes les violences extérieures, chute, coup sur le menton, etc. A. Bérard a vu cette luxation produite chez une malade pendant qu'on la retournait dans son lit, l'angle de la mâchoire ayant été accroché dans ce mouvement. On l'a observée à la suite de l'avulsion d'une dent, pendant un examen laryngoscopique (Guinier); chez un aliéné que l'on voulait faire manger de force et dont on fermait violemment la bouche, et enfin chez un homme qui mordait dans une poire (Pamard).

Anatomie pathologique. — Le condyle se porte en avant, franchit la racine transverse zygomatique, et remonte plus ou moins loin en avant d'elle; il appuie par sa face postérieure sur le plan incliné ascendant que cette racine présente. En même temps l'apophyse coronoïde est abaissée et portée en avant, et les ligaments postérieurs stylo et sphéno-maxillaires sont tendus par le mouvement d'abaissement et de prépulsion de la mâchoire.

La synoviale est déchirée en avant, et au-dessous du ménisque dans la très grande majorité des cas, bien qu'on l'ait rencontrée intacte dans deux autopsies (Nélaton, Périer). Pour produire la luxation expérimentalement, il faut couper la synoviale en avant et en bas; cette déchirure capsulaire peut donc être considérée comme habituelle.

Mécanisme. — L'abaissement forcé de la mâchoire par une force appliquée sur le maxillaire inférieur ou par la contraction musculaire seule produit le passage du condyle au-devant de la racine transverse zygomatique; le déplacement est maintenu fixe d'une part par la saillie de cette apophyse contre laquelle butte la face postérieure du condyle, d'autre part, par la contraction des muscles élévateurs, qui attirent directement en haut le maxillaire, et l'assujettissent contre le temporal. Or, dans cette situation le condyle occupe, ainsi que le fait remarquer Malgaigne, une position physiologique qui correspond à l'ouverture large de la bouche.

La seule différence, entre le déplacement pathologique et le mouvement physiologique, réside dans ce fait que le condyle luxé est adossé directement à la racine transverse *sans interposition du ménisque*. Ce dernier est resté en arrière du condyle qui déchirant la capsule au-dessous de lui s'est porté en avant.

Dans le mouvement physiologique d'abaissement de la mâchoire, le ménisque au contraire reste toujours interposé au condyle et à la racine transverse, et c'est grâce à son mécanisme que le déplacement physiologique du condyle en avant se réduit immédiatement, dès que le menton s'élève et que la bouche se ferme.

Essaie-t-on en effet sans inciser la capsule articulaire de luxer le maxillaire inférieur on ne peut y réussir et aussi loin que l'on ait porté l'abaissement et la prépulsion de la mâchoire l'élévation du menton s'accompagne du retour immédiat du condyle dans la cavité glénoïde avec un ressaut au moment où il passe au-dessous de la racine transverse.

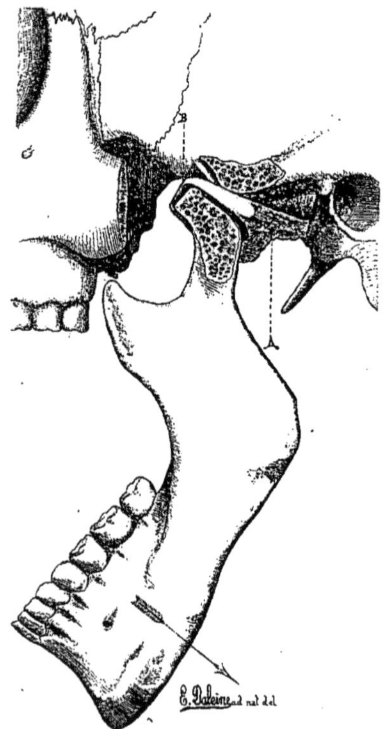

Fig. 18. — Abaissement physiologique du maxillaire inférieur. — Le condyle est au-devant de la racine transverse, en B on voit l'insertion du ménisque sur la partie antérieure de la capsule, en A est l'insertion du ménisque sur le fort ligament gléno-maxillaire. La portion inférieure de ce ligament est relâchée, la supérieure tendue au maximum.

Voici pourquoi, croyons-nous, le ménisque s'attache en arrière presque perpendiculairement à une forte bandelette fibro-élastique qui se porte de la scissure de Glaser à la face postérieure du col du condyle. Pendant le mouvement d'abaissement du maxillaire, le condyle se porte en avant entraînant avec lui le ménisque qui se trouve ainsi placé horizontalement au-dessous de la racine transverse. Le ligament fibro-élastique qui le retient en arrière est alors tendu au maximum dans sa partie supérieure, tandis que sa portion inférieure est relâchée parce que le bord parotidien de la mâchoire est un peu porté en arrière par l'abaissement du menton. C'est donc la partie supérieure de ce ligament qui limite par sa tension le déplacement du condyle en avant (fig. 18).

Dès que la force qui abaisse le menton cesse d'agir, l'élasticité du ligament postérieur pouvant se satisfaire ramène le ménisque et avec lui le condyle en arrière. Mais en supposant que cette action élastique soit annihilée par la force des muscles élévateurs, qui pincent le fibro-cartilage entre le condyle et la racine transverse, le ménisque serait néanmoins ramené en arrière de la

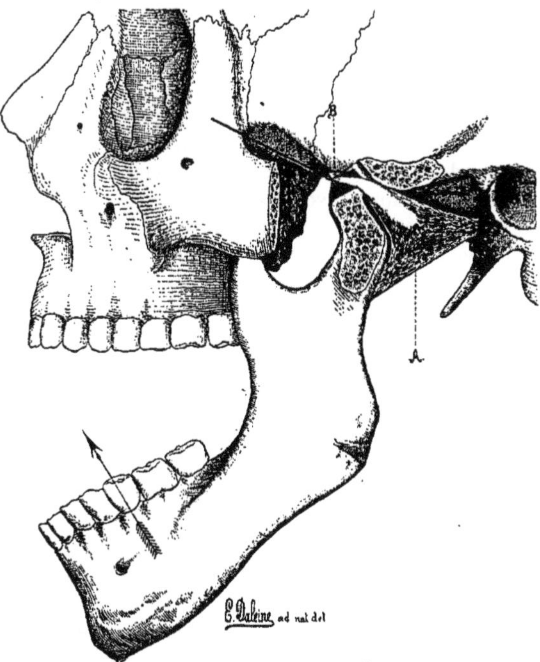

Fig. 19. — Le menton est porté en haut suivant la direction de la flèche. — Une érigne en B retient le ménisque en avant. — A, tension considérable du ligament gléno-maxillaire qui tire le ménisque en arrière.

façon suivante : supposons le condyle déplacé fortement appliqué par sa face postérieure contre le plan incliné antérieur de la racine transverse; entre les deux os est pincé le ménisque. On élève le menton ; tout le maxillaire va se porter en avant, en tournant autour du point fixe pris par le condyle sur la racine transverse. Alors le bord parotidien de la mâchoire est entraîné en avant et le ligament postérieur gléno-maxillaire (A) se tend et tire sur les attaches postérieures du ménisque. Plus on portera le menton en avant, plus on tirera le ménisque en arrière et ce dernier se déplaçant dans ce sens ramènera avec lui le condyle vers sa cavité (fig. 19).

Donc la permanence du déplacement paraît impossible lorsque le condyle n'a pas abandonné son ménisque, à moins d'une laxité anormale et très grande de la partie antérieure de la capsule.

Si le condyle, au contraire, a perdu ses connexions avec le ménisque, la luxation se produit dès que l'on porte le condyle au-devant de l'apophyse transverse. Il suffit en effet d'exciser par une étroite ouverture capsulaire postérieure le fibro-cartilage pour voir le déplacement se produire par un abaissement forcé du menton; le déplacement reste permanent si on essaie d'élever le menton.

Cette expérience se trouvait presque complètement réalisée sur une pièce présentée par Périer à la Société de chirurgie; le ménisque était détruit par arthrite sèche dans son tiers antérieur, il n'exerçait plus son rôle physiologique, et la luxation se produisait avec une facilité extrême. « Il suffit de tenir la pièce en mains, nous dit Périer, pour voir que l'impulsion directe en arrière maintient le condyle appliqué au-devant de la racine transverse de l'arcade zygomatique, et que tout muscle rétracteur qui agira sans abaissement préalable sur le condyle ainsi déplacé sera impuissant à le remettre en place [1]. »

On réalise les mêmes conditions favorables à la luxation en incisant la partie antérieure de la capsule au-dessous du ménisque; le condyle se porte en avant de lui, l'abandonne et le déplacement reste permanent. L'expérience cadavérique suivante vient à l'appui de cette assertion. L'action des muscles temporaux et masséters étant remplacée par des tractions élastiques faites à l'aide de tubes passés dans l'apophyse coronoïde d'une part, dans la fosse temporale de l'autre, la capsule est incisée en avant au-dessous du ménisque, et le condyle du maxillaire facilement luxé en avant. Le déplacement reste permanent même si on essaie de relever le menton et de fermer la bouche.

Dans ces conditions l'apophyse coronoïde vient souvent buter contre l'arcade zygomatique et cet accrochement ou arc-boutement peut être considéré comme la cause de la permanence du déplacement; excisons-la donc avec une pince de Liston; la luxation n'en persiste pas moins et l'élévation du menton ne la réduit en aucune façon. Il en est de même si, après la section de l'apophyse coronoïde, on incise les ligaments sphéno et stylo-maxillaires. Il en est encore de même si, en arrière du condyle luxé, on excise le ménisque.

Il nous semble donc qu'on puisse dire : *la mâchoire se luxe dès que ses connexions avec le ménisque sont perdues, et la contraction des muscles élévateurs maintient le condyle appliqué contre le plan incliné de la racine transverse, sans qu'il ait tendance à revenir dans sa cavité.*

Mais, aussitôt le déplacement produit, il emprunte à la disposition de la région une fixité particulière, et la bouche reste béante malgré l'action des muscles élévateurs. C'est cette attitude fixe qui a principalement attiré l'attention des auteurs. Il ne faut cependant pas confondre, croyons-nous, la permanence du déplacement qui constitue la luxation proprement dite, avec l'attitude de la mâchoire inférieure, abaissée et projetée en avant.

La *permanence du déplacement* du maxillaire est due comme tout autre luxation, à ce que le condyle, sorti de sa capsule articulaire, est maintenu

[1] Périer, *Bull. de la Soc. de chir.*, 1878, p. 224.

contre la saillie de l'apophyse transverse par la contraction des muscles élévateurs. Le condyle, privé de son conducteur physiologique, le ménisque, n'est plus sollicité à s'abaisser pour doubler cette saillie et rentrer dans la cavité glénoïde.

L'*attitude fixe* de la mâchoire, abaissée et projetée en avant, est la conséquence immédiate du déplacement et de dispositions anatomiques qui peuvent varier suivant les sujets.

Ces dispositions anatomiques qui assurent la fixité de la mâchoire (bouche ouverte) ont été considérées par la plupart des auteurs comme les causes de la permanence du déplacement. Nous avons dit pourquoi nous ne pensons pas cette opinion juste, toujours est-il que le déplacement du condyle en avant une fois produit, on peut observer un des trois phénomènes suivants, que nous considérons nous, comme consécutifs et accessoires. Ces trois phénomènes sont :

1° L'accrochement du bec de l'apophyse coronoïde au-devant de l'arcade zygomatique ;

2° L'arc-boutement du bec de la coronoïde ou du bord antérieur de cette apophyse contre l'arcade zygomatique ;

3° L'immobilisation du maxillaire, abaissé et projeté en avant, par l'antagonisme entre la force active des muscles élévateurs et la force passive des ligaments sphéno et stylo-maxillaires (Maisonneuve). Nous allons étudier successivement ces trois phénomènes, car ils sont considérés classiquement comme les causes de la permanence du déplacement.

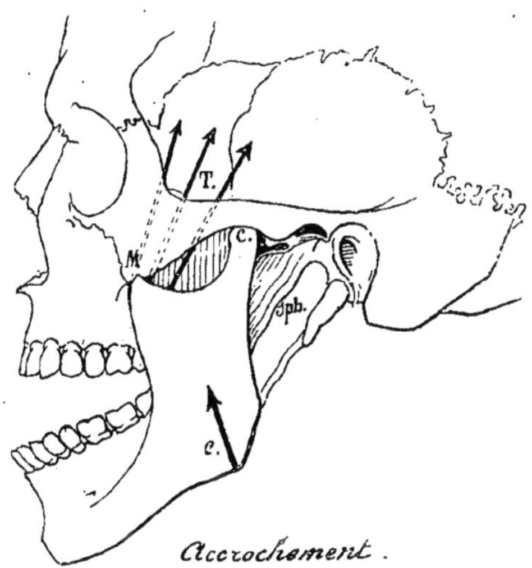

Fig. 20.

1° *Accrochement.* — Nélaton reprenant une idée émise par Fabrice d'Aquapendente, mais certes depuis longtemps oubliée, a déclaré « que le déplacement est *permanent* non pas comme on pourrait le croire à cause de la saillie de la racine transverse, mais parce que le sommet de l'apophyse coronoïde vient arc-bouter contre l'angle inférieur de l'os malaire en dehors du tubercule qui résulte de la jonction de cet os avec la tubérosité maxillaire, et se loger dans une petite fossette allongée à peu près ovalaire qui existe souvent en ce point » (fig. 20).

Ce contact du sommet de l'apophyse coronoïde parut à Nélaton une condition indispensable pour qu'il y eût une véritable luxation, c'est-à-dire un déplacement permanent, et pour cela le déplacement n'avait pas besoin d'être extrême ; il suffisait que le condyle s'avançât de 2 à 3 millimètres.

Nélaton, et plus récemment Farabeuf, ont montré que, pour que l'accrochement de l'apophyse coronoïde au tubercule malaire se produisît, une conformation spéciale de l'arcade zygomatique et de l'apophyse coronoïde était nécessaire. La hauteur du sommet coronoïdien est très variable, dit Farabeuf; ce sommet peut ne point atteindre le niveau du bord inférieur de l'os malaire, comme il peut remonter à 3 centimètres plus haut dans la fosse temporale. La conséquence est claire : trop haut, le sommet ne peut jamais descendre assez bas pour s'accrocher; trop bas, quelle que soit la prépulsion, il ne peut être un obstacle au relèvement du menton.

Cet accrochement, dont la réalité a été rendue indiscutable par une pièce déposée par Nélaton au musée Dupuytren, et par plusieurs observations cliniques est rare, de l'avis de tous, en raison des conditions anatomiques qui sont nécessaires à sa production. Mais en tout cas, il ne nous paraît être qu'un phénomène consécutif, qui peut-être augmente les difficultés de la réduction, mais ne peut être considéré comme la cause première de la permanence du déplacement (¹).

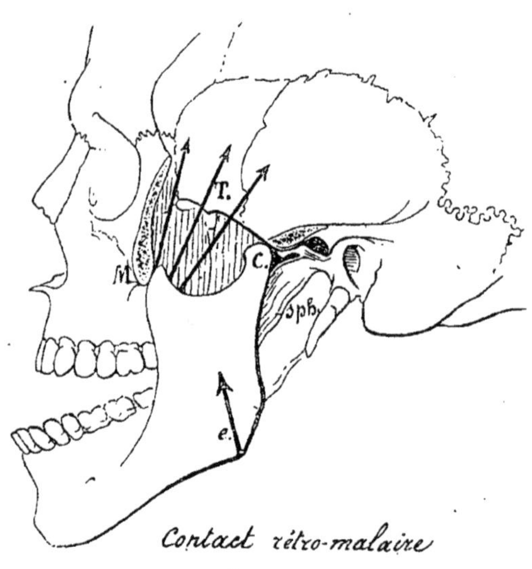

Fig. 21.

2° *Arc-boutement.*—En même temps que l'accrochement coronoïdien proprement dit, l'arc-boutement du bec de la coronoïde contre le bord inférieur de l'arcade zygomatique est également regardé par Nélaton comme une des causes de la permanence du déplacement (théorie autrefois soutenue par Monro); la coronoïde est alors un peu moins avancée que tout à l'heure; la traction exercée par le temporal engage le bec coronoïdien sous l'arcade zygomatique sans l'accrocher, mais le bord antérieur de l'apophyse coronoïde est bombé, convexe et son point culminant vient butter contre la face postérieure du tubercule malaire (fig. 21). « Voilà donc deux variétés de luxation où il y a *contact osseux* empêchant les muscles élévateurs de ramener les dents au contact. La force musculaire tire en haut; mais deux

(¹) Il faut cependant faire une exception pour les cas où la capsule n'est pas déchirée, où le condyle n'a pas abandonné le menisque et dans lesquels en raison de la conformation du sujet la coronoïde a pu être portée assez loin dans le mouvement physiologique de prépulsion pour s'engager au-dessous de l'arcade zygomatique. Elle y reste accrochée au moment où la mâchoire inférieure se relève, et c'est bien alors l'accrochement coronoïdien, qui est la seule cause de la luxation. Sans lui le condyle qui n'a pas abandonné son menisque rentrerait dans la cavité glénoïde.

forces passives, celles-là, repoussent en bas : une en arrière, le contact en C du condyle et du plan incliné ascendant préglénoïdien ; en avant en M le contact de l'apophyse coronoïde et de l'os malaire, par le bec dans la figure 20, par le bord antérieur dans la figure 21. La fixité de la mâchoire s'explique par les règles ordinaires de la mécanique : elle est obtenue par trois forces, dont celle du milieu (muscles élévateurs) est opposée aux deux autres (contact osseux) [1]. »

Mais l'aire de l'arcade zygomatique, ainsi que le fait remarquer Farabeuf, a des dimensions variables, et on peut en dire autant des dimensions de la branche montante de la mâchoire inférieure. « De sorte qu'à une courte arcade correspond quelquefois une large branche montante et inversement. Dans le premier cas, l'intervalle coronoïdo-malaire peut être de 6 millimètres, dans le deuxième de 20 millimètres. Dans le premier cas, le jeu physiologique de la mâchoire est à peine assuré ; à la moindre exagération de prépulsion il s'établit un contact rétro-malaire du bord coronoïdien antérieur. Dans le second ce contact est impossible.... »

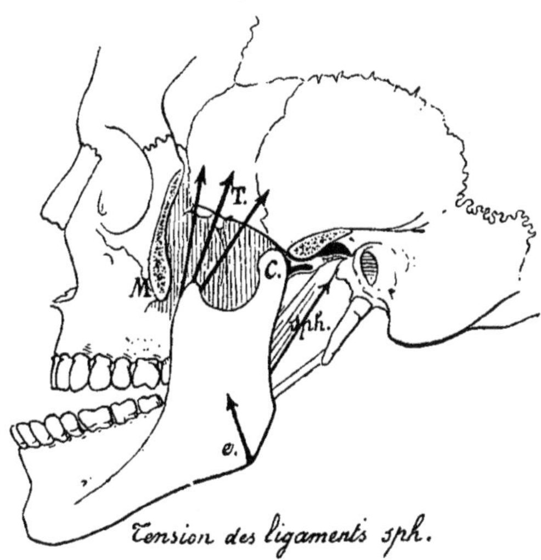

Fig. 22.

3° *Antagonisme entre les forces musculaires et les résistances ligamenteuses.* — Il nous reste à voir comment lorsque le contact de la coronoïde avec l'arcade zygomatique est imposible la fixité de la mâchoire est cependant établie. Maisonneuve a donné la raison de ce fait : Le condyle luxé appuie par sa face postérieure sur la racine transverse, les muscles élévateurs tirent le maxillaire en haut, et le contact malaire ne s'établissant pas, la coronoïde s'engage sous l'arcade zygomatique ; mais bientôt le mouvement est arrêté par la tension des ligaments sphéno et stylo-maxillaires. « La prépulsion les tend, et ils ne tardent pas à s'opposer à tout abaissement de l'angle de la mâchoire, par conséquent à toute élévation du menton.... Notre figure 22 montre bien que les conditions mécaniques de la fixité dans l'espace sont réalisées ; deux forces tirent en haut, une, antérieure active musculaire ; une, postérieure passive, ligamenteuse (Sph.) ; mais, une troisième entre les deux refoule en bas, passive elle aussi : le contact en C du condyle et du plan ascendant préglénoïdien » (fig. 22).

Enfin il est une théorie beaucoup plus récente qui a joui d'une grande

(1) Broca, *Loc. cit.*

vogue, c'est celle de Mathieu. Pour lui, le condyle s'étant échappé de la cavité articulaire en rompant la synoviale au-dessous du ménisque vient heurter, lorsqu'il est reporté en arrière, contre le bord antérieur de ce ménisque qui forme cale derrière lui et s'oppose à sa rentrée dans la cavité articulaire.

Ces différentes théories expliquent parfaitement bien la fixité de la mâchoire, bouche béante, mais elles ne peuvent suivant nous donner la raison de la permanence du déplacement puisque la section de la coronoïde, ainsi que nous l'avons vu, laisse la luxation persister aussi bien que l'excision du ménisque et puisque la section des ligaments sphéno- et stylo-maxillaires ne modifie le déplacement qu'en permettant aux mâchoires de se rapprocher légèrement.

D'autres théories ont été émises, ce sont celles de Pinel (¹), de Petit et de Boyer (²),

Puis la théorie de Ribes, qui regarde le plan incliné formé par le versant antérieur de la racine transverse comme le principal obstacle à la rentrée du condyle dans sa cavité.

Symptômes. — *Luxation bilatérale.* — La bouche est largement ouverte et ne peut être fermée malgré les efforts du malade. Les arcades dentaires sont éloignées l'une de l'autre, de 3 ou 4 centimètres, à la partie antérieure. En arrière les dents sont serrées. La prépulsion du maxillaire inférieur fait que les dents des deux mâchoires ne se correspondent plus et les incisives inférieures débordent les supérieures. Les condyles maxillaires, passés en avant des condyles temporaux, laissent entre eux et le conduit auditif une dépression dans laquelle on peut enfoncer le bout du doigt. Les tempes et les joues sont aplaties; les muscles crotaphytes paraissent tendus et durs. A travers les joues et surtout dans l'intérieur de la bouche, on sent une saillie formée par l'apophyse coronoïde portée en haut et en avant.

Les lèvres ne pouvant plus être rapprochées, il s'ensuit un écoulement involontaire de la salive, une difficulté dans la prononciation, une impossibilité de la mastication et une très grande gêne de la déglutition.

Luxation unilatérale. — Les symptômes sont moins prononcés que dans la luxation bilatérale : le menton est porté du côté opposé à la luxation, l'aplatissement de la joue et la dureté du masséter, la dépression au-devant du conduit auditif, et la saillie de l'apophyse coronoïde n'existent que du côté de la luxation.

Diagnostic. — Il est facile. On ne confondra point la luxation unilatérale

(¹) Lorsque la bouche est largement ouverte, l'angle formé par l'axe du condyle et la direction du masséter n'est plus que de 4 à 5 degrés. Alors les fibres postérieures de ce muscle se trouvant derrière le condyle, leur contraction vient fixer le maxillaire inférieur en avant du condyle du temporal et la luxation est produite.

(²) Lorsque la luxation est produite par l'action des muscles, la mâchoire étant fortement abaissée, le ptérygoïdien externe se contracte, et alors le condyle qui était déjà porté en avant par le fait de l'écartement des mâchoires se trouve tiré plus en avant par la contraction de ce muscle et la luxation se trouve produite. Dans une chute sur le menton, la mâchoire s'ouvre par un mécanisme différent, les condyles roulent sur leur point central sans abandonner la cavité glénoïde; alors les muscles masseter et ptérygoïdien interne se contractant, mais ne pouvant agir sur la mâchoire repoussée en arrière par la violence, agissent sur le condyle, et le font passer en avant de la racine transverse.

avec la paralysie faciale, car cette dernière est caractérisée par la flaccidité des téguments et la mobilité du maxillaire.

De même la fixité de la mâchoire inférieure ouverte et abaissée ne pourra laisser croire à un spasme nerveux, à un trismus.

Pronostic. — Cette luxation n'est pas grave, sa réduction est généralement facile. Mais il faut craindre les récidives qui sont fréquentes.

Lorsque la luxation n'a pas été réduite, les mâchoires se rapprochent assez pour que la déglutition et la mastication puissent se faire. Cependant la face reste déformée et une véritable gêne fonctionnelle persiste.

Traitement. — « Le soufflet sur la joue, le coup de poing sous le menton, la fronde placée sous la mâchoire et attachée au bonnet dont on serrait les chefs tous les jours de façon à diminuer l'écartement, ont pu réduire des luxations, ce sont cependant des procédés défectueux. » (Nélaton.)

Ils sont aujourd'hui complètement abandonnés; il en est de même du procédé d'A. Cooper : on introduisait un corps dur (un coin de bois, un bouchon), aussi loin que possible entre les molaires, puis à l'aide d'une fronde on tirait le menton en haut.

Le moyen ordinairement employé est le suivant : le blessé est assis sur une chaise, la tête soutenue par un aide. Le chirurgien placé devant le malade appuie ses pouces par leur face palmaire sur les dernières dents molaires inférieures. Il pèse alors fortement sur la mâchoire inférieure de façon à abaisser le condyle. Une fois cet abaissement obtenu, il repousse la mâchoire en arrière. Afin d'éviter que les doigts ne soient mordus au moment de la réduction, le chirurgien peut, ainsi que le conseille Tillaux, porter les deux pouces sur le bord antérieur et sur la base des apophyses coronoïdes et exercer la pression en ce point.

Nélaton conseillait encore de repousser les apophyses coronoïdes directement en arrière, avec les pouces placés soit dans l'intérieur de la bouche, soit à l'extérieur, immédiatement au-dessous des os de la pommette et en prenant un point d'appui avec les autres doigts sur les régions mastoïdiennes.

Farabeuf recommande d'exagérer d'abord légèrement la béance de la bouche avant de tenter l'abaissement et le refoulement du maxillaire; par cette manœuvre le contact osseux de la coronoïde avec l'os malaire cesse s'il existe; s'il n'existe pas on fait basculer encore l'angle de la mâchoire vers le haut, et les ligaments postérieurs se détendent. Conditions qui facilitent l'abaissement du condyle et la réduction.

La luxation une fois réduite, la mâchoire sera maintenue à l'aide d'une fronde, et pendant quelques jours le malade s'abstiendra de l'usage d'aliments solides.

Luxations anciennes. — Il est impossible d'établir un laps de temps précis, après lequel la réduction ne doive pas être tentée (Giraldès). Stromeyer réduisit une luxation datant de 35 jours; Richard, une de six semaines; Bouisson, une de 60 jours; Demarquay, une de 87 jours; les cas de Donovan, Nélaton, Michon et Gosselin, comptaient 98, 114 et 130 jours.

Alors le simple abaissement du maxillaire avec les doigts ne suffit plus à amener la réduction. Il faut avoir raison de la rétraction de la capsule abandonnée, et employer des appareils spéciaux. Ce sont les pinces de Junk, Atti et Stromeyer. Cette dernière, plus ou moins modifiée, est ordinairement employée (¹).

Lorsque toutes les tentatives de réduction ont échoué, on peut avoir recours, ainsi que le fit Mazzoni, à la résection des deux condyles luxés. Il fit cette opération avec un parfait résultat chez une femme de vingt-sept ans, qui avait une luxation bilatérale irréductible datant de huit mois (²).

Pour des luxations récidivantes, Annandale (³) a récemment obtenu deux succès en suturant le ménisque inter-articulaire. Une incision légèrement courbe, longue de 3/4 de pouce, est faite sur le bord postérieur du ligament latéral externe, la capsule est ouverte, et le ménisque ramené à sa position est suturé au périoste et aux autres tissus sur le bord externe de l'articulation avec un catgut.

Genzmer (⁴) a proposé de rétrécir la capsule distendue par des injections de teinture d'iode.

VARIÉTÉS EXCEPTIONNELLES

A. *Luxation dans la fosse temporale.* — Deux cas, l'un appartenant à Robert, l'autre rapporté par Neiss (⁵) en établissent l'authenticité.

Dans le cas de Robert, la luxation avait été produite par le passage d'une roue de voiture sur la mâchoire, et il y avait eu fracture du maxillaire inférieur. Le condyle, sorti de la cavité glénoïde, était remonté en dehors de l'arcade zygomatique dans la fosse temporale.

Dans le cas de Neiss, la luxation ne s'accompagnait pas de fracture. Le condyle gauche du maxillaire pouvait être reconnu et senti au-dessus du conduit auditif externe dans la fosse temporale ; il participait aux mouvements de la mâchoire.

Dans les deux cas, les symptômes étaient les suivants : les incisives inférieures étaient déplacées en arrière, la bouche ne pouvait être ouverte, et il s'écoulait un peu de sang par le conduit auditif. Enfin la palpation permettait de constater la place inaccoutumée du condyle. Dans le cas de Neiss, la réduction fut faite avec difficulté quoique le malade eût été anesthésié.

B. *Luxations en arrière.* — Admises par Lanfranc et Guy de Chauliac, elles ont été regardées comme impossibles jusque dans ces temps derniers.

Baudrimont, dans un mémoire présenté à la Société de chirurgie en 1882, a établi la réalité de la luxation de la mâchoire inférieure en arrière par pénétration du condyle dans le conduit auditif. Voici l'observation résumée par Farabeuf, à la Société de chirurgie :

Le 25 septembre 1879, M.... soixante-trois ans, édenté, tombe violemment sur

(¹) Avant d'essayer une réduction avec cet instrument, il sera bon de répéter au préalable la manœuvre sur le cadavre.
(²) MAZZONI, *Anno IV et V di clinica chirurgica nella R, universita di Roma*, 1878, p. 105.
(³) ANNANDALE, *Lancet*, 1887, t. I, p. 441.
(⁴) GENZMER, *Centr. f. Chir.*, 1885, p. 565.
(⁵) NEISS, Thèse de Paris, 1879.

le menton, ressent une violente douleur dans les deux oreilles et ne peut plus remuer la bouche. Plaie mentonnière, surdité absolue, otorrhagie sans durée.

La bouche est entr'ouverte, la symphise ramenée en arrière, les incisives inférieures de 15 millimètres en retrait sur les supérieures. Les lèvres peuvent encore se rapprocher, mais sans que l'os participe à ce mouvement. Le transport en arrière de toute la mâchoire inférieure a aplati les joues et a déterminé un rictus particulier ; l'angle et le bord postérieur de la mâchoire touchent le sterno-mastoïdien ; la place du condyle est vide.

Les deux conduits auditifs ont expulsé leur bouchon cérumineux et sont maintenant oblitérés par une saillie antéro-inférieure, dure et obéissant aux mouvements de faible étendue que l'on peut imposer à la mâchoire.

La réduction du condyle droit réussit brusquement et du premier coup. L'aspect primitif de la face du malade est alors transformé, le menton étant dévié à gauche. C'est avec peine que le condyle gauche est ensuite dégagé. On observe alors que la face a repris son profil normal, la mâchoire, sa mobilité.

II

LUXATIONS DE LA CLAVICULE

Beaucoup moins communes que les fractures, les luxations de la clavicule se divisent en : luxations de l'extrémité externe ou acromio-claviculaires et luxations de l'extrémité interne ou sterno-claviculaires. En outre la clavicule peut être luxée simultanément à ses deux extrémités.

MOREL LAVALLÉE, *Annales de la chirurgie française et étrangère*, 1843. — SÉDILLOT, Contributions à la chirurgie, 1868. — RICHET et POLAILLON, art. CLAVICULE des *Dictionnaires*.

Les luxations de la clavicule peuvent être divisées de la façon suivante :

<table>
<tr><td rowspan="3">Luxations de l'extrémité externe. . .</td><td>sus-acromiales</td><td>complètes
incomplètes</td></tr>
<tr><td>sous-acromiales</td><td></td></tr>
<tr><td>sous-coracoïdiennes (?).</td><td></td></tr>
<tr><td>Luxations de l'extrémité interne. . .</td><td>pré-sternales
rétro-sternales
sus-sternales</td><td>complètes
incomplètes.</td></tr>
<tr><td colspan="3">Luxations simultanées des deux extrémités.</td></tr>
</table>

1° LUXATIONS DE L'EXTRÉMITÉ EXTERNE DE LA CLAVICULE

LUXATION SUS-ACROMIALE. — **Étiologie.** — C'est de toutes les variétés la plus fréquente ; elle est produite soit par des chutes sur le moignon de l'épaule, soit par des coups portant sur l'acromion en dehors de la clavicule.

Le cas rapporté par Malgaigne est classique : un plombier embrassant de ses deux mains un corps de pompe, les coudes fortement portés en dehors, reçut sur le deltoïde gauche un tampon de fonte du poids de 80 à 90 livres ; une luxation sus-acromiale en fut la conséquence. Tout à fait exceptionnellement, la luxation de la clavicule aurait été observée à la suite d'une chute sur le coude (Tanchou) [1].

Mécanisme. — Desault[2] ayant remarqué que les deux surfaces articulaires par lesquelles l'extrémité externe de la clavicule et l'acromion se correspondent « sont taillées en plan incliné » supposait qu'un choc violent portant sur le moignon de l'épaule faisait chevaucher ces deux surfaces articulaires l'une sur l'autre ; la facette appartenant à l'acromion glissant en dedans, celle de la clavicule passant en dehors ; la clavicule monterait ainsi sur la face dorsale de l'acromion en déchirant les faibles ligaments acromio-claviculaires. Mais cette explication du déplacement ne tient pas compte de la résistance des ligaments coraco-claviculaires. Lorsqu'une violence est exercée sur l'acromion, elle transmet ses effets à toute l'omoplate qui est projetée en dedans ; la coracoïde participe à ce mouvement, et le ligament semi-trapézoïde distendu tire sur la clavicule pour l'entraîner elle aussi en dedans. Celle-ci résiste, car elle butte par son extrémité interne contre le sternum, et si la violence est plus grande une fissure, véritable fracture par arrachement, se produit au niveau des insertions des ligaments coraco-claviculaires. Si ces ligaments cèdent, alors seulement la luxation complète peut se faire.

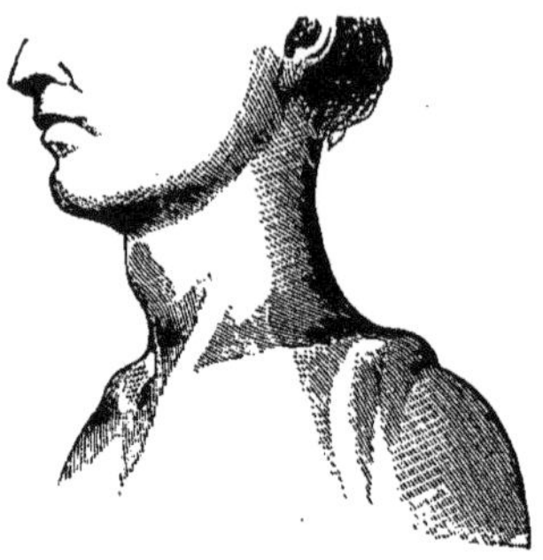

Fig 25. — Luxation sus-accromiale de la clavicule.

D'après Morel Lavallée, le déplacement serait facilité par une forte impulsion du tronc en avant coïncidant avec la chute sur le moignon de l'épaule. L'extrémité externe de la clavicule serait alors projetée en haut et en avant, tandis que l'acromion buttant sur le sol serait poussé en dedans et en arrière. Malgaigne, Vidal de Cassis et plus récemment Galangau [3] et Brindel [4] ont fait remarquer que cette impulsion du tronc en avant ne se retrouvait pas toujours dans les conditions étiologiques de la luxation.

Aussi Brindel a-t-il proposé l'explication suivante qui paraît rationnelle. Pour lui la luxation sus-acromiale résulte « du soulèvement de la clavicule par l'apophyse coracoïde, tandis que l'acromion s'abaisse en dehors et en bas » exécutant un véritable mouvement de bascule. En même temps la contraction violente du muscle trapèze attire la clavicule en haut. Dans une chute sur le moignon de l'épaule, dit Boyer, « l'action du muscle trapèze sera nulle sur l'omoplate retenue par le sol, mais elle s'exercera fortement sur la clavicule que ce muscle entraînera en haut ».

La contraction musculaire est donc une force adjuvante admise par tous, mais suffit-elle pour produire la luxation à elle seule? Dolbeau, Brindel ont

(1) Tanchou, *Transactions médicales*, t. XIV, p. 276, 1833, rapporté par Polaillon, p. 719.
(2) Desault, *Œuvres chirurgicales*, t. I, p. 338.
(3) Galangau, Thèse de Montpellier, 1877.
(4) Brindel, Thèse de Paris, 1875.

observé deux cas dans lesquels la luxation succéda évidemment à la contraction musculaire seule. L'observation de Dolbeau[1] est celle d'une femme qui se fit une luxation sus-acromiale en donnant un soufflet à son enfant. Brindel raconte qu'un soldat étant au gymnase se luxa la clavicule en élevant son corps lentement les mains fixées à deux anneaux et le corps pesant de tout son poids au bout des bras[2].

Signalons en passant l'opinion d'Andrews[3] : « Un coup dirigé de bas en haut et frappant le bord inférieur de la clavicule a pu causer la luxation qui nous occupe. » Il n'y a pas d'autre indication.

Anatomie pathologique. — La luxation est incomplète ou complète. Incomplète elle est caractérisée par une saillie légère de l'extrémité externe de la clavicule sans qu'il y ait chevauchement de cet os sur l'acromion. Dans la luxation complète au contraire, l'extrémité externe de la clavicule est montée sur l'acromion et forme un relief plus ou moins grand au-dessus de cette apophyse. Dans le premier cas, les ligaments acromio-claviculaires sont seuls déchirés, les coraco-claviculaires intacts ne permettent point le chevauchement. Dans le second tous les ligaments sont rompus[4].

Telle est l'opinion généralement admise depuis les expériences de Bouisson et de Ader[5].

Symptômes. — L'attitude du blessé est la même que dans les fractures de la clavicule. La main du côté sain soutient l'avant-bras demi-fléchi, la tête s'incline du côté de la luxation.

La douleur plus ou moins vive est quelquefois telle qu'elle s'oppose à tout mouvement volontaire, tandis qu'elle se montre parfois assez légère pour permettre aux blessés de continuer leur travail pendant quelques heures.

La déformation varie suivant le degré du déplacement. La luxation incomplète ne s'accuse que par une saillie légère de la clavicule au-dessus du plan de l'acromion et une pression directe suffit généralement à réduire cette saillie. La réduction s'accompagne d'une crépitation sourde.

La luxation complète donne lieu à une tout autre déformation. L'extrémité externe de la clavicule chevauche sur l'acromion et soulève les parties molles. Elle se porte directement en dehors ou en dehors et en arrière, ou bien encore en dehors et en avant. Dans tous les cas, on constate par la mensuration que l'espace qui sépare le bord externe de l'acromion de la fourchette sternale est moindre que du côté sain. Enfin si l'on saisit entre deux doigts l'os luxé, on le trouve mobile et on peut lui imprimer des mouvements d'avant en arrière.

Diagnostic. — La luxation incomplète de la clavicule ne doit pas être confondue avec la subluxation progressivement acquise par certains sujets qui se livrent à des travaux de force : les boulangers, par exemple. La comparaison des deux articulations acromio-claviculaires fera constater la déformation

(1) POLAILLON, art. CLAVICULE, p. 719.
(2) FLORENCY, Thèse de Lille, 1885, p. 24.
(3) ANDREWS, *Encyclopédie internat. de chirurgie*, 1885, t. IV, p. 412.
(4) Malgaigne, Brindel et Galangau croient que dans la luxation incomplète il y a rupture des ligaments coraco-claviculaires, mais conservation de la capsule sus-acromiale.
(5) ADER, Thèse de Paris, 1872.

symétrique lorsqu'il s'agit de subluxation professionnelle et dans ce dernier cas la pression faite sur l'interligne articulaire ne provoquera point de douleur.

La fracture située très près de l'extrémité externe de la clavicule peut aussi simuler la luxation incomplète. Mais la mensuration permettra de comparer la longueur de la clavicule du côté blessé et du côté sain. Si des deux côtés la longueur de l'os est la même, c'est d'une luxation qu'il s'agit; dans le cas contraire une fracture est probable. Les essais de réduction seront dans ce dernier cas beaucoup plus pénibles et s'accompagneront d'une crépitation fine.

La luxation complète en dehors a été confondue avec la luxation de l'épaule, par inattention. Les éléments du diagnostic sont dans les symptômes différents de ces deux déplacements; il ne faut pas confondre l'extrémité externe de la clavicule avec l'acromion, je ne saurais insister davantage.

Traitement. — La réduction est en général facile à obtenir en portant le moignon de l'épaule en haut et en dehors, tandis qu'avec les doigts on attire la clavicule en avant.

Cependant lorsque le chevauchement est très prononcé, il est quelquefois nécessaire de recourir à l'anesthésie pour ramener la clavicule en place. Même pendant la résolution musculaire la luxation peut résister aux manœuvres les mieux dirigées. Broca pensait que l'irréductibilité était alors due à la résistance des fibres antérieures du trapèze; l'extrémité externe de la clavicule ayant perforé ce muscle en se déplaçant. Moutet (¹) de Montpellier se trouvant en présence d'une luxation sus-acromiale irréductible introduisit sous la peau un ténotome, divisa les fibres antérieures du trapèze et obtint la réduction. Cette observation confirme l'opinion de Broca.

Si les difficultés de réduction sont exceptionnelles, le maintien de la réduction est toujours très difficile, pour ne pas dire impossible.

Malgaigne, Velpeau, Nélaton déclaraient n'avoir jamais vu de guérison sans saillie de la clavicule. Aussi lorsque le déplacement n'était pas très considérable se contentaient-ils d'immobiliser le bras dans une écharpe de Mayor.

Cependant lorsque le chevauchement est très étendu, il faut s'efforcer d'obtenir la guérison avec une déformation minima. Aussi après réduction a-t-on appliqué une série d'appareils ayant pour but de maintenir la clavicule au contact de l'acromion. Ces appareils, qui ont tous donné quelques bons résultats et qui ont tous échoué dans la majorité des cas, sont conçus sur le même type. Des tours de bande sont conduits sur la partie moyenne de la clavicule déplacée, puis au-dessous du coude demi-fléchi; les bandes se réfléchissent sur le coude et reviennent à leur point de départ en formant une ellipse dont les deux extrémités correspondent à la clavicule et à la partie postéro-inférieure du coude. Ce bandage étant serré a pour effet d'abaisser la clavicule d'une part, de porter en haut le bras et l'acromion d'autre part. Les appareils de Boyer, de Cloquet, de Baraduc, d'Alquié, Malgaigne, etc., présentent avec quelques modifications cette même disposition générale.

Au lieu de faire passer les tours de bande autour du coude Bitot les conduit sur la clavicule et sous le pli pelvi-crural correspondant. Il prend donc son point d'appui sur le bassin.

(¹) Moutet, *Montpellier médical*, 1861, p. 219.

Les pressions directes sur la clavicule déplacée ont également été essayées. On les a faites avec le tourniquet de J.-L. Petit (Laugier, Malgaigne). Elles ont, comme les moyens précédents, donné de bons résultats mais dans la plupart des cas la douleur occasionnée par leur action sur un point limité les rend insupportables et le sphacèle de la partie comprimée a quelquefois suivi leur emploi.

Lorsque le déplacement est très considérable si on prévoit qu'il s'accompagnera ultérieurement de gêne dans les fonctions du membre, la pratique inaugurée par Cooper de San Francisco peut très bien être suivie. Elle consiste à inciser les parties molles qui recouvrent l'extrémité externe de la clavicule, à ruginer les surfaces articulaires et à appliquer un point de suture métallique sur les deux os mis en contact. Cooper (1) obtint trois beaux succès par cette méthode, Baum (2) eut trois succès en suturant à l'aide d'un fil de soie les extrémités du ligament acromio-claviculaire rompu, et Paci (3) un par la resection de l'extrémité externe de la clavicule et l'arthrodèse.

Luxation sous-acromiale. — Observée pour la première fois par J.-L. Petit, cette luxation fut considérée comme impossible par Boyer. Elle est fort rare. Polaillon en 1873 n'en connaissait que six cas, Stimson en compte 11 ou 12.

Généralement produite par une pression directe sur la clavicule, elle peut aussi succéder à une chute sur le moignon de l'épaule.

Les exemples classiques de luxation due à une pression directe sur la clavicule sont ceux de Nielle et de Tournel (4). Nielle raconte l'histoire d'un soldat russe qui s'était luxé la clavicule à l'âge de six ans en voulant soulever avec un de ses camarades un poids de 145 livres. Un bâton soulevant ce poids appuyait par ses extrémités sur l'épaule de chacun des enfants. Chez le blessé de Tournel le déplacement avait été produit par un coup de pied de cheval portant directement sur la clavicule.

Allen (5) a rapporté un cas où la luxation aurait succédé à la contraction musculaire seule. Une fille de dix-sept ans fendait du bois. Au moment où le bras élevé elle allait frapper, elle ressentit une vive douleur et son membre tomba inerte, la luxation était produite.

Les lésions anatomiques sont les suivantes : Les ligaments acromiens et coracoïdiens sont toujours entièrement rompus. L'extrémité externe de la clavicule passe sous l'acromion qu'elle peut même déborder en dehors. En même temps que cette luxation, on a quelquefois observé une luxation de l'épaule ou une fracture du col anatomique. Mais on ne rencontre point la fracture de la coracoïde qui semblerait à priori devoir exister souvent.

Symptômes. — L'extrémité interne de la clavicule fait une saillie anormale. Le corps de l'os qui lui fait suite s'incline en bas et en dehors et on peut le suivre et le sentir s'engager sous l'acromion. La palpation fait reconnaître un vide à la place habituelle de l'extrémité externe de la clavicule et on peut suivre du doigt tout le contour de l'acromion. La clavicule saisie entre les

(1) Cooper, *Amer. Journ. of med. sc.*, avril 1861.
(2) Baum, *Fortschritte der Medizin*, 1886, t. IV, p. 180.
(3) Paci, *Sperimentale*, décembre 1889.
(4) Rapportés par Polaillon.
(5) Allen, *New York med. Record*, 1881, p. 206.

doigts ne peut pas être mobilisée, elle a basculé légèrement de dehors en dedans et le bec acromien s'est rapproché du sternum.

Traitement. — Pour réduire on conseille de faire des tractions sur le bras placé dans l'abduction, une contre-extension étant établie dans l'aisselle. Tournel obtint la réduction en appuyant le genou entre les deux épaules du blessé et en les portant fortement en arrière et en dehors.

Luxation sous-coracoïdienne. — Je ne ferai que signaler cette variété de luxation de la clavicule admise d'après les observations de Godemer (¹) qui en aurait observé 5 cas dans l'espace de cinq années et un fait de Pinjon (²). Depuis 1847 aucun exemple nouveau n'a été rapporté de ce déplacement qui reste très obscur.

2° LUXATIONS DE L'EXTRÉMITÉ INTERNE DE LA CLAVICULE

Elles comprennent trois variétés : 1° luxations pré-sternales ; 2° luxations rétro-sternales ; 3° luxations sus-sternales.

1° *Luxations pré-sternales.* — Ce sont les plus fréquentes après les luxations sus-acromiales, elles sont produites par toutes les causes qui portent brusquement le moignon de l'épaule en arrière.

La clavicule représente alors un levier du premier genre, sa facette articulaire interne s'applique par son bord postérieur sur la partie correspondante de la facette articulaire sternale qui devient son point d'appui, les ligaments antérieurs constituent la résistance et la puissance agit sur l'extrémité externe de la clavicule. « Tous les efforts tendant à porter les épaules en arrière au delà des limites naturelles font basculer en avant l'extrémité sternale; celle-ci déchire les ligaments antérieurs et s'échappe en avant. » (Nélaton.)

Les causes de cette luxation sont multiples. Ce sont des chutes, des coups, le passage d'une roue de voiture sur la partie antérieure du moignon de l'épaule.

« Boyer l'a vue produite sur une jeune personne pendant qu'on lui portait brusquement les épaules en arrière pour l'engager à se présenter avec plus de grâce, et sur un jeune homme pendant que le tronc était repoussé en avant par un genou appuyé entre les épaules. » Pinel et Desault l'ont vu survenir chez un homme qui fit un effort brusque pour retenir une lourde hotte fixée sur les épaules par deux bretelles qui glissaient en dehors, etc.

Anatomie pathologique. — La luxation est incomplète ou complète.

Dans le premier cas, le ligament antérieur est, dit-on, très distendu ou partiellement déchiré, les surfaces articulaires ne se sont pas complètement abandonnées. Nous pensons que dans la luxation incomplète la lésion consiste surtout dans la désinsertion de la portion antérieure de la capsule articulaire et du périoste sternal qui lui fait suite. Sur le cadavre on produit cette désinsertion, et cliniquement nous avons pu observer, à la suite d'un traumatisme violent porté sur le moignon de l'épaule, un épaississement périostique présternal indépendant de toute fracture qui nous a paru être en relation avec ce décollement.

La luxation complète est caractérisée par un déplacement de l'extrémité

(¹) GODEMER, *Revue médico-chirurg. de Paris*, 1847.
(²) PINJON, *Journal de méd. de Lyon*, 1842.

interne de la clavicule en avant du sternum. Le plus souvent la clavicule est dirigée en avant et en bas. Polaillon rapporte un cas de Jousset où la tête claviculaire s'était placée au-dessous du niveau de la deuxième côte.

On dit que le fibro-cartilage accompagne la clavicule dans son déplacement, et peut devenir une cause d'irréductibilité de la luxation. Il nous semble que cette cause d'irréductibilité serait bien plus grande si le fibro-cartilage ne se déplaçait pas. Enfin on a constaté l'arrachement de portions osseuses plus ou moins étendues de l'épiphyse. Cloquet a rencontré sur le cadavre d'un vieillard une fracture de l'extrémité interne déplacée. Cette extrémité représentait une sorte de fourche qui embrassait le bord antérieur de la facette sternale.

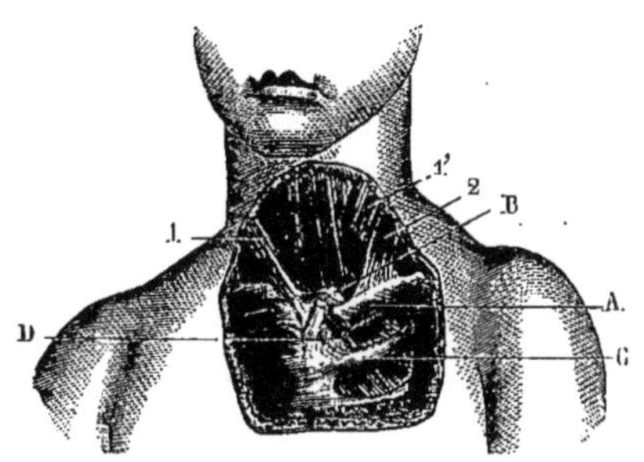

Fig. 24. — Luxation présternale.

A, extrémité interne de la clavicule. — B, facette articulaire du sternum — C, cartilage de la deuxième côte.— D, face antérieure du sternum. — 1,1', faisceau sternal du muscle sterno-mastoïdien. — 2, faisceau claviculaire du même muscle.

Symptômes. — La douleur est vive surtout dans les mouvements d'abduction et d'élévation du bras. L'attitude est celle de la fracture de la clavicule. Dans la luxation incomplète la saillie siège au niveau même de l'articulation sterno-claviculaire, et la pression directe refoule facilement l'extrémité interne dans la cavité articulaire. Lorsque la luxation est complète, la saillie est beaucoup plus considérable; elle est au-devant du sternum plus ou moins près de la ligne médiane. Au-dessus d'elle le doigt s'enfonce dans une dépression qui est la cavité articulaire abandonnée.

L'épaule est portée en arrière. Le sterno-mastoïdien entraîné en avant fait relief sous la peau, et les creux sus- et sous-claviculaires sont augmentés de profondeur. Enfin la mensuration faite du milieu de l'espace sus-sternal au bord externe de l'acromion fait reconnaître du côté luxé une notable diminution de longueur.

Diagnostic. — La luxation incomplète peut être confondue avec une arthrite ou une ostéo-périostite de l'extrémité interne de la clavicule. Mais les commémoratifs d'une part, la présence d'une saillie réductible d'autre part, permettront difficilement l'erreur.

C'est avec la fracture de l'extrémité interne que le diagnostic de la luxation incomplète est quelquefois fort difficile à établir en raison du gonflement et de l'épaississement périostique considérable qui accompagne souvent cette fracture. Cependant il est généralement possible, dans le cas de fracture, de sentir avec le doigt l'interligne articulaire normal à quelques millimètres en dedans de la saillie claviculaire.

Lorsque la luxation est complète le diagnostic est simple, et l'on ne confondra pas une semblable lésion avec une exostose.

Traitement. — La réduction s'obtient en général facilement. On fait porter par un aide les épaules en arrière et en dehors en même temps que l'on exerce une pression directe sur l'extrémité interne de la clavicule. Quelquefois cependant il est impossible de corriger le déplacement. Sédillot [1] attribuait cette irréductibilité à l'interposition du ménisque articulaire.

Le point le plus délicat du traitement réside dans le maintien de la réduction. Les appareils de Mayor, de Velpeau, de Desault, de quelque façon qu'ils soient modifiés, n'arrivent guère à maintenir la clavicule en place parce qu'ils se relâchent. Aussi a-t-on eu recours à des appareils à pression directe portant sur l'extrémité interne de la clavicule. Le premier de ces appareils imaginé par Mélier est aujourd'hui abandonné, on emploie soit un bandage anglais dont le ressort passe sous l'aisselle du côté sain et dont la pelotte antérieure appuie directement sur l'extrémité déplacée de l'os (Nélaton), soit un appareil inventé par Demarquay : le cou et la partie supérieure de la poitrine sont embrassés dans un collier en cuir moulé et par-dessus cette coque protectrice est appliqué un ressort à pelotte compressive qui appuie sur l'extrémité interne de la clavicule déplacée. Le moule en cuir évite les phénomènes douloureux de la compression.

2° *Luxations rétro-sternales.* — Elles succèdent soit à des causes directes, soit et plus souvent à des causes indirectes.

Les causes directes sont par exemple : un coup de pied de cheval frappant le bord antérieur de la clavicule (Spender [2], Mackenzie [3]), un coup porté sur cet os, avec une bûche de bois, avec une pioche (Tyrrell [4]).

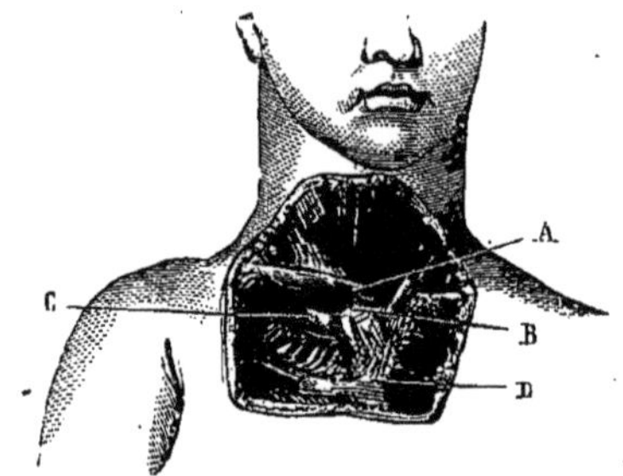

Fig. 25. — Luxation rétro-sternale.

A, extrémité interne de la clavicule. — B, facette claviculaire du sternum. — C,D, premier et deuxième côté.

Les causes indirectes sont des chutes sur la partie postérieure et externe de l'épaule. La luxation se produit encore de la façon suivante : un homme se trouve serré entre un mur et une charrette, entre deux wagons, entre le sol et le corps d'un cheval qui tombe sur son cavalier désarçonné.

Variétés. — La luxation est dite incomplète ou complète suivant que la clavicule s'avance plus ou moins loin en arrière du sternum. Dans les deux cas les ligaments postérieurs de l'articulation sont complètement déchirés. Dans une autopsie faite par Bennett [5], l'extrémité interne de la clavicule déplacée en arrière était accompagnée de son ménisque. On dit généralement que l'extrémité interne de la clavicule répond à la trachée en arrière aux muscles sterno-hyoïdiens et sterno-thyroïdiens en avant. Stimson pense que cet os est placé entre le sterno-thyroïdien et le sternum.

(1) Sédillot, *Contributions à la chirurgie*, t. I, p. 254.
(2) Spender, *Arch. gén. de méd.*, 1844, t. VI, p. 236.
(3) Mackenzie, *Gaz. méd. de Paris*, 1855.
(4) Tyrrell, *St.-Thomas's hosp. Rep.*, t. I, p. 261, 1836.
(5) Bennett, *Dublin Journ. of med. sc.*, 1881, t. LXXI, p. 444.

Symptômes. — L'épaule fait saillie en avant. L'extrémité interne de la clavicule s'enfonce derrière le sternum et à sa place habituelle il existe une dépression facile à sentir avec le doigt. En arrière de la poulie sternale on sent la saillie formée par l'extrémité interne de la clavicule déplacée si le gonflement permet l'exploration.

Les mouvements sont gênés ou impossibles à cause de la douleur.

Mais les symptômes qui attirent surtout l'attention sont dus à la compression exercée par la clavicule sur la trachée, l'œsophage et les gros vaisseaux du cou. La dyspnée due à la compression de la trachée est souvent fort légère; Polaillon ne l'a relevée que 6 fois sur 16 observations. La gêne de la déglutition est plus rare encore; le même auteur ne l'a rencontrée que 3 fois sur 16 observations. La compression des gros vaisseaux du cou peut dans quelques cas, provoquer la turgescence des veines de la face et du cou (Macknyde).

Il n'existe qu'une observation d'A. Cooper dans laquelle la luxation de la clavicule en arrière s'accompagna de compression de l'artère sous-clavière et de suppression du pouls radial.

Le pronostic n'est pas grave. Les troubles fonctionnels effrayants que nous venons de décrire se dissipent rapidement, et les fonctions du membre se rétablissent bien, même si la luxation n'est pas réduite.

Traitement. — La réduction est d'ailleurs facile. Elle se fait en repoussant l'épaule en dehors et en arrière pendant que l'on attire en avant, avec l'index recourbé en crochet, l'extrémité interne de la clavicule. On a conseillé, dans les cas difficiles, d'appuyer le genou entre les épaules du blessé pour prendre point d'appui et ramener les épaules en dehors et en arrière.

Le maintien de la réduction est quelquefois assez difficile. L'appareil de contention doit porter le moignon de l'épaule en arrière et en bas. On a conseillé de placer le bras fléchi derrière le dos, mais le patient tolère très péniblement cette attitude.

3° *Luxations sus-sternales.* — Morel Lavallée se refusait à considérer ces luxations comme une variété distincte des luxations rétro-sternales. Le déplacement en arrière et en haut était pour lui toujours consécutif à une luxation directement en arrière modifiée par l'abaissement du moignon de l'épaule entraîné par la pesanteur. Cette opinion n'a point prévalu, la luxation primitive de la clavicule en haut est admise aujourd'hui par tout le monde.

Duverney en a donné la première observation, puis vinrent les faits de Sedillot, de Baraduc, rapportés par Malgaigne, Follin, etc. Aujourd'hui les auteurs les plus récents, Thamin (1), Polaillon, Stimson, comptent environ 20 cas de luxations sus-sternales.

L'anatomie pathologique de ce déplacement n'a guère été faite que par une autopsie, celle de R. W. Smith (2). « L'extrémité de la clavicule gauche reposait sur le sternum et avait dépassé la ligne médiane de manière à se mettre en rapport avec le sterno-mastoïdien du côté droit. La portion sternale du même muscle du côté gauche croisait la clavicule à une petite distance de la surface articulaire, elle était fortement tendue, et la portion claviculaire était au con-

(1) Thamin, Thèse de Bordeaux, 1887.
(2) Smith, *Dublin journ. of med. sc.*, 1872.

traire relâchée. En arrière, l'os reposait sur les muscles sterno-hyoïdiens et la partie antérieure de la trachée. Les ligaments antérieurs et postérieurs de l'articulation étaient déchirés, aussi bien que le ligament costo-claviculaire. Le cartilage intra-articulaire était détaché de ses insertions au sternum et au cartilage de la première côte, et se trouvait, comme la clavicule, porté en haut et en dedans. Le muscle sous-clavier ne présentait d'autres altérations qu'un état de relâchement et un changement de direction de ses fibres. »

On pense généralement que ce déplacement est produit par une force appliquée sur la partie externe du moignon de l'épaule qui abaisse l'extrémité externe de la clavicule, et fait saillir son extrémité interne au point de rompre les ligaments sterno-claviculaires, et de luxer sur la fourchette sternale la tête claviculaire.

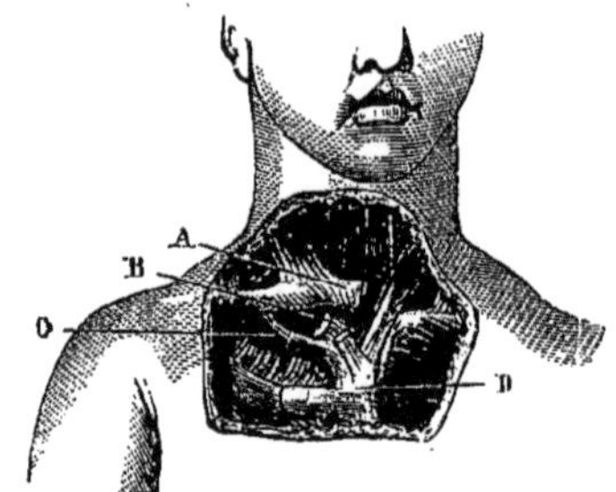

Fig. 26. — Luxation sus-sternale.

A, extrémité interne de la clavicule. — B, facette claviculaire du sternum. — C,D, premier et deuxième côté.

Symptômes. — On admet deux degrés de la luxation en haut.

Le premier degré ou luxation incomplète est caractérisée par une saillie légère de l'extrémité interne de la clavicule entre le tendon sternal et les fibres claviculaires du sterno-mastoïdien. Cette saillie difficile à réduire et surtout à maintenir réduite fait corps avec la clavicule, se meut en même temps qu'elle en produisant un bruit de frottement rude; elle est donc facilement reconnaissable.

La luxation complète est caractérisée par la présence de l'extrémité interne de la clavicule au-dessus de la fourchette sternale. Le chevauchement est plus ou moins étendu, et le déplacement toujours en haut est tantôt en haut et en avant de la clavicule, formant alors relief sous la peau, tantôt en haut et en arrière, la clavicule pouvant, dans ce dernier cas, venir au contact de la trachée et provoquer des phénomènes de dyspnée et de dysphagie (R. Smith). Le faisceau sternal du sterno-mastoïdien est tendu et fait saillie sous la peau, le faisceau claviculaire est relâché. Dans tous les cas l'épaule est abaissée, et la direction générale de la clavicule est oblique de haut en bas et de dedans en dehors.

Traitement. — La réduction s'opère facilement en portant vigoureusement l'épaule en dehors et en repoussant de haut en bas l'extrémité interne de la clavicule.

La contention, toujours difficile, sera essayée avec les différents bandages de Mayor, de Desault, de Velpeau. L'épaule est maintenue, refoulée en arrière et une bretelle passant en sautoir sur l'extrémité interne de la clavicule y fixe un tampon compresseur destiné à s'opposer à la reproduction du déplacement. Le malade est maintenu dans le décubitus dorsal pour que la pesanteur dans la station assise ou debout n'entraîne point en bas le moignon de l'épaule, ce qui tendrait à faire saillir à nouveau l'extrémité interne de la clavicule. Mais ces différents moyens sont souvent insuffisants aussi Bardenheur recommande-t-il l'emploi de la vis de Malgaigne. Une vis fixe la clavicule, une autre s'appuie sur la fourchette sternale.

3° LUXATION SIMULTANÉE DES DEUX EXTRÉMITÉS DE LA CLAVICULE

On compte aujourd'hui 10 cas de cette luxation (Stimson). Elle est quelquefois consécutive à un choc violent supporté par la partie postérieure et externe du moignon de l'épaule. Plus souvent le blessé est serré violemment suivant son diamètre biacromial; il y a une pression violente d'une épaule à l'autre.

Le cas de Hayne [1] dans lequel la luxation aurait succédé à la seule contraction musculaire, est tout à fait exceptionnel elle se serait produite chez une jeune fille pendant qu'elle se lavait le dos et le cou.

On ne sait si le déplacement des deux extrémités de la clavicule se fait au même moment. Polaillon admet que l'extrémité externe se luxe d'abord, puis la violence extérieure continuant à agir, déplace ensuite l'extrémité interne.

Au-devant de la fourchette sternale on trouve une saillie formée par la tête claviculaire déplacée. La palpation permet de reconnaître derrière elle la fossette articulaire sternale vide; l'extrémité externe fait saillie au-dessus de l'acromion. « La clavicule semble affecter une direction antéro-postérieure perpendiculaire à celle qui lui est naturelle. » En arrière de son extrémité externe, la portion du trapèze qui s'y attache, refoulée en dedans et relâchée, forme une tumeur mollasse grosse comme une moitié d'orange.

La réduction se fait en portant l'épaule en arrière et en dehors, et en repoussant vers sa cavité articulaire l'extrémité interne de la clavicule. Mais on n'a pas toujours pu réduire les deux luxations et le déplacement externe a persisté plusieurs fois quelles que fussent les manœuvres employées. (Morel Lavallée, Lund, Newmann.)

III

LUXATIONS DE L'ÉPAULE [2]

Outre les classiques et les traités spéciaux de MALGAIGNE, BARDENHEUER, STIMSON, nous citerons : PANAS, art. ÉPAULE. *Dict. de méd. et de chir. prat.*, t. XIII. — CEPPI, *Rev. de chir.*, 1882, p. 827, et Thèse de Paris, 1878. — FARABEUF, *Bull. de la Soc. de chir.*, 1885, p. 591. — KOCHER, *Deutsche Zeitschrift f. Chir.*, t. XXX, 1890, et *Berl. klin. Woch.*, 1870, n° 9. — HENNEQUIN, *Revue de chir.*, 1890. — BROCA et HARTMANN, *Bull. de la Soc. anat.*, 1890.

De toutes les luxations celles de l'épaule sont les plus fréquentes les relevés statistiques de Malgaigne, de Gurtl, de Bardenheuer, de Krönlein réunis dans les tableaux récemment publiés par Stimson montrent que ces luxations entrent pour une proportion de 46 à 60 pour 100 dans le nombre total des luxations.

(1) HAYNE, *British med. Journ.*, 1872, t. I, p. 99.

(2) Ce chapitre est rédigé presque entièrement selon les idées de Farabeuf. J'ai eu le bonheur d'être un de ses prosecteurs et pour la rédaction de ce travail j'ai beaucoup puisé dans les notes prises il y a déjà plusieurs années à ses leçons. Par des circonstances indépendantes de notre volonté mutuelle je n'ai pu soumettre à Farabeuf mes épreuves, aussi les erreurs que 'ai pu commettre ne sont-elles imputables qu'à moi seul.

Beaucoup plus fréquentes chez l'homme que chez la femme, 184 luxations chez l'homme pour 25 chez la femme (Krönlein), 370 chez l'homme pour 97 chez la femme (Malgaigne), elles sont aussi beaucoup plus communes à l'âge moyen de la vie que dans l'enfance ou la vieillesse.

Stimson fait remarquer avec Krönlein que si les luxations de l'épaule sont rares pendant les vingt premières années au point que sur un relevé de 207 cas il n'a pas trouvé une seule luxation au-dessous de dix ans, et qu'il n'en a rencontré que deux au-dessous de vingt ans, c'est que la violence extérieure donne lieu chez l'enfant soit à la luxation du coude, soit à la fracture de la clavicule soit à la disjonction épiphysaire de l'humérus (Kustner).

Étiologie. — Nous ne saurions énumérer les traumatismes divers qui ont produit des luxations de l'épaule. Qu'il nous suffise de savoir que la luxation peut être occasionnée par une violence extérieure agissant directement sur le moignon de l'épaule, coups, chute, etc., ou par une cause indirecte, chutes sur le coude, sur la main, provoquant l'abduction forcée du bras. Dans quelques cas, la luxation peut succéder à la contraction musculaire seule; chez les épileptiques par exemple; mais presque toujours les luxations produites par la contraction musculaire seule ont été précédées d'une luxation traumatique.

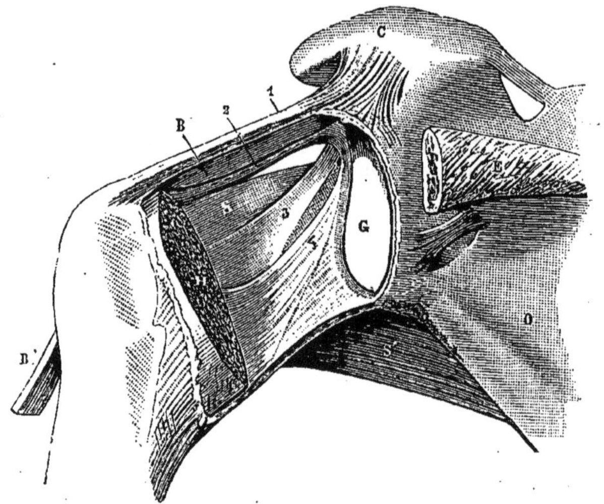

FIG. 27. — L'intérieur de l'articulation scapulo-humérale gauche vu d'arrière en avant, après fenestration de la moitié postérieure de la capsule et résection de la tête articulaire.

O, fosse sous-épineuse de l'omoplate. — E, épine de l'os (l'acromion a été scié) — C, coracoïde. — G, cavité glénoïde. — H, surface de section du col anatomique de l'humérus. — B, tendon bicipital intra-articulaire. — B', le même en dehors de l'articulation. — S, bord supérieur intra-articulaire du tendon sous-scapulaire. — S', bord inférieur du même muscle visible dans l'angle scapulo-huméral. — 1, ligament coraco-huméral. — 2, ligament sus-gléno-sus-huméral. — 3, ligament sus-gléno-préhuméral. — 4, ligament prégléno-sous-huméral. — Entre 2 et 3, boutonnière de pénétration du tendon sous-scapulaire. — Entre 2 et 4, portion mince de la capsule. (Farabeuf.)

Je ne rappellerai pas l'anatomie de l'articulation de l'épaule. Les deux planches que j'emprunte à Farabeuf valent mieux qu'une description et permettront de me suivre dans l'étude des déchirures capsulaires.

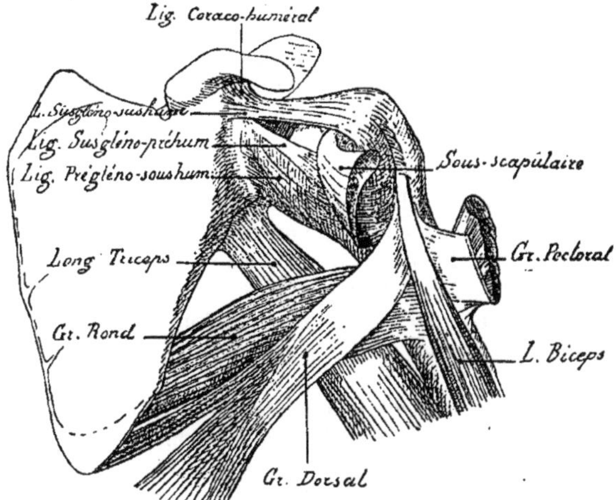

Fig. 28. — L'articulation scapulo-humérale vue en avant. L'insertion du muscle sous-scapulaire a été détachée de la capsule et rejetée en dehors : on voit la boutonnière de pénétration de ce muscle, la tête humérale et la cavité capsulaire, en raison de l'écartement des os et de l'excision de la bulle synoviale sous-scapulaire. (Farabeuf.)

Classification. — On a proposé un très grand nombre de classifications des luxations de l'épaule. Je ne ferai qu'énumérer les noms de leurs auteurs : J.-L. Petit, Malgaigne, Sédillot, Velpeau, Pétrequin, Goyrand, Nélaton, etc. Je signalerai aussi, pour la rejeter la classification d'A. Cooper admise encore par Hamilton. Elle conduit à réunir certains groupes de luxations manifestement distincts, telles que les luxations en bas et celles en avant. Depuis longtemps nos auteurs français ont évité de commettre cette erreur qu'on retrouve dans la plupart des auteurs anglais.

Nous suivrons la division déjà ancienne adoptée par nos classiques : Follin, et Duplay, Panas, Bouilly, et nous décrirons quatre familles de luxations scapulo-humérales.

I. *Les luxations en avant (antéro-internes) comprenant*.	l'extra-coracoïdienne, (luxation sans déchirure capsulaire). la sous-coracoïdienne, l'intra-coracoïdienne, et la sous-claviculaire.
II. *Les luxations en bas*.	sous-glénoïdienne, *luxatio erecta*, et sous-tricipitale.
III. *Les luxations en arrière*.	sous-acromiale (luxation avec ou sans déchirure capsulaire). et sous-épineuse.
IV. *La luxation en haut et en avant supra-glénoïdienne.*	

Dans chacune de ces familles de luxations, la tête humérale rompt la capsule articulaire et la traverse en un point déterminé toujours le même. Ces points sont les suivants :

Dans les luxations en avant, (l'extra-coracoïdienne exceptée) la capsule est rompue à sa partie antérieure, inférieure et interne. L'extrémité inférieure de la déchirure peut atteindre le niveau de la longue portion du triceps, ou dépasser un peu ce point en arrière. Son extrémité supérieure est située au-dessous de la boutonnière capsulaire par laquelle le tendon du muscle sous-scapulaire pénètre dans l'articulation.

Dans les luxations en bas, la perforation variable dans son étendue, siège à la partie la plus déclive de la capsule articulaire. Le ligament *prégleno-sous-huméral n'est point déchiré* et marque la limite antérieure de la rupture.

Dans les luxations en arrière, lorsque la capsule est rompue, la tête sort par une déchirure postérieure qui longe le bord correspondant de la glène, et s'étend depuis le bord postérieur du ligament coraco-huméral; jusqu'au tendon de la longue portion du triceps.

La déchirure capsulaire de la luxation supra-glénoïdienne, est placée en avant et en haut, elle intéresse la partie la plus résistante de la capsule.

Chacun des points par lequel la tête sort de l'articulation, est constant pour chacun des groupes de luxations que nous avons admis. Ces points sont en rapport avec le mécanisme qui produit le déplacement, et qui sollicite la tête humérale à s'échapper dans telle ou telle direction. Les variétés de chaque groupe n'apportent que des différences légères dans la forme ou l'étendue de la déchirure capsulaire, mais ce qui détermine, ou pour mieux dire *impose* la variété de la luxation, c'est la résistance de la portion de capsule située du côté opposé à la déchirure.

Soit par exemple une luxation antérieure de variété sous-coracoïdienne. Sa déchirure capsulaire est celle que j'ai précédemment énoncée, et la tête reste sous la coracoïde, parce que la portion postérieure de la capsule intacte ou à peu près, l'empêche d'aller plus loin.

Soit au contraire une luxation intra-coracoïdienne, la portion postérieure de la capsule est désinsérée du trochiter, ou cette apophyse elle-même est arrachée, la tête humérale peut alors se porter en dedans de la coracoïde et s'y porte.

Soit enfin une sous-claviculaire, la portion postéro-supérieure de la capsule est presque entièrement et quelquefois en totalité désinsérée, ce qui permet à l'épiphyse humérale de se déplacer encore beaucoup plus loin en dedans.

Or, dans tous ces cas, l'orifice de sortie est le même, peut être s'élargit-il plus ou moins lorsque la tête s'éloigne de sa glène, mais je le répète *ce n'est point lui qui fixe la position de la tête dans l'une ou l'autre des variétés que nous venons de passer en revue, mais bien la portion capsulaire postérieure, la bande d'arrêt,* comme le dit Farabeuf.

Il en est de même pour la *luxation en bas.* Dans les variétés scapulaire et costale la tête humérale s'écarte peu de la cavité glénoïde, aussi les portions supérieures de la capsule opposées à la déchirure présentent elles des lésions peu étendues. Au contraire la *luxatio erecta* et la luxation sous-tricipitale dans lesquelles la tête descend très bas nécessitent des désinsertions ligamenteuses ou des arrachements beaucoup plus grands. Les variétés scapulaire et costale sont déjà très rares en raison de la résistance des ligaments supérieurs sollicités par la violence extérieure, les variétés erecta et sous tricipitale sont exceptionnelles.

Je répéterai la même chose pour les *luxations en arrière.* La luxation sous-acromiale est beaucoup plus fréquente parce qu'elle est seule possible sans déchirure étendue des portions antéro-supérieures de la capsule.

La variété sous-épineuse qui nécessite la rupture totale de ces parties est exceptionnelle, et succède à un traumatisme considérable.

Il n'y a qu'une variété de luxation *sus-glénoïdienne*, ou supra-coracoïdienne d'ailleurs fort rare.

Physiologie et anatomie pathologiques. — I. Luxations antéro-internes. — Que ce soit sous l'action d'une cause directe ou indirecte, le bras est porté dans l'abduction forcée, en même temps qu'il subit un mouvement de rotation externe. La tête humérale roule sur la surface cartilagineuse de la glène de dedans en dehors, le sillon postérieur du col anatomique vient buter contre le rebord glénoïdien postérieur, tandis que la tête cartilagineuse se portant en bas en avant et en dedans distend la capsule (fig. 29).

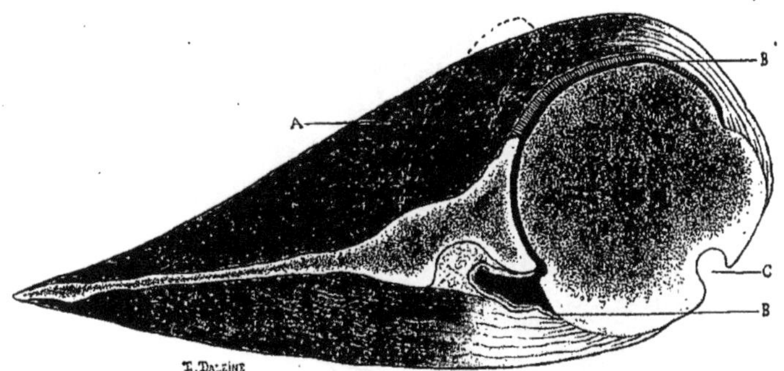

Fig. 29. — Coupe horizontale passant par la tête humérale et le scapulum droits d'une articulation intacte pendant le mouvement de rotation externe forcé.

A, projection de la coracoïde. — B, portion antérieure de la capsule distendue. — C, coulisse bicipitale — D. grosse tubérosité qui vient appuyer sur le rebord glénoïdien postérieur.

Si la capsule résiste ou ne cède que par quelques-unes de ses fibres la tête reprend sa place normale une fois l'effort terminé, il n'y a eu qu'une distension ligamenteuse, une entorse de l'épaule plus ou moins violente. Mais si la violence extérieure est plus grande, la partie postérieure du col anatomique qui arc-boute sur le rebord glénoïdien postérieur fournit à la sphère humérale un point d'appui autour duquel un mouvement de bascule va se produire. Il aura pour effet ou bien de décoller la portion antérieure de la capsule de ses insertions glénoïdiennes ou bien de la déchirer.

Dans le premier cas, le déplacement correspondra à la luxation sous-coracoïdienne incomplète de Malgaigne, extra-coracoïdienne de Panas. Dans le second, nous aurons affaire à la luxation sous-coracoïdienne complète.

Dans la luxation sous-coracoïdienne *incomplète* (extra-coracoïdienne), on trouvera donc la tête humérale contenue dans une cavité articulaire *fermée* mais agrandie par le décollement d'un grand lambeau capsulo-périostique. Ce lambeau est formé par la portion antérieure de la capsule qui se continue avec la partie antérieure du bourrelet glénoïdien et avec le mince périoste arraché de la face antérieure du col de l'omoplate. Ainsi est constituée au-devant de l'articulation qui n'est ouverte par aucune déchirure une large poche dans laquelle s'engage la sphère cartilagineuse humérale. Suivant l'étendue du décollement périostique la partie postéro-externe de cette sphère se place au-devant du col de l'omoplate ou répond au rebord glénoïdien antérieur. Le bras est en forte rotation externe et la coulisse bicipitale regarde directement en dehors (fig. 30).

Ces lésions et la position occupée par la tête humérale déplacée ont été établies par plusieurs dissections de luxations récentes : Eve [1], Stimson [2], Ewill [3].

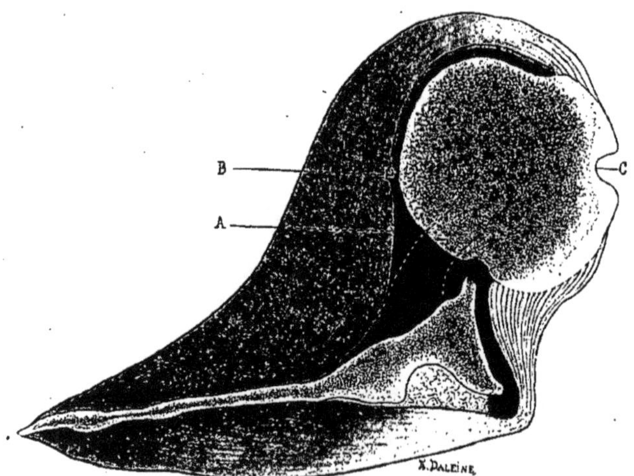

Fig. 30. — Luxation extra-coracoïdienne. — Coupe horizontale, épaule droite.

A, projection de la coracoïde. — B, portion antérieure de la capsule désinsérée. A son extrémité au point B est le bourrelet glénoïdien arraché. — C, coulisse bicipitale.

L'examen anatomique de luxations anciennes et spécialement de luxations récidivantes a également permis de noter l'absence de toute déchirure capsulaire [4], ainsi que la continuité de la capsule avec le bourrelet glénoïdien et le périoste de la fosse sous-scapulaire [5]. Nous avons pu nous-même constater l'an passé cette continuité au cours d'une arthrotomie pratiquée pour remédier à une luxation récidivante de l'épaule.

Cette manière de comprendre la luxation sous-coracoïdienne incomplète de

(1) Eve, *Med. chir. transact.*, LXIII, p. 317, 1880.
(2) Stimson, *Loc. cit.*, p. 211.
(3) Ewill, *Brit. med. journ.*, t. II, 1880.
(4) Popke, Inaug. Dissert. Halle, 1882.
(5) Broca, *Soc. anat.*, 1890.

Malgaigne, extra-coracoïdienne de Panas déjà indiquée par Hennequin (¹) vient d'être bien établie par A. Broca et Hartmann (²).

La luxation sous-coracoïdienne *complète* s'accompagne au contraire de déchirure capsulaire. Comme tout à l'heure le bras est dans l'abduction forcée, combinée avec une rotation externe plus ou moins grande, la tubérosité externe bute contre le rebord glénoïdien postérieur, la sphère humérale distend la portion antérieure et inférieure de la capsule. Puis le mouvement forcé est exagéré et cette fois la capsule se rompt. Celle-ci n'a pas plutôt cédé que la sphère cartilagineuse, s'échappant entre les lèvres de la déchirure tombe au-devant du rebord glénoïdien antérieur. En même temps la partie postérieure du col anatomique, tout à l'heure arc-boutée contre le rebord glénoïdien postérieur, se déclenche au moment où la capsule cède, glisse d'arrière en avant sur la glène et vient s'arrêter sur le rebord glénoïdien antérieur. Là, la tête est retenue par la tension de la portion postéro-externe de la capsule qui ne lui permet pas de s'avancer plus loin. En même temps la contraction des muscles adducteurs périarticulaires lui imprime un léger mouvement de rotation de dehors en dedans, l'applique contre le rebord glénoïdien antérieur, et produit l'engrenage de ce rebord dans le sillon postérieur du col anatomique.

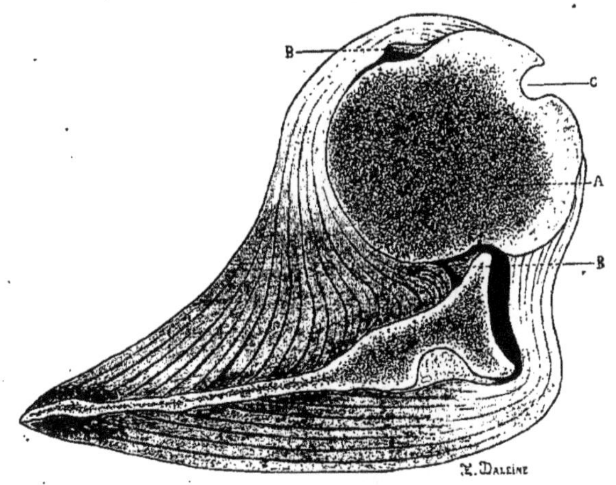

Fig. 51. — Luxation sous-coracoïdienne (épaule droite).

A, projection de la coracoïde. — B,B, capsule déchirée. — C, coulisse bicipitale.

La luxation sous-coracoïdienne peut donc être considérée comme le deuxième degré du groupe des luxations antéro-internes. La tête est *sortie* de la cavité articulaire par une déchirure. Au lieu de rester comme tout à l'heure

(¹) Hennequin, *Rev. de chir.*, 1890.

(²) Broca et Hartmann admettent en outre que dans ces luxations *sous-capsulo périostiques* la tête humérale peut s'avancer sous la coracoïde et même en dedans d'elle de manière à prendre les positions des luxations sous- ou intra-coracoïdiennes. Ils déclarent encore que ce déplacement semble lié à un type spécial de luxations : la luxation par cause directe.

en dehors de la coracoïde, elle s'est abaissée et engagée au-dessous d'elle, en esquissant un léger mouvement de rotation interne, aussi la coulisse bicipitale ne regarde plus autant en dehors que dans la variété extra-coracoïdienne et le bec coracoïdien divise maintenant l'épiphyse en deux parties égales (fig. 31 et 32)

Il est certain que la tête humérale peut perforer le manchon capsulaire directement en bas comme elle le fait dans la luxation sous glénoïdienne pour remonter ensuite sous la coracoïde en déchirant les portions antérieures de la capsule. Mais nous pensons que le mécanisme précédemment indiqué est le

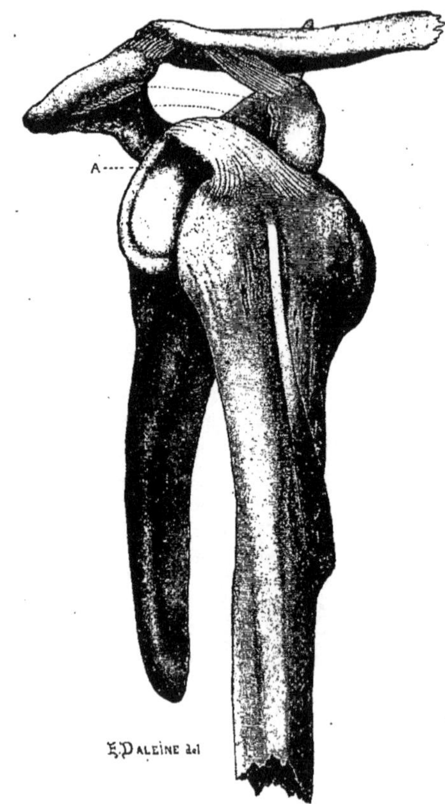

FIG. 32. — Luxation sous-coracoïdienne. — La portion postérieure de la capsule est enlevée et laisse voir la grosse tubérosité appuyant encore sur le rebord glénoïdien antérieur.

plus commun; car les déplacements antéro-internes succèdent généralement à un mouvement combiné d'abduction et de rotation externe qui fait porter le maximum de l'effort sur la portion antérieure et inférieure de la capsule.

Quoi qu'il en soit la déchirure capsulaire est située à la partie antérieure inférieure et interne de la capsule. On lui donne généralement pour limites en haut le bord inférieur du tendon du sous-capsulaire, en bas le bord du tendon de la longue portion du triceps. Cependant, d'après l'expérimentation cadavérique, on peut dire que le tendon du sous-scapulaire déchiré dans ses deux tiers inférieurs n'est presque jamais atteint au niveau de sa boutonnière capsulaire et presque toujours le ligament sus-gléno-pré-huméral qui forme la lèvre inférieure de cette boutonnière reste intact (voy. fig. 27 et 28).

En même temps on a signalé assez souvent l'arrachement des insertions du sus- et du sous-épineux, mais ces arrachements sont très limités, les parcelles osseuses séparées de la tête de l'os par une petite rainure ne sont point détachées. On a noté parfois aussi la déchirure de la coulisse bicipitale avec déplacement du tendon.

Le troisième degré des luxations du groupe antéro-interne est représenté par la luxation *intra-coracoïdienne*. La déchirure capsulaire est la même que dans la sous-coracoïdienne, quoique généralement plus étendue. Mais les lésions qui distinguent essentiellement ces deux variétés l'une de l'autre sont localisées au niveau des insertions postéro-externes de la capsule et des muscles sous-épineux et petit rond. Dans l'intra-coracoïdienne ces insertions sont déchirées, ou pour mieux dire leur surface d'implantation sur les tubérosités est arrachée. Ce n'est plus seulement ici une ligne, une fissure osseuse, comme dans le degré précédent, mais bien un arrachement véritable dans lequel l'esquille n'est plus rattachée à l'épiphyse que par quelques brides fibreuses.

La tête luxée s'éloigne donc davantage de la cavité glénoïde. La tubérosité externe n'est plus retenue sur le bourrelet glénoïdien antérieur, mais sur le col de l'omoplate et la contraction des muscles antérieurs du moignon de l'épaule, imprimant à la sphère humérale un mouvement de rotation de dehors en dedans autour de son point d'appui sur le col de l'omoplate la fait passer complètement sous la coracoïde.

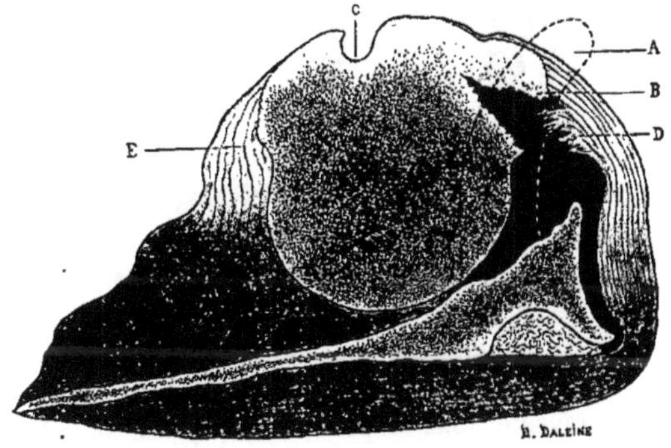

FIG. 33. — Luxation intra-coracoïdienne. — Épaule droite

A, projection de la coracoïde — B, trochiter arraché. — D, tendon du sous-épineux arraché. E, sous-scapulaire.

La position de la tête est alors la suivante : placée en dedans de la coracoïde, elle regarde franchement en dedans, et, ainsi que l'a fait remarquer

Panas, elle appuie contre les côtes correspondantes; la coulisse bicipitale est dirigée en avant (fig. 33 et 34).

Souvent aussi les tendons des muscles sus-épineux, sous-épineux et petit rond sont détachés et le tendon de la longue portion du biceps sorti de sa gaine déchirée.

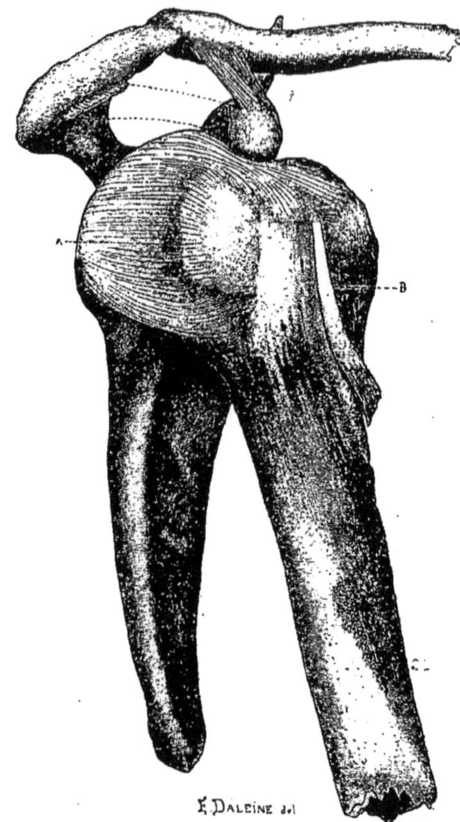

Fig. 34. — Luxation intra-coracoïdienne. — La portion postérieure de la capsule est tendue en A ; on voit la saillie d'un fragment de la grosse tubérosité arrachée.

Le quatrième degré des luxations du groupe antéro-interne correspond à la luxation *sous-claviculaire*. La tête abandonnant sa cavité de réception a déchiré largement la capsule et le muscle sous-scapulaire. Elle passe sous la coracoïde, arrive jusqu'au contact de la clavicule. Les tendons des muscles qui prennent insertions aux tubérosités humérales sont dilacérés, ou ces tubérosités complètement arrachées, et la tête, débarrassée de ces moyens de contention, est *folle*, aussi peut-elle prendre telle position que la direction de la violence extérieure cherche à lui imposer. Si généralement on la trouve en arrière et en dedans appuyant d'une part sur le côté interne de la coracoïde, et d'autre part sur les côtes, on a pu quelquefois constater une tout autre situation. Sur la pièce 750 du Musée Dupuytren, la tête regarde en dehors et les tubérosités en dedans. C'est une luxation qui succède à une violence considérable, et comme toujours en pareil cas, les désordres sont très grands et variables.

La tête, dans son déplacement vers la clavicule, passe généralement au-

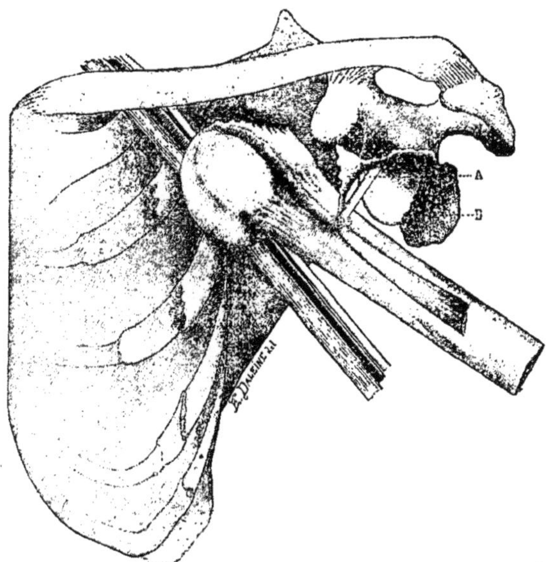

Fig. 35. — Luxation sous-claviculaire. (Pièce 750 du Musée Dupuytren.)
A, tendon de la longue portion du biceps. — B, trochiter arraché.

dessous du sous-scapulaire en le déchirant largement; mais dans un cas de Mac-Namara, l'os luxé avait complètement décollé ce muscle de la fosse sous-scapulaire, et était venu se faire jour au-dessous de la clavicule.

Ailleurs la tête passe en avant du sous-scapulaire et même des tendons de la courte portion du biceps et du coraco-brachial (cas de Roser) cheminant ainsi juste derrière le petit pectoral. Quelquefois même elle peut devenir sous-cutanée et saillir dans l'interstice du deltoïde et du grand pectoral.

II. Luxations en bas. — L'omoplate étant fixé, et le bras brusquement porté dans l'abduction forcée, la tête humérale glisse de haut en bas sur la fosse glénoïdienne, sa tête cartilagineuse distend la portion inférieure de la capsule, tandis que sa grosse tubérosité arc-boute par son sommet sur le rebord glénoïdien supérieur. Si la violence est supérieure à la résistance de la portion inférieure de la capsule, cette dernière est rompue et la tête s'échappe dans l'aisselle; le bras s'élève verticalement, et le sommet de la grosse tubérosité glissant sur la cavité glénoïde, la rainure formée par le col anatomique à l'union de la tête cartilagineuse avec les tubérosités, arrive vis-à-vis le cran formé par le rebord glénoïdien inférieur.

Cependant, malgré la déchirure capsulaire large, malgré le contact du rebord glénoïdien avec le sillon supérieur du col anatomique, si la violence extérieure ne va pas plus loin, il est *rare* que le déplacement persiste et que la luxation soit constituée, car la pesanteur, en ramenant le bras en bas, dégage le bourrelet glénoïdien du col anatomique et la tête reprend sa place.

Depuis longtemps Malle et Goyrand ont remarqué que pour rendre stable une semblable luxation, il fallait, une fois la déchirure ligamenteuse produite, une fois l'échappement de la tête effectué, faire exécuter au bras un mouvement de rotation externe forcé. Ce mouvement a pour effet d'amener l'arrachement des insertions supérieures de la capsule, des ligaments coraco-huméraux, du tendon du sus-épineux ou des tubérosités. Ces lésions permettent un abaissement de la tête plus grand de quelques millimètres, et augmentent à ce niveau la profondeur du col anatomique; l'engrènement du rebord glénoïdien sur le col est ainsi favorisé, et la contraction musculaire des muscles adducteurs de l'épaule peut rendre fixe le déplacement lorsque le bras retombe.

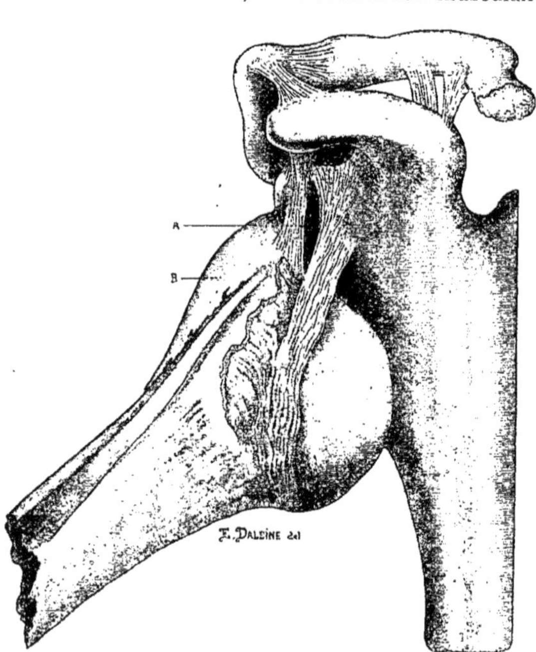

Fig. 36. — Luxation sous-glénoïdienne.
A, boutonnière du sous-scapulaire. — B, grosse tubérosité arrachée.

Ce groupe de luxations comprend aussi plusieurs variétés. C'est d'abord la variété *scapulaire* (Panas) dans laquelle la partie supérieure du col anatomique repose sur le bord glénoïdien inférieur, puis la variété *costale*. Cette dernière ne diffère que bien peu de la précédente : la tête étant un peu plus basse, c'est la grosse tubérosité en partie arrachée qui bute contre le rebord glénoïdien. La tête tournée en dedans repose sur la troisième ou la quatrième côte, et répond le plus souvent au troisième espace intercostal.

Dans les deux cas la déchirure capsulaire siège à la partie inférieure du manchon articulaire, elle est large; mais ce qui paraît particulier à ce groupe, c'est la *conservation du ligament gléno-sous-huméral* (Farabeuf) [1] qui bride

[1] Farabeuf, *Bull. de la Soc. de chir.*, 1885. p. 591.

la tête, et l'empêche de se transformer en sous-coracoïdienne. La coulisse bicipitale regarde en haut et en dehors.

A ces variétés de la luxation sous-glénoïdienne ordinaire, déjà rares, il nous faut en ajouter deux autres plus rares encore. C'est d'abord la variété connue sous le nom de *luxatio erecta*, dans laquelle la tête s'avance beaucoup plus bas au-dessous de la cavité glénoïde. Il en résulte que le bras est dirigé directement en l'air. La luxatio erecta n'est en somme que l'exagération des variétés précédentes. Il en existe un seul examen nécropsique de Middeldorff (1), d'après lequel il est impossible d'établir une description précise.

Vient ensuite la variété sous-tricipitale que Farabeuf a décrite d'après l'observation de quelques cas cliniques, et les résultats d'expériences cadavériques.

Voici ce qu'il en dit : « Je relève le bras violemment pour déchirer la partie inférieure de la capsule; à l'aide d'une poussée énergique et brusque, ou d'un coup de maillet frappé sur le coude redressé, je fais descendre la tête humérale à plusieurs centimètres au-dessous de la cavité glénoïde, et naturellement

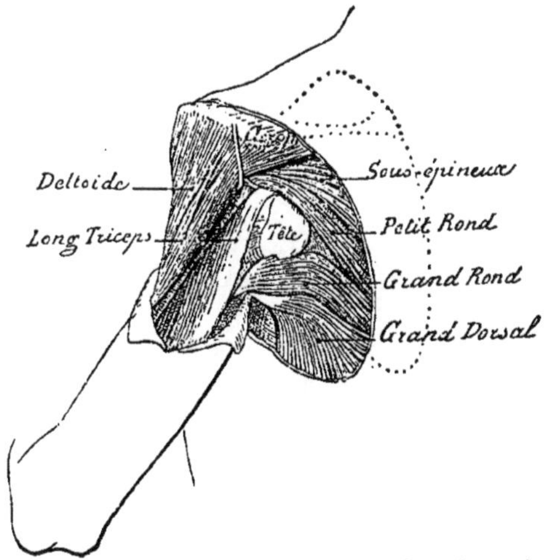

FIG 37 — Luxation de l'épaule en bas et en arrière, sous-tricipitale. — Le crochet relève le bord postérieur du muscle deltoïde pour laisser voir le nerf circonflexe qui se dégage entre le tendon de la longue portion du triceps et l'insertion plus ou moins rompue du petit rond. (Expérience cadavérique.) (Farabeuf.)

devant le tendon du triceps, rabattant alors le bras en avant, la tête se porte en arrière, et s'engage sous ce tendon, qui la retient et balance le poids du membre désormais fixé dans l'abduction et la prépulsion avec rotation en dedans plus ou moins marquée. »

III. LUXATIONS EN ARRIÈRE. — Ce groupe comprend les variétés sous-acromiale et sous-épineuse.

(1) MIDDELDORFF, in STIMSON, *Loc. cit.*, p. 239, et ALBERTI, *Deut. Zeit. f. Chir.*, 1884, p. 475.

Variété sous-acromiale. — Le bras étant porté en avant et dans l'abduction, un mouvement de rotation forcée de dehors en dedans lui est imprimé. La tête glisse sur la cavité glénoïde, sa sphère cartilagineuse distend la partie postéro-externe de la capsule, tandis que la partie antérieure du col anatomique au niveau du trochin vient buter contre le rebord glénoïdien antérieur. Si l'effort continue, l'épiphyse humérale ainsi arrêtée par le cran glénoïdien prend point d'appui sur lui et la sphère cartilagineuse distendant de plus en plus la partie postérieure de la capsule, en amène la déchirure. Entre ses lèvres, la tête articulaire s'échappe vers la fosse sous-épineuse. Maintenant elle est arrêtée par la portion antérieure de la capsule demeurée intacte, qui permet à la partie antérieure du col anatomique de venir s'engrener sur le bord postérieur du bourrelet glénoïdien, mais qui s'oppose à ce qu'elle s'avance plus loin (fig. 38).

La tête est maintenue dans cette position par la contraction des muscles péri-articulaires. Le bord glénoïdien postérieur est enclavé dans la partie antérieure de la gouttière anatomique, le trochin répond à la cavité glénoïde dont le sépare le tendon du muscle sous-scapulaire : la coulisse bicipitale regarde en dedans et en avant. La capsule est rompue à sa partie postérieure.

On a noté l'absence de déchirure capsulaire dans plusieurs cas de luxations récidivantes (Perier, Broca). Il faut donc admettre ici encore, comme dans le groupe antéro-interne, la variété de luxation sous-acromiale *sans déchirure capsulaire*.

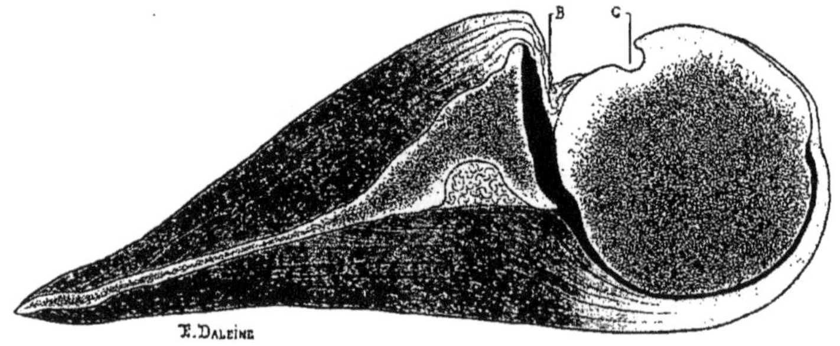

Fig. 38. — Luxation sous-acromiale. — Epaule droite.
B, portion antérieure de la capsule. — C, coulisse bicipitale (épaule droite).

La *variété sous-épineuse* est le deuxième degré de la luxation en arrière, elle est fort rare et, ainsi que le fait remarquer Stimson, beaucoup d'observations intitulées luxations sous-épineuses correspondent à des luxations sous-acromiales.

La luxation sous-épineuse succédant à une violence considérable s'accompagne habituellement de fractures du corps de l'omoplate, de l'épine de cet os ou de fractures de côtes; les muscles sous-scapulaire, sus et sous-épineux, petit rond, sont déchirés et la capsule détachée de ses insertions sur presque toute sa périphérie. La tête est sous l'épine de l'omoplate séparée d'elle par le muscle sous-épineux déchiré; elle a pu facilement se porter en arrière, tous les muscles et ligaments antérieurs ayant perdu leur point d'attache sur elle.

Luxation supra-glénoïdienne. — Beaucoup d'observations présentées comme des exemples de luxations sus-glénoïdiennes traumatiques, ont été reconnues pour n'être autre chose que des subluxations pathologiques. Ce déplacement d'origine traumatique est cependant réel, son existence est établie par une autopsie de Holmes et par des observations généralement reconnues authentiques de Laugier, Malgaigne, Chassaignac, Denonvilliers, Auvard, Prescott-Hewett, Bourguet, Busch, Pellier (1), Albert (2), et Tuffier (3).

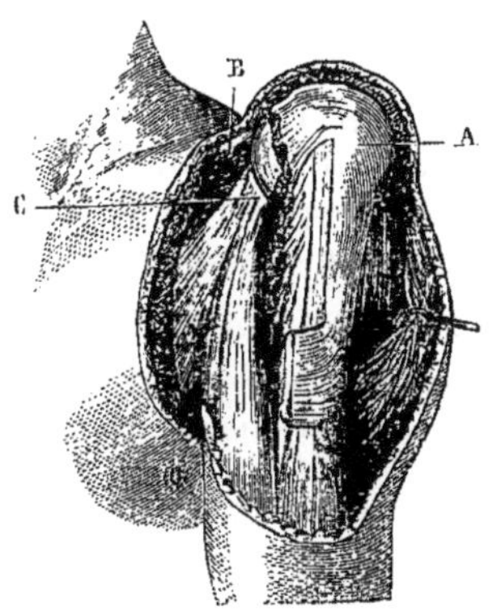

Fig. 39. — Luxation supra-glénoïdienne.

On est loin d'être fixé sur le mécanisme de cette luxation. Cependant on a remarqué que l'expérimentation cadavérique ne permet point de produire ce déplacement sans que le scalpel ait divisé la partie supérieure de la capsule, ou sans qu'une luxation sous-coracoïdienne ait été d'abord produite; cette luxation est ensuite transformée en supra-coracoïdienne par des poussées brusques de bas en haut. Il est donc logique d'admettre que la luxation supra-glénoïdienne succède à un traumatisme violent qui, repoussant la tête de bas en haut, lui fait déchirer directement les portions supérieures de la capsule, ou bien qu'une luxation sous-coracoïdienne est transformée par des manœuvres de réduction intempestives qui étendent par en haut la déchirure capsulaire. Ces conditions se retrouvent du reste dans l'étiologie.

D'après l'autopsie de Holmes (4), voici quelles sont les lésions : le ligament capsulaire est déchiré à sa *partie supérieure et interne*, présentant une large ouverture qui livre passage à la tête. Les muscles sus et sous-épineux sont déchirés. Le sous-scapulaire placé en avant et plus bas est intact. La tête humérale qui faisait saillie sous la peau s'appuie en arrière sur la clavicule, en arrière et en dedans sur le tronçon de la coracoïde dont le bec avait été arraché. En dehors était l'acromion.

Symptômes. — Les symptômes des luxations de l'humérus sont communs aux différents groupes ou appartiennent en particulier à chacun d'eux.

Les symptômes communs sont : 1° la douleur; 2° le gonflement; 3° l'attitude particulière du blessé; 4° la déformation de l'épaule, appréciable à la vue et au toucher; 5° les variations de longueur du bras; 6° l'impossibilité d'exécuter certains mouvements.

Symptômes propres à chaque espèce de luxation humérale. — I. Luxations antéro-internes. — 1° *Luxation sous-coracoïdienne.* — Ce qui frappe tout d'abord dans la luxation sous-coracoïdienne, c'est la déformation du moi-

(1) Pellier, *De la luxation extra-coracoïdienne*. Thèse de Paris, 1878. Contient les observations précédentes.

(2) Albert, *Chirurgie*, 2e édit., 1881, vol. II, p. 287.

(3) Tuffier, *Bull. de la Soc. anat.*, 16 avril 1886.

(4) Holmes, *Medico-chirurg. transact.*, t. XLI, et Thèse de Pellier, p. 45.

gnon de l'épaule. La surface normalement arrondie de la région deltoïdienne offre au-dessous de l'acromion un aplatissement très accusé surmonté par la saillie exagérée de l'acromion. La paroi antérieure de l'aisselle mesurée du milieu de la clavicule au milieu de son bord inférieur, a plus de hauteur que celle du côté opposé, elle paraît aussi avoir plus d'épaisseur et le creux sous-claviculaire est remplacé par une légère voussure.

Si maintenant on cherche par la palpation à préciser la position de la tête humérale, on reconnaît, en déprimant la région deltoïdienne aplatie, un vide profond à la place occupée habituellement par cette tête. En portant légèrement le bras dans l'abduction afin de relâcher le deltoïde, on peut même quelquefois sentir profondément la cavité glénoïde vide. Par contre, l'exploration du creux axillaire permet de reconnaître facilement la surface arrondie et lisse de la tête humérale participant aux divers mouvements communiqués au bras. Cette tête est séparée de la main qui explore l'aisselle par une épaisseur de parties molles toujours assez considérable.

On peut aussi sentir la tête humérale déplacée à travers la paroi antérieure de l'aisselle immédiatement au-dessous de la coracoïde. Mais cette constatation est beaucoup plus délicate que les précédentes, et chez les sujets gras et musclés, chez ceux qui présentent un gonflement considérable de la région blessée, il peut être fort difficile de reconnaître la situation exacte de la tête par rapport au bec de la coracoïde.

Aussi Hennequin conseille-t-il en pareil cas de recourir à la mensuration ou à une construction géométrique. Nous n'insisterons pas sur ce dernier procédé, parce que le premier, déjà conseillé par Farabeuf, nous paraît donner des résultats aussi sûrs; il est aussi beaucoup plus simple. Il consiste à prendre au moyen d'un ruban métrique la distance qui sépare du côté sain l'extrémité interne de la clavicule du bec de l'apophyse coracoïde facilement accessible, à porter cette longueur sur le côté blessé et à marquer sur la peau le point correspondant à la coracoïde cachée par le gonflement. On détermine ainsi le siège du bec coracoïdien au-dessous duquel se trouve la saillie arrondie formée par la tête déplacée, si la luxation est sous-coracoïdienne.

L'attitude n'est pas spéciale à la luxation sous-coracoïdienne; le patient incline sa tête et son corps du côté blessé, abaisse le moignon de l'épaule et supporte l'avant-bras du côté malade avec la main opposée.

Le coude est écarté du tronc de 10 à 12 centimètres environ; le bras porté dans la rotation en dehors présente une dépression angulaire au niveau de l'insertion deltoïdienne, de telle sorte que l'axe prolongé de la partie inférieure de l'humérus ne passerait point par le centre de l'épaule, mais s'enfoncerait dans le creux axillaire et la paroi thoracique.

Le bras présente presque toujours des variations de longueur. On attachait autrefois à ce signe une certaine importance, mais les résultats de la mensuration sont extrêmement infidèles. Malgaigne ne nous dit-il pas que l'allongement du membre mesuré de l'acromion à l'épicondyle ne dépasse jamais 11 ou 16 millimètres, tandis que Velpeau note un allongement de 27 millimètres et que Nélaton déclare, au contraire, qu'il peut ne pas exister et ne dépasse pas, quand on le trouve, 5 à 6 millimètres.

On a reconnu aujourd'hui que l'allongement est un symptôme d'importance secondaire, variable comme la mobilité ou la fixité de la tête humérale, dans la situation anormale qu'elle occupe. « La déchirure des ligaments, la tension des muscles permettant à l'humérus de se mouvoir avec plus ou moins de liberté sur l'omoplate, il en résulte qu'en rapprochant le coude de la base de la poitrine, tantôt on fait basculer l'humérus et l'omoplate éprouve un mouvement simultané qui laisse en réalité l'humérus dans l'abduction par rapport à l'omoplate, tandis que d'autres fois il se passe un mouvement entre la tête de l'humérus et le scapulum, mouvement qui a pour effet d'éloigner l'acromion de l'épicondyle ». (Nélaton.)

La douleur est vive et exagérée par les mouvements. Il n'est pas rare cependant que le mouvement communiqué d'abduction soulage un peu le malade. Le mouvement en arrière et l'abduction sont faciles ainsi que la rotation, mais l'adduction et la projection en avant sont impossibles et provoquent lorsqu'on les tente de vives douleurs. Les mouvements volontaires de l'articulation luxée sont impossibles.

Je n'ai parlé ici que des symptômes de la luxation sous-coracoïdienne habituelle, complète. En effet, bien que nous ayons admis, en traitant de l'anatomie pathologique, la possibilité d'un déplacement extra-coracoïdien, ce déplacement ne présente aucun symptôme clinique qui permette de le reconnaître et de le séparer sûrement du précédent. Nous ferons simplement remarquer que quelques auteurs, Stimson entre autres, déclarent que dans la luxation extra-coracoïdienne, les symptômes sont moins accusés que tout à l'heure, l'aplatissement de l'épaule et l'abduction du coude sont moindres, le coude peut même être complètement rapproché du tronc. La rotation externe du membre est au contraire plus prononcée, mais il n'y a certainement pas là les éléments d'un diagnostic différentiel entre les deux variétés.

2° *Luxation intra-coracoïdienne.* — Cette luxation a été tour à tour déclarée la plus fréquente des luxations antéro-internes (Malgaigne) et la plus rare (Nélaton). Ce qui prouve que les différences entre les deux variétés ne sont pas tellement tranchées qu'elles ne permettent l'erreur et que telle luxation dite sous-coracoïdienne par un chirurgien, ne puisse passer pour une intra-coracoïdienne aux yeux d'un autre. Stimson confond même dans sa description les deux variétés. Cependant il est un certain nombre de signes qui appartiennent à l'intra-coracoïdienne et dont l'ensemble caractérise nettement cette luxation. En outre, ses complications (paralytiques), les difficultés plus grandes que présente sa réduction, la différence du pronostic fonctionnel lorsque la luxation n'est pas réduite, en nécessitent une description spéciale.

L'aplatissement de l'épaule, la saillie de l'acromion et la dépressibilité sous-acromiale existent ici comme dans la luxation sous-coracoïdienne.

Voici les caractères particuliers : Chez les sujets peu musclés, d'un embonpoint moyen, on observe une déformation de la paroi antérieure de l'aisselle ; le creux sous-claviculaire a disparu. La palpation fait reconnaître la saillie arrondie de la tête *en dedans de la coracoïde*, dont la situation a été établie ainsi que nous l'avons précédemment indiqué.

La main plongée dans l'aisselle ne rencontre pas facilement, comme dans la luxation sous-coracoïdienne, la *sphère cartilagineuse humérale* ou ne parvient à la toucher que difficilement et en écartant le bras du tronc. Souvent même, aussi haut que l'on enfonce les doigts, ils n'atteignent que la face interne du col chirurgical.

Le bras est placé en position moyenne et subit même une légère rotation en dedans. L'épitrochlée regarde en arrière, le coude est peu écarté du tronc.

Les mouvements volontaires sont impossibles et les mouvements communiqués extrêmement douloureux et très limités; ils s'accompagnent souvent d'une crépitation rude que Malgaigne attribuait à l'arrachement de la grosse tubérosité et que Panas, croit devoir rapporter au frottement de la tête contre la paroi costale.

Pour les raisons indiquées plus haut, la mensuration donne des résultats très variables; toutefois on trouve communément une diminution de longueur entre l'acromion et l'épicondyle. Enfin, ainsi que nous le verrons au chapitre des complications, les paralysies du membre supérieur sont plus fréquentes dans cette luxation que dans toute autre.

3° *Luxation sous-claviculaire.* — Les symptômes de la luxation sous-claviculaire, quatrième degré du groupe antéro-interne, ressemblent à ceux de la variété précédente, mais ils sont exagérés. La déformation du moignon de l'épaule, l'aplatissement, la dépressibilité deltoïdienne sont à peu près semblables. Le bras est collé contre le tronc et la main explorant l'aisselle ne peut, aussi haut qu'on l'introduise, sentir la sphère cartilagineuse humérale; même si pour faciliter cette exploration on porte le bras dans l'abduction.

La tête est en effet, sous la clavicule, « enclavée dans une espèce de mortaise formée en haut par la clavicule en dedans par les premières côtes et en dehors par le bord interne de l'apophyse coracoïde » (Panas). A travers la paroi antérieure on voit et on sent la saillie qu'elle forme dans cette situation. (Je ne parle pas ici de ces cas exceptionnels et atypiques dans lesquels la violence a été si grande que la tête déborde en avant le niveau de la clavicule de 4 centimètres, ou bien, se frayant un passage à travers les muscles déchirés, vient faire saillie sous la peau) (Malgaigne).

Dans la situation qu'elle occupe au-dessous de la clavicule, la tête est ordinairement en rotation interne très accusée. Mais on l'a trouvée en rotation externe, ou bien en position moyenne; nous avons vu plus haut que cette indifférence d'attitude était due à la déchirure des différentes attaches ligamenteuses ou musculaires qui à l'état normal imposent à la tête une direction déterminée.

II. Luxations en bas. — Les variétés scapulaires et costales de ces luxations, dont la distinction anatomique, ainsi que nous l'avons vu, repose sur de très légères dissemblances, donnent lieu à la même expression clinique.

La position horizontale du bras frappe tout d'abord; l'abduction peut aller jusqu'à l'angle droit. La saillie de l'acromion, la dépression deltoïdienne, sont plus marquées que dans tout autre cas, et l'axe du bras prolongé passe au-dessous et en dedans de la cavité glénoïde. On voit et on sent la tête sous la peau de l'aisselle, séparée de la coracoïde par une distance de 1 pouce à 1 pouce et demi (fig. 36 et 40).

L'attitude est donc caractéristique. Outre l'abduction qui est ici le phénomène capital, on remarque la rotation externe du bras, qui est aussi légèrement porté en arrière. La mensuration donne presque constamment un allongement marqué; on a cependant noté un raccourcissement de 2 à 3 centimètres.

Un degré de plus dans le déplacement, et nous avons la *luxatio erecta* dans laquelle le bras est porté directement en l'air, le coude fléchi et la main appuyée sur la tête. On sent facilement et l'on voit la tête humérale saillante sous la peau de l'aisselle. On ne peut changer cette position du membre supérieur sans provoquer de vives douleurs.

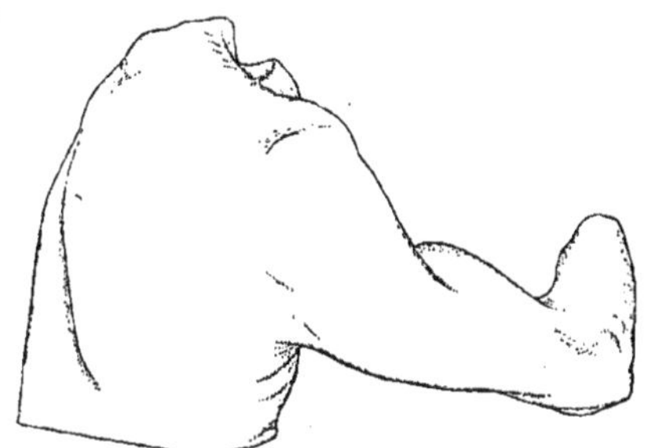

FIG. 40. — Luxation sous-glénoïdienne. — Moule en plâtre. (Musée Dupuytren, n° 722e.)

Pour la luxation sous-tricipitale, nous nous bornerons à enregistrer les quelques lignes suivantes, empruntées à Farabeuf. « Le bras était dans l'abduction et je crois dans la rotation en dedans; en examinant la région on trouvait la tête humérale à deux travers de doigt au-dessous de l'épine de l'omoplate ». C'est la seule observation sérieuse que nous possédions.

III. LUXATIONS EN ARRIÈRE. — La véritable luxation en arrière est la luxation sous-acromiale. Ce déplacement n'est que relativement rare, on en connaît aujourd'hui un grand nombre de cas, et si pendant longtemps ces luxations ont été méconnues, c'est que leurs symptômes sont beaucoup moins nettement accusés que ceux des variétés précédentes.

Le moignon de l'épaule n'est pas extrêmement déformé; il présente cependant un aplatissement marqué en avant, tandis qu'en arrière un relief arrondi déborde l'angle postérieur de l'acromion.

Le doigt explorant la dépression antérieure arrive facilement sur la coracoïde et reconnaît un vide entre cette apophyse et l'acromion. En arrière, les doigts appliqués sur la saillie sous-acromiale en reconnaissent la dureté et la sentent rouler dans les divers mouvements imprimés à l'humérus.

Le membre pend le long du tronc, il est dans une forte rotation interne, l'épitrochlée regarde en arrière. Les mouvements sont très gênés, il y a peu ou pas d'allongement apparent.

Bien qu'un grand nombre d'observations soient intitulées luxation sous-épineuse, nous pensons que la plupart d'entre elles se rapportent à la variété sous-acromiale, et nous serons brefs sur la luxation sous-épineuse, qui est tout à fait exceptionnelle. Elle a été observée, généralement, en même temps que des fractures de l'omoplate et des côtes. La tête humérale était portée en arrière de l'angle postérieur de l'acromion sous l'épine de l'omoplate; l'acromion faisait une saillie considérable au-dessous de laquelle était une dépression profonde, le membre était en rotation interne forcée.

IV. LUXATION SUPRA-GLÉNOÏDIENNE. — Le bras pend le long du tronc dans une rotation externe plus ou moins prononcée; l'épitrochlée peut regarder directement en avant.

Le symptôme capital est la saillie considérable formée par la tête humérale au-devant de l'acromion. Elle dépasse de quelques millimètres le sommet de la coracoïde et la face supérieure de la clavicule. Elle est donc facilement accessible à la palpation, car elle est recouverte par une faible épaisseur de parties molles (8 millimètres dans le cas de Malgaigne) qui permet de circonscrire et de reconnaître ses diverses inégalités.

Le bras est raccourci et les mouvements communiqués diminués, surtout si l'on porte le membre dans l'abduction.

Diagnostic. — On doit : 1° distinguer les luxations de l'épaule des différentes lésions qui s'en rapprochent, et 2° reconnaître chaque variété de déplacement.

Les affections qui peuvent être confondues avec les luxations de l'épaule sont : la contusion, l'entorse de l'épaule, la paralysie du deltoïde (cause d'erreur que je ne fais que signaler), enfin et surtout les fractures de l'extrémité supérieure de l'humérus.

Un fait capital empêchera toute erreur dans la très grande majorité des cas, c'est la présence de la tête humérale à sa place lorsqu'il n'y a pas luxation, son absence et le vide qui en résulte au-dessous de l'acromion lorsque le déplacement existe. Mais chez les sujets très gras et très musclés chez lesquels la luxation provoque une contracture des muscles périarticulaires, le deltoïde tendu ne se laisse pas déprimer par le doigt qui explore la région sous-acromiale et masque le vide qui existe réellement au-dessous de lui. D'autre part, la saillie de la tête déplacée peut passer inaperçue au milieu des parties molles qui l'entourent si un gonflement considérable s'est produit. Dans ces conditions vraiment mauvaises pour établir un diagnostic, le chirurgien pourra quelquefois rester dans l'incertitude; il devra alors anesthésier le malade de manière à pouvoir explorer sûrement la région articulaire et acquérir une notion exacte sur la nature de la lésion existante.

Une connaissance incomplète de la conformation normale du moignon de l'épaule peut aussi induire en erreur. La saillie bombée normale, formée par le deltoïde soulevé par la tête humérale, n'est pas à proprement parler placée sous l'acromion, mais bien sous le ligament acromio-coracoïdien et le bord antérieur de l'épiphyse humérale occupant sa position normale est à 3 centimètres en avant du bec de l'acromion. La tête n'est donc recouverte que par la partie antérieure de l'acromion dans une étendue de 1 centimètre 1/2 environ. Or, derrière la tête, sous les deux tiers postérieurs de l'acromion, le doigt peut déprimer les tissus, dans l'espace dépressible sous-acromial sur lequel insiste Hennequin. Cet espace est tel que le pouce placé au contact de la circonférence postérieure de la tête s'y enfonce tout entier.

La saillie de la tête humérale en avant de la voûte acromiale, et l'existence de l'espace dépressible sous-acromial, peuvent induire en erreur de deux façons : 1° un examen trop rapide peut faire croire à l'absence de la tête au-dessous de l'acromion, parce que le doigt pénètre dans l'espace dépressible sous-acromial, et 2° la saillie antérieure normale, simplement exagérée par le gonflement des parties molles, peut faire penser que la tête humérale est déplacée en avant de la cavité glénoïde. On croit alors qu'il y a une luxation quand il y a simplement entorse ou contusion ou surtout fracture avec éclatement de l'épiphyse humérale.

Une erreur bien plus souvent commise consiste à méconnaître une luxation sous-acromiale. Alors, en effet, il existe une dépression de la région deltoïdienne antérieure peu accusée, qui veut être recherchée par un chirurgien prévenu qu'il existe normalement dans cette région une saillie bombée. D'autre part, le déplacement de la tête en arrière ne s'accuse que par un relief rétro-acromial peu prononcé, car la tête, en se portant en arrière, comble d'abord l'espace dépressible sous-acromial, et ne déborde guère que d'un travers de doigt l'angle de l'acromion.

Aussi nombre de ces luxations ont-elles été considérées autrefois comme de simples entorses ou comme des arthrites. Cependant, pour éviter cette confusion, il n'existe peut-être pas, à part la rotation forcée du bras en dedans, de signe attirant l'attention; c'est la comparaison de l'épaule saine à l'épaule luxée qui fera reconnaître le déplacement.

Le diagnostic avec la fracture de l'extrémité supérieure de l'humérus, facile dans la plupart des cas, peut être entouré de grandes difficultés.

Dans la fracture du col chirurgical, le doigt porté *immédiatement* au-dessous de l'acromion ne peut pas déprimer le deltoïde, il bute sur la tête humérale excepté en arrière, où il s'enfonce sous l'angle de l'acromion dans l'espace sous-acromial normalement dépressible. Porté à 3 centimètres au-dessous du bord externe de l'acromion, le doigt peut au contraire déprimer le deltoïde et sentir une véritable encoche si la fracture s'accompagne, comme cela est fréquent, de déplacement du fragment inférieur en dedans (Hennequin).

Que ce déplacement existe ou manque, une douleur fixe et vive est réveillée par la pression à ce niveau. Les mouvements de rotation suivant l'axe de l'humérus exaspèrent la souffrance, et peuvent aussi faire éclater une crépitation fine, distincte de la crépitation plus rude due aux frottements des surfaces articulaires déplacées. Enfin, s'il y a chevauchement des fragments, la main portée dans l'aisselle pourra reconnaître l'extrémité irrégulière, dentelée du fragment inférieur, bien différente de la surface arrondie et lisse de la tête humérale luxée. Hennequin signale en outre, comme signes de la fracture du col chirurgical, le gonflement considérable du moignon de l'épaule, l'existence d'ecchymoses étendues pouvant atteindre la crête iliaque et le raccourcissement du membre.

La fracture du col anatomique est généralement facilement distinguée de la luxation. La tête humérale est en place et la douleur facile à localiser siège à un travers de pouce en dessous du bord externe de l'acromion.

S'il y a éclatement de la tête humérale, le moignon de l'épaule paraît très volumineux, il y a une forte saillie antérieure, mais la dépressibilité deltoïdienne n'existe qu'au niveau de l'espace sous-acromial.

Enfin on peut sentir quelquefois un ou plusieurs fragments faisant saillie autour de l'articulation, ils se laissent rapprocher en donnant une crépitation manifeste.

Traitement. — Le traitement des luxations de l'épaule est absolument différent, suivant qu'il s'adresse à des cas récents ou anciens.

Lorsqu'il s'agit de luxations récentes, le chirurgien ne doit plus aujourd'hui employer d'autre méthode que la méthode de douceur, qui comprend pour les luxations antéro-internes le procédé de Kocher, les tractions élastiques et le procédé de Mothe.

Ces deux derniers procédés sont seuls applicables à la réduction des luxations en bas.

Enfin les luxations en arrière peuvent être réduites pour ainsi dire sans force par le procédé de Nélaton (propulsion directe) ou par les tractions élastiques.

Réduction des luxations antéro-internes par le procédé de Kocher. — *Épaule gauche.* — « Le patient est assis, et un aide maintient l'omoplate. Le chirurgien se place alors à la gauche du malade, un genou en terre.

Premier temps. — On fléchit l'avant-bras à angle droit sur le bras et, avec le pouce de la main droite, on applique solidement le coude contre le tronc.

Deuxième temps. — Tout en maintenant exactement le coude dans cette situation, le chirurgien porte en dehors la main gauche du patient, lentement, graduellement, sans secousses, ce qui fait exécuter à l'humérus une rotation dans le même sens. On s'arrête au moment où l'on éprouve une résistance notable.

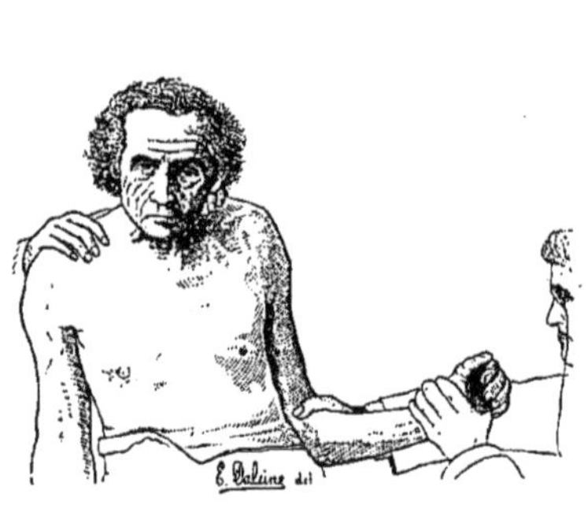

Fig. 41. — Fin du deuxième temps. On a fait exécuter à l'humérus une rotation externe de manière que l'avant-bras fléchi à angle droit se porte directement en dehors.

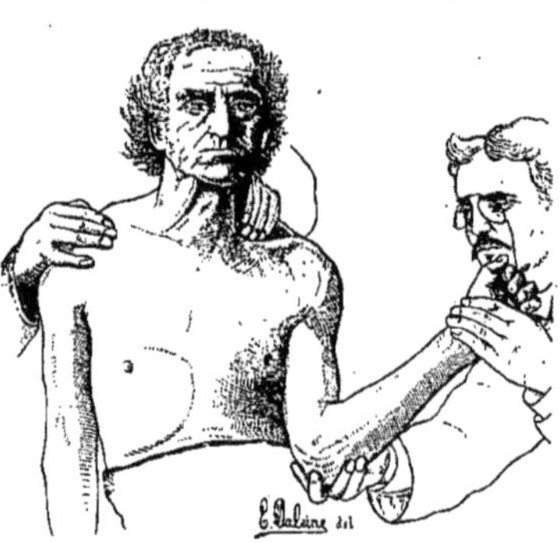

Fig. 42. — Troisième temps. Le coude, jusque-là appliqué contre le tronc, est porté directement en avant et en haut.

Troisième temps. — On porte le coude en avant, en haut et un peu en dedans, tandis que l'avant-bras reste toujours fléchi à angle droit, et que la main du malade est fortement déjetée en dehors; le bras arrive à être ainsi presque perpendiculaire au plan antérieur du corps. Pendant ces manœuvres, le chirurgien s'est relevé peu à peu.

Quatrième temps. — Il ne reste plus qu'à effectuer la rotation du bras en dedans et à porter la main du malade sur l'épaule saine. »

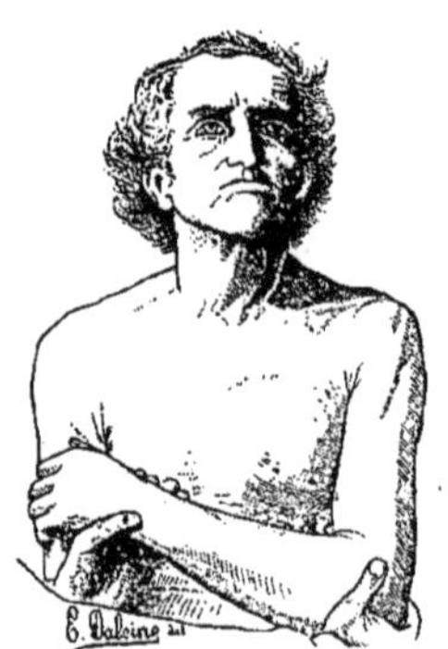

Fig. 43. — Luxation réduite.

Kocher explique de la façon suivante les bons résultats obtenus par son procédé : la tête sortie par la déchirure capsulaire s'est déplacée en avant et en dedans, tendant au maximum toutes les parties de la capsule restées intactes qu'elle entraîne à sa suite.

La portion postérieure de la capsule est alors appliquée contre la cavité glénoïde abandonnée, et les deux lèvres de la déchirure capsulaire forment deux cordons solides et tendus au-dessus et au-dessous de la tête sortie dans leur intervalle.

Maintenant, que l'on fasse exécuter à l'humérus luxé une rotation en dehors, on ramène la tête en dehors, au niveau qu'elle occupe normalement; la paroi postérieure de la capsule se trouve fortement éloignée de la cavité glénoïde et la déchirure capsulaire devient béante; mais les lèvres de cette déchirure restent tendues et l'orifice qu'elles circonscrivent est trop juste encore pour que la tête, ainsi ramenée en face de son orifice de sortie, rentre dans sa cavité.

Il faut élever en avant, dans le plan sagittal du corps, l'humérus ainsi tourné en dehors, pour que la partie supérieure de la capsule se relâche; alors, grâce à la tension des portions inférieures (imposée par la rotation externe) qui empêchent la tête humérale de glisser de nouveau en avant, celle-ci rentre dans sa cavité.

Le mouvement de rotation externe aurait donc pour effet de ramener la tête en face de la déchirure capsulaire en même temps qu'il entr'ouvre celle-ci, et le mouvement d'élévation relâcherait la lèvre supérieure de la boutonnière et projetterait la tête dans la glénoïde par l'orifice rendu béant et extensible.

Farabeuf fait jouer un rôle plus important à la portion postéro-inférieure de la capsule, qu'il considère comme le principal agent de la réduction dans le procédé de Kocher. Pour lui : « Le rapprochement du coude (premier temps du procédé de réduction) laisse en place le pôle supérieur de la tête humérale, pôle où s'attachent les ligaments supérieurs; il porte en dedans notablement le col chirurgical et la partie basse du col anatomique où s'insère la capsule postérieure intacte; de là, pour cette partie, commencement de distension.

« La rotation externe considérable imposée ensuite à l'humérus fait d'abord pivoter sur place le pôle huméral supérieur, insertion du ligament supérieur; mais elle enroule autour du cylindre huméral l'insertion de la capsule postérieure, qui bientôt se trouve distendue. Alors l'humérus, enchaîné par cette bande fibreuse, se déplace en masse, en roulant en dehors; le sommet céphalique revient sous l'apophyse coracoïde, voire en dehors.

« La surface articulaire humérale regarde maintenant en dedans et en avant; le bec coracoïdien est non plus sur le sommet, mais sur la pente du front ou de la tempe de la tête cartilagineuse lisse et glissante.

« L'adduction du coude devant le thorax qui termine la manœuvre provoque la résistance de la partie inférieure de la capsule postérieure, qui ramène enfin la tête en place d'autant plus facilement que le point culminant de l'humérus a déjà franchi le crochet coracoïdien. »

Farabeuf démontre l'exactitude de son opinion par les deux expériences que voici : une première luxation expérimentale étant produite, il coupe les ligaments supérieurs, mais conserve la partie capsulaire postérieure, la rotation externe opère facilement la réduction. Sur une deuxième pièce, il coupe la partie capsulaire postérieure et conserve la supérieure; il fait alors la rotation externe, mais la tête pivote sur place, l'humérus fait un tour entier sans que la luxation se réduise.

Les résultats parfaits et faciles du procédé de Kocher l'ont fait communément adopter, et on peut dire qu'il représente aujourd'hui le procédé de choix pour la réduction des luxations sous-coracoïdiennes. Mais peut-être est-il permis de se demander si l'on est autorisé à croire, comme Ceppi, que tout l'obstacle à la réduction soit apporté par les portions restées intactes de la capsule, déniant toute influence à la contracture des muscles périarticulaires. « Ce qui résiste, ce sont les portions intactes de la capsule et des ligaments, nous dit Ceppi, et ce sont ces parties fibreuses qu'il faut utiliser pour corriger le déplacement » (1).

Avec Hennequin, il nous paraît impossible de ne pas faire jouer un rôle et un rôle considérable à la contracture musculaire dans le maintien des luxations récentes. La réduction immédiate, obtenue par la moindre traction même aussi irrationnelle que possible pendant le relâchement musculaire, n'en est-elle pas une preuve convaincante? Il nous semble que l'excellence du procédé de Kocher peut tout aussi bien être reconnue en admettant l'influence de la contraction musculaire sur le maintien des luxations qu'en attribuant à la disposition *seule* de la déchirure ligamenteuse l'obstacle à la réduction. Si l'on admet comme nous, que la luxation sous-coracoïdienne récente est surtout maintenue par l'engrenage de la partie postérieure du col anatomique sur le bourrelet glénoïdien antérieur (engrenage assuré par la contraction des muscles adducteurs et rotateurs de l'épaule), on comprendra parfaitement que la manœuvre exécutée dans le procédé de Kocher ait pour effet de dégager le rebord glénoïdien de la gouttière anatomique. La torsion de l'humérus en dehors amène la surface bombée de la grosse tubérosité au contact du rebord glénoïdien. Ce rebord ne peut plus s'enclaver sur cette surface arrondie; d'autre part, les parties postérieures de la capsule tendues attirent la tête en dehors (Farabeuf) et la partie supérieure de la déchirure capsulaire est bientôt relâchée par le mouvement d'élévation du bras, comme nous l'a montré Kocher; la contraction du sous-scapulaire et des autres muscles adducteurs ne peut plus dès lors que favoriser la rentrée de la tête en la repoussant vers sa cavité.

Cette interprétation des phénomènes nous est rendue plausible : 1° par l'action indiscutable de l'anesthésie chloroformique dans la réduction des luxations; 2° par les observations de luxations *sous capsulo-périostiques* où la luxation peut se produire et se maintenir sans qu'il y ait aucune déchirure capsulaire; 3° par les résultats obtenus à l'aide du deuxième mode de traitement dont nous allons nous occuper, les tractions élastiques.

Celles-ci, en effet, doivent leurs effets à une action continue et prolongée sur les muscles, et n'obtiennent la réduction que par la fatigue de ces organes; c'est lorsqu'ils sont vaincus que la luxation rentre, quelque mauvaise que soit d'ailleurs la direction dans laquelle la traction est dirigée. Ne tire-t-on pas habituellement sur le bras placé horizontalement à angle droit, l'avant-bras en position moyenne, ce qui est certainement le moyen d'amener la plus grande tension des deux lèvres de la déchirure capsulaire. Comme néanmoins la réduction est la règle dans ces conditions, nous pensons que la tension des

(1) Ceppi, *Revue de chirurgie*, 1882, p. 827.

ligaments ne saurait être considérée comme l'obstacle principal à la correction du déplacement.

Réduction des luxations récentes par le procédé des tractions élastiques. — Le blessé étant assis sur une chaise contre le milieu d'un lit d'hôpital, on passe un drap plié en cravate sous l'aisselle du côté blessé. Les deux extrémités de ce drap sont fixées à l'un des montants du lit, et la contre-extension est ainsi établie. Puis, au-dessus du coude fléchi, le chirurgien dispose, à l'aide de bandes de diachylon, une anse en étrier. Ceci étant fait, le bras est porté dans l'abduction jusqu'à l'horizontale. Un tube de caoutchouc de 60 centimètres de long et de la grosseur du petit doigt est passé dans l'anse formée au niveau du coude et vien se fixer à l'autre montant du du lit. Il suffit en général de vingt minutes pour vaincre la résistance musculaire, et la luxation se réduit spontanément.

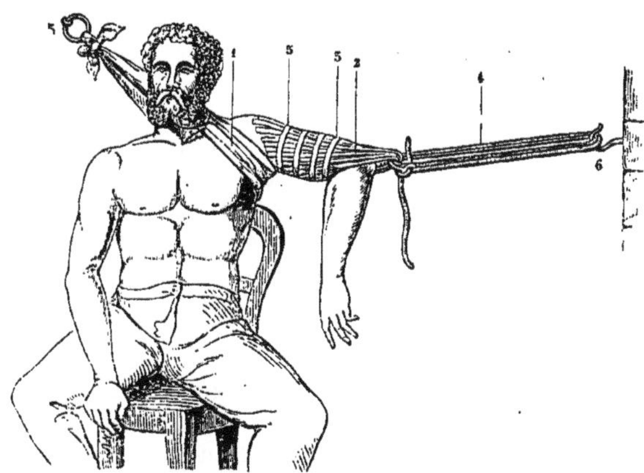

Fig. 44. — Réduction par le procédé des tractions classiques.

1, contre-extension. — 2 et 3, bandelettes de diachylon formant étrier. — 4, tube élastique. — 6, anneau fixé au mur.

Réduction par le procédé de Mothe. — Ce procédé a tout un historique, ainsi qu'on peut s'en assurer par la lecture des pages que lui consacre Malgaigne [1]; il aurait été inventé et réinventé plusieurs fois. Toujours est-il que depuis Malgaigne il est passé dans la pratique courante. Il consiste à élever le bras jusqu'à ce que l'axe de l'humérus, prolongé en arrière, réponde à peu près à la facette qui termine l'épine de l'omoplate, puis à pratiquer l'extension dans cette attitude en portant le coude n dehors et un peu en arrière; pendant cette manœuvre l'avant-bras est maintenu fléchi. On peut faciliter la réduction soit en exerçant avec les doigts une pression directe dans l'aisselle, sur la tête déplacée, soit en imprimant au membre pendant l'extension de légers mouvements de rotation en dedans ou en dehors.

La traction peut être faite chez les sujets peu robustes, à muscles grêles, par le chirurgien seul. Le blessé étant assis, le chirurgien appuie sa main gauche sur l'épaule et fait la traction sur le bras avec sa droite. Pour les sujets plus robustes, le malade est couché et la contre-extension établie, une alèze pliée en cravate est appliquée au-dessus du pli du coude par son milieu, puis nouée derrière le bras. Le nœud étant solidement assujetti par des tours de bande mouillée, les deux chefs de l'alèze sont confiés chacun à un aide qui,

[1] *Loc. cit.*, p. 477.

après avoir bien calé ses pieds, renverse peu à peu le haut de son corps en arrière et exerce une traction lente et continue sur le bras dans l'abduction. Un individu de poids moyen déploie ainsi une force égale à 15 kilogrammes.

Appréciation de ces différents procédés de réduction. — Dans les luxations sous-coracoïdiennes récentes, nous pensons que le procédé de Kocher devra toujours être employé de prime abord. Dans l'immense majorité des cas, il donnera en effet une réduction simple et facile.

Lorsqu'il s'agit de luxations intra-coracoïdiennes, le procédé de Kocher peut encore réussir. Carafi [1] déclare que pour obtenir la réduction des déplacements intra-coracoïdiens il suffit d'exagérer la rotation externe et de prolonger d'une minute environ le premier temps du procédé. Néanmoins Kocher lui-même ne préconise pas son procédé pour la luxation intra-coracoïdienne; l'expérience de Farabeuf relatée plus haut ne permet pas de lui accorder théoriquement grande confiance et nous l'avons vu souvent échouer, de telle sorte que si l'on peut sans inconvénient y recourir tout d'abord, il faudra être prêt à choisir rapidement un autre moyen en cas d'échec. Le procédé de Th. Anger nous paraît alors le meilleur, car seul, sans imposer de grandes souffrances au malade, le chirurgien pourra grâce à lui obtenir la réduction. Ce n'est pas à vrai dire le moyen le plus souvent employé dans les hôpitaux de Paris, peut-être parce qu'il exige plus de patience que le procédé de Mothe, mais il nous semble être plus que ce dernier un procédé de douceur.

Comme pour l'intra-coracoïdienne, c'est au procédé de Mothe ou aux tractions élastiques que le chirurgien doit recourir lorsqu'il a à traiter une luxation en bas. Ajoutons que dans les déplacements considérables sous-claviculaires, sous-tricipital, l'emploi de l'anesthésie devient ordinairement nécessaire. Et alors, pour ces cas-là comme pour ceux plus simples où la pusillanimité ou l'état de surexcitation douloureuse du malade fait recourir au chloroforme, le choix du procédé importe peu; une traction peu considérable suffit à réintégrer la tête humérale dans sa cavité, à part exceptions rares.

Luxations postérieures. — Pour le traitement de la variété sous-acromiale, la véritable méthode à employer est la pression directe exercée d'arrière en avant sur la tête déplacée. Nélaton faisait la réduction d'une façon très simple et très rapide de la façon suivante : le bras étant légèrement écarté du corps, il appliquait directement sur la saillie de la tête luxée un fort cachet d'imprimeur bien rembourré et donnait un coup de marteau sec sur le manche du cachet; la tête projetée en avant se dégageait de son engrenage sur le rebord glénoïdien postérieur et revenait à sa place.

On peut également obtenir la réduction par une traction oblique en bas, associée à l'exagération de la rotation interne, ce qui a pour effet d'amener la petite tubérosité au contact du rebord glénoïdien et de dégager le col anatomique. Par contre, la rotation externe, associée ou non aux tractions, échoue ordinairement; théoriquement, du reste, il doit en être ainsi.

Dans les luxations sous-épineuses, le sujet sera anesthésié et des tractions exercées sur le membre, qui sera tiré en avant et en bas.

Complications. — Les complications des luxations de l'épaule sont : les frac-

(1) Carafi, *Revue de chirurgie*, 1881, p. 922.

tures, les lésions des vaisseaux et des nerfs, la perforation des parties molles et l'issue à l'extérieur de la tête humérale.

Fractures. — Les fractures de l'acromion, de l'apophyse coracoïde, du col glénoïdien ont été signalées plusieurs fois, mais les fractures le plus souvent observées sont celles de l'humérus.

Lorsque la fracture occupe la partie moyenne de la diaphyse humérale, elle n'a qu'une importance médiocre, car le fragment supérieur est assez long pour donner prise et permettre la réduction de la luxation; la fracture est ensuite immobilisée. Au contraire, les fractures du quart supérieur de l'humérus associées à la luxation de l'épaule peuvent donner lieu à des difficultés de diagnostic considérables et la thérapeutique que cette double lésion réclame est délicate à établir.

Lorsque la solution de continuité occupe le tiers supérieur de l'humérus, son siège est tantôt et le plus souvent au niveau du col chirurgical, tantôt sur le col anatomique. Oger [1], qui a dépouillé le travail antérieur de Thamayn [2], et qui a recueilli les observations éparses jusqu'en 1884, a rassemblé 80 cas de cette complication. Dans ce nombre, il n'y a que 22 fractures du col anatomique accompagnant le déplacement de la tête humérale.

Le diagnostic de la fracture du col chirurgical compliquant la luxation est généralement simple lorsque l'examen de la région est pratiqué peu de temps après l'accident et que le gonflement ne masque pas encore la position des fragments déplacés. Une dépression sous-acromiale indique l'absence de la tête humérale dans sa cavité; une tumeur dure, arrondie, ne participant pas aux mouvements de rotation imprimés au bras, est reconnue dans l'aisselle. Le bras est pendant, le coude rapproché du tronc, et si l'on cherche à lui communiquer des mouvements, on constate une mobilité anormale souvent accompagnée de crépitation.

Les symptômes de la luxation avec fracture du col anatomique sont beaucoup moins tranchés. Lenoir [3] croyait le diagnostic de cette lésion le plus souvent impossible. Cette opinion paraît aujourd'hui exagérée, mais les symptômes peu nombreux veulent être recherchés avec la plus grande attention et quelquefois pendant l'anesthésie.

Ces symptômes sont : la saillie anormale de l'acromion, la crépitation et surtout la présence d'un fragment arrondi, lisse dans la région axillaire; je ne parle pas de la dépressibilité de la région deltoïdienne, car la cavité glénoïde est quelquefois remplie par la diaphyse humérale remontée en haut.

Les moyens de traitement employés sont : 1° la réduction par la méthode ancienne, qui consiste à laisser la consolidation de la fracture se produire et à ne commencer les manœuvres de réduction que lorsque le cal est résistant. Oger nous dit que employée 10 fois, elle ne fut que 5 fois suivie de succès.

2° La méthode de Riberi. On ne cherche en aucune façon la réduction du déplacement; dès les premiers jours, on communique des mouvements aux membre fracturé pour obtenir une pseudarthrose qui a permis plusieurs fois des mouvements assez étendus.

(1) Oger, Thèse de Paris, 1883-1884.
(2) Thamayn, Dissert. inaug. Halle, 1868.
(3) Lenoir, *Bull. de la Soc. de chir.*, 1851-1852, 1858.

3° La méthode du refoulement, surtout défendue par Richet (1). Elle consiste, le malade étant anesthésié, à repousser par une pression directe la tête humérale dans la cavité glénoïde. Le bras est placé dans l'abduction et soumis à une traction légère pendant que le chirurgien exerce le refoulement. On a relevé 21 succès obtenus par cette méthode.

4° Enfin, lorsque la tête luxée est fracturée au niveau du col anatomique, que la méthode de *refoulement* a échoué, on peut, comme le conseillait Delpech (2) et comme l'ont fait Morton (3), Tripier (4) et tout récemment encore Poirier (5), pratiquer l'extirpation de la tête luxée. Cette extirpation est surtout indiquée en raison des compressions vasculaires et nerveuses qu'exerce la tête déplacée.

Les *lésions nerveuses* compliquant les luxations de l'épaule ont été rarement observées. Les faits de Hilton et de Parise sont les seuls où une dissection attentive ait permis de constater : dans le premier cas, une déchirure partielle du circonflexe, et dans le second, des éraillures portant à différentes hauteurs sur le même nerf. Cependant les paralysies localisées sur le deltoïde ou sur un groupe musculaire déterminé ne sont pas rares à la suite des luxations de l'épaule. Holm, à la clinique de Buntzen, a constaté sur 112 luxations de l'épaule, 17 cas avec paralysie musculaire circonscrite. Dix fois le muscle paralysé était le deltoïde (6), la paralysie totale du bras a été aussi, mais très rarement observée (Kronlein).

L'examen anatomique des lésions, n'ayant pas été fait on s'est livré à une foule d'hypothèses pour expliquer ces paralysies. Le tiraillement des faisceaux du plexus brachial, la commotion des troncs nerveux, la contusion, la compression ont été tour à tour invoqués. Vincent (7), dans une thèse inspirée par Panas, passe en revue toutes ces hypothèses et conclut à la production des paralysies par une contusion des branches nerveuses par la tête déplacée. Cette complication se voit surtout à la suite des luxations intra-coracoïdiennes et sous-claviculaires, parce que c'est seulement dans ces variétés que la tête humérale vient au contact du plexus brachial. L'extension des paralysies, d'abord localisées à un territoire restreint, est due au développement d'une névrite traumatique plus ou moins intense.

Lésions des vaisseaux. — La déchirure des vaisseaux axillaires par la tête humérale luxée est exceptionnelle. Cependant Bérard, Nélaton, Parise (8) en ont rapporté chacun un exemple. Cras (9) donne quatre observations nouvelles appartenant à Adams, Desprès, Ledentu, Korte, enfin Lister fait allusion à deux cas de rupture de l'axillaire compliquant une luxation scapulo-humérale et n'a pas l'air de considérer cet accident comme aussi rare qu'il est généralement réputé l'être. Nous pensons que le traitement exigé par une semblable

(1) RICHET, *Mémoires de la Soc. de chir.*, 1853, t. III.
(2) DELPECH, cité par Oger.
(3) MORTON, *Americ. journ. of med. sc.*, 1884, et Thèse d'Oger, p. 108.
(4) TRIPIER, Congrès franç. de chirurgie, p. 334, 1886.
(5) POIRIER et MAUCLAIRE, Soc. anat., 1889, p. 513.
(6) BARDENHEUER, p. 228.
(7) VINCENT, Thèse de Paris, 1876.
(8) PARISE, *Gaz. méd. de Paris*, 1863.
(9) CRAS, *Bull. de la Soc. de Chir.*, 1884, p. 730.

complication ne serait plus aujourd'hui comme autrefois la ligature de la sous-clavière par la méthode d'Anel, mais bien l'ouverture du foyer axillaire, la ligature des deux bouts du vaisseau divisé et la réduction de la luxation par impulsion directe sur la tête mise à nu (¹).

L'issue de la tête humérale à travers les téguments est une complication extrêmement rare, elle succède à des traumatismes considérables et s'accompagne de déchirures étendues des muscles, d'arrachement des tubérosités humérales, etc.

Le fait rapporté par Prochaska, dans lequel la tête humérale, après avoir enfoncé plusieurs côtes, avait pénétré dans la cavité thoracique, est unique. On pourrait peut-être en rapprocher l'observation communiquée par Verneuil au Congrès de la Rochelle en 1882. Une luxation intra-coracoïdienne s'était compliquée de la fracture des deuxième et troisième côtes gauches produite par la pression de la tête humérale sur le thorax (*Revue de chir.*, 1882), p. 1021.

LUXATIONS ANCIENNES

J'étudie ces luxations dans un paragraphe spécial pour marquer la distinction absolue qui doit être faite entre elles et les luxations récentes.

Les lésions traumatiques relevées dans les dissections de luxations anciennes sont celles des luxations récentes ; les déchirures ligamenteuses et musculaires, les arrachements osseux qui se font au moment de la luxation, se retrouvent encore au bout de dix ou quinze jours, au bout de deux ou trois mois ou même beaucoup plus tard, si le déplacement n'a pas été corrigé. Mais les modifications qui se produisent très vite dans les tissus grâce au travail de réparation des parties molles sont telles que le caractère et les conséquences de ces lésions changent radicalement.

Anatomie pathologique. — Nous décrirons successivement : 1° les modifications de l'appareil ligamenteux; 2° les déformations osseuses.

a. *Modifications de l'appareil ligamenteux.* — Une capsule nouvelle continue avec l'ancienne se forme autour de la tête luxée. Cette néo-capsule, adhérente par sa face externe aux différents organes qui entourent la tête déplacée, est plus ou moins épaisse; il n'est pas rare de la trouver très résistante. Par sa face interne, elle est lisse et analogue à la séreuse normale, quelquefois cloisonnée et traversée de brides fibreuses qui s'étendent de la glénoïde à l'extrémité humérale déplacée. Pour la plupart des auteurs, ces brides intra-articulaires opposeraient la principale résistance aux tentatives de réduction.

Dans un mémoire publié en 1888 dans les *Archives générales de médecine*, nous avons recherché quelles étaient les causes de l'irréductibilité et nous nous sommes élevés contre l'opinion qui fait jouer un rôle prépondérant aux adhérences fibreuses contractées par la tête déplacée.

Lorsqu'une luxation se produit, la sphère humérale perfore la capsule et les lèvres de cette perforation forment boutonnière autour du col anatomique. Dans les premiers jours qui suivent l'accident, les bords de la déchirure, mous

(¹) Nélaton, *Bull. de la Soc. de chir.*, 1837.

et dépressibles, restent suffisamment élastiques pour laisser rentrer la tête lorsqu'on vainc la contraction musculaire qui la retient en place et qu'on la sollicite à reprendre sa position normale. Mais que pour une cause quelconque la luxation ne soit pas traitée, la plaie capsulaire tendra à se cicatriser et deviendra le siège d'un travail de prolifération plastique, d'épaississement commun à tous les tissus qui se réparent; il en résultera un rétrécissement

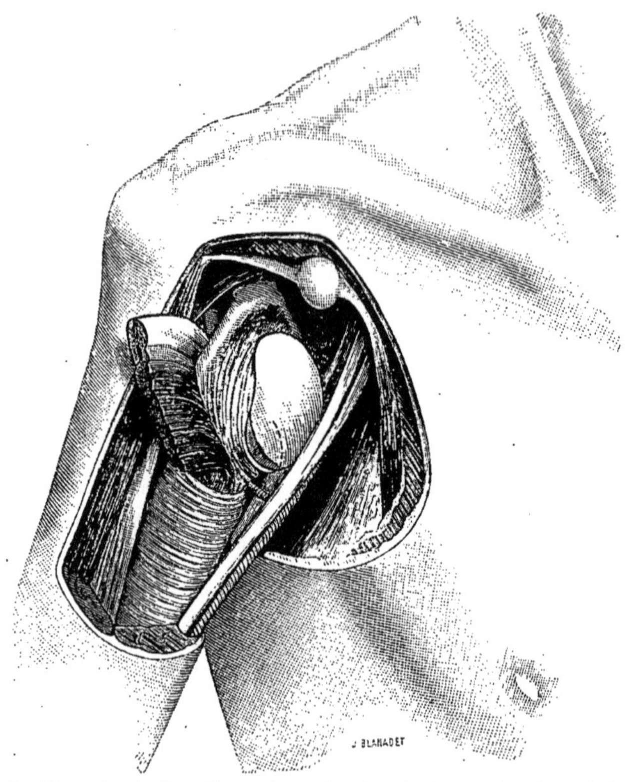

FIG. 45. — La tête luxée est étranglée au niveau du col anatomique par les lèvres de la déchirure capsulaire formant collerette autour d'elle. Le muscle sous-scapulaire divisé au niveau de sa partie moyenne a son chef externe récliné en dehors. On voit son tendon s'engager dans sa boutonnière capsulaire normale et, par cette boutonnière, on aperçoit la cavité glénoïde vide. (Dessin de Farabeuf.)

de la boutonnière, un véritable étranglement de la tête herniée pour ainsi dire (fig. 45). La rétraction ne porte alors que sur les bords de la déchirure et le reste de la capsule demeure souple.

Une telle luxation sort de la classe des luxations récentes que je voudrais appeler luxations maintenues *par la contraction musculaire*; elle appartient à la catégorie des luxations maintenues *par la rétraction capsulaire*, car, pour faire rentrer la tête déplacée, il faut *rompre* une des lèvres de la boutonnière capsulaire qui étrangle le col anatomique. Cette modification de la capsule peut se rencontrer dès le douzième ou le quinzième jour après l'accident et jusqu'à deux, trois, quatre mois plus tard.

Il ne faut cependant pas confondre cet obstacle à la réduction avec la cause de l'irréductibilité des luxations invétérées proprement dites. Dans ces dernières, en effet, ce n'est plus seulement les lèvres de la boutonnière qui sont rétractées, mais *la totalité de la capsule* qui, en se fronçant, en se fermant comme une bourse à coulisse, efface sa cavité de réception, au point de la rendre inaccessible à la tête sortie (fig. 46). Cette variété de luxation est donc *absolument* irréductible, par des tractions ou des manipulations, et nécessite une intervention sanglante permettant d'agir directement sur la capsule rétractée. Nous avons fourni dans notre mémoire de 1888 des preuves de cette rétraction totale de la capsule, nous avons pu depuis en vérifier encore une fois l'exactitude, chez un malade opéré par notre ami Quénu. Hennequin publie deux autres exemples à l'appui de notre opinion. Enfin, les mémoires de Lister (¹) et de Kocher (²), dont nous reparlerons au point de vue du traitement, lui apportent encore leur puissant appui.

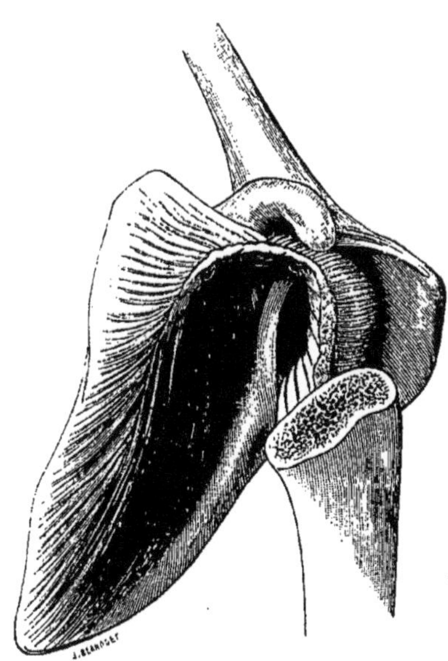

Fig. 46. — La tête luxée a été réséquée après désinsertion de la capsule aux tubérosités humérales. Cela permet de reconnaître la cavité accidentelle qu'occupait la tête déplacée limitée en avant par le sous-scapulaire, en haut et en dehors par la capsule dont le bord désinséré forme une courbe demi-circulaire à concavité inférieure. La résection de la tête permet aussi de voir l'orifice qui conduit dans la cavité glénoïde et par lequel la tête est sortie. Il est circonscrit en avant par le bord glénoïdien, en arrière et en dehors par la partie moyenne de la capsule froncée comme le collet d'une bourse à coulisse. Il est trop étroit pour permettre le retour de la tête dans sa cavité. (Dessin de Farabeuf.)

b. *Déformations osseuses.* — Les déformations osseuses des luxations anciennes de l'épaule ont été surtout étudiées sur des pièces très anciennes recueillies dans les amphithéâtres. Très intéressantes au point de vue anatomo-pathologique pur, ces lésions nous paraissent absolument dénuées d'importance au point de vue thérapeutique. Nous les exposerons donc brièvement.

Un aplatissement marqué de la sphère humérale, une dépression en godet au point où repose la tête déplacée sur l'omoplate, sont les deux déformations principales. Des rainures des sillons plus ou moins étendus sur la tête humérale témoignent de l'usure provoquée par le frottement réitéré d'une partie saillante telle que le rebord glénoïdien sur un point de l'épiphyse (Sédillot). Des végétations, des productions osseuses développées autour de la tête déplacée, aux dépens de brides périostiques détachées par le trau-

(¹) Lister, *Bull. méd.*, 1889, p. 1474.
(²) Kocher, *Deutsche Zeitschrift Chirurg.*, 1890, p. 423.

matisme, affectent les dispositions les plus variables (Poulet et Bousquet).

Suivant la luxation, le siège et la disposition des lésions sont différents, mais le même type se retrouve dans toutes les variétés.

Dans les luxations sous-coracoïdiennes le bec de la coracoïde est quelquefois aplati, et présente une facette qui correspond à la tête déplacée. Le rebord glénoïdien est moins saillant, il a été émoussé par les mouvements de la tête à sa surface. Le col de l'omoplate présente une fossette qui reçoit la tête déplacée, ou bien au contraire une sorte de plateau osseux qui la supporte.

Dans l'intra-coracoïdienne, la tête repose sur une surface osseuse, tantôt concave et tantôt aplatie, formée dans ce dernier cas par un plateau osseux beaucoup moins épais que dans la luxation sous-coracoïdienne : la tête ne s'articule point avec la face inférieure de l'apophyse coracoïde. Dans une luxation intra-coracoïdienne, Verneuil a vu la tête déprimer les côtes voisines; une bourse muqueuse très étendue s'était développée entre elle et la paroi thoracique.

A. Cooper nous a laissé la description d'une luxation sous-claviculaire invétérée. La tête placée immédiatement au-dessous de la clavicule et sous l'échancrure de la première côte était reçue dans une cavité osseuse entourée d'un rebord complet qui occupait environ un tiers de la largeur de la fosse sous-scapulaire.

Le bord axillaire de l'omoplate présente une dépression qui répond à la situation occupée par la tête luxée dans la luxation sous-glénoïdienne, et dans la variété sous-acromiale on trouve un profond sillon sur la partie antérieure du col anatomique au niveau de son point de contact avec le rebord glénoïdien postérieur.

Traitement. — Le traitement des luxations, qui sont maintenues par la *rétraction de la capsule*, variera suivant les degrés de cette rétraction.

Dès le dixième ou quinzième jour une luxation de l'épaule du groupe antéro-interne ou du groupe inférieur est déjà fixée par le resserrement de la boutonnière capsulaire. Or, à ce moment, les procédés de douceur, le procédé de Kocher, les tractions élastiques ou le procédé de Mothe réussiront parfaitement à en assurer la réduction. Les lèvres rétractées de la déchirure capsulaire ne présentent pas encore une résistance telle que les manœuvres du procédé de Kocher qui les distendent ne puissent les forcer, de même les petits mouvements brusques de rotation, secs et limités, imprimés à l'humérus pendant l'extension (procédé d'Anger ou procédé de Mothe) suffisent habituellement à distendre ou à rompre l'une des lèvres étranglantes et permettent la réduction non plus comme dans les cas de luxations récentes, en changeant le point d'appui de la tête engrenée sur le rebord glénoïdien, ou en amenant le relâchement des muscles, mais en élargissant de force les lèvres de la boutonnière capsulaire. Aussi ces procédés restent-ils encore, comme pour les luxations maintenues par la contraction musculaire, les meilleurs et les premiers à employer.

Ce n'est pas seulement dans les premières semaines qui suivent la luxation que ces moyens sont efficaces. Ceppi nous dit que dans 13 cas Kocher réussit à réduire, par son procédé, 12 luxations invétérées.

« La luxation datait, dans les cas mentionnés, une fois de trois semaines, deux fois de cinq semaines, trois fois de sept semaines, quatre fois de trois mois, et deux fois de quatre mois [1]. »

Théoph. Anger, par les tractions élastiques unies à la rotation du membre dans différents sens, a réussi aussi à réduire des luxations de quatre à six semaines. Quant au nombre des luxations datant de plusieurs semaines ou de plusieurs mois réduites par le procédé de Mothe, il est considérable.

Cependant lorsque la luxation date de six semaines, deux mois, ou même à une période moins avancée, ces différents procédés peuvent échouer, parce que les bords de la boutonnière capsulaire se sont épaissis, ont pris une consistance considérable et résistent à l'effort qu'on leur fait subir. Alors on a recours aux procédés de force proprement dits, avec lesquels on peut déployer, et on déployait autrefois surtout une puissance très grande. Avec ces procédés de force on pratique l'extension dans des directions variables à l'aide d'appareils spéciaux. Les plus employés sont les moufles ou l'appareil d'Hennequin; celui de Jarvis tend de plus en plus à être abandonné.

Je n'entrerai pas ici dans la description des moufles, mais je dois dire quelques mots de la manière dont on les emploie. J'emprunte littéralement à Duplay la description du procédé et la planche qui l'accompagne. « La contre-extension étant faite au moyen de lacs de cuir rembourrés, 1, l'extension s'opère sur le bras à l'aide d'un bracelet portant deux anneaux, 2, dans lesquels sont fixées les

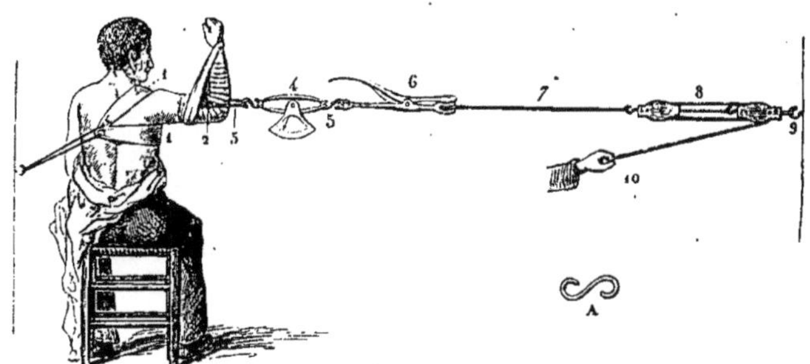

Fig. 47. — Réduction à l'aide des moufles.

extrémités d'une anse de corde, 3. Puis vient le dynamomètre, 4, fixé à l'anse de corde par une ∽ métallique, puis une autre corde ou plus simplement une autre ∽ métallique, 5, unissant le dynamomètre à la pince à échappement, 6, puis une autre corde, 7, s'attachant à la moufle, 8, laquelle est fixée à un anneau, 9, scellé dans le mur. Enfin la traction est faite au moyen de cordes, 10, confiées à un ou plusieurs aides.

La seule précaution à prendre pour appliquer cet appareil est de bien assujettir au-dessus du coude le bracelet par l'intermédiaire duquel se fera la traction. Voici comment on procède : un aide embrasse avec les deux mains

[1] La nouvelle statistique de Kocher donne 12 luxations réduites par son procédé entre la fin du premier mois après la luxation et le troisième mois, 6 luxations réduites entre le troisième et le quatrième mois, 3 réduites à quatre mois et 1 à cinq mois et vingt-deux jours (Kocher, *loc. cit.*, p. 433).

la circonférence du bras au-dessus du pli du coude et exerce une traction circulaire sur la peau de bas en haut, il la rétracte comme pour une amputation circulaire. Cette rétraction étant faite, le chirurgien dispose une série de petits tasseaux, ou coussinets d'ouate tout autour du tiers inférieur du bras, et les maintient à l'aide de tours de bande mouillée. Puis par-dessus ce bandage protecteur il applique le bracelet en cuir.

Les moufles ont un inconvénient, c'est de permettre des variations brusques dans la force déployée. Aussi Hennequin a-t-il réalisé un véritable progrès en faisant construire un appareil à l'aide duquel un seul aide, en dépensant une force minime, peut exercer une traction *continue*, *régulièrement croissante*, sans secousse ni recul et mathématiquement pondérée.

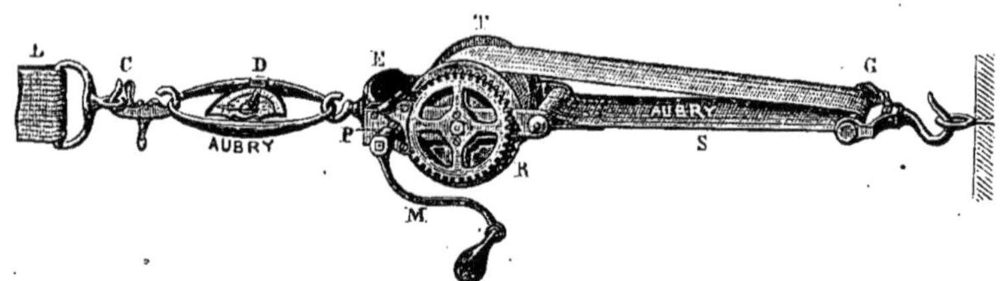

Fig. 48. — Appareil d'Hennequin à tractions continues.

T, Treuil à engrenage différentiel sur lequel s'enroule l'extrémité d'une sangle double S, se réfléchissant sur un galet G armé d'un crochet mobile pouvant s'adapter à un piton vissé ou à tout autre point d'appui solide. — P, pignon à taquet, mettant en mouvement, au moyen de la manivelle M, la roue dentée R fixée sur l'axe du treuil. — E, joue du treuil portant un crochet mobile dans lequel s'engage une des extrémités d'un dynamomètre D armé d'un crochet à échappement C. — Il suffit d'exercer une légère pression sur la gâchette pour que le déclenchement se fasse instantanément. — Sur la plaque graduée du dynamomètre se meuvent automatiquement deux aiguilles, dont l'une indique le maximum de la traction et l'autre la puissance de la traction à chaque seconde. — L, bracelet en tissu de sangle qui est fixé sur l'extrémité inférieure de l'humérus au-dessus des condyles. Ce bracelet est engagé dans un demi-anneau portant un piton mobile. Ce dernier s'engage dans le crochet à échappement C. (Hennequin.)

Avec les moufles ou avec l'appareil d'Hennequin on peut opérer une traction énorme que l'on n'atteint jamais. Mais les tractions de 150 à 200 kilogrammes étaient autrefois communément employées.

Nous pensons qu'il sera rarement besoin d'atteindre ces chiffres. Le chirurgien ne doit pas, en effet, se proposer avec des moufles d'amener par traction directe l'arrachement de l'une des lèvres de la boutonnière étranglante; car il devrait alors employer une force qui l'exposerait à déchirer tout autre chose que l'obstacle qu'il vise. Ce qu'il doit rechercher, c'est de placer les deux lèvres de la boutonnière capsulaire dans un état de tension tel qu'elles soient impuissantes à supporter un léger surcroît d'effort. C'est ainsi qu'un brusque mouvement de rotation de la tête en dehors qui porte à son maximum la distension de la lèvre supéro-externe de la boutonnière, déjà rendue rigide par la traction, provoquera sa rupture et amènera l'élargissement désiré bien plus sûrement qu'une traction directe considérable.

Le chirurgien qui se propose de réduire une luxation de l'épaule à l'aide des moufles devra donc : 1° établir une traction de 80 à 100 kilogrammes sur le bras placé dans une abduction modérée, le coude demi-fléchi ; il tendra ainsi les deux lèvres de la boutonnière capsulaire ; 2° la traction étant bien établie, imprimer au membre de petits mouvements brusques et secs de rotation.

A ces deux manœuvres principales il pourra ajouter différents moyens de coaptation, tels que le refoulement avec ses doigts de la tête vers la cavité glénoïde, ou la traction brusque en dehors exercée sur l'extrémité supérieure de l'humérus, à l'aide d'une serviette passée dans l'aisselle, au moment où l'on cesse brusquement la traction exercée par les moufles.

Je ne ferai que signaler la réduction à l'aide de l'appareil de Jarvis modifié; car il ne nous paraît pas permettre comme les moufles les mouvements de rotation si utiles pour amener la déchirure des obstacles capsulaires.

Lorsque les moyens de douceur relative ou de force, employés comme nous venons de le dire, ont échoué à plusieurs reprises, bien que les tentatives de réduction aient été bien conduites, la luxation peut passer pour être irréductible par les tractions. On devra alors recourir à une intervention sanglante, car la cause de l'irréductibilité réside dans le rétrécissement et l'effacement de la bourse capsulaire que toute manœuvre extérieure sera impuissante à modifier. Avant toutefois d'en venir à cette intervention, il serait désirable de savoir à quel moment une luxation de l'épaule cesse d'être réductible. Mais il est impossible de poser une règle à cet égard, quoique d'une façon générale on puisse dire, avec Panas, que moins la tête s'éloigne de sa cavité, plus longtemps la luxation reste réductible.

On a réduit des luxations de l'épaule après huit ans (Kœnig), après un an et quinze jours (Sedillot), et l'on a échoué radicalement au bout de quelques semaines [1].

Lafaurie [2] a cherché à établir l'époque à laquelle chaque variété devenait irréductible. Voici les conclusions auxquelles il est arrivé. On ne saurait guère y apporter de modifications sérieuses, mais ce ne sont là que des indications bien souvent sujettes à varier.

« On doit réduire les luxations sous-coracoïdiennes et sous-glénoïdiennes jusqu'au *troisième* mois inclusivement.

« Les intra-coracoïdiennes et les sous-claviculaires jusqu'au *deuxième* mois seulement.

« Les sous-épineuses et les sous-acromiales jusqu'au cinquième mois et peut-être jusqu'au *sixième*, parce qu'il est possible d'agir directement sur l'extrémité luxée, et qu'on a comparativement peu de danger à craindre.

« On peut dépasser ces limites si les conditions paraissent très favorables, pourvu qu'on se garde de développer un excès de force qui deviendrait pernicieux. »

Réduction des luxations anciennes de l'épaule par une intervention sanglante. — La ténotomie, l'arthrotomie et la résection de la tête luxée sont les trois procédés qui ont été employés pour remédier au déplacement lorsqu'il demeure irréductible par les tractions.

La ténotomie, déjà pratiquée avec succès contre des luxations invétérées de l'épaule par Weinhold en 1819, puis plus tard par Dieffenbach et par Simon, a été préconisée de nouveau par Polaillon en 1882.

Polaillon indique le procédé opératoire suivant : « Dans un premier temps, on fait pénétrer à 1 centimètre au-dessous du sommet de l'acromion un téno-

(1) Cas rapportés par Poulet et Bousquet.
(2) LAFAURIE, Thèse de Paris, 1869.

tome pointu qu'on dirige horizontalement de dehors en dedans jusqu'à la tête de l'humérus. Dans un second temps, on glisse un long ténotome mousse entre la face antérieure de la tête humérale et le muscle deltoïde, et l'on coupe contre l'os tous les tissus fibreux; puis on retire un peu l'instrument pour le glisser en arrière de la tête de l'humérus, et couper en ce point les tissus fibreux. Cela fait, on peut encore contourner d'un côté à l'autre l'extrémité supérieur de l'humérus en détruisant la plupart des brides supérieures.... Au bout de deux ou trois jours, la plaie cutanée étant cicatrisée, on renouvelle les tractions pendant la chloroformisation, et si la luxation ne se réduit pas, on peut dire à bon droit qu'elle est au-dessus des ressources de l'art (¹). »

Polaillon et D. Mollière (²) à sa suite ont obtenu par ce procédé des réductions que les manœuvres de traction n'avaient pu leur donner.

Arthrotomie. — Cette opération a été pratiquée déjà un certain nombre de fois, pour les luxations du groupe antéro-interne par Warren, Langenbeck, Volkmann, Ollier, Burckhardt, Thomas, Annandale, Poncet de Cluny, Lister, Ch. Nélaton, Quénu, Kocher. La plupart du temps on avait eu pour but de libérer la tête des attaches fibreuses qui l'entouraient pour la rentrer ensuite dans sa cavité. Mais un grand nombre de ces opérations ne donnèrent pas le résultat qu'on en attendait, et l'opérateur, après avoir mis la tête humérale à découvert, ne put la réintégrer dans sa cavité, et dut terminer l'opération par la résection de l'épiphyse humérale.

WARREN, *Philad. med. and surg. rep.*, 25 septembre 1869. — LANGENBECK, in KRONLEIN, *Arch. f. klin. Chir.*, 1877. — VOLKMANN, in POPKE, Zur Casuistic und Therapie der inveterirten und habituellen Luxationen. Inaug. dissert. Halle, 1882. — OLLIER, *Congrès français de chir.*, 1886, p. 550. — THOMAS, *Rev. de chir.*, 1885, p. 715. — BURKHARDT, *Würtemb. med. Corresp.*, n° 4, 1878. — PONCET DE CLUNY, in POULET et BOUSQUET, *Traité de pathol. externe*, t. III, p. 692. — ANNANDALE, *Med. Times and Gaz.*, 1875, t. I, p. 576. — LISTER, *Bull. médical*, 1889. — NÉLATON, *Archives génér. de méd.*, 1888. — KOCHER, *Deutsche Zeitschrift f. Chirurgie*, t. XXX, 1890. — O. KNAPP, *Von Bruns Beiträge*, Bd IV, cité par Kocher, donne 12 cas d'arthrotomie.

Nous avons donné de ces échecs l'explication suivante : L'incision faite sur la tête luxée la découvre, permet d'ouvrir au-devant d'elle la capsule de nouvelle formation qui l'entoure, mais, par derrière cette tête ainsi mise à nu, se trouve l'ancienne capsule articulaire rétractée et fermée qui est appliquée sur la cavité glénoïde et en défend l'accès. Or cet obstacle situé derrière la tête luxée ne peut être atteint et levé par l'incision faite en avant : c'est pour cela que la plupart des opérations ont échoué.

Cependant Lister a rapporté à la Hunterian Society 4 observations d'arthrotomies suivies de succès. Voici comment il procède : la tête étant mise mise à nu par une incision qui part de la coracoïde et qui se prolonge en bas suivant le sillon pectoro-deltoïdien, il décolle la capsule en dedans et en dehors jusqu'aux *surfaces d'insertion des muscles rotateurs externes*. Le décollement des insertions humérales de la portion postérieure de la capsule transforme la bourse capsulaire en un lambeau flottant que la tête peut alors écarter pour reprendre sa place. Ceci nous prouve donc que pour obtenir un résultat satisfaisant, c'est la partie *postérieure* de la capsule que le chirurgien doit écarter

(¹) POLAILLON, *Bull. de la Soc. de chir.*, 1882, p. 134.
(²) MOLLIÈRE, *Congrès français de chirurgie*, 1886, p. 298.

de l'humérus et de la glène, et que c'est en arrière de la tête déplacée qu'il doit ruginer, non pas en avant, ainsi qu'on l'a généralement fait.

Résection. — Souvent prise, ainsi que nous l'avons vu, comme pis aller au cours d'une opération d'arthrotomie, la résection a aussi été faite de propos délibéré. Avant la publication des faits rapportés par Lister elle nous eût paru l'opération de choix à appliquer aux luxations irréductibles de l'épaule. Car l'arthrotomie ne présente pas seulement l'inconvénient d'être une opération difficile, mais elle expose à des raideurs consécutives, à une ankylose de l'articulation de l'épaule qui est moins à redouter avec la résection.

Dans un travail récent, Kocher donne les résultats de huit interventions sanglantes entreprises pour des luxations anciennes de l'épaule. Il fit une fois l'arthrotomie et put réduire la luxation, le malade guérit. Sept autres fois il dut pratiquer la résection. Kocher eut une mort et six guérisons, mais plusieurs malades conservèrent une grande raideur dans les mouvements de l'épaule [1].

Telles sont les différentes méthodes que possède le chirurgien pour remédier à l'infirmité souvent occasionnée par les luxations invétérées de l'épaule. Il me faut toutefois, avant de terminer ce chapitre, mentionner une pratique proposée par Desprès à la Société de chirurgie en 1879. Elle consiste à fracturer le col de l'humérus luxé, puis à imprimer des mouvements aux fragments de façon à obtenir une pseudarthrose. Dans la même idée, Mears a fait la section du col huméral avec une petite scie d'Adams [2].

Il est certain que cette manière de faire est très inférieure à la résection ou à l'arthrotomie, car la pseudarthrose recherchée n'est pas toujours obtenue, et, d'autre part, la présence de la tête déplacée qui comprime les vaisseaux et les nerfs axillaires est un inconvénient sérieux, auquel cette méthode n'obvie pas.

Accidents dus aux efforts de réduction. — Les tractions violentes exercées par les chirurgiens pour réduire les luxations de l'épaule ont été souvent suivies d'accidents graves. Ces accidents sont multiples.

C'est d'abord l'*arrachement* ou la *déchirure de la peau* du membre qui subit les tractions. Je rapporterai simplement ici les deux exemples classiques depuis Malgaigne. Malgaigne exerçait une traction puissante (230 kilogrammes) sur le bras d'une femme obèse; le coude était maintenu fléchi à angle droit. Au moment où l'on essayait une dernière fois la bascule, l'aide lâcha l'avant-bras : « le bracelet glissa jusque près du poignet, entraînant avec lui la peau de l'avant-bras comme un bas qu'on déroule ».

Une autre fois, Malgaigne tirait à 120 kilogrammes, sur une luxation intracoracoïdienne; ne réduisant pas, il porta la traction à 180, puis à 190 kilogrammes. En même temps qu'il faisait exercer une traction brusque en dehors avec la serviette, celle-ci déchira la peau à son point d'application dans une étendue de 5 à 6 centimètres.

Labastida et Marchand [3] ont montré, par des expériences sur le cadavre, que la peau est la première partie qui subit les effets de la distension et que les muscles sont encore fort peu allongés lorsque l'enveloppe cutanée du membre

(1) Knapp a rassemblé 20 cas de résection : 4 morts, 16 résultats bons, quelques-uns très bons.

(2) Mears. — *Philad. med. and. surg. report*, 1877, vol. XXXVII, p. 287.

(3) Labastida, Thèse de Paris, 1866. — Marchand, Thèse d'agrégat., 1875, p. 21.

a pris une consistance dure, rigide et menaçante. De là le précepte de n'appliquer le bracelet qui doit exercer la traction qu'après avoir fait fortement rétracter la peau.

L'*arrachement du membre* a été produit par A. Guérin. Il s'agissait d'une luxation de trois mois de date; une traction était exercée par quatre aides, le membre se détacha au niveau de l'articulation du coude et l'avant-bras leur resta entre les mains [1].

Les *déchirures du tissu cellulaire* accompagnées d'épanchements sanguins plus ou moins abondants sont communes.

Je dois également mentionner la production d'*emphysème* dans le tissu cellulaire. Il en existe deux anciennes observations dues à Desault et à Flaubert. Voici comment Marchand explique la production de cet emphysème : c'était avant l'anesthésie, les efforts involontaires auxquels les malades se livrèrent amenèrent des ruptures dans les vésicules pulmonaires, la formation d'un emphysème du médiastin qui de là, par la base du cou et en suivant les grandes traînées celluleuses de cette région, put très bien gagner l'épaule ou même l'aisselle en accompagnant les gros vaisseaux.

Les *muscles* peuvent aussi être rompus; J.-L. Petit, Monteggia, Flaubert, Cooper nous en ont laissé des exemples.

Enfin les *fractures* se produisant pendant les efforts de réduction ne sont pas rares; un facteur important de cette complication est l'état de raréfaction et d'atrophie des os luxés depuis un certain temps. La fracture se produit lorsque, pendant une traction énergique, on essaye d'imprimer au membre des mouvements de rotation forcée. J.-L. Petit, Pott, Larrey, Hamilton, Richet, etc., en rapportent des observations. La fracture a lieu soit au niveau de la partie moyenne de l'humérus, soit et plus souvent au niveau du col chirurgical. Richet, à qui cet accident était arrivé pendant la réduction d'une luxation ancienne, eut l'idée de fixer l'humérus dans une situation telle que l'extrémité fracturée correspondait à la cavité glénoïde. Il obtint ainsi une pseudarthrose et les mouvements du bras furent presque complètement rétablis.

De tous les accidents qui peuvent survenir à la suite des manœuvres de réduction, les lésions des vaisseaux et celles des nerfs sont les plus graves.

Les *ruptures artérielles* entraînant la production d'anévrysmes peuvent se rencontrer, sans que le chirurgien ait développé une grande force dans ses tractions, sans qu'aucune manœuvre véritablement violente ait été employée. Cras, dans un mémoire important présenté en 1884 à la Société de chirurgie, insiste sur ce point et en donne l'explication : « On peut admettre que dans certains cas la rupture produite au moment de l'accident s'est bornée aux tuniques internes ; elle est devenue complète sous l'influence d'efforts modérés de réduction. » La rupture est au moins aussi fréquente après la réduction de luxations de moins de trois semaines de date qu'après la réduction de luxations anciennes.

Cras rapporte 30 observations de ruptures artérielles survenues entre les mains des chirurgiens les plus autorisés. C'est un accident d'une gravité extrême

[1] *Bulletins de la Soc. de chir.*, 1864, p. 121-131.

qui a entraîné habituellement la mort soit après désarticulation de l'épaule, soit après la ligature de l'axillaire au niveau de la déchirure, soit après celle de la sous-clavière.

D'après les observations anciennes, c'est la ligature de la sous-clavière qui a donné les moins mauvais résultats dans le traitement de cette complication. Mais aujourd'hui c'est, selon nous, à la ligature des deux bouts de l'axillaire rompue qu'il faudrait recourir en présence d'un semblable accident.

Les arrachements et les *déchirures nerveuses* sont fort rares. On est obligé de remonter à la période des tractions énormes pour trouver la relation d'un fait analogue à celui de Flaubert : la traction ayant été faite par huit aides, on découvrit à l'autopsie que les quatre dernières paires du plexus brachial, avaient été arrachées de la moelle à leur implantation. Debruyn a vu la rupture du médian se faire au-dessus du coude.

De semblables accidents deviennent de plus en plus rares, mais il est assez fréquent d'observer, après la réduction des luxations de l'épaule, des paralysies localisées à certains groupes musculaires ou étendues à tout le bras. Elles reconnaissent pour cause des phénomènes de névrite provoqués par la compression ou la contusion des branches nerveuses au moment où la luxation s'est produite. De là le précepte sur lequel Panas insiste de bien explorer la sensibilité et la motilité du membre avant de tenter la réduction, de façon à ce que la paralysie amenée par l'accident ne soit pas imputée aux manœuvres faites par le chirurgien.

Théophile Anger a conseillé, pour être renseigné sur l'état d'intégrité des filets nerveux, d'explorer la sensibilité de la partie externe du moignon de l'épaule. Cette région est innervée par une branche cutanée du circonflexe et la conservation de sa sensibilité indique que le circonflexe, qui est un des cordons les plus exposés, n'est pas atteint.

LUXATIONS RÉCIDIVANTES DE L'ÉPAULE

Les exemples de luxations récidivantes ne sont pas rares. Les variétés extra-coracoïdiennes et sous-acromiales sont particulièrement sujettes à la récidive. Dupuytren aurait réduit à un de ses élèves une luxation de l'épaule plus de 100 fois. Le Fort (¹) a rapporté l'histoire d'un malade qui en était à sa 72ᵉ luxation, et nous avons soigné l'an passé un épileptique qui ne comptait plus le nombre de ses luxations, certainement supérieur à 80.

On a expliqué de différentes manières la fréquence des récidives : 1° on l'a attribuée à la laxité plus grande de la partie antérieure de la capsule articulaire cicatrisée; 2° à la fracture du rebord antérieur de la cavité glénoïde ou d'une portion de la sphère humérale, qui permettrait le glissement et le déplacement de cette dernière, sous l'influence la plus légère (Bardenheuer); 3° à une largeur anormale de la communication entre la bourse séreuse du sous-scapulaire et la cavité articulaire : la tête s'échapperait par cet orifice de dimensions exagérées (Roser); 4° à l'arrachement

(¹) LE FORT, *Bull. de la Soc. de chir.*, 1886, p. 491.

des insertions humérales des muscles sous-épineux et petit rond (Jossel) (1).

Les muscles rotateurs de l'humérus en dehors étant désinsérés, ne contre-balanceraient plus l'action du sous-scapulaire devenue prédominante, et la tête serait ainsi facilement déplacée en dedans. Jossel explique de même la récidive de la luxation sous-acromiale par l'arrachement et la déchirure du tendon du sous-scapulaire.

Avec Broca et Hartmann nous pensons que la luxation récidivante est une luxation extra-coracoïdienne, caractérisée par un large décollement capsulo-périostique au-devant de la cavité glénoïde. Après réduction, ce large décollement se reproduira facilement si le malade se sert trop vite de son membre, et la tête humérale, oscillant dans une cavité articulaire trop large, se luxera dès qu'un mouvement d'abduction et de rotation externe amènera la partie postérieure de son col anatomique au-devant du rebord glénoïdien.

Cette hypothèse repose sur ceci : dans la plupart des arthrotomies faites pour combattre des luxations récidivantes, la capsule n'a pas été trouvée déchirée, mais intacte et agrandie par un décollement capsulo-périostique au-devant de la cavité glénoïde.

Anatomie pathologique. — On a constaté l'arrachement plus ou moins étendu des muscles sous-épineux et petit rond dans les luxations extra-coracoïdennes, du muscle sous-scapulaire, dans les sous-acromiales, l'*absence de déchirure* sur la capsule articulaire dans les deux cas. Enfin la lésion particulièrement intéressante de cette variété de luxation est une encoche à bords quelquefois mousses, souvent taillés à pic, qui siège sur la tête humérale, immédiatement au-devant du segment postérieur de son col anatomique (luxations extra-coracoïdiennes) ou sur son segment antérieur (luxations sous-acromiales); la perte de substance faite à la tête de l'humérus ressemble tout à fait à celle que l'on produit en coupant une tranche de melon. Cette encoche s'engrène avec le bord glénoïdien antérieur et est probablement due aux mouvements exécutés par la tête sur ce rebord (ils provoquent la résorption de la substance osseuse qui appuie sur lui). Cette encoche, déjà signalée par Malgaigne et Sédillot, a été particulièrement étudiée par Popke (2), et est mentionnée par la plupart des chirurgiens qui ont traité des luxations récidivantes. On conçoit qu'une fois produite, l'encoche facilite encore la reproduction de la luxation.

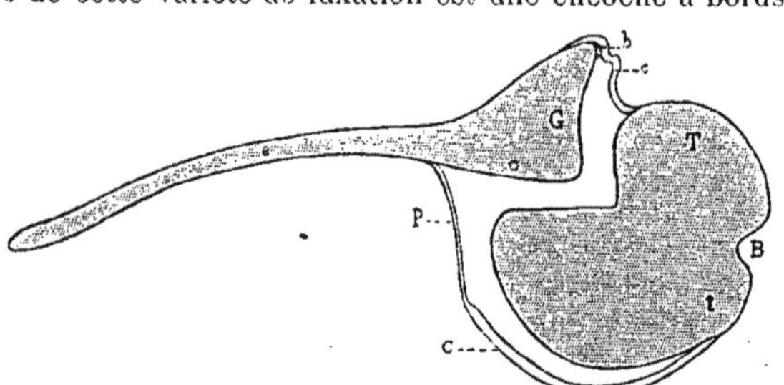

FIG. 49. — Luxation extra-coracoïdienne récidivante. — Épaule gauche (coupe horizontale).

T, tête humérale. — G, cavité glénoïde. — B, coulisse bicipitale. — P, périoste détaché continu avec C portion antérieure de la capsule. (Broca et Hartmann.)

(1) JOSSEL, *Deutsche Zeitschrift f. Chirurg.*, 1880, vol. XIII, p. 167.
(2) POPKE, *Zur Kasuist. und Therap.*, etc. Halle, 1882. Dissert. inaug.

Traitement. — Pendant fort longtemps on n'a rien fait pour combattre l'infirmité que constitue une luxation récidivante. Ou bien on a eu recours à des procédés qui, réussissant quelquefois, étaient le plus souvent impuissants. Tels sont l'usage des *appareils orthopédiques* et l'*ignipuncture*.

Ces moyens sont généralement abandonnés aujourd'hui ; on cherche à modifier directement l'articulation. On a fait :

1° Des injections modificatrices dans la cavité articulaire. Genzmer [1] fit dans deux cas des injections de teinture d'iode pure dans la jointure ;

2° L'excision d'une portion de la capsule de façon à la rétrécir (Gerster) [2] ;

3° La soudure des deux surfaces articulaires par arthrodièse. Albert [3] fit ainsi l'ablation du cartilage de la tête et de la cavité glénoïde au ciseau, puis sutura les extrémités osseuses avec un tendon de kanguroo.

4° Enfin la pratique généralement adoptée est la résection de la tête humérale. Cramer [4], Volkmann [5], Küster [6], Lobker [7], Jœssel, y ont eu recours. Les résultats obtenus dans ces différents cas ne furent pas égaux. Nous avons pratiqué l'an passé une résection dans des conditions analogues, et notre résultat reste fort médiocre : les mouvements sont très limités.

IV

LUXATIONS DU COUDE

Classiques. — Malgaigne, Traité des luxations. — Denucé, Pingaud, art. Coude des *Dictionnaires* [8].

On décrit sous ce titre deux catégories de luxations absolument distinctes. L'une est représentée par le déplacement simultané des deux os de l'avant-bras sur l'humérus, c'est à proprement parler la *luxation du coude*. L'autre comprend les *luxations isolées* du radius et du cubitus.

Nous pensons que l'étude des luxations du coude peut être divisée de la manière suivante :

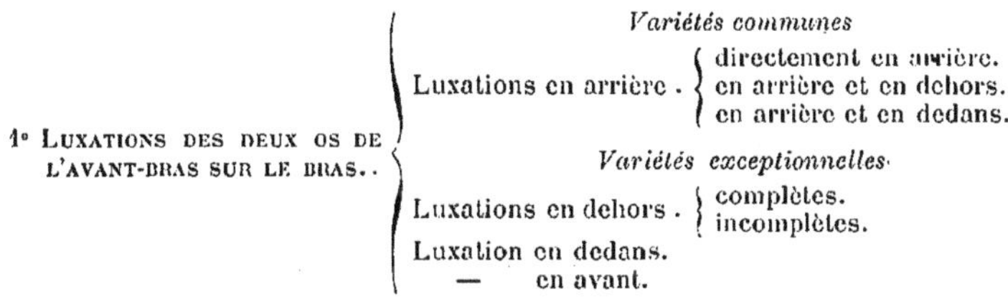

(1) Genzmer, *Centralblatt f. Chirurg.*, 1883, p. 563.
(2) Gerster, *New-York. Med. Journ.*, 5 avril, 1884, p. 390.
(3) Albert, *Centralblatt f. Chir.*, 1881, n° 48, p. 766.
(4) Cramer, *Berlin. klin. Wochensch.*, 1882, p.21.
(5) Volkmann, in Popke, *loc. cit.*
(6) Kuster, *Centralblatt f. Chirurg.*, 1882, p. 73.
(7) Lobker, *Beilage zum Centralblatt f. Chirurg.*, 1886, p. 90.
(8) Je me borne à ces rares indications parce que, pour les variétés exceptionnelles, je donnerai d'après Stimson la bibliographie à peu près complète de ces déplacements.

2° Luxations isolées des os de l'avant-bras . . . .
Variétés communes
Luxation du radius en avant.
Luxation par en bas ou par élongation.
Variétés exceptionnelles
Luxation du radius en arrière.
— — en dehors.
— du cubitus seul. (?)

3° Luxations divergentes (*exceptionnelles*).

1° LUXATIONS DES DEUX OS DE L'AVANT-BRAS SUR LE BRAS

VARIÉTÉ COMMUNE. — LUXATIONS EN ARRIÈRE

Les luxations en arrière comprendront pour nous les déplacements directement en arrière, en arrière et en dehors, et en arrière et en dedans. Elles sont de beaucoup les plus fréquentes, au point de représenter d'une façon presque exclusive la luxation du coude. On décrit quelquefois les trois variétés que nous réunissons séparément, mais si l'on réfléchit que tous les déplacements en arrière relèvent du même mécanisme, qu'ils présentent les mêmes indications thérapeutiques, et que leurs différences ne s'accusent que par quelques nuances dans la symptomatologie, on comprendra pourquoi, loin de dissocier ces différents termes d'une même série, nous les rapprochons au contraire.

Causes. — Les luxations du coude en arrière succèdent généralement à des chutes en avant; le bras est étendu, et la paume de la main supporte directement le choc. Mais on peut aussi les observer à la suite de choc portant directement sur la partie postérieure de l'humérus (Flaubert) ou sur la partie supérieure de la face interne de l'avant-bras.

Un élève en pharmacie voulant montrer sa force, livra son bras étendu à un de ses camarades pour qu'il le fléchît; ce dernier n'y pouvant réussir, assena un violent coup de poing sur l'extrémité supérieure et interne de l'avant-bras, qu'il porta en même temps dans la flexion. La luxation se produisit aussitôt (Weber).

Mécanisme. — Bien des théories ont été proposées pour expliquer le mécanisme de la luxation en arrière.

Paré et J.-L. Petit déclaraient que la *flexion forcée* de l'avant-bras sur le bras était la cause fréquente de la luxation en arrière; cela n'est plus admis aujourd'hui par personne [1].

La théorie du *glissement*, préconisée par Boyer, n'a pas eu meilleure fortune. On supposait que la chute ayant lieu sur la main pendant que l'avant-bras était dans la demi-flexion, la trochlée humérale déchirait la capsule en avant et glissait sur la face antérieure de l'apophyse coronoïde formant plan incliné.

Pour Malgaigne, une violence extérieure surprend l'avant-bras dans la demi-

[1] Il existe cependant une observation de Stetter rapportée par Stimson, p. 285, dans laquelle la luxation aurait été produite par ce mécanisme.

flexion, le porte d'abord en dehors, distend et rompt les ligaments internes, puis un mouvement de *torsion* de l'avant-bras en dedans succède à l'inflexion latérale externe, et amène successivement l'apophyse coronoïde au-dessous et en arrière de la trochlée humérale.

La théorie de Malgaigne ou théorie de la *torsion* n'a point prévalu, et les expérimentateurs (Denucé, Pingaud) considèrent que l'hyperextension unie à l'inflexion latérale externe représente le mécanisme qui conduit le plus communément à la luxation en arrière. C'est à peu de chose près la théorie de l'*hyperextension*, qui remonte à Desault et à Bichat; elle est communément acceptée.

Expérimentalement voici ce qui se passe lorsqu'on force l'extension de l'avant-bras, en supination : le ligament antérieur et le ligament latéral interne se rompent, le bord interne de la trochlée sort entre les lèvres de la déchirure, puis l'avant-bras s'incline en dehors, l'apophyse coronoïde s'infléchit de ce côté, s'abaisse, passe sous la trochlée et vient s'arrêter sur la partie la plus déclive du versant postérieur de cette surface articulaire. En même temps, et accompagnant l'extrémité cubitale à laquelle elle reste intimement unie, la tête radiale se porte au-dessous puis derrière le condyle huméral, de telle sorte que le bord antérieur du cylindre articulaire radial vient se loger dans la rainure qui borde le condyle en arrière. La position des os déplacés est alors celle de la luxation *incomplète* ou premier degré de la luxation en arrière (fig. 50).

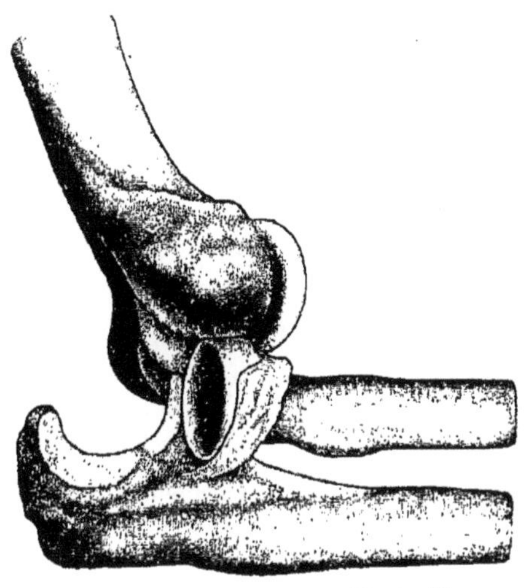

Fig. 50. — Luxation incomplète du coude en arrière. — Le bec de la coronoïde est sur le versant postérieur de la trochlée.

Pour que le déplacement en arrière soit plus prononcé, il faut, ainsi que le fait remarquer Pingaud, que le ligament latéral externe soit déchiré, et de plus que le tendon du petit muscle anconé, refoulé par la cupule radiale déplacée, soit rompu. En pareil cas, ligament et muscle sont déchirés soit par un mouvement de flexion forcée imprimé à la jointure lorsque la luxation existe déjà à son premier degré, soit par un mouvement de propulsion de l'avant-bras de bas en haut qui provoque un chevauchement considérable des os de l'avant-bras sur l'humérus. Alors le bec de la coronoïde est au fond de la cavité olécranienne et la tête radiale loin derrière le condyle huméral (fig. 51).

Donc, dans les deux variétés de luxation *directement en arrière*, la position différente des os ne dépend que de l'intégrité ou de la déchirure du ligament externe et du petit muscle anconé, qui permet ou limite le déplacement de la tête radiale.

Les luxations *en arrière et en dedans* ou *en arrière et en dehors* s'obtiennent par un mécanisme identique au précédent.

Forcez l'inflexion latérale externe au moment où l'hyperextension vient de produire la rupture des ligaments et l'écartement des surfaces articulaires en dedans, et vous verrez les os de l'avant-bras, tout en se déplaçant en arrière, se porter plus en dehors que tout à l'heure. Le bec de la coronoïde n'occupera plus la cavité olécranienne, mais bien l'angle rentrant formé par la rencontre du bord saillant de la trochlée et du condyle; la tête du radius

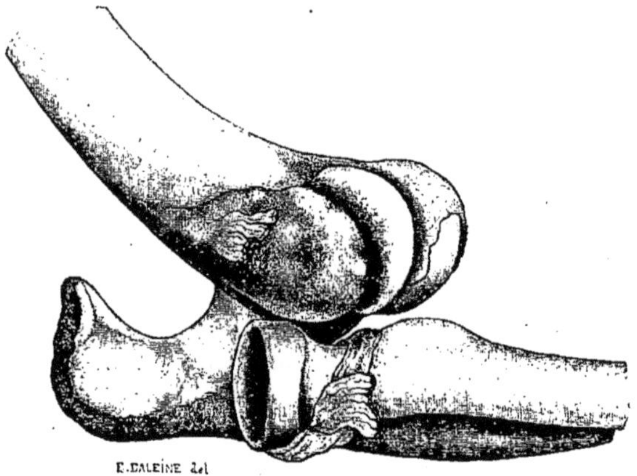

FIG. 51. — Luxation complète du coude directement en arrière. — Le bec de la coronoïde est dans la fossette olécranienne.

appuiera par sa circonférence dans la dépression qui, en dehors du condyle, encadre le petit tubercule sous-épicondylien. Inversement, si au moment où l'écartement des surfaces articulaires est obtenu, et où l'inflexion latérale, externe commence à se produire, une poussée de bas en haut porte l'avant-bras en haut et en dedans, on obtient la luxation en arrière et en dedans.

La seule différence dans le mécanisme qui conduit aux différentes espèces de la luxation en arrière réside dans l'intensité ou dans la direction de la force qui atteint l'articulation du coude, aussi ne nous étonnerons-nous point de pouvoir facilement transformer une luxation directe en arrière dans ses variétés externe ou interne par la simple projection d'un côté ou d'un autre des os de l'avant-bras déplacés. Ce sont donc bien des espèces d'une même famille.

Je serai bref sur l'*anatomie pathologique* des luxations en arrière, car elle ne repose que sur les résultats de l'expérimentation cadavérique dont je viens de parler, et je me bornerai à résumer les seules autopsies de luxations récentes de Cooper et de Broca : le bec de la coronoïde est dans la cavité olécranienne, tous les ligaments sauf l'annulaire du radius sont déchirés, le *muscle brachial antérieur s'enroule autour de la trochlée*, et est partiellement rompu, le biceps est repoussé en dehors de l'articulation ou légèrement distendu.

Symptômes. — La région du coude est déformée, son diamètre antéro-postérieur est sensiblement accru. L'avant-bras fait avec le bras un angle obtus de 135° environ; cet angle est souvent beaucoup moindre, le blessé soutenant et élevant avec la main opposée l'avant-bras luxé.

A première vue, lorsque le gonflement n'est pas encore très développé, on est frappé par la saillie considérable que forme en arrière l'olécrâne. En se déplaçant cette apophyse a entraîné avec elle le tendon du triceps, de telle sorte que la face postérieure du bras, au lieu de présenter sa convexité normale, est légèrement concave.

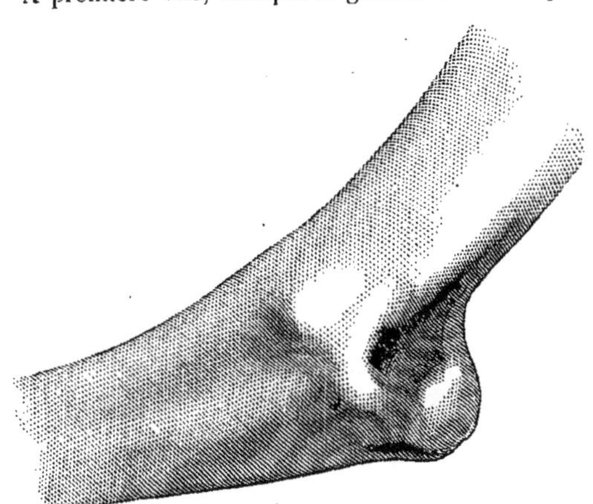

Fig. 52. — Luxation complète du coude en arrière. (Pingaud.)

De chaque côté de la saillie anormale existent deux dépressions, l'externe est la plus profonde. A leur niveau on sent avec le doigt : en dedans, la cavité sigmoïde libre, en dehors la cupule radiale que des mouvements de pronation et de supination communiqués à l'avant-bras font rouler sur son axe.

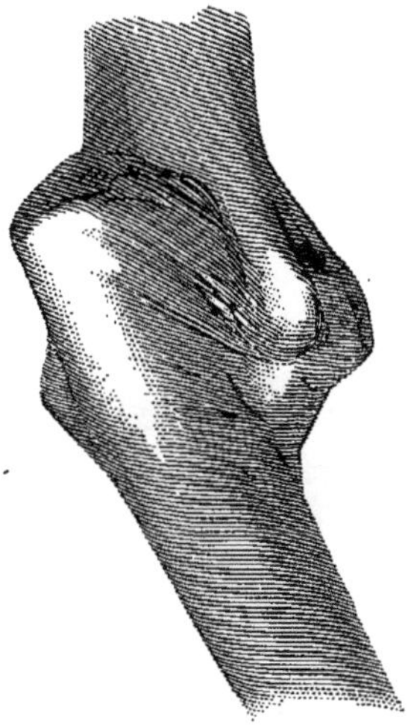

En avant le pli du coude paraît remonté et l'extrémité inférieure de l'humérus soulevant les muscles et distendant la peau, forme une saillie transversale surtout prononcée en dedans, facile à explorer par la palpation.

Enfin il est un signe auquel la plupart des auteurs attachent la plus grande importance, je veux parler de la mobilité latérale, du ballottement, de l'avant-bras. Il est surtout évident dans les luxations avec grand chevauchement et déchirure étendue des parties molles. Lorsqu'au contraire le déplacement est moindre, il n'y a plus à proprement parler ballottement, mais l'inclinaison latérale du bras en dehors est très exagérée, et « elle peut être portée au point de plier dans ce sens l'avant-bras à angle droit sur le bras » (Pingaud). Tels sont les symptômes importants de la luxation du coude en arrière.

Fig. 53. — Luxation du coude en arrière. (Pingaud.)

Les suivants sont secondaires; ce sont : le raccourcissement du membre et son attitude. Il y a un raccourcissement notable de la ligne qui rejoint l'acromion au sommet de l'olécrâne d'une part, et d'autre part l'espace qui sépare les tubérosités humérales et les apophyse styloïdes est diminué.

L'attitude du membre est telle que l'avant-bras fait généralement avec le bras un angle de 135°. Cependant on peut trouver l'avant-bras dans l'extension complète, ou au contraire fléchi et formant presque un angle droit avec le bras.

Richet accordant une grande importance à ces positions différentes, avait supposé que l'extension témoignait d'une luxation avec chevauchement marqué des os de l'avant-bras sur l'humérus, la flexion se rapportant plus spécialement aux déplacements moins étendus. Mais cette opinion, bien que fondée et exacte dans la majorité des cas, ne doit pas être adoptée d'une manière absolue, car on observe la flexion avec une ascension manifeste de l'apophyse coronoïde au-dessus de la fosse olécranienne. La main est généralement en pronation.

Dans la luxation en arrière et en dehors, on constate les mêmes symptômes : saillie olécranienne en arrière, saillie humérale en avant et en dedans, mobilité latérale très prononcée, etc. Mais la déformation du coude a quelque chose de caractéristique : si l'on regarde le coude de profil, le déplacement paraît s'être produit surtout en arrière ; de face, au contraire, la luxation paraît être sur le côté, car la saillie formée par la trochlée en avant et en dedans attire surtout l'attention. L'avant-bras est tordu en dedans, et la palpation permet souvent de reconnaître l'inclinaison du cubitus dans ce sens.

La luxation en arrière et en dedans s'accuse par des symptômes inverses : transport de l'avant-bras en dedans, flexion légère et supination.

Diagnostic. — Souvent embarrassant lorsque l'épanchement sanguin et le gonflement péri-articulaires sont très prononcés, le diagnostic se fait par l'examen des saillies osseuses de la région du coude. Si ces saillies sont dans leurs rapports normaux, il n'y a point de luxation. Si une modification s'est produite dans les positions respectives des tubérosités osseuses, on peut au contraire affirmer presque à coup sûr la luxation.

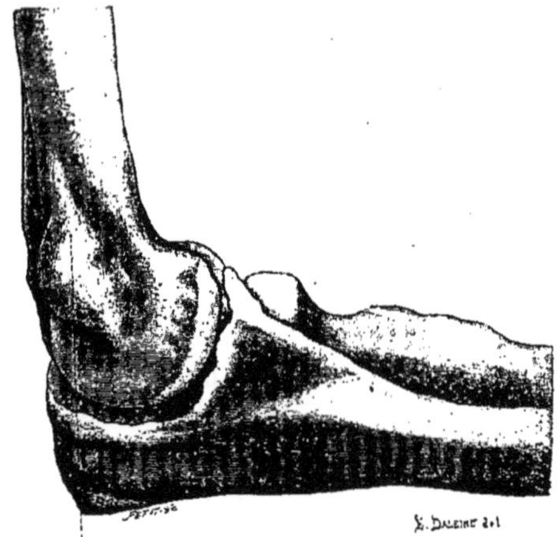

Fig. 54. — Situation normale du sommet de l'olécrâne par rapport à l'épitrochlée, l'avant-bras étant fléchi à angle droit.

A l'état normal, en regardant la face postérieure de l'avant-bras *étendu*, on trouve le sommet de l'olécrâne, l'épicondyle et l'épitrochlée sur une même ligne transversale. En outre l'olécrâne est à égale distance de l'épicondyle et de l'épitrochlée, légèrement rapprochée de cette dernière chez la femme et chez l'enfant.

Les os de l'avant-bras sont-ils luxés en arrière, l'ascension de l'olécrâne s'accuse aussitôt par la présence du sommet de cette apophyse au-dessus de la ligne transversale qui unit les deux tubérosités latérales (fig. 53). Toutefois, pour que ce signe soit évident, il faut, selon Malgaigne, que le déplacement soit accusé ; à un degré moindre (luxation incomplète) il n'existerait pas.

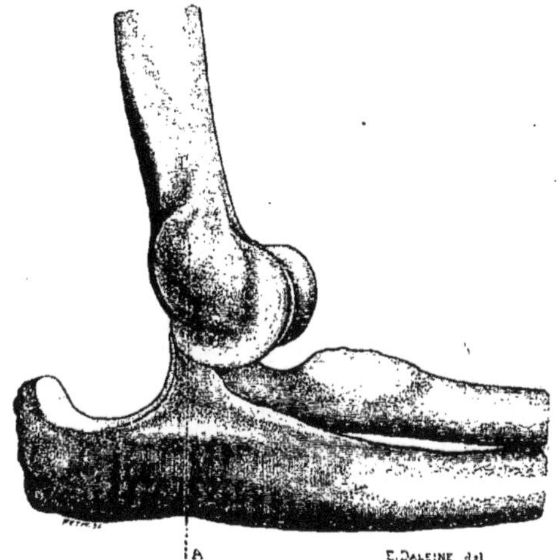

Fig. 55 — Position anormale de l'olécrâne en arrière de la ligne verticale A qui passe par l'épitrochlée (luxation incomplète).

Il est un mode d'exploration des points de repère osseux, signalé par Nélaton, enseigné par Tillaux, qui nous semble supérieur au précédent : à l'état normal, l'avant-bras *étant fléchi* sur le bras à angle droit, le plan vertical qui passe par les deux tubérosités humérales, épicondyle et épitrochlée, rase la face postérieure de l'olécrâne (le bras étant regardé par sa face interne) (fig. 54).

Or un déplacement du cubitus en arrière suffisant pour que le bec de la coronoïde passe au-dessous de la trochlée humérale et vienne arc-bouter sur son versant postérieur, provoque un recul de l'olécrâne de deux travers de doigt au moins (fig. 55). Cet éloignement du sommet de l'olécrâne de la ligne verticale passant par l'épitrochlée s'accusera d'autant plus, on le conçoit, que le chevauchement du cubitus sur l'humérus sera plus prononcé. Ce signe permet donc de reconnaître la luxa-

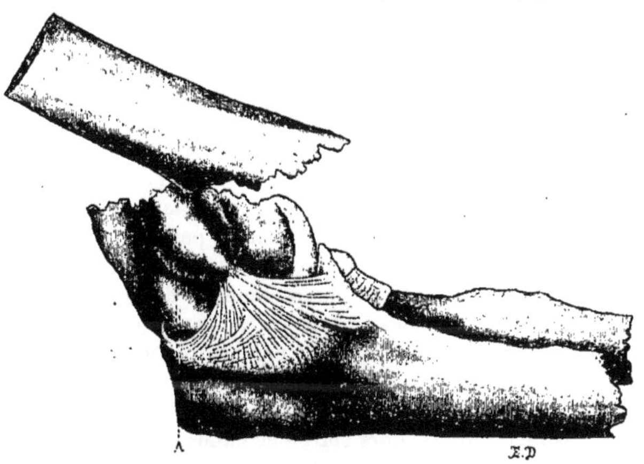

Fig. 56. — Situation normale du sommet de l'olécrâne par rapport à l'épitrochlée (fracture de l'extrémité inférieure de l'humérus).

tion. Il permet en outre d'établir le diagnostic différentiel entre la fracture de l'extrémité inférieure de l'humérus et la luxation en arrière, quelle que soit sa variété ; en effet, bien que dans les deux cas il existe une déformation du coude analogue, il sera facile de constater si le sommet de l'olécrâne répond toujours à la ligne verticale abaissée de l'épitrochlée, ou si au contraire il s'en est écarté pour se porter en arrière ; il y a fracture dans le premier cas, luxation dans le second (fig. 56).

Enfin, Malgaigne a fait remarquer que la saillie antérieure formée par l'extrémité humérale déplacée est plus large et plus arrondie que l'extrémité du fragment qui pointe en avant dans les fractures. Cette saillie se trouve au-dessous du pli du coude dans la luxation, tandis qu'elle est au-dessus lorsqu'il s'agit d'une fracture.

Lorsque le gonflement est énorme et que l'infiltration des tissus s'est opposée à un examen méthodique de la région, on pourra tirer parti, pour établir un diagnostic différentiel, de la facilité avec laquelle on corrige le déplacement des os fracturés, et aussi de la prompte reproduction du déplacement. Presque toujours enfin, pendant ces manœuvres, éclate, lorsqu'il y a fracture, une crépitation osseuse facile à distinguer de la crépitation plus grosse et plus rude due aux frottements des surfaces articulaires déplacées.

Complications. — Les complications des luxations du coude en arrière sont : les fractures des apophyses articulaires et péri-articulaires, la rupture des téguments, la déchirure des vaisseaux et des nerfs.

Les fractures portent sur l'olécrâne : l'apophyse coronoïde, la trochlée et l'épitrochlée, la tête du radius.

La fracture de l'olécrâne siège au niveau du pédicule de cette apophyse ; c'est une fracture transversale, généralement produite de la manière suivante : dans une chute sur la paume de la main, le cubitus bascule en arrière, le bec de l'olécrâne arc-boute contre la face postérieure de l'humérus, et la face antérieure de la trochlée distend les ligaments antéro-internes. Si ces derniers résistent quelque peu, l'olécrâne cède.

Plus fréquente serait la fracture de l'apophyse coronoïde qui succéderait ou bien à un véritable arrachement dont le tendon du brachial antérieur serait l'agent, ou bien à la pression directe et verticale exercée par la trochlée sur le crochet coronoïdien. Pingaud pense que la fracture se produit le plus souvent de cette dernière façon, car elle s'accompagne quelquefois d'une fêlure verticale qui partage en deux parties inégales la tête du radius. Or cette fêlure est évidemment due à la pression verticale exercée par l'extrémité inférieure de l'humérus sur la tête radiale.

Dans les mêmes conditions on a aussi, mais beaucoup plus rarement, observé le détachement de la trochlée qui est alors entraînée en arrière par le crochet cubital (Laugier). Enfin l'arrachement de l'épitrochlée signalé par Granger et par Raeis [1] est une complication exceptionnelle de la luxation du coude en arrière ; elle relève peut-être du traumatisme direct qui accompagne la chute sur le coude.

La rupture des téguments, simple ou compliquée de lésion des vaisseaux ou

[1] Cités par Pingaud, *loc. cit.*, p. 520.

des nerfs, a été observée à la suite de traumatismes considérables. Elle se voit surtout chez les enfants (Malgaigne). C'est tantôt une simple déchirure de la peau sans issue de l'os au dehors, tantôt une perforation des téguments avec saillie de l'extrémité humérale qui apparaît à nu ou recouverte par le nerf médian et l'artère humérale.

B. Ball a vu une fois l'olécrâne déchirer les téguments et faire saillie à la région postérieure du coude.

L'artère humérale est quelquefois rompue, et ses deux bouts se rétractent, laissant le médian à cheval sur la trochlée.

Quant aux faits de déchirures sous-cutanées des nerfs sans qu'il y ait plaie et issue des os à l'extérieur, ils sont extrêmement rares et n'entraînent que des paralysies localisées généralement peu étendues.

Traitement. — Les auteurs s'accordent à reconnaître que dans les luxations récentes du coude en arrière tous les moyens de réduction réussissent. C'est qu'en effet le déplacement articulaire n'est maintenu que par la contraction musculaire dont une traction relativement peu énergique a raison. Les méthodes employées sont : la traction, la pression, la flexion ou bascule.

La *traction*, qui est le moyen le plus ordinairement employé, peut se faire de différentes façons. Elle peut être exercée : au niveau du poignet, l'avant-bras et le bras étant dans l'extension ou pour mieux dire dans la demi-flexion (position habituelle du membre luxé). Elle peut porter sur la partie supérieure de l'avant-bras. Mais, dans les deux cas, son action est la même et se borne à faire glisser la coronoïde le long du versant postérieur de la trochlée et la petite tête radiale derrière le condyle huméral jusqu'au moment où il suffit de la moindre impulsion de l'avant-bras en avant pour remettre les surfaces articulaires en place. La traction peut être employée seule, mais on lui associe généralement la pression.

La *pression* consiste à refouler en avant l'olécrâne déplacé. La force appliquée sur cette apophyse est transmise à la coronoïde dont la face antérieure disposée en plan incliné glisse sur le versant postérieur de la trochlée. Aussi cette manœuvre est-elle souvent suffisante à elle seule pour amener la réduction. Desault l'employait ainsi : se plaçant derrière le malade, il embrassait la face antérieure du bras fléchi avec ses deux mains croisées en avant, et attirait l'humérus en arrière, tandis que ses deux pouces appuyant sur l'olécrâne le poussaient en avant.

La *flexion* ou bascule, employée de tout temps, et connue sous le nom de procédé de Cooper, consiste à se servir du bras de levier considérable fourni par l'avant-bras pour écarter la coronoïde de la trochlée et permettre le refoulement en avant des os de l'avant-bras. Pour cela un point d'appui volumineux est interposé entre la face antérieure de l'humérus et les os de l'avant-bras à quelque distance au-dessous de l'articulation du coude. Puis on force la flexion de l'avant-bras sur le bras. Le point d'appui des os de l'avant-bras étant au-dessous de l'articulation du coude, l'olécrâne et l'apophyse coronoïde auront tendance à s'écarter de l'humérus, à mesure que le chirurgien rapprochera le poignet du bras, et cet écartement permettra, à la moindre impulsion d'arrière en avant, de ramener le crochet sigmoïdien en place.

Les différentes manœuvres que nous venons de passer en revue ont toutes donné des succès. On a même réduit les luxations du coude en arrière en ayant recours au procédé conseillé par Pingaud. Il consiste à forcer l'extension de l'avant-bras sur le bras, au point de produire une flexion dorsale pendant que des tractions sont exercées sur le poignet, et que le chirurgien repousse l'olécrâne en avant.

La luxation peut cependant présenter au bout de peu de jours des difficultés de réduction et ne pas céder aux premières tentatives.

La méthode qui nous semble alors préférable est la suivante : le malade étant couché et endormi, le bras est écarté du corps et porté dans l'abduction, l'avant-bras en supination est fléchi à angle droit sur le bras. Une alèze nouée sur le tiers inférieur du bras sert à faire la contre-extension, tandis qu'un bracelet extenseur est appliqué au-dessus du poignet. La traction étant ainsi disposée et commencée, le chirurgien se place en arrière du bras, croise ses doigts sur la partie antérieure de l'humérus qu'il attire en arrière, tandis qu'avec ses pouces il projette l'olécrâne en avant suivant le procédé de Desault.

Si cette manœuvre ne réussit point, le chirurgien se trouvera bien d'imprimer à l'avant-bras, pendant la traction, des mouvements alternatifs de pronation et de supination. Ils suffisent quelquefois à dégager brusquement la coronoïde et à amener la réduction.

Une fois la réduction obtenue, le chirurgien ne doit pas oublier que la partie la plus délicate du traitement commence, et que le rétablissement des mouvements de la jointure doit être surveillé de près.

Suivant l'étendue du gonflement et de l'épanchement sanguin péri-articulaire, l'articulation sera immobilisée pour un nombre de jours variable dans un appareil plâtré, mais dès le cinquième jour, et au plus tard vers le huitième jour, nous pensons que l'appareil devra être défait et le chirurgien communiquera au membre des mouvements de flexion, d'extension, de pronation et de supination. Le membre sera alors maintenu dans une écharpe de Mayor et soumis chaque jour à un massage régulier.

Lorsque la luxation est compliquée, le traitement présente quelques différences.

Y a-t-il fracture de l'olécrâne, de la coronoïde ou de la tête du radius, la difficulté est de conserver la réduction obtenue. Si l'on abandonne le bras dans une écharpe de Mayor, ou si on l'entoure d'un bandage ouaté légèrement compressif, le déplacement se reproduit aussitôt. Il faut donc maintenir les os en place en immobilisant le bras et l'avant-bras fléchi à angle droit dans un appareil plâtré. Cette immobilisation a pour inconvénient de provoquer des raideurs articulaires considérables, quelquefois même une véritable ankylose. Aussi pourra-t-on, dès le douzième jour, lever l'appareil pour imprimer quelques mouvements à la jointure, mais il ne saurait y avoir de règle précise à cet égard, et le chirurgien, suivant les cas, verra s'il doit prolonger ou abréger la durée de l'immobilisation.

La luxation peut être compliquée de déchirures des téguments avec issue de l'humérus à travers la plaie. Si, après avoir soigneusement nettoyé avec des liquides antiseptiques l'extrémité osseuse saillante au dehors, on peut en obtenir la réduction, on drainera la plaie, on immobilisera la jointure et la guérison sera obtenue avec une raideur persistante plus ou moins grande. Si au contraire la réduction est impossible, il faut réséquer l'extrémité humérale qui fait saillie au dehors. Weinman, Evans [1] ont eu recours à cette pratique et s'en sont bien trouvés.

Si en même temps l'artère humérale est rompue, on pratiquera dans la plaie la ligature des deux bouts du vaisseau divisé, après avoir réduit ou réséqué la portion osseuse qui a perforé les parties molles. Déjà A. Bérard, Vidal de Cassis, Malgaigne concluaient résolument dans ce sens, et on ne saurait plus aujourd'hui agiter, en pareil cas, la question d'une amputation que conseillaient Monteggia et Boyer.

Alors même que la déchirure du médian coexiste avec la rupture de l'humérale, nous croyons, contrairement à Pingaud, que la conservation doit être tentée. Après réduction et ligature des deux bouts de l'humérale divisée, le chirurgien fera immédiatement la suture du nerf, et ce n'est que la main forcée par un sphacèle imminent qu'il se résoudra à l'amputation.

VARIÉTÉS EXCEPTIONNELLES

A. — LUXATIONS LATÉRALES

Ainsi que le fait remarquer Denucé, le véritable signe d'une luxation latérale est que l'apophyse coronoïde reste en avant, et le bec olécranien en arrière du plan vertical passant par l'épicondyle et l'épitrochlée, malgré le déplacement des os de l'avant-bras sur un des côtés de l'humérus. Ce signe permet de séparer les luxations latérales des luxations en arrière et sur les côtés que nous avons étudiées.

1° Luxations en dehors. — La luxation est complète ou incomplète. La première est cliniquement évidente, la seconde prête beaucoup plus à l'erreur et est tout à fait rare.

Luxation en dehors complète. — Vaguement indiquée par les anciens, l'existence de la luxation du coude complète en dehors a été établie d'une façon indiscutable par les observations de Delpech, Malgaigne, Nélaton, de Bruyn, Denucé. Au moment où écrivait Pingaud, il avait réuni 15 cas de la luxation complète en dehors; Stimson, recueillant les différents faits publiés depuis lors, a porté leur nombre à 25.

Dupuytren, Leçons orales, t. I, p. 131. — Bouley, *Bull. de la Soc. anat.*, 1837, p. 101. — Nélaton, Pathologie chirurgicale, t. II, p. 391. 1re édit. — Neilson, *Lancet*, 1844, II, p. 559. — Robert, *Gaz. des hôpit.*, 1849, p. 180. — Soulé, *Gaz. médic.*, 1849, p. 717. — Verneuil et Triquet, *Gaz. des hôpit.*, 1851. — Piogey et Dubreuil, *Gaz. des hôp.*, 1851, p. 30. — Denucé, Thèse de Paris, 1853. — Flaubert, Idem. — Puech, *Gaz. des hôpit.*, 1859, p. 434. — Sistach, *Bull. de la Soc. de chir.*, 1866, p. 520. — Varick, *New-York med. Record*, 1867, t. II, p. 387. — Andrews, *Ibid.*, 1875, p. 720. — Von Pitha, *Pitha und Billroth's Chirurgie*, t. IV, Abth. II B, p. 71; 4 cas. — Hatry, *Lyon médical*, 1876, t. XVIII, p. 15. — Wylie, in *Hamilton Fract. and Dis.*, p. 698. — Bertin, *Union méd.*, 1876, p. 609. — Osborne, *New-York hosp. gaz.*, 1879, p. 615. — Mason, *New-York med. Record*, 1880, t. XVII, p. 397; 2 cas. — Towne, *Ibid.*, p. 525. — Eckwurzel, *Phil. med. and surg. Reporter*, 1881, t. XXXXV, p. 58. — Mears, *Phil. med. Times*, 1880-1881, t. XI, p. 89. — Johnson, *Trans. Mo. State med. Assoc.*, 1880, p. 53. — Battiscombe, *Lancet*, 1886, II, p. 597 (bibliographie empruntée à Stimson).

[1] Cités par Pingaud, *loc. cit.*, p. 523.

Mécanisme. — Le crochet cubital se portant de dedans en dehors abandonne complètement les surfaces articulaires humérales, et, après avoir contourné le condyle, vient se placer de champ contre le bord externe de l'humérus qu'il embrasse dans sa concavité; la tête du radius, déplacée en avant et en dehors, est appliquée contre la face antérieure de l'humérus (fig. 57).

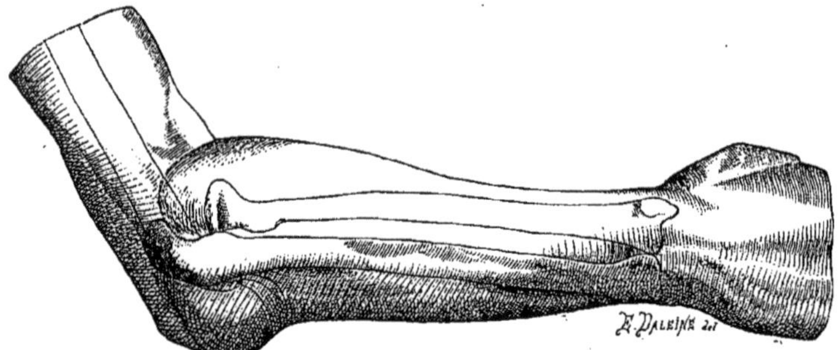

Fig. 57. — Luxation en dehors complète. (Nélaton.)

Suivant le degré de la violence qui produit le déplacement, les os de l'avant-bras occupent une position plus ou moins élevée sur le bord externe de l'humérus et la cavité sigmoïde cubitale embrasse ce bord au-dessus de l'épicondyle, ou bien à son niveau. Le radius qui précède le cubitus fait saillie plus ou moins haut. Il y a donc deux degrés de la luxation complète en dehors que Denucé a désignés sous les noms de luxations sous- et sus-épicondyliennes.

On admet le *mécanisme* suivant : une chute a lieu sur le coude fléchi ou étendu, la violence a pour effet d'infléchir violemment l'avant-bras en dehors, d'amener la rupture des ligaments et l'écartement des surfaces articulaires en dedans. Si à ce moment une impulsion nouvelle communiquée à l'avant-bras le porte directement en dehors, les ligaments externes se rompent à leur tour et livrent passage aux os de l'avant-bras. Le crochet cubital contourne le condyle huméral et vient embrasser le bord externe de l'humérus.

Les *causes* de ces luxations sont le plus souvent des chutes sur la partie interne du coude ou des chocs portant sur l'extrémité supérieure et interne de l'avant-bras, puis des chutes sur la main, le bras étant étendu. L'observation de Mears nous montre un homme qui fut frappé à la partie supérieure et interne de l'avant-bras par une charpente, le bras étant dans la flexion.

Symptômes. — La déformation de la région du coude est énorme et caractéristique. Il y a une dislocation évidente de l'articulation du coude et la palpation permet facilement de reconnaître de dedans en dehors l'épitrochlée, la trochlée, le condyle et l'épicondyle.

En dedans, fait saillie sous la peau l'extrémité inférieure de l'humérus tout entière. En dehors, le long du bord externe de l'humérus, on sent les extrémités supérieures du cubitus et du radius. L'avant-bras, demi-fléchi sur le bras, est placé de champ, de sorte que le radius forme son bord supérieur et le cubitus son bord inférieur; il est dans la demi-flexion avec une forte pronation, ou plutôt une demi-torsion en dedans. La face postérieure de l'olécrâne regarde donc directement en dehors (fig. 58).

Notons enfin le raccourcissement du membre, la saillie des tendons des muscles triceps et biceps, la mobilité latérale signalée dans quelques cas.

Stimson fait remarquer que malgré l'étendue du déplacement les fonctions de l'articulation ne sont point forcément perdues lorsque la luxation n'est point réduite. Des cas de Wylie, Robert, Denucé montrent dans ces conditions la conservation des mouvements de flexion et d'extension à un degré suffisant pour permettre un bon usage du membre.

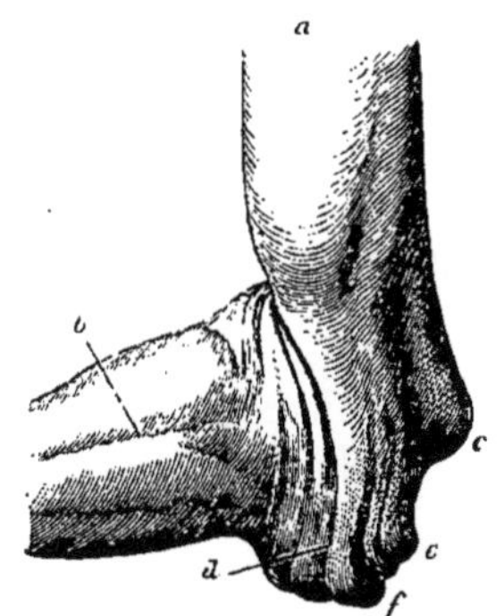

Fig. 58. — Luxation complète du coude en dehors (déformation).

a. face interne du bras. — b, face antérieure de l'avant-bras devenue interne. — c, sommet de l'olécrâne. — d, extrémité inférieure de l'humérus. — e, épitrochlée (Denucé).

Luxation incomplète en dehors. — Il est fort difficile de donner une description de cette luxation. Cliniquement elle a été souvent confondue avec la luxation en arrière et en dehors (les symptômes appartenant à cette dernière lui ont été souvent rapportés), et anatomiquement on s'accorde mal encore sur la position occupée par les os déplacés.

Tandis que Malgaigne, réunissant tous les faits connus, a pu rassembler avec peine 3 cas de cette luxation, Denucé 7 et Pingaud 8, Hueter ([1]) décrit 9 cas personnels de luxations en dehors, dont 6 traités par la résection. Nicoladoni ([2]) donne la relation de 4 cas qui se sont présentés à lui en l'espace de quatre ans et demi, et Sprengel ([3]), de 12 observés de 1875 à 1879. Ainsi que le fait remarquer Stimson, il est probable qu'il y a eu souvent erreur de diagnostic, et que tous les faits publiés ne se rapportent point à la luxation en dehors incomplète.

Au point de vue anatomique, Malgaigne, Denucé, etc., admettent une luxation incomplète en dehors, caractérisée par le transport des os de l'avant-bras directement en dehors; la cavité sigmoïde du cubitus abandonne la trochlée pour venir embrasser le condyle huméral, le radius se déplace en avant et en dehors, et répond par sa cupule à la face antérieure de l'épicondyle.

Pingaud, au contraire, se basant sur les résultats de l'expérimentation cadavérique, déclare un semblable mouvement de translation latérale impossible. Pour lui la cavité sigmoïde du cubitus en même temps qu'elle se déplace de dedans en dehors vient se placer de champ au-dessous de la moitié externe de la surface articulaire humérale, de telle sorte que le versant articulaire externe de l'olécrâne répond à la partie postéro-externe du condyle. La tête du radius répond encore au condyle par le tiers inférieur de sa cupule, ou est un peu plus rejetée en dedans vers la ligne médiane, *mais il faut que les os soient de champ pour que le déplacement soit stable*. Ce déplacement se confondrait presque avec le précédent.

Au point de vue du mécanisme, on n'est pas moins divisé : les uns admettent

([1]) Hueter, *Arch. für klin. Chir.*, 1867, t. VIII, p. 155, et t. IX, p. 935.
([2]) Nicoladoni, *Wiener med. Wochenschrift*, 1876, p. 570, 599, 640 et 670.
([3]) Sprengel, *Centralblatt für Chir.*, 1880, p. 129.

la production possible de la luxation directe en dehors par l'inflexion latérale externe avec propulsion de l'avant-bras en dehors; les autres, tels que Ross, Roser, Streubel, pensent que les luxations directes en dehors n'existent pas, et qu'elles ne sont que des transformations secondaires de la luxation en arrière et en dehors.

Que la luxation incomplète en dehors soit primitive ou secondaire, relativement fréquente comme le soutiennent Hueter, Sprengel, etc., ou rare comme le veulent Denucé, Pingaud et la plupart des auteurs français, il n'en est pas moins vrai qu'elle existe, démontrée anatomiquement par les pièces de Pinel et de Poumet, par la constatation directe de Sprengel et les opérations d'arthrotomie de Hueter et de Nicoladoni.

La position des os déplacés est la suivante sur la pièce de Poumet : en dedans la trochlée est libre, la cavité sigmoïde portée en dehors embrasse le condyle, le radius est venu se placer en avant au-dessus du cubitus et répond par sa cupule à la partie la plus externe du condyle et surtout à la face antérieure de l'épicondyle » (fig. 59).

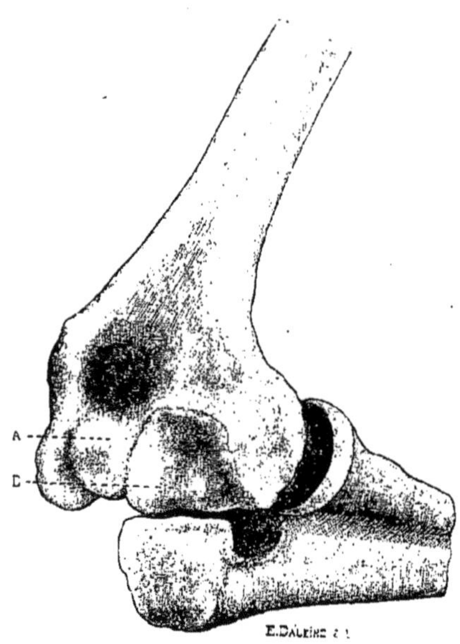

Fig. 59. — Luxation incomplète du coude en dehors.

A, trochlée humérale abandonnée. — B, condyle déformé, embrassé par le crochet cubital. (Pièce de Poumet, Musée Dupuytren, n° 755.)

Dans le cas de Sprengel ([1]), le doigt introduit dans la jointure par un orifice dû à la chute d'une eschare « pouvait reconnaître distinctement la tête du radius placée au-dessous de l'épicondyle, le cubitus était déplacé en dehors, de telle sorte que le versant externe de la cavité sigmoïde embrassait le condyle ».

Dans les six cas rapportés par Hueter, ce chirurgien put constater pendant l'arthrotomie un déplacement analogue à ceux que je viens de rapporter, mais il s'accompagnait d'arrachement de l'épitrochlée, et le fragment osseux détaché était venu se loger dans la gouttière trochléenne. Imberdis ([2]), Albert, Dumreicher, Nicoladoni ([3]), ont aussi observé cet arrachement de l'épitrochlée.

Symptômes. — Le coude est légèrement fléchi, l'avant-bras en pronation. Le diamètre transversal du coude est augmenté, et on trouve en dedans une saillie notable formée par la trochlée et l'épitrochlée.

([1]) Sprengel, *Centralbl. f. Chirurgie*, 1880, p. 150.
([2]) Imberdis, Thèse de Strasbourg, 1858.
([3]) Nicoladoni, *Wiener med. Wochenschrift*, 1876, p. 571.

Lorsque l'épitrochlée est arrachée, la saillie du bord interne de l'humérus et de la trochlée est encore considérable, et peut être facilement reconnue par la palpation. L'épitrochlée détachée peut quelquefois être sentie mobile au-dessous de la trochlée.

En dehors est une autre saillie formée par la tête du radius qui déborde un peu l'épicondyle et aussi par l'olécrâne plus rapprochée de l'épicondyle que de l'épitrochlée.

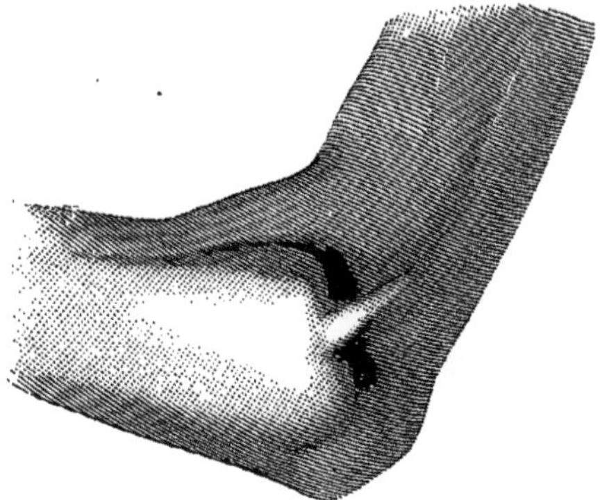

Fig. 60 — Luxation incomplète du coude en dehors.

Lorsque l'avant-bras est dans une flexion légère, l'olécrâne ne dépasse pas sensiblement la ligne transversale qui unirait l'épicondyle à l'épitrochlée, cependant il fait en arrière une saillie plus considérable qu'à l'état normal, parce que le crochet sigmoïdien embrasse le condyle et ne s'engage plus dans la fosse olécranienne; pour la même raison le mouvement d'extension est limité.

Traitement. — La réduction a été en général facilement obtenue par la traction faite sur l'avant-bras (étendu si la luxation est incomplète, fléchi si elle est complète), jointe à la pression directe de dehors en dedans sur les os de l'avant-bras déplacés. Il faut avoir soin de maintenir l'avant-bras en supination pendant la traction.

2° Luxation en dedans. — La luxation en dedans a été bien souvent confondue avec la luxation en arrière et en dedans, de telle sorte qu'il est fort difficile d'être fixé sur son degré de rareté. Pingaud n'avait pu en réunir que 9 cas, tandis que Hahn [1] et Sprengel [2] en comptent chacun 20.

Les causes de cette luxation sont encore des chutes sur le coude ou sur la main étendue. Le mécanisme reste obscur. Pour Denucé, on obtient sur le cadavre le déplacement en dedans en rompant les ligaments internes, par la flexion forcée latérale externe, suivie d'une forte impulsion de dehors en dedans dès que les ligaments ont cédé.

Pour Pingaud, dont l'opinion est à peu près celle de Hanckroth et de Malgaigne, la luxation en dedans serait consécutive à une luxation postérieure et il faudrait d'abord luxer l'avant-bras en arrière pour lui imprimer un mouvement de torsion en dedans et amener le cubitus sous l'épitrochlée.

Nous décrirons la position des os déplacés d'après la pièce de Jollivet [3], qui peut être considérée comme le type de cette luxation. La cavité sigmoïde du cubitus placée en dedans de la trochlée encadre l'épitrochlée; la partie antérieure et interne de la tête du radius s'appuie sur la moitié articulaire externe

(1) Hahn, *Schmidt's Jahrbuch*, t. CXIX, p. 74, et t. CXX, p. 88.
(2) Sprengel, *Loc. cit.*, p. 129.
(3) Jollivet, *Bullet. de la Soc. anat.*, 1865, p. 184.

de la trochlée. Le bord interne de cette dernière pénètre comme un coin entre le cubitus et le radius en dilacérant par conséquent le ligament annulaire (fig. 61).

Cette déchirure du ligament annulaire explique comment la tête du radius

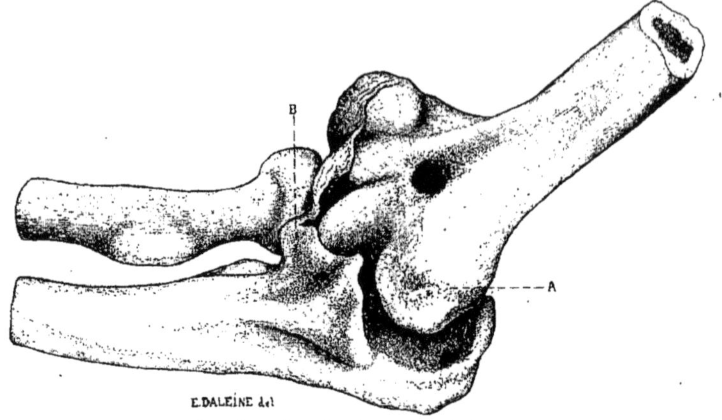

Fig. 61. — Luxation du coude en dedans.

A, épitrochlée encadrée par le crochet cubital. — B, ligament annulaire refoulé par le bord interne de la trochlée qui s'enfonce entre le radius et le cubitus. (Pièce de Jollivet, Musée Dupuytren.)

peut quelquefois faire saillie en dessous et en arrière de la trochlée pendant que la cavité sigmoïde encadre l'épitrochlée. Lorsque le ligament annulaire n'est pas déchiré et que le crochet cubital encadre l'épitrochlée, la tête du radius vient se placer forcément en avant du bord externe de la trochlée. Alors le coude étant demi-fléchi, la tête du radius fait saillie en avant, au pli du coude.

Ces deux positions correspondent aux deux variétés de luxations en dedans primitivement décrites par Denucé, la variété radio-antérieure et la variété radio-postérieure. Bien que cette dernière ne soit pas admise par Pingaud, la pièce de Jollivet nous paraît la rendre incontestable.

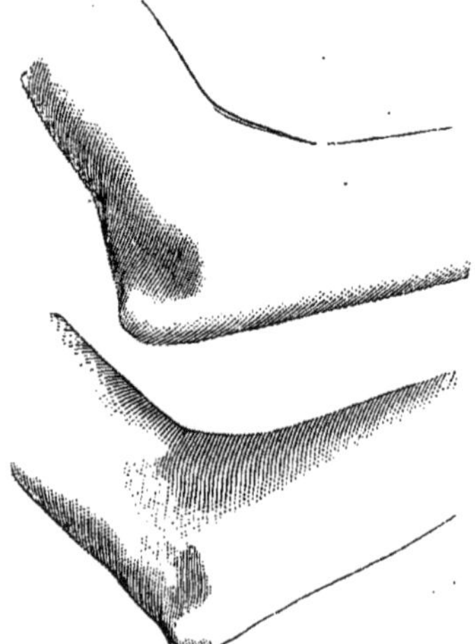

Fig. 62. — La figure supérieure représente la luxation en arrière et en dedans; la figure inférieure, la luxation en dedans.

Symptômes. — Le coude est légèrement fléchi; l'avant-bras, en pronation ou en supination, est transporté en dedans. Il est impossible de sentir la saillie de l'épitrochlée.

Par la palpation on peut reconnaître facilement la cavité sigmoïde faisant relief en dedans et soulevant les muscles épitrochléens, de telle façon que l'épitrochlée est masquée.

L'épicondyle, facilement accessible, forme relief en dehors. Au-dessous du condyle est une dépression laissée par le déplacement du radius en dedans. Le diamètre transversal du coude est à peine augmenté. Enfin il n'y a à la face postérieure du coude aucune déformation rappelant celle de la luxation en arrière; les faces postérieures du bras et de l'avant-bras se rencontrent à angle droit. (Comparez les deux figures 62.)

Traitement. — Dans les cas récents, on a obtenu facilement la réduction, grâce à des tractions exercées sur le bras étendu, en même temps le chirurgien repoussait les os de l'avant-bras de dedans en dehors.

Théoriquement, on a conseillé d'exercer des tractions sur l'avant-bras et en même temps de lui imprimer un mouvement d'inflexion latérale. Théoriquement encore, Pingaud engage à transformer d'abord la luxation en dedans en une luxation en dedans et en arrière, et à réduire ensuite cette dernière. Després (1), qui dernièrement encore a essayé de suivre cette méthode, a complètement échoué.

Du reste, il est rare, d'après Sprengel, d'obtenir un résultat lorsque la luxation a eu quelque durée. Sur quatre cas, une seule fois la réduction aurait été obtenue après huit semaines.

B. — LUXATIONS EN AVANT

Voici d'après Stimson leur bibliographie complète :

Evers, Monin, Guyot, Wittlinger, cités par STREUBEL, *Prager Vierteljahrschrift*, 1850, II, p. 57, et par MALGAIGNE, *Loc. cit.*, p. 626. — Guerre, rapporté par PINGAUD, *Dict. encycl.*, 1re série, t. XXI, p. 708. — Chapel, rapporté par MALGAIGNE, *Loc. cit.*, p. 617, pour une luxation en dehors. — Colson, Leva, rapporté par DEBRUYN, *Ann. de la chir. franç. et étrangère*, 1845, t. IX, p. 44 et 45, et par STREUBEL. — RICHET, *Arch. génér.*, 1839, t. VI, p. 472. — PRIOR, *Lancet*, 1844, II, p. 366. — ANCELON, *Union médic.*, 1859, t. III, p. 594. — CANTON, *Dublin med. Journ.*, 1860, II, p. 24. — SECRESTAN, *Gazette des hôpit.*, 1860, p. 598. — CAUSSIN, *Union médicale*, 1861, t. XI, p. 475, et *Bull. de la Soc. de chir.*, 1861, t. II, p. 451. — RICHET, *Bull. de la Soc. de chirur.*, 1858, t. IX, p. 110. — MOREL-LAVALLÉE, *Idem*, p. 107. — Greenaway, rapporté par HUTCHINSON, *Med. Times and Gaz.*, 1866, I, p. 409. — LANGMORE, analysé dans *New-York med. Record*, 1867, t. II, p. 10. — RIGAUD, *Bull. de la Soc. anat.*, 1870, p. 15. — DATE, *Lancet*, 1872, II, p. 597. — MONS, *Deutsche milit. Zeitschrift*, 1877, p. 401 : rapporté par POINSOT, *Loc. cit.*, p. 951. — KRÖNLEIN, *Deutsche Chir.*, Lief. XXVI, p. 50.

Admise par Hippocrate, la luxation du coude en avant fut considérée par J.-L. Petit comme impossible sans fracture de l'olécrâne. Cependant Colson père, en 1818, eut l'occasion d'observer une luxation en avant sans cette complication; depuis lors les observations semblables se sont multipliées et Stimson en a pu réunir 20 exemples.

Anatomie pathologique. — Les os de l'avant-bras luxé en avant peuvent occuper deux positions : il y a donc deux degrés dans le déplacement.

Dans le premier degré, luxation dite incomplète, l'olécrâne appuie par sa face supérieure sur la partie la plus déclive de la trochlée ; il est maintenu *au bout* de l'humérus par la tension équilibrée du triceps, du brachial antérieur et du biceps (Denucé). Au second degré, les os de l'avant-bras che-

(1) DESPRÈS, *Bull. de la Soc. de chir.*, 1888, p. 510.

vauchent plus ou moins sur l'humérus. La face postérieure de l'olécrâne répond à la fossette coronoïdienne ou à la gorge qui sépare la trochlée du condyle; le bord postérieur de la tête radiale appuie contre l'humérus.

Tous les ligaments sont rompus, les muscles qui environnent la jointure sont largement déchirés, mais les faisceaux tendineux, épicondyliens échappent partiellement aux effets de la violence.

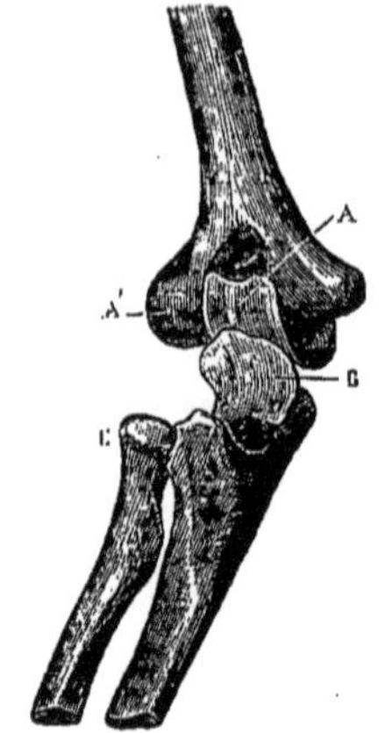

FIG. 63. — Luxation incomplète du coude en avant.

A, trochlée. — A', condyle de l'humérus. — B, olécrâne. — C, tête radiale.

Étiologie et mécanisme. — Cette luxation se rencontre chez les jeunes gens de six à vingt ans. Elle succède ordinairement à une chute sur la partie postérieure du coude fléchi, ou à un choc direct sur la partie postérieure de l'olécrâne. Mais dans ce dernier cas la violence est terrible comme dans le fait de James Prior. « Un homme était occupé à soulever avec un cric un poids considérable : la rupture de la chaîne fait dérouler le tour, et le manche vient frapper si violemment le coude à la partie postérieure, que l'épiphyse humérale passe au travers des téguments en arrière, en même temps que l'avant-bras est chassé en avant. »

Le mécanisme le plus généralement accepté, proposé par De Bruyn, Malgaigne, etc., est le suivant : dans la flexion forcée de l'avant-bras sur le bras, les saillies osseuses ne font aucun obstacle au déplacement en avant, et dans cette position un coup, une chute portant sur l'olécrâne chasse l'avant-bras en avant. Colson fils pensait que la luxation se produisait lorsque le membre étant dans la flexion forcée, on imprimait à l'avant-bras un mouvement combiné d'inflexion latérale externe et de torsion de dehors en dedans. Ce mouvement ayant pour effet d'incliner en dedans le crochet cubital et de faire passer d'arrière en avant la face externe plane de l'olécrâne sous la trochlée, amènerait le sommet de l'olécrâne au-devant de la trochlée par une sorte de mouvement de spirale.

Pingaud admet que la luxation peut non seulement se produire par ces différents mécanismes, mais encore par l'hyperextension accompagnée d'une violente flexion latérale externe. L'hyperextension rompt les ligaments internes, amène l'écartement des surfaces articulaires en dedans, tandis qu'une violente inflexion latérale externe transporte le crochet sigmoïdien au-dessous, puis au-devant de la trochlée.

Quelquefois en effet, mais rarement, cette luxation a été observée à la suite de chutes sur la paume de la main, le membre étant étendu au-devant du corps; mais personne n'admet plus aujourd'hui, comme le voulait Denucé, que la luxation du coude en avant puisse se produire par un mouvement d'extension forcée, pur et simple, à moins qu'il n'y ait en même temps fracture de l'olécrâne.

Symptômes. — Les deux degrés de la luxation en avant ont des symptômes absolument différents.

Le premier degré (luxation incomplète) est caractérisé par l'allongement du membre (il est augmenté de toute la longueur de l'olécrâne), et par un étranglement circulaire au-dessous des tubérosités humérales. L'avant-bras peut du reste être étendu sur le bras ou légèrement fléchi, conserver une certaine fixité, ou présenter une mobilité exagérée en tous sens comme un membre de polichinelle (Guyot). La palpation permet de reconnaître en arrière la fosse olécranienne vide, et de sentir en avant deux saillies formées, l'une par la tête radiale, l'autre par l'apophyse coronoïde.

Dans le deuxième degré (luxation complète), l'attitude du membre n'a encore rien de fixe, l'avant-bras est demi-fléchi ou étendu, le membre est raccourci. En avant, au niveau du coude, on constate une déformation considérable l'avant-bras paraît allongé et le bras raccourci. En arrière, c'est l'inverse, le bras paraît allongé, l'avant-bras raccourci.

La palpation fait suivre et reconnaître en arrière l'extrémité inférieure de l'humérus avec toutes ses inégalités. En avant, on découvre au-dessus du pli du coude une tumeur dure, inégale, formée par l'extrémité supérieure du cubitus, et en dehors, et plus bas, la tête du radius.

Les complications de la luxation en avant sont : la fracture de l'olécrâne (Richet, Velpeau, A. Guérin, Guerre), celle de l'olécrâne et de la coronoïde (Morel Lavallée), celle de l'épitrochlée (Fergusson, Date).

La déchirure des téguments et l'ouverture de la cavité articulaire qui existait dans le cas de James Prior, est exceptionnelle.

Traitement. — Les manœuvres employées pour la réduction de la luxation au premier degré (incomplète) sont très simples et ont toujours facilement réussi; le mieux est, selon Malgaigne, de saisir le bras de la main gauche, l'avant-bras de la droite, le pouce appliqué en avant sur l'olécrâne, puis à opérer doucement la flexion en repoussant cette apophyse en bas et en arrière.

Pour la luxation au deuxième degré, beaucoup plus difficile à réduire que la précédente, le chirurgien fléchit l'avant-bras, l'embrasse de ses deux mains un peu au-dessous du coude et l'attire en bas et en arrière, tandis qu'il fait maintenir l'humérus fixe par des aides.

2° LUXATIONS ISOLÉES DES OS DE L'AVANT-BRAS

VARIÉTÉS COMMUNES

A. — LUXATION DU RADIUS EN AVANT

Signalée depuis longtemps par Martin (de Bordeaux), Thomassin, Rouyer, la luxation du radius en avant n'avait guère attiré l'attention. Un mémoire de Rognetta [1] et une clinique de Gerdy [2], en 1835, firent bien connaître ce déplacement, et montrèrent qu'il n'était pas aussi rare qu'on le supposait. Quelques années plus tard, Malgaigne, dans son *Traité des luxations* déclarait que la luxation du radius en avant était fréquente, il en rapportait 25 cas; depuis lors,

(1) ROGUETTA, *Gaz. méd. de Paris*, 1833.
( ) GERDY, *Arch. de méd.*, 1835. t. VII, p. 149.

les faits semblables se sont multipliés, et pour employer la phrase consacrée, les observations similaires ne pourraient plus aujourd'hui être comptées.

Causes et mécanisme. — La luxation du radius en avant se rencontre souvent chez les enfants. Malgaigne en a observé une dans le cours de la deuxième année, Danyau une dans la troisième, enfin, Kracowitzer et Leisrinck [1] ont signalé cet accident à la suite des manœuvres de l'accouchement. Mais ce n'est pas ordinairement dans le premier âge que cette luxation a lieu, et son maximum de fréquence paraît être dans l'adolescence. Elle se produit rarement chez l'adulte, et serait exceptionnelle chez le vieillard (Jousset).

Elle succède ordinairement à une chute sur la paume de la main, suivie de l'hyperextension de l'avant-bras sur le bras. Les ligaments internes épitrochléo-coronoïdiens résistent et le maximum de l'effort se faisant sentir sur la partie externe de l'articulation, la partie antéro-externe de la capsule articulaire et le ligament annulaire sont déchirés; la tête du radius se déplace et se porte au-dessus et un peu en dedans du condyle. Dans ce cas, la déchirure ligamenteuse n'intéresse que le ligament annulaire et la partie antérieure de la capsule, le ligament latéral externe est sauf.

Ailleurs, Denucé admet que le ligament latéral externe et la capsule seuls sont rompus, l'annulaire demeurant intact. En effet, la rupture du ligament latéral externe permet à l'annulaire de descendre sur le col du radius, et cet os peut s'écarter de 7 millimètres du cubitus, écartement qui est suffisant pour permettre sa luxation en avant. Bien que Pingaud se refuse absolument à admettre qu'il puisse y avoir un déplacement complet de la tête du radius dans ces conditions et sans déchirure du ligament annulaire, Denucé ne signale pas moins de sept pièces sur lesquelles il a pu remarquer l'intégrité de ce ligament, et le fait paraît absolument incontestable.

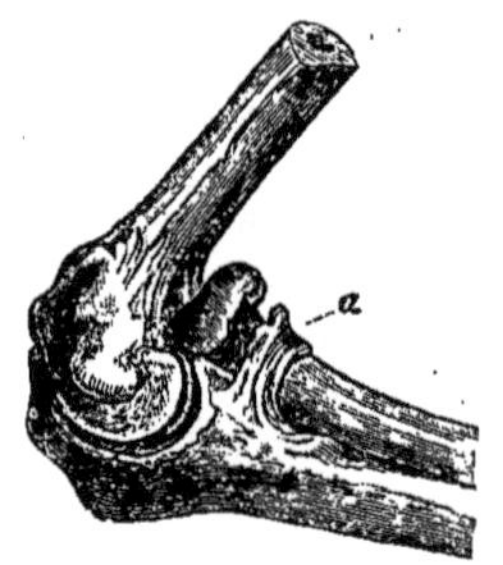

Fig. 64. — Luxation complète du radius en avant.
a, ligament annulaire intact.

La luxation peut encore se produire, mais très rarement, dans d'autres conditions. A la suite d'une chute sur le coude par exemple, le radius reçoit un choc et est projeté directement en avant. Enfin, la luxation en avant aurait été observée à la suite de simples tractions, et les cas suivants sont classiques. Ph. Boyer rapporte qu'un jeune laquais, ayant saisi la capote d'un cabriolet pour monter derrière, glissa et resta suspendu par la main; une luxation du radius en avant s'ensuivit. Une autre fois le déplacement eut lieu pendant l'effort que faisait un jeune homme pour soulever un pesant fardeau.

Il n'y a pas eu d'autopsies de luxations récentes. Dans les dissections de luxations anciennes, on a trouvé la tête radiale au-devant du condyle légèrement portée en dedans. Le ligament annulaire était généralement intact, et l'extrémité osseuse déplacée était plus ou moins déformée, entourée d'une gangue fibreuse.

Symptômes. — L'exploration du coude fait aisément reconnaître une

(1) Leisrink, *Deutsche Zeitschrift f. Chirurgie*, 1873, et Poulet et Bousquet, t. III, p. 749.

série de symptômes caractéristiques. En arrière et en dehors, le doigt sent au-dessous du condyle une dépression notable. Dans le pli du coude, en avant et en dedans de l'épicondyle, est une saillie; c'est la tête du radius. Le côté externe de l'avant-bras incliné en dehors est raccourci, l'avant-bras à demi fléchi est entre la supination et la pronation.

La flexion est limitée et ne peut être portée au delà de l'angle droit sans que la tête radiale venant buter contre la face antérieure de l'humérus, n'arrête le mouvement. Cette rencontre des deux os se fait quelquefois avec bruit, et A. Cooper insistait sur ce symptôme caractéristique en quelque sorte.

Traitement. — Simple dans la plupart des luxations récentes, la réduction n'a pu cependant être obtenue dans un bon nombre de cas. Le procédé le plus généralement employé a été la traction, exercée sur l'avant-bras dans l'extension et la supination, associée à la pression directe sur la tête radiale déplacée.

Ce procédé peut être modifié de différentes façons, mais ces modifications ne me paraissent pas avoir grande portée, car la cause de l'échec ou de la reproduction du déplacement après réduction est l'interposition entre les surfaces articulaires d'un lambeau capsulaire flottant.

B. — LUXATIONS PAR EN BAS OU PAR ÉLONGATION

Depuis bien longtemps on discute sur la nature de cette luxation par élongation. Denys Fournier [1] le premier, en 1671, parla de « l'eslongation » du radius par relâchement des ligaments. Puis Duverney [2] déclara plus clairement qu'il n'y avait pas seulement élongation par relâchement des ligaments, mais bien « subluxation du radius qui se dégage en son anneau fibreux ». Après bien des vicissitudes, cette théorie a prévalu et est généralement adoptée aujourd'hui.

Voici les différentes phases de cette question : Bottentuit [3], Pinel [4], Martin (de Lyon) [5], supposèrent que la théorie de Duverney ne suffisait point à expliquer les symptômes. Ils pensèrent qu'il y avait un déplacement complet de la tête du radius après déchirure de la capsule. Dans un mouvement de pronation forcée, les os de l'avant-bras s'entre-croiseraient vers leur partie moyenne (Bottentuit) ou au niveau de la tubérosité bicipitale (Pinel), et le radius, prenant point d'appui sur le cubitus, exécuterait un mouvement de bascule, en vertu duquel sa tête déchirerait partiellement la capsule en avant ou en arrière (Martin) et se luxerait.

A partir de ce moment, les observations et les théories se multiplièrent; nous pouvons aujourd'hui les résumer en les rangeant sous quatre chefs :

1° Une opinion formulée par Gardner, en 1837, consiste à considérer la lésion qui nous occupe comme un accrochement de la tubérosité bicipitale du radius, sous le bord externe du cubitus. Un mouvement de pronation forcée amènerait la tubérosité bicipitale sous le cubitus, contre lequel elle resterait fixée. (Gardner [6], Rendu [7], Bourguet (d'Aix) [8].

[1], [2], [3], [4], [5] Analysés par PINGAUD, *Dictionn. Dechambre*, t. XXI, p. 576.
[6] GARDNER, *Gaz. méd. de Paris*, 1837, p. 664 et 1848, p. 646.
[7] RENDU, *Gaz. méd.*, 1841, p. 301.
[8] BOURGUET D'AIX, *Rev. médico-chirurgicale*, 1854 et 1855.

2° Goyrand [1], puis, avec quelques variantes, Denucé et Perrin [2] supposaient qu'un diastasis léger se produisait dans l'articulation radio-cubitale supérieure, permettant une subluxation du radius en avant.

Pour Goyrand, la tête du radius se déplaçait un peu en avant de la petite cavité sigmoïde. De même, pour Denucé, un mouvement forcé de pronation portait la tête radiale assez loin en avant pour que le ligament carré fût allongé ou déchiré. Puis l'effort cessait et la contraction musculaire appliquait vigoureusement contre le condyle la tête radiale « maintenue probablement par la saillie du bord postérieur de sa cupule au-devant du bord interne de la petite cavité sigmoïde abandonnée ».

Streubel admet aussi cette subluxation, mais ce qui pour lui maintient le déplacement, c'est l'interposition de la partie postérieure de la capsule articulaire entre la tête radiale et la petite cavité sigmoïde cubitale.

Perrin admet qu'à la suite d'une traction directe exercée sur l'avant-bras, le radius glissant sur le cubitus peut abandonner la petite cavité sigmoïde du cubitus, venir se placer au-dessous d'elle, « où elle est probablement et faiblement retenue par la saillie disposée en crochet qu'offre l'extrémité inférieure de cette même cavité. »

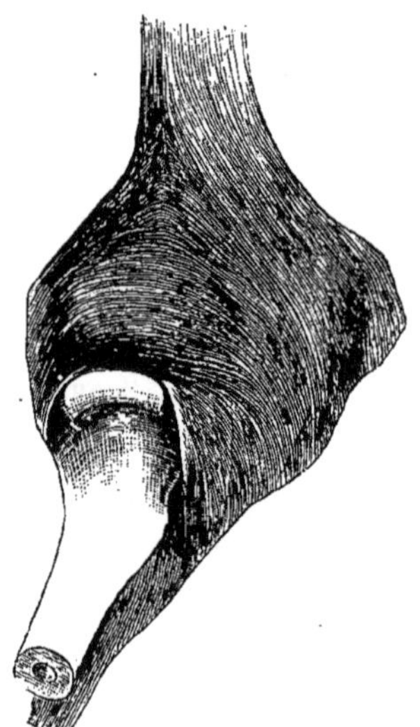
Fig. 65. — Luxation par élongation. (Pingaud.)

3° Plus tard, Goyrand (d'Aix) [3] abandonnant l'opinion que nous venons d'exposer, soutint que le poignet était le siège de la lésion et que les accidents étaient dus au passage de la tête du cubitus en arrière du fibro-cartilage triangulaire radio-carpien.

4° La quatrième théorie se rapproche beaucoup de la conception de Duverney. Elle a été proposée et soutenue par Pingaud ; absolument rationnelle, elle repose sur l'expérimentation cadavérique. Pour Pingaud, la tête radiale est violemment attirée en bas et la collerette formée par le ligament annulaire autour de son col remonte sur la tête et reste accrochée sur le bord de la cupule (fig. 65).

« Nulle part on ne constate de déchirure musculaire ou ligamenteuse au niveau de l'articulation huméro-radiale, mais on aperçoit un petit segment de la cupule radiale, que le ligament annulaire, remonté en avant seulement, laisse complètement à découvert. Il demeure évident que l'étroit anneau fibreux qui, à l'état physiologique, termine le ligament annulaire par en bas, et étrangle le col du radius, s'est, grâce à son élasticité dans le jeune âge, laissé progressivement distendre par le fait de l'abaissement de la tête de l'os, et qu'il a finalement glissé au-dessus d'elle. »

Cette luxation est relativement fréquente. Goyrand déclarait en avoir vu

(1) Goyrand, *Gaz. méd.*, 1842.
(2) Perrin, *Rev. médico-chirurgicale*, t. V, p. 145.
(3) Goyrand, *Bull. de la Soc. de chir.*, 1861, p. 596.

200 cas dans l'espace de trente ans. Chabrely, Fougeu, Marjollin, Snedden, Lindemann [1] en ont aussi observé un grand nombre.

Commune dans le jeune âge, surtout avant trois ans, elle devient plus rare ensuite, et n'est guère observée après la huitième année. Dans la plupart des faits, la subluxation est produite par une traction brusque, exercée sur la main ou le poignet. A cette traction s'ajoute souvent une pronation forcée de l'avant-bras.

Symptômes. — L'accident se produit presque toujours de la même manière : Une personne tient un enfant par la main et exerce une traction brusque sur le poignet, soit pour l'empêcher de tomber, soit pour l'élever, lui faire sauter un ruisseau, etc. A ce moment même l'enfant se met à crier, accuse une douleur vive, et la personne qui le tient par la main perçoit un craquement sec. Le membre est aussitôt frappé d'impuissance, la main est immobilisée dans la pronation complète ou dans la demi-pronation, l'avant-bras pend inerte et l'enfant refuse de le mouvoir. Il n'y a, quoi qu'on en ait dit, aucune déformation du coude. Quelquefois on aurait constaté au niveau du poignet une légère tuméfaction douloureuse (Rendu).

La réduction se fait avec la simplicité la plus grande, en faisant exécuter à l'avant-bras un mouvement de supination; on perçoit un petit craquement et les mouvements redeviennent immédiatement libres.

VARIÉTÉS EXCEPTIONNELLES

A. — LUXATION DU RADIUS EN ARRIÈRE

La luxation du radius en arrière est extrêmement rare. La position des os déplacés n'a pu être qu'approximativement établie par quelques dissections de luxations anciennes, et on est peu fixé sur le mécanisme qui lui donne naissance. Nous serons donc extrêmement bref sur cette variété.

Causes. — Le déplacement articulaire succède à une chute sur le coude ou sur la paume de la main, et serait produit, suivant Denucé, par un choc direct qui pousserait la tête du radius en arrière, ou bien par une violence quelconque saisissant l'avant-bras dans la demi-pronation, et faisant basculer la tête du radius en arrière. Les cas de Cameron, de Wagner, rapportés par Stimson, dans lesquels la luxation se serait produite à la suite de violences agissant simultanément sur la paume de la main et sur la face postérieure du coude, présentent des symptômes singuliers, tels que l'ascension totale du radius, s'accusant par l'élévation de l'apophyse styloïde radiale, qu'il est difficile de considérer comme des exemples de la luxation qui nous occupe.

Anatomie pathologique. — La tête du radius a quitté la petite cavité sigmoïde du cubitus et est venue se placer en arrière du condyle. Dans un cas rapporté par A. Cooper, le ligament annulaire avait été rompu. Les autres dissections sont trop anciennes pour permettre de dire si oui ou non l'appareil ligamenteux avait été lésé au moment du traumatisme.

(1) STIMSON, p. 338.

On admet (Pingaud, Trélat) que chez l'enfant, des efforts répétés de supination peuvent progressivement distendre le ligament capsulaire en arrière et amener la luxation à la suite de contractions musculaires repétées (convulsions de l'enfance) qui sollicitent le radius à se porter en arrière, par exemple.

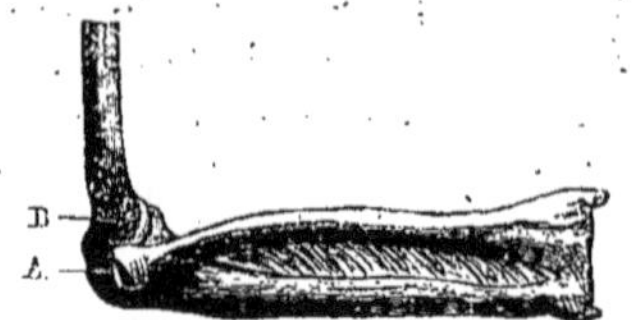

Fig. 66. — Luxation du radius en arrière A, tête du radius — B, humérus.

Symptômes. — L'avant-bras est demi-fléchi, la main en pronation. En arrière et en dehors, au-dessous du condyle huméral, on sent et on reconnaît, en imprimant à l'avant-bras des mouvements de rotation, la petite tête radiale.

L'avant-bras est incliné en dehors, et il y a raccourcissement de son bord externe. Les mouvements communiqués peuvent rester possibles, mais ils sont limités, surtout si l'on veut exécuter la pronation et la supination.

Traitement. — On pratique l'extension sur l'avant-bras placé en supination, tandis que le chirurgien, appuyant sur la cupule radiale, la refoule en avant. Ces manœuvres échouent quelquefois, ou bien la réduction est suivie de reproduction du déplacement, ce qui a été attribué, comme dans les cas de luxations en avant, à l'interposition d'une bride capsulaire.

D. — LUXATION DU RADIUS EN DEHORS

Thomassin, Chedieu, Thèse de Strasbourg, 1805, et Malgaigne, p. 668. — Nélaton, *Path. chirurgicale*, t. II, p. 400, 1re édit. — Gerdy, *Arch. génér. de méd.*, 1835, t. VII, p. 161. — Parker, *New-York journal of med.*, 1852, p. 189. — Pitha et Billroth, *Chirurgie*, t. IV, 2e partie, p. 92. — Broca et Boularan, Thèse de Paris, 1875. — Wagner, *Centralblatt für Chirurgie*, 1886, n° 24, p. 95. — Lobker, *Centralblatt für Chirurg.*, 1886, p. 92. — Bartels, *Arch. für klin. Chir.*, 1874, t. XVI, p. 643. — Grenier, Thèse de Paris, 1878. — Dörfler, *Deutsche Zeitschrift für Chirurgie*, 1884, p. 338. — Stanciulescu, Thèse de Paris, 1890.

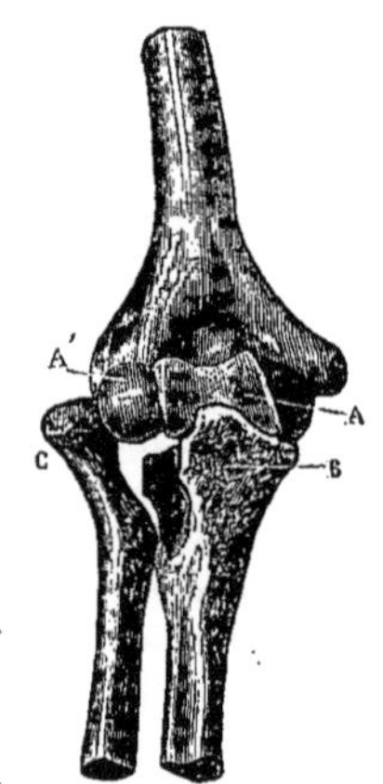

Fig. 67. — Luxation du radius en dehors.
A, trochlée. — A', condyle. — B, apophyse coronoïde. — C, tête du radius luxée en dehors. (Nélaton.)

Les cas de Thomassin, Chedieu, Nélaton, Gerdy, Parker, von Pitha et Broca établissent la réalité de ce déplacement en dehors, qui paraît de prime abord étrange, étant donnée l'étendue des déchirures ligamenteuses qu'il nécessite. Ses causes sont des chocs directs sur l'articulation du coude, ou des chutes sur la paume de la main. La plupart des cas ont été observés sur des enfants.

On ne peut rien dire du mécanisme qui conduit à ce genre de déplacement. Roser, Hamilton et Pingaud le considèrent comme secondaire, et pensent qu'il succède à une luxation en avant ou en arrière, le cubitus seul ayant été réduit.

La déformation du coude consiste en un élargissement notable de l'extrémité supérieure de l'avant-bras avec une forte saillie en dehors de l'extrémité supérieure du radius. Dans le cas de Broca, on pouvait facilement saisir la tête radiale déplacée, et la mouvoir en avant, en arrière et en dehors; il semblait donc que toute connexion ligamenteuse fût détruite. Le membre demi-fléchi est généralement en pronation.

Beaucoup moins rare et plus facile à comprendre est la luxation du radius en dehors compliquée de fractures. La fracture peut être sur le radius, ainsi que Wagner, Lobker et Bartels en ont donné des exemples, ou bien siéger sur le tiers supérieur du cubitus, le radius luxé demeurant intact (Malgaigne, Grenier, Dörfler, Stanciulescu). Nous avons, l'an passé, observé deux cas de ce genre.

C. — LUXATION DU CUBITUS SEUL EN ARRIÈRE

Cooper, Dislocations and fractures. *Amer. Edit.*, 1844, p. 390. — Boudant, *Revue médicale*, 1830, t. I, p. 75, rapporté par Sédillot. — Sédillot, *Gazette médicale*, 1839, t. VII, p. 369. — Diday, *Idem*, p. 393. — Brun, Trois cas. *Idem*, 1844, p. 580. — Robert, *Gazette des hôpitaux*, 1847, p. 272. — Von Pitha, *Pitha und Billroth's Chirurgie*, t. IV, p. 87. — Malgaigne, Luxations, p. 631. — Duguet. *Bulletin de la Société. anat.*, 1863, p. 278. — Mathieu, *Gazette des hôpit.*, 1866, p. 330. — Watermann, *Boston med. and surg. journ.*, 1869, t. LXXXI, p. 187. — Wilson, *Canada journal of the med. sciences*, 1880, t. V, p. 346. — Waters, *Maryland med. journal*, 1883, t. X, p. 402. (Stimson.)

A. Cooper avait fourni une dissection, Boudant et Pagès une relation de luxation isolée du cubitus en arrière, mais ce fut à partir du mémoire de Sédillot que cette variété de luxation du coude fut admise sans conteste. Bien que la description de Sédillot ait été reproduite par tous les auteurs, de nombreux doutes se sont élevés sur la réalité de ce déplacement.

Les dissections de pièces anciennes, au nombre de trois, montrent bien l'apophyse coronoïde dans la fosse olécranienne, mais dans celle de Cooper une fracture ancienne de la trochlée est au moins présumable. Dans celle de Robert, la tête radiale était en même temps déplacée en arrière, et la pièce fut considérée par Malgaigne et Lenoir comme un exemple de luxation des deux os de l'avant-bras en arrière. Enfin, dans le cas de Duguet, le déplacement du radius en avant répond à la description d'une luxation divergente (Pingaud).

De telle sorte qu'anatomiquement la variété de luxation qui nous occupe n'est pas démontrée. D'autre part, si l'on recourt à l'expérimentation cadavérique, il est facile de voir que le déplacement supposé dans lequel l'apophyse coronoïde reposerait dans la fosse olécranienne, tandis que la tête du radius conserverait sa position normale, déplacement figuré par Duplay (fig. 68), est impossible sans une dislocation totale de l'avant-bras avec déchirure de toute l'étendue du ligament interosseux, ce qui n'est pas admissible (Nélaton, Pingaud).

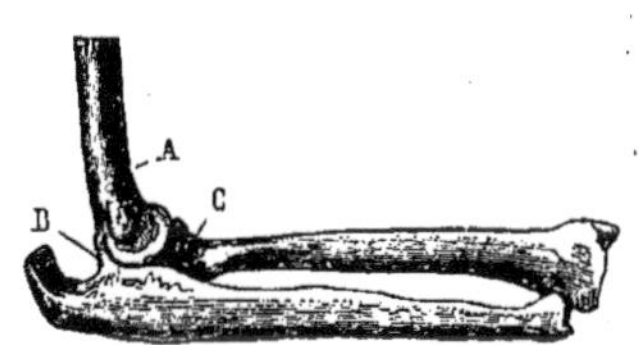

Fig. 68. — Luxation du cubitus en arrière. (Follin et Duplay.)

« Nous persistons donc à croire que la plupart des observations données comme des exemples de la luxation isolée et complète du cubitus en arrière, sont des erreurs de diagnostic, et que toujours le radius est en même temps déplacé et remonté sur l'humérus; que toutes les luxations véritablement isolées du cubitus sont incomplètes, et qu'elles s'accompagnent d'une fracture de la coronoïde ou de la trochlée » (Pingaud).

3° LUXATIONS DIVERGENTES

BULLEY, *Gazette médicale*, 1841, p. 666, et Thèse de Porquier. Paris, 1890. — MICHAUX, rapporté par Debruyn dans les *Annales de chir. française et étrangère*, 1843, t. IX, p. 52. — MAYER, *Gazette des hôpit.*, 1848, p. 232. — *Pitha und Billroth's Chirurgie*, t. IV, Abt. II B, p. 78. — CHEVALIER, *Arch. méd. belges*, oct. 1870; rapporté par Bardeleben, *Chirurgie*, t. II, p. 750. — GRIPAT, *Bull. de la Soc. anat.*, 1872, p. 176. — ARNOZAN; *Bordeaux méd.*, 1873, p. 402. — TILLAUX, *Gazette des hôpitaux*, 1877, p. 786. — MINICH, *Lo Sperimentale*, 1880, rapporté par Poinsot. — MASON, *New-York med. Record*, 1880, t. XVII, p. 397. — SCOTT, *British med. and chir. journ.*, mars 1886, p. 36. — PORQUIER, Thèse de Paris, 1890. — (STIMSON.)

Caractérisées par le déplacement de chacun des deux os de l'avant-bras dans un sens différent, les luxations divergentes ont été pour la première fois décrites par Michaux et Debruyn en 1843. Un bon nombre d'observations mettent aujourd'hui hors de doute la réalité de ces luxations. Stimson a pu en réunir 11 cas, auxquels on peut ajouter celui de Auffret, présenté en 1888, à la Société de chirurgie.

On distingue deux variétés de luxations divergentes :

1° Luxation dans le sens antéro-postérieur, cubitus en arrière, radius en avant;

2° Luxation transverse, cubitus en dedans, radius en dehors.

Luxations antéro-postérieures, cubitus en arrière, radius en avant. — Ses causes sont variées, mais presque toutes réalisent les deux conditions suivantes : très grande violence; force appliquée sur le coude écarté du tronc.

C'est une personne qui tombe d'une très grande hauteur (Michaux, Pitha), d'un train en marche (Bulley). Un enfant est précipité en bas d'une charrette (Arnozan). Enfin, dans un cas rapporté par Tillaux, il s'agit d'une domestique qui, en frottant une allumette sur la muraille, avait violemment heurté du coude un meuble placé derrière elle, elle avait perdu connaissance et était tombée sur le coude écarté du tronc.

Anatomie pathologique. — Les deux dissections de cette luxation, faites par Pitha et Gripat, ont établi que tous les ligaments sont déchirés, que la coronoïde est fracturée et que l'extrémité inférieure de l'humérus s'engage comme un coin entre les deux os de l'avant-bras qu'elle sépare. Ceux-ci remontent d'ailleurs plus ou moins haut, radius en avant, cubitus en arrière.

Le mécanisme de ce déplacement a été expliqué de la façon suivante par Denucé : « Je suppose un mouvement de torsion extrême imprimé à l'avant-bras dans le sens de la pronation, qui non-seulement produise la pronation forcée, mais la rotation du cubitus sur son axe. Premier effet correspondant à la pronation forcée, rupture des ligaments externe et annulaire, tendance du radius à passer en avant. Second effet correspondant à la rotation du cubitus, dégagement de l'apophyse coronoïde et tendance à la luxation du cubitus en arrière. Dans ce mouvement l'extrémité inférieure de l'humérus est comme de champ placée entre le cubitus qui se luxe en arrière et le radius qui se luxe en avant, le ligament annulaire est rompu ; l'humérus, par sa vitesse acquise ou par le poids du corps, s'enfonce entre les deux os. Il suffit, comme on le voit, d'une chute sur la main dans la pronation forcée, pour produire cette luxation. »

C'est là un des mécanismes qui conduisent à la luxation divergente, mais ce n'est probablement pas le seul.

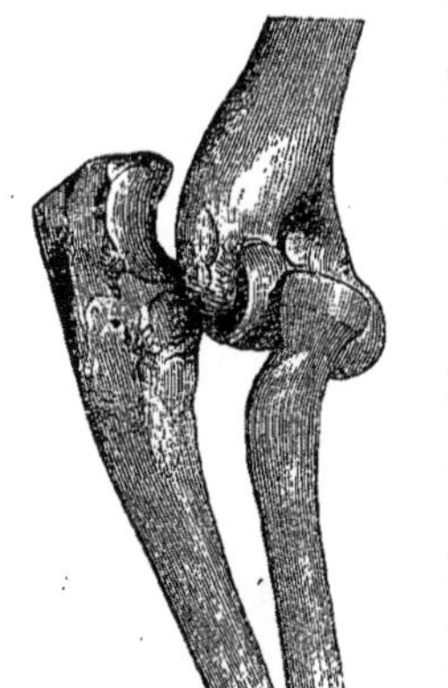

Fig. 69. — Luxation simultanée du cubitus en arrière et du radius en avant.

Les symptômes sont les suivants : la déformation et le gonflement sont considérables ; l'avant-bras, légèrement fléchi, est dans la pronation ou dans la supination (Arnozan). Les mouvements communiqués de flexion et d'extension sont possibles, mais bornés et douloureux, les mouvements de latéralité sont très étendus. Le membre est raccourci, le diamètre antéro-postérieur du coude augmenté, le radius fait saillie en avant, au-devant de l'épicondyle, le cubitus en arrière.

La réduction de la luxation paraît avoir été simple, lorsque les tentatives ont été faites immédiatement après l'accident. Les manœuvres diffèrent à peine de celles de la réduction d'une luxation en arrière. Mais très vite les difficultés de réduction deviennent considérables : Tillaux ne put réduire au bout de huit jours, Mayer au bout de quatorze.

La seconde variété de luxations divergentes est la luxation transverse, elle est représentée par le seul fait de Guersant-Warmont (1).

Il s'agit d'un garçon de quinze ans, qui tomba d'un arbre haut de 4 mètres sur la paume de la main gauche. La tête du radius formait une saillie considérable en dehors et au-dessus de l'épicondyle. Le déplacement en dehors était si prononcé qu'un intervalle semblait exister entre cette tête et l'épicondyle. Le crochet cubital, déplacé en dedans, encadrait l'épitrochlée. Entre l'olécrâne et le radius se trouvait l'extrémité inférieure de l'humérus

LUXATIONS ANCIENNES

Anatomie pathologique. — Le déplacement des surfaces articulaires est suivi :

1° De la formation de cavités de réception nouvelles pour les extrémités osseuses déplacées ;

2° De la production de saillies exubérantes qui circonscrivent ces cavités ;

3° De la déformation et de l'oblitération par du tissu fibreux des surfaces articulaires normales.

Dans la luxation du coude en arrière, l'apophyse coronoïde se creuse une rainure profonde sur la partie postérieure de la poulie humérale, la tête du

(1) *Revue médico-chirurgicale*, t. XVI, p. 303.

radius une excavation sur la partie postérieure du condyle (pièces de Gely et de Cooper).

En même temps l'extrémité supérieure du cubitus se déforme au contact de l'extrémité inférieure de l'humérus; une cavité sigmoïde nouvelle se crée au-devant de l'ancienne qui se rétrécit. Cette cavité nouvelle est limitée en arrière par l'apophyse coronoïde repoussée vers l'olécrâne, en avant par l'ossification du tendon du brachial antérieur dont les insertions ont été plus ou moins arrachées (fig. 70.)

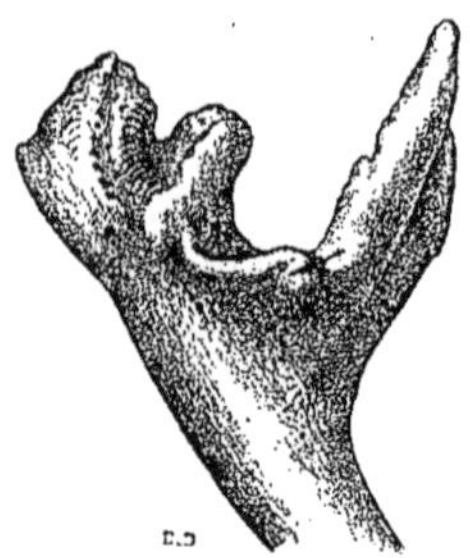

Fig. 70. — Cavité sigmoïde nouvelle formée au-devant de l'ancienne; en avant est une apophyse nouvelle formée par l'ossification du brachial antérieur. (Malgaigne.)

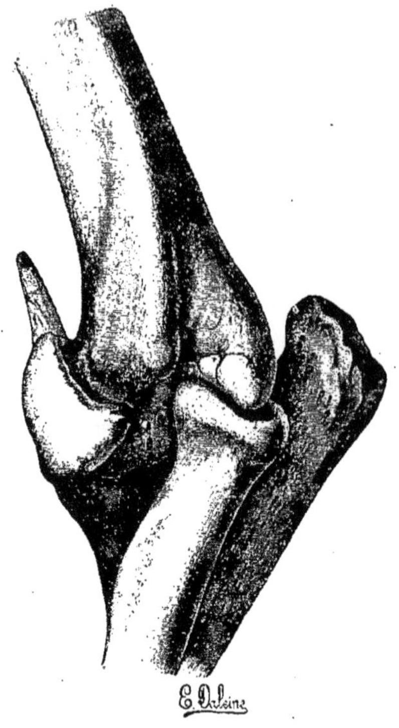

Fig. 71 — Luxation ancienne du coude en arrière.

Lorsque la luxation permet aux mouvements de se continuer dans une certaine mesure, les surfaces anormalement en contact finissent par se mouler l'une sur l'autre. C'est ainsi que sur la pièce de Poumet, on voit au niveau du condyle huméral une véritable poulie de glissement en rapport avec le crochet sigmoïdien, tandis que la trochlée abandonnée est considérablement rétrécie (voy. fig. 59).

Outre ces déformations analogues à celles de toute luxation, il y a au coude quelque chose de tout à fait spécial. Dans la luxation en arrière, Cruveilhier, Malgaigne, Benj. Anger, Marc Sée, Poulet, ont rencontré une production osseuse, véritable os sésamoïde, développée au-devant de l'extrémité inférieure de l'humérus, dans l'épaisseur des débris du ligament antérieur de l'articulation, ou dans l'épaisseur des fibres profondes du muscle brachial antérieur. Cette coque osseuse est généralement assez étendue et permet plus ou moins les mouvements de flexion et d'extension de la jointure.

Lorsque la luxation est plus jeune et que la production osseuse n'existe pas encore, on trouve à sa place un épais renflement fibreux intimement uni à la face antérieure de l'épiphyse humérale, dont *il est fort difficile de le séparer.*

Dans deux opérations de résection faites pour réduire des luxations anciennes du coude, après avoir scié l'épiphyse humérale au-dessus des tubérosités, après avoir détaché et ruginé les insertions des ligaments latéraux, j'ai pu constater que cette épiphyse était fixée et fort difficile à dégager, parce qu'elle adhérait par toute sa face antérieure, aussi bien articulaire que non articulaire, à un solide revêtement fibreux qu'il me fallut laborieusement détacher avec la gouge. Cette gangue fibreuse résulte des modifications qui se produisent dans les fibres les plus profondes du muscle brachial antérieur et dans les lambeaux de la capsule, toujours entraînés et pincés entre les surfaces articulaires. C'est là la cause d'irréductibilité la plus puissante.

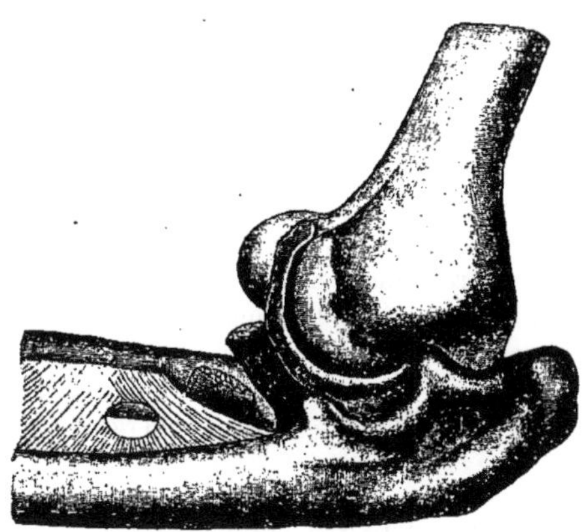

Fig. 72. — Luxation ancienne du coude en arrière. — On voit un os sésamoïde volumineux adhérent à la trochlée et développé aux dépens de la capsule antérieure. (B. Anger.)

Enfin les dissections de pièces anciennes ont généralement montré la formation d'épais trousseaux fibreux, réunissant les extrémités des ligaments latéraux déchirés par la luxation. Les ligaments se trouvent de cette façon reconstitués ; ils sont souvent plus épais et plus solides que les ligaments intacts, et peuvent contenir dans leur épaisseur des nodules cartilagineux ou osseux (M. Sée) (1). Les muscles sont plus ou moins atrophiés et sclérosés.

De ces constatations anatomiques, nous pouvons conclure que les difficultés de réduction d'une luxation ancienne du coude sont dues :

1° Aux déformations osseuses des surfaces articulaires ;

2° A la rétraction des muscles péri-articulaires ;

3° Et surtout aux *adhérences contractées par la partie antérieure de l'épiphyse humérale avec les débris de la capsule antérieure* doublée des fibres les plus profondes du brachial antérieur;

4° A la reconstitution des ligaments latéraux déchirés.

L'obstacle apporté à la réduction par les déformations articulaires, la rétraction des muscles, les adhérences fibreuses, se comprend aisément, sans qu'il soit besoin d'insister.

Voici comment Farabeuf explique la difficulté apportée à la réduction par les ligaments latéraux reconstitués : Les os de l'avant-bras luxés chevauchent sur l'humérus et les ligaments latéraux déchirés au moment de la luxation se cicatrisent pendant que les os occupent cette attitude vicieuse; ils forment alors deux cordes latérales très fortes qui maintiennent fixe le chevauchement et s'opposent à la réduction par traction.

(1) Rapporté par Pingaud, p. 482.

Pour rompre ces ligaments, reconstitués par cicatrisation, le chirurgien doit avoir recours à des manœuvres semblables à celles qu'il emploierait sur le cadavre pour rompre les ligaments latéraux d'une articulation du coude normale; elles consistent à porter et à fléchir l'avant-bras en dehors pour rompre la bride interne, en dedans, pour rompre la bride externe. Or elles restent sans effet lorsque le coude est luxé, parce que les extrémités supérieures du radius et du cubitus sont mobiles du fait de la luxation; ces extrémités osseuses se déplacent par en haut pendant l'inflexion latérale, et cette ascension rapproche les insertions inférieures des attaches humérales des ligaments latéraux. Ces derniers sont ainsi faiblement distendus et échappent à toute déchirure.

Farabeuf insiste donc sur ce point, que pour avoir raison des ligaments latéraux, il faut tout d'abord s'opposer au mouvement ascensionnel que subissent les extrémités supérieures du radius et du cubitus pendant l'inflexion latérale imposée au coude. Ne pouvant caler directement en arrière l'olécrâne et la cupule radiale, il obtient leur immobilisation par une traction exercée sur l'avant-bras (voy. *Traitement*).

Traitement. — *Traitement des luxations difficiles à réduire et des luxations irréductibles.*

Les indications du traitement se tirent :

1° De l'étendue des mouvements que possède encore le membre luxé;

2° De son attitude;

3° Des complications qui peuvent accompagner le déplacement;

4° De l'âge du blessé.

L'*étendue* des mouvements conservés est variable. Il est certain que lorsque Velpeau déclare que l'extension et la flexion dépassent l'angle droit, en sorte que les sujets ne regrettent pas beaucoup de ne pas avoir leur luxation réduite, il fait allusion à des cas exceptionnels. Beaucoup plus souvent, ainsi que le dit Malgaigne, ainsi que tout le monde le répète, « c'est à grand'peine que la flexion approche de l'angle droit; les blessés ne peuvent ni se raser, ni se peigner, ni même se servir commodément de la main pour manger : ils restent essentiellement estropiés. »

En pratique, il est toujours facile de constater si les mouvements sont compatibles avec les fonctions du membre ou non. Généralement ils ne le sont pas, alors on agit.

L'*attitude* du membre dans l'extension, qui le rend absolument inutile, commande l'intervention, tandis que l'ankylose à angle droit, qui permet des fonctions très étendues, peut au contraire autoriser à ne rien faire. Les complications telles que fractures articulaires, compressions nerveuses, etc., plaident aussi en faveur d'une intervention, mais elles sont relativement rares.

Le *jeune âge* des sujets doit aussi être pris en considération, non pas pour savoir si l'on devra agir, mais bien pour établir comment on devra agir. Car le décollement épiphysaire olécranien, facile à produire chez eux et généralement suivi de bons résultats, contre-indique une intervention plus compliquée.

Moyens d'action. — Pour obtenir la réduction, le chirurgien a à sa disposition différents procédés :

1° Ce sont les méthodes de force comprenant les tractions faites avec les mains, les moufles, l'appareil de Jarvis, etc.; les tractions accompagnées de fracture de l'olécrâne;

2° Les sections sous-cutanées des adhérences fibreuses péri-articulaires;

3° L'arthrotomie à ciel ouvert;

4° La résection semi-articulaire ou la résection typique.

Réduction par les méthodes de force. — Lorsque la luxation ne remonte pas à plus d'un ou deux mois, le chirurgien ne saurait chez l'adulte recourir tout d'abord à un autre procédé que celui des tractions. Pour réduire une luxation du coude en arrière par les tractions, le chirurgien aura en premier lieu recours au procédé décrit plus haut (p. 153).

Si cette manœuvre ne réussit point, il est probable que les obstacles à la réduction sont représentés par des adhérences fibreuses résistantes, et nous pensons que l'on pourra immédiatement recourir au procédé imaginé par Farabeuf, qui a donné la réduction dans les trois cas où il a été employé et qui est éminemment rationnel.

Voici en quoi consiste ce procédé : 1° Flexion forcée de l'avant-bras sur le bras pour rompre les adhérences postérieures. Pour cela, la seule force des mains est suffisante, car le cubitus et le radius trouvent un point d'appui solide sur l'extrémité humérale.

2° Application d'une traction faite avec les moufles sur l'avant-bras fléchi à angle droit sur le bras. L'avant-bras est placé de champ, radius en dessus, cubitus en dessous.

Pour qu'une traction ainsi faite soit efficace, il est indispensable que le bras soit solidement fixé et que la force appliquée sur l'avant-bras se dépense sur le coude et non plus haut sur l'articulation scapulo-humérale. Aussi Farabeuf a-t-il imaginé d'engager sous le matelas sur lequel est couché le malade une planche. Celle-ci, très large et percée de trous comme l'appareil polydactyle de J. Roux, déborde le matelas et le lit, de telle sorte que le bras du patient, porté dans l'abduction à angle droit avec le tronc, repose sur elle. Alors le bras, bien protégé par un appareil ouaté, est fixé dans la position voulue à l'aide d'une série de chevilles enfoncées le long de chacun de ses bords dans les trous de la planche.

Dans ces conditions, la traction exercée sur l'avant-bras peut ne pas dépasser 50 kilogrammes, mais dès qu'elle est établie le chirurgien doit alternativement : 1° Peser de haut en bas sur la région externe du coude pour forcer la flexion latérale externe et rompre ainsi les ligaments internes; 2° soulever brusquement et par petits coups secs la région interne pour forcer la flexion latérale interne et rompre les ligaments externes. Ces pesées étant faites, la traction est continuée unie à quelques mouvements de rotation de l'avant-bras sur son axe, jusqu'à ce que le chirurgien sente descendre peu à peu les os de l'avant-bras au-dessous de l'épiphyse humérale, il termine alors la réduction en exagérant la flexion. Grâce au procédé imaginé par Farabeuf, Peyrot, Quénu et moi avons pu réduire des luxations de 158 et 134 jours [1]. Je le crois infiniment préférable à l'emploi des appareils de Collin et de Jarvis, qui déploient une force beaucoup plus grande, mais brutale et aveugle.

(1) FARABEUF, *Bull. de la Soc. de chir.*, 1886, p. 637.

Le procédé de Robert et Collin consiste dans l'emploi d'une machine qui fait simultanément par deux plaques, mues en sens contraire au moyen d'une vis, une pression d'avant en arrière sur le bras et d'arrière en avant sur l'olécrâne. L'appareil de Jarvis, modifié par Mathieu, agit de la même façon.

Avec ces différents moyens, on a réduit des luxations fort anciennes, de 3, 4, 5, 6 et 7 mois, et la règle posée par A. Cooper, qu'une luxation du coude datant de six semaines est devenue irréductible, se trouve bien éloignée de la vérité. Mais il est absolument impossible de dire : le chirurgien devra tenter la réduction jusqu'à telle époque, plus tard il est inutile de recourir aux méthodes de force. Rien n'est variable comme le moment où une luxation cesse d'être réductible

D'une manière générale, nous avions cru pouvoir déclarer que : toutes les fois que dans une ancienne luxation du coude en arrière, les surfaces osseuses ne seraient pas déformées, on devrait obtenir la réduction. Cette conclusion, nous avait été inspirée par les succès obtenus par la méthode de Farabeuf, mais les arthrotomies que nous avons eu l'occasion de pratiquer depuis cette époque, en nous montrant la résistance, non pas seulement des ligaments latéraux, mais de la gangue fibreuse interposée aux fragments déplacés, nous rendrait aujourd'hui beaucoup moins affirmatif.

Lorsque les manœuvres de force, employées comme nous l'avons indiqué, n'ont pu donner la réduction, le chirurgien ne reste point désarmé.

Des réductions ou pseudo-réductions par fracture ou section de l'olécrâne. — La fracture de l'olécrâne se produit quelquefois pendant les manœuvres faites pour obtenir la réduction. Malgaigne cite les cas de Capelletti, Roux, Daugier et Morel-Lavallée. Cet accident, loin d'avoir des suites fâcheuses, a été souvent suivi soit de réduction, soit d'une amélioration considérable dans les fonctions du membre. Aussi Blandin aurait-il eu l'idée de pratiquer cette fracture de propos délibéré (1), et le conseil donné par Blandin aurait été suivi pour la première fois par Dixicrosby du New-Hampshire (2). Depuis lors, on a eu souvent recours à cette manœuvre pour corriger des déplacements du coude chez les adultes et chez les enfants. Ollier (3) pense que chez les enfants, ce n'est pas la fracture de l'olécrâne que l'on produit, mais le décollement du cartilage olécarnien, aussi les résultats de cette intervention sont-ils particulièrement favorables chez eux.

Pour placer la solution de continuité olécranienne en un point déterminé et pour éviter les déchirures dues à une violence trop grande, Pingaud, en 1877, avait conseillé l'ostéotomie de l'olécrâne. Elle fut exécutée par Trendelenburg (4) et par Volker (5) ; mais cette section osseuse, entre les mains de Volker, n'était qu'une opération préliminaire, destinée à ouvrir la jointure et à permettre de réduire les extrémités déplacées ; il terminait l'opération en suturant les deux portions de l'olécrâne séparées.

La ténotomie sous-cutanée, portant sur les tendons et les muscles rétractés ou sur les brides fibreuses péri-articulaires, remonte à Liston, ce chirurgien

(1), (2) Nodot, Thèse de Paris, 1887-1888, p. 39.
(3) Ollier, *Traité des résections*. t. II, p. 273.
(4) Trendelenburg, *Arch. f. klin. Chir.*, 1879, t. XXIV, p. 790.
(5) Volker, *Deutsche Zeitschrift für Chir.*, 1880, t. XII, p. 541.

aurait, au dire de Malgaigne, réussi à réduire une luxation ancienne du coude par cette méthode quelques années avant 1840.

Maisonneuve en 1847 réduisait, grâce à la ténotomie, une luxation qui avait résisté aux procédés des tractions violentes. Lewis Sayre (1), Wilmart (2), Hamilton, ont aussi obtenu des succès par ce moyen; mais cette section sous-cutanée est aveugle, elle expose à léser des organes importants et ne pourra pas toujours atteindre les véritables obstacles à la réduction. Aussi est-elle généralement abandonnée.

L'arthrotomie est de date récente. Blumhardt (3) l'exécuta le premier en 1847, avec un plein succès. Depuis lors, von Lesser (4), von Wahl de Dorpat (5), Decès et Doyen (de Reims) (6), Ollier (7), Trendelenburg, Volker, Nicoladoni, Hueter, Albert, Dumreicher, Stimson (8), l'ont exécutée et dans plusieurs cas avec succès. Les procédés opératoires suivis diffèrent quelque peu. Blumhardt abordait la jointure luxée par deux incisions latérales respectant absolument les insertions du muscle triceps. Decès et Doyen font une incision en ⊥ renversé, la branche horizontale s'étend de l'épicondyle à l'épitrochlée et la branche verticale passe sur le milieu de la face postérieure du triceps. Le tendon du triceps, mis à découvert, est incisé obliquement, quelques centimètres au-dessus de l'olécrâne, et l'on pénètre dans l'articulation par sa partie postérieure. Après réduction, on suture au catgut le tendon du triceps divisé.

Volker pénètre de même dans l'articulation par la partie postérieure en divisant avec le ciseau l'olécrâne. La réduction des os luxés est alors tentée, et si elle est obtenue, il termine par la suture de l'olécrâne.

Enfin Ollier aborde comme Blumhardt l'articulation par deux incisions latérales, et il fait la ténotomie incomplète du triceps ménageant à dessein quelques fibres de ce muscle, de façon à ce qu'il se répare le plus rapidement possible.

Résection. — Textor en 1823, Emmert en 1847, avaient pratiqué des résections du coude pour des luxations anciennes. Mais cette opération n'a été acceptée que depuis l'antisepsie. Bœckel (9), Maydl (10), Ollier (11), Reverdin (12), Nicoladoni, Sprengel, y ont eu recours. La résection peut être typique, c'est-à-dire comprendre à la fois l'épiphyse humérale et l'extrémité supérieure des os de l'avant-bras, ou semi-articulaire, c'est-à-dire rester limitée à l'extrémité inférieure de l'humérus.

Choix de la méthode. — Il est fort difficile d'établir une formule générale pour le traitement des luxations anciennes du coude, parce que les résultats obtenus par les différentes méthodes que nous venons de décrire n'ont souvent été observés que pendant peu de temps.

Les résultats de la réduction laborieusement obtenue par les tractions ne

(1) Sayre, *Philad. med. and surg. Report*, 1871.
(2) Wilmart, *Presse méd. belge*, 1881, n° 43.
(3) Blumhardt, *Gaz. méd. de Paris*, 1847.
(4) Von Lesser, *Centralblatt für Chirurgie*, 1881, n° 16, p. 241.
(5) Von Wahl, *Saint-Petersb. med. Wochenschrift*, 1879, n° 23.
(6) Decès et Doyen, Congrès de chirurgie, 1886.
(7) Ollier, *Loc. cit.*
(8) Cités par Stimson, p. 304.
(9) Boeckel, *Congrès de chirurgie*, p. 284, 1886.
(10) Maydl, *Idem*, p. 341.
(11) Ollier. *Traité des résections*, t. II, p. 273.
(12) Reverdin, in thèse de Barros, Genève, 1886.

sont pas brillants, les malades de Peyrot, de Quénu et le mien n'avaient que des mouvements très limités. Il en est de même des résultats donnés par l'arthrotomie, sauf quelques rares exceptions. De telle sorte que jusqu'à plus ample informé, lorsqu'une luxation du coude remonte à six semaines ou deux mois, la meilleure intervention nous paraît être la résection du coude, résection semi-articulaire ou typique, suivant la variété de la luxation et l'étendue du déplacement.

Dans les pages qui précèdent nous avons eu surtout en vue la luxation du coude en arrière. Les indications sont, à peu de chose près, les mêmes pour les autres variétés de déplacements.

Pour les luxations isolées du radius en avant ou en arrière, la résection de la tête radiale est indiquée, elle réussit bien et rend aux mouvements de flexion et d'extension leur étendue normale (1).

V

LUXATIONS RADIO-CARPIENNES

Les luxations radio-carpiennes, considérées comme très fréquentes avant la publication du mémoire de Pouteau sur la fracture du radius, furent à partir de ce moment beaucoup plus rarement admises. Cependant, elles étaient encore couramment décrites sous le couvert d'observations faites par des hommes tels que Petit, Desault, Boyer, lorsque Dupuytren déclara qu'il n'avait jamais observé un tel déplacement, « et qu'il ne saurait y avoir de doute sur la fréquence des fractures du radius et sur l'impossibilité ou du moins sur l'*extrême rareté des luxations* (2) ».

Aujourd'hui il n'existe certainement pas plus d'une dizaine de dissections permettant d'établir la réalité du déplacement du carpe en arrière, et six ou sept pièces se rapportant à la luxation en avant sont pour la plupart contestables en tant qu'exemples de luxations pures. Ces luxations sont donc extrêmement rares, ainsi que le disait Dupuytren, et l'exorde de l'excellent petit mémoire de Voillemier, publié en 1859 alors qu'il était interne des hôpitaux, paraîtra bien imprudent. « Il ne fallait rien moins, dit-il, que l'immense autorité de cet homme (Dupuytren) et l'espèce de fanatisme avec lequel on acceptait alors sa pensée pour qu'on abandonnât ainsi en un jour les traditions des J.-L. Petit, Desault, Boyer. »

La rareté même de la luxation radio-carpienne, l'impossibilité à peu près absolue de la produire expérimentalement, est certainement la cause du petit nombre de travaux entrepris sur ce sujet, et après les traités spéciaux de Malgaigne, Stimson, Bardenheuer, nous n'indiquerons ici que les mémoires de :

VOILLEMIER, *Arch. génér. de méd.*, 1859, t. LXI, p. 401. — TILLMANNS, *Arch. der Heilkunde*, 1874, t. XV. — SERVIER, *Gaz. hebd.*, 1880.

(1) PORQUIER, Thèse de Paris, 1890.
(2) DUPUYTREN, *Leçons cliniques*, 1839, t. I, p. 140.

Les luxations radio-carpiennes présentent deux variétés :

1° Les luxations du carpe en arrière;

2° Les luxations du carpe en avant.

Je me bornerai à mentionner le cas unique de Chapplain [1], intitulé *luxation en dehors*, qui est un exemple de déplacement atypique du carpe accompagné de désordres traumatiques considérables.

LUXATIONS EN ARRIÈRE. — **Étiologie et mécanisme.** — Les causes des luxations en arrière sont : 1° des chutes faites d'une grande hauteur sur la paume de la main; 2° des pressions considérables exercées simultanément et en sens inverse sur la face palmaire de la main en extension et sur la face postérieure du coude fléchi. Billroth [2] et Rydygier [3] ont rapporté des exemples de luxations produites par ce dernier mécanisme : un homme poussait un wagon, la paume de la main appuyée sur un tampon, l'avant-bras demi-fléchi; à ce moment le tampon d'un second wagon arrivant par derrière vint frapper la face postérieure du coude et soumit l'avant-bras à une pression parallèle à son axe : la luxation eut lieu. Chapplain et Kelly [4] ont publié des exemples analogues.

Guyon [5] a rapporté le fait suivant : un tailleur de pierres travaillait une pierre énorme ; voulant la changer de position, il lui imprima de la main droite un mouvement de bascule, tandis que de la main gauche il l'empêchait de glisser trop rapidement. Bientôt il sentit que, sous l'influence du poids qu'elle soutenait, la main gauche se ployait outre mesure, il voulut la dégager, mais le coude fut arrêté par une autre pierre placée derrière lui, et la première continuant à presser de tout son poids sur la paume de la main gauche, pendant que le coude était fixé en arrière, la luxation se produisit.

Le *mécanisme* qui conduit à la luxation en arrière a donné lieu à bien des hypothèses, sans que nous possédions encore aujourd'hui des notions exactes sur ce point.

Voillemier avait proposé la théorie suivante : dans une chute le bras est porté en avant, la direction générale du membre supérieur est oblique par rapport au plan du sol qu'il rencontre. La main qui supporte directement l'effort tend à se fermer, les doigts se fléchissent légèrement, et ce sont les têtes métacarpiennes qui portent par terre. Dans cette attitude, la surface articulaire radiale présente un plan incliné, oblique de haut en bas et d'arrière en avant, que remonterait en glissant le condyle carpien, obéissant à la poussée qui lui est transmise par les métacarpiens.

Malgaigne et la plupart des classiques supposent au contraire que le déplacement du carpe en arrière se fait pendant que la main est en extension forcée. Pour eux, la main heurtant par sa face palmaire est renversée en arrière sur l'avant-bras. Le bord postérieur de l'épiphyse radiale rencontre le trapézoïde et le grand os sur lesquels il prend un point d'appui, et si l'extension con-

(1) CHAPPLAIN, *Bull. de la Soc. de chir.*, 1874, p. 475.
(2) BILLROTH, *Arch. für klin. Chir.*, t. X, p. 601.
(3) RYDYGIER, *Deutsche Zeitschrift für Chir.*, 1881, t. XV, p. 289.
(4) KELLY, *Arch. gén. de méd.*, 5e série, t. XIII, p. 491.
(5) GUYON, *Bull. de la Soc. de chir.*, 1868, p. 205.

tinue, le carpe bascule autour de ce point. Alors les ligaments antérieurs devront se rompre, et permettre aux os de l'avant-bras de se jeter en avant hors de l'articulation.

Malheureusement les expériences cadavériques faites jusqu'ici par un assez bon nombre d'auteurs : Voillemier, Malgaigne, Bouchet [1], Bonnet, Boinet [2], etc. (sans parler de tous ceux qui se sont accessoirement occupés de cette question en étudiant le mécanisme de la fracture du radius), n'ont pas permis de reproduire la luxation en arrière.

Si l'on expérimente en plaçant un membre dans la position conseillée par Voillemier, le poignet se fléchit et on produit la disjonction de la jointure médio-carpienne ou la fracture du radius avec déplacement du fragment inférieur en avant. Lorsque, au contraire, on met en œuvre l'extension forcée recommandée par Malgaigne, on produit infailliblement la fracture classique de l'extrémité inférieure du radius.

Schuller [3] pense que la luxation du carpe en arrière succède à une extension forcée associée ou à un mouvement de rotation du poignet de dedans en dehors ou à une inflexion de la main sur le bord cubital de l'avant-bras. Ce mouvement provoquerait en même temps que la déchirure des ligaments dorsaux la rupture du ligament latéral externe, et la luxation se produirait en arrière et en dehors par un mouvement de circumduction.

Anatomie pathologique. — La description anatomique donnée par Voillemier du déplacement du carpe en arrière est restée classique. En effet, les dissections de Lenoir [4], Marjolin [5], Padieu [6], n'ont apporté que quelques modifications accessoires à ce que Voillemier avait constaté.

Le carpe remonte sur la face postérieure des os de l'avant-bras ; ceux-ci, restés unis, passent en avant du carpe et répondent à la face antérieure des os de la première rangée. Tous les ligaments, externe, postérieur, antérieur, sont rompus ; l'apophyse styloïde du cubitus est arrachée, mais le ligament latéral interne a résisté, et maintient en position le fragment de l'apophyse styloïde du cubitus rompue. Les tendons extenseurs sont détachés en masse du radius par le passage du carpe en arrière de cet os. Projetés hors de leurs gaines tendineuses, ils entraînent avec eux une partie du périoste, et quelques parcelles osseuses des arêtes qui séparent les coulisses des tendons.

Du côté de la face palmaire, on constate la saillie de l'extrémité inférieure des os de l'avant-bras. L'apophyse styloïde radiale proémine sous la peau à travers une déchirure des muscles fléchisseurs. Une partie de ces muscles, le nerf médian, l'artère radiale, glissent en dehors et échappent ainsi à toute compression.

Le déplacement est toujours à peu près le même, cependant la main peut s'incliner un peu en dedans ou en dehors suivant que la projection du condyle

(1) Bouchet, Thèse de Paris, 1834.
(2) Boinet, *Bull. de la Soc. de chir.*, 1868, p. 211.
(3) Cité par Bardenheuer.
(4) Lenoir, *Arch. gén. de méd.*, 1839, t. L.
(5) Marjolin, Thèse de Paris, 1839.
(6) Padieu, Soc. anat., 1838.

carpien s'est faite directement en arrière, en arrière et en dehors ou en arrière et en dedans.

Les lésions constatées par Servier diffèrent des précédentes, le carpe en se déplaçant en arrière pour monter sur les os de l'avant-bras avait laissé derrière lui le semi-lunaire solidement uni au radius par le puissant ligament radio-carpien antérieur : le semi-lunaire ainsi abandonné se dressait en saillie sur la ligne articulaire radiale, comparable, selon Servier, « à une dent unique sur une mâchoire ».

Je pense que cette observation a une tout autre portée que celles qui montrent des arrachements plus ou moins étendus des rebords articulaires ou des apophyses styloïdes ; car si l'on se reporte à la thèse de Schmit (1) sur le mécanisme de la fracture du radius, on verra que chez quelques sujets adolescents, à squelettes très résistants, cet auteur a pu observer, à la suite du mouvement d'extension forcée, la rupture des ligaments carpiens qui unissent la face palmaire du semi-lunaire au grand os et au scaphoïde. Porté plus loin, l'effort n'amènerait-il pas exceptionnellement la déchirure des derniers liens qui relient encore dans les pièces de Schmit le semi-lunaire aux autres os du carpe, pour donner lieu au déplacement observé par Servier.

La luxation en arrière pourrait donc de cette façon succéder à l'extension forcée pure et simple.

Symptômes. — La main paraît au premier coup d'œil montée sur la face dorsale de l'avant-bras ; il y a une superposition très nettement dessinée des deux plans constitués par l'extrémité inférieure des os de l'avant-bras et par le carpe. La main est à peine inclinée dans le sens de la flexion et son axe reste sensiblement parallèle à l'axe de l'avant-bras. Les doigts légèrement fléchis sur le métacarpe ont leurs dernières phalanges dans l'extension. Les mouvements d'abduction et d'adduction sont supprimés et le poignet se déplace en totalité, lorsqu'on porte la main en dedans ou en dehors.

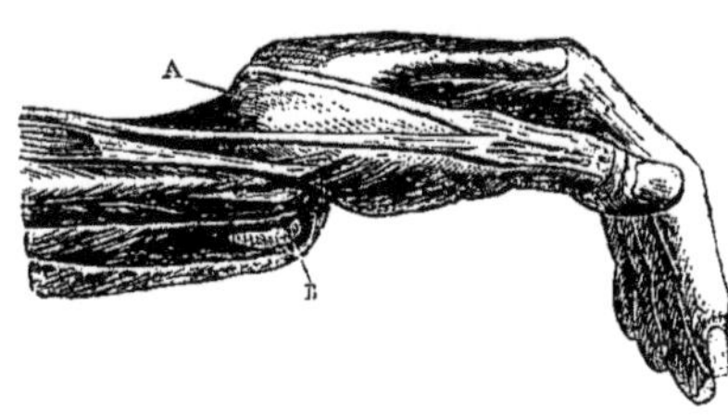

Fig. 75. — Luxation du poignet en arrière.
A, carpe. — B, extrémité inférieure du radius apparaissant entre les fibres déchirées du fléchisseur superficiel.

Sur la face dorsale, le carpe fait une saillie au-dessus de laquelle la peau forme des plis transversaux (Guyon) ou n'en forme point lorsqu'elle est soulevée par les tendons extenseurs séparés du radius (Voillemier).

En avant, on trouve une autre saillie formée par les os de l'avant-bras ; elle descend à peu près jusqu'au niveau du pli transversal de flexion du poignet dont elle n'est séparée que de quelques millimètres. Les apophyses styloïdes radiales et cubitales sont souvent reconnaissables à la palpation, et on peut établir qu'elles ont conservé leurs rapports normaux (fig. 75).

(1) Schmit, Thèse de Paris, 1878.

Quelquefois, et surtout lorsque le blessé est examiné pendant l'anesthésie chloroformique (Guyon), on peut, en déprimant les parties molles de la région palmaire, reconnaître la surface articulaire de l'extrémité inférieure du radius (Chapplain, Laloy ([1]), Dartignolles) ([2]). Mais souvent aussi cette exploration ne permet pas de constater autre chose que la présence d'un rebord abrupt, recouvert par les tendons qui se réfléchissent sur lui.

Diagnostic. — Le diagnostic paraît extrêmement simple; la plupart des chirurgiens qui ont rapporté des observations de luxations radio-carpiennes insistent sur l'évidence du déplacement articulaire (Voillemier, Guyon, Laloy, Chapplain, etc.). Ce serait, du reste, avec la fracture du radius type, accompagnée du déplacement du fragment inférieur en arrière, que cette luxation pourrait seulement être confondue, et l'enseignement de Dupuytren a si bien gravé dans les esprits les caractères de cette lésion que la méprise des anciens, qui consistait à prendre cette fracture pour une luxation, n'est plus commise aujourd'hui.

Le *pronostic* de la luxation simple n'est pas grave, et le rétablissement des fonctions du poignet suit généralement la réduction; alors même que la luxation n'est pas réduite, les mouvements se rétablissent suffisamment pour permettre l'usage du membre (Stimson).

Mais il est un certain nombre de complications qui aggravent le pronostic, je veux parler des plaies communiquant avec les cavités articulaires. Ces plaies succèdent à la déchirure des parties molles par les extrémités des os déplacés, ou bien sont produites directement au point d'application de la violence extérieure. Elles étaient autrefois suivies d'accidents septiques graves (Marjolin, Paret ([3]), Kelly). Un blessé de Goodall mourut le huitième jour du tétanos.

Traitement. — La réduction paraît avoir été très simplement obtenue dans la plupart des cas par une traction faite sur la main parallèlement à l'avant-bras. L'anesthésie facilite du reste singulièrement la manœuvre. Lorsqu'il s'agit de luxations compliquées de plaie, les plus rigoureuses précautions antiseptiques devront être prises pendant et après la réduction; les plaies seront soigneusement nettoyées et drainées et la jointure immobilisée.

Luxations en avant. — La luxation du carpe en avant est beaucoup plus rare que la luxation en arrière.

Cette proposition paraîtra évidente si l'on consulte les statistiques. Celles de Tillmanns, Albert, Hamilton, Bardeleben, réunies par Bardenheuer, donnent 33 cas de luxations du poignet dont 23 en arrière et 11 en avant. Mais ces relevés fournissent une indication très contestable : en effet, la luxation en avant est bien plus rare qu'elles ne l'indiquent, si l'on ne parle que de luxations pures, et d'autre part les déplacements en avant *liés à la fracture du radius* ne

([1]) Benj. Anger, *Traité iconographique des maladies chirurgicales*, p. 208.
([2]) Dartignolles, *Journ. de méd. de Bordeaux*, novembre 1883.
([3]) Paret, Thèse de Paris, 1851.

paraissent pas être aussi rares que ces statistiques le feraient supposer, car on trouve au musée Dupuytren au moins sept ou huit pièces se rapportant à cette variété de déplacement compliqué de fractures.

Il importe donc d'établir :

1° Que la luxation *simple* du carpe en avant est tout à fait exceptionnelle;

2° Que la luxation du carpe en avant avec fracture du radius est beaucoup moins rare.

Trois autopsies permettent seules d'admettre la luxation simple du carpe en avant. Celles de Malle (1), de Goodall (2) et de Kœhler (3).

Quant aux dissections de Jarjavay (4), de Boinet et de Letenneur (5), elles établissent qu'il existait en même temps que la luxation une fracture du bord antérieur du radius; la description donnée par Collin (6) laisse supposer une fracture semblable; j'en dirai autant du dessin et de l'observation publiées récemment par Curtillet (7).

Ces observations appartiennent par conséquent à la catégorie des luxations compliquées de fracture que nous étudierons seules ici parce que l'existence de la luxation simple en avant ne nous paraît pas absolument démontrée.

Causes. — Les traumatismes qui donnent lieu à la luxation en avant sont ordinairement des chutes d'une grande hauteur, le choc portant sur la main. Dans un cas observé par Scoutteten, la luxation s'était produite chez un sujet dont la main avait été saisie par un écheveau de fil enroulé sur un cylindre en mouvement. D'autres fois, un choc violent et direct sur la face postérieure du carpe a pu produire le déplacement, un coup de pied de cheval, un coup porté par l'anse d'un panier lourdement chargé (Collin, Dieu) (8).

Anatomie pathologique. — Elle peut être établie par l'étude de deux ou trois pièces déposées au musée Dupuytren, et par l'expérimentation. En outre nous avons eu la chance de rencontrer à l'amphithéâtre un sujet portant une luxation dont nous donnerons la description et le dessin.

Sur deux pièces du musée, nos 737T et 737c, les os de l'avant-bras reposent sur la face dorsale de la première rangée des os du carpe. Un coin du bord antérieur du radius fracturé a été repoussé en haut par la première rangée des os du carpe, qui est devenue perpendiculaire à la seconde. Sur ces deux pièces desséchées on ne peut rien constater de plus (fig. 74).

C'est là la première forme de luxation du carpe en avant avec fracture *marginale* de l'extrémité inférieure du radius.

La seconde forme est la suivante : le carpe se porte en avant et en haut. Le pyramidal, entraînant le ligament triangulaire qui n'est point déchiré (mais qui est mobile parce que l'apophyse styloïde du cubitus est arrachée) se place

(1) Malle, *Mém. de méd. et de chir. milit.*, t. XLIV, p. 25, 1838.
(2) Goodall, *Revue d'Hayem*, 1879, t. XIII, p. 247.
(3) Kœhler, *Berl. klin. Woch.*, n° 48, p. 977, 1888, et *Revue d'Hayem*, 1889, t. I, p. 656.
(4) Jarjavay, *Bull. de la Soc. anat.*, 1861, p. 312.
(5) Letenneur, *Idem*, 1839, p. 162.
(6) Collin, *Idem*, 1844, p. 335.
(7) Curtillet, *Gaz. des hôpit.*, 1890, p. 4.
(8) Dieu, *Bull. de la Soc. de chir.*, 1884, p. 296.

immédiatement au-devant de l'extrémité inférieure du cubitus. Le semi-lunaire et le scaphoïde participent eux aussi à ce mouvement d'ascension, mais ils

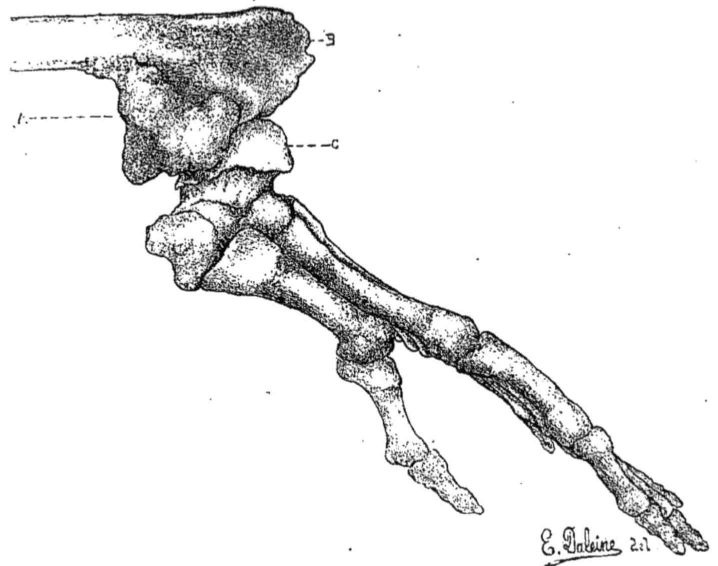

Fig. 74. — Luxation du carpe en avant avec fracture du bord antérieur du radius.
A, fragment osseux détaché de l'extrémité articulaire du radius. — B, radius. — C, condyle carpien.
(Pièce n° 737[T] du Musée Dupuytren.)

n'ont point pour cela abandonné la surface articulaire radiale comme dans le cas précédent. L'extrémité inférieure du radius fracturé à 3 centimètres environ de l'interligne articulaire s'est incurvée en avant, et forme une sorte de crosse à convexité postérieure (fig. 75). La surface articulaire radiale a donc

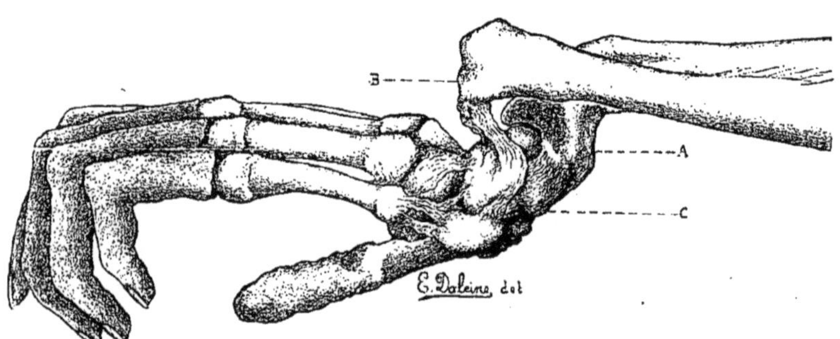

Fig. 75. — Luxation du carpe en avant avec fracture de l'extrémité inférieure du radius.
A, extrémité inférieure du radius fracturée et déplacée en avant. — B, extrémité inférieure du cubitus luxée. — C, semi-lunaire.

suivi le condyle carpien qui a entraîné dans son ascension, sa cavité de réception.

Un fait important à noter est le suivant : la première rangée des os du carpe est devenue perpendiculaire à la deuxième, et cela grâce à l'éraillure des ligaments palmaires, qui unissent le semi-lunaire au grand os et permettent une forte saillie du semi-lunaire en avant. Les ligaments dorsaux de l'articulation médio-carpienne sont déchirés. L'apophyse styloïde cubitale est arrachée.

Bien que la pièce disséquée par nous soit la seule où cette disposition anatomique soit évidemment traumatique, nous ne croyons pas ce genre de déplacement rare, car il existe au musée Dupuytren au moins cinq moules en plâtre qui s'y rapportent certainement : 737^d, 737e, 738^i, 737^j, 737^k; de plus, les pièces 737^n et 737°, données comme luxations congénitales, offrent exactement les lésions que nous venons de décrire, et leur congénitalité, admise par Jean qui les a présentées, ne nous paraît aucunement démontrée.

Le mécanisme de ces deux formes de luxations en avant, accompagnées de fracture du radius, peut être établi expérimentalement.

La première forme de déplacement, avec fracture limitée au bord antérieur du radius, est de beaucoup la plus difficile à obtenir. Nous ne l'avons produite que quelquefois et sur des adultes, en saisissant la main dans un étau et en appliquant des coups de maillet sur l'extrémité de l'avant-bras scié au-dessous du coude. La pression des mors de l'étau doit porter au niveau des 4e et 5e métacarpiens, et l'avant-bras doit être maintenu dans une direction telle que la main reste en demi-flexion par rapport à l'avant-bras.

La seconde forme est la plus facile à reproduire, elle se détermine couramment de la manière suivante : Le dos de la main demi-fléchie repose sur le sol par ses extrémités métacarpiennes, puis sur la surface de section de l'avant-bras scié au-dessous du coude on assène deux ou trois violents coups de maillet. Le déplacement du carpe en avant se produit en même temps que la fracture de l'extrémité inférieure du radius *avec déplacement du fragment inférieur en avant*. On observe en même temps la position perpendiculaire de la rangée supérieure du carpe par rapport à l'inférieure, et la déchirure des ligaments palmaires et dorsaux qui unissent le grand os au scaphoïde et au semi-lunaire.

Voici comment le déplacement se fait : le bord antérieur du radius vient buter sur la face antérieure du semi-lunaire et tend à le porter vers la face dorsale de la main. Cette poussée a pour conséquence de faire légèrement chevaucher les os de la première rangée du carpe sur ceux de la deuxième en distendant ou déchirant partiellement les ligaments dorsaux de l'articulation médio-carpienne, puis consécutivement les ligaments palmaires qui unissent le semi-lunaire au grand os. L'effort se continuant, le radius se brise à 3 ou 4 centimètres au-dessus de l'interligne articulaire, cédant alors à un véritable arrachement favorisé par la tension forcée des radiaux et des extenseurs.

Symptômes. — Les symptômes sont différents dans les deux variétés de luxations avec fracture du radius que nous venons d'admettre.

La luxation de la première variété, la moins fréquente, celle qui s'accompagne simplement de l'arrachement d'un coin du bord antérieur du radius, donne les symptômes attribués à la luxation simple. Le poignet est déformé; en avant on trouve une forte saillie constituée par le carpe, dont la palpation permet de reconnaître la surface articulaire convexe immédiatement au-devant des os de l'avant-bras; en arrière est une autre saillie formée par les extrémités inférieures du radius et du cubitus. La main est dans l'extension, les doigts fléchis. La région carpo-métacarpienne est sensiblement raccourcie, tandis que les os de l'avant-bras ont conservé leur longueur normale (fig. 76).

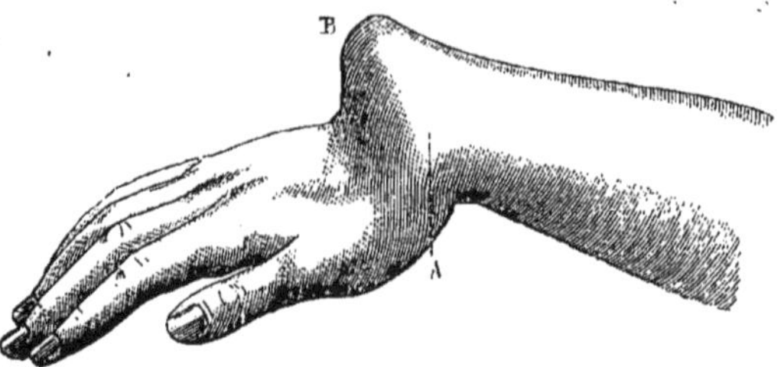

Fig. 76. — Luxation du poignet en avant. (Follin.)

Je décrirai surtout les symptômes de la deuxième variété d'après ce que j'ai relevé sur le bras dont j'ai fait la dissection et les caractères faciles à observer sur les cinq moules du musée Dupuytren.

La main et les doigts sont fléchis et les tendons des muscles fléchisseurs se dessinent comme des cordes à la partie antérieure de l'avant-bras. La main est en pronation; la supination est limitée, l'extension et la flexion sont possibles, les mouvements de latéralité faciles. Ce qui est frappant, c'est la saillie considérable du carpe sur toute l'étendue de la face palmaire du poignet et celle de l'extrémité inférieure du cubitus sur sa face dorsale (fig. 77).

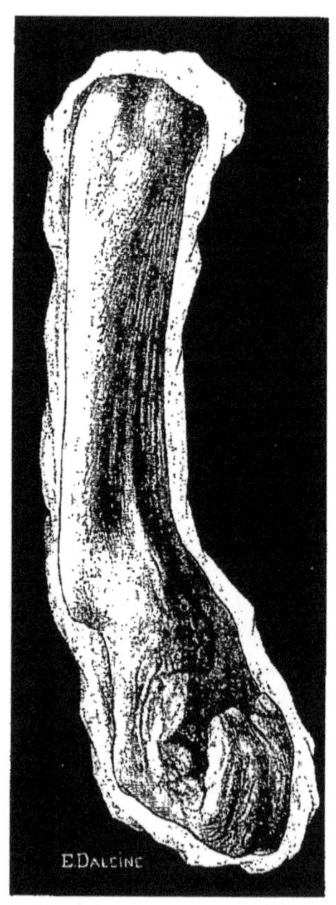

Fig. 77. — Luxation du carpe en avant avec fracture de l'extrémité inférieure du radius. — Déformation.

Cette saillie de l'extrémité inférieure du cubitus surplombe d'un travers de pouce la face dorsale de la deuxième rangée du carpe, tandis que la face postérieure du radius s'incline pour former un plan incliné oblique de haut en bas, qui rejoint en pente plus ou moins douce la seconde rangée carpienne. Cette pente est due au déplacement en avant du fragment inférieur du radius. Lorsque cette disposition est très accusée, l'obliquité est très grande, saute aux yeux, et la nature de la lésion est facile à comprendre. Il n'en est plus de même lorsque la fracture de l'extrémité radiale est très basse ou que le déplacement en avant est peu considérable. Alors la face dorsale externe du poignet reste à peu près plane, ou même l'extrémité inférieure du radius fait une légère saillie au-dessus du carpe. Cependant la situation des deux apophyses styloïdes radiales et cubitales sur une même ligne transversale témoigne de la fracture et la saillie du carpe en avant du déplacement.

Diagnostic. — Le diagnostic de la luxation du poignet en avant est très simple. La déformation n'est plus celle de la fracture du radius, et lorsque la saillie dorsale formée par les os de l'avant-bras existe, elle ne laisse aucun doute sur la nature de la lésion. Il est plus délicat peut-être d'établir le diagnostic de la luxation accompagnée de fracture du radius avec déplacement du fragment inférieur en avant. La luxation frappe l'observateur, mais la fracture coexistante peut passer inaperçue (Huguier [1]), Dieu).

L'incurvation légère du radius recherchée attentivement par la palpation peut cependant permettre de supposer la solution de continuité, ainsi que la douleur localisée à 3 ou 4 centimètres au-dessus de l'interligne; on remarquera en même temps la position des apophyses styloïdes sur la même ligne transversale. Il faut surtout être prévenu de la coexistence habituelle, je dirais volontiers constante de cette fracture, pour la rechercher attentivement.

Le pronostic est simple, car le déplacement, même lorsqu'il n'est point réduit, permet la plupart des mouvements de l'articulation radio-carpienne.

Traitement. — La réduction de la luxation en avant s'obtient par une traction faite sur la main parallèlement à l'axe de l'avant-bras, mais il n'est pas rare de voir le déplacement se reproduire, soit par le fait de l'interposition d'une bride capsulaire entre les os du carpe déplacés (Goodall), soit et surtout à cause de la fracture du bord antérieur de la cavité articulaire du radius (Malgaigne).

Enfin, lorsque la fracture de l'extrémité inférieure du radius accompagne la luxation, la réduction complète est impossible si l'on n'a pas obtenu tout d'abord le redressement du fragment inférieur du radius. C'est donc le déplacement de la fracture qu'il faut corriger, la correction du chevauchement articulaire en sera la conséquence.

Dans quelques cas de luxations compliquées de plaies avec issue des extrémités osseuses à travers la peau, on a pratiqué la résection de ces extrémités.

VI

LUXATIONS DES OS DU CARPE

Luxations isolées des os du carpe. — Ces luxations sont exceptionnelles, on ne sait rien de leur mécanisme; elles réclament une force considérable pour se produire. Nous nous bornerons à mentionner ici les principales observations de ces déplacements.

Luxations du scaphoïde. — Deux cas de déplacements du scaphoïde en arrière

(1) Huguier, *Mém. de la Soc. de chir.*, 1858, t. IX, p. 139.

sont rapportés par A. Cooper. Dans l'un d'eux, la luxation s'accompagnait de fracture de l'extrémité inférieure du radius projetée en arrière comme le scaphoïde. Dans l'autre, il y avait une large plaie à la région externe du poignet, et le scaphoïde rejeté en arrière n'était plus adhérent au carpe que par quelques brides ligamenteuses.

Cameron (1) a observé une luxation du scaphoïde en avant compliquée de fracture de l'extrémité inférieure du radius. Enfin Morris (2) aurait vu une luxation du scaphoïde et du grand os, et Forgue (3) une luxation du scaphoïde et du semi-lunaire.

Luxation du semi-lunaire. — Stimson rapporte 9 cas de luxation du semi-lunaire, appartenant à Flower et Hulke, Mougeot, Erichsen, Taaffe, Chisolm, Gross, Buchanan et Albertin. Quatre fois la luxation était compliquée de plaie et on réséqua l'os luxé.

Lorsque le déplacement du semi-lunaire ne s'accompagne point de plaie, il s'accuse généralement par une saillie sur la face dorsale du poignet, disparaissant par l'extension, et une pression modérée reparaissant dans la flexion. Le semi-lunaire peut aussi se déplacer en avant.

On connaît un cas de luxation de l'unciforme, il est rapporté par Buchanan (4); trois luxations du pisiforme : deux sont de causes musculaires (Erichsen (5), Ferguson), une de cause traumatique (Albin Gras) (6).

Luxation du grand os. — Admise par Boyer, Nélaton, Erichsen, elle n'est point décrite par Malgaigne et niée par Polaillon.

Les cas toujours cités qui font admettre la luxation du grand os sont ceux de Richerand, Cooper, Seeger (7), Chopart et Boyer.

Cette luxation résulterait toujours d'un mouvement de flexion forcée du poignet. Le grand os est intimement uni au troisième métacarpien, et la flexion forcée de cet os entraîne la déchirure des ligaments dorsaux du grand os, qui se subluxe en arrière. On reconnaît alors, dans la région moyenne et postérieure du carpe, une tumeur dure, circonscrite, que la flexion fait saillir de plus en plus. On opère la réduction par pression directe.

La luxation du trapézoïde a été observée par Gay (8). Celle du trapèze par Uhde (9), Mosengeil (10) et Alquié (11).

LUXATIONS MÉDIO-CARPIENNES

On en possède quatre exemples authentiques :

Maisonneuve, *Mém. de la Soc. de chir.*, t. II, 1851. — Desprès, *Bull. de la Soc. de chir.*, 1875, p. 412. — Richmond, *Lancet*, 1879, t. I, p. 844. — Claudot, *Arch. de méd. milit.*, t. V, p. 136, 1885.

(1) Cameron, *Lancet*, 1884, t. I, p. 885.
(2) Morris, *New-York Med. Rec.*, 1883, t. XXIII, p. 576.
(3) Forgue, *Gaz. hebd. de Montpellier*, n° 1, 1887.
(4) Buchanan, *Philad. med. and surg. Reporter*, 1881-1882, t. XLVI, p. 418.
(5) Erichsen, *Sc. and art. of surgery*, p. 312.
(6) Albin Gras, *Gaz. méd.*, 1835, p. 542.
(7) Seeger, *Mittheilungen des würt. ärztl. Vereins*, t. I.
(8) Gay, *Boston Med. and Surg. Journal*, 1869, vol. LXXXI, p. 188.
(9) Uhde, *Deutsche Klinik*, 1850, t. II, p. 539.
(10) Mosengeil, *Archiv f. Klinische Chirurgie*, 1871, vol. XII, p. 723.
(11) Alquié, *Clin. Chir. Montpellier*, 1852, p. 52.

Le fait observé par Maisonneuve a trait à une luxation en arrière, les trois autres sont des exemples de déplacement en avant.

Ces luxations succèdent à des violences considérables exercées sur le poignet. Le malade de Maisonneuve était tombé d'une hauteur de 40 pieds. Celui de Després avait été projeté d'une escarpolette, et le blessé de Claudot était tombé de cheval.

Les symptômes observés par Maisonneuve étaient les suivants : le poignet paraissait luxé en arrière. Sur sa face dorsale, à quelques lignes au-dessous des apophyses styloïdes, existait une saillie osseuse, transversale, de plus de un centimètre de hauteur. En avant était une saillie plus marquée, avec une dépression placée au-devant et au-dessous d'elle, correspondant au pli transversal du poignet. Les doigts fléchis ne pouvaient être facilement étendus.

A l'autopsie, on trouva les os de la deuxième rangée du carpe complètement séparés de ceux de la première, sur lesquels ils chevauchaient en arrière de plus d'un centimètre.

La luxation en avant est caractérisée par une déformation du poignet analogue à celle de la luxation des quatre derniers métacarpiens. Chez le malade de Després « on remarquait à un travers de doigt de la saillie répondant à la mortaise radio-cubitale une dépression profonde. Du côté de la face palmaire, on constatait une saillie du tendon du grand palmaire et une saillie des éminences thénar et hypothénar...... » La déformation du poignet dans son ensemble, était une déformation en dos de fourchette, en sens opposé de la déformation en dos de fourchette de la fracture du radius.

Le diagnostic de cette luxation est facile à établir avec la fracture du radius. Il n'en est point de même lorsqu'il s'agit de la différencier de la luxation des quatre derniers métacarpiens. C'est pourquoi Perrin[1] conseille de reconnaître l'interligne du trapèze avec le premier métacarpien, et de tirer une ligne transversale sur le carpe partant de ce point. Cette ligne correspond à peu près aux articulations carpo-métacarpiennes, tandis que l'interligne médio-carpien est situé 10 à 12 millimètres au-dessus. On jugera ainsi facilement si la saillie osseuse est située au niveau ou au-dessus des articulations carpo-métacarpiennes.

La réduction est en général facile à obtenir par la flexion forcée du poignet.

VII

LUXATIONS CARPO-MÉTACARPIENNES

La moins rare de ces luxations est celle du premier métacarpien, elle mérite d'être étudiée isolément.

La première mention de cette lésion remonte à Boyer, puis elle attira l'attention de Bérard, de Malgaigne, et quelques rares observations s'ajoutant les unes aux autres, les auteurs des articles de Dictionnaire (Polaillon, Ledentu)

(1) PERRIN, *Bull. de la Soc. de chir.*, 1875, p. 414.

purent en donner une description. En 1885 Girard en faisait le sujet de sa thèse inaugurale. Il avait réuni 26 faits.

On ne décrit qu'une seule variété de la luxation carpo-métacarpienne du pouce : la luxation postérieure. L'antérieure, admise par A. Cooper, n'a jamais été rencontrée.

Les causes sont directes et indirectes. Parmi les causes directes on cite : un coup frappé avec l'éminence thénar sur le manche d'un ciseau, sur le manche d'un marteau de forgeron, sur un chandelier, etc. Dans tous ces cas la violence s'exerce directement sur l'éminence et la face antérieure du premier métacarpien.

Les causes indirectes provoquent la luxation de deux manières : en produisant une flexion avec adduction forcée ou bien l'extension avec abduction.

Dans le premier cas, les surfaces articulaires s'écartent en arrière et la tête métacarpienne, se désemboîtant de la surface cartilagineuse du trapèze, saute d'avant en arrière sur la face dorsale de cet os. Dans le second, les ligaments antérieurs de l'articulation trapézo-métacarpienne se rompent, puis l'effort, continuant, porte de plus en plus le métacarpien en arrière et le renverse sur le dos du trapèze.

Deux dissections de luxations anciennes, faites par Foucher [1] et Gerin Roze [2], ne montrent autre chose que la présence de l'extrémité supérieure du premier métatarsien sur la face dorsale du trapèze.

Symptômes. — La douleur qui suit le traumatisme n'est pas toujours très vive, et quelques blessés ont même pu continuer leur travail. L'extrémité supérieure du métacarpien fait en arrière une saillie dure. En avant il peut n'y avoir aucune déformation appréciable si le déplacement est peu considérable. S'il est plus accentué, le trapèze fait une saillie au-devant de laquelle est une notable dépression. C'est dans ce cas aussi que le raccourcissement est considérable, il peut aller jusqu'à 1 centimètre 1/2.

Le premier métacarpien est tantôt dans une flexion légère, tantôt dans l'extension.

Le diagnostic est ordinairement facile; cependant Girard fait remarquer que cette luxation pourrait être confondue avec la fracture du col du métacarpien accompagnée de déplacement du fragment inférieur en arrière.

Traitement. — La réduction, en général facile, s'obtient en pressant directement sur la saillie formée par le métacarpien déplacé en même temps que l'on exerce une légère traction sur le doigt. Cependant, dans un cas rapporté par Bourguet, les tentatives de réduction échouèrent complètement. La contention du déplacement une fois corrigé doit être maintenue pendant plusieurs jours, à l'aide d'un petit appareil compressif qui appuie sur le dos du métacarpien et qui porte le pouce dans l'abduction.

Luxations des quatre derniers métacarpiens. — Ces luxations sont rares, elles se font en avant ou en arrière. Qu'elles se produisent au niveau du second, du troisième, du quatrième ou du cinquième, elles s'accusent suivant la

(1) Foucher, *Bullet. de la Soc. anat.*, 1856, p. 6.
(2) Gerin Roze, *Bullet. de la Soc. anat.*, 1858, p. 266.

direction du déplacement par une forte saillie de l'extrémité supérieure du métacarpien en avant ou en arrière. Le doigt est ordinairement rectiligne, quelquefois raccourci.

Les complications de plaies des téguments, de fractures des métacarpiens sont fréquentes. La réduction s'obtient facilement par une traction légère et une pression exercée sur la saillie métacarpienne.

Quelquefois deux métacarpiens voisins sont simultanément luxés dans le même sens. Enfin Vigouroux[1], Tillaux[2] et Poulet[3] ont rapporté des exemples de luxations simultanées des quatre derniers métacarpiens.

VIII

LUXATIONS MÉTACARPO-PHALANGIENNES

1° LUXATIONS MÉTACARPO-PHALANGIENNES DU POUCE

Elles avaient été souvent étudiées, avant le mémoire de Farabeuf[4], par Hey, Dupuytren, Ballingall, Lawrie, Pailloux, Michel, etc. L'irréductibilité fréquente de la luxation en arrière étonnait et avait donné lieu à une foule d'interprétations.

En 1876 Farabeuf a pénétré et décrit les détails les plus intimes de cette luxation, de telle sorte qu'aujourd'hui la luxation du pouce en arrière est, de toutes, celle que nous connaissons le mieux. La thèse de Thiau[5] et celle de Longueval[6] n'ajoutent rien à la question. Je ne saurais faire ici qu'une analyse restreinte du mémoire de Farabeuf, auquel on aura toujours avantage à se reporter.

Les luxations métacarpo-phalangiennes du pouce comprennent : 1° les luxations en arrière, de beaucoup les plus fréquentes; 2° les luxations en avant.

Luxations en arrière. — La luxation en arrière présente trois degrés ou variétés :

1° Luxation simple incomplète;
2° Luxation simple complète;
3° Luxation complexe.

1° LUXATION SIMPLE INCOMPLÈTE

Elle se produit à la suite d'un renversement modéré du pouce (45° à 90°). Une chute sur un parquet lisse, un coup portant sur la face palmaire de la phalange, en sont les causes déterminantes habituelles.

(1) VIGOUROUX, *Bull. de la Soc. anat.*, 1856, p. 15.
(2) TILLAUX, *Bull. de la Soc. de chir.*, 1875, p. 415.
(3) POULET, *Idem*, 1884, p. 902.
(4) FARABEUF, *Bullet. de la Soc. de chir.*, 1876, p. 21.
(5) THIAU, Thèse de Paris, 1887-1888.
(6) LONGUEVAL, Thèse de Lyon, 1887.

Mécanisme. — La luxation simple incomplète est caractérisée par le déplacement suivant : la phalange s'est portée en arrière, abandonnant plus ou moins complètement la surface cartilagineuse de la tête métacarpienne, mais les os sésamoïdes sont restés appliqués sur le *bout* du métacarpien. C'est cette position fixe des sésamoïdes qui maintient le déplacement. Elle n'est possible que si le métacarpien présente la configuration suivante : la surface cartilagineuse de la tête, au lieu de décrire une courbe assez régulièrement arrondie, ce qui est la disposition normale, offre une crête mousse transversale qui la divise en deux parties : l'une inférieure, en contact avec les sésamoïdes (territoire sésamoïdien, qui n'est jamais dépassé par les sesamoïdes dans l'extension normale), l'autre supérieure, répondant à la phalange (fig. 78).

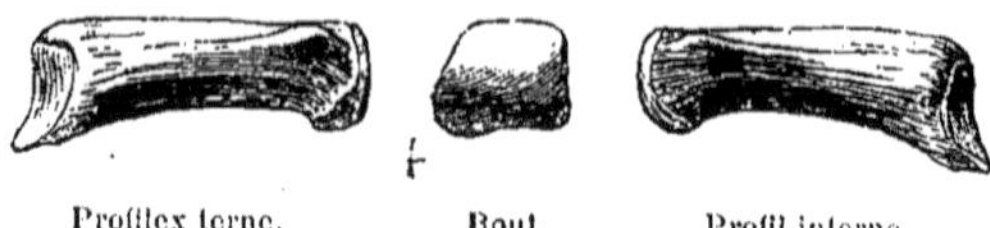

Fig. 78. — Métacarpien du pouce. (Farabeuf.)

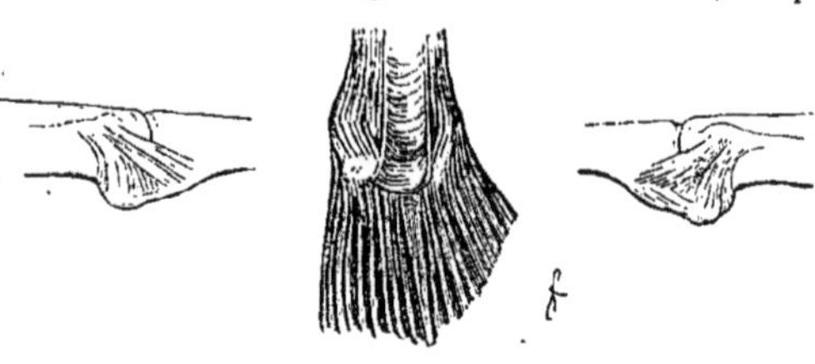

Fig. 79. — Ligaments de l'articulation métacarpo-phalangienne. (Farabeuf.)

Lorsque cette ligne de partage existe, la luxation incomplète simple peut se produire. Voici comment : la sangle formée au-dessous de la tête métacarpienne par les deux ligaments métacarpo-sésamoïdiens, les os sésamoïdes et les liens fibreux inter-sésamoïdiens est portée par le renversement du pouce en arrière, au-dessus de la ligne de partage transversale, elle la dépasse péniblement à frottement, obéissant à une force réelle. Une fois ce déplacement accompli, la luxation incomplète est constituée, car la sangle reste fixée au bout du métacarpien, à moins qu'une force antagoniste à celle qui a produit le renversement ne la ramène au-dessous de la ligne de partage (fig. 80).

Farabeuf a démontré que la persistance de cette subluxation était un phénomène sésamoïdien et nullement phalangien, de la manière suivante : il dépouille de son périoste l'extrémité supérieure de la phalange et la résèque « pour ne conserver que l'articulation métacarpo-sésamoïdienne, qui continua à se luxer et à se réduire dans mes mains, comme lorsque la phalange était intacte. Finalement, je réduisis la pièce à sa plus simple expression, ne gardant que le métacarpien et la sangle gléno-sésamoïdienne, que je pus faire jouer à découvert par-dessus une ligne de partage bien nette, comme la jugulaire d'un casque joue à frottement passant et repassant sous le menton ».

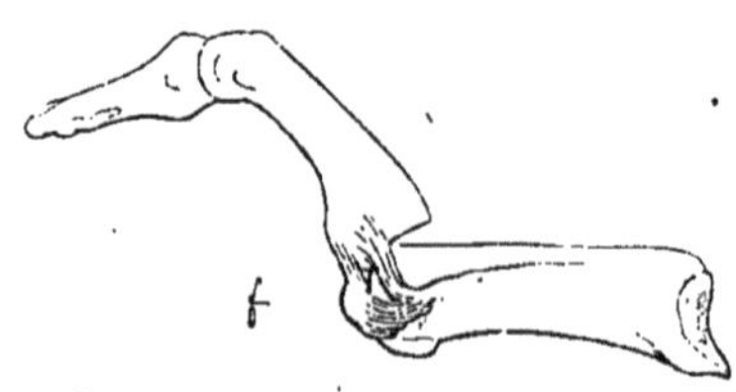

Fig. 80. — Luxation simple incomplète. (Farabeuf.)

Lorsque la subluxation succède à un traumatisme, deux conditions passent indispensables à sa production; il faut : 1° que les faibles attaches qui unissent le bord supérieur de la sangle gléno-sésamoïdienne au métacarpien soient rompues, et qu'une déchirure partielle plus ou moins étendue intéresse les ligaments métacarpo-sésamoïdiens. Cette dernière lésion donne à la sangle sésamoïdienne une laxité suffisante pour franchir la ligne de partage; elle est ordinairement limitée au ligament métacarpo-sésamoïdien externe.

2° Il faut encore que le métacarpien du pouce, au moment où la violence se produit, soit placé en opposition, de manière que les muscles qui prennent insertion sur les sésamoïdes soient relâchés et permettent à la phalange renversée d'entraîner derrière elle la sangle sésamoïdienne par-dessus la ligne de partage. La tension des muscles carpo-sésamoïdiens, si la force surprend le pouce dans l'abduction, s'oppose au déplacement qui nous occupe.

Cette subluxation traumatique est la même que la subluxation volontaire ou musculaire que certains enfants « à ligaments relâchés et à conformation articulaire spéciale s'exercent à produire sous le nom de « chien de fusil », « cocotte » ou « tête de canard ». Elle en diffère par sa persistance, la subluxation volontaire se réduisant dès que cesse la contraction musculaire. Elle en diffère aussi par ses lésions, telles que ruptures partielles du ligament métacarpo-sésamoïdien externe, éraillement et déchirure de quelques fibres du muscle sésamoïdien externe, rupture de quelques liens fibreux qui maintiennent le tendon fléchisseur entre les sésamoïdes et déplacement léger de ce tendon qui « a fait un pas en dedans ».

Symptômes. — Le pouce a la forme d'un Z mal fait, c'est-à-dire que le métacarpien et la phalangette font avec la phalange des angles obtus.

La phalangette est donc fléchie, le métacarpien en opposition, la phalange redressée.

La flexion de la phalangette est imposée par le tendon du muscle long fléchisseur qui perd de sa longueur en se réfléchissant sur la saillie de la tête métacarpienne. L'opposition reconnaît pour cause la tension des muscles sésamoïdiens et phalangiens soulevés par cette même tête. La phalange reste dressée sur le métacarpien, parce que les sésamoïdes fixés au bout de cet os l'empêchent de reprendre sa position normale, et puis parce que les tendons extenseurs, et les expansions des muscles courts abducteurs et adducteurs du pouce, l'entraînent légèrement dans ce sens.

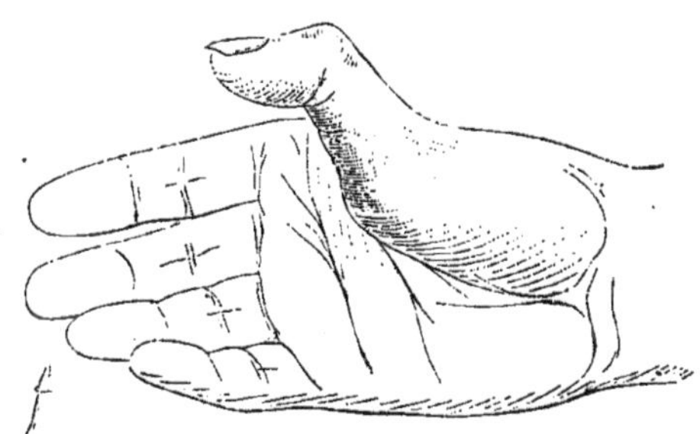

Fig. 81. — Luxation simple incomplète. — Déformation.

Examine-t-on la jointure, on constate en avant la saillie métacarpienne, formant « une tumeur vague et profonde, masquée par le tendon fléchisseur, les fibres plus ou moins éraillées du muscle sésamoïdien externe, le ligament glénoïdien et ses osselets que l'on sent en général assez facilement avec l'ongle. »

On ne voit point de sinus notable entre la face palmaire de la phalange et la saillie des os sésamoïdes. La phalange quelquefois légèrement inclinée en dedans « *n'est jamais transportée ni dans un sens ni dans l'autre* ». Elle est peu mobile.

La phalange étant rabattue, le pouce, mesuré depuis le trapèze jusqu'à l'ongle, ne présente point de raccourcissement.

Traitement. — Pour opérer la réduction toujours facile dans cette variété, Farabeuf conseille de saisir la phalange, et avec cet os agissant comme un instrument rigide, de déloger et de repousser les osselets collés sur la tête du métacarpien.

2° LUXATION SIMPLE COMPLÈTE

La phalange et les sésamoïdes ont abandonné la surface cartilagineuse du métacarpien et sont passés sur le dos de cet os.

L'étiologie est la même que pour la variété incomplète, mais le redressement du pouce a été plus violent et s'est accompagné de refoulement de la phalange vers le poignet.

Anatomie pathologique et mécanisme. — La phalange entraînant à sa suite les sésamoïdes, monte sur la face dorsale du métacarpien. Les fibres qui unissent la sangle sésamoïdienne au métacarpien sont donc complètement déchirées, et par cette déchirure, la tête métacarpienne fait saillie entre les muscles sésamoïdiens qu'elle écarte.

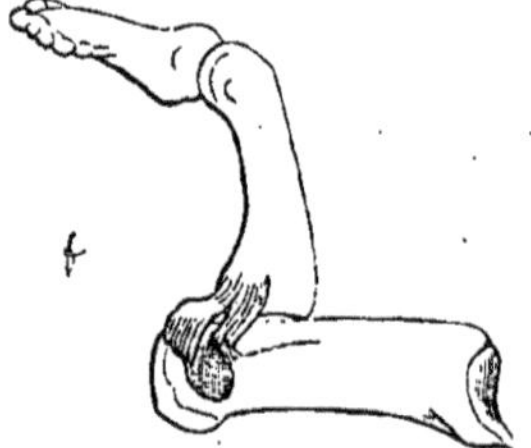

Fig. 82. — Luxation simple complète.

Ce déplacement ne peut se produire sans entraîner la déchirure des ligaments métacarpo-phalangiens. C'est l'externe qui est le premier rompu, ou pour mieux dire désinséré, et si le ligament interne cède à son tour, ce sont ses fibres profondes seules qui sont désinsérées.

En s'engageant entre les muscles sésamoïdiens, la tête métacarpienne déchire quelques fibres du muscle sésamoïdien externe ou court fléchisseur, et distend le tendon long fléchisseur, qui bientôt se luxe en dedans sans abandonner ses rapports avec les os sésamoïdes. Le tendon entraîne donc en dedans le sésamoïde interne, et le sésamoïde externe se voit seul sur la face dorsale du métacarpien. Il est exceptionnel que le tendon fléchisseur se luxe en dehors (cas de Deville, de Legail et de Farabeuf) (¹). Dans ce dernier cas la réduction est fort difficile.

On peut donc résumer avec Farabeuf le déplacement de la luxation simple complète de la manière suivante : « Dans la luxation complète, la tête du métacarpien a franchi une boutonnière dont la lèvre interne est formée par le tendon long fléchisseur et le muscle sésamoïdien interne ; la lèvre externe par

(¹) Farabeuf, *Loc. cit.*, et *Bull. de la Soc. de chir.*, 1878, p. 747.

le muscle court fléchisseur ou sésamoïdien externe, et l'œillet, si l'on peut ainsi dire, à cheval sur le col du métacarpien par l'os sésamoïde externe. Cet ensemble constitue moins une boutonnière qu'une fronde élastique et contrac-

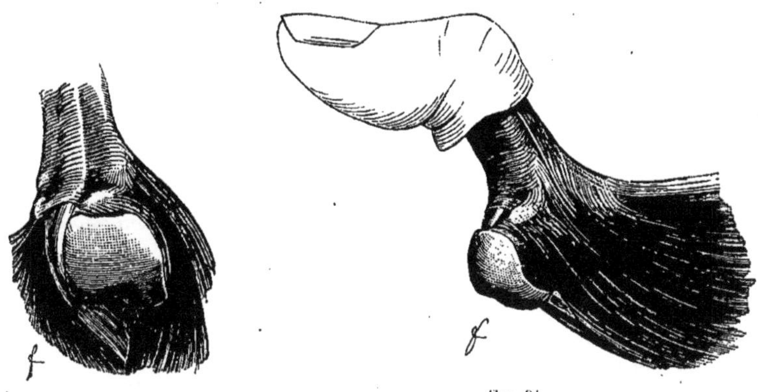

Fig. 83. Fig. 84.

Fig. 83. — Luxation simple complète du pouce droit. La tête du métacarpien se montre étranglée par le tendon du long fléchisseur en dedans et le muscle sésamoïdien externe en dehors. — On voit : 1° la situation des deux osselets : l'externe sur le dos du métacarpien, l'interne en dedans ; 2° le transport de la phalange dans ce dernier sens.

Fig. 84. — Luxation simple complète du pouce droit, profil externe. — On voit les restes du muscle sésamoïdien externe croiser en sautoir le flanc du métacarpien et gagner l'osselet scaphoïde fixé du côté interne à son congénère.

tile, large de plusieurs millimètres, plate et appliquée à plat en sautoir sur les flancs et le dos du métacarpien ».

Symptômes. — L'attitude est à peu près la même que dans la luxation incomplète, le pouce est en Z, mais la flexion de la phalangette est moins grande, parce que le tendon long fléchisseur luxé sur le côté est moins distendu.

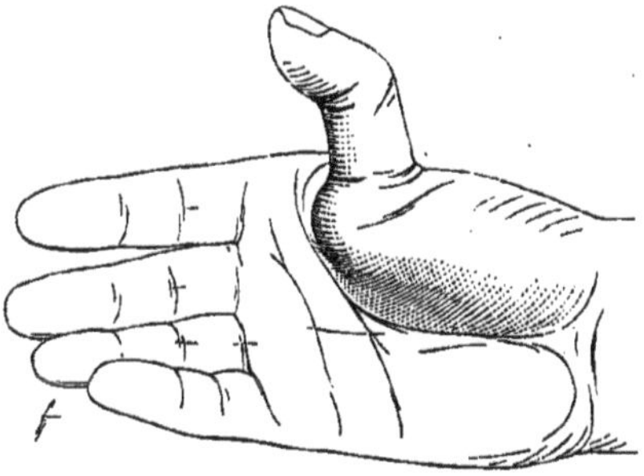

En revanche la tête métacarpienne à nu sous la peau forme une saillie beaucoup plus considérable. Un sillon ou sinus, toujours facilement appréciable à la palpation, la sépare de la face antérieure de la phalange.

Fig. 85. — Luxation simple complète. — Déformation. (Farabeuf.)

La phalange est ordinairement transportée en masse vers l'index, ce n'est qu'exceptionnellement et lorsque le ligament interne est moins déchiré que l'externe, que la position inverse est observée.

Elle est très mobile, ce qui est dû aux déchirures ligamenteuses étendues qui accompagnent ce déplacement. Les mouvements de latéralité ou de glissement d'avant en arrière sont surtout étendus; l'extension communiquée est facile jusqu'à l'angle droit, mais la flexion est difficile ou impossible.

La phalange étant redressée, on la sent frotter par sa glène sur le dos du métacarpien. Si on la rabat, on constate un chevauchement, une augmentation notable du diamètre antéro-postérieur au niveau de la jointure et un raccourcissement notable du doigt mesuré depuis le trapèze jusqu'à l'ongle.

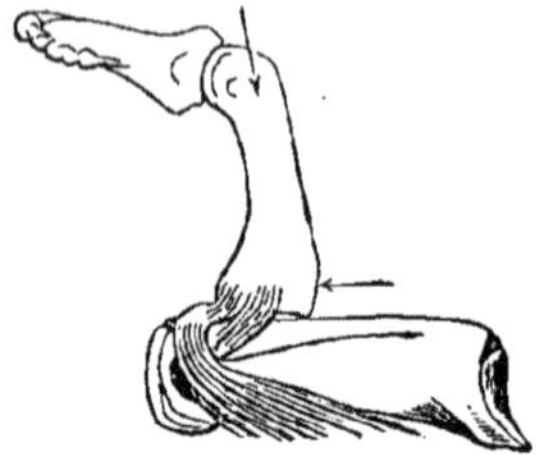

FIG. 86. — Luxation simple complète. — Réduction. — Les flèches indiquent comment il faut appuyer et faire glisser la phalange pour chasser l'os sésamoïde. (Farabeuf.)

Traitement. — Il faut maintenir la phalange redressée et la faire glisser de haut en bas sur le dos du métacarpien en grattant l'os, « elle rencontrera tout de suite l'osselet, le chassera devant elle laborieusement, car il est retenu par les deux lèvres de la boutonnière, le poussera au bord du cartilage et l'ayant jeté par-dessus, le suivra instantanément dans la flexion ».

3° LUXATION COMPLEXE

La luxation complexe désignée autrefois sous le nom de luxation rebelle, tenace, irréductible, n'est autre chose qu'une modification de la luxation complète simple, elle est par conséquent toujours et nécessairement précédée par elle.

Voici comment cette transformation s'accomplit: Une luxation simple complète existe. L'os sésamoïdien externe a suivi la phalange et repose sur la face dorsale du métacarpien par sa surface cartilagineuse « la quille en l'air », il est retenu et plus ou moins fixé dans cette position par l'action incessante directe ou indirecte des tendons du long fléchisseur et du court fléchisseur (fig. 87).

Si dans ces conditions on exerce une traction sur la phalange en essayant de la rabattre, elle tire sur l'osselet et le retourne sur place, l'interposant à elle-même et au métacarpien. « La phalange le tire, le muscle court fléchisseur le retient. Cet osselet se redresse d'abord, puis se renverse tout à fait, comme une pierre pesante que l'on veut faire glisser en l'accrochant avec la main et que l'on n'arrive qu'à retourner » (fig. 88).

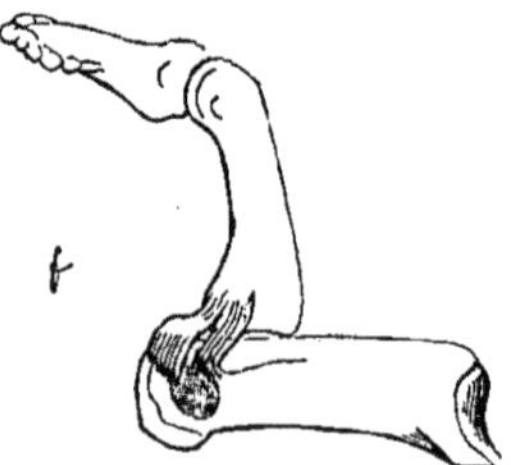

FIG. 87. — Luxation simple complète. — Le sésamoïde repose par sa face cartilagineuse sur le dos du métacarpien.

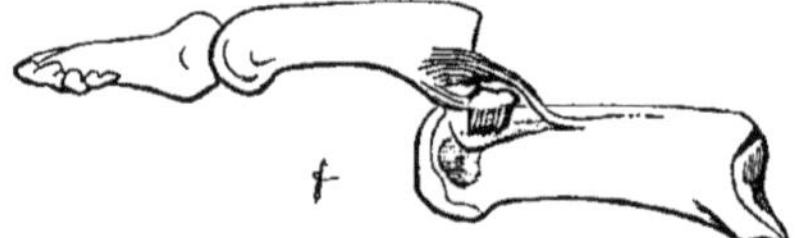

FIG. 88. — Luxation complexe. — Le sésamoïde est retourné et interposé. (Farabeuf.)

Toutefois, pour que cette transformation puisse se produire, il faut que l'os sésamoïdien externe soit monté assez loin sur le dos du métacarpien, et que le ligament métacarpo-phalangien interne soit rompu dans une étendue notable ou même complètement comme l'externe. Sinon la traction, en même temps qu'elle commence à redresser l'osselet pour le retourner, le ramène tout de suite sur la portion cartilagineuse de la tête métacarpienne; il glisse, et la luxation se réduit. « C'est pourquoi, dit Farabeuf, la traction dans l'axe appliquée indifféremment à tous les degrés de la luxation simple complète, amène tantôt la réduction et tantôt l'interposition ou retournement du sésamoïde et pourquoi cette détestable pratique n'est point encore abandonnée. »

Symptômes. — La tête métacarpienne est très saillante, elle est à nu sous la peau, la phalange est très mobile latéralement, elle est transportée vers l'index, comme dans la luxation complète simple.

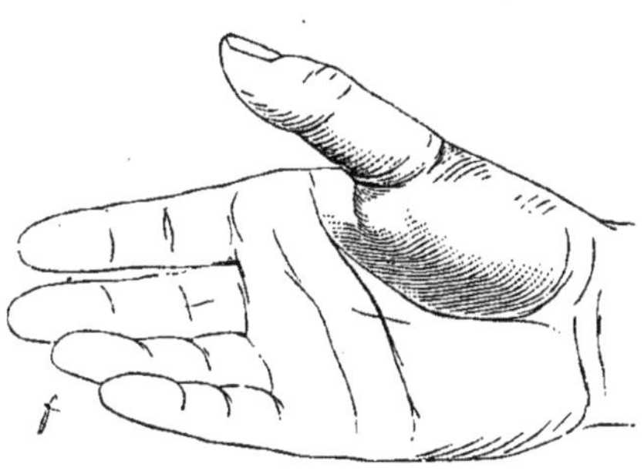

Fig. 89. — Luxation complexe. — Déformation. (Farabeuf.)

Les symptômes qui établissent à première vue une différence capitale entre ces deux variétés sont les suivants : la direction du pouce est rectiligne et à peu près parallèle au métacarpien; la phalange est rabattue et la phalangette sur le prolongement de son axe.

Quand on redresse la phalange de force, on sent qu'elle ne repose point sur la face dorsale du métacarpien, elle en est séparée par « le sésamoïde empaqueté de tissu fibreux ». Il faut refouler la phalange vers le poignet pour que retournant l'osselet, elle retombe au contact du métacarpien.

Traitement. — Une fois le renversement du sésamoïde produit, la réduction de la luxation est impossible si on continue à tirer sur le doigt rabattu, parce que les sésamoïdes sont unis à la phalange par de courts ligaments, qui ne rompent jamais et dont la disposition normale permet bien aux osselets d'être

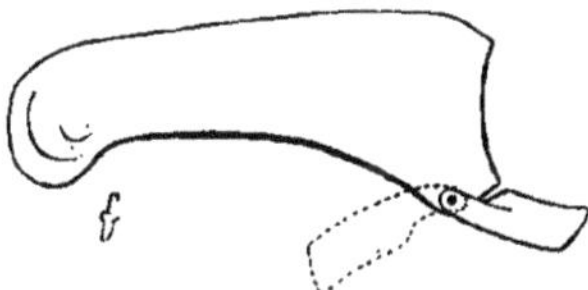

Fig. 90. — Schéma de l'articulation phalango-sésamoïdienne du pouce.

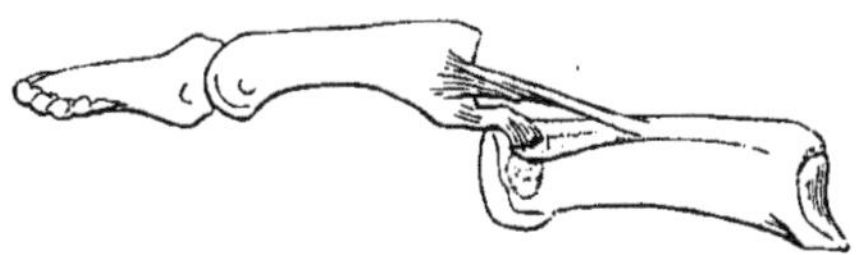

Fig. 91. — Luxation complexe. — L'os sésamoïde forme une apophyse rigide qui empêche la réduction. Les ligaments latéraux désinsérés partiellement empêchent l'écartement nécessaire pour le passage du sésamoïde entre la phalange et le métacarpien. (Farabeuf.)

fléchis, vers la face palmaire de la phalange, mais nullement sur la glène articulaire.

« Le ligament glénoïdien n'est pas flexible même chez l'enfant, dont les sésamoïdes sont cartilagineux; c'est une valve fibro-cartilagineuse munie d'une charpente rigide, articulée en charnière avec la phalange, pouvant se fléchir sur la face palmaire de la phalange, mais nullement sur sa glène. C'est une tablette d'une saillie de 5 à 6 millimètres, jouant comme le battant d'une table relativement à la face antérieure de la phalange » (fig. 90).

Si donc on tire sur la phalange, les sésamoïdes sont retournés et interposés; puis comme ils ne peuvent s'infléchir vers la surface cartilagineuse de la phalange, ils forment un prolongement de 6 millimètres à la face palmaire de cet os.

Pour réduire par la traction, il faudrait donc écarter la phalange de la tête métacarpienne de 6 millimètres pour permettre le passage entre les deux os de cette apophyse sésamoïdienne.

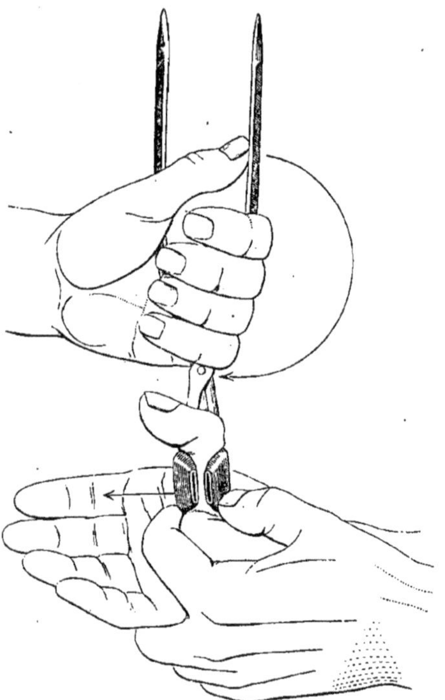

Fig. 92. — Manière de réduire les luxations du pouce, complètes, simples et complexes. — Quelques aides tiennent le bras et l'avant-bras du malade, un assistant fait une vigoureuse coaptation et tient le métacarpien dans l'opposition. La phalangette est libre. La phalange redressée est saisie dans la pince qui semble la prolonger comme une tige rigide et verticale que l'opérateur saisit à deux mains pour agir dans le sens indiqué par les flèches (Farabeuf).

Cet écartement est impossible, il n'est empêché ni par la résistance des téguments, ni par celle des muscles, mais par les débris des ligaments latéraux métacarpo-sésamoïdiens. Ces ligaments n'ont pas été, en effet, déchirés transversalement, mais bien désinsérés; ils restent encore adhérents au périoste et résistent au point de se refuser à l'écart nécessaire au passage des sésamoïdes. Pour réduire par la traction, il faudrait sectionner ces deux cordes fibreuses qui font obstacle (fig. 91).

Le seul procédé de réduction qui permette facilement de tourner cette difficulté, est celui de Farabeuf; le voici : « on commence par tirer dans l'axe jusqu'à donner au pouce sa longueur et même un peu plus, ce qui est facile, puis sans cesser de tirer dans l'axe du métacarpien, on redresse la phalange à angle droit, ce qui redresse l'osselet, et le place de champ sur le bord cartilagineux, sur lequel on le fait glisser, en enfonçant pour ainsi dire la phalange redressée dans le métacarpien. La luxation est devenue alors simple et incomplète; on termine la réduction en rabattant la phalange ». Grâce à cette manœuvre on arrive à réduire la plupart des luxations du pouce en arrière. Farabeuf insiste cependant sur les difficultés toutes spéciales que peuvent présenter les luxations qui s'accompagnent du passage du tendon long fléchisseur *en dehors* de la tête du métacarpien (1).

Réduction par les méthodes sanglantes. — Ces méthodes comprennent la ténotomie sous-cutanée et l'arthrotomie.

La ténotomie sous-cutanée souvent employée autrefois dans les cas de luxations rebelles par B. Bell, Blandin, Vidal de Cassis, Malgaigne, etc., a été généralement abandonnée, bien que Paquet de Lille ait conseillé, récemment encore, la ténotomie du court fléchisseur (2). On réduit par la manœuvre de Farabeuf, ou bien on a recours à l'arthrotomie.

Faite autrefois par Dupuytren, et rapidement abandonnée, l'arthrotomie a

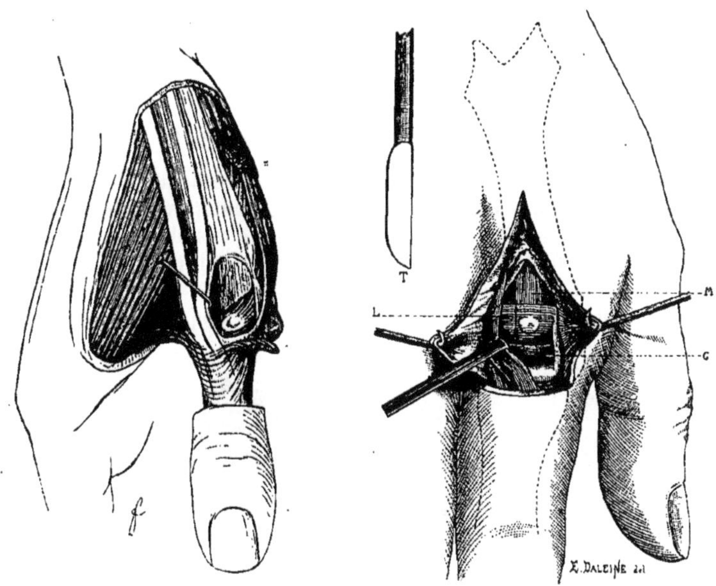

Fig. 93. Fig. 94.

Fig. 93. — Luxation complexe. — Ouverture de la capsule par le côté dorsal. — On voit dans la profondeur au milieu de la sangle gléno-sésamoïdienne montée sur la face dorsale du métacarpien, l'os sésamoïde externe retourné.

Fig. 94. — Elle montre la même position de la sangle gléno-sésamoïdienne. — La flèche marque le point où cette sangle doit être sectionnée. (Farabeuf.)

été reprise depuis la période antiseptique. Ses résultats paraissent médiocres. Clark (3), Lucke (4), Tillaux (5), Bœckel (6), Richon (7), Esmarck (8), Volkmann (9), Evans (10) ont fait cette opération.

(1) *Bull. de la Soc. de chir.*, 1878, p. 747.
(2) Thiau, Thèse de Paris, 1887, p. 131.
(3) Clark, *Lancet*, t. II, p. 80, 1872.
(4) Lucke, *Berl. klin. Wochenschrift*, n° 18, 1871.
(5) Tillaux, *Chirurgie clinique*, t. I, p. 660.
(6) Bœckel, *Gaz. des hôp.*, 1881, p. 1206.
(7) Richon, *Bull. de la Soc. de chir.*, 1887, p. 410.
(8) Esmarck, *Berl. klin. Wochenschrift*, n° 44, p. 629, 1876.
(9) Volkmann, Ranke, *Revue d'Hayem*, t. XI, p. 293, 1878.
(10) Evans, in Poinsot, *Rev. de chir.*, 1883. p. 637.

On n'obtint pas toujours la réduction sans raideur persistante de l'articulation. Quelques-uns furent obligés de réséquer la tête métacarpienne, et les fonctions de la jointure restèrent compromises. A côté de cela plusieurs cas avec bon résultat ont été publiés.

Il me semble que l'obstacle à la réduction étant le même que dans la luxation métacarpo-phalangienne de l'index, on pourrait employer le procédé mis en pratique pour réduire cette dernière par Jalaguier. On sectionne soit avec un ténotome enfoncé le long du bord externe du tendon extenseur, soit avec un bistouri par une large incision, la sangle gléno-sésamoïdienne montée sur le dos du métacarpien (voy. p. 202). Sur le conseil de Farabeuf, Verneuil a eu recours à ce procédé avec un plein succès ([1]).

2° LUXATION MÉTACARPO-PHALANGIENNE DU POUCE EN AVANT

Cette luxation, beaucoup moins fréquente que la précédente, a été aussi étudiée par Farabeuf, qui a inspiré la thèse de Foucaut (Paris, 1876). Elle résulte généralement d'une chute ou d'un coup sur le dos du pouce fléchi; mais une chute sur la face antérieure de la phalange peut aussi produire ce déplacement (Lombard) ([2]).

L'anatomie pathologique de cette luxation a été faite d'après six autopsies et aussi d'après les résultats des expériences cadavériques de Meschede, Lorinser et Farabeuf.

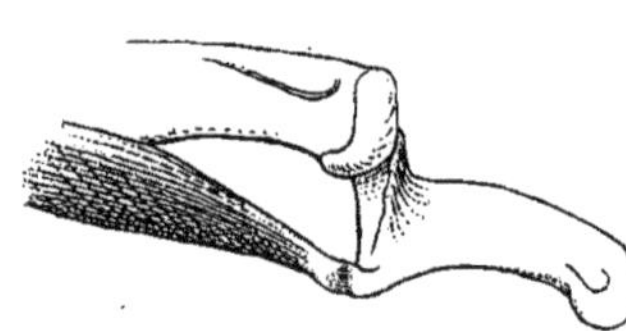

Fig. 95.

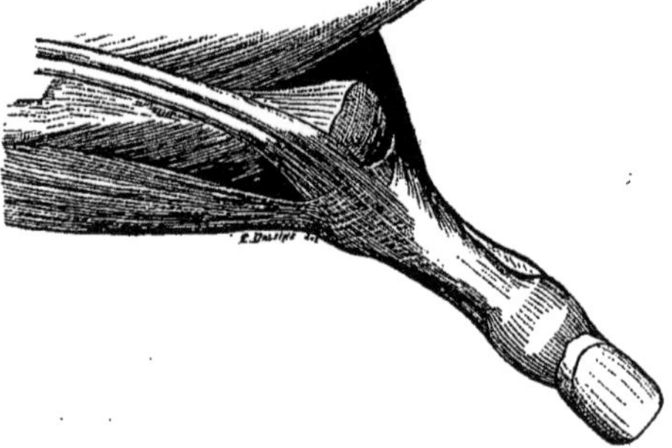

Fig. 96.

Fig. 95. — Luxation du pouce en avant. — Excavation produite par le refoulement des muscles.

Fig. 96. — Luxation récente du pouce gauche en avant et en dehors. — Le pouce rectiligne est légèrement fléchi, dévié en dehors, tourné en dedans : tendons extenseurs luxés en dehors. Chevauchement peu marqué en raison de l'obstacle opposé à la tête métacarpienne par les débris de la capsule dorsale et son attache phalangienne. (Farabeuf.)

Les autopsies sont celles de Wood ([3]), Meschede ([4]), Foucaut, Eve ([5]) et Stimson ([6]).

Les ligaments latéraux métacarpo-phalangiens sont complètement déchirés.

([1]) Verneuil, *Bull. de la Soc. de chir.*, 1887, p. 412.
([2]) Lombard, *Rev. méd. chir.*, t. XI, p. 341.
([3]) Wood, *Trans. path. Soc. of London*, 1853, t. IV, p. 250.
([4]) Meschede, *Virchow's Arch.*, 1866, t. XXXVII, p. 510.
([5]) Eve, *Lancet*, 1880, t. I, p. 135.
([6]) Stimson, *Loc. cit.*, p. 388.

Les muscles phalangiens et sésamoïdiens ne le sont pas, mais ils sont transportés par la phalange en avant du métacarpien.

Les tendons extenseurs peuvent rester en place et continuer à coiffer la tête du métacarpien, mais ils peuvent aussi être jetés en dedans (Meschede) ou en dehors (Lorinser, Farabeuf, Stimson).

On admet donc, d'après la position occupée par les tendons extenseurs, trois variétés de luxations du pouce en avant :

1° Luxation directement en avant, sans déviation des extenseurs;

2° Luxation en avant et en dehors, tendons versés en dehors;

3° Luxation en avant et en dedans, tendons versés en dedans.

Symptômes. — La déformation est caractéristique. La tête métacarpienne forme sur la face dorsale une saillie au-devant de laquelle est une dépression profonde due au transport du pouce en avant. En avant se sent aisément la saillie de la phalange recouverte par les insertions des muscles thénariens. Le pouce est rectiligne, car il est exceptionnel de trouver la phalangette fléchie; mais il est légèrement fléchi sur le métacarpien.

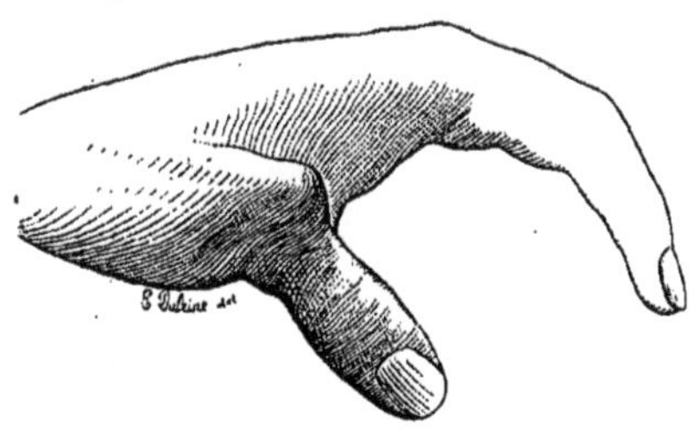

Fig. 97. — Luxation du pouce en avant et en dehors. (Farabeuf.)

Les mouvements communiqués très limités dans le sens de l'extension, sont assez faciles dans le sens de la flexion.

Lorsque la luxation est directe en avant, le pouce est sur le même axe que le métacarpien.

Dans la luxation en avant et en dehors, le pouce subit une rotation sur son axe, qui fait regarder l'ongle du pouce directement en dehors, en même temps que la pointe du pouce se dévie dans le même sens.

Dans la luxation en avant et en dedans, la rotation fait regarder l'ongle du pouce en dedans, et dévie également sa pointe en dedans.

Traitement. — La réduction n'a jamais présenté de difficultés; pour l'obtenir, on conseille de tirer sur le pouce pendant que l'on appuie sur les extrémités luxées pour faire la coaptation. Farabeuf ajoute à cette manœuvre le refoulement latéral de la base de la phalange pratiqué du côté des tendons extenseurs déplacés.

3° LUXATIONS MÉTACARPO-PHALANGIENNES DES QUATRE DERNIERS DOIGTS

Michelot, Thèse de Paris, 1882-1883. — Polaillon, art. Doigt du *Dictionnaire Dechambre*. — Jalaguier, *Arch. génér. de méd.*, 1886, t. I, p. 129.

Ces luxations se font en arrière et en avant. En arrière elles sont deux fois plus fréquentes qu'en avant (18 luxations en arrière pour 9 en avant [Polaillon]).

Luxation en arrière. — L'index est le doigt le plus fréquemment atteint: il est luxé isolément ou avec le médius. Dans un cas de Goyrand, les quatre derniers doigts étaient simultanément déplacés.

Causes. — Les phalanges peuvent être luxées par des causes directes. L'observation de Terrier rapportée par Michelot, nous montre la luxation produite par la pression d'un cylindre à écraser le macadam. Le cylindre appuyait sur la face dorsale du métacarpien pendant que la phalange était repoussée en arrière par les cailloux sur lesquels elle appuyait.

Plus souvent la luxation résulte d'une cause indirecte : c'est l'éclatement d'une cartouche tenue dans la main, un coup de pied de cheval, une chute sur la face palmaire des doigts qui forcent l'extension de la phalange sur le métacarpien.

Anatomie pathologique. — Michelot et Jalaguier reconnaissent aux luxations métacarpo-phalangiennes des quatre derniers doigts, le même mécanisme que celui de la luxation métacarpo-phalangienne du pouce. Comme pour cette luxation, ils admettent donc trois variétés : La luxation simple incomplète; la luxation simple complète; la luxation complexe.

Dans la luxation simple incomplète, le ligament glénoïdien est arraché de ses insertions supérieures ou métacarpiennes, les ligaments latéraux restent intacts et la sangle glénoïdienne, entraînée par la phalange qui se porte sur la face dorsale du métacarpien, vient s'arrêter sur le bout du métacarpien. Cette luxation incomplète est fort rare; il en existe *une* observation, celle de Bourguet, et pour l'expliquer, on est obligé d'admettre une disposition exceptionnelle de la tête métacarpienne, qui à l'index, comme au pouce, peut présenter une arête transversale par-dessus laquelle se luxe la sangle glénoïdienne.

Dans la seconde variété : luxation simple complète, la phalange plus ou moins redressée, repose par la partie antérieure de sa face articulaire sur le col ou même sur la face dorsale du métacarpien. Le ligament glénoïdien a suivi la phalange, est monté par-dessus la surface articulaire du métacarpien, et repose sur son col. Le ligament latéral interne est toujours plus ou moins déchiré.

Enfin, la troisième variété ou luxation complexe est due à la transformation de la précédente par des manipulations mal avisées. « Si on tire directement sur la phalange rabattue, ce qui tend à soulever le bord phalangien du ligament glénoïdien, sans pousser le tout vers l'extrémité du métacarpien, on peut voir et on voit le ligament glénoïdien se retourner complètement, mais rester sur le dos du métacarpien, formant un obstacle invincible à ce que la phalange soit remise au bout du métacarpien. Le raccourcissement est cependant complètement détruit » (Jalaguier).

Symptômes. — Ils diffèrent suivant que la luxation est complète simple, ou complexe. Dans le premier cas, le doigt est quelquefois dans sa direction normale, plus souvent il est en extension, renversé sur le dos du métacarpien au point de lui être presque perpendiculaire. Les deux dernières phalanges sont fléchies.

A la face dorsale, on trouve une saillie formée par l'extrémité supérieure de la phalange à la face palmaire, une autre saillie répondant à l'extrémité du métacarpien. Le raccourcissement peut aller jusqu'à 1 centimètre 1/2 ou être presque nul.

Les symptômes de la luxation complexe sont moins tranchés, le doigt est à peu près rectiligne et les saillies antérieures et postérieures apparaissent avec moins d'évidence, mais elles n'en existent pas moins et sont facilement reconnues par le toucher.

Ces luxations se compliquent souvent de plaie à la face palmaire. Cette plaie est une véritable perforation des parties molles, produite par la tête du métacarpien. Quelquefois la rupture des téguments n'a pas lieu, mais la peau est tellement tendue sur la tête métacarpienne que son sphacèle est imminent.

Traitement. — Il faut procéder, pour la réduction des luxations des phalanges en arrière, comme pour la réduction de la luxation du pouce, c'est-à-dire redresser la phalange sur le métacarpien, et la faire glisser d'arrière en avant sur le dos du métacarpien qu'elle racle pour pousser devant elle la sangle fibreuse glénoïdienne; on termine en rabattant le doigt.

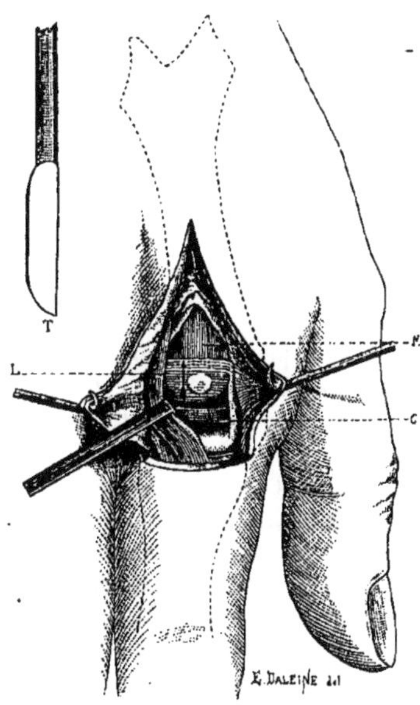

Fig. 98. — Foyer d'une luxation complète complexe de l'index droit. — Vue postérieure. — Les couches superficielles sont écartées au moyen d'érignes, un crochet mousse tire en dedans les tendons extenseurs.

G, cavité glénoïde de la phalange luxée. — L, ligament glénoïdien avec l'os sésamoïde contenu dans son épaisseur. — M, dos du métacarpien (Jalaguier).

Lorsque, malgré l'emploi de ce procédé, la luxation demeure irréductible, il faut recourir à l'arthrotomie et détruire l'interposition du ligament glénoïdien qui s'oppose à la réduction. Ranke [1] ouvrit l'articulation sur la ligne médiane de la face palmaire, saisit le ligament glénoïdien interposé et le sectionna. Stimson [2], Symonds [3] firent de même; ils réduisirent ensuite facilement. Mais nous pensons que le mieux en pareil cas, serait de suivre la méthode mise en pratique par Jalaguier sur les conseils de Farabeuf.

« L'aide tirant sur le doigt et le maintenant dans l'axe du métacarpien présente la main par la face dorsale. Le chirurgien tenant le ténotome comme une plume à écrire, fait une ponction à la peau, à 2 centimètres en arrière de la phalange, immédiatement en dehors du tendon extenseur. L'instrument est maintenant couché sur le dos de la

[1] Ranke, *Revue d'Hayem*, 1878, t. XI, p. 295.
[2] Stimson, *New-York med. Journ.*, 30 mars 1889, et *Rev. d'Hayem*, t. XXXIV, p. 650.
[3] Symonds, *British med. journ.*, mars 1888, p. 588.

main, parallèlement au tendon et glissé sous les téguments dorsaux vers la surface articulaire de la phalange. Le dos de la pointe rencontre bientôt la facette articulaire et la reconnaît. A ce moment il faut un peu relever le manche de façon à abaisser la pointe, qui sans perdre contact de la cavité glénoïde de la phalange, vient attaquer sur la face dorsale du métacarpien le ligament glénoïdien interposé. Il n'y a plus alors qu'à sectionner le ligament, ce qui est fait sans peine, mais à condition d'appuyer fortement la pointe sur le métacarpien pendant qu'on retire l'instrument sur une étendue de 1 centimètre environ » (Jalaguier).

Luxation en avant. — Elle est très rare, et on ne sait rien de son mécanisme. Malgaigne, Hamon, Bourguet, Bonhomme l'ont vu se produire dans des mouvements difficiles à analyser : en retournant une chaussure, en débouchant une bouteille, en fermant une porte poussée par le vent. Les symptômes sont les suivants : le doigt est rectiligne; renversé en arrière, il fait avec le métacarpien un angle obtus. En avant est la saillie de la phalange, en arrière celle de la tête métacarpienne, la flexion est impossible. Quelquefois, comme dans le cas de Bourguet, le doigt subit en même temps une déviation latérale.

La réduction est facile par traction et coaptation.

IX

LUXATIONS DES PHALANGINES

Dans 27 cas de luxations des phalangines rassemblés par Polaillon ([1]), le déplacement de la phalangine du médius est mentionné 11 fois, et celui de la phalangine de l'annulaire 6 fois. Les deux doigts les plus longs sont donc ceux dont la phalangine se luxe le plus souvent.

On décrit trois variétés : luxations en arrière, en avant et latérales.

Luxations en arrière. — Nous ne parlerons point des subluxations volontaires que certains sujets produisent, grâce à une conformation particulière de leurs surfaces articulaires. La luxation traumatique, la seule qui doive nous occuper, est toujours complète. Elle se présente sous deux aspects différents: tantôt la phalangine redressée sur la phalange, forme avec elle un angle obtus ouvert en arrière, tantôt elle est rabattue et parallèle à l'axe prolongé de la phalange (fig. 99).

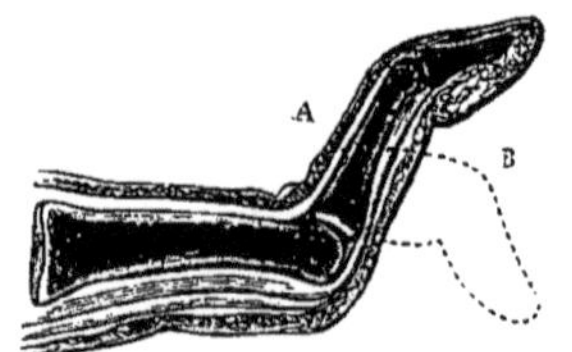

FIG. 99. — Luxation en arrière de la phalangine. (Follin.)

A, phalangine renversée en arrière sur la phalange. — B, phalangine parallèle à la phalange.

Dans tous les cas, la phalangette est légèrement fléchie. A la palpation, on sent en avant la saillie formée par la tête de la phalange, en arrière celle due au déplacement de l'extrémité supérieure de la phalangine. Cette luxation se complique quelquefois de plaie au niveau de la face palmaire des doigts.

([1]) Art. DOIGT. *Dict. encycl. de sc. méd.*

La luxation simultanée des phalangines de l'index, du médius et de l'annulaire, a été constatée par Langenhagen (¹) et Colombe (²).

La réduction se fait simplement par l'impulsion aidée d'une traction légère sur la phalange, redressée d'abord, puis fléchie. Polaillon a cependant absolument échoué dans un cas.

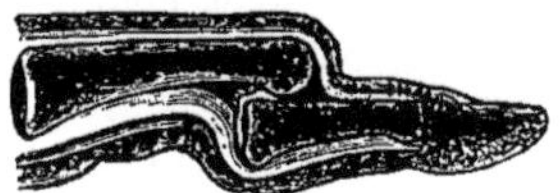

Fig. 100. — Luxation de la phalangine en avant. (Follin.)

Luxations en avant. — Moins fréquentes que les précédentes, celles-ci succèdent à un coup portant sur la face postérieure de la phalangine. Le doigt est déformé, raccourci, la phalangine est légèrement fléchie sur la phalange, la phalangette est étendue. En arrière, on trouve la saillie de la tête phalangienne, en avant celle de la surface articulaire de la phalangine, recouverte par les tendons fléchisseurs distendus (fig. 100).

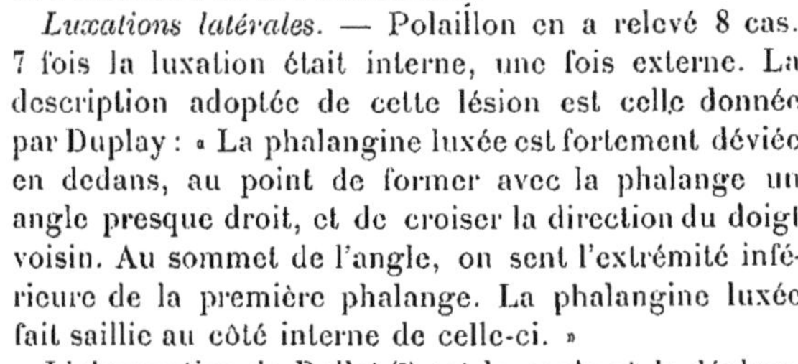

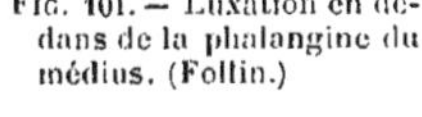

Fig. 101. — Luxation en dedans de la phalangine du médius. (Follin.)

Tarneau a observé simultanément une luxation des phalangines du médius et de l'annulaire. Hamon celle de l'annulaire et de l'auriculaire.

Luxations latérales. — Polaillon en a relevé 8 cas. 7 fois la luxation était interne, une fois externe. La description adoptée de cette lésion est celle donnée par Duplay : « La phalangine luxée est fortement déviée en dedans, au point de former avec la phalange un angle presque droit, et de croiser la direction du doigt voisin. Au sommet de l'angle, on sent l'extrémité inférieure de la première phalange. La phalangine luxée fait saillie au côté interne de celle-ci. »

L'observation de Rollet (³) est la seule où le déplacement en dehors soit noté. Notons le cas de Chedan (⁴) où la phalangine des trois derniers doigts était luxée en dedans.

X

LUXATIONS DES PHALANGETTES

Polaillon, art. Doigt. *Dict. Dechambre.* — Burette, Thèse de Paris, 1878. — Piquard, Thèse de Paris, 1879.

A l'exemple de Polaillon, nous ne consacrerons pas un chapitre spécial à l'étude des luxations de la phalangette du pouce, qui ne diffère guère de celles des autres doigts que par sa fréquence beaucoup plus grande, et nous nous bornerons à signaler chemin faisant les quelques particularités qui lui sont propres. Pour 55 cas de luxations de la phalangette du pouce, Polaillon n'a pu en réunir que 14 portant sur les autres doigts.

(¹) Langenhagen, *France méd.*, 1883.
(²) Colombe, *Union méd.*, 1888.
(³) Rollet, *Journ. de chir. de Malgaigne*, t. III, 1845, p. 210.
(⁴) Chedan, Thèse de Paris, 1871.

Les luxations des phalangettes ont lieu en arrière, en avant et sur les côtés.

Luxation en arrière. — Elle est produite par une chute ou par un choc quelconque sur la face palmaire de la phalangette qui la porte dans l'extension forcée. Une seule fois, dans un fait rapporté par Malgaigne, un volet était tombé sur le dos de la phalangine pendant que la phalangette portait sur le bord saillant d'un pavé.

La phalangette repose par sa cavité glénoïde ou par le bord antérieur seulement de sa surface articulaire sur le dos de la phalangine. Dans le premier cas, la phalangette est dressée à angle droit sur la phalangine; dans le second, elle est rabattue, et reste dans la direction de cette dernière qu'elle surplombe.

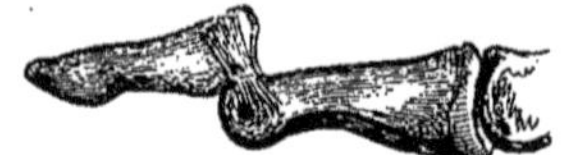

Fig. 102. — Luxation de la phalangette du pouce en arrière.

Le ligament glénoïdien antérieur est toujours rompu, mais pas toujours au même point. Il se détache ordinairement de la phalangette, quelquefois de la phalangine. La séparation du ligament et de la phalangine se produirait une fois sur quatre pour le pouce (Michel et Piquard), beaucoup plus rarement pour les autres doigts (Burette, 1 fois sur 18 expériences). Les ligaments latéraux restent intacts ou sont simplement éraillés à leur partie antérieure. L'un des deux ligaments ne se déchire que quand il se produit en même temps que le déplacement en arrière une inclinaison en dedans ou en dehors. La gaine du tendon fléchisseur déchiré laisse échapper ce tendon qui se luxe souvent sur le côté de la phalangine.

Deux dispositions anatomiques spéciales peuvent entraver la réduction ou rendre la luxation irréductible, ce sont :

1° L'interposition de la capsule entre les surfaces articulaires, elle se fait lorsque le ligament glénoïdien antérieur étant séparé de la phalangine accompagne la phalangette dans son déplacement. L'interposition se produit quand on rabat la phalangette ou qu'on tire sur elle (Pailloux);

2° L'interposition du tendon fléchisseur qui se luxe sur l'un des côtés de la phalangine, contourne un des condyles de cet os et s'engage entre les deux surfaces articulaires, avant de gagner son insertion à la phalangette. Barbazon, Lee, Richet, Dolbeau et Trélat (1) ont vu cette interposition.

Jarjavay supposait que la tension des ligaments latéraux intacts suffisait à maintenir l'irréductibilité. Malgaigne pensait que le principal obstacle était apporté par la saillie des rebords de la phalangette et de la phalangine, qui s'accrochant mutuellement, s'opposaient au retour des surfaces articulaires en position, mais ces deux causes paraissent bien secondaires à côté des précédentes.

Symptômes. — Tantôt la phalangette est renversée en arrière à angle droit sur la phalange; tantôt, et plus souvent, elle est rabattue et fait une ligne droite avec la phalange que sa surface articulaire surmonte. Alors

(1) Cas rapportés par Polaillon *loc. cit.*, p. 187.

la base de la phalangette et le tendon extenseur qui forme corde soulèvent la peau. En avant, la saillie de la tête phalangienne est facilement appréciable par le toucher. Le doigt est raccourci. Il existe une ecchymose transversale au niveau du pli cutané palmaire (Jarjavay).

La luxation de la phalangette en arrière se complique souvent de plaies communiquant avec l'articulation (32 fois sur 55 observations. Polaillon). Ces plaies étaient autrefois l'origine d'accidents graves dont le moindre était la suppuration de l'article et l'ankylose, mais il est certain qu'aujourd'hui elles sont loin de présenter le pronostic grave d'autrefois. Toutefois le pronostic reste sérieux au point de vue fonctionnel lorsque la luxation n'est point réduite et le cas observé par Broca en est une preuve : il s'agissait d'un malade si fort empêché par une luxation du pouce, qu'il réclamait l'amputation.

La réduction est généralement simple; une simple pression en sens inverse suffit à l'opérer. Si cependant cette manœuvre ne réussit point, il faut, comme le veut Malgaigne, renverser d'abord la phalangette en arrière, puis la repousser en avant, en raclant avec elle le dos de la phalangine, de façon à combattre l'interposition du ligament glénoïdien. Si la difficulté de la réduction est due à l'interposition du tendon fléchisseur, il faut essayer la réduction en imprimant à la phalangette un mouvement de torsion vers le côté opposé au tendon luxé.

Enfin, si ces manœuvres échouent, l'arthrotomie ou l'agrandissement de la plaie palmaire a permis de lever l'interposition du ligament glénoïdien ou du tendon fléchisseur, en dégageant ces derniers à l'aide de crochets mousses.

Luxations en avant. — Elles sont très rares, n'ont été observées qu'au pouce, et Burette n'a pu les produire expérimentalement sur les autres doigts.

Elles succèdent à un coup ou à une chute sur la face palmaire de la phalangette qui bascule sur la phalange et proémine en avant d'elle. La déformation se présente sous deux aspects différents :

Premier type. — La phalangette est renversée en arrière et son extrémité supérieure fait saillie sous la peau en avant (Dupuytren, Sirus Pirondi).

2e *type.* — La phalangette est fléchie et son extrémité supérieure a passé sous la tête de la phalange qui la surplombe et fait saillie au-dessus d'elle (Ch. Bell, Bourguet).

Dans les deux cas, les mouvements sont impossibles. Assez souvent la luxation se complique de déchirures des téguments palmaires.

La réduction est généralement simple par la traction sur la phalangette aidée de la coaptation.

Qu'il nous suffise de signaler les *luxations latérales* internes et externes. Elles sont extrêmement rares, et ne diffèrent des luxations postérieures que par la rupture des ligaments latéraux qui permettent l'inclinaison en dedans ou en dehors de la phalangette déplacée en arrière.

XI

LUXATIONS DE LA HANCHE

BIGELOW, Mechanism of dislocation and fracture of the hip. Philadelphie, 1869. — *Lancet*, 1878, t. I. — TILLAUX, Recherches expérimentales sur les luxations de la hanche. Paris, 1876. — HAMILTON, Traité des luxations. — POINSOT, *Revue de chirurgie*, 1887, p. 1004. — TRÉLAT, *Semaine médicale*, 1885, p. 2. — FRETIN, Thèse de Paris, 1887. — PACI, Trattato sperimentale delle luzzationi traumatiche. Pise, 1889. — O. BLOCH, *Rev. d'orth.*, fasc. 3, 1890.

Bigelow, accordant une importance capitale au rôle joué par le ligament en Y, a divisé les luxations de la hanche en *régulières* et *irrégulières*.

La figure 103 montre les deux faisceaux du ligament en Y; en A, est le faisceau vertical qui borne l'extension de la cuisse sur le bassin; en B, le faisceau transversal qui limite la rotation externe du membre inférieur. Lorsque le traumatisme qui produit le déplacement laisse intacts ces deux faisceaux, la luxation est dite régulière parce que l'attitude que prend le membre luxé est constante pour telle ou telle position de la tête déplacée; cette attitude est imposée par la tension et la résistance de chacun des deux faisceaux du ligament resté intact et ne saurait être différente. Dans ces conditions d'intégrité du ligament en Y les déplacements offrent donc une série de types réguliers et constants.

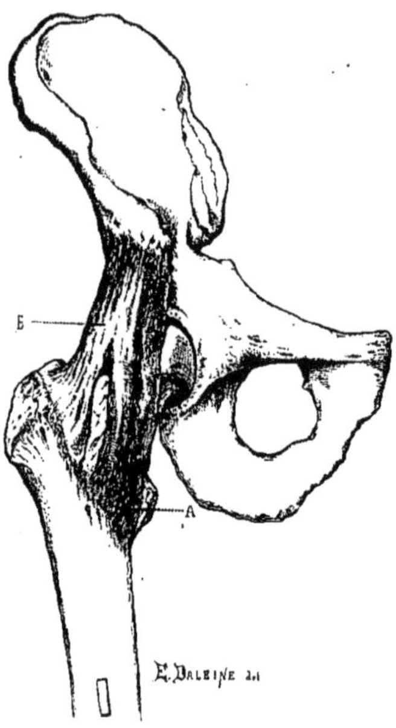

FIG. 103. — Ligament en Y. A, faisceau vertical. — B, faisceau transversal. (Bigelow.)

La luxation irrégulière est caractérisée, au contraire, par une déchirure étendue du ligament en Y, qui permet pour un même déplacement des variations très grandes dans l'attitude du membre et partant dans les symptômes de la luxation.

Les luxations régulières, ou luxations qui ne s'accompagnent point de déchirure du ligament en Y, peuvent être à leur tour divisées en primitives et secondaires.

Dans les luxations primitives, seules décrites autrefois, la tête fémorale subissant l'action d'une violence extérieure sort de la cavité cotyloïde, déchire la capsule en un point quelconque pour venir *directement* se placer soit en dedans, soit en dehors, soit au-dessus, soit au-dessous du cotyle.

Les luxations secondaires décrites par Bigelow sont celles dans lesquelles la tête sort *toujours* par la partie la plus déclive de la cavité articulaire pour remonter ensuite soit en dedans, soit en dehors de la cavité cotyloïde, et occuper une situation plus ou moins haute.

Nous devrions donc étudier successivement les luxations régulières primitives et les luxations régulières secondaires. Mais cliniquement il est impossible de distinguer ces deux groupes de luxations et de leur assigner une symptomatologie différente. De plus, les luxations secondaires sont de beaucoup les plus fréquentes et enfin la méthode qui *doit* être suivie pour réduire une luxation secondaire réussira s'il s'agit d'une luxation primitive tandis que la réciproque n'est pas vraie. Aussi nous ne dirons que quelques mots des luxations régulières primitives et, à l'exemple de Bigelow, nous ne traiterons ici que des luxations régulières secondaires, considérant les autres variétés comme des exceptions.

Classification. — Les luxations *régulières secondaires* ont été divisées par Bigelow en deux grandes classes : les luxations en dehors de la cavité cotyloïde, dorsales, et les luxations en dedans, obturatrices. Ces deux groupes de luxations sont toujours secondaires et succèdent à la luxation primitive sous-cotyloïdienne.

LUXATION PRIMITIVE SOUS-COTYLOIDIENNE

LUXATIONS EN DEHORS (DORSALES)	LUXATIONS EN DEDANS (OBTURATRICES OU PUBIENNES)
Variétés communes.	*Variétés communes.*
Luxation ischiatique. — (Luxation basse.)	Luxation obturatrice. — (Luxation basse.)
Luxation iliaque. — (Luxation haute.)	Luxation pubienne. — (Luxation haute.)
Variétés exceptionnelles.	*Variétés exceptionnelles.*
Luxation sur la tubérosité de l'ichion. — (Luxation basse.)	Luxation périnéale. — (Luxation basse.)
Luxation dorsale avec renversement en dehors. / Luxation oblique antérieure. / Luxation sus-épineuse. } Luxations hautes.	Luxation sous-épineuse. — (Luxation haute.)

Causes. — Les luxations de la hanche peuvent être produites par une violence portant directement sur l'articulation coxo-fémorale ou agissant indirectement sur elle par l'intermédiaire du fémur qui représente un levier. Dans tous les cas, elles nécessitent une force très grande. On les observe chez des terrassiers pris sous des éboulements de terre, sur des sujets renversés par des voitures pesamment chargées ou bien à la suite de chutes d'une grande hauteur, etc.

Mécanisme et anatomie pathologique. — Toute luxation régulière secondaire de la hanche est primitivement *sous-cotyloïdienne*.

Nous étudierons donc d'abord cette première phase des divers déplacements, car la luxation conserve quelquefois cette position habituellement transitoire et est alors dite sous-cotyloïdienne.

Luxations sous-cotyloïdiennes. — La cuisse étant portée dans la flexion forcée sur le bassin, la tête fémorale fait saillie à la partie inférieure de l'acétabulum et distend la partie inférieure la plus mince, la moins résistante de la capsule. Si l'effort continue, la capsule cède en ce point et la tête, rompant en même temps ses attaches au ligament rond, s'échappe et vient se placer au-dessous de la cavité cotyloïde. Dans une autopsie de Luke [1], on reconnut que la tête fémorale ne s'était déplacée ni dans l'échancrure sciatique, ni dans le trou ovale, mais qu'elle était située exactement entre les deux, juste au-dessous du bord inférieur du cotyle. La déchirure de la capsule ne portait que sur sa partie inférieure. Son segment antérieur, le ligament en Y et sa partie postérieure étaient absolument intacts. C'est là la luxation sous-cotyloïdienne type (fig. 104).

Si la flexion est portée plus loin, la tête sortie de la cavité cotyloïde descendra plus bas encore au-dessous de l'acétabulum, aussi loin que le lui permettra la tension du ligament en Y non déchiré. La descente, à vrai dire, n'est point directe et la tête s'incline un peu en arrière ou un peu en avant, en s'avançant jusqu'au point où la circonférence de la tête déplacée touche à la branche ascendante de l'ischion, ou répond au milieu de la tubérosité ischiatique.

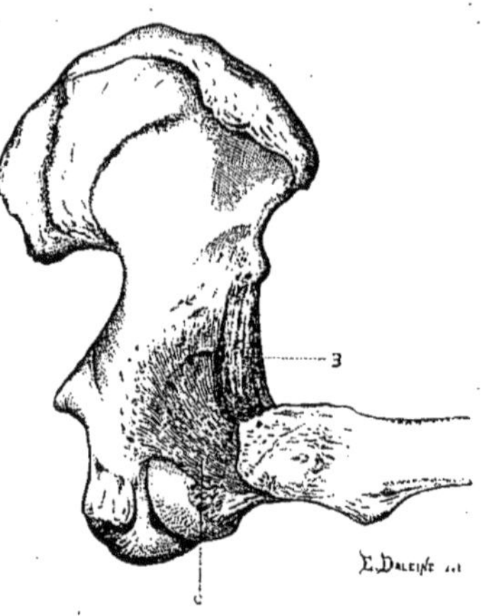

Fig. 104. — Luxation sous-cotyloïdienne.
B, faisceau transversal du ligament en Y. — C, portion postérieure non déchirée de la capsule.

Ce sont encore là des luxations sous-cotyloïdiennes que l'on appelle luxation sur la tubérosité de l'ischion ou luxation périnéale. En fait, ce sont déjà des déplacements secondaires et Bigelow classe la luxation sur la tubérosité de l'ischion parmi les déplacements dorsaux, la luxation périnéale dans le groupe des déplacements en dedans, car dans le premier cas le fémur s'est déjà légèrement porté en dehors, en dedans dans le second.

Somme toute, les luxations sous-cotyloïdiennes sont essentiellement instables. Le fémur, suspendu par son col au ligament en Y, repose par sa tête sur un point d'appui étroit et glissant au-dessous de la cavité cotyloïde. Le moindre effort fait pour étendre le membre, la continuation de la violence extérieure qui a produit le déplacement, ou l'action seule du poids du membre suffisent habituellement à faire glisser la tête en arrière ou en avant du cotyle et à donner naissance aux deux groupes de luxations généralement observés dont la luxation sous-cotyloïdienne n'est que le premier stade.

A. *Luxations dorsales.* — Au moment de l'accident, la cuisse est violemment fléchie, l'os s'échappe à la partie inférieure de la cavité cotyloïde. Puis le membre est porté dans l'adduction et l'extension obéissant à la pesanteur ou à une force quelconque; la tête fémorale, sortie de sa cavité par en bas, remonte alors en arrière, non pas seulement derrière l'acétabulum, mais aussi derrière la capsule et derrière le muscle obturateur interne. Les fibres de ce muscle, au

[1] Luke, *Med. Times and Gaz.*, 2 juin 1853.

lieu de s'étendre transversalement derrière le col comme à l'état normal, forment maintenant un plan fibro-tendineux obliquement placé au-devant de lui, interposé entre la tête luxée et l'acétabulum. C'est la luxation ischiatique, ou *au-dessous du tendon de l'obturateur interne* de Bigelow (fig. 105).

La tête fémorale repose donc par sa face antérieure sur le muscle obturateur interne qui la sépare de la surface osseuse convexe, située entre l'épine sciatique et le bord postérieur de la cavité cotyloïde; la circonférence de la tête déplacée déborde légèrement l'échancrure sciatique. Cependant le col de l'os est solidement suspendu au ligament en Y intact et la cuisse prend une attitude qui lui est imposée par la résistance des deux faisceaux de ce ligament, elle est fléchie et en rotation interne. Elle est fléchie parce que le faisceau lon-

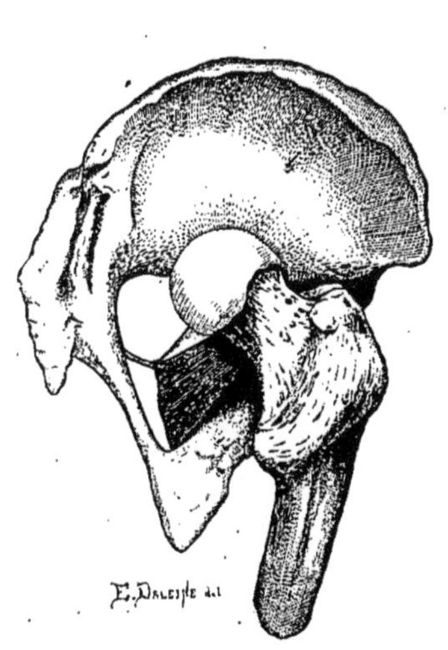

Fig. 105. — Luxation ischiatique, au-dessous du tendon de l'obturateur interne. (Bigelow.)

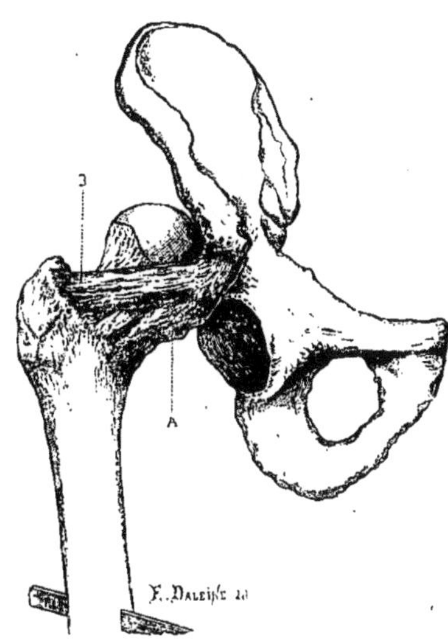

Fig. 106. — Luxation iliaque.

A, le faisceau vertical est relaché. — B, le faisceau transversal tendu impose la rotation interne. (Bigelow.)

gitudinal du ligament en Y ne permet pas au col et au reste de l'os de s'abaisser sans que la tête ne remonte haut en arrière du cotyle, or cette ascension est limitée par la résistance du tendon de l'obturateur interne et de la portion postérieure de la capsule non déchirée; la cuisse est en rotation interne parce que le faisceau transversal du ligament en Y permet bien à la tête de s'éloigner du cotyle en arrière, mais à la condition que le trochanter sur lequel ce ligament prend son insertion inférieure ne s'écarte point de l'épine iliaque antéro-inférieure; aussi le bord antérieur du trochanter s'incline en dedans à mesure que la tête se porte en arrière, et la rotation interne en est la conséquence (fig. 105).

Si la violence a été plus grande le tendon de l'obturateur interne, ainsi que la portion postérieure de la capsule sont rompus et la tête déplacée peut remonter plus haut et prendre la position de la luxation iliaque (luxation dorsale proprement dite de Bigelow) (fig. 106).

Dans cette variété, la tête fémorale est placée en arrière de la partie supérieure de la cavité cotyloïde et sa circonférence déborde légèrement le sommet de l'échancrure sciatique. La cuisse est étendue et en rotation interne. L'ascension de la tête derrière le cotyle, permise par la déchirure de l'obturateur interne et de la partie postérieure de la capsule, relâche en effet le faisceau vertical du ligament en Y et l'extension est dès lors possible. Mais le faisceau transversal reste toujours tendu et commande toujours la rotation interne.

Variétés exceptionnelles. — 1° On peut cependant, dans la luxation iliaque, observer exceptionnellement l'*extension avec rotation en dehors du membre*. C'est une forme extrêmement rare qui s'accompagne de la rupture du faisceau transversal du ligament en Y.

2° Avec déchirure du faisceau transversal, la cuisse peut encore prendre une attitude telle que le membre luxé croise transversalement celui du côté sain, et la luxation est dite *oblique antérieure*. Il faut pour cela que la force qui a produit le déplacement en arrière continue son action, et projette en haut la cuisse comme pour l'amener au-devant de la symphyse, dans une direction perpendiculaire à celle du membre sain. Le faisceau transversal du ligament en Y alors partiellement rompu permet au membre de prendre cette direction et de s'incliner légèrement en dehors (fig. 107).

La déchirure de ce faisceau n'est cependant pas absolument forcée, et la luxation oblique antérieure peut se voir avec une simple éraillure de ses fibres.

Un degré de plus dans la violence et nous aurons la *luxation sus-épineuse*. Le faisceau externe du ligament en Y est rompu. La tête de l'os a été chassée

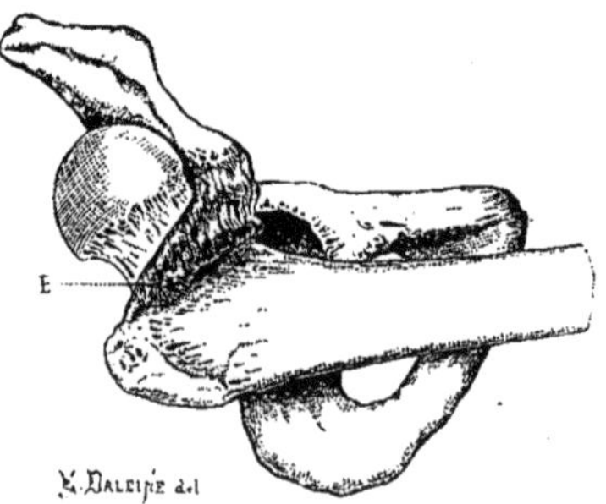

Fig. 107. — Luxation oblique antérieure. B, faisceau transversal éraillé. (Bigelow.)

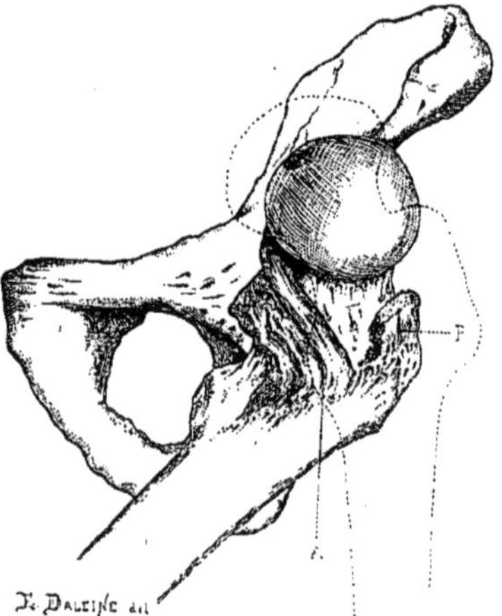

Fig. 108. — Luxation sus-épineuse A, faisceau vertical refoulé par le col qui est à cheval sur lui. — B, portion externe du faisceau transversal rompu. (Bigelow.)

au-dessus et en dehors du ligament en Y, et le col du fémur est resté à cheval sur le faisceau vertical qui seul a résisté à l'effort. Le membre est demi fléchi et en légère rotation externe (fig. 108).

B. *Luxations en dedans obturatrices et pubiennes*. — La luxation en bas avec déplacement de la tête vers la branche ascendante de l'ischion, ou luxation périnéale, en représente le premier terme. Mais il est rare que la tête conserve cette position, et l'extension consécutive imposée au membre conduit la tête au-devant du trou obturateur ou plus haut, et nous avons les luxations obturatrices ou pubiennes.

Luxations obturatrices. — La tête du fémur sortie toujours par le même point, en déchirant la portion inférieure de la capsule articulaire, s'est portée en haut et en avant lorsqu'on a cherché à étendre le membre, et est venue se placer au niveau du trou ovale (fig. 109).

La résistance de la portion antérieure de la capsule qui n'a pas été déchirée et le point d'appui que la tête prend sur le bord antérieur de la cavité cotyloïde la maintiennent dans la fosse ovale et l'empêchent de remonter plus haut.

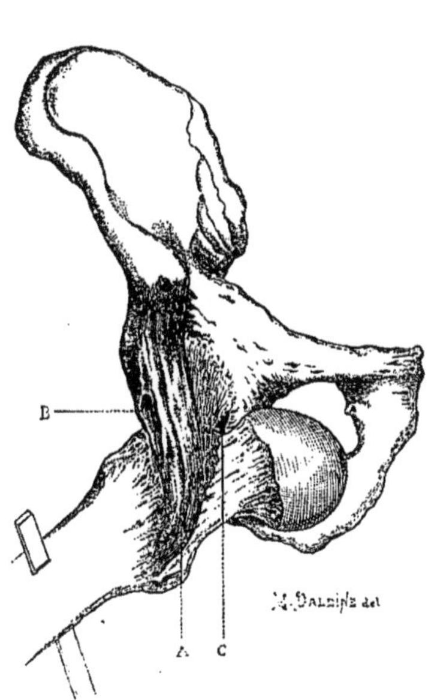

Fig. 109. — Luxation obturatrice.

A, faisceau vertical. — B, faisceau transversal. — C, bord de la déchirure capsulaire. La portion antérieure de la capsule non déchirée limite l'ascension du col. (Bigelow.)

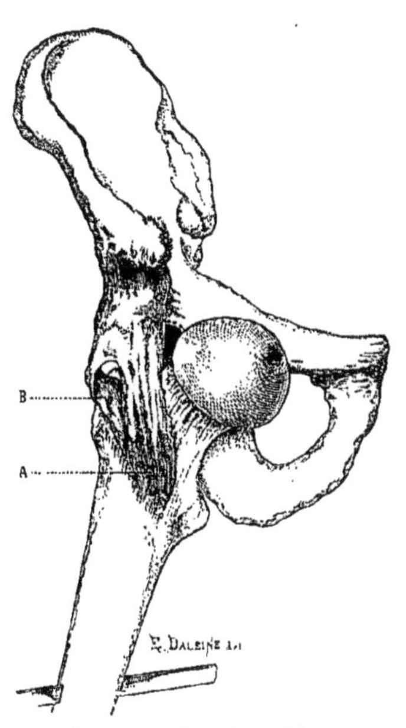

Fig. 110. — Luxation pubienne.

A, faisceau vertical. — B, faisceau transversal.

Le membre est alors fléchi parce que le faisceau vertical du ligament en Y tendu au maximum empêche le col de s'abaisser si la tête ne remonte pas (et nous venons de voir que la portion antérieure de la capsule non déchirée empêche cette ascension) la cuisse est en rotation externe imposée par la tension des muscles pelvi-trochantériens et de la partie postérieure de la capsule non déchirée.

Luxation pubienne. — Une déchirure intéressant la portion antéro-interne de la capsule articulaire permet à la tête fémorale de s'élever plus haut, elle vient alors se placer au devant de la branche horizontale du pubis et le membre est dans l'extension, l'abduction et la rotation externe (fig. 110).

La variété exceptionnelle *sous-épineuse* dans laquelle la tête fémorale repose sur le bord supérieur du cotyle, juste au-dessus de l'épine iliaque antérieure et inférieure, s'accompagne de la déchirure de la capsule à ses insertions supérieures et internes, la tête soulève et repousse en dehors le ligament en Y.

Tels sont les différents groupes de luxations régulières établies par Bigelow, ils représentent à coup sûr la très grande majorité des cas.

Luxations régulières primitives. — Il est cependant un certain nombre de luxations dorsales, obturatrices ou sus-cotyloïdiennes dans lesquelles le déplacement de la tête vers la région qu'elle occupe est *primitif*. C'est ainsi qu'on voit la tête fémorale écorner le rebord postéro-externe du cotyle, et déchirer ou désinsérer la capsule en ce point, pour se porter directement vers la partie supérieure de la grande échancrure sciatique. C'est alors une luxation iliaque primitive. De même, la tête violemment poussée en arrière peut émerger entre le pyramidal et l'obturateur interne(¹) ou au-dessus du pyramidal(²) en rompant directement la capsule en arrière et en bas. C'est encore une luxation ischiatique primitive. Dans cette dernière position, la contraction des deux muscles qui étranglent le col anatomique oppose un réel obstacle à la réduction.

Des luxations primitives obturatrices ou pubiennes ont aussi été rencontrées dans les mêmes conditions. Anatomiquement ces luxations primitives ne diffèrent des luxations régulières ou secondaires de Bigelow que par le siège de la déchirure capsulaire ; *variable* pour elles, comme le point où se concentre l'effort et où se fait le déplacement, toujours *fixe* et placé en bas dans les luxations secondaires. Mais dans les deux cas, le ligament en Y est intact.

Les luxations *irrégulières* beaucoup plus rares comprennent les déplacements qui s'accompagnent d'un délabrement considérable de la capsule et de déchirures du ligament en Y; la tête, se portant librement là où la pousse la violence extérieure, affectera une position quelconque autour du cotyle.

Symptômes. — *Luxations sous-cotyloïdiennes.* — La cuisse est fléchie directement sur le bassin, il n'y a ni adduction ni abduction du membre, et la tête fémorale est sentie immédiatement au-dessous de la cavité cotyloïde (fig. 112). Avec une flexion extrême, une légère rotation en dedans accompagne la luxation en bas sur la tubérosité de l'ischion et la luxation périnéale provoque l'abduction et la rotation en dehors.

Luxations dorsales. — Le symptôme principal des luxations dorsales est l'adduction unie à la rotation interne. Cette attitude permet à elle seule de déclarer que le déplacement articulaire appartient au groupe des luxations dorsales.

Lorsqu'une luxation dorsale s'accompagne de flexion de la cuisse sur le bassin, cette attitude est imposée par l'intégrité du muscle obturateur interne et de la portion postérieure de la capsule, qui sont à cheval sur le col du fémur, le brident et empêchent l'ascension de la tête vers la fosse iliaque externe. La

(¹) PARMENTIER, *Bull. de la Soc. anat.*, 1850, p. 177.
(²) SERVIER, *Bull. de la Soc. de chir.*, 1863. p. 485.

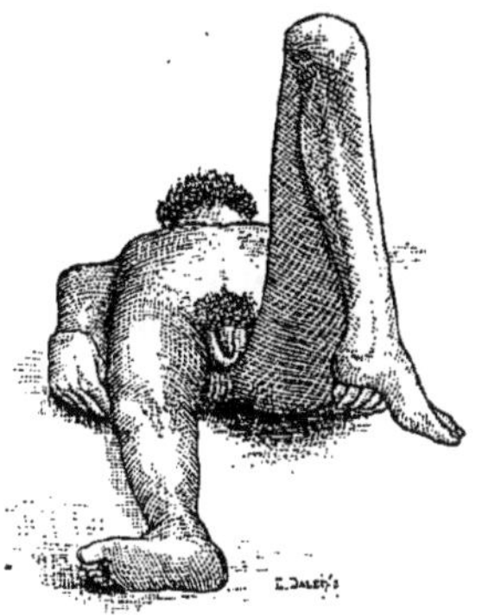

Fig. 111. — Luxation sous-cotyloïdienne.

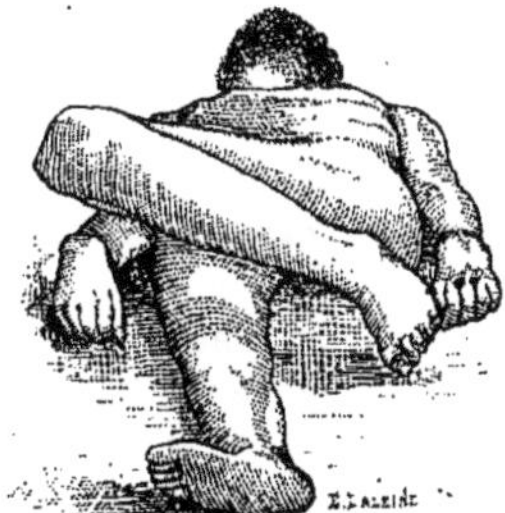

Fig. 112. — Luxation ischiatique

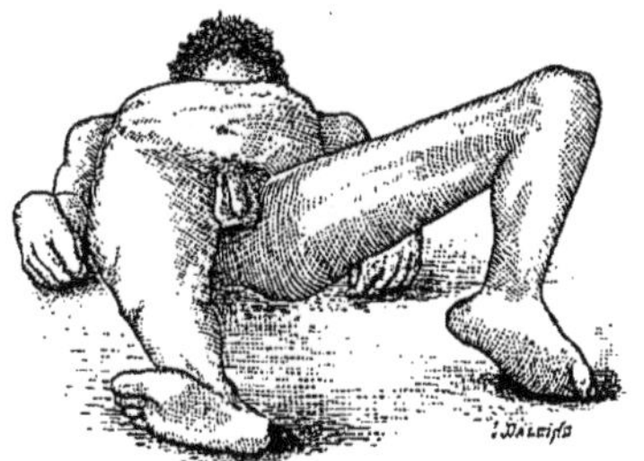

Fig. 114. — Luxation obturatrice.

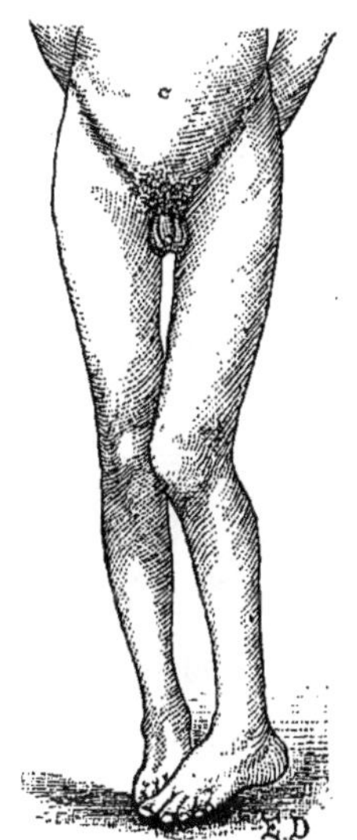

Fig. 113. — Luxation iliaque.

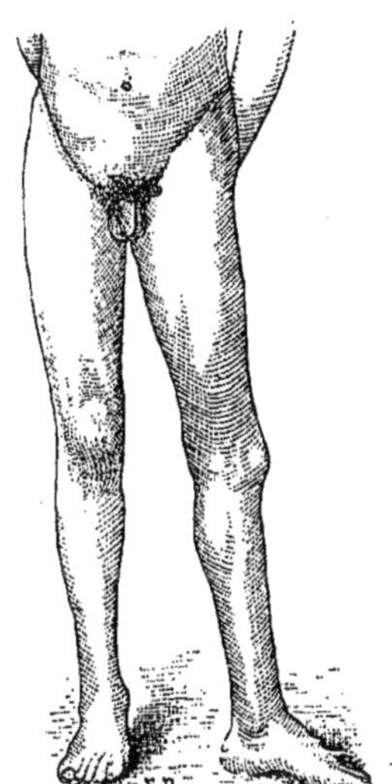

Fig. 115. — Luxation pubienne.

Fig. 111, 112, 113, 114, 115. — Attitudes des luxations de la hanche.

flexion de la cuisse dans une luxation dorsale conduit donc forcément à admettre une luxation basse, au-dessous du tendon de l'obturateur interne, ischiatique (fig. 112).

L'extension du membre dans une luxation dorsale témoigne au contraire de la déchirure du tendon obturateur interne et de la partie postérieure de la capsule et indique que la tête est montée plus ou moins haut : la luxation appartient alors à la variété iliaque. En même temps la palpation permet de reconnaître et de circonscrire la tête fémorale déplacée au-dessous des fessiers et d'apprécier le niveau qu'elle occupe (fig. 113).

A ces symptômes de premier ordre, ajoutons le raccourcissement du membre plus ou moins considérable dans la variété iliaque, son allongement possible (?) dans la variété ischiatique, et l'impossibilité de faire exécuter à la cuisse des mouvements d'abduction et de rotation externe.

Luxations obturatrices. — L'abduction avec rotation du membre en dehors caractérise les luxations en dedans, luxations obturatrices ou pubiennes.

La flexion de la cuisse accompagnant une luxation en dedans est le signe que la tête est maintenue dans la fosse obturatrice par les portions antérieures de la capsule non déchirées. Cette flexion suffit donc à caractériser la luxation basse ou obturatrice (fig. 114).

Lorsque la violence extérieure a rompu au contraire les parties antérieures de la capsule, la tête remonte au-devant du pubis et le membre est dans l'extension et la rotation externe (fig. 115).

La présence de la tête au-devant du pubis ou dans la fosse ovale, le raccourcissement du membre, sont les autres symptômes des luxations en dedans. Ajoutons que l'adduction et la rotation interne sont impossibles à imprimer au membre luxé.

Les variétés *exceptionnelles* des luxations dorsales ont des symptômes différents des précédents :

1° Ainsi que sa désignation l'indique, la luxation *dorsale avec rotation en dehors* diffère du type ordinaire par l'absence d'adduction et de rotation interne.

Des mouvements étendus de rotation externe peuvent être communiqués au membre qui est dans l'extension et la rotation externe; la tête est plus ou moins haut en *arrière* du cotyle.

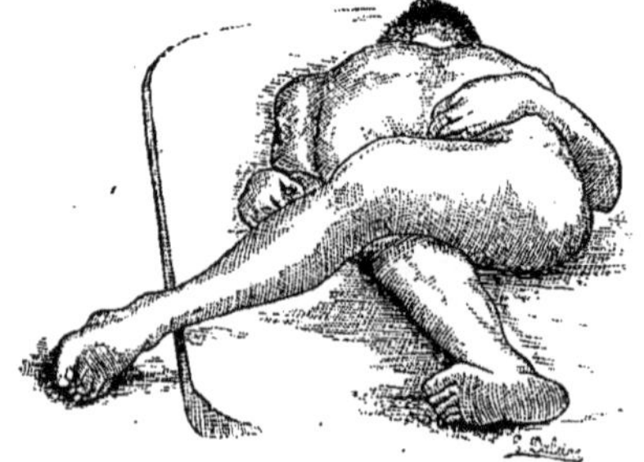

Fig. 116. — Luxation oblique antérieure. — Attitude. (Bigelow.)

2° La luxation *oblique antérieure* impose une attitude caractéristique. Le membre luxé, très raccourci et dans une légère rotation interne, croise presque perpendiculairement le membre sain. Les orteils regardent en avant et en dehors. « Cette attitude n'est pas absolument disgracieuse et rappelle certaines positions des danseuses » (Bigelow) (fig. 116).

3° La luxation *sus-épineuse* qui n'est que la luxation précédente exagérée, présente à peu près les mêmes symptômes, mais la tête est plus élevée, plus facilement appréciable au-devant de l'épine iliaque antéro-inférieure et la cuisse luxée croise moins haut le membre sain.

Dans le groupe des luxations pubiennes la variété exceptionnelle *sous-épineuse* ne mérite guère d'être séparée de la luxation pubienne dont elle ne diffère que par l'ascension un peu plus considérable de la tête en haut et en dehors.

Diagnostic. — Le diagnostic des luxations de la hanche doit :

1° Établir les caractères différentiels de ces déplacements avec : la contusion, l'entorse de la hanche, la fracture du col du fémur;

2° Distinguer entre elles les différentes variétés de luxations.

La contusion et l'entorse de la hanche s'accompagnent parfois d'attitudes vicieuses du membre et d'un gonflement considérable de la région qui rendent l'erreur possible. Toutefois, si l'on considère que tous les mouvements habituels peuvent être communiqués à la hanche, qu'il n'existe point de raccourcissement réel, et qu'il est impossible de trouver quelque part la tête déplacée, l'entorse et la contusion seront facilement reconnues.

Dans ces cas la base du diagnostic différentiel des luxations de la hanche est la recherche de la situation occupée par la tête fémorale. Chez les sujets gras ou très musclés, cette recherche peut être difficile, et Nélaton a donné un point de repère précieux pour déterminer en pareil cas la position de la tête. Il a fait voir qu'à l'état normal, la cuisse étant fléchie à angle droit sur le bassin, le sommet du trochanter correspond à une ligne droite étendue de l'épine iliaque antérieure et supérieure à la tubérosité ischiatique; le fémur est-il luxé, le sommet du trochanter ne correspond plus à cette ligne, et se trouve reporté en arrière dans une étendue proportionnelle au déplacement.

Les fractures du col du fémur qui s'accompagnent de raccourcissement, d'abduction et de rotation de la cuisse en dehors, pourrait faire croire à l'existence d'une luxation en dedans. Mais, avec une pareille luxation, on constaterait la présence de la tête, soit au niveau du trou obturateur, soit au-devant du pubis. De même la fracture du col lorsqu'elle s'accompagne exceptionnellement de rotation interne pourrait faire penser à l'existence d'une luxation dorsale. L'absence de la tête déplacée dans la fosse iliaque externe évitera cette erreur.

Le diagnostic des différentes variétés de luxations régulières de la hanche entre elles est extrêmement simple.

Les luxations qui s'accompagnent d'*adduction* et de rotation du membre en dedans sont *dorsales*.

La cuisse est-elle fléchie; on a la variété ischiatique; — étendue : c'est la variété iliaque.

L'*abduction* avec rotation du membre en dehors indique une *luxation en dedans*.

Si la cuisse est fléchie on a la variété obturatrice; — étendue la variété pubienne.

Les variétés exceptionnelles ne sont pas d'un diagnostic beaucoup plus délicat. On se rappellera que la position de la tête sur le dos de l'ilium coïncidant avec la rotation externe et un certain degré d'abduction possible, n'appartient qu'à la luxation dorsale avec renversement en dehors. L'attitude de la luxation oblique antérieure est caractéristique; et la position de la tête, facile à apprécier au-dessus du cotyle, témoignera d'une luxation sus ou sous-épineuse.

La distinction entre les luxations régulières et irrégulières, toujours délicate, pourra cependant se faire grâce à l'étendue des désordres; la mobilité de l'os luxé témoignant de la rupture du ligament en Y. Mais le diagnostic entre les luxations régulières primitives et les luxations régulières secondaires paraît absolument impossible.

Complications. — La luxation de la hanche peut être compliquée de fractures du fémur, du rebord cotyloïdien ou du bassin.

Lorsque la fracture du fémur siège au niveau de la partie moyenne de l'os, elle peut rendre la réduction difficile, mais elle est facile à reconnaître.

Les fractures du col compliquant la luxation sont d'un diagnostic beaucoup plus délicat et rendent la réduction impossible. La seule indication thérapeutique à remplir en pareil cas est de maintenir le membre en bonne attitude, quitte à pratiquer ultérieurement l'extirpation de la tête luxée, si elle gêne par la compression qu'elle exerce autour de l'articulation.

Les fractures du rebord cotyloïdien en avant ou en arrière de la cavité peuvent provoquer les plus grandes difficultés pour la réduction. Les fractures du bassin avec pénétration de la tête fémorale à travers les fragments de la cavité cotyloïde constituent une complication tout à fait exceptionnelle.

Signalons enfin la compression du sciatique par la tête luxée comme pouvant provoquer des douleurs intolérables et des troubles trophiques.

Pronostic. — Le pronostic des luxations de la hanche n'est pas grave. Lorsque le déplacement est réduit, le blessé est immobilisé pendant une vingtaine de jours, et les fonctions du membre sont ensuite facilement récupérées. Il n'en est pas de même lorsque la luxation n'est pas réduite.

Lafaurie [1] relate cependant plusieurs exemples de luxations non réduites, ayant permis la marche sans fatigue, quoique avec une claudication plus ou moins forte. Ces observations ont trait à des luxations iliaques ou pubiennes, mais les luxations basses ischiatiques ou obturatrices qui s'accompagnent d'une flexion plus ou moins considérable du membre déterminent une gêne sinon une impossibilité de la marche. Enfin, dans les luxations dorsales, la compression exercée par la tête déplacée sur des branches nerveuses est souvent l'origine de douleurs intolérables.

Traitement. — La seule méthode de traitement des luxations régulières récentes qui doive être employée aujourd'hui est celle qui, empiriquement conseillée par Després, a été régularisée et formulée par Bigelow. Elle consiste à fléchir la cuisse sur le bassin, de manière à ramener la tête fémorale déplacée vers la partie inférieure de la cavité cotyloïde, où se trouve la déchirure capsulaire, puis à porter le fémur directement en haut, et la tête rentre dans sa cavité.

On procédera donc à la réduction de la façon suivante : le blessé couché

[1] LAFAURIE, Thèse de Paris, 1869.

sur le dos repose sur un matelas étendu par terre; un aide, se penchant au-dessus du blessé, appuie avec le talon de chaque main sur les épines iliaques antérieures, et maintient solidement le bassin sur lequel il pèse de tout son poids. La cuisse est alors fléchie sur le bassin, la jambe pliée sur la cuisse. Le chirurgien debout, à côté du patient étendu à terre, se baisse pour engager sous le jarret fléchi son avant-bras, puis, se redressant brusquement, il porte en haut le fémur. La tête ramenée au niveau de la déchirure capsulaire, par la flexion de la cuisse sur le bassin est projetée dans sa cavité par le mouvement d'élévation. Si l'on a affaire à une luxation dorsale, et que la tête ne rentre pas du premier coup par cette manœuvre, il faudra, en même temps qu'on élève la cuisse, la porter dans l'abduction.

Lorsque la luxation est obturatrice ou pubienne, la manœuvre de réduction est à peu de chose près la même; la cuisse est tout d'abord fléchie pour ramener la tête fémorale en bas, puis le chirurgien porte brusquement la cuisse en haut et un peu en dedans, faisant en même temps que l'élévation l'adduction. Si la tête ne rentre pas directement par cette manœuvre, c'est que, quittant la fosse ovale, elle est passée en arrière du cotyle : la luxation est devenue dorsale. Elle se réduira comme celle-ci par flexion et élévation directe aidée d'une légère abduction.

Les luxations exceptionnelles dorsales avec rotation externe oblique antérieures et sus-épineuses, n'étant que des variétés de la luxation dorsale, se réduisent comme elles, lorsqu'un mouvement de circumduction a ramené la tête en arrière du cotyle. De même la variété exceptionnelle sous-épineuse se réduit comme les luxations obturatrices.

LUXATIONS ANCIENNES

Anatomie pathologique. — 1° *Lésions osseuses.* — Elles consistent en déformations plus ou moins considérables de la tête luxée, et de la cavité cotyloïde. Cette dernière, souvent rétrécie par le renversement de ses bords en dedans, peut devenir demi-circulaire ou oblongue. Elle diminue de profondeur et se trouve rapidement inapte à recevoir la tête qui l'a abandonnée.

2° *Altérations des parties molles.* — Elles portent soit sur le ligament capsulaire, soit sur les muscles périarticulaires.

Les modifications qui se produisent au bout d'un temps variable dans la capsule articulaire déshabitée sont importantes à connaître, en ce sens qu'elles peuvent rendre compte des difficultés de la réduction.

Elles consistent dans : 1° le rétrécissement de l'orifice capsulaire qui a donné issue à la tête. Au bout d'un temps variable, les lèvres de cet orifice tendent à se cicatriser, s'épaississent, s'indurent, étranglent en quelque sorte le col qui traverse la boutonnière qu'elles circonscrivent, et l'orifice est ainsi rendu trop étroit pour permettre facilement la rentrée de la tête luxée.

2° Elles sont encore représentées par l'oblitération de la cavité articulaire par la capsule déshabitée. Lorsque la tête luxée s'est portée vers la fosse iliaque externe, toute la partie antéro-supérieure de la capsule restée intacte suit le grand trochanter auquel elle s'insère, elle est ainsi entraînée en dehors, et se tend comme un voile au-devant de la cavité cotyloïde vide (fig. 117). Dans les premières semaines qui suivent la luxation, ce voile fibreux plaqué au-devant du cotyle s'en laisse facilement écarter, et si, par la flexion de la cuisse suivie d'élévation et d'abduction, on ramène la tête vers le cotyle, elle repous-

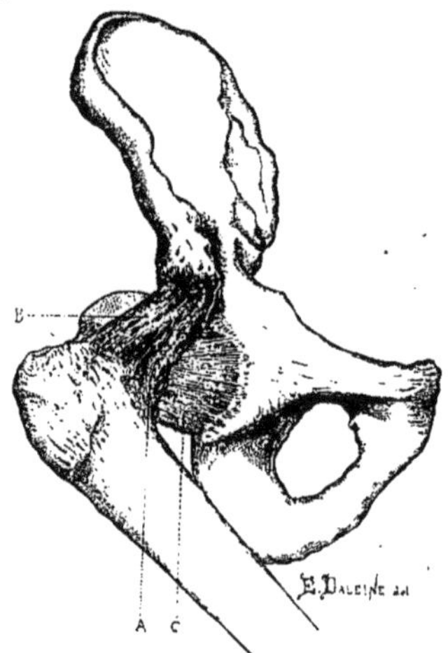

FIG. 117. — Luxation iliaque; cavité cotyloïde fermée par la portion antérieure de la capsule C, appliquée au devant d'elle.

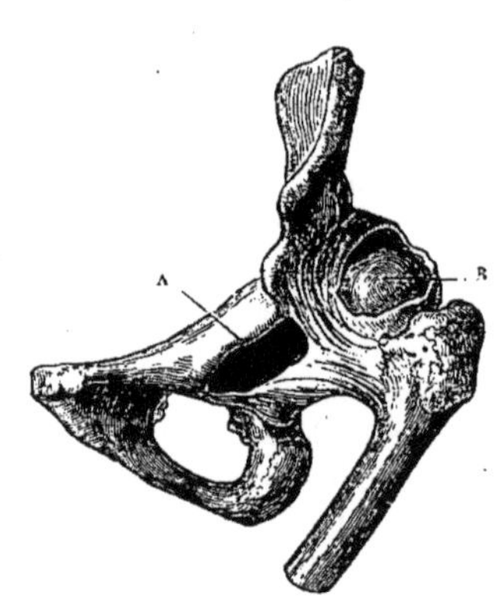

FIG. 118. — Luxation iliaque invétérée.

A, cavité cotyloïde recouverte par la portion antérieure de la capsule. — B, néarthrose.

sera en avant ce plan fibreux mobile, et s'engagera entre lui et le rebord cotyloïdien pour reprendre sa place. Mais si le déplacement articulaire remonte à plusieurs semaines, à plus forte raison, à plusieurs mois, la capsule tendue au-devant du cotyle sera fixée dans cette position par des adhérences contractées avec les parties voisines. De plus, la bourse capsulaire déchirée et vidée se sera aplatie, aura perdu toute capacité, et ne se laissera plus distendre pour permettre à la tête de rentrer en passant au-dessous d'elle, car elle est réduite à l'état de lambeau fibreux, inextensible. Dans un mémoire inséré dans les *Archives générales de médecine*, en 1889, nous avons montré que quelques autopsies et plusieurs observations d'arthrotomies démontraient la réalité de cette occlusion de la cavité cotyloïde par la portion antérieure de la capsule plaquée au-devant d'elle.

Les modifications qui se produisent du côté des *muscles périarticulaires*, apportent aussi un obstacle considérable à la réduction. Le déplacement de la tête en variété iliaque, par exemple, donne lieu au raccourcissement du membre inférieur. Ce raccourcissement a pour effet de rapprocher les unes des autres les insertions des muscles de la racine de la cuisse tels que les adducteurs et les fessiers. Si la luxation n'est point réduite et que ce rapprochement des extrémités musculaires persiste, le muscle se rétractera, subira des modifications profondes, et finalement se raccourcira définitivement. Cette perte de longueur irrémédiable des muscles adducteurs et fessiers entraîne ce fait capital : à savoir qu'en admettant l'intégrité absolue des surfaces articulaires, une laxité et une béance parfaite de l'ancienne capsule deshabitée, le chirurgien ne pourra remettre la tête luxée en place; elle sera retenue au-dessus du cotyle par deux groupes de cordages inextensibles, les uns les adducteurs placés en dedans, les autres en dehors, les fessiers (Paci, Ch. Nélaton).

Traitement. — La réduction des luxations anciennes de la hanche peut être obtenue par la manœuvre décrite pour la réduction des luxations récentes : la traction exercée sur la cuisse fléchie à angle droit sur le bassin.

Bigelow conseille en outre, pour les cas où cette simple manœuvre échoue, de faire exécuter à la cuisse un mouvement forcé de circumduction, de façon à ce que le col fémoral, *balayant* le rebord cotyloïdien, déchire et élargisse l'orifice capsulaire rétréci.

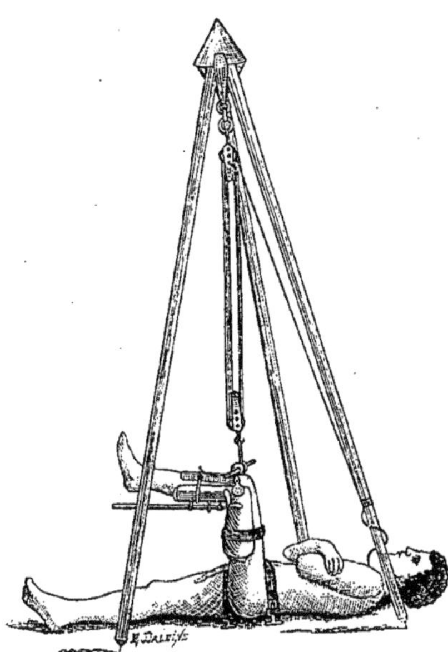

Fig. 119. — Trépied de Bigelow pour la réduction des luxations de la hanche.

Dans le but d'agir avec plus de force et d'exercer cependant la traction dans le seul sens où il soit rationnel de le faire, Bigelow a fait construire un trépied qui se place au-dessus du malade étendu. Grâce à lui, des tractions peuvent être faites avec des moufles sur la cuisse fléchie. Pendant ces tractions, le chirurgien imprimera, suivant la variété du déplacement, des mouvements légers d'adduction ou d'abduction au membre.

Par cette méthode, on pourra réduire la plupart des luxations de la hanche qui n'ont pas une durée de plus de deux mois. On en a même réduit de beaucoup plus anciennes. Mais on peut également échouer, et cela quelques semaines seulement après la production du déplacement.

Méthodes sanglantes. — Lorsque les manœuvres précédentes n'ont pu obtenir la réduction, le chirurgien peut recourir : aux sections fibreuses et tendineuses sous-cutanées, à l'arthrotomie à ciel ouvert, à la résection de la tête fémorale, à l'ostéotomie.

La *tenotomie* faite par Hamilton et par Mac Cormac n'a pas permis la réduction. Elle doit être laissée absolument de côté si l'on admet que le rétrécissement de la capsule ou l'adhérence capsulaire au pourtour cotyloïdien est la principale cause de l'irréductibilité. En effet, en cas de luxation iliaque il serait impossible d'aller plonger un ténotome, destiné à sectionner l'énorme épaississement capsulaire placé au fond de la région derrière et en dedans du trochanter et du col; cette section serait encore plus imprudente en cas de luxation ovalaire.

L'*arthrotomie* à ciel ouvert a été tentée déjà un certain nombre de fois par Volkmann (1), Mac Cormac (2), Nicoladoni (3), Margary (4), Sydney Jones (5), Polaillon (6), Quénu (7), Paci (8), Ch. Nélaton (9), O. Bloch (10), Vecelli (11), Ricard (12), Severeano (13).

Toutes ces tentatives de réduction par arthrotomie ont échoué, sauf celles de Polaillon et de Vecelli.

En étudiant les faits précédemment cités, on voit que les échecs reconnaissent deux causes : 1° les chirurgiens ont abordé l'article, par une voie qui ne leur permettait pas de dégager la cavité cotyloïde fermée par la capsule appliquée au devant d'elle; 2° ils ont eu à lutter contre un raccourcissement des muscles qui entourent la jointure, tel qu'il ne permettait point de ramener la tête déplacée au niveau de sa cavité.

La plupart des incisions destinées à découvrir la tête fémorale et à couper les brides qui l'empêchent de rentrer dans le cotyle furent faites en effet d'après les procédés classiques de résection, l'incision étant placée en arrière de la tête fémorale luxée et du trochanter (Volkmann, Nicoladoni, Quénu, Severeano, Sidney Jones, Margary, Paci). Or, par cette incision postérieure, on découvre très facilement la tête, on peut aisément la réséquer, mais il est impossible d'aborder la cavité cotyloïde et de voir le ligament capsulaire qui la recouvre et la ferme. Toute tentative d'arthrotomie par la voie rétro-trochantérienne demeurera donc forcément stérile, puisque la capsule ne peut être découverte et incisée par une incision postérieure qu'après résection de la tête. Nicoladoni a bien compris cette cause d'irréductibilité, aussi dit-il que s'il avait à recommencer une semblable opération, il ferait une incision antérieure lui permettant de sectionner tout d'abord le ligament capsulaire de façon à rendre le cotyle accessible. Polaillon, qui avait affaire à une luxation ovalaire, fit une incision *à la région antérieure* de la hanche, longue de 10 centimètres suivant le bord antérieur du trochanter; ayant coupé la capsule interposée à la tête et à la cavité, il put réduire la luxation facilement. Vecelli fit de même et obtint, lui aussi, la réduction.

L'échec opératoire éprouvé par la majorité des chirurgiens peut donc être rapporté à la mauvaise voie qu'ils ont choisie pour se diriger vers l'articulation luxée. Mais il ne faudrait pas croire, se basant sur les résultats opératoires de Polaillon et de Vecelli, qu'on réussira toujours en suivant la voie antérieure. Mon observation, celle de Paci et même celle de Polaillon démontrent nettement qu'après l'obstacle capsulaire il y a encore l'obstacle du *raccourcissement*

(1) VOLKMANN, *Berliner klin. Wochenschrift*, p. 357, 1877, et *Bull. de la Soc. de chir.*, 1883, p. 101.
(2) MAC-CORMAC, *St-Thomas hosp. Rep.*, t. IX, 1878, et *Bull. de la Soc. de chir.*, 1883, p. 105.
(3) NICOLADONI, *Wiener med. Wochenschrift*, 1885, et Thèse de Fretin, 1887, p. 60.
(4) MARGARY, *Archivio di ortopedia*, 1884 et th. de Fretin, p. 65.
(5) SYDNEY (JONES), *Lancet*, 1884, t. II, p. 870.
(6) POLAILLON, *Bull. de la Soc. de chir.*, 1883, p. 107.
(7) QUÉNU, *Rev. de chir.*, 1887, p. 1004.
(8) PACI, *Bull. médical*, 1887, p. 220, et *Trattato sperimentale*, etc., 1889.
(9) CH. NÉLATON, *Arch. gén. de méd.*, 1889.
(10) O. BLOCH, *Rev. d'orthopédie*, 1890, p. 161.
(11) VECELLI, *Archivio di ortopedia*, 1887, anno IV, p. 411, cité par Bloch.
(12) RICARD, *Bull. de la Soc. de chir.*, 1890.
(13) SEVEREANO, Congrès franç. de Chir., 1886, p. 339.

musculaire qu'il faut lever. Chez le jeune garçon que j'ai opéré, il m'aurait fallu, pour abaisser la tête, après division de la capsule en avant, désinsérer tous les muscles qui prennent attache au devant, au-dessus et en arrière du trochanter, et je ne sais si, après cette section, j'aurais pu encore abaisser le fémur ou le maintenir dans sa cavité à cause du raccourcissement des adducteurs que je ne pouvais raisonnablement pas me proposer de sectionner aussi. L'opinion de Paci est la même que la mienne.

L'analyse des différents cas de tentatives de réduction par arthrotomie conduit donc aux conclusions suivantes : il est impossible de réduire une luxation iliaque par arthrotomie en faisant l'incision destinée à ouvrir la jointure sur la partie postérieure de la tête fémorale. Quel que soit l'âge d'une semblable luxation, les tentatives de réduction échoueront, car le véritable obstacle à la rentrée de la tête, la capsule articulaire, n'aura pas été atteint.

Dans les luxations anciennes, l'arthrotomie échouera même après section directe de la portion antérieure de la capsule à cause du raccourcissement des muscles fessiers et adducteurs. Ce raccourcissement se produit à une époque variable que nous ne saurions préciser; mais, d'une façon générale, on peut supposer qu'après deux ou trois mois il devient une cause d'échec.

L'arthrotomie ne pourra donc réussir que si l'articulation est découverte en avant, de façon à ce que le chirurgien puisse diviser la portion antérieure de la capsule qui ferme le cotyle ; il faut de plus qu'elle soit tentée relativement tôt, dès que les manœuvres de traction auront échoué, de façon que les obstacles musculaires que nous venons de décrire ne se soient point créés. Or il est rare que l'intervention ait lieu à ce moment favorable. L'espoir d'obtenir une réduction par des tractions réitérées, les exemples d'amélioration spontanée de la marche à la suite du massage, des mouvements communiqués, les appréhensions qu'inspirent toujours une opération sanglante d'une importance réelle, la font différer. Aussi la résection de la tête fémorale est-elle l'opération à laquelle ont abouti en somme la plupart des tentatives d'arthrotomie (les faits de Polaillon et de Vecelli exceptés).

Les résultats de la résection sont généralement bons, et malgré un raccourcissement assez considérable, la marche a été facile dans la plupart des cas. Cependant si les sections fibreuses péri-articulaires ont été étendues, l'extrémité supérieure du fémur tend à remonter de plus en plus vers la crête iliaque, le raccourcissement du membre s'accentue et la claudication, d'abord peu accusée, devient au bout de six mois ou un an considérable. Aussi Ricard nous paraît-il avoir employé un procédé excellent pour s'opposer à l'ascension du fémur après la résection. Il résèque la tête fémorale au ras du col, élargit avec la rugine la cavité cotyloïde plus ou moins comblée et place dans cette cavité le moignon du col fémoral décapité. Ce col ainsi engagé dans le cotyle empêche l'ascension ultérieure du fémur vers la crête iliaque.

La résection se trouve particulièrement indiquée lorsque la tête déplacée comprime le sciatique et provoque des douleurs ou des troubles trophiques, lorsqu'une fracture du col accompagne la luxation (Bloch, Wittermann), ou lorsque la mobilité de la tête luxée est telle qu'elle ne permet pas la station debout ou la marche. Avec la modification conseillée par Ricard, elle nous paraît être dans la majorité des cas le procédé de choix.

Ailleurs le fémur occupe une attitude vicieuse qui entraîne une gêne considérable ou une impossibilité de la marche. La tête déplacée est fixe dans la position anormale qu'elle occupe et la cuisse fléchie, portée dans une adduction ou une abduction extrême; c'est alors l'ostéotomie ou l'ostéoclasie qui sont indiquées.

Verneuil, Bouilly (1), Mac Ewen (2), Wahl et Koch (3) ont par ce moyen obtenu d'excellents résultats.

XII

LUXATIONS DE LA ROTULE

Les luxations de la rotule sont rares et entrent dans la proportion de 1 pour 100 dans la statistique générale des luxations (Stimson). Elles ont été pour la première fois bien décrites en 1856 par Malgaigne, et ont fait plus récemment l'objet d'études spéciales de la part de Streubel (1866) et de von Meyer (1882).

MALGAIGNE, Traité des fractures et des luxations. — STREUBEL, *Schmidt's Jahrbuch*, 1866, t. CXXIX, p. 311, et t. CXXX, p. 54. — VON MEYER, *Arch. für klin. Chir.*, 1882, 3 t. XXVIII, p. 256. — BERGER, art. ROTULE du *Diction. encycl. des sciences méd.* — PANAS, art. GENOU du *Dict. de méd. et de chir. prat.*

Classification :

Luxations externes	par déplacement transversal de la rotule.	Complète	rotule de champ.
			— transversale.
		Incomplète.	
	par rotation sur place de la rotule autour de son axe vertical.	Verticale externe.	
		Par renversement de dehors en dedans (exceptionnelle).	
Luxations internes	par déplacement transversal de la rotule.	Complète (?).	
		Incomplète (rare).	
	par rotation sur place de la rotule autour de son axe vertical.	Verticale interne.	
		Par renversement de dedans en dehors (exceptionnelle).	

Causes. — Les luxations de la rotule sont dues à une violence extérieure ou à la contraction musculaire du triceps. Dans le premier cas, une chute sur la face interne du genou, un coup violent porté sur cette région, en sont les principaux agents. Dans le second un effort brusque paraît être seul en cause. Un soldat se luxe la rotule en faisant un assaut d'armes; une femme, portant un lourd panier et se sentant fléchir, fait un effort brusque pour se redresser, et le déplacement se produit. Un effort musculaire survenant à la suite d'un faux pas, d'une flexion forcée du genou suffit souvent à provoquer la luxation.

Quelquefois enfin ni une contraction musculaire violente, ni un traumatisme

(1) VERNEUIL et BOUILLY, *Congrès de chirurgie*, 1886, p. 318.
(2) MAC EWEN, *Glasgow med. journal*, 1879, p. 305.
(3) WAHL et KOCH, *Berl. klin. Woch.*, 1882, p. 492.

ne peuvent être invoqués. « Fergusson a vu la luxation se produire sous le poids d'un petit enfant, qui avait mis le pied sur le genou d'une personne couchée dans son lit. B. Cooper connaissait une jeune dame qui se luxait parfois la rotule en appuyant du bout du pied contre un oreiller. Albert a rapporté l'observation d'un jeune homme qui se luxait fréquemment la rotule lorsqu'il se levait de son siège, et qui pouvait à volonté produire ce déplacement par la seule flexion du genou » (Berger).

On a appelé ces luxations : luxations habituelles. Ce ne sont point à proprement parler des luxations pathologiques, mais ce sont des déplacements préparés en quelque sorte par l'existence antérieure de luxations traumatiques ou par une laxité spéciale des liens articulaires.

Nous étudierons d'abord le mécanisme des luxations en dehors qui sont de beaucoup les plus fréquentes, puisque sur 46 cas de luxations de la rotule, Malgaigne ne comptait que 6 déplacements en dedans.

Luxations en dehors. — **Mécanisme.** — Ces luxations peuvent être divisées, comme le fait von Meyer, en deux catégories : 1° luxations par déplacement transversal et transport de la rotule en dehors ; 2° luxations par rotation sur place de la rotule autour de son axe vertical. Le mécanisme n'est pas absolument le même dans ces deux variétés.

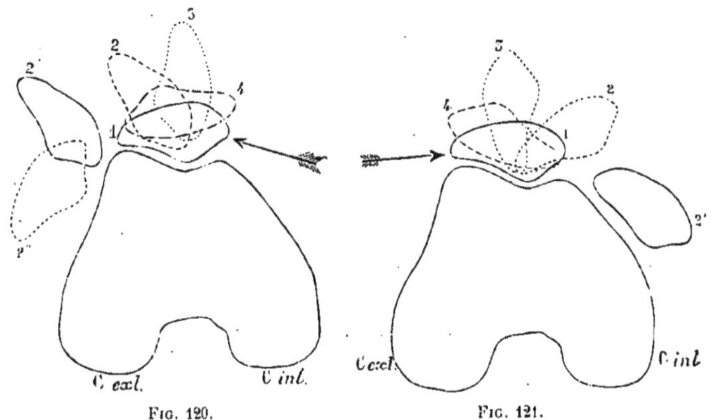

Fig. 120. Fig. 121.

Fig. 120. — Mécanisme des luxations externes de la rotule. — 1, position normale de la rotule. — 2, luxation incomplète externe. — 3, luxation verticale externe. — 4, luxation par renversement de dehors en dedans. — 2', luxation complète externe transversale. — 2'', luxation complète externe verticale.

Fig. 121. — Mécanisme des luxations internes. — 1, position normale de la rotule. — 2, luxation incomplète interne. — 3, luxation verticale interne. — 4, luxation par renversement de dedans en dehors. — 2', luxation complète interne. (Berger.)

Le mécanisme de la luxation par déplacement transversal et transport de la rotule en dehors a été établi par Voillemier : Le genou étant dans l'extension ou l'hyperextension, la rotule repose sur la partie supérieure et externe de la trochlée fémorale, car la surface cartilagineuse de la trochlée remonte plus haut en dehors qu'en dedans. Un choc porté alors sur le genou de dedans en dehors, atteint facilement le bord interne de la rotule qui fait saillie dans cette attitude au devant de la face antérieure du fémur, et la rotule est projetée en dehors du condyle externe, car la crête qui limite la surface cartilagineuse de ce condyle, n'est pas assez saillante pour opposer une résistance sérieuse à l'effort. A ce moment la rotule déborde en dehors le condyle externe, la flexion du genou survient, fait glisser la rotule sur la face externe du fémur et la fixe dans son déplacement.

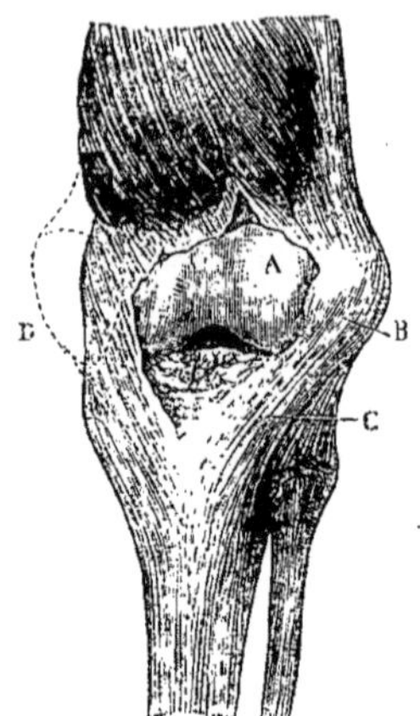

FIG. 122. — Luxation de la rotule en dehors, complète, la face cartilagineuse de la rotule répond au condyle externe.

A, condyle externe du fémur. — B, rotule. — C, ligament rotulien. — D, position de la rotule dans la luxation en dedans. (B. Anger.)

La seule partie qui résiste est la portion interne du surtout ligamenteux du genou; elle est déchirée.

La rotule se place alors de champ, sa face cartilagineuse appuyant sur la face externe du condyle, plus rarement elle reste horizontale, sa face antérieure regardant directement en avant (fig. 122 et 123).

Par le même mécanisme, un peu moins facilement peut-être que pendant l'extension de la jambe, la luxation peut encore être produite, lorsque le genou est demi-fléchi, mais dans la flexion complète la rotule s'enfonce dans la rainure inter-condylienne, ses bords ne dépassent plus la trochlée fémorale, et les violences extérieures n'ont plus aucune prise sur elle pour la pousser en dehors.

Le mécanisme de cette même luxation par transport en dehors due à la *contraction musculaire* serait le suivant : la cuisse et la jambe forment, en s'articulant au niveau du genou, un angle obtus ouvert en dehors; le tendon du triceps et le ligament rotulien suivent l'un l'axe de la cuisse, l'autre l'axe de la jambe, et se rejoignent sur la rotule en reproduisant le même angle. Or, en supposant que la jambe soit maintenue immobile dans l'extension sur la cuisse et que la contraction du triceps survienne, elle tendra à effacer cet angle en portant la rotule en dehors. Mais la tension du ligament latéral interne s'y oppose. La contraction musculaire est-elle assez puissante pour amener à elle seule la rupture du surtout ligamenteux interne? Cela est douteux, et Streubel pense que, dans un faux pas, par exemple, la jambe est d'abord violemment portée en dehors, mouvement qui distend le surtout ligamenteux interne, et en commence la déchirure, puis la contraction du triceps survient à ce moment, et elle est d'autant plus puissante que la nouvelle position prise par la jambe favorise son action, elle achève la rupture du ligament interne et luxe la rotule en dehors.

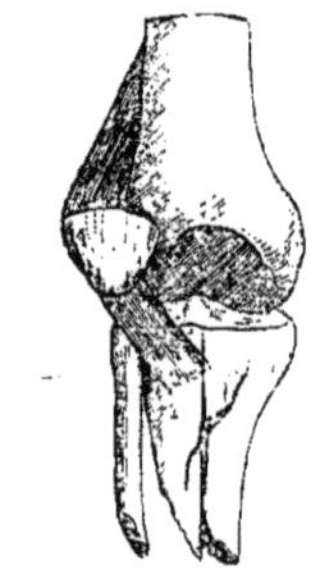

FIG. 123. — Luxation de la rotule en dehors par déplacement transversal, la face antérieure de la rotule regarde directement en avant. (Stimson.)

Quel que soit donc le mécanisme qui conduit au déplacement de la rotule, la lésion essentielle, capitale, est la déchirure plus ou moins large du surtout fibreux péri-rotulien, et principalement de son ligament interne.

Dans 6 cas où l'examen anatomique fut pratiqué par Verneuil, Tainturier, Philipeaux et Führer (¹) on retrouva trois fois les traces de la déchirure capsulaire, et il s'agissait de luxations anciennes dans lesquelles la rupture cicatrisée aurait pu passer facilement inaperçue. Dans une dissection d'un cas récent faite par Andrews (²), le vaste interne était déchiré, la portion interne du droit antérieur était séparée du vaste interne, et les attaches des ligaments latéraux au bord interne de la rotule étaient rompues.

Ces faits viennent à l'appui de l'opinion de Streubel, qui pense que la rupture des ligaments en dedans de la rotule est la condition *sine qua non* de la luxation. Panas pense de même. « Si nous nous en rapportons à nos propres expériences nous sommes enclins à admettre que la rupture doit intéresser souvent une portion du vaste interne, ce qui explique que la rotule retenue en dehors par la contraction des deux autres portions du triceps ne soit plus sollicitée à revenir à sa place. »

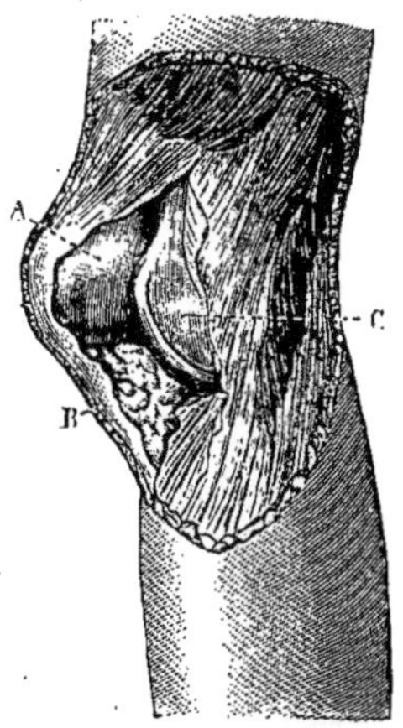

FIG. 124. — Luxation verticale externe.

A, surface articulaire de la rotule regardant en dehors. — B, ligament rotulien. — C, condyle externe du fémur. (B. Anger.)

Les mécanismes que nous venons d'exposer ont été proposés pour expliquer la production des luxations de la première catégorie de von Meyer, ou luxations complètes par transport de l'os en dehors.

Les luxations de champ ou par *rotation sur l'axe vertical* de la rotule, dont les luxations incomplètes peuvent être considérées comme le premier degré, passent tout d'abord par les mêmes phases : le traumatisme provoquant le glissement de la rotule en dehors, et la rupture de ses attaches internes. Puis surviendrait une contraction du triceps, qui jouerait, d'après Servier, un rôle capital. Le membre étant dans *l'abduction*, le droit antérieur attirerait en avant et en dehors l'angle externe de la rotule, et lui ferait exécuter un demi-tour sur son axe (³).

Mais on est bien loin d'être fixé sur le rôle exact de la contraction du triceps, Malgaigne, Terrillon admettent que la contraction spasmodique du vaste externe produit le déplacement en dehors; pour Servier, le rôle le plus important serait dévolu au droit antérieur, enfin Duchesne de Boulogne admet que la faradisation du vaste externe attire la rotule en dedans.

LUXATIONS DE LA ROTULE EN DEDANS. — Elles présentent aussi deux groupes :

1° Les luxations par déplacement transversal de la rotule en dedans (extrêmement rares);

2° Les luxations par rotation sur l'axe vertical.

(¹) Cas rapportés par Berger, *loc. cit.*, p. 543.
(²) ANDREWS, *Annals of anat. and surgery*, 1883, t. VII, p. 199.
(³) SERVIER, Thèse de Paris, 1851.

Les premières succèderaient à des violences extérieures, et se produiraient par le même mécanisme que les luxations externes : choc sur le bord externe de la rotule, déchirure des ligaments externes, etc.

Les secondes se voient, d'après Berger, dans les conditions suivantes : « Lorsqu'une violence extérieure agit sur le bord externe de la rotule de façon à repousser cet os en dedans, même alors que la partie externe de la capsule articulaire a cédé, le déplacement est bientôt limité par la résistance du ligament et du tendon rotulien, dont la direction se prête mal au refoulement de la rotule en dedans. Celle-ci subit alors un mouvement de bascule, son bord interne se portant en avant sous l'influence de la contraction du droit antérieur, tandis que le bord externe sur lequel la violence extérieure porte son action est repoussé jusqu'au niveau de la rainure inter-condylienne, la luxation verticale est produite. »

Les luxations verticales succèdant à l'action musculaire seraient produites, d'après Servier, par la contraction du droit antérieur survenant pendant que le membre est dans *l'adduction* forcée. Cette contraction attirerait en avant et en dehors l'angle supéro-interne de la rotule.

Symptômes. — Luxations en dehors. — 1° *Luxations complètes.* — Elles présentent deux formes :

Première forme. — La rotule, ayant complètement abandonné la poulie articulaire du fémur, est venue se placer de champ contre le côté externe du condyle sur lequel elle appuie par sa face cartilagineuse. La face cutanée de la rotule regarde alors en dehors et en avant, et son bord interne devenu antérieur soulève fortement la peau. En dedans de cette saillie, on trouve un enfoncement, et le doigt peut facilement explorer la totalité de la poulie fémorale, qui n'est recouverte que par la peau. Au-dessus et au-dessous de la rotule, deux cordes tendues sont faciles à reconnaître, l'une pour le tendon du triceps, l'autre pour le ligament rotulien. La jambe est le plus souvent légèrement fléchie (Panas), mais on l'a vue quelquefois dans l'extension complète (fig. 125).

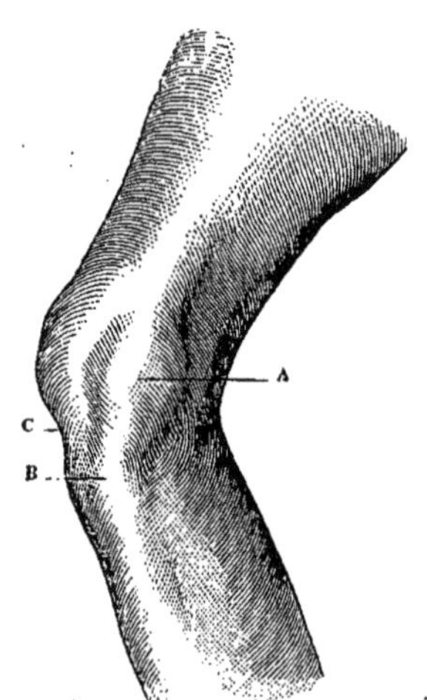

Fig. 125. — Luxation de la rotule en dehors. — Déformation. — Vue de profil.

A, saillie de la rotule. — B, ligament rotulien. — C, dépression à la place normale de la rotule.

La douleur est vive, exaspérée par le moindre mouvement, et la marche par conséquent impossible, bien que Malgaigne cite le cas d'un malade observé par Dupuytren, qui avait pu se relever et faire quelques pas.

Deuxième forme. — Une autre forme de la luxation complète en dehors est la suivante : la rotule abandonne encore complètement la trochlée fémorale, mais sa face antérieure reste antérieure, son bord externe refoule les téguments, et fait une saillie considérable en dehors, son bord interne appuie sur la face externe du condyle.

La rotule continue donc en dehors la face antérieure du fémur occupant par rapport au condyle la position d'un battant de table relevé. Les doigts enfoncés en arrière du bord externe explorent facilement en déprimant les téguments la surface cartilagineuse de la rotule (fig. 126 et 123).

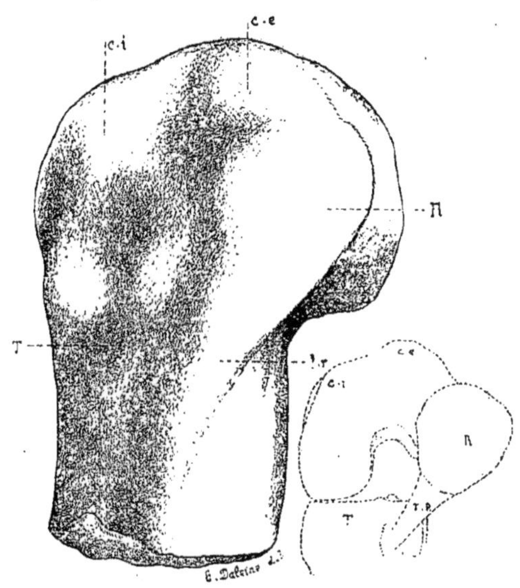

Fig. 126. — Luxation par déplacement transversal et transport de la rotule en dehors.

T, face interne du tibia. — *t.r.*, tendon rotulien. — R, rotule. — *c.i.*, condyle interne. — *c.e.*, condyle externe, moule en plâtre déposé par Quénu au musée de Clamart.

2° *Luxation incomplète.* — La surface articulaire de la rotule n'a pas complètement abandonnée la poulie articulaire, sa facette interne appuie sur le condyle externe, seule sa facette externe le déborde.

Sa face cutanée regarde alors en avant et en dedans. Son bord interne est enclavé en arrière dans la gorge de la poulie fémorale et son bord externe fait en avant et en dehors une forte saillie. En dedans de la saillie rotulienne, une exploration profonde permet de reconnaître une surface lisse, qui appartient au condyle interne du fémur. La jambe souvent dans l'extension sur la cuisse a été quelquefois trouvée dans la flexion légère.

3° *Luxation verticale externe.* — La rotule se place de façon que sa face cartilagineuse regarde en dehors, son bord externe soulève la peau et fait une forte saillie en avant, son bord interne est enclavé dans la gouttière intercondylienne. La déformation du genou est alors particulière, son diamètre antéro-postérieur est augmenté; de chaque côté est une dépression profonde au fond de laquelle on sent les condyles. La jambe généralement étendue, a été quelquefois trouvée dans une flexion légère (fig. 124).

Luxations en dedans. — L'existence de la luxation en dedans, traumatique, complète ou incomplète, est contestée par la plupart des auteurs. Les deux faits de Putegnat et de Walther rapportés par Malgaigne, sont extrêmement douteux. Il en est de même du cas donné par Ashton Key, comme un exemple de luxation incomplète en dedans.

La luxation verticale dans laquelle la surface articulaire regarde en dedans a été au contraire observée plusieurs fois, mais je ne reviendrai point sur la description de ses symptômes, ils sont identiques à ceux des luxations de la variété verticale externe, avec cette seule différence que la surface articulaire est dans cette dernière luxation dirigé en dedans.

Les luxations par renversement complet de la rotule, soit de dehors en dedans, soit de dedans en dehors sont rares.

Pour le renversement de dehors en dedans ce sont toujours les deux cas de Suë et de Hévin rapportés par Malgaigne qui servent à la description. Pour le renversement de dedans en dehors, ce sont les cas de Castara(1), Gaulke(2) et Wragg(3). Notons aussi l'observation de Faucon (4), qui donne un exemple de luxation externe complète avec renversement sens dessus dessous.

Un examen attentif de l'articulation permit de reconnaître dans ces différents cas que la surface postérieure articulaire de la rotule regardait directement en avant.

Pronostic. — Le pronostic des luxations de la rotule n'est pas toujours simple parce que la réparation de la déchirure capsulo-ligamenteuse qui a permis à l'os de se déplacer peut demeurer imparfaite, ou tout au moins laisser à sa suite une laxité considérable des tissus périarticulaires. Telle est l'origine de ces luxations récidivantes (habituelles) qui se produisent sous l'influence de la moindre cause. La jeune fille dont Putegnat rapporte l'histoire avait conservé à la suite d'une luxation traumatique un relâchement si grand de la capsule articulaire, qu'elle s'amusait à luxer sa rotule plus de cent fois par heure.

D'autre part la réduction de la luxation n'est pas toujours facile ni même possible à obtenir, et lorsque le déplacement n'a pas été corrigé, les fonctions du membre sont quelquefois compromises. Vesale, Textor père, Vering, Dupuytren, Monteggia(5) ont montré des exemples de conservation à peu près parfaite de la marche, bien que la luxation persistat, et le fait d'Hamoir, qui a trait à un artilleur qui avec une luxation rotulienne, n'en vaquait pas moins à son service, est classique. Néanmoins la règle est une abolition plus ou moins complète des fonctions du membre qui reste demi-ankylosé ou privé de force.

Traitement. — Il consiste à pratiquer la réduction de la luxation en employant une méthode, préconisée depuis longtemps par Valentin : Un aide porte la jambe dans l'extension forcée, pendant que la cuisse est fléchie sur le bassin, de cette façon le triceps est relâché; pendant ce temps, le chirurgien saisissant la rotule, la repousse vers la trochlée fémorale, ou lui imprime, si la luxation est verticale, un mouvement de rotation sur son axe.

(1) Castara, *Journal de chirurgie*, 1844.
(2) Gaulke, *Deutsche Klinik*, 1863, t. II.
(3) Wragg, *Schmidt's Jahrbuch*, 1856, p. 362.
(4) Faucon, *Bulletin de la Soc. de chir.*, 1887, p. 388.
(5) Monteggia, cité par Berger.

Puis, une fois la réduction obtenue, le membre est soigneusement immobilisé, dans une gouttière plâtrée, pendant cinq ou six semaines, de façon à obtenir une réparation complète des ligaments déchirés. Après ce laps de temps, la marche est permise, mais le genou doit encore être soutenu, soit à l'aide d'une genouillère, soit à l'aide d'un appareil à tuteurs qui limitera les mouvements (Panas).

Mais il ne faut pas croire que la manœuvre précédente puisse toujours, même avec le secours de l'anesthésie, permettre la réduction. Qu'il s'agisse de luxations avec déplacement transversal de la rotule en dehors, ou de luxations avec rotation autour de l'axe vertical « la rotule est tellement fixée qu'il faut pour l'ébranler des efforts considérables, et Vincent va même jusqu'à dire qu'elle semblait clouée au fémur par trois ou quatre vis qui auraient traversé toute son épaisseur » (Panas).

La cause de cette fixité de la rotule, paraît due pour les luxations complètes en dehors, à une pénétration du bord interne de la rotule dans le tissu spongieux de la face externe du condyle. Voici au moins ce que Andrews put constater dans une autopsie. La rotule fut trouvée déplacée directement et transversalement en dehors, son bord interne appuyait solidement sur le condyle externe, ses faces antérieures et postérieures avaient conservé à peu près leur direction normale. A la place où le bord interne de la rotule appuyait contre le fémur, le tissu spongieux du condyle présentait une dépression en forme de cuiller longue d'un pouce, et large des 5/8 d'un pouce. L'épais bord interne de la rotule appuyait sur cette dépression, c'est ce qui l'empêchait de glisser. La rotule était maintenue fixe dans cette position, comme un battant de table par de solides faisceaux se portant dans trois directions.

La fixité des luxations verticales est-elle due, ainsi que le veut Malgaigne, à l'enclavement dans la fossette sus-condylienne du fémur de l'un des angles latéraux de la rotule? Avec Panas, on peut dire que cela est anatomiquement possible, mais qu'aucune autopsie n'est venue prouver que telle est réellement la cause de l'irréductibilité.

Pour triompher de ces différents obstacles encore mal déterminés, on a eu recours avec plus ou moins de succès à plusieurs procédés, pour dégager l'angle de la rotule qu'on supposait enclavé dans la fossette sus-condylienne, on a conseillé : les pressions directes exercées soit d'un côté à l'autre, soit de bas en haut, la flexion brusque et forcée du genou suivie d'une extension immédiate (Watson) (1), « de manière à ramener la rotule du creux sus-condylien jusque sur la poulie cartilagineuse, dont le poli la fera spontanément glisser à sa place. »

Lorsque ces manœuvres échouaient, on a fait la section sous-cutanée du ligament rotulien (Gaszan) (2), mais sans succès : Wolff (3) a divisé, encore sans obtenir de résultat, le tendon du triceps et le ligament rotulien.

Aussi Duplay proposa-t-il en 1870 un procédé qui fut très favorablement accueilli (4) : il consiste à enfoncer au niveau du bord enclavé de la rotule, une

(1) Watson, *Gaz. méd.*, 1840.
(2) Gaszan, *Journ. de chir.*, t. I.
(3) Wolff, cité par Malgaigne, p. 918.
(4) Duplay, *Bull. de la Soc. de chir.*, 1870, p. 126.

érigne double, analogue à la griffe de Malgaigne. Par un effort énergique on attirait en avant la rotule accrochée, à l'aide de cette griffe, et la luxation se réduisait immédiatement. Dans les cas difficiles ce procédé reste évidemment le meilleur, mais s'il n'arrivait pas à vaincre l'obstacle à la réduction, le conseil donné par Moreau d'ouvrir la jointure et de passer un élévatoire au-dessous de la rotule pour la dégager, ne mériterait point la réprobation dont il avait été autrefois l'objet et devrait être immédiatement suivi.

XIII

LUXATIONS DE L'ARTICULATION FÉMORO-TIBIALE

VELPEAU, *Diction. en 30 vol.* — MALGAIGNE, Traité des luxations. — SPILLMANN, art. GENOU du *Dict. Dechambre.* — LAMBLIN, Thèse de Paris, 1867. — VERROLLOT, Thèse de Paris, 1867.

La luxation est dite antérieure quand l'extrémité supérieure du tibia se déplace en avant, postérieure dans le cas contraire. Elle est latérale lorsque le tibia se porte en dedans ou en dehors des condyles fémoraux.

Les luxations fémoro-tibiales présentent à étudier :

1° La luxation en avant ; — 2° La luxation en arrière ; — 3° Les luxations latérales (interne et externe) ; — 4° La luxation par rotation.

LUXATION EN AVANT

C'est la variété la plus fréquente des luxations de la jambe, bien qu'elle ait été pendant longtemps considérée comme impossible ou comme très rare (Boyer).

Causes. — Cette luxation ne se voit guère que chez l'adulte et n'a jamais été observée chez l'enfant. Deguise [1], sur des cadavres d'enfants de douze à seize ans, n'a jamais pu produire autre chose que le décollement épiphysaire du fémur.

Malgaigne a établi que la luxation par cause indirecte était la plus fréquente. Étudiant le mécanisme du déplacement il a montré qu'elle est due à une extension forcée de la jambe sur la cuisse, mouvement dans lequel le fémur agit à la manière d'un levier du premier genre. La puissance est représentée par le poids du corps qui entraîne en avant l'extrémité supérieure du fémur et fait basculer en arrière son extrémité inférieure; le point d'appui est à la partie antérieure des condyles du tibia, la résistance est constituée par les ligaments postérieurs et latéraux qui cèdent si la violence est considérable. Grâce à cette déchirure, les condyles glissent en arrière du tibia.

L'observation suivante rapportée par Malgaigne démontre l'exactitude de ce

[1] DEGUISE, *Mém. de la Soc. de chir.*, t. II, p. 33.

mécanisme : Un soldat en courant sur une pente un peu rapide, engagea sa jambe droite jusqu'au tiers supérieur dans un trou, le reste du corps fut entraîné par l'impulsion acquise, la jambe étant maintenue fixe et la luxation se produisit.

Dans un cas rapporté par Hamilton, un homme était assis sur le bord du toit d'un wagon, il avait les jambes étendues et ses pieds appuyaient sur le bord du toit du wagon voisin. Au moment ou le train s'arrêta les wagons se rapprochèrent brusquement, et l'extrémité supérieure du tibia fut chassée au devant du fémur.

Quelquefois la luxation succède à une violence directe, un choc est porté à la partie antérieure du fémur et le repousse violemment en arrière; en pareil cas, la jambe est généralement dans l'extension sur la cuisse au moment où le choc est reçu. Mais cette position n'est pas nécessaire pour que le déplacement se produise et Malgaigne rapporte, d'après Verriest, l'observation d'une fille de vingt-six ans « qui, jetée à terre dans une lutte, les cuisses demi-fléchies sur le bassin, reçut dans cette position un violent coup de pied à trois pouces au-dessus du genou ». Une luxation de la jambe s'ensuivit.

Anatomie pathologique. — La luxation est complète ou incomplète. La première variété est de beaucoup la plus fréquente.

Dans la luxation complète, la poulie fémorale passe en arrière des plateaux du tibia et ces plateaux remontent au-devant du fémur de 3 à 6 centimètres, formant à la partie antérieure du genou une saillie considérable. La rotule est alors en rapport par sa face cartilagineuse avec la face articulaire du tibia sur laquelle elle repose à plat.

En arrière, la capsule articulaire est déchirée ; les ligaments latéraux, les muscles poplité et jumeau externe, ainsi que les deux ligaments croisés sont rompus. Quelquefois un seul des ligaments croisés est lésé, c'est alors l'antérieur, quelquefois aussi le ligament latéral interne reste intact.

Quant aux vaisseaux et nerfs poplités ils échappent le plus souvent aux effets d'une distension trop grande en se logeant dans l'espace intercondylien. Néanmoins l'artère poplitée, surtout si elle est athéromateuse, peut présenter des lésions sérieuses, Malgaigne, Lamblin, ont constaté des éraillures de sa tunique interne. La rupture des deux tuniques internes, avec étirement de la tunique externe a été observée, Stimson rapporte plusieurs exemples de semblables ruptures appartenant à Annandale, Cotton, Knichynicki, Lowe, Vevers, Turner et Stewart.

Ailleurs l'artère est simplement comprimée par l'os déplacé et redevient perméable lorsque la réduction est effectuée. La distension de la veine poplitée suivie de la formation d'un thrombus dans sa cavité est beaucoup plus rare, il en est de même des lésions nerveuses qui ne sont pas mentionnées dans les autopsies, mais que quelques observations cliniques rendent incontestables.

Nous serons brefs sur les désordres anatomiques de la luxation incomplète ; ils sont toujours décrits d'après l'unique dissection de Desormeaux [1]. Le tibia et le fémur se correspondent encore dans une grande étendue, la capsule articulaire est intacte, les ligaments aussi sauf le croisé antérieur.

[1] DESORMEAUX. *Mém. de la Soc. de chir.*, 1853, t. III, p. 335.

Symptômes. — La jambe est dans une extension presque complète, exceptionnellement on l'a trouvée dans la demi-flexion. Elle est habituellement fixe dans sa position, tout mouvement étant empêché par la douleur; exceptionnellement on a constaté une mobilité étendue.

La déformation est considérable et la face antérieure du genou, présente un coude brusque dû à la saillie formée en avant par la tubérosité du tibia. Au-dessus de cette saillie, est un enfoncement dans lequel on sent le ligament rotulien et la rotule appliquée par sa face articulaire sur les cavités glénoïdes du tibia; un pli cutané à concavité inférieure surmonte cet enfoncement.

En arrière le creux du jarret a disparu et les condyles fémoraux font relief. Quelquefois la peau distendue outre mesure a cédé et il existe en arrière une plaie par laquelle on voit les condyles.

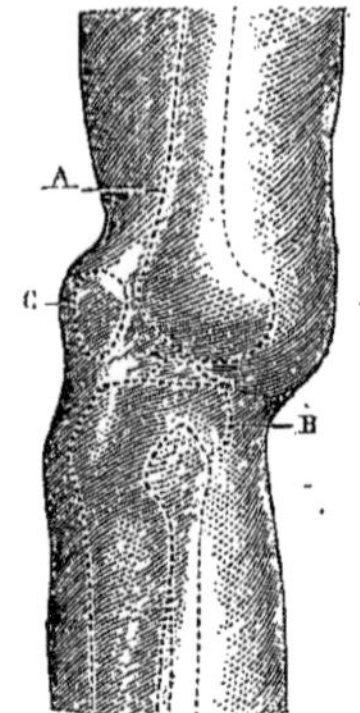

Fig. 127. — Luxation incomplète du tibia en avant. (Benj. Anger.)

Si on regarde le membre de face, la cuisse semble raccourcie, la jambe allongée; en arrière, au contraire, c'est la cuisse qui paraît plus longue. Le diamètre antéro-postérieur du genou est augmenté.

Les lésions des vaisseaux et des nerfs lorsqu'elles existent s'accusent: les premières par la suppression des pulsations des artères tibiales, par de l'œdème et par la production de plaques de sphacèle plus ou moins étendues, les secondes par des douleurs intenses, par des troubles trophiques du membre lésé (Ledentu) (1), ou des paralysies partielles (Poinsot) (2).

Les symptômes de la luxation incomplète seraient moins accusés que ceux de la variété complète que nous venons de décrire. La saillie antérieure du tibia serait moindre et il n'y aurait pas de chevauchement de cet os sur les condyles; la rotule ne reposerait pas à plat sur le tibia, comme dans la luxation complète elle aurait une direction légèrement oblique (Malgaigne). Ces distinctions entre les deux variétés de luxations paraîtront toutefois bien peu sûres si on réfléchit que les symptômes de la luxation incomplète n'ont guère été relevés qu'une fois dans le cas de Désormeaux.

Pronostic. — La luxation simple ne présente pas de gravité. La réduction est facile et dans le plus grand nombre des cas, les fonctions se rétablissent bien.

Il n'en est pas de même lorsque les complications que nous avons signalées plus haut existent. Les lésions des vaisseaux et des nerfs peuvent en effet nécessiter une amputation.

Traitement. — La réduction s'obtient d'ordinaire très simplement, en exerçant une traction sur la jambe pendant qu'une pesée est faite sur la tubérosité antérieure du tibia. On a conseillé aussi la flexion forcée de la jambe sur la cuisse (Stève) (3).

(1) Ledentu, *Bull. de la Soc. de chir.*, 1880, p. 591.
(2) Hamilton, p. 1142.
(3) Stève, Thèse de Verollot, 1867.

Lorsque la luxation est compliquée de plaie communiquant avec la cavité articulaire, il n'y a plus aujourd'hui à songer à une amputation immédiate, il faut soigneusement désinfecter la plaie, l'agrandir pour permettre la réduction et la rentrée de l'extrémité articulaire déplacée, drainer la jointure, panser antiseptiquement et immobiliser le membre à l'aide d'un appareil plâtré placé par-dessus le pansement.

Si les lésions vasculaires provoquent ultérieurement du sphacèle, si l'étendue des parties mortifiées est grande, si la marche de la complication est rapide, l'amputation est indiquée.

LUXATION EN ARRIÈRE

Beaucoup plus rare que la luxation en avant, la luxation en arrière est presque toujours incomplète.

Causes. — Elle est produite soit par un choc direct portant sur la face antérieure de la jambe demi-fléchie, soit par une violence exercée sur la face postérieure du fémur.

Le type du premier mécanisme se trouve dans une observation de Robert, rapportée par Malgaigne [1]. Une femme fait une chute en avant, la jambe demi-fléchie, de telle sorte que la partie supérieure et antérieure du tibia porte contre l'angle d'un trottoir, la luxation se produit.

L'exemple classique de la luxation succédant à une violence portant sur la face postérieure du fémur, est celui de Blanchard : « Une femme fuyant un embarras de voiture et voulant se réfugier dans une maison voisine, engagea son pied sous un décrottoir en fer assez élevé, contre lequel le tibia vint s'arrêter ; à ce moment une petite voiture à bras vint heurter en arrière l'extrémité inférieure du fémur qui fut ainsi luxé en avant. »

Vast [2] a rapporté un exemple analogue.

Anatomie pathologique. — *Luxation complète.* — Dans l'autopsie faite par Robert, on trouva tous les ligaments intacts. La capsule seule offrait en arrière des condyles fémoraux deux déchirures de 3 centimètres d'étendue, par lesquelles sortaient les condyles du tibia et une autre déchirure d'une largeur égale au-devant de l'insertion fémorale du ligament latéral externe. Dans le cas de Vast les ligaments latéraux étaient intacts, le ligament rotulien avait arraché son insertion tibiale, la partie postérieure de la capsule ainsi que les ligaments croisés étaient déchirés. Dans les deux cas, l'artère poplitée était rompue et le malade de Vast, présentait également une rupture de la veine poplitée.

Stimson a relevé comme complication de ce déplacement la fracture du

(1) MALGAIGNE, *loc. cit.*, p. 941.
(2) VAST, *Bull. de la Soc. de chir.*, 1877, p. 688.

fémur au-dessus des condyles, la fracture du tibia au-dessous du genou et la rupture du tendon du triceps.

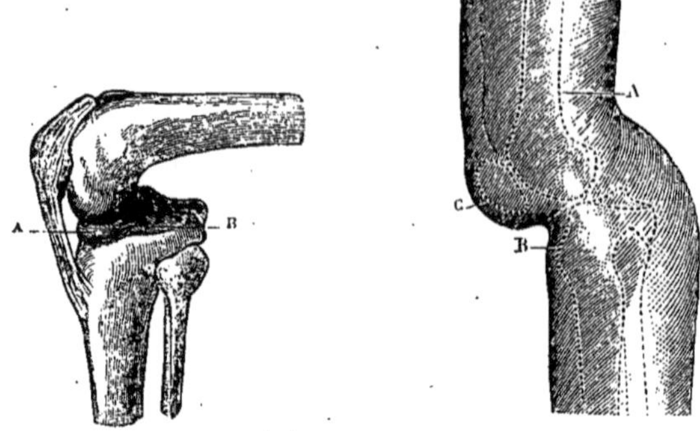

Fig. 128 et 129. — Luxation incomplète du tibia en arrière. (Follin.)

Symptômes. — La jambe est dans l'extension complète ou légèrement fléchie. Les condyles fémoraux proéminent à la partie antérieure du genou, les plateaux du tibia en arrière sont facilement reconnaissables à la palpation. La rotule obliquement dirigée en bas et en arrière appuie sur la face inférieure des condyles; elle est quelquefois luxée en dehors. Lorsque la jambe est étendue, le diamètre antéro-postérieur du genou est notablement augmenté.

Tels sont les symptômes communs a quelque différence près, aux luxations complètes et incomplètes, mais dans la luxation incomplète il n'y a point de raccourcissement, tandis que dans la luxation complète, le raccourcissement existe toujours.

Pronostic. — Lorsque la luxation n'est pas compliquée de déchirures vasculaires, le pronostic ne présente pas une bien grande gravité. La réduction est en général facile et le rétablissement des fonctions du membre se fait bien.

Lorsque la réduction n'a pas été obtenue, la marche est néanmoins possible et même facile au bout d'un certain temps, ainsi que le prouvent les faits récents rapportés par Bagnall-Oakeley (1), Karewski (2) et Lossen (3).

Malgaigne a du reste montré depuis longtemps que la luxation incomplète en arrière non réduite, ne s'opposait point à l'usage du membre.

Traitement. — La réduction généralement simple se fait par des pressions exercées directement sur les os déplacés, pendant qu'un aide pratique l'extension.

Spence (4), n'ayant pu corriger un semblable déplacement par les manœuvres ordinaires, pratiqua avec succès l'arthrotomie.

(1) Bagnall-Oakeley, *Lancet*, 1882, t. I, p. 53.
(2) Karewski, *Arch. f. klin. Chir.*, 1886, t. XXXIII, p. 525.
(3) Stimson, p. 475.
(4) Spence, *Lancet*, 1876, t. II, p. 534.

LUXATIONS LATÉRALES

Les luxations latérales sont externes ou internes, les premières moins rares que les secondes, sont complètes ou incomplètes.

Luxations en dehors. — Malgré une observation, d'ailleurs contestée, rapportée par Malgaigne, l'existence des luxations complètes en dehors était restée douteuse, lorsque Pitha (1) et Hughes (2), publièrent trois faits montrant la possibilité d'un déplacement très étendu du tibia en dehors.

Dans les trois cas, la surface tibiale articulaire était tout entière ou *presque* tout entière portée en dehors des condyles fémoraux. Les cavités glénoïdes se dessinaient sous la peau distendue ou rompue. Un angle rentrant, véritable coup de hache, existait au-dessus du tibia porté en dehors, tandis qu'en dedans les condyles fémoraux formaient une énorme saillie. La rotule déplacée en dehors avait son axe presque transversal.

Dans un des cas de Pitha, la surface articulaire tibiale débordant le fémur en dehors avait une largeur de quatre travers de doigt et dans le second cette surface était assez large pour « qu'un goblet de dimension ordinaire pût être posé sur elle. »

La luxation incomplète a été beaucoup plus souvent observée.

Causes. — La luxation peut succéder à un choc direct portant le fémur en dedans ou le tibia en dehors, mais elle est habituellement produite par une cause indirecte, qui incline la jambe en dedans et produit un diastasis externe de l'articulation du genou, bientôt suivi de la propulsion du tibia en dehors.

Les lésions qui accompagnent ce déplacement, sont celles indiquées par Malgaigne, d'après les dissections de Hargrave et de Bonn. Dans le cas de Hargrave, on trouve une rupture des ligaments interne et externe, une déchirure du ligament croisé postérieur, l'antérieur demeurant intact. La dissection de Bonn, avait porté sur une luxation ancienne et ne donne aucun renseignement utile. La luxation peut se compliquer d'arrachement du condyle interne du fémur (3), de rupture de l'artère poplitée et de déchirures des téguments (4).

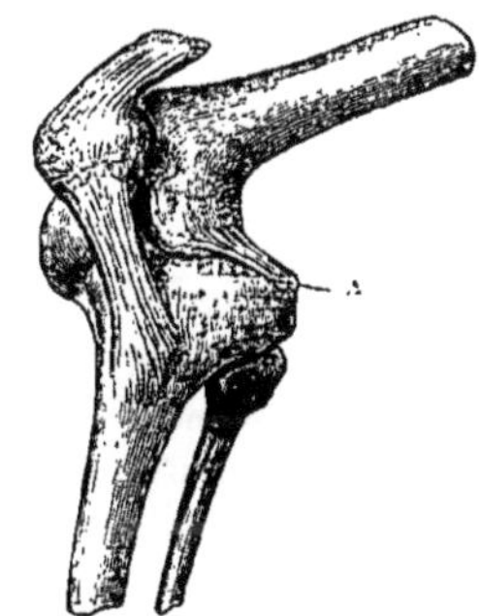

FIG. 130. — Luxation incomplète du tibia en dehors.

Symptômes. — Ils sont plus ou moins accusés suivant le degré du déplacement, mais le transport du tibia en dehors n'est jamais assez prononcé pour que le condyle externe du fémur ne repose pas au moins un peu sur le plateau interne du tibia.

(1) PITHA et BILLROTH, *Chirurgie*, t. IV, B. II, p. 258.
(2) HUGHES, *Lancet*, 1880, t. II, p. 974.
(3) WELLS, *Amer. journ. of med. sc.*, 1832, t. X, p. 25.
(4) NOTTA, in *Hamilton*, p. 1152.

La tubérosité externe du tibia fait une saillie considérable en dehors et le condyle interne du fémur distend la peau de la région interne au point de la rompre dans quelques cas.

La rotule est quelquefois simplement déviée et oblique en dehors; dans d'autres circonstances, on la trouve complètement luxée reposant sur le condyle externe du fémur. La jambe est généralement fléchie et portée dans l'adduction. On l'a cependant trouvée dans l'abduction.

Pronostic. — Il n'est généralement pas grave. La réduction se fait facilement et est suivie d'une restauration rapide des fonctions, lorsque le déplacement n'est point compliqué de déchirures des vaisseaux poplités.

Braun fit une fois avec succès l'arthrotomie du genou pour une luxation irréductible (1).

Luxation en dedans. — Elle est complète ou incomplète.

De la luxation complète, il n'existe que les deux exemples rapportés par Malgaigne, et appartenant l'un à Miller et Hoffmann, l'autre à Galli. Dans les deux cas, le tibia complètement séparé du fémur faisait une énorme saillie en dedans. Les condyles avaient perforé les téguments en dehors, et sortaient à travers une vaste plaie.

La luxation incomplète est moins rare, elle est produite par une cause directe qui repousse le tibia en dedans, ou par une cause indirecte qui tend à plier le genou latéralement et à porter la jambe en dehors, les ligaments internes sont rompus et le tibia glisse en dedans.

Lorsque le tibia en se déplaçant en dedans subit un mouvement de rotation sur son axe qui porte sa surface articulaire en dedans et en avant, la luxation est dite antéro-latérale.

Une dissection faite par Cooper et rapportée par Malgaigne a montré les désordres suivants : il existait une large déchirure du vaste externe, la capsule et les jumeaux étaient aussi déchirés en arrière; les ligaments latéraux et croisés étaient intacts.

Les symptômes sont : la saillie de la tubérosité interne du tibia en dedans, celle du condyle externe du fémur en dehors. La jambe dans l'extension est inclinée en dehors; quelquefois fléchie, presqu'à angle droit; elle fait avec la cuisse un angle saillant en dehors.

La réduction, facile en général, se fait comme celle de la luxation en dehors.

Luxation par rotation du tibia. — La luxation peut avoir lieu soit par rotation du tibia en dehors, le condyle interne regardant en avant, soit plus rarement par rotation du tibia en dedans, c'est alors le condyle externe qui devient antérieur. Les symptômes dont s'accompagnent la luxation avec rotation en dehors sont les suivants : la jambe est complètement étendue et tournée en dehors, le pied appuyant sur le plan du lit par son bord externe. La tubérosité interne du tibia est en avant au-dessous de la trochlée fémorale, la tubérosité externe en arrière, dans l'échancrure intercondylienne. La tubérosité antérieure du tibia regarde directement en dehors, et la rotule est luxée sur le condyle externe. Tels sont au moins les symptômes relevés dans l'observation de

(1) BRAUN, *Deutsche med. Wochenschrift*, 1882, p. 291.

Dubreuil et Martellière ([1]) qui sert à la description de cette variété de déplacement.

Sulzenbacher ([2]) a publié une observation où les symptômes étaient à peu près semblables. Toutefois le déplacement du tibia en arrière et en dehors était plus accusé encore et la saillie dans le creux poplité de la tubérosité externe du tibia et de la tête du péroné plus considérable.

Dans les cas précédents les deux plateaux du tibia s'étaient luxés sur les condyles fémoraux, le diamètre transversal de la surface articulaire tibiale devenant antéro-postérieur. Dans deux cas publiés par Boursier et par Hénaff le déplacement fut un peu différent.

Chez le blessé de Boursier ([3]), le condyle externe du fémur s'était déplacé seul en avant de la tubérosité correspondante du tibia tournant autour du condyle interne qui avait conservé ses rapports normaux avec la cavité glénoïde interne du tibia.

Chez le malade de Hénaff ([4]), au contraire, c'était le condyle interne qui s'était déplacé en arrière de la tubérosité interne du tibia devenue saillante en avant. Ce mouvement de rotation s'était exécuté autour du condyle externe qui n'avait pas quitté sa position normale sur la cavité glénoïde externe.

La luxation par rotation du tibia en dedans a été admise par Malgaigne d'après un cas très incomplet de Paris.

Ces luxations par rotation se compliquent parfois de fractures du tibia et du péroné.

XIV

LUXATION DES CARTILAGES SEMI-LUNAIRES

Bassius, le premier, en 1731, observa le déplacement du cartilage semi-lunaire externe et l'attribua à une altération pathologique de la jointure. Après lui Bromfield raconta qu'il avait vu une claudication passagère à la suite de la luxation probablement traumatique d'un des fibro-cartilages articulaires du genou. Plus tard encore l'attention fut particulièrement fixée sur la possibilité de ce déplacement survenant sans lésions articulaires préalables par Hey qui en donnait deux observations. L'une était celle d'un homme qui, en se retournant dans son lit, s'était trouvé subitement dans l'impossibilité d'étendre la jambe. L'autre avait trait à une jeune fille qui présenta les mêmes symptômes à la suite d'un effort fait en se baissant pour saisir un enfant. Hey soupçonnait quelque dérangement des ligaments croisés ou un déplacement du fémur sur les cartilages semi-lunaires.

A. Cooper adopta cette dernière hypothèse qui fut reproduite par Malgaigne, Dequevauviller, Marjolin, Londe, Rognetta, Bonnet ([5]). Chacun de ces chi-

([1]) Dubreuil et Martellière, *Arch. gén. de méd.*, 1852, t. XXX, p. 152.
([2]) Sulzenbacher, *Wiener med. Presse*, 1880, t. XXI, p. 272.
([3]) Boursier, *Journ. de méd. de Bordeaux*, 1882-1883, t. XII, p. 225.
([4]) Henaff, Thèse de Paris, 1882-1883.
([5]) Malgaigne, *Loc. cit.*, p. 969.

rurgiens donnait en même temps des observations nouvelles apportant leur appui à l'opinion de Hey.

Cependant malgré une autopsie de Reid démontrant la réalité de la luxation du cartilage semi-lunaire interne, malgré les expériences de Bonnet, la luxation des cartilages semi-lunaires ne fut pas définitivement admise. Panas ([1]), en 1872, déclarait que la similitude des symptômes de cette lésion hypothétique et des corps étrangers articulaires devait imposer la plus grande réserve et ne pas laisser accepter à la légère une luxation qui était loin d'être démontrée. Aussi, en 1879, lorsque Lannelongue et Lefort apportèrent à la Société de chirurgie des observations nouvelles, elles ne furent pas acceptées par tout le monde comme appartenant manifestement à une luxation des cartilages.

Depuis quelques années seulement, la pratique de l'arthrotomie a permis de constater directement la luxation des cartilages semi-lunaires et d'établir définitivement la réalité de leur déplacement. A cette dernière période appartiennent les observations de Annandale, Croft, Davies-Colley, Scott-Lang, etc.

Anatomie pathologique et mécanisme. — Les dissections ont été faites sur des cadavres trouvés par hasard dans les amphithéâtres; c'était de pièces anciennes qu'il s'agissait par conséquent. Reid ([2]) trouva le cartilage semi-lunaire externe, en partie détaché du tibia, déchiré à sa partie antérieure et déplacé en dedans et en arrière.

Fergusson vit l'un des cartilages semi-lunaires séparé du tibia dans toute son étendue sauf au niveau de ses insertions antérieures et posterieures, si bien que pendant les mouvements du genou, il oscillait entre les surfaces articulaires. Sur une autre pièce appartenant à Marsh, un lambeau était détaché de la circonférence du cartilage semi-lunaire interne; pendant les mouvements ce lambeau se retournait, s'interposait aux surfaces articulaires et en provoquait l'immobilisation.

Les arthrotomies faites dans ces derniers temps ont permis de constater des lésions analogues. Nous pouvons les résumer de la manière suivante :

1° Le cartilage semi-lunaire interne est celui qui se déplace le plus souvent;

2° Le déplacement s'accompagne d'un arrachement des insertions antérieures du cartilage; ou bien les insertions antérieures et postérieures demeurent intactes et la déchirure porte sur toutes les attaches circonférentielles. Il est exceptionnel que l'insertion postérieure du fibro-cartilage se rompe.

3° Quelquefois la circonférence du cartilage séparée de ses attaches ligamenteuses se replie sur elle-même, se déplace vers l'espace intercondylien et, s'interposant aux surfaces articulaires, immobilise la jointure (Annandale) ([3]).

4° La déchirure du cartilage semi-lunaire peut être partielle, un lambeau plus ou moins large est détaché du ménisque et le lambeau se redressant

([1]) Art. GENOU du *Dict. de méd. et de chir. prat.*
([2]) MALGAIGNE, *Loc. cit.*, p. 970.
([3]) ANNANDALE, *Brit. med. journ.*, 1888, p. 588.

s'interpose et produit encore l'immobilisation de la jointure (Croft [1], Marsh [2]).

5° Enfin le cartilage semi-lunaire séparé de ses attaches périphériques peut être divisé en plusieurs morceaux par des déchirures qui le segmentent (Davies-Colley) [3].

6° Le déplacement du fibro-cartilage peut se faire en avant, en arrière ou de côté.

Le *mécanisme* de cette lésion a été déjà depuis longtemps recherché par Bonnet, il reste à peine ébauché et bien des points demeurent obscurs.

Tel qu'il est le voici : Un sujet étant horizontalement étendu sur sa face antérieure et la jambe étant fléchie à angle droit, Bonnet porta brusquement le pied et la jambe dans la rotation en dehors. Il éprouva la sensation d'un soubresaut particulier et le pied demeura tourné en dehors la jambe fléchie sur la cuisse à 45 degrés. Il procéda alors à la dissection du genou et ayant enlevé la rotule, il vit en répétant l'expérience « que le soubresaut était produit par le passage du condyle interne du fémur derrière le cartilage semi-lunaire qui se trouvait ainsi refoulé en avant sur la cavité glénoïde interne du tibia *sans qu'il y eut cependant déchirure de la capsule articulaire.* »

Les *symptômes* ressemblent beaucoup à ceux qui sont provoqués par les corps étrangers du genou. Dans un mouvement de flexion du genou un peu brusque, le malade éprouve une douleur vive, son membre est en même temps immobilisé et il ne peut ni fléchir ni étendre la jambe. Si cependant surmontant sa douleur, il parvient à produire l'extension ou si quelqu'un lui venant en aide fait exécuter ce mouvement au membre un ressaut se produit : aussitôt toute douleur disparaît et les fonctions de la jointure sont instantanément rétablies (Hey, Bromfield, Dequevauviller, Londe, etc.).

Lorsque le chirurgien est appelé à examiner le déplacement des cartilages semi-lunaires, il peut constater habituellement un signe capital, la saillie du cartilage déplacé; cette saillie est sensible et visible pendant la flexion (Lannelongue [4], Nicoladoni [5]), disparaît pendant l'extension; elle siège ordinairement à la partie antérieure de l'interligne.

Lorsque le déplacement est rapidement corrigé tout se borne à ce que nous venons d'exposer. Dans le cas contraire, une hydarthrose abondante survient accompagnée de douleur d'impotence fonctionnelle et d'un gonflement considérable de l'articulation. La lésion peut alors être masquée, passer inaperçue et produire des phénomènes d'arthrite subaiguë qui aboutissent à des raideurs articulaires plus ou moins pénibles.

Alors même que le déplacement du fibro-cartilage a été immédiatement corrigé, la rupture ligamenteuse qui l'accompagne peut ne pas se réparer parfaitement et des récidives de plus en plus fréquentes sont à craindre. Annandale nous dit : « J'ai constamment l'occasion de voir des malades qui me disent qu'ils sont depuis plusieurs années entravés par cette lésion, qu'ils ont

(1) CROFT, *Brit. med. journ.*, 1888, p. 588.
(2) In STIMSON, *Loc. cit.*, p. 484.
(3) DAVIES-COLLEY, *British med. journ.*, 1888, p. 588.
(4) LANNELONGUE, *Bull. de la Soc. de chir.*, 1879, p. 573.
(5) NICOLADONI, *Arch. f. klin. Chir.*, 1881-1882, t. XXVII, p. 667.

passé de longues périodes dans les hôpitaux, subissant les traitements institués en pareil cas : applications d'appareils, pointes de feu, compression. Quand, ainsi qu'il arrive souvent, ils n'ont tiré aucun bénéfice de tous ces traitements, on les envoie à un fabricant d'appareils qui essaye de maintenir le genou. Il y réussit quelquefois, mais s'il échoue le malade est condamné pour le reste de ses jours à conserver un genou douloureux et inutile » (¹). On le voit, le pronostic de cette luxation doit donc être réservé.

Traitement. — Le traitement consiste à refouler le cartilage semi-lunaire déplacé par une pression exercée directement sur lui, en même temps on imprime à la jambe des mouvements alternatifs de flexion et d'extension. Lorsque le soubresaut, qui accompagne d'ordinaire la rentrée du cartilage en place, se sera produit et que la liberté des mouvements de la jambe confirmera la réduction, le membre devra être soigneusement immobilisé de manière à ce que la réparation des déchirures ligamenteuses se fasse. Il sera placé pendant au moins trois semaines dans un appareil inamovible, après ce temps la marche ne sera permise qu'avec un appareil à tuteurs latéraux empêchant les mouvements d'inclinaison du genou.

Lorsque la luxation est récidivante, qu'elle provoque par ses reproductions incessantes une véritable infirmité, le chirurgien est autorisé à proposer au malade l'arthrotomie et la fixation du fibro-cartilage luxé.

Cette opération a été proposée par Annandale qui, dans cinq cas, l'a exécutée avec un plein succès. Depuis lors elle a été répétée par plusieurs chirurgiens et a toujours donné de bons résultats. Une incision transversale est faite un peu au-dessous du cartilage déplacé. Elle le découvre et pénètre dans la jointure. (Cette incision doit respecter le ligament latéral correspondant de l'articulation du genou.) Le doigt ou un crochet mousse ramène alors à sa place le cartilage luxé; on le traverse avec deux fils de fort catgut et on le fixe au périoste de la tubérosité tibiale correspondante, puis la jointure est fermée et immobilisée jusqu'à guérison.

Davies-Colley ayant trouvé le cartilage semi-lunaire interne déchiré et partagé en trois morceaux, commença par réunir ensemble ces morceaux à l'aide de sutures au catgut, et ayant rendu au fibro-cartilage sa forme, il le fixa ensuite au périoste de la tubérosité tibiale.

Croft enleva tout le fibro-cartilage interne parce qu'il l'avait trouvé détaché en avant et à sa périphérie ne tenant plus que par ses attaches postérieures. Après l'intervention de Davies-Colley le condyle fémoral reposait donc directement sur la cavité glénoïde tibiale, les fonctions se rétablirent parfaitement bien. Du reste, Kocher avait déjà pratiqué l'extirpation des cartilages semi-lunaires pour des altérations pathologiques et il avait vu les mouvements de la jointure être bien récupérés.

On peut donc conclure en disant : lorsque la luxation des cartilages semi-lunaires sera récidivante, qu'elle entraînera une impotence fonctionnelle véritable, le chirurgien devra faire l'arthrotomie et fixer le cartilage mobile par une suture au catgut; le procédé se modifiera suivant les indications spéciales inhérentes à la nature exacte de la lésion.

(¹) ARMANDALE, *Brit. med. journ.*, 1838, p. 1110.

XV

LUXATIONS DU PÉRONÉ

Elles comprennent 1° les luxations de l'extrémité supérieure de cet os et 2° celles beaucoup plus rares de son extrémité inférieure.

Luxations de l'extrémité supérieure. — Elles se font en avant, en arrière et en haut.

Luxation en avant. — On les décrit d'après les observations de Jobard [1], Savournin [2], Thomson [3], Melzer [4], Robert [5] et Read [6].

Une contraction brusque des muscles extenseurs des orteils qui s'insèrent à la face antérieure du péroné semble être la cause habituelle du déplacement. Dans presque tous les cas, la luxation se produisit pendant un faux pas. Le malade observé par Jobard heurta une marche en montant un escalier, perdit l'équilibre et, faisant effort pour éviter une chute imminente, entendit un craquement dans la jambe avant de tomber. La malade de Savournin tombe en descendant un escalier; le pied accroché par le talon de la chaussure est violemment étendu. C'est en sautant un fossé, en s'élançant sur un banc, en glissant le long d'un trottoir, que les blessés de Thomson, de Robert et de Read produisirent leurs luxations.

Le symptôme caractéristique est la saillie de la tête du péroné en avant. Elle est plus ou moins rapprochée de la crête tibiale antérieure. A la place qu'occupe normalement la tête on sent un vide. Le tendon du biceps fait quelquefois saillie sous les téguments, et l'on peut parfaitement sentir la courbe qu'il décrit pour venir s'insérer à la tête du péroné (Jobard, Robert).

Le malade ne peut généralement pas appuyer sur le membre luxé, mais il peut, étant couché, étendre et fléchir légèrement la jambe. Dans plusieurs observations, il est noté que la jambe est fléchie et le pied en rotation externe. La réduction s'obtient par une pression exercée d'avant en arrière sur la tête du péroné déplacée, après avoir préalablement fléchi la jambe sur la cuisse, et le pied sur la jambe, afin de relâcher les muscles.

Luxation en arrière. — Dubreuil [7], Richardson [8], Erichsen [9], Oldright [10] et Parkinson [11] en ont rapporté des exemples. Le cas de Dubreuil est le suivant : Un homme de trente-deux ans, voulant sauter trois marches pour se préserver d'une chute imminente, contracta subitement ses muscles et porta avec force la jambe dans l'abduction. A l'instant il éprouva une vive douleur au niveau de la tête du péroné que l'on trouva luxée. Dans la plupart des autres cas, le mode de production de la luxation fut analogue et l'on attribue

(1), (2) et (3) Cités par Malgaigne, *loc. cit.*, p. 987.
(4) Melzer, *Allgem. milit.-ärztl. Zeitung*, 1871, t. XII, p. 140.
(5) Robert, *Rec. des mém. de méd., chir. et pharm. milit.*, 1879, t. XXXV, p. 279.
(6) Read, *Phil. med. News*, 1883, t. XLII, p. 241.
(7) Malgaigne, *Loc. cit.*, p. 986.
(8) Richardson. *Amer. journ. of med. sc.*, 1863, t. XLV, p. 385.
(9) Erichsen, in *Stimson*, p. 504.
(10) Oldright, *Canada journ. med. sc.*, 1881, t. VI, p. 79.
(11) Parkinson, *New-York med. Rec.*, 1886, t. XXIX, p. 442.

généralement, avec Dubreuil, le déplacement à une violente contraction du biceps.

Les symptômes sont : la saillie de la tête du péroné en arrière de la tubérosité externe du tibia; elle forme sous la peau un relief considérable. Le pied est quelquefois déjeté en dehors, et, dans le cas de Dubreuil, « la région péronière était prise de froid et d'engourdissement ».

La palpation fait sentir le tendon du biceps faisant corde; on le suit jusqu'à son insertion sur le péroné luxé.

La réduction est obtenue par une pression directe exercée sur la tête du péroné pendant que le genou est maintenu fléchi. La reproduction du déplacement est à craindre; elle se fit dans les cas de Dubreuil et de Oldright. Aussi conseille-t-on de maintenir le membre immobile dans un appareil pendant une douzaine de jours avant de permettre aucun mouvement.

Luxation en haut. — Les cas de Boyer [1] et de Stoll [2] sont décrits comme des exemples de luxations en haut sans fractures du tibia ni du péroné. Mais ces deux observations sont loin d'être convaincantes, et anatomiquement il est impossible de concevoir un semblable déplacement sans lésions des os ou du ligament interosseux. Il n'en est point de même des déplacements en haut ou en haut et en arrière, en haut et en dehors avec complication de fractures des deux os de la jambe, du tibia seul ou du péroné seul.

Schaw [3] a montré une pièce sur laquelle on voyait une fracture du tibia à son tiers inférieur; le péroné était aussi fracturé en deux endroits et la surface articulaire de la tête du péroné était remontée au niveau de l'interligne articulaire du genou.

Malgaigne a représenté (pl. XXIX, fig. 7) une pièce où l'on voit l'extrémité supérieure du péroné au-dessus de l'interligne articulaire, une fracture existe sur le tibia, et le fragment inférieur de cet os, porté en dehors et en haut, refoule directement le péroné dans ce sens. Malgaigne cite des cas analogues appartenant à Léveillé, Chabrely, Gavard.

La luxation directement en haut de la tête du péroné arrachée par contraction violente du biceps a été également observée. Malgaigne cite 4 cas de cette lésion; l'un appartient à Cloquet [4], les trois autres sont rapportés dans la *Revue médico-chirurgicale* de 1854. Nous avons observé l'an passé une luxation de ce genre à l'hôpital Lariboisière. Elle s'était produite chez un homme qui, saisi et entraîné par le volant d'une roue, tournait comme elle. A chaque tour les pieds du malheureux venaient frapper un mur; aussi, pour éviter ce choc, avait-il violemment contracté ses biceps en fléchissant les jambes. En l'examinant, nous trouvâmes la tête du péroné droit détachée, absolument mobile et suspendue au tendon du biceps. Lorsque la jambe était étendue, on abaissait facilement la tête du péroné et on l'amenait presque au contact du fragment inférieur. Mais si à ce moment on commandait au malade de fléchir le genou, la tête du péroné remontait aussitôt de deux travers de doigt, laissant un large espace entre elle et sa diaphyse.

(1) Rapporté par Malgaigne, p. 987.
(2) Rapporté par Stimson, p. 505.
(3) Stimson, p. 503, et *Pathol. Soc. of London*, 1848-1850, p. 125.
(4) Cloquet, *Dict. de méd. en 21 vol.*, t. XIII, p. 373, et Malgaigne, *Loc. cit.*, 988.

Le malade guérit sans que la soudure de l'épiphyse détachée eût été obtenue; il marche bien et sans fatigue.

LUXATIONS DE L'EXTRÉMITÉ INFÉRIEURE DU PÉRONÉ. — Les cas de Nélaton [1] et de Tillaux [2] sont les deux seuls exemples de ce déplacement. La luxation observée par Nélaton avait été produite par une roue de voiture passant obliquement sur la partie inférieure de la jambe, de manière à repousser directement la malléole en arrière; celle-ci se trouvait presque en contact avec le bord externe du tendon d'Achille; la face externe de l'astragale abandonnée par le péroné pouvait facilement être reconnue par le toucher dans presque toute son étendue; le pied avait conservé sa rectitude normale, ce qu'il faut attribuer à l'intégrité du ligament latéral interne.

Le malade de Tillaux était un homme qui avait fait un faux pas et était tombé en descendant d'omnibus. L'extrémité inférieure du péroné pouvait être facilement portée en avant et en arrière, et l'on pouvait l'écarter en dehors au point d'introduire le doigt entre sa face interne et l'astragale. C'est là, à la vérité, un exemple de diastasis très étendu, mais ce n'est guère une véritable luxation.

XVI

LUXATIONS TIBIO-TARSIENNES OU LUXATIONS DU PIED SUR LA JAMBE

Classiques. — DELORME, art. PIED, *Dict. de méd. et de chir. prat.* — CHAUVEL, art. PIED, *Dict. encyclop. des sc. méd.* — POINSOT, De l'intervention dans les luxations compliquées du cou-de-pied. Thèse de Paris, 1877.

Nous ne consacrerons que quelques pages à ces déplacements qui ressortissent plus particulièrement à l'étude des fractures des malléoles, la luxation du pied sur la jambe ne devant être considérée le plus souvent que comme une complication de ces fractures. Les luxations du pied se font en dehors, en dedans, en avant et en arrière.

LUXATION DU PIED EN DEHORS. — C'est une complication de la fracture du péroné par divulsion. Cet os est fracturé à 6 centimètres de la pointe de la malléole externe, la malléole interne est fracturée à sa base, ou bien le ligament latéral interne est arraché. Souvent il existe une plaie au-dessous de la malléole interne dans laquelle fait saillie cette apophyse ou l'extrémité du fragment tibial lorsque la malléole est arrachée.

L'astragale est porté directement en dehors et sa poulie ne correspond plus qu'à la moitié externe de la mortaise péronéo-tibiale (fig. 151). Ou bien il s'est incliné sur son axe vertical, de telle façon que sa face externe regarde en haut et en dehors, sa poulie en dedans.

Les *symptômes* sont ceux de la fracture par divulsion exagérés. Le coup de

[1] NÉLATON, *Pathol. chir.*, t. II, p. 475, 1re édit.
[2] DUNAND, Thèse de Paris, 1878.

hache de Dupuytren apparaît à la partie externe de l'extrémité inférieure de la jambe dans toute son évidence, le pied est dans l'abduction, son bord externe est en haut, sa pointe tournée en dehors.

En dedans, la malléole interne, et si cette dernière a été arrachée, l'extrémité inférieure du tibia forme une forte saillie qui distend les téguments lorsqu'ils n'ont pas été perforés. De l'écartement en dehors de la malléole externe résulte un élargissement considérable de l'espace intermalléolaire.

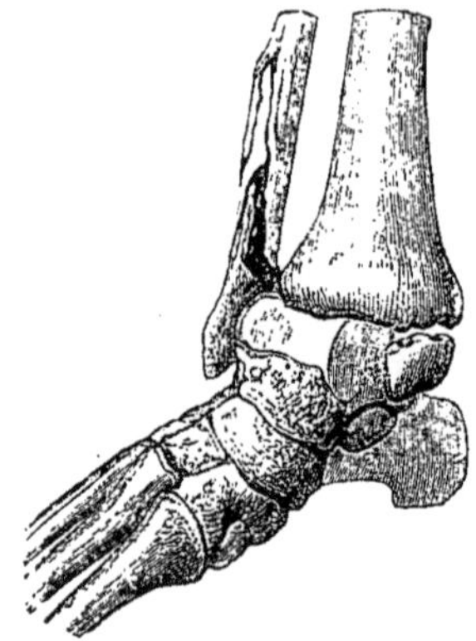

Fig. 131. — Luxation du pied en dehors avec fracture du péroné et arrachement de la malléole interne. (Follin.

Huguier a rapporté une observation dans laquelle le déplacement du pied en dehors était tel, qu'il appuyait par tout son bord externe sur le plan du lit ; il appelle ce déplacement luxation par rotation en dehors. Ce n'est qu'une exagération du déplacement précédent. Thomas, Soubie (1) ont rapporté des cas analogues.

Luxation du pied en dedans. — Elle est moins souvent observée que la précédente; en revanche, elle est moins souvent qu'elle accompagnée de fractures malléolaires. Sur 22 cas, Malgaigne en a trouvé 8 sans cette complication. Elle résulte soit d'une chute sur le côté externe du pied tourné en dedans, soit d'un traumatisme portant sur la partie inférieure et interne de la jambe.

Le déplacement du pied en dedans se fait de deux façons : 1° la malléole interne ou une portion angulaire de l'extrémité interne du tibia est détachée et l'astragale se porte transversalement en dedans, entraînant avec lui tout le pied, ou bien 2° l'astragale se renverse, sa poulie regarde directement en dehors et sa face interne en haut.

Les *symptômes* sont les suivants : Le pied est en adduction, la plante tournée en dedans, le bord interne tourné en haut est concave, l'externe devenu inférieur est convexe.

La malléole externe fait une forte saillie en dehors; au-dessous d'elle est une dépression dans laquelle les doigts peuvent s'enfoncer. La malléole interne, au contraire, est masquée par le gonflement et disparaît au fond de l'angle qui résulte de la jonction du pied avec la jambe.

L'exemple de luxation en dedans par rotation observé par Polosson est exceptionnel : « Un garçon de dix-sept ans eut le pied pris entre les rayons d'une roue de voiture en marche, et le pied subit un mouvement combiné d'extension forcée et de rotation en dedans qui lui permit de contourner la malléole interne et de passer au-dessous. Le pied est placé transversalement, la pointe en dedans, le talon en dehors, la plante en bas et en arrière, la face externe en avant, l'interne en arrière et en haut. Il est tellement remonté derrière les os de la jambe que la face externe de l'astragale correspond à la

(1) Thomas, *Revue de chir.*, 1887, p. 821.

face postérieure du tibia » (observ. rapportée par Chauvel. *Dict. encyclopéd.*, 2e série, t. XXV, p. 104).

Luxation du pied en arrière. — Cette luxation est produite par une extension forcée du pied, fixé par un obstacle pendant que le corps se renverse en arrière. Elle se verrait aussi à la suite de chocs sur la partie postérieure de la jambe, le pied étant toujours fixé (Chauvel).

Le déplacement est incomplet ou complet. Dans la luxation incomplète, le bord antérieur du tibia s'avance sur le col de l'astragale, son bord postérieur, généralement fracturé, appuie sur le milieu de la poulie astragalienne. Lorsque la luxation est complète, le bord postérieur du tibia repose sur le col de l'astragale et son bord antérieur répond au scaphoïde (fig. 132 et 133). Les ligaments latéraux sont rompus, plus souvent encore les malléoles sont arrachées; un fragment de la face postérieure du tibia est souvent détaché, et quelquefois on constate un diastasis de l'articulation péronéo-tibiale inférieure. Le pied est étendu, le talon relevé, mais il n'est généralement pas incliné en dedans ou en dehors.

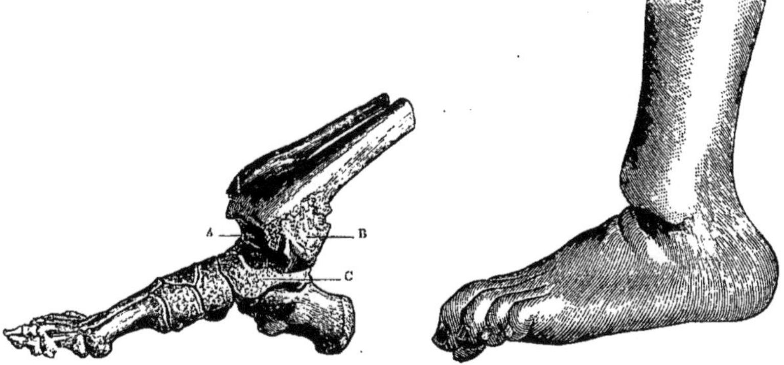

Fig. 132. — Luxation du pied en arrière.

Fig. 133. — Luxation du pied en arrière. Déformation. (Follin.)

Le *symptôme* dominant est le raccourcissement de la face dorsale du pied et l'allongement proportionnel du talon. L'axe de la jambe est par conséquent reporté en avant. Dans la luxation incomplète, ce symptôme est relativement peu accusé, mais il est évident dans la luxation complète.

En avant, on sent avec les doigts le rebord antérieur du tibia déplacé qui soulève les tendons extenseurs. En arrière, le tendon d'Achille décrit une courbe à concavité postérieure. Entre ce tendon et la face postérieure du tibia, la palpation laisse reconnaître la poulie astragalienne déplacée en arrière.

En même temps que ces symptômes qui appartiennent en propre au déplacement du pied, on peut relever la crépitation, la mobilité anormale, etc., qui sont en relation avec les fractures malléolaires qui l'accompagnent.

Luxation du pied en avant. — Cette luxation peut se produire soit par la flexion forcée du pied (luxation par *glissement oblique* d'Huguier), soit par *glissement direct*, les os de la jambe étant violemment refoulés d'avant en arrière pendant que le pied est fixé sur le sol (fig. 134).

La luxation est incomplète ou complète. Le bord antérieur du tibia repose sur le milieu de la poulie astragalienne lorsque la luxation est incomplète; il est en arrière de la poulie de l'astragale si le déplacement est complet. La fracture de la malléole interne est une complication fréquente du déplacement du pied en avant; beaucoup plus rare est la fracture du péroné.

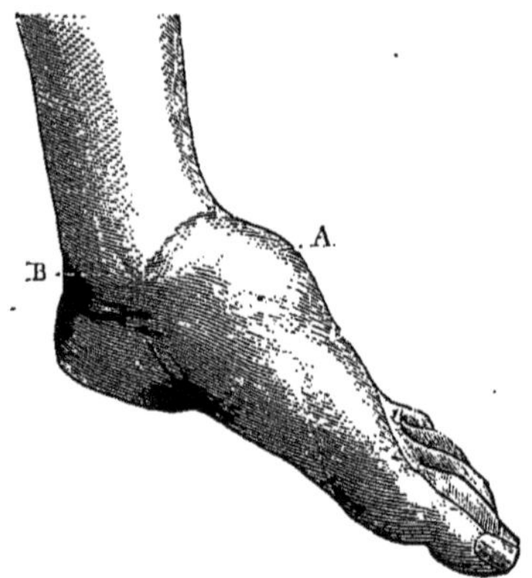

Fig. 134. — Luxation du pied en avant.

Le *symptôme* le plus frappant est l'allongement de la face dorsale du pied mesurée depuis le bord antérieur du tibia jusqu'à l'extrémité du gros orteil : cette face peut présenter un allongement de 2 à 3 centimètres.

En arrière, le talon est effacé, le tendon d'Achille accolé à la face postérieure du tibia; il n'y a plus de relief formé par le talon. En avant, on reconnaît sous la peau et les tendons extenseurs, la saillie de l'astragale. De chaque côté, on sent les malléoles un peu en avant du tendon d'Achille; elles sont abaissées et plus ou moins rapprochées de la plante du pied.

Luxations en haut. — Ce déplacement est exceptionnel. Selon Nélaton, la luxation en haut n'est qu'une variété de la luxation en dehors dans laquelle le péroné, au lieu de se rompre, se sépare de l'extrémité inférieure du tibia de manière à permettre à l'astragale de se loger entre les deux os de la jambe. Schwartz a observé cet enclavement de l'astragale entre le tibia et le péroné, en même temps la malléole interne était arrachée et le péroné fracturé dans son tiers supérieur. Voici les symptômes que Dupuytren a assignés le premier à ce déplacement : « la jambe était raccourcie, l'espace bimalléolaire presque doublé, la saillie malléolaire interne abaissée jusqu'au niveau de la plante du pied, l'astragale, la malléole péronière et la totalité du pied remontés jusqu'à 2 pouces de hauteur ».

Traitement des diverses variétés de luxations du pied. — La réduction des luxations latérales simples est ordinairement facile; une traction est faite sur le pied, en même temps une pression directe refoule vers sa cavité l'astragale déplacé. Pour les luxations du pied en avant, la même manœuvre exécutée pendant le sommeil anesthésique donne généralement la réduction.

La luxation du pied en arrière est celle qui offre le plus de difficultés ; le chirurgien peut non seulement avoir de la peine à corriger le déplacement, mais encore à le maintenir réduit. C'est pour cette raison qu'un certain nombre d'appareils ont été préconisés. Celui de Richet, de Folet (de Lille) (¹), la compression directe du tibia faite d'avant en arrière, avec des tampons ou avec la pointe de Malgaigne, ont donné de bons résultats. On a encore conseillé, dans les cas vraiment difficiles, de pratiquer la section du tendon d'Achille

(¹) Décrits par Chauvel, art. Pied du *Dict. encyclop.*

de façon à empêcher l'action des gastro-cnémiens qui attirent le pied en arrière et font saillir le tibia en avant.

Nous pensons que, dans la grande majorité des cas, une solide gouttière plâtrée placée dès que la réduction *complète* vient d'être obtenue par des manœuvres faites sous le chloroforme, maintiendra mieux que tout autre appareil la correction du déplacement.

Les *complications* des luxations tibio-tarsiennes sont habituelles, puisque Josse (d'Amiens), sur 52 luxations, n'en avait rencontré que 2 sans complications, et que Poinsot, dans 28 cas, a trouvé 24 fois une complication signalée.

Elles se divisent en primitives et consécutives. Les complications primitives sont : les plaies communiquant avec le foyer de la luxation, les fractures, les lésions vasculaires et nerveuses.

Les plaies communiquant avec la cavité articulaire sont ordinairement produites par la perforation des parties molles de dedans en dehors par les saillies osseuses déplacées; un fragment oblique acéré embroche la peau ou bien l'extrémité osseuse déplacée n'a subi aucune solution de continuité et perfore les téguments en les contondant.

La plaie est quelquefois très large. Ailleurs elle est étroite et ses lèvres étranglent en quelque sorte la portion d'os qui a traversé les parties molles. L'étendue de la portion d'os qui émerge de la plaie est variable; ce n'est souvent qu'une pointe osseuse visible entre les lèvres de la blessure, tandis que quelquefois l'os sort de 15 centimètres (Poinsot).

Les fractures malléolaires, les écrasements de l'astragale et du calcanéum s'observent aussi, ainsi que la déchirure des ligaments, l'ouverture des gaines synoviales, la rupture des vaisseaux par distension forcée (artères tibiales antérieure et postérieure, péronière, la rupture de la veine saphène interne (cas de Dupuytren), et la déchirure du nerf tibial postérieur.

Les complications consécutives, habituelles autrefois, étaient l'arthrite les synovites purulentes et la gangrène. La gangrène succédait : 1° à la compression exercée sur les parties molles par les saillies osseuses déplacées; 2° aux troubles de la circulation et de l'innervation précédemment signalés, et surtout à l'inflammation septique qui accompagnait presque fatalement les désordres articulaires.

Le pronostic de ces luxations, fort grave autrefois, n'est plus le même aujourd'hui. Sans reproduire les chiffres statistiques de Poinsot qui ne correspondent plus aux résultats de la période actuelle, on peut dire avec lui et les auteurs les plus récents, Stimson, Chauvel, etc., que la guérison avec conservation des fonctions et des mouvements de la jointure tibio-tarsienne est la règle.

Traitement des luxations compliquées. — La première indication à remplir est de soigneusement nettoyer l'extrémité osseuse saillante à travers la plaie; de désinfecter l'articulation ouverte par des lavages antiseptiques, puis de réduire le déplacement.

Mais il est des cas où l'extrémité articulaire luxée ne peut être rendue aseptique; elle est incrustée de sable, de graviers, etc.; d'autre part, sa saillie à l'extérieur peut être telle, que même sous le sommeil anesthésique le chirurgien est dans l'impossibilité de la refouler dans la cavité articulaire. Il faut alors pratiquer une résection.

Cette résection n'est point une résection typique, elle se borne quelquefois à l'extraction de quelques esquilles mobiles par la plaie agrandie. Ailleurs elle sera plus étendue, mais on n'enlèvera de l'os saillant à l'extérieur que la quantité suffisante pour réduire.

Le lavage antiseptique du foyer de la luxation suivra ces résections. Un drain placé au fond de la cavité articulaire assurera l'écoulement des liquides et la plaie ne sera point suturée. Un pansement antiseptique, soigneusement établi, entourera le cou-de-pied, et une gouttière plâtrée placée par-dessus ce pansement assurera l'*immobilité* de la jointure en bonne position. Le drain sera retiré vers le quatrième ou le cinquième jour si la plaie a pu être préservée de tout contact septique et ne suppure point.

Grâce à cette pratique, l'amputation de jambe, qui était la règle de traitement autrefois, ne s'adressera plus qu'aux cas exceptionnels où les délabrements considérables permettent de prévoir un sphacèle imminent du pied.

XVII

LUXATIONS DE L'ASTRAGALE

Elles comprennent deux groupes de déplacements :

1° Les *luxations sous-astragaliennes* dans lesquelles l'astragale, conservant ses rapports avec la mortaise péronéo-tibiale, se déplace sur le calcanéum et le scaphoïde;

2° Les *luxations de l'astragale proprement dites* (luxations doubles, luxations totales).

Dans ce second groupe, l'astragale, privé de ses connexions avec la mortaise tibio-tarsienne et avec les os du tarse, est expulsé hors de sa cavité articulaire ou bien, restant dans la mortaise, il y subit différents changements de position.

A. — LUXATIONS SOUS-ASTRAGALIENNES

BROCA, *Mémoires de la Soc. de chir.*, 1855, p. 566. — MALGAIGNE, Traité des luxations. — QUÉNU, *Bull. de la Soc. anat.*, 1882, p. 382. — POINSOT, De l'intervention dans les luxations du cou-de-pied. Paris, 1877. — HAMILTON, Traité des fractures et luxations. — DELORME, Art. du *Dict. de méd. et de chir. pratiques.*

Avec Quénu, nous décrirons trois groupes de luxations sous-astragaliennes : 1° les luxations dorsales; 2° les luxations marginales (sur le bord interne du pied); 3° les luxations en arrière.

I. *Luxations dorsales.* — Suivant la position de la tête astragalienne déplacée, les luxations de ce groupe peuvent elles-mêmes être subdivisées en trois catégories: 1° directes en avant (rares); 2° obliques en avant et en dehors (communes); 3° directes en dehors et en avant (en dehors de Malgaigne) (?).

La luxation *directe en avant* est fort rare : ce sont toujours les cas de Carmichael (rapporté par Mac Donnell) et de Thierry qui servent à sa description.

Carmichael était à cheval, sa monture s'abattit. Pour ne pas être précipité en avant, Carmichael se rejeta en arrière en étendant fortement la jambe et le pied heurta le sol par l'extrémité du premier métatarsien le bord interne du pied étant légèrement incliné en bas et en dehors : l'astragale fut projeté directement en avant, sur le dos du pied, par le poids du corps.

Les symptômes sont les suivants : le pied est dans l'extension et l'adduction ; la tête de l'astragale soulève la peau et surmonte la face supérieure du scaphoïde et des cunéiformes. En dedans et au-dessous de la tête astragalienne, on reconnaît le scaphoïde et immédiatement en arrière du tubercule interne de cet os, on trouve une dépression, un vide, qui correspond à la cavité abandonnée par l'astragale. Le talon paraît allongé et le tendon d'Achille est séparé de la face postérieure du tibia par un espace plus grand qu'à l'état normal.

La luxation *oblique en avant* et en dehors ne diffère de la précédente que par la position de la tête astragalienne portée un peu plus en dehors sur la face dorsale du pied; elle repose sur le cuboïde. De plus, le corps de l'astragale en se portant en avant et en dehors s'est légèrement incliné de côté de manière que sa poulie regarde en dehors et en haut, mais cette inclinaison reste fort légère.

Les *symptômes* sont les suivants : Le pied est dans l'extension et dévié en dedans, son bord interne regarde en haut, son bord externe en bas. La tête astragalienne fait saillie en haut et en dehors appuyant sur le cuboïde. Au-dessous de la malléole interne est une dépression, le scaphoïde est rapproché d'elle. Entre le scaphoïde et la malléole interne le doigt s'enfonce dans la cavité qu'a abandonnée l'astragale.

Ce qui pour Malgaigne distingue la luxation oblique en avant de la suivante ou directe en dehors, c'est que dans la première le ligament latéral externe n'est pas déchiré et que l'astragale n'a pas été projeté en dehors du calcanéum, ainsi que l'établit une autopsie faite par Carassus.

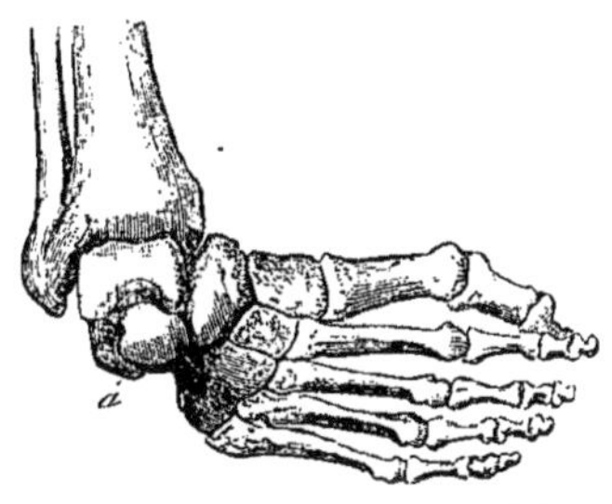

FIG. 135. — Luxation directe en dehors et en avant.

La luxation *directe en dehors et en avant* ne diffère donc de la précédente que par la projection de l'astragale en dehors de la face externe du calcanéum (fig. 135).

On constate alors la présence de la tête astragalienne sur la face dorsale du pied reposant sur le cuboïde, et de plus on trouve au-dessous de la saillie formée par la face externe du corps de l'astragale une dépression due à la fuite du calcanéum en dedans; cette dépression n'existe pas dans la luxation oblique en avant et en dehors. Dans les deux variétés, les tendons extenseurs restent en dehors de la tête luxée.

La distinction entre ces deux variétés paraît du reste absolument théorique.

II. *Luxations marginales.* — Dans ce groupe de luxations, la tête astragalienne s'échappe sur le bord interne du pied en dedans du tendon du jambier antérieur. Elle peut occuper deux positions différentes, parfaitement nettes sur deux pièces du musée Dupuytren, celle de Nélaton et celle de Petit (n°s 762 et 762[1]).

La première pièce nous montre la tête de l'astragale immédiatement en dedans du scaphoïde et du tendon du jambier antérieur. Le tendon du jambier postérieur passe en arrière d'elle. Le corps de l'astragale s'est porté en dedans et en même temps en avant, de telle manière que le crochet qui termine en arrière l'astragale s'engage dans la rainure de la face supérieure du calcanéum (fig. 136).

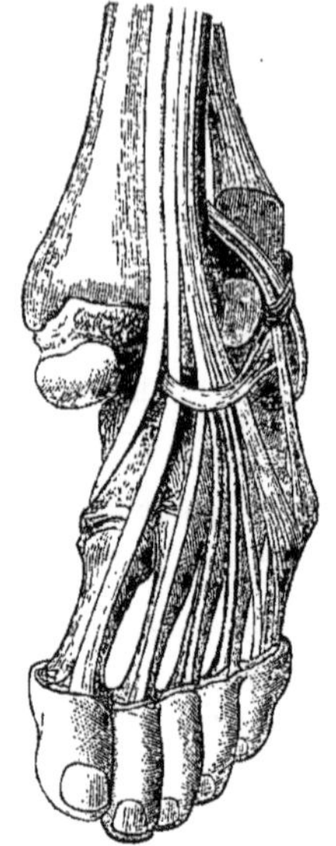

Fig. 136. — Luxation sous-astragalienne (marginale). (Pièce de Nélaton, n° 762.)

Sur la pièce de Petit la tête astragalienne est en dedans du scaphoïde, mais éloignée de cet os de telle sorte que sa surface cartilagineuse regarde en dedans et en bas. Elle s'est luxée en arrière du tendon du jambier postérieur qui passe au-dessus d'elle (fig. 137).

Ces deux variétés ou degrés de la luxation en dedans expliquent les légères différences constatées dans les *symptômes*. Tantôt le pied est en abduction et en rotation externe dans l'attitude du valgus (tête luxée en arrière du jambier postérieur), tantôt il est porté directement en dehors sans renversement ni de ses bords ni de sa plante (tête luxée en avant du tendon du jambier postérieur). Dans tous les cas, on constate en dedans une forte saillie de la malléole interne. Et au-dessous d'elle une autre saillie formée par la tête de l'astragale. En dehors est une dépression profonde au-dessous de la malléole externe. L'axe du tibia est déplacé en avant et en dedans le talon paraît allongé.

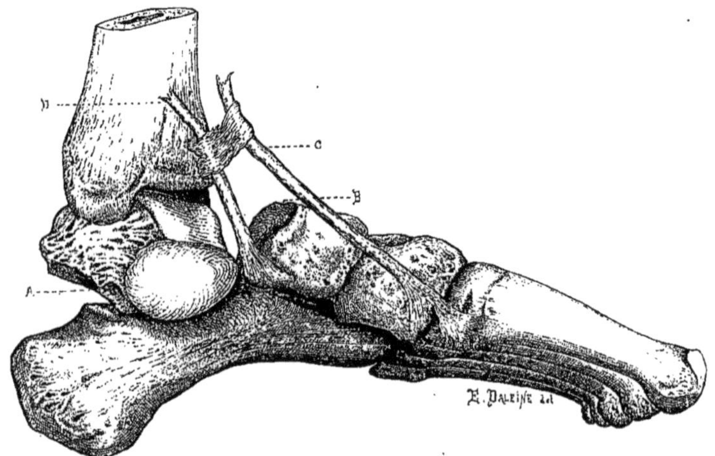

Fig. 137. — Luxation sous-astragalienne (marginale). (Pièce de Petit, n° 762 du musée Dupuytren.) A, astragale. — B, scaphoïde. — C, tendon du jambier antérieur. — D, tendon du jambier postérieur.

III. *Luxation en arrière.* — Le cas de Parise rapporté par Malgaigne et une observation de Broca[1] sont les deux seuls faits d'après lesquels on décrit la luxation sous-astragalienne en arrière.

Chez le malade de Parise la nature de la lésion fut méconnue au moment de l'accident, et neuf mois plus tard on constata que « le pied était fléchi à angle droit sur la jambe, sa pointe un peu tournée en dedans, son bord interne un tant soit peu abaissé. Le pied paraissait allongé en avant, les os de la jambe et l'astragale ayant fui en arrière à ce point que la malléole externe touchait presque au tendon d'Achille. Au niveau du cou-de-pied, on distinguait une saillie osseuse qui semblait être la tête de l'astragale et immédiatement en avant d'elle une dépression à enfoncer le doigt.... En arrière, le talon était complètement effacé, la jambe aplatie; sa face postérieure était interrompue au niveau et un peu au-dessous des malléoles par une sallie osseuse qui soulevait le tendon d'Achille.... Au-dessus de cette saillie on en sentait une autre moins prononcée formée par le rebord articulaire postérieur du tibia.

Pronostic. — Le pronostic des luxations sous-astragaliennes était autrefois extrêmement grave, leur irréductibilité était fréquente et des complications septiques survenaient trop souvent.

L'irréductibilité a tour à tour été attribuée à l'étroitesse de la déchirure capsulaire qui livre passage à la tête astragalienne (Desault), à l'engagement de l'onglet tranchant qui termine l'astragale dans la rainure de la face supérieure du calcanéum (Dupuytren, Nélaton), à la tension des tendons extenseurs ou jambiers qui contournent la tête déplacée et que cette dernière devrait refouler et écarter pour retrouver l'orifice qui lui a donné issue (Quénu).

Il est probable que ces différentes causes agissent simultanément pour empêcher la réduction. Quoi qu'il en soit, l'irréductibilité est fréquente et laisse un membre profondément altéré dans ses fonctions, les quelques exemples de luxations non réduites permettant la marche peuvent être considérés comme exceptionnels.

L'arthrite suppurée était toujours à redouter autrefois, non seulement lorsqu'une plaie communiquait avec l'articulation, mais encore lorsque les téguments restant intacts, la luxation n'avait pu être réduite. La pression exercée sur les parties molles par l'astragale déplacé provoquait leur mortification, et la chute de l'eschare faisait communiquer la cavité articulaire avec l'extérieur.

Aujourd'hui le pronostic est beaucoup moins sérieux, parce que les règles du traitement ont changé.

Traitement. — Il consiste à essayer tout d'abord la réduction souvent obtenue lorque le malade est anesthésié. La règle générale est d'exercer des tractions sur le pied en même temps que des pesées directes sur l'astragale déplacé. Si ces manœuvres échouent, que la luxation soit simple ou compliquée de plaie, il faut immédiatement, suivant l'exemple de Verneuil et d'Oré[2], pratiquer l'extirpation de l'astragale.

Avant de recourir à cette énucléation, on pourra cependant essayer la ténotomie des tendons qui s'opposent à la réduction ou mieux, après avoir mis à découvert le col de l'astragale, écarter ces tendons. Mac Burney[3] obtint

(1) Broca, *Gazette hebdomadaire*, 1874, p. 516.
(2) Verneuil et Oré in Hamilton, p. 1205.
(3) Stimson, *Loc. cit.*, p. 528.

ainsi la réduction d'une luxation en dedans en mettant à découvert la tête astragalienne par une incision et en écartant le tendon du jambier antérieur qui enlaçait le col de l'os et empêchait sa rentrée dans la cavité articulaire.

Cependant l'extirpation de l'astragale sera d'une façon générale l'opération de choix. C'est la conclusion que Poinsot a déduite de chiffres et de statistiques auxquels nous ne pouvons que renvoyer le lecteur [1].

B. — LUXATIONS DOUBLES DE L'ASTRAGALE

Les luxations doubles ou luxations proprement dites de l'astragale comprennent quatre variétés :

A. L'astragale, ayant perdu toute connexion avec la mortaise péronéo-tibiale et les os du tarse, est expulsé hors de sa cavité articulaire. Nous désignerons cette variété, avec B. Anger, sous le nom d'*énucléation*. Elle se fait en avant, en arrière, en dehors ou en dedans.

B. L'astragale restant dans la mortaise ou incomplètement sorti de cet espace, s'incline de manière à ce que son corps se place de champ et que sa poulie regarde soit en dedans, soit en dehors. C'est la luxation par renversement; l'axe *vertical* tend à devenir ou devient transversal (fig. 139 et 140).

C. L'astragale exécute un mouvement de rotation tel que son axe *antéro-postérieur* devient transversal; l'astragale se place ainsi perpendiculairement à l'axe du pied (fig. 141).

D. Le corps de l'astragale séparé de la tête par une fracture de son col tourne autour de son axe *transversal* de façon à présenter sa poulie soit en arrière, soit en avant (fig. 142).

A. — 1° *Énucléation de l'astragale en avant sur le dos du pied.* — L'expulsion peut se faire directement en avant ou en avant et en dehors. Mais cette différence légère dans la position de l'os déplacé ne nous conduira pas à coup sûr à décrire plusieurs variétés d'énucléations sur la face dorsale [2].

L'astragale est chassé en avant et en dehors sur le dos du pied. « Dans le cas de Dupuytren, l'astragale reposait entièrement sur le dos du pied presque autant en avant du tibia que du péroné; il en était de même dans celui de Desault, où on le sentait au-dessus du cuboïde et du dernier cunéiforme. Dans les autres cas, il était jeté plus en dehors au-devant de la malléole externe, et Guthrie dit même que la tête astragalienne reposait sur la surface externe du cuboïde » (Malgaigne). Avec cette différence que la palpation permet de reconnaître la *totalité de l'astragale* mobile sur le dos du pied au-devant de la mortaise, les symptômes sont absolument les mêmes que dans la luxation sous-astragalienne dorsale.

[1] HAMILTON, *Traité des fractures et luxations*, p. 1198 et 1202.

[2] La réalité du déplacement directement en avant n'est pas démontrée. Les observations citées peuvent être rapportées à la luxation sous-astragalienne directe en avant; de plus beaucoup d'exemples de luxations totales de l'astragale en avant et en dehors peuvent être considérées comme des luxations sous-astragaliennes obliques en avant et en dehors, il suffit pour s'en convaincre de regarder la planche que Malgaigne donne comme type de la luxation totale de l'astragale en dehors.

2° *Énucléation de l'astragale en arrière.* — Aux 7 cas rapportés par Malgaigne, aux 5 autres relatés par Delorme, Stimson en ajoute 3 appartenant à lui-même à Munro et à Legros Clark.

Ces cas nouveaux n'apprennent, du reste, rien de plus que ce qui était antérieurement connu. La luxation se fait directement en arrière, ou en arrière et en dehors, ou bien encore en arrière et en dedans. L'astragale tout entier se luxe en arrière ou bien sa tête reste fixée dans sa position normale, et une fracture de son col permet le déplacement du corps isolément. L'astragale luxé en arrière subit en général une rotation légère autour de son axe transversal, qui incline en avant sa poulie.

Les symptômes sont les suivants : « Le pied n'a subi aucune déviation, seulement il paraît un peu raccourci en avant, les os de la jambe s'étant portés un peu dans ce sens. Le calcanéum garde sa position naturelle, mais au-dessus de de lui on sent une forte saillie osseuse qui se dresse entre le tibia et le tendon d'Achille et repousse celui-ci en arrière, de façon à lui faire décrire un angle saillant sous la peau : c'est l'astragale, dont la face supérieure regarde en avant et l'inférieure en arrière. On sent en avant du tibia une dépression qui indique la fuite de l'os, et la jambe est raccourcie » (Malgaigne).

Je serai extrêmement bref au sujet des *énucléations en dehors et en dedans*, car ce déplacement a été très rarement observé. Cependant le cas de Jarjavay est un exemple d'énucléation de l'astragale en dehors. « Une large plaie s'étendait du milieu du cou-de-pied au bord externe du tendon d'Achille. A travers cette plaie l'astragale sort tout entier et se trouve dans la position suivante : la poulie articulaire regarde en haut et en dehors sa facette malléolaire interne en haut et en dedans sa face inférieure en dedans. La tête de l'astragale est dirigée en bas et un peu en dehors. L'os n'est plus retenu que par quelques fibres du ligament calcanéo-astragalien [1]. » Un degré de plus, et l'expulsion de l'astragale par la plaie a lieu comme dans le cas d'Hammersly rapporté par Malgaigne. « On apporta à l'hôpital le blessé avec une plaie de 4 pouces en dehors du cou-de-pied. On apportait en même temps l'astragale expulsé en totalité et qu'on avait ramassé par terre. »

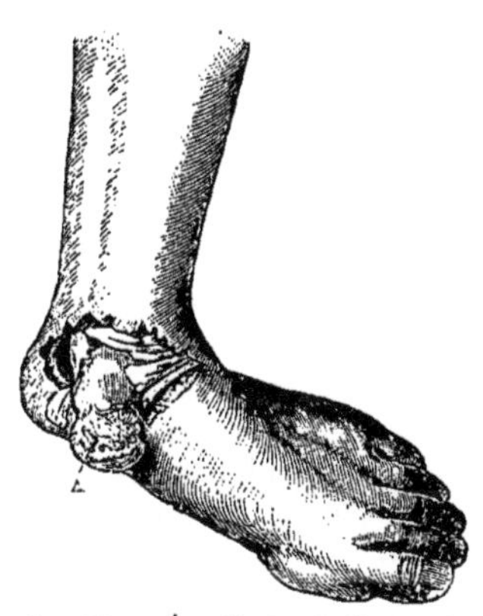

Fig. 138. — Énucléation de l'astragale en dedans.

La planche suivante, empruntée à Follin, montre la position de l'astragale énucléé en dedans (fig. 138).

B. — La seconde catégorie des luxations totales de l'astragale comprend les déplacements caractérisés par une inclinaison plus ou moins grande de l'astragale sur son *axe vertical* en dedans ou en dehors, inclinaison telle que le corps de l'astragale tend à se placer de champ, soit au-dessous des malléoles, soit dans la mortaise péronéo-tibiale.

(1) Benj. Anger, *Iconogr. chir.*, p. 331.

1° *Luxation interne.* — Poulie astragalienne de champ regardant directement en dedans.

Le pied est porté en dehors. La malléole externe est masquée par le calcanéum qui est venu au-dessous et en dehors d'elle; entre elle et le calcanéum, les doigts peuvent refouler les parties molles et sentir la partie externe de la mortaise vide. En dedans, la malléole interne fait une saillie prononcée, au-dessous de laquelle on sent une large surface osseuse soulevant fortement la peau et facile à reconnaître pour la poulie astragalienne regardant tout à fait en dedans. Au-devant de cette poulie, le col et la tête astragalienne sont faciles à circonscrire par la palpation (fig. 159).

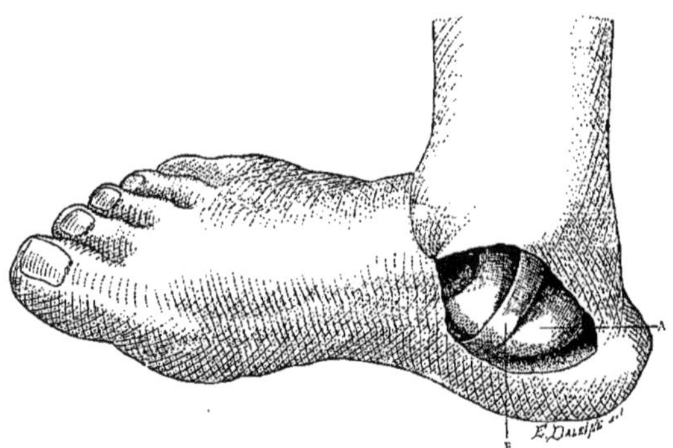

FIG. 159. — Luxation par inclinaison de l'astragale autour de son axe vertical, poulie regardant en dedans.

A, poulie astragalienne. — B, tendon du jambier postérieur.

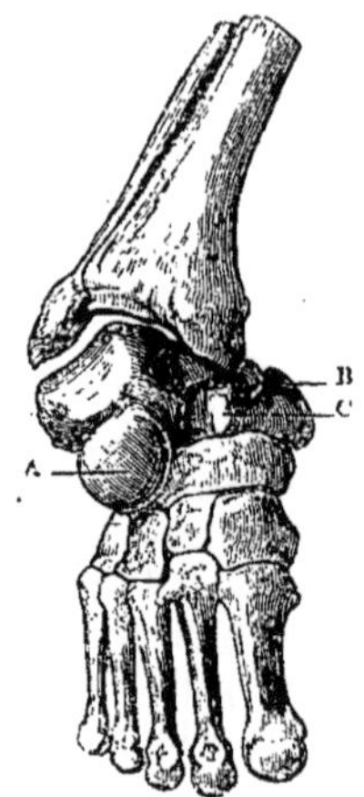

FIG. 140. — Luxation par inclinaison de l'astragale autour de son axe vertical, poulie regardant en dehors (premier degré). (Follin.)

2° *Luxation externe.* — Poulie astragalienne de champ regardant directement en dehors, ou en dehors et en haut. Le déplacement peut présenter deux degrés :

Premier degré. — La poulie astragalienne s'incline en dehors, le corps de l'astragale restant compris dans la mortaise. La poulie astragalienne est alors en rapport avec la face interne de la malléole externe, la face interne de l'astragale normalement en rapport avec la malléole interne répond maintenant à la surface articulaire inférieure du tibia, et la saillie du bord interne de la poulie astragalienne est reçue dans l'angle rentrant correspondant à l'articulation péronéo-tibiale inférieure. La tête astragalienne repose sur la face dorsale du scaphoïde et du cuboïde. Les cas de Chevallez (¹), de Barwell (²), montrent la réalité de cette position (fig. 140).

Deuxième degré. — La poulie astragalienne sortie de la mortaise est reconnaissable au-dessous de la malléole externe. Elle regarde directement en

(¹) CHEVALLEZ, *Bull. de la Soc. anat.*, 1870, t. XLV, p. 406.
(²) BARWELL, *Med.-chir. trans.*, 1883, t. LXVI, p. 39.

dehors. Le pied est dans une adduction forcée, la plante regarde en dedans.

Dans le premier degré de la luxation, on sent au-dessous de la malléole interne un vide dans lequel les doigts enfoncent facilement les parties molles. La tête de l'astragale est sur la face dorsale du pied; on sent son col se continuer avec le bord interne de la trochlée devenu supérieur. Ce bord conduit à l'articulation péronéo-tibiale.

Lorsque la poulie astragalienne est au-dessous de la malléole externe (deuxième degré), elle est facile à explorer et à reconnaître. D'ailleurs il existe fréquemment une plaie des téguments à ce niveau permettant de la voir.

Un renversement plus complet donne la *luxation dite sens dessus dessous*. Au dire de Malgaigne, ce renversement complet aurait été observé trois fois, la face supérieure de l'astragale regardant en bas, la face interne en dehors. Je ne sache point qu'il en ait été publié de nouveaux cas.

C. — La troisième catégorie comprend les luxations par rotation de l'astragale autour de son *axe antéro-postérieur*.

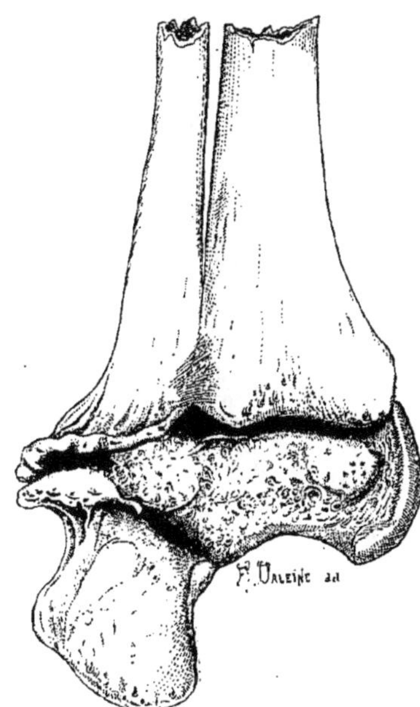

Fig. 141. — Luxation de l'astragale par rotation autour de son axe antéro-postérieur, pièce de Foucher (musée Dupuytren, n° 762^{A}), vue par sa face dorsale.

L'astragale exécute un mouvement de rotation qui mesure un quart de cercle, et son axe antéro-postérieur devient transversal. Cet os se place perpendiculairement sur le calcanéum, sa tête débordant la malléole en dedans (Foucher) ou en dehors (Verebely). Il est fréquent d'ailleurs de constater la fracture de l'une de ces apophyses ou le diastasis de l'articulation péronéo-tibiale. Les cas de Laumonier, de Foucher, de Verebely[1] se rapportent à ce déplacement.

Un cas de Thierry [2] montre une rotation plus complète encore, la tête astragalienne était placée entre le bord postérieur de la malléole interne et le tendon d'Achille, pendant que la face postérieure de l'astragale était en avant et en dehors entre le calcanéum, le cuboïde et le scaphoïde. En même temps qu'il exécutait cette rotation considérable autour de son axe antéro-postérieur, l'astragale s'était incliné de telle manière que sa poulie, placée de champ dans la mortaise, regardait directement en dehors.

La déformation du pied qui résulte de ce déplacement n'est pas fort consi-

(1) Cités par Malgaigne et Stimson.
(2) Cités par Malgaigne et Stimson.

dérable, si l'on s'en rapporte à la description de Foucher et au moule qu'il a donné de sa pièce. Le pied est affaissé et fort applati; sur son bord interne légèrement relevé se voit une saillie considérable qui paraît due à la malléole interne et qui est formée par la tête astragalienne placée au-dessous de cette dernière. Dans le cas de Thierry, la saillie osseuse était en arrière de la malléole interne et le bord externe du pied en abduction était fortement élevé.

D. *Rotation du corps de l'astragale séparé de sa tête par fracture du col autour de son axe transversal.* — Deux cas, l'un de Guérin, l'autre de Denonvilliers montrent que le corps de l'astragale resté dans la mortaise après fracture de son col peut tourner autour de son axe transversal de façon à présenter sa poulie, soit directement en avant, soit directement en arrière.

Dans le cas de Guérin, « le corps de l'astragale a subi un mouvement de rotation sur son axe transversal de telle sorte que la surface calcanéenne est devenue postérieure et verticale et se trouve sur le même plan que la face postérieure du tibia. Par suite de ce déplacement, la face supérieure est devenue antérieure, et c'est sur son bord postérieur que repose la mortaise tibiale ».

Denonvilliers trouva le corps de l'astragale séparé de sa tête par une fracture du col : « Il était dans une rotation telle qu'il croisait le calcanéum à angle droit et que sa poulie se montrait à travers les téguments au-dessous et en arrière de la malléole interne » (Malgaigne.)

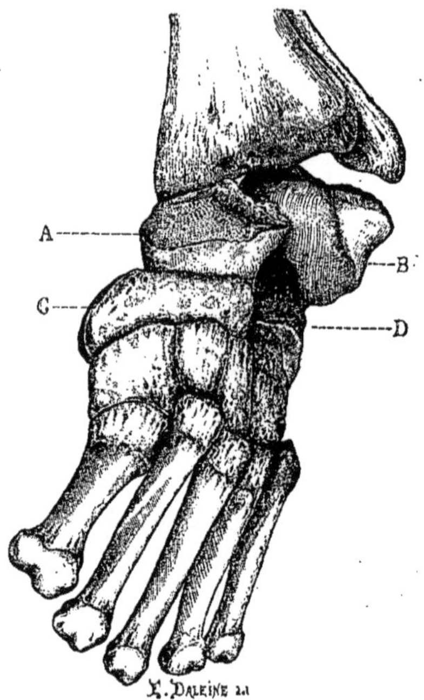

Fig. 142 — Rotation du corps de l'astragale, séparé de sa tête par fracture du col, autour de son axe transversal.

A, col de l'astragale. — B, facette externe de l'astragale. — C, scaphoïde. — D, grande apophyse du calcanéum. (Pièce n° 762[c] du musée Dupuytren.)

Le traitement des énucléations de l'astragale ou des luxations par renversement ou par rotation autour de l'axe antéro-postérieur est le même que celui des luxations sous-astragaliennes. Il faut essayer de réduire (la contraction musculaire étant abolie par le chloroforme), et si les tractions exercées sur le pied, aidées de l'impulsion directe sur l'astragale, ne réussissent point, il faut immédiatement extirper l'astragale.

Les statistiques de Broca, Dubreuilh, Poinsot conduisent forcément à cette conclusion.

XVIII

LUXATIONS DU CALCANÉUM

On comprend sous cette dénomination les déplacements du calcanéum sur l'astragale et le cuboïde, ces deux os conservant leurs rapports normaux avec les os de la jambe et du pied. Ces luxations, niées par Broca, sont aujourd'hui généralement admises, mais leur rareté est très grande.

Des diverses variétés plus ou moins acceptées de luxations du calcanéum, celle qui est incontestable est la luxation du calcanéum en dehors de l'astragale et en dessus du cuboïde. Deux faits publiés par Dumas, et observés dans le service de Jourdan de Marseille, démontrent ce déplacement (1).

Dans le premier cas, la lésion fut produite par la chute d'un madrier sur la partie interne de la jambe et du pied. Au-dessous de la malléole externe, profondément enfoncée, on sentait une saillie considérable formée par les faces supérieure et externe du calcanéum ; on reconnaissait en avant la grande apophyse de cet os séparée du cuboïde au-dessus duquel elle faisait saillie. Les articulations astragalo-scaphoïdienne et tibio-astragalienne étaient intactes.

Dans la seconde observation, les symptômes étaient à peu près les mêmes, seulement il y avait en même temps une luxation du cuboïde qui, presque complètement expulsé de sa place, faisait sur le bord externe du pied une saillie de plus de 2 centimètres.

Deux autres variétés de luxations du calcanéum : *La luxation du calcanéum en dehors de l'astragale et en dedans du cuboïde*, admise d'après la dissection d'une pièce ancienne faite par Canton (2) et la *luxation du calcanéum en dehors du cuboïde combinée avec une luxation de l'astragale en avant et en dehors*, ont paru à Polaillon, à Stimson, etc., fort difficiles à admettre. Et l'on peut répéter avec Polaillon « que de pareils faits doivent trouver leur place dans la description des grands délabrements traumatiques du pied, mais ne sauraient être rangés dans les luxations proprement dites du calcanéum (3). »

XIX

LUXATIONS MÉDIO-TARSIENNES

Ce déplacement est très rare. A côté des faits obscurs de Petit, Cooper, Lister, il y a deux observations concluantes, l'une de Thomas de Tours (4), l'autre de Benj. Anger (5).

Dans le cas de Thomas, on trouva à l'autopsie que la tête de l'astragale et la surface cuboïdienne du calcanéum formaient au-dessus de la seconde rangée

(1) Dumas, *Bull. gén. de thérap.*, 1854.
(2) Canton, *Lancet*, 1847, t. I, p. 505.
(3) Art. Calcanéum du *Diction. Dechambre*.
(4) Thomas, *Mém. de la Soc. méd. d'Indre-et-Loire*, 1867.
(5) B. Anger, *Iconogr. des malad. chirurg.*, p. 624.

des os du tarse une saillie très prononcée. L'astragale reposait sur la face supérieure du scaphoïde; le cuboïde se trouvait encore en contact avec la surface articulaire du calcanéum, mais seulement dans la moitié inférieure de celle-ci. Les désordres étaient considérables: rupture du ligament en Y et du ligament calcanéo-scaphoïdien interne. Chez le malade de Benj. Anger, la tête de l'astragale était au-dessus et en avant du scaphoïde; la facette cuboïdienne du calcanéum se trouvait placée sur la face supérieure du cuboïde.

XX

UXATIONS DU SCAPHOÏDE

Le scaphoïde se déplace : 1° dans son articulation avec l'astragale (*luxation astragalo-scaphoïdienne*); 2° dans son articulation avec les cunéiformes (*luxation scaphoïdo-cunéenne*); 3° dans ces deux articulations à la fois (*énucléation du scaphoïde*).

1° *Luxation astragalo-scaphoïdienne.* — Quelquefois désignée sous le nom de luxation médio-tarsienne incomplète, elle est extrêmement rare et est toujours décrite d'après l'observation de Chassaignac (1) : la lésion était survenue dans une chute d'un cinquième étage; on trouva le pied sensiblement raccourci et présentant sur sa face dorsale à 1 centimètre en avant du tibia une saillie qu'on reconnut comme appartenant au scaphoïde. La dissection démontra que cet os, suivi des deux premiers cunéiformes et des deux premiers métatarsiens, avait passé par-dessus la tête de l'astragale et reposait sur son col.

2° *Luxation scaphoïdo-cunéenne.* — Outre les observations discutées de Burnett et de Rizzoli, il existe une pièce, déposée par Benj. Anger au musée Dupuytren (n° 765 a), sur laquelle on constate que le scaphoïde, resté uni à l'astragale, est complètement séparé des trois cunéiformes et fait saillie au-dessus de ces os. Le troisième cunéiforme a conservé ses rapports avec le cuboïde, mais les deux premiers sont luxés sur le troisième et rejetés vers la face plantaire. Le pied avait été écrasé par le passage d'une roue de voiture sur sa face dorsale.

3° *Énucléation du scaphoïde.* — Paulet a pu en réunir 9 cas, parmi lesquels il y a 6 exemples de déplacements du scaphoïde en haut (cas de Walther, Legouest, Schmitt, Goyder, Erichsen et Hancock), 2 en dedans (cas de Piédagnel et de Bryant), et 1 en dehors (Adams) (2).

La tête de l'astragale forme sur le bord interne du pied une saillie au-devant de laquelle le doigt peut s'enfoncer dans une dépression. L'os luxé fait relief sous les téguments.

La réduction se fait sous l'anesthésie par pressions directes exercées sur l'os déplacé. Si les manœuvres restent vaines, on pourra faire l'extirpation du scaphoïde déplacé.

(1) CHASSAIGNAC, *Bull. de la Soc. de chir.*, 1860, p. 307.
(2) Cas cités par PAULET et CHAUVEL, art. PIED du *Dict. Dechambre*, p. 113.

XXI

LUXATIONS DES CUNÉIFORMES

On peut rencontrer : 1° la luxation isolée du premier ou du second cunéiforme; 2° la luxation simultanée des deux derniers cunéiformes; 3° enfin la luxation des trois os simultanément.

Luxation du premier cunéiforme. — A la suite d'un traumatisme violent, chute d'une grande hauteur, chute de cheval ou pression violente exercée directement sur le pied, le premier cunéiforme est séparé de toutes ses articulations, il s'énuclée et se porte sur le dos du pied ou fait saillie sur son bord interne, les téguments sont déchirés ou non. Paulet et Chauvel ont réuni 11 cas de cette luxation (1).

Plus rarement, le premier cunéiforme se luxe sur le scaphoïde sans perdre ses connexions avec le premier métatarsien. C'est cette variété de déplacement que Claudot (2) désigne sous le nom de luxation de Robert Smith. La conservation des connexions articulaires entre le premier cunéiforme et son métatarsien serait due à la résistance opposée par les tendons des muscles jambier antérieur et long péronier latéral, qui empêcheraient la distension des ligaments cunéo-métatarsien et protégeraient ainsi l'articulation.

Cette opinion est loin d'être admise d'une façon générale, et l'on a au contraire souvent attribué à la contraction violente du jambier antérieur qui s'insère sur le cunéiforme le déplacement de cet os.

La luxation isolée du deuxième cunéiforme a été observée trois fois par Laugier, Folker et Lagarde (3). Dans les trois cas, la luxation s'était faite sur le dos du pied.

La luxation simultanée des deuxième et troisième cunéiformes a été vue par Monteggia, Key et Walker, à la suite de traumatismes considérables. Enfin Monteggia et Malgaigne ont décrit un déplacement des trois cunéiformes en haut.

Dans ces différentes luxations des cunéiformes, la réduction n'est point toujours facile. Si elle ne peut être obtenue, on peut pratiquer l'extirpation de l'os luxé gênant par sa saillie sur le dos du pied.

XXII

LUXATIONS DU MÉTATARSE

Mignot-Danton, *Arch. gén. de méd.*, 1866, t. VIII, p. 405. — Chavasse, *Revue de chir.* 1884 p. 542. — Monnier, Thèse de Paris, 1882-1883. — Rhenter, Thèse de Lyon, 1880. — Claudot, *Arch. de médec. milit.*, VII, p. 275, 1886. — Paulet et Delorme, art. Pied des *Dictionnaires.*

Les luxations du métatarse sont : totales ou partielles, et dans ce dernier cas le nombre des métatarsiens qui se déplacent est variable. Tantôt un seul

(1) Paulet et Chauvel. Art. Pied, *Dict. encyclopédique.*
(2) Claudot, *Arch. de méd. milit.*, t. VII, 1886.
(3) Cités par Delorme, art. Pied du *Dict. de méd. et de chir. prat.*

métatarsien se luxe, et alors c'est généralement le premier, jamais le troisième; tantôt on constate la luxation de deux, trois ou quatre métatarsiens. Alors le déplacement est plus ou moins complet, c'est-à-dire que les surfaces articulaires ou bien se sont complètement abandonnées, ou bien se correspondent encore dans une étendue plus ou moins grande.

Les luxations totales se rencontrent à peu près dans la même proportion que les luxations partielles; sur 51 cas, Chavasse trouve 22 luxations totales et 29 luxations partielles; Claudot, 24 déplacements totaux et 27 partiels; enfin Paulet, sur 65 cas, compte 28 luxations totales et 37 partielles.

Les luxations totales se font : en haut, en bas, en dedans ou en dehors. Les luxations partielles ont toujours lieu en haut ou en bas.

Les déplacements en haut sont de beaucoup les plus nombreux, car Paulet compte 47 luxations en haut pour 9 luxations en bas et 8 luxations latérales.

Causes. — On observe les luxations du métatarse à la suite de chutes d'un lieu élevé, de cheval, de chutes du cavalier avec le cheval, le pied restant pris dans l'étrier, enfin à la suite de traumatismes directs; le passage d'une roue de voiture sur la voûte du pied est une cause plusieurs fois signalée.

Mécanisme. — Par l'expérimentation cadavérique, Rhenter et Monnier ont établi que les *luxations en haut* se produisaient : 1° par l'effondrement de la voûte plantaire amenant la rupture des ligaments inférieurs; 2° par l'abaissement exagéré des métatarsiens sur le tarse; 3° par l'abaissement forcé des métatarsiens uni à la torsion (Rhenter). Claudot, d'après le dépouillement des observations cliniques, est arrivé aux mêmes conclusions :

La luxation des métatarsiens en haut se voit :

1° A la suite de l'application d'une force qui, agissant directement sur la voûte du pied, effondre le tarse; le métatarse glisse en haut et en avant de lui;

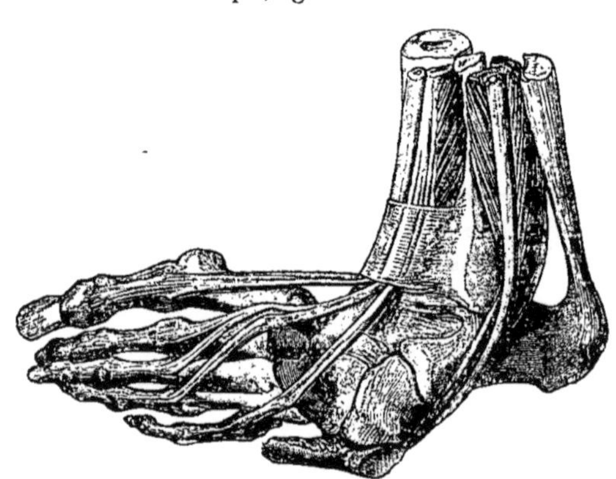

Fig. 143. — Luxation simultanée de tous les métatarsiens en haut. (Follin.)

2° Une chute se fait sur la pointe des pieds; les orteils et la tête des métatarsiens rencontrent le sol par leur face dorsale, il y a abaissement forcé des métatarsiens, distension et déchirure des ligaments dorsaux puis plantaires et passage des métatarsiens sur la face dorsale des os du tarse. Il en est de même si, l'avant-pied étant solidement fixé, le corps est rejeté en arrière;

3° Dans une chute faite avec un cheval, le cavalier a le pied serré entre le sol, le flanc de sa monture et l'étrier. Le mécanisme admis par Chavasse est le suivant. « Au moment de la chute, le pied appuie par la partie postérieure du talon contre le flanc du cheval et par la face dorsale de sa pointe sur le sol, pendant que l'étrier maintient immobile le tarse sur lequel il presse. Par suite de cette position, le poids du cheval produit au moment de l'accident un mouvement de flexion forcée (abaissement de l'avant-pied). Les ligaments dorsaux se déchirent, et les bases des métatarsiens passent au-devant des os du tarse. »

Luxation en bas. — Elle est très facile à expliquer lorsqu'elle succède à une cause directe, telle que le passage d'une roue de voiture sur la face dorsale du métatarse, par exemple, qui refoule l'avant-pied en bas.

Lorsque la luxation en bas se rencontre à la suite d'une chute de cheval, Chavasse en a encore donné l'explication suivante : « L'extrémité du pied appuie par sa face plantaire contre le flanc du cheval, et le talon porte sur le sol par sa face postérieure. Il se produit donc un mouvement énergique de relèvement de l'avant-pied qui amène la rupture des ligaments inférieurs tarso-métatarsiens, et les bases des os du métatarse se luxent dans ce sens.

Claudot cependant ne croit pas à ce mécanisme de la luxation en bas, et pense que cette variété succède le plus habituellement à un abaissement forcé des métatarsiens accompagnant une violente torsion de l'avant-pied de dedans en dehors.

Les *luxations latérales* sont produites par une projection directe de l'avant-pied en dedans ou en dehors, ordinairement en dehors. Le bord externe du pied subit un mouvement d'inflexion latérale, s'incurve, les ligaments latéraux internes distendus se déchirent, mais il faut, pour que le métatarse se déplace ou bien que le deuxième métatarsien se rompe, ce qu'on croyait autrefois absolument nécessaire, ou bien qu'il élargisse par diastasis la mortaise qui le contient ; c'est ce qui se passe le plus souvent (Monnier). Dans 6 observations réunies par Chavasse, le deuxième métatarsien n'était fracturé que deux fois.

Les luxations partielles sont dues, lorsqu'il s'agit des métatarsiens premier et cinquième, à une impulsion directe qui projette l'os en haut ou en bas, les luxations des métatarsiens médians sont exceptionnelles et dues, tantôt à l'action directe d'un corps de petit volume, tantôt à une énucléation par le mécanisme, dit du noyau de cerise (Begin).

Symptômes. — Nous ne parlerons point des symptômes communs à tous les traumatismes du pied : douleur, impotence fonctionnelle, gonflement, ecchymose, etc.

Les symptômes particuliers à la luxation dorsale sont : Une saillie dorsale abrupte du côté du cou-de-pied, au niveau de l'interligne de Lisfranc, s'abaissant graduellement vers les orteils. Sa hauteur est variable depuis quelques millimètres (déplacements incomplets) jusqu'à 20 et 25 millimètres.

La palpation permet de reconnaître cette saillie, de l'accrocher avec les doigts et de reconnaître à travers les parties molles les surfaces articulaires des métatarsiens. En même temps, l'exploration du tubercule du scaphoïde et du tubercule du 5e métatarsien permet de se reconnaître au milieu du gonflement et d'établir à quel niveau exactement siège le déplacement.

Le symptôme capital de la luxation du métatarse est purement et simplement cette saillie formée par les os déplacés. Comme symptômes accessoires signalons : 1° l'augmentation du diamètre vertical du pied ; 2° son incurvation plus ou moins grande en dehors; 3° le raccourcissement de ses bords latéraux, lorsque les os du métatarse chevauchent sur le tarse, mais la mensuration faite de l'interligne métatarso-phalangien au bord antérieur de la malléole interne ou externe est souvent fort difficile à faire d'une façon précise.

Dans les luxations partielles, le diagnostic du déplacement se fait par la constatation de la saillie du métatarsien déplacé.

Dans les *luxations en bas*, la déformation du dos du pied se retrouve comme dans la luxation en haut. Mais ici la saillie dorsale est formée par les cunéiformes et le cuboïde, tandis que les extrémités supérieures des métatarsiens qui se sont enfoncées dans la région plantaire peuvent être senties par une palpation profonde.

L'épaisseur verticale du pied est augmentée; le raccourcissement de ses bords est souvent très net, ainsi que la tendance à l'incurvation en dedans.

Luxations latérales. — Les luxations en dehors sont caractérisées par la déviation prononcée de la pointe du pied en bas et en dehors. Il en résulte un angle rentrant sur le bord externe du pied au niveau de l'extrémité du 5ᵉ métatarsien et un angle très saillant formé en dedans par l'extrémité antérieure du 1ᵉʳ cunéiforme.

A ce niveau, le doigt pénètre facilement entre les surfaces articulaires du 1ᵉʳ cunéiforme et du 1ᵉʳ métatarsien totalement disjointes, l'avant-pied est en valgus et la base des métatarsiens dépasse de quelques millimètres le plan de la face dorsale du tarse.

Les complications de ces luxations sont très fréquentes et consistent en fractures, contusions, plaies, écrasements de siège et d'étendue variables.

Pronostic. — Nous étudierons avec Chavasse, le pronostic à un triple point de vue : 1° Résultats fournis par les manœuvres de réduction; 2° État fonctionnel du pied après la réduction ou la non réduction; 3° Mortalité.

a. *Réduction.* — Dans 42 observations, Chavasse a relevé 28 réductions complètes. La réduction a été 4 fois imparfaite et a échoué 10 fois; 3 fois l'amputation immédiate a été nécessaire.

Dans les cas où la réduction a été possible, elle n'a été souvent obtenue qu'après des tentatives pénibles et réitérées. Le délai maximum après lequel la réduction resta possible fut de neuf jours.

b. *État fonctionnel du pied.* — Quand la réduction est obtenue, le malade peut d'ordinaire marcher au bout de quinze jours ou un mois. Sur 27 cas de réduction complète, Claudot a trouvé 24 cas de retour facile et rapide de l'usage du membre. Quand la réduction est restée incomplète, le retour des fonctions est beaucoup plus lent et parfois la marche reste toujours difficile et douloureuse. Sur 7 cas de réductions incomplètes, Claudot ne constate un rétablissement satisfaisant des fonctions que 4 fois.

Enfin, quand le déplacement n'est en aucune façon modifié, les fonctions du pied sont souvent beaucoup moins entravées qu'on ne le supposerait. Au bout de quelques mois ou de quelques semaines, les malades ont pu marcher sans peine avec une chaussure appropriée. Sur 11 cas de luxations non réduites, la statistique de Claudot, donne 8 cas de marche satisfaisante. De telle sorte que la réduction incomplète semble moins favorable au retour des fonctions du pied que l'absence absolue de réduction. Il ne faut voir là, ainsi que le fait remarquer Paulet, qu'une de ces illusions auxquelles mènent trop souvent les petites statistiques.

c. *Mortalité*. — Nous ne parlerons pas de la mortalité des amputations que ces luxations ont nécessitées autrefois, les conditions ne sont plus aujourd'hui semblables. De même 2 cas de mort survenue par tétanos et par infection purulente ne doivent qu'être mentionnés.

Traitement. — Lorsqu'il s'agit d'une luxation *totale* du métatarse, le malade est anesthésié, un aide fait l'extension en tirant sur les orteils, un autre aide pratique la contre-extension sur le cou-de-pied; alors le chirurgien embrasse avec ses deux mains la partie moyenne du pied au niveau du siège du déplacement, pèse avec les deux pouces sur la saillie dorsale et avec ses autres doigts appuie sur la région plantaire. Il s'efforce, en un mot, par des pressions exercées en sens inverse sur les extrémités osseuses déplacées, de pratiquer la coaptation.

Pour les luxations *partielles*, Claudot conseille de faire une traction sur l'orteil correspondant au métatarsien déplacé avec la pince de Farabeuf. En même temps une pression directe repousse vers sa cavité la base du métatarsien. La résection ne sera indiquée pour les luxations irréductibles que si les fonctions sont très gênées.

XXIII

LUXATIONS DES ORTEILS SUR LES MÉTATARSIENS

Les luxations des orteils sont rares, car Paulet, n'a pu en réunir que 50 cas. Parmi elles, celle du gros orteil est de beaucoup la plus fréquente : 31 cas sur 50 (Paulet) (¹).

Je serai bref dans la description de cette luxation, car son mécanisme est identique à celui de la luxation métacarpo-phalangienne du pouce que nous avons complètement décrit (²).

Causes. — Ces luxations sont dues à des causes variables qui produisent l'extension forcée du gros orteil sur son métatarsien; une légère abduction coïncidant avec l'extension facilite le déplacement.

La luxation métacarpo-phalangienne du gros orteil se fait sur la face dorsale du métatarsien. C'est la seule variété admise par Paulet; il existe, au dire de Blum (³) deux observations de luxations en avant.

Luxation dorsale. — On en décrit deux variétés identiques aux deux variétés correspondantes de la luxation du pouce : 1° la luxation complète simple; 2° la luxation complexe.

La luxation incomplète, telle que la comprenait Malgaigne d'après un fait de Michon, est absolument repoussée par Farabeuf et par Paulet. En revanche ces deux auteurs font remarquer qu'il n'est pas impossible que la luxation

(¹) PAULET, art. ORTEIL du *Dict. encyclop.*, p. 653.
(²) FARABEUF, *Bull. et Mémoires de la Soc. de chir.*, 1876, en note. p. 53.
(³) BLUM, *Chirurgie du pied.* Paris, 1888.

incomplète se produise comme la luxation incomplète du pouce si le métatarsien présente une configuration anormale, une crête sur laquelle la sangle sésamoïdienne puisse passer et rester accrocher. Mais il n'y a aucune observation clinique de ce déplacement

Le mécanisme de la luxation simple, étudié expérimentalement par Paulet, est identique à celui de la luxation métacarpo-phalangienne du pouce en arrière; le gros orteil étant porté dans l'extension forcée, les faisceaux de l'aponévrose plantaire qui aboutissent à la gaine du fléchisseur cèdent les premiers, la gaine du tendon se déchire et celui-ci se porte en dehors vers le premier espace interosseux. Bientôt l'extension forcée a raison de la résistance du ligament glénoïdien qui se rompt à ses attaches métatarsiennes, et les sésamoïdes sont libres de suivre la phalange sur le dos du métatarsien. L'orteil est alors dressé presque à angle droit sur la phalange, son sommet est légèrement incliné en dehors, il forme un Z avec le métatarsien.

La phalange et les os sésamoïdes montés en croupe derrière elle sont donc sur le dos du métatarsien, et la luxation est dite simple. Elle deviendra complexe si l'on essaye de rabattre la phalange en tirant dessus pour réduire. Dans les deux cas, le traitement sera identique à celui de la luxation du pouce (voy. *Luxations du pouce*).

Luxation métatarso-phalangiennes des quatre derniers orteils. — Dans la plupart des observations publiées (4 sur 8, recueillies par Delorme), il y avait simultanément luxation des cinq orteils Pailloux, Landouzy, Josse et Delorme.

Cooper a vu la luxation porter sur les quatre derniers orteils. Dufour et Lagrange ont constaté la luxation des deux premiers et Servier celle du cinquième. Dans tous ces faits, le déplacement des orteils s'était produit vers la face dorsale. Seul le cas de Dziewouski, relaté par Delorme, est un exemple de luxation des orteils vers la face plantaire. L'accident avait été causé par la pression d'une barre de fer sur les orteils.

XXIV

LUXATIONS DES PHALANGES DES ORTEILS

Elles sont très rares; Paulet n'a pu en relever que 11 observations, dont 9 se rapportent à la luxation de la phalange unguéale du gros orteil.

Le déplacement de la phalange unguéale du gros orteil se fait ordinairement en haut (6 cas), plus rarement en bas (2 cas) et en dedans (1 cas).

La luxation en haut donne naissance à une déformation caractéristique. L'orteil est raccourci, son épaisseur notablement augmentée. Du côté de sa face dorsale, on sent aisément la saillie formée par l'extrémité postérieure de la phalangette; du côté de la face plantaire, on sent un peu moins distinctement le relief de la trochlée phalangienne. La phalangette dressée sur la phalange forme avec elle un angle obtus; au-dessus de cet angle existe sur la face dorsale un pli cutané profond dirigé obliquement en bas et en arrière.

La luxation en avant (cas de Rizet et de Cleaveland) est caractérisée par la déformation suivante: l'extrémité unguéale de l'orteil est portée en haut et un peu en dehors, l'orteil est raccourci. Du côté de la face dorsale, on sent la saillie formée par l'extrémité antérieure de la phalange et du côté de la face plantaire l'extrémité postérieure de la phalangette. Dans le seul cas de luxation en dedans (Pinel), les parties molles étaient largement déchirées du côté interne et la poulie de la phalange faisait issue par la plaie.

Il n'existe que trois cas de luxations des phalanges des quatre derniers orteils : ce sont ceux de Broca, de Budin et de Blum.

CHAPITRE IV

PLAIES DES ARTICULATIONS

Classiques. — Art. ARTICULATIONS des *Dictionnaires*, et FISCHER, *Handbuch der Kriegschirurgie*, 1882.

On divise les plaies des régions articulaires en plaies non pénétrantes et en plaies pénétrantes. Les dernières seules ont une réelle importance.

PLAIES NON PÉNÉTRANTES

Ces plaies ne diffèrent point de celles qui siègent sur la continuité des membres. Il faut cependant se rappeler les particularités suivantes : 1° il existe au voisinage des jointures, des bourses muqueuses et des gaines tendineuses qui peuvent être ouvertes sans que l'articulation soit touchée. De ces cavités séreuses s'écoule parfois un liquide muqueux qu'un examen inattentif peut confondre avec la synovie articulaire.

2° L'inflammation d'une plaie périarticulaire peut se propager à une articulation que le traumatisme n'a pas atteinte. Toute plaie dans le voisinage d'une articulation doit donc être attentivement surveillée en raison de cette complication possible.

3° Enfin les plaies étendues s'accompagnant de perte de substance considérable donnent naissance, si l'on n'y prend garde, à des cicatrices vicieuses qui empêchent complètement le jeu d'une jointure.

Le traitement ayant pour but de parer à ces deux dangers consistera donc : 1° à nettoyer soigneusement toute plaie péri-articulaire, à la débrider, à la drainer si elle présente quelque anfractuosité, et 2° à immobiliser le membre en bonne position pour que la réparation des parties molles ne donne pas au membre une attitude incompatible avec son fonctionnement.

PLAIES PÉNÉTRANTES

Nous étudierons d'abord les plaies par armes à feu en raison de leur gravité et du traitement qu'elles nécessitent; puis, dans un second paragraphe, les plaies par instruments piquants, tranchants et contondants.

PLAIES PAR ARMES A FEU

Les plaies articulaires produites par les armes à feu se présentent avec des caractères qui varient comme les projectiles qui atteignent la jointure. Ceux-ci sont extrêmement nombreux, ce sont : des balles, des biscaïens, des éclats d'obus de forme et de volume variables, des grains de plomb, des fragments détachés de corps que le projectile rencontre sur sa route : éclats de bois, fragments de pierre, portion de vêtements, etc. D'une façon générale, la plaie articulaire offre deux aspects absolument différents : elle est large ou étroite.

Plaies larges. — Un éclat d'obus ouvre une grande articulation ; entre les lèvres de la plaie béante se voit la cavité articulaire dont les surfaces sont intactes ou brisées par le projectile. Une balle atteignant de petites articulations, celles des doigts ou des orteils par exemple, agit de même et ouvre complètement la jointure.

Plaies étroites. — Plus souvent une plaie étroite est produite par une balle. Les lésions articulaires sont alors extrêmement variables. Tantôt la balle traverse une grande articulation, sans produire aucune lésion du squelette; Guthrie, Pyrogoff, Legouest, Simon, Fischer, Socin [1] ont observé un assez bon nombre de cas où aucune lésion osseuse n'avait été produite par une balle traversant l'articulation du genou. Tantôt la balle, à bout de force, se loge dans un condyle ou une tubérosité articulaire sans traverser l'épiphyse qu'elle atteint. Plus souvent, elle creuse une gouttière osseuse à la périphérie de l'extrémité articulaire qu'elle rase sans la pénétrer, ou bien perfore de part en part l'épiphyse.

Le canal osseux formé par la balle est dans ce dernier cas régulièrement arrondi dans la partie qui répond à l'entrée de la balle ; mais, dans la partie qui correspond à sa sortie, on observe un orifice infundibuliforme très grand, dû à l'éclatement de ce point de l'épiphyse. Lorsque la balle traverse une extrémité articulaire de part en part, l'épiphyse est d'ordinaire éclatée et présente des fissures de nombre et d'étendue variables qui peuvent remonter fort loin sur la diaphyse.

Symptômes. — *Plaies larges.* — A travers une plaie à bords renversés, mâchés, noircis par le protectile, souillés par la terre, on aperçoit les os, mis à nu, broyés ou simplement écornés ou luxés.

Plaies étroites. — Ce sont les plus insidieuses. Au niveau d'une jointure on constate l'existence d'un orifice d'entrée souvent fort petit. Les bords en sont rapprochés et ne laissent s'écouler à l'extérieur qu'une quantité variable de sérosité sanguinolente ou de sang veineux. Les bords de cet orifice circulaire présentent un liséré noir ou violacé. Les téguments voisins ont conservé leur coloration et leur aspect normal ; il n'y a point de tuméfaction, point d'épanchement articulaire ou péri-articulaire, et la lésion paraît absolument simple. Si la balle a perforé la jointure de part en part, on reconnaît au côté opposé au petit orifice d'entrée, l'orifice de sortie ordinairement beaucoup plus

[1] Poulet et Bousquet, t. I, p. 888.

large. Les bords de ce dernier sont déchirés et des parcelles osseuses, des esquilles plus ou moins volumineuses peuvent être senties par le doigt qui explore.

Marche et terminaisons. — Abandonnées à elles-mêmes, ces lésions ont une marche terrible. Dès la fin du premier jour la région devient tendue, douloureuse, le moindre mouvement provoque des douleurs atroces. En même temps les téguments se distendent, prennent une coloration brun violacé; à leur surface, les veines dessinent leurs trajets; souvent la palpation révèle une crépitation emphysémateuse, et une percussion légère donne une sonorité évidente. Les phénomènes généraux sont alors très accusés, la température atteint 40 degrés et plus; il y a de l'agitation, du délire, etc. Le malade est atteint de septicémie suraiguë et il ne tarde pas à succomber en deux ou trois jours.

Cette marche des plaies articulaires est celle qui était souvent observée à Paris en 1870, lorsque de grandes articulations, telles que celles de la hanche et du genou, étaient atteintes.

Ailleurs ce n'est plus à la gangrène foudroyante, mais à l'arthrite suppurée, que les lésions conduisent. L'articulation devient rouge, tendue et douloureuse; le moindre mouvement exaspère les souffrances et arrache des cris au blessé. Les lèvres de la plaie, loin d'avoir de la tendance à se réunir, se gonflent, deviennent blafardes, elles s'écartent et laissent s'écouler une sérosité roussâtre, sanieuse. En même temps les phénomènes généraux témoignent d'une fièvre intense, la température est à 39 ou 40 degrés, le pouls vif et rapide, etc.

Puis la suppuration se produit, elle s'annonce dès le cinquième ou le sixième jour par des frissons irréguliers, par une distension, un œdème et un empâtement considérables des parties molles de la région. Le pus remplit la cavité articulaire; mais il est rare que la suppuration reste limitée, les culs-de-sac synoviaux sont perforés et des fusées se font dans la profondeur du membre. Quelquefois ce sont les gaines tendineuses voisines qui sont les premières atteintes et de vastes foyers se créent dans leur direction, puis les cartilages et les os participent à l'inflammation. Le tissu spongieux des épiphyses s'infiltre de pus et des nécroses partielles plus ou moins étendues en sont la conséquence, à moins que l'infection ne se propageant par les trajets fissuriques à la moelle, ne donne naissance à des foyers de suppuration médullaire.

Les suppurations articulaires sont toujours d'une gravité considérable. Il faut cependant reconnaître que tantôt les foyers purulents se disséminent, envahissent les interstices cellulaires profonds, s'étendent de plus en plus, puis l'affection se complique d'infection purulente, et se termine fatalement; tantôt, au contraire, la suppuration se circonscrit à une jointure, les épiphyses se nécrosent, et les parcelles nécrosées sont peu à peu éliminées. Dans ces conditions heureuses la maladie peut arriver à guérison avec une ankylose plus ou moins complète de l'articulation.

C'était, en somme, cette terminaison heureuse des arthrites suppurées que le chirurgien cherchait toujours autrefois après les grands traumatismes articulaires.

Ces marches différentes des suppurations articulaires nous sont expliquées aujourd'hui par les qualités différentes des microbes qui ont produit l'infection;

le vibrion septique est distinct des différents microcoques qui engendrent les suppurations. S'il n'est pas introduit dans une plaie, elle pourra suppurer, mais la septicémie aiguë et l'infection purulente seront évitées.

Pronostic. — Les plaies articulaires produites par des projectiles sont extrêmement graves. Les éclats d'obus, les biscaïens, etc., peuvent détruire une jointure et nécessiter une amputation immédiate et sans que les désordres soient aussi étendus, les accidents qui suivent le passage d'une balle à travers une articulation ont souvent une terminaison fatale.

Poulet et Bousquet ont fait un relevé de la mortalité des blessures articulaires par coup de feu, ils ont rassemblé les statistiques des guerres d'Italie, de Crimée, de la guerre de Sécession, de la guerre de 1870, etc., et voici quelles sont leurs conclusions :

	Mortalité.
Plaies de la hanche.	80 pour 100
— du genou. . . . . 50 et même	75 —
— de l'épaule.	33 —

Une statistique d'Otis, basée sur près de 1600 cas, donne pour l'épaule une mortalité de 50 pour 100. Pour l'épaule encore la statistique de Billroth donne 43 pour 100.

Ces chiffres ne sont plus vrais aujourd'hui. Dès que l'antisepsie a permis de supprimer ou de diminuer l'infection des plaies articulaires, immédiatement le taux de mortalité a baissé dans des proportions considérables, ainsi que le montre le tableau suivant, dressé par Bousquet d'après les résultats obtenus par Reyher.

	Nombre des cas	Morts.	Mortalité pour 100.
Cas traités antiseptiquement dès le début	46	6	13
Cas traités d'abord sans antisepsie, puis antisepsie secondaire	78	48	61,5
Cas traités sans antisepsie	62	48	77,4

Le pronostic des plaies articulaires se modifiera donc aujourd'hui du tout au tout, suivant les conditions dans lesquelles se trouvera le blessé, suivant que la plaie sera immédiatement soustraite aux causes d'infection ou qu'elle sera abandonnée à elle-même.

Traitement. — Le traitement comprenait autrefois trois méthodes : 1° l'amputation primitive; 2° la résection primitive et 3° la conservation ou expectation, pouvant conduire ultérieurement à la résection ou à l'amputation secondaire. Le traitement des plaies articulaires ne présente plus aujourd'hui que deux méthodes : 1° l'amputation primitive; 2° la conservation *obtenue par une intervention immédiate variable* suivant les lésions articulaires.

1° *Amputation primitive.* — Elle est commandée par le broiement d'un segment de membre, la destruction complète d'une jointure avec lésions étendues des parties molles qui l'entourent; elle est indiquée par la coexistence de fractures comminutives multiples portant sur les diaphyses voisines de l'articulation ouverte, par les lésions des gros vaisseaux ou des gros troncs nerveux péri-articulaires. L'amputation primitive (les lésions étant d'importance égale) sera plus souvent faite au membre inférieur qu'au membre supérieur, mais elle n'est qu'un pis-aller imposé par des délabrements étendus, et bien plus souvent les méthodes conservatrices se trouveront indiquées.

La *méthode conservatrice* actuelle ne doit plus du tout être confondue avec l'ancienne, qui consistait simplement à immobiliser le membre et à attendre les accidents pour les combattre par des interventions secondaires, *arthrotomies*, *drainages*, *résections tardives*. Aujourd'hui la méthode conservatrice comprend, au contraire, *l'exploration hâtive* de la jointure blessée, suivie d'une intervention à la vérité aussi économique que possible, mais qui pourra cependant aller jusqu'à la résection typique; elle s'efforcera, en tout cas, d'être suffisante pour rendre absolument aseptique la cavité articulaire. L'intervention variera donc avec les indications fournies par l'étendue des désordres articulaires.

Lorsque la plaie est *large* et que les surfaces articulaires ne sont que partiellement intéressées, les bords de la plaie seront soigneusement lavés, désinfectés; la jointure, irriguée dans tous ces culs-de-sac avec une solution de sublimé au 1000e, sera débarrassée de tous les corps étrangers, de tous les débris cartilagineux osseux ou ligamenteux qui ont pu y être apportés, puis elle sera drainée et enveloppée dans un pansement antiseptique. Un appareil plâtré, placé par-dessus un pansement bien fermé, assurera l'immobilité de l'articulation.

La plaie est-elle *étroite*, produite par une balle, par exemple? Il faut immédiatement, avant qu'aucun symptôme d'arthrite se soit montré, l'agrandir, ouvrir largement l'articulation et constater la nature et l'étendue des lésions; si les os ne sont pas intéressés, on se bornera à laver la cavité articulaire avec une solution antiseptique, mais généralement on se trouvera en présence de lésions plus ou moins étendues. Alors, si une portion d'une épiphyse articulaire est seule intéressée, qu'elle puisse être enlevée par une résection atypique, c'est à cette pratique qu'il faut donner la préférence; mais si toute une épiphyse est traversée, il faut la réséquer, faisant ainsi une résection semi-articulaire (Ollier). Si les deux surfaces articulaires ont été simultanément lésées, l'indication est de procéder à la résection typique de l'articulation.

Comme il existe fréquemment, en pareil cas, des fissures irradiant de l'épiphyse vers la diaphyse, on comprend combien une intervention hâtive est urgente; ces fissures, en effet, sont des voies ouvertes à la propagation de l'infection vers le canal médullaire, et une résection faite après le début des phénomènes d'arthrite pourra, pour cette raison, ne pas enrayer la marche des accidents. En un mot, l'indication est aujourd'hui *d'aller au-devant* des accidents d'infection dont l'apparition est en quelque sorte fatale en pareil cas.

On fera donc une arthrotomie exploratrice qui n'aboutira qu'au lavage, au nettoyage de la cavité articulaire, s'il n'existe aucune lésion osseuse qui conduira aux résections primitives typiques ou atypiques lorsque les os seront intéressés. Les statistiques de Reyher, les seules qui puissent aujourd'hui nous servir de base, les résultats des ponctions articulaires, des arthrotomies, des résections orthopédiques, nous mènent forcément à cette conclusion.

Voici les tableaux statistiques de Reyher [1].

MORTALITÉ DE 46 CAS DE PLAIES ARTICULAIRES TRAITÉES ANTISEPTIQUEMENT DÈS LEUR PRODUCTION

	OCCLUSION ANTISEPTIQUE.			DRAINAGE ANTISEPTIQUE IMMÉDIAT.			RÉSECTION PRIMITIVE.			TOTAUX.		
	Nombre des cas.	Morts.	Pour 100.	Nombre des cas.	Morts.	Pour 100.	Nombre des cas.	Morts.	Pour 100.	Nombre des cas.	Morts.	Pour 100.
Épaule	»	»	»	1	0	0	5	0	0	6	0	0
Coude	1	0	0	1	0	0	9	1	11,1	11	1	9,9
Poignet	»	»	»	»	»	»	2	0	0	2	0	0
Hanche	1 (¹)	1	100	»	»	»	0	0	0	1	1	100
Genou	12 (²)	»	»	6	3	50	0	0	0	18	3	16,6
Tibio-tarsienne	4	0	0	1	0	0	2	1 (³)	50	7	1	14,2
Tarse	»	»	»	»	»	»	1	0	0	1	0	0

(¹) Drainage secondaire.
(²) Dans 2 cas secondaires.
(³) Après amputation (tétanos).

RÉSULTATS DE L'ANTISEPSIE SECONDAIRE DANS 78 CAS DE PLAIES ARTICULAIRES (REYHER)

	PANSEMENT ANTISEPTIQUE, TRAITEMENT DES PORTIONS MORTIFIÉES.			DRAINAGE APRÈS INSUFFISANCE DU PANSEMENT SEUL.			RÉSECTIONS SECONDAIRES APRÈS L'ÉCHEC DU DRAINAGE.			AMPUTATIONS SECONDAIRES APRÈS L'ÉCHEC DU DRAINAGE.			AMPUTATIONS SECONDAIRES APRÈS L'ÉCHEC DES RÉSECTIONS.			RÉSULTATS D'ENSEMBLE.		
	Nombre.	Morts.	Pour 100.	Nombre.	Morts.	Pour 100.	Nombre.	Morts.	Pour 100.	Nombre.	Morts.	Pour 100.	Nombre.	Morts.	Pour 100.	Nombre.	Morts.	Pour 100.
Épaule	»	»	»	1	0	0	6	3	50	»	»	»	»	»	»	7	3	42,28
Coude	2	0	0	1	0	0	6	2	33,3	»	»	»	2	1	50	11	3	27,2
Main	»	»	»	»	»	»	4	0	0	»	»	»	1	1	100	5	1	20
Hanche	1	1	100	1	1	100	2	2	100	»	»	»	»	»	»	4	4	100
Genou	»	»	»	19	18	94,7	»	»	»	21	16	76,1	»	»	»	40	34	85
Tibio-tarsienne	»	»	»	1	0	0	4	»	25	1	1	100	»	»	»	6	2	33,3
Tarse	»	»	»	2	0	0	12	»	50	»	»	»	1	0	0	5	1	20

On voit la différence énorme qui existe entre les résultats des méthodes conservatrices, antiseptiques (occlusion, drainage ou résection), suivant l'époque à laquelle le chirurgien y a recours.

Enfin la démonstration la plus éclatante de l'importance capitale de la

(¹) Beaucoup de statistiques ont été faites autrefois, elles opposent les résultats de la méthode conservatrice ancienne (l'expectation pure et simple) à ceux de la résection primitive, et ces statistiques conduisent à faire adopter dans tous les cas la méthode conservatrice. Nous ne reproduisons pas ces relevés, parce que nous pensons qu'ils n'ont plus aujourd'hui qu'un intérêt historique et qu'ils ne prouvent qu'une chose, c'est qu'autrefois un blessé avait moins de chances d'avoir sa plaie infectée par les projectiles que par les mains du chirurgien.

méthode conservatrice antiseptique a été fournie par une série de 81 blessures de l'articulation du genou.

Dix-huit cas traités dès le *principe* par la méthode antiseptique ont donné 3 morts, ce qui donne une mortalité de 16,6 pour 100. Les 15 survivants ont non seulement conservé leurs membres, mais encore les mouvements de l'articulation.

Quarante cas ont été traités *au début* sans aucune précaution antiseptique, aussi la différence des résultats est-elle considérable ; il y eut : 34 morts, soit 85 pour 100. Le membre a été conservé une seule fois.

Enfin 23 cas ont été soignés sans aucune précaution antiseptique ni au commencement ni à la fin du traitement, aussi un seul a-t-il survécu : mortalité, 95 pour 100.

Par conséquent, la règle thérapeutique générale nous paraît devoir être aujourd'hui absolument opposée à l'expectation qui était autrefois adoptée, et consister dans une intervention antiseptique immédiate, préventive des accidents.

PLAIES PÉNÉTRANTES PRODUITES PAR INSTRUMENTS PIQUANTS TRANCHANTS ET CONTONDANTS

Les instruments piquants (fleurets, épées, baïonnettes, poinçons, etc.) produisent des plaies profondes, étroites et souvent sinueuses. Les instruments tranchants, sabres, haches, serpes, faux, donnent généralement des plaies larges et béantes. Les plaies contuses peuvent être produites soit par le choc de corps vulnérants volumineux, soit par le passage d'une roue de voiture sur une jointure, soit par une chute violente, le genou par exemple portant sur l'arête d'une marche d'escalier. Mais, quelle que soit la cause de la plaie articulaire, elle se présentera sous deux aspects cliniques très différents suivant qu'elle sera large ou étroite.

Plaies articulaires larges. — Elles sont généralement produites directement par des instruments tranchants, plus rarement par des instruments contondants ; quelquefois elles succèdent indirectement à la perforation des parties molles par une extrémité articulaire luxée.

Dans tous les cas, le fait essentiel est qu'entre les lèvres entr'ouvertes d'une large plaie, le chirurgien aperçoit les surfaces articulaires de la jointure saines ou lésées par la violence extérieure. Si les bords de la solution de continuité ne sont pas écartés et ne permettent pas l'inspection directe, l'exploration avec un doigt parfaitement aseptique, ne laissera aucun doute sur l'existence de la pénétration articulaire.

Suivant la nature de l'agent vulnérant, la plaie sera plus ou moins nette ou mâchée ; il s'écoulera plus ou moins de sang ou de synovie, les extrémités articulaires seront ou ne seront pas intéressées, toutes particularités extrêmement importantes au point de vue du pronostic dont la largeur de la plaie permettra de se rendre facilement compte.

Plaies étroites. — Elles sont ordinairement produites par des instruments piquants, quelquefois par des instruments tranchants, agissant par leurs pointes.

Il est classique de leur reconnaître trois symptômes : la *douleur*, l'*écoule-*

ment de sang par la plaie et l'*écoulement de synovie*. Mais, en réalité, l'écoulement sanguin n'est dû qu'à la section des parties molles périarticulaires et la pratique des ponctions articulaires et des arthrotomies, nous a aujourd'hui péremptoirement démontré que l'incision ou la perforation d'une synoviale ne s'accompagne pas d'une douleur spéciale lorsque la plaie ne se complique point d'arthrite.

En fait, il n'y a que deux symptômes ayant une valeur, et encore faut-il qu'ils se présentent dans certaines conditions : 1° L'écoulement de synovie, c'est-à-dire d'un liquide transparent, filant comme du blanc d'œuf; ce symptôme est caractéristique d'une plaie articulaire lorsque l'écoulement est abondant et se produit dès que l'on imprime des mouvements à la jointure blessée. 2° La distension rapide d'une synoviale articulaire dans les quelques heures qui suivent une blessure; le sang s'écoule dans l'articulation qui lui est facilement accessible, tandis que le trajet extérieur étroit et sinueux ne lui livre pas passage.

Or ces deux symptômes peuvent manquer; de plus, ils sont infidèles, car la quantité de synovie qui s'écoule peut être petite et confondue avec la sérosité qui s'écoule d'une bourse muqueuse ou tendineuse ouverte au voisinage de l'articulation. Cette synovie peut encore être teintée de sang et passer inaperçue si l'examen n'est pas très attentif.

De même la distension de la synoviale articulaire par un épanchement sanguin peut exister sans que la cavité articulaire soit ouverte; la violence extérieure a pu produire en même temps qu'une plaie des parties molles une entorse, avec arrachement intra-articulaire de parcelles osseuses, et une hémarthrose.

Au point de vue du diagnostic, on peut donc dire que la distinction entre une plaie pénétrante et une plaie non pénétrante est évidente lorsqu'il s'agit de plaies larges, impossible à établir avec certitude lorsqu'on est en présence d'une plaie étroite. En pareil cas, on conseillait autrefois de rester dans l'incertitude, de se garder d'imprimer des mouvements à la jointure, et surtout d'explorer le trajet de la plaie avec un stylet. Nous pensons au contraire que le chirurgien a un intérêt de premier ordre à savoir si la plaie est pénétrante ou non, et que l'exploration avec un stylet *aseptique* ou mieux avec le doigt après débridement de la plaie est absolument indiqué.

Marche et terminaison. — La marche d'une plaie articulaire est absolument simple lorsque la plaie est aseptique, ou présente toutes les complications de l'arthrite traumatique lorsqu'elle est septique. Dans le premier cas, la réparation se fait dans l'espace de quelques jours par réunion immédiate sans provoquer aucun phénomène douloureux, aucun accident général; nous avons tous les jours des exemples de cette marche simple à la suite des ponctions articulaires faites pour les hémarthroses du genou, des arthrotomies entreprises pour l'extraction des corps étrangers articulaires, ou des sutures de la rotule fracturée. Les luxations compliquées de plaie se comportent aussi très simplement lorsque les surfaces déplacées ont pu être réduites après avoir été convenablement nettoyées.

Mais dans le cas contraire, lorsque l'agent vulnérant était chargé de matières septiques, lorsque la plaie a été contaminée ou n'a pu être nettoyée, le cortège des accidents si bien décrits autrefois apparaît aussitôt. Ces accidents sont légers ou terribles, suivant la nature ou le degré de l'infection de la synoviale.

Dans le premier cas, on a affaire à une arthrite séreuse ou plastique; la jointure pendant les trois ou quatre premiers jours ne présente pas de changement, puis elle commence à devenir douloureuse au toucher, elle se tuméfie, la synoviale est distendue par un épanchement et le moindre mouvement devient extrêmement pénible. La fièvre reste modérée et, si le membre est soigneusement immobilisé après une durée variable, les phénomènes inflammatoires s'amendent, la plaie se cicatrise, et les mouvements de la jointure, d'abord très limités et douloureux, reprennent peu à peu leur étendue.

Cette terminaison heureuse est loin d'être fréquente, et pour ne pas être constante comme dans les plaies par armes à feu, la suppuration avec toutes ses conséquences est habituelle lorsque l'arthrite est abandonnée à elle-même.

Traitement. — *Plaies larges.* — Le traitement est ici fort simple; il consiste à faire une irrigation soigneuse de l'articulation avec une solution de sublimé au 1000e, à enlever tous les corps étrangers qui ont pu être entraînés dans la jointure. Puis, si les bords de la plaie sont nets, on les réunit par des points de suture en plaçant un drain volumineux dans un des angles de la réunion. Un pansement antiseptique est appliqué directement sur la jointure blessée et un appareil plâtré l'immobilise. Si les bords de la plaie sont contus ou mâchés, inaptes par conséquent à être réunis, quelques bandelettes de gaze iodoformée sont interposées entre eux et le reste du pansement établi de même.

Plaies étroites. — Ici la règle à suivre est plus délicate. Si l'on se borne à laver l'orifice extérieur, on n'atteint point les agents d'infection déposés au fond de la plaie et l'antisepsie est illusoire. Faut-il donc, de propos délibéré, pour une simple piqûre dans une région articulaire, ouvrir l'articulation pour la désinfecter, alors qu'il n'existe encore aucun phénomène inflammatoire? Cette pratique me paraît absolument rationnelle. La plaie sera débridée, le chirurgien suivra son trajet en l'élargissant peu à peu. Si ce trajet ne traverse point la synoviale et que la plaie ne soit pas pénétrante, son lavage et sa désinfection n'auront pas à la vérité la même importance que si la plaie est articulaire, mais ils hâteront encore la guérison.

Si, en débridant la plaie, on reconnaît que la synoviale a été ouverte, on agrandira l'orifice de pénétration, on désinfectera la cavité articulaire et on se placera dans les conditions d'une arthrotomie antiseptique. Que si une semblable pratique préventive des accidents paraît trop hardie à un chirurgien qui ne se trouve point dans les conditions d'antisepsie absolue nécessaires pour l'employer, il pourra recourir à l'ancienne thérapeutique; elle consiste à pratiquer l'occlusion de la plaie avec de la ouate et du collodion et à immobiliser la jointure avec un appareil plâtré ou mieux avec un appareil de compression ouatée. Mais il devra attentivement surveiller le malade et, à la moindre élévation thermique, au moindre symptôme local d'arthrite aiguë, pratiquer immédiatement l'ouverture et le lavage articulaire.

ARTHRITES INFECTIEUSES ET INFLAMMATOIRES

Par le Dr FÉLIX LAGRANGE

AGRÉGÉ DE LA FACULTÉ, CHIRURGIEN DES HÔPITAUX DE BORDEAUX

CHAPITRE PREMIER

DES ARTHRITES INFECTIEUSES

Les arthrites infectieuses sont celles dont l'existence est subordonnée à un état infectieux, c'est-à-dire à la contamination, à la souillure de l'organisme par un principe spécial venu du dehors, quelles que soient l'origine et la nature de cet état morbifique.

Il faut donc entendre, par arthrites infectieuses, les arthrites septiques, parasitaires ou virulentes, microbiennes pour la plupart, secondaires aux maladies générales.

Le nombre de ces arthrites est grand et leur importance est de premier ordre.

Nous décrirons successivement :

1° Les arthrites tuberculeuses;

2° Les arthrites syphilitiques;

3° Les arthrites blennorrhagiques;

4° Les arthrites liées aux fièvres éruptives;

5° Les arthrites résultant d'une affection inflammatoire infectieuse (fièvre typhoïde, endocardite ulcéreuse, dysenterie, etc., etc.).

Les arthrites tuberculeuses étant de beaucoup les plus importantes, c'est par elles que nous commencerons.

I

DES ARTHRITES TUBERCULEUSES

Il faut entendre par arthrite tuberculeuse l'inflammation d'une articulation occasionnée par l'élément spécifique de la tuberculose.

L'inflammation ainsi produite est très variable dans son degré, elle peut être franchement aiguë, plus souvent elle est subaiguë ou chronique, lente dans sa marche et ses manifestations, mais toujours ses symptômes résultent de l'irritation produite dans les diverses parties de l'article (os, synoviales, ligaments), par la présence du poison tuberculeux qui, après avoir créé un foyer morbide local, peut entraîner une infection générale.

Cette arthrite tuberculeuse n'est autre que la tumeur blanche, l'arthrite fongueuse, granuleuse des auteurs anciens et nombreux qui en ont bien étudié les symptômes avant d'en connaître exactement les lésions anatomiques. Son histoire est étroitement liée à l'histoire et aux progrès récents de la tuberculose chirurgicale. Sans tomber dans les généralités, déplacées dans ce chapitre, il est bon de passer en revue les diverses opinions émises au sujet de cette affection, avant d'en arriver à la théorie simple, précise et scientifique qui l'éclaire aujourd'hui d'un jour si lumineux.

Historique. — On chercherait vainement dans les livres hippocratiques de sérieuses notions sur les tumeurs blanches. Hippocrate ne parle qu'incidemment des abcès articulaires de longue durée qui se compliquent de luxations spontanées ou se terminent par l'ankylose. De même les commentateurs arabes des médecins grecs se contentent de vagues notions sur les arthrites chroniques des enfants, le *pedarthrocace*. Asclépiade a le premier fait nettement remarquer que la cause de la luxation spontanée résidait dans une production charnue née à l'intérieur de l'article malade. C'est cette production charnue que Reimar et Brambilla [1] (1757) décrivirent longtemps après sous le nom de *fongus articulorum*, terme qui prit et garda dans la terminologie une place prépondérante. Un siècle auparavant, Richard Wisemann avait créé le mot tumeur blanche (*White swelling*) et l'avait affecté à un groupe spécial de maladies articulaires chroniques relevant d'une diathèse, d'une cause interne, telles que le virus goutteux ou écrouelleux. Avec la notion de la fongosité et les caractères cliniques que les auteurs du temps s'appliquèrent à lui donner, la tumeur blanche devint une affection bien définie ayant des symptômes spéciaux, une anatomie pathologique distincte qui lui faisaient une place à part dans le cadre nosologique.

Mais les données fondamentales sur lesquelles reposait cette conception de la tumeur blanche étaient encore bien mal assurées; avec les progrès de l'anatomie normale et pathologique se produisirent des essais de localisation de la fongosité dans telle ou telle partie de l'articulation. C'est alors qu'apparut la notion de la synovite fongueuse.

A la même époque, les cliniciens s'appliquèrent à étudier les relations de la tumeur blanche avec les états diathésiques généraux; ainsi furent établies une longue série de données étiologiques faisant de l'affection articulaire l'aboutissant commun d'une série d'actions morbigènes variables.

Peu à peu, sous l'influence des travaux de Larrey, de Boyer, de Velpeau, de Cruveilhier, la tumeur blanche, entité morbide selon Wisemann, tendit à se scinder et, en 1845, nous voyons Bonnet faire de cette entité trois affections diverses, l'arthrite fongueuse, les abcès froids articulaires, les arthropathies tuberculeuses.

Bonnet avait remarqué qu'un certain nombre de malades ne présentaient

(1) Reimar et Brambilla, *Mémoires de l'Academie de méd. chirurgic. de Vienne*, t. I, 1757.

dans leurs articulations « ni la distension, ni la fluctuation de l'abcès froid, ni les nodules élastiques et saillants des fongosités » et que ces malades étaient pour la plupart atteints de phthisie pulmonaire.

Il alla même plus loin, il décrivit dans cette arthrite tuberculeuse trois variétés : 1° dans la première variété la tuberculose n'existe que dans les épiphyses articulaires; 2° dans la deuxième variété la lésion se confine aux parties molles, tout en respectant le tissu osseux; 3° dans la troisième variété les lésions de la synoviale et celles des extrémités osseuses sont réunies.

Nous retrouverons plus loin cette division du grand chirurgien lyonnais, disons d'ores et déjà qu'il avait vu la plus grande partie possible de la vérité à l'époque où il écrivait.

Rokitansky décrivit un produit déposé parfois en grande abondance à la surface des synoviales fongueuses, et considéra *a priori* cette substance comme tuberculeuse, mais il y chercha vainement les nodules caractéristiques et dut se contenter d'une affirmation sans preuves directes.

A la même époque, Bazin parle aussi de tubercule articulaire, mais n'en donne pas plus que Rokitansky la démonstration objective. Toutefois les vues aussi justes que hardies de ces grands cliniciens ne tardèrent pas à porter leur fruit. Leur hypothèse suggéra de nombreux travaux, et de toutes parts l'attention fut attirée sur le développement des lésions articulaires chroniques et sur leurs rapports avec la scrofule et la tuberculose.

C'est à Köster (1869) que revient l'insigne honneur d'avoir le premier montré dans les fongosités d'une tumeur blanche des nodules tuberculeux à cellules géantes, analogues à ceux décrits par Friedlander dans le lupus. Un an plus tard, Cornil trouva les mêmes tubercules élémentaires dans les mêmes fongosités. Dans ce dernier cas, il s'agissait d'un sujet de cinquante-quatre ans, atteint de tuberculose avancée. Des douleurs vives éclatèrent dans le coude droit, un gonflement se produisit, les mouvements devinrent difficiles, etc., etc.; bref, il se développa une tumeur blanche et l'autopsie montra sur la synoviale de petits grains saillants, miliaires, les uns demi-transparents et opaques à leur centre, les autres complètement opaques et jaunâtres. En faisant des sections perpendiculaires à la synoviale, Cornil trouva, dans l'épaisseur, des granulations dont la partie centrale faisait saillie dans l'articulation.

L'examen microscopique démontra que les granulations miliaires de l'articulation étaient absolument semblables à celles du poumon. La conception clinique de Bonnet trouvait sa consécration anatomique.

Debove (1873) publia une observation pleine d'analogie avec celle de Cornil; en 1874 et 1875, Powel et Roux firent leurs thèses sur ce sujet, et enfin en 1876 Laveran fit connaître une très intéressante observation qui est un cas typique de granulie dans une synoviale.

Il est donc acquis, dès cette époque, que les tubercules élémentaires peuvent se développer dans les articulations, mais la présence de ces tubercules est-elle fréquente? N'y a-t-il pas une variété rare d'arthrite méritant le nom de tuberculeuse et une autre variété qu'on doit appeler fongueuse?

C'est à l'élucidation de cette question que furent consacrés une série de travaux mémorables, parmi lesquels nous devons tout spécialement citer ceux de Brissaud, de Kiener et Poulet, de Lannelongue, d'Ollier et de ses élèves. Ces travaux démontrèrent que dans la constitution des tumeurs blanches se retrouvait toujours une édification identique, le follicule tuberculeux, le nodule de Friedlander.

Il n'y avait donc plus après ces travaux qu'une variété d'arthrite fongueuse, c'était l'arthrite tuberculeuse, et, partant de là, Volkmann put dire, en 1879, que la fongosité articulaire était tuberculeuse, qu'elle se propageait en inoculant les tissus voisins et pouvait, en fin de compte, donner naissance à l'infection métastatique. Il fallait donc la poursuivre à la façon d'une tumeur maligne dont on redoute la pullulation.

La question à cette époque paraissait définitivement vidée; les tumeurs blanches présentaient des lésions identiques aux lésions tuberculeuses du poumon; d'autre part, il était avéré que les désordres primitivement localisés dans une articulation, pouvaient se propager au reste de l'organisme; les fongosités articulaires étaient toujours l'aboutissant local d'une même diathèse, la tuberculose. Mais voici que les travaux de Laulanié et d'Hippolyte Martin viennent rouvrir le débat en montrant que la structure anatomique du tubercule n'a en elle-même rien de spécifique. Ces auteurs établissent que le tubercule n'est, en somme, qu'une réaction des tissus se produisant suivant un certain mode autour d'un corps étranger variable, d'une poussière, d'un débris organique quelconque. Dès lors, les lésions anatomiques pouvaient être les mêmes dans le poumon et dans les articulations sans que la même diathèse fût en jeu. La démonstration était à refaire. Il fallait un nouveau critérium; les expérimentateurs le cherchèrent et le trouvèrent dans les inoculations selon la méthode de Villemin.

Conheim, Hueter, Kœnig, Martin, Max Schuller firent successivement des essais de culture avec les fongosités articulaires et obtinrent des résultats positifs. La fongosité anatomiquement tuberculeuse était infectieuse expérimentalement. C'est à ce moment qu'intervient dans la question la notion du bacille tuberculeux, dont le rôle a été dans ces dernières années si complètement étudié. Nous lui assignerons plus loin la place qu'il mérite dans le développement de l'arthrite tuberculeuse.

Mais ce n'est pas seulement la physiologie pathologique de la tumeur blanche qui dans la période contemporaine a été bien élucidée, c'est aussi et surtout l'anatomie pathologique, c'est-à-dire le siège et l'étendue des lésions dans les diverses parties de l'articulation. Lannelongue, Kiener et Poulet, Volkmann, Kœnig, ont particulièrement insisté sur les lésions des épiphyses, la tuberculose des extrémités osseuses se propageant secondairement à la cavité et aux parties molles de l'articulation.

Nous ne pousserons pas plus loin cette esquisse historique qui nous forcerait à des répétitions. Il sera facile de la compléter par la lecture des travaux suivants :

WISEMANN, *Several chir. Treatise*. London, 1734. — RUST, Arthrokakologie. Wien, 1817. — LISFRANC, *Arch. gén. de méd.*, 1826, t. II, p. 5. — VELPEAU, *Arch. génér. de méd.*, 1837. — RICHET, *Annales de la chirurgie française et étrangère*, 1844, et *Mém. de l'Acad. de médecine*, 1853. — CROCQ, Traité des tumeurs blanches. Bruxelles, 1853. — VOLKMANN, *Pitha et Billroth*, Bd. II, p. 520, 1865. — RANVIER, Société anatomique, 1865. — A. PAQUET, Tumeurs blanches. Thèse de Paris, 1867. — KÖSTER, *Archives de Virchow*, t. XLVIII, p. 95, 1869. — CORNIL, *Arch. de physiol.*, 1870, p. 325. — VOLKMANN, *Sammlung klin. Vorträge*, n° 51, 1873.

— REYHER, *Deutsche Zeitschr. f. Chirurgie*, 1875, t. IV, p. 26. — FRANZOLINI, *Giornale Veneto*, avril 1875. — LAVERAN, *Progrès médical*, 1876. — BOECKEL, *Gazette méd. de Strasbourg*, 1878. — LETIÉVANT, *Lyon méd.*, 1878 et 1879. — VOLKMANN, *Sammlung klinischer Vorträge*, 1879. — HUETER, *Deutsche Zeitschrift f. Chir.*, t. XI, p. 334, 1879. — LANNELONGUE, Société de chirurgie, 1878, 1880, 1882 et 1886. — SCHULLER, *Centralblatt für Chirurgie*, n° 43, 1878. — BRISSAUD, *Revue mensuelle*, 1879, p. 457. — OLLIER, *Revue de chirurgie*, 1885, et *Traité des résections*, t. I. — POLLOSSON, *Gazette hebd.*, 1885. — KIENER et POULET, *Arch. de phys.*, 1883. — CHANDELUX, Thèse d'agrég., 1883. — KOENIG, Die Tuberculose der Knochen und Gelenke. Berlin, 1884. — POULET, De l'hydarthrose tuberculeuse. Soc. de chir., 1884. — NÉLATON, Thèse d'agrég., 1883, et *Revue des sciences médic.*, 1885. — HYP. MARTIN, *Revue de méd.*, 1884. — MULLER, *Centralblatt für Chir.*, n° 5, 1884. — NICAISE, POULET et VAILLARD, Nature tuberculeuse des hygromas. *Revue de chirurgie*, 1885. — OLLIER, Opérations conservatrices dans la tuberculose articulaire. *Revue de chirurgie*, 1885. — RICHARD BARWELL, Synovite strumeuse. *Encyclopédie chirurgicale*, t. IV, p. 532. — POULET, Congrès français de chirurgie, 1885. — SOCIN, De la tuberculose articulaire. *Correspondenzblatt f. schw. Ærzte*, 1er avril 1886. — WENDELSTADT, *Centralbl. für Chir.*, 1889. — FEDOR KRAUSE, *Berliner klin. Wochenschrift*, 1889. — PRODÈSE (de Karkoff), Congrès russe, 1889.

Anatomie pathologique. — Pour la clarté de la description, nous distinguerons dans les lésions tuberculeuses celles qui intéressent au début la capsule ou synoviale et celles qui se développent primitivement dans le squelette pour gagner consécutivement l'articulation. Cette deuxième forme est la plus fréquente de beaucoup ; nous la décrirons en dernier lieu, mais tout ce que nous allons dire des lésions des parties molles s'y rapporte d'autant mieux que quel que soit le point de départ de l'affection, les dégâts anatomiques dans les diverses parties de l'article sont absolument les mêmes.

I. LÉSIONS DES PARTIES MOLLES. — Dans ce groupe d'arthrites tuberculeuses les auteurs ont établi plusieurs variétés qui sont l'arthrite tuberculeuse aiguë, l'hydarthrose tuberculeuse, et enfin la synovite fongueuse proprement dite.

A. L'arthrite tuberculeuse aiguë est caractérisée par une éruption de tubercules à la surface de la synoviale. Le type de cette variété se trouve dans l'observation de Laveran (1876). Cet auteur signale sur le fond rouge de la membrane injectée un grand nombre de granulations grisâtres, grosses environ comme des têtes d'épingle, formant de petites saillies très appréciables au toucher. Les granulations sont aplaties sur les points où la synoviale est fortement appliquée sur l'os ; en quelques endroits le cartilage présente une teinte ecchymotique.

De même Polosson [1], dans un cas fort intéressant, trouve une synoviale épaissie, fongueuse en certains points, présentant une éruption confluente de granulations grises et jaunes, dont le volume varie d'un grain de mil à un grain de plomb. C'était comme une éruption variolique, sauf l'ombilication. Le cul-de-sac sous-tricipital était particulièrement criblé de tubercules et l'on trouvait des granulations grises, grosses comme une tête d'épingle, dans l'épaisseur du muscle triceps et dans les espaces interfasciculaires. Chamorro (1888), dans une thèse faite sous l'inspiration du professeur Trélat, a rapporté quelques observations analogues dont les particularités anatomiques n'ajoutent rien d'essentiel aux détails qui précèdent.

L'hydarthrose tuberculeuse décrite d'abord par Kœnig, puis en France par Poulet, est, comme l'arthrite aiguë, une forme rare de tuberculose articulaire.

(1) POLOSSON, *Gaz. hebdom.*, 1883.

Souvent d'ailleurs ces deux formes sont réunies, car l'éruption miliaire de la synoviale entraîne facilement un abondant épanchement articulaire, mais l'hydarthrose qui, en somme, n'est qu'un symptôme, peut se produire dans toutes les variétés de synovite tuberculeuse. Kœnig l'a rencontrée dans la synovite tuberculeuse avec gonflement modéré de la synoviale, dans la synovite tuberculeuse diffuse avec dégénérescence proliférante, dans la synovite tuberculeuse circonscrite à forme tubéreuse, dans la synovite fongo-tuberculeuse diffuse. Poulet a donné de cette *hydrops tuberculosus* une description basée sur un cas d'arthrite tuberculeuse aiguë dans lequel il avait trouvé, outre les lésions signalées par Laveran et Polosson, un épanchement assez abondant de synovie filante, à peine louche.

La rareté de l'arthrite tuberculeuse aiguë et de l'hydarthrose tuberculeuse ne nous permet pas de nous y arrêter plus longtemps; arrivons maintenant à la forme banale de la tuberculose articulaire, à la synovite fongueuse.

B. *Synovite fongueuse.* — L'anatomie macroscopique des fongosités de la synoviale est décrite avec grand soin par beaucoup d'auteurs classiques, parmi lesquels nous citerons, au premier rang, Bonnet et Panas. Ce qu'en ont dit ces auteurs se rapporte à toutes les variétés de fongosités, à celles qui sont tuberculeuses et à celles qui ne le sont pas. Nous devons dire ici, une fois pour toutes, que nous ne nous occuperons que des premières sans nier l'existence des secondes. Nous n'oublions pas qu'il existe des fongosités dans la synovite rhumatismale chronique. Verneuil (Société de chirurgie, 7 juin 1883) distingue trois espèces de fongus articulaire : 1° celui qui tient au rhumatisme; 2° celui qui vient des tubercules; 3° celui qui est symptomatique d'une lésion osseuse, d'un séquestre. Ces deux dernières variétés doivent être réunies, mais la première existe distincte, incontestable.

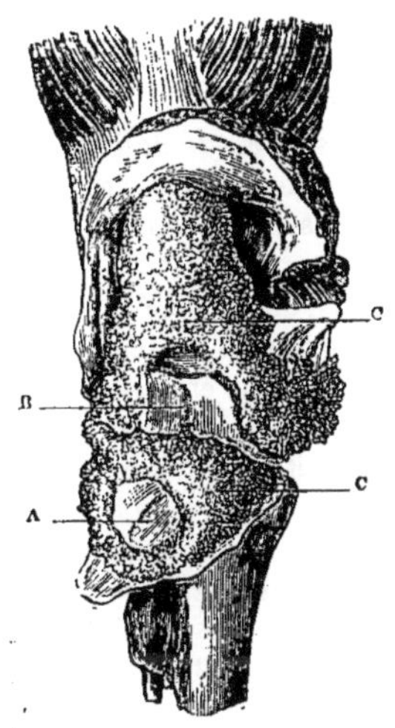

Fig. 141. — A, rotule renversée. — B, trochlée fémorale. — C, fongosités synoviales.

Cette opinion est celle d'un maître dont l'autorité s'impose, de Lannelongue qui reconnaît deux variétés de fongosités, l'une tuberculeuse dont la caractéristique est le nodule tuberculeux, l'autre la fongosité simple; celle-ci est purement inflammatoire et a pour type le bourgeon charnu, formé de tissu embryonnaire plus ou moins développé sans trace de tubercules; ces dernières fongosités sont dues au rhumatisme ou à toute autre cause d'inflammation chronique articulaire non tuberculeuse.

Cette distinction doit évidemment garder toute sa valeur; nous l'établissons bien clairement avant d'aller plus loin et d'étudier en détail la fongosité spécifique de l'arthrite infectieuse tuberculeuse qui doit nous intéresser exclusivement.

Bonnet, décrivant la tumeur blanche en général, considère le tissu fongueux comme formé de bourgeons analogues à ceux qui se développent autour d'un corps étranger ou du pois d'un cautère. Panas [1] leur donné pour origine l'extension des franges synoviales normales suivie d'une végétation diffuse de toute la surface synoviale intéressée. Au sein de ces fongosités, les vaisseaux sont plus ou moins nombreux, et c'est de leur abondance que résulte l'aspect différent de la production morbide; « les unes, peu vasculaires, sont blanchâtres, demi-transparentes et ressemblent à de la chair d'anguille, tandis que d'autres, très vasculaires, sont rouges, carminées, couleur lie de vin, peuvent même offrir çà et là des dépôts noirâtres, véritables foyers apoplectiques résultant de la rupture de petits vaisseaux. »

L'évolution de ces fongosités est plus ou moins rapide, selon l'intensité de la cause inflammatoire qui leur a donné naissance; tantôt la prolifération est intense et les fongosités sont partout composées d'un tissu embryonnaire, ramolli, à tendances exclusivement destructives; tantôt l'épine inflammatoire, cause première du mal, disparaissant, il se forme un tissu lardacé qui représente l'organisation cicatricielle de la fongosité (Bonnet). Les données ainsi formulées par ces auteurs sont très exactes, mais elles peuvent également s'appliquer aux fongosités simples et aux lésions tuberculeuses. Aujourd'hui, la notion du bacille spécifique et de l'origine infectieuse de l'arthrite tuberculeuse domine la scène, et nous devons nous attacher à rechercher les caractères distinctifs qui existent entre les simples édifications inflammatoires et les fongosités tuberculeuses.

Avec Chandelux, qui a écrit sur ce sujet son excellente thèse d'agrégation, nous étudierons successivement : 1° le tissu lardacé; 2° la couche vasculaire sous-synoviale; 3° la synoviale devenue fongueuse. Le tissu lardacé n'est autre chose que du tissu conjonctif atteint d'œdème dur. Il est solidifié par les néoformations fibreuses dont il est le siège. Cette bande lardacée sert en quelque sorte de pédicule aux fongosités qui s'appuient sur elle. Elle n'en est séparée que par un lacis vasculaire qui contient les vaisseaux destinés aux productions fongueuses.

Cette couche de vaisseaux est plus ou moins épaisse selon l'abondance et la vascularisation des fongosités elles-mêmes; c'est à son niveau que se passent les plus graves désordres inflammatoires. Quant le mal s'aggrave, elle empiète sur le tissu lardacé; quand l'amélioration ou la guérison se dessine, elle diminue d'épaisseur. Entre cette couche vasculaire et la cavité articulaire siège, à proprement parler, la zone fongueuse.

L'aspect général de cette couche est très variable. On y trouve parfois de petites fongosités analogues aux villosités intestinales; d'autres fois, les fongosités sont conglomérées et forment une masse à peu près plane, à la surface de laquelle se dessinent des traînées réticulaires jaunes formées par du pus concret.

Il n'est pas rare de rencontrer des fongosités plus développées, plus conformes au type de Weimar et Brambilla, *fongus articulorum*. Ce sont de véritables prolongements arborescents, développés par mamelons isolés, à large base d'implantation.

La face libre présente l'aspect du frai de poisson, comme si la partie super-

[1] PANAS, art. ARTICULATIONS. *Dict. de Jaccoud.*

ficielle était criblée d'une innombrable quantité de petits kystes transparents, arrondis, du volume d'un petit grain de millet. Ces productions n'ont du kyste que l'apparence; ce sont les tubercules sur lesquels Cornil, Laveran et Lannelongue ont appelé l'attention.

En se comprimant réciproquement, les fongosités peuvent prendre l'aspect lamelliforme, et l'on comprend sans peine qu'entre les diverses variétés macroscopiques, villiformes, arborescentes, lamelliformes, il doit exister des nuances dont l'aspect est aussi variable que la description inutile.

Ajoutons simplement que ces fongosités occupent tantôt l'intérieur de l'articulation, l'épaisseur même de la synoviale, tantôt les tissus périarticulaires. Lorsque les fongosités envahissent la cavité articulaire, elles forment autour du cartilage une sorte de couronne qui l'encadre d'abord et plus tard le recouvre en le détruisant. Quelquefois ces fongosités prolifèrent du côté de la couche lardacée et se creusent, dans le tissu cellulo-adipeux qui l'entoure, des loges qu'elles remplissent. Elles vont ainsi à travers les aponévroses et les ligaments déchirés jusqu'à la peau, qu'elles perforent ensuite en produisant un trajet fistuleux.

Telles sont les notions que fait connaître l'examen macroscopique des fongosités dans les tumeurs blanches; sur ce point les études modernes n'ont rien ajouté aux descriptions de Bonnet, Richet, Verneuil, Panas, etc., etc.; il n'en est pas de même des lésions histologiques qui méritent de nous arrêter d'autant plus longuement que leur étude encore récente nous fera toucher du doigt l'un des meilleurs progrès actuels de l'anatomie pathologique chirurgicale.

C'est Köster (1869) et Cornil (1870) qui placèrent, nous l'avons déjà dit, la question sur un terrain tout nouveau en déclarant que la fongosité des tumeurs blanches renferme l'élément caractéristique, le nodule de la tuberculose.

Des recherches plus récentes ont montré que ce nodule n'était pas absolument caractéristique par sa seule présence; nous verrons plus loin qu'il doit être avant tout infectieux, mais examinons d'abord quelles dispositions anatomiques sont les siennes.

D'après Grancher et tous les anatomo-pathologistes, l'édification tuberculeuse est caractérisée par une production nodulaire à double tendance : fibroformative par sa périphérie, dégénérative par son centre; elle est de plus extensive par sa marge. Cette production se présente sous des formes un peu différentes qui répondent : 1° au nodule embryonnaire; 2° au follicule de Köster; 3° au nodule de Friedlander.

Le *nodule embryonnaire* représente le tubercule dans sa forme la plus élémentaire. Il est composé de cellules montrant une active pullulation sur leur marge, tandis qu'au centre ces cellules sont déjà envahies par les granulations de graisse libre qui indiquent une dégénérescence avancée.

Le *follicule de Köster* est formé par une cellule géante à prolongement rameux autour de laquelle sont étagées des cellules épithéliales, elles-mêmes entourées d'une auréole inflammatoire dans laquelle se forment des follicules secondaires disposés en couronne autour du follicule primitif. Cette forme de tuberculose est essentiellement dégénérative et aboutit à la production de grosses masses caséeuses.

Le *nodule de Friedlander* a pour caractéristique d'être isolé des follicules voisins; sa bande dégénérative s'étend lentement. C'est la plus torpide et la moins extensive des formes tuberculeuses; c'est celle qui favorise le plus les tendances fibro-formatives des tissus, et qui se prête le mieux au processus curatif.

Ces trois variétés de nodule tuberculeux siègent dans les fongosités des tumeurs blanches, et lorsqu'on les y trouve ensemble ou séparément le diagnostic anatomique de la tuberculose est indubitable. Chacun des nodules donne d'ailleurs à la fongosité qu'il constitue essentiellement une allure particulière, et avec Chandelux dont le travail sur ce sujet ne saurait être trop recommandé, nous allons décrire successivement : A, les synovites fongueuses à nodules embryonnaires; B, les synovites à évolution fibro-caséeuses; C, les synovites à éruption discrète et à lente extension.

A. *Synovites fongueuses à nodules embryonnaires.* — Ce sont les synovites qui présentent les fongosités les mieux développées, les plus volumineuses et les plus vasculaires. Les vaisseaux qui les constituent sont placés tantôt dans du tissu embryonnaire, tantôt dans du tissu muqueux et, selon le cas, les nodules tuberculeux présentent un aspect un peu différent.

Dans les parties embryonnaires la masse de la fongosité est granuleuse. Entre les vaisseaux gorgés de sang se trouvent des amas de tubercules élémentaires, gros comme une tête d'épingle, bien arrondis, parfois comme encapsulés. Le centre du nodule renferme des éléments vitreux, remplis de granulations graisseuses; à la périphérie les cellules sont, au moins en apparence, refoulées par le nodule et le tissu peut prendre à ce niveau une forme lamelleuse.

Entre ces nodules se développe une inflammation spéciale à tendance dégénérative, inflammation péri-tuberculeuse, intercalaire de Renault (de Lyon). Le processus de cette inflammation est analogue à celui de l'infiltration gélatiniforme de Laennec; c'est au même titre le résultat de la diathèse tuberculeuse.

Dans le tissu muqueux, au lieu du nodule embryonnaire, on trouve de préférence le follicule de Köster constitué, comme nous l'avons dit précédemment, par une cellule géante centrale et une zone épithélioïde de cellules périphériques.

Quel que soit d'ailleurs le type de la fongosité, type muqueux ou type embryonnaire, les follicules élémentaires peuvent se multiplier, se réunir et constituer les grains tuberculeux visibles à l'œil nu.

Ces grains tuberculeux sont placés au-dessous de la surface libre dont ils sont séparés par la *bande de désintégration* sur laquelle ont successivement insisté Volkmann, Lannelongue, Kiener et Poulet (1). Cette bande est constituée par des cellules dégénérées graisseuses composant la couche puriforme qui revêt la surface fongueuse.

En somme, il est possible de distinguer dans la structure des fongosités, trois zones distinctes qui permettent de bien saisir le développement du processus : 1° la bande de végétation profonde, d'où partent les vaisseaux ascen-

(1) Kiener et Poulet, *De l'ostéopériostite tuberculeuse chronique ou carie des os. Arch. de physiol.*, 1883.

dants qui vont composer la fongosité; 2° la zone de formation tuberculeuse qui comprend les nodules développés le long des vaisseaux; 3° la zone superficielle, la bande de désintégration qui regarde et limite la cavité articulaire.

B. *Synovites fongueuses tuberculeuses à évolution fibro-caséeuse.* — Dans cette forme le tissu conjonctif, au lieu d'être embryonnaire, est adulte. Les vaisseaux sont définitivement constitués, et sont le siège d'une inflammation chronique; l'endothélium, gonflé, végète dans l'intérieur du vaisseau, et dans les tuniques adventices se développent des traînées de cellules embryonnaires.

A la base des fongosités on trouve un pédicule fibreux dont les faisceaux dissociés viennent entourer les nodules et leur former comme un collier (Chandelux). C'est à cette variété de synovite fongueuse qu'appartiennent les follicules tuberculeux de Köster. Nous n'insisterons pas sur le mode d'évolution des cellules géantes qu'on trouve au centre des nodules; qu'il suffise de remarquer que beaucoup d'entre elles se forment aux dépens des vaisseaux enflammés, de l'endothélium végétant, mais elles se développent souvent aussi dans une nappe d'inflammation tuberculeuse.

Ces nodules isolés peuvent s'accroître par bourgeonnement de leurs éléments propres et s'étendre dans tous les sens, mais ils aboutissent à une dégénérescence fatale; ils forment alors, en quelque sorte grain à grain, une inflammation tuberculeuse diffuse qui répond à l'infiltration tuberculeuse de Laennec, au tubercule infiltré de Grancher.

C. Enfin signalons encore un troisième type de synovite fongueuse à éruption discrète et à lente extension (Chandelux).

Ici se trouve le nodule de Friedlander, caractérisé par la présence d'une atmosphère réticulée qui rappelle l'apparence du tissu caverneux du ganglion. C'est le follicule du lupus et de la phthisie fibreuse. La néoplasie nodulaire varie avec une extrême lenteur, avec une tendance fibro-formative prédominante. Cette formation nouvelle de tissu fibreux se fait d'autant plus aisément que les vaisseaux ne sont pas atteints d'inflammation chronique.

Nous en aurons fini avec les lésions des parties molles lorsque nous aurons signalé les altérations des ligaments, du tissu cellulaire, des gaines tendineuses qui le traversent et de la peau.

Nous l'avons déjà dit, les fongosités ne s'accroissent pas seulement du côté de la cavité articulaire; elles peuvent aussi gagner du côté de la zone lardacée, gélatiniforme qui borde en dehors le processus fongueux. D'habitude ce processus a lieu lorsque l'articulation est déjà remplie par la masse morbide, mais dans certains cas une évolution parallèle de la fongosité peut se produire dans la cavité de l'articulation et dans le tissu cellulaire lâche qui entoure les ligaments. Ceux-ci s'érodent, se déchirent; dans l'interstice de leurs fibres, la fongosité se creuse un lit qu'elle agrandit constamment en en détruisant les parois. Les gaines tendineuses s'enflamment à leur tour et dans leur cavité apparaît le processus ordinaire des synovites fongueuses. Il se forme ainsi à la périphérie de l'article une tuméfaction mollasse, très accusée, qui peut prendre les caractères d'une inflammation subaiguë, lorsque autour de ces fongosités spécifiques se développe une irritation réactionnelle aboutissant à la suppuration. Ce sont les abcès ainsi formés qui s'ouvrent spontanément à l'extérieur en créant des trajets fistuleux plus ou moins nombreux et plus ou moins éloignés de l'articulation, car très souvent le pus fuse le long d'une gaine voisine et va s'ouvrir très loin.

Les lésions de la capsule et des tissus péri-articulaires varient d'ailleurs beaucoup selon les articulations incriminées. Lannelongue a signalé à propos de la hanche le reculement de l'insertion de la capsule et du ligament de Bertin. Les ligaments ramollis et fongueux vont prendre leur attache au-dessus d'une cavité nouvelle d'origine ulcéreuse.

Les aponévroses cèdent aux points faibles, aux ouvertures naturelles qui livrent passage aux vaisseaux. Les muscles sont rétractés, en dégénérescence graisseuse; les interstices musculaires offrent à la coupe un aspect gélatineux. Les vaisseaux voisins sont eux-mêmes atteints. Lannelongue a observé un épaississement de l'artère fémorale. Les veines peuvent être le siège de thromboses marastiques. Il n'est pas jusqu'aux articulations voisines qui ne puissent être intéressées. Au Congrès de chirurgie de 1885, Poulet a montré que les lésions articulaires entraînent des dégénérescences nerveuses ascendantes qui retentissent sur les os et les articulations du voisinage. La tumeur blanche tibio-tarsienne peut ainsi frapper secondairement les articulations du pied.

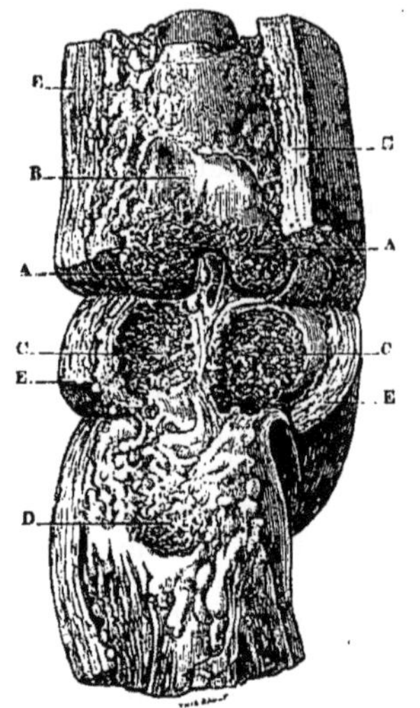

Fig. 145. — A, condyles du fémur affectés de carie. — B, portion de la trochlée fémorale encore revêtue de cartilage. — C, condyles du tibia altérés par la carie. — D. rotule. — E,E,E, tissus lardacés.

Lorsque les désordres péri-articulaires sont très développés, il n'est pas rare de constater une luxation ou une subluxation pathologique. La luxation peut résulter de l'attitude fixe commandée par certains groupes musculaires qui tiraillent les ligaments, les allongent. Un déplacement intempestif, le poids du membre, le décubitus seul quelquefois, suffiront à motiver le déplacement; au genou, par exemple, il y aura subluxation en dehors avec le décubitus latéral et luxation en arrière par le décubitus dorsal. Kœnig a vu la tête fémorale chassée par une énorme production de fongosités.

La luxation peut donc résulter de la seule lésion des parties molles, mais c'est là un fait très exceptionnel; cette complication est bien plus souvent la conséquence des lésions osseuses auxquelles nous arrivons maintenant.

II. Lésions des extrémités articulaires. — Dans les tumeurs blanches, le squelette articulaire présente des altérations qui méritent une étude spéciale, d'autant plus que les travaux modernes ont montré que dans la pathogénie de l'affection elles occupent une place prépondérante.

1° *Lésions du cartilage.* — Le cartilage est toujours malade dans les arthrites fongueuses tuberculeuses; mais il l'est toujours secondairement. Les recherches de Kiener et Poulet ont démontré la non-spécificité de la chondrite qui se développe sous l'influence du processus tuberculeux; l'inflammation du cartilage ne diffère pas sensiblement de celle qui résulte d'un traumatisme de l'articulation.

Kœnig est arrivé aux mêmes conclusions que les précédents auteurs. Il estime que la tuberculose primitive du cartilage n'existe pas, et cette conception répond bien à ce que nous savons de la nutrition de ce tissu spécial, mais le revêtement cartilagineux n'en éprouve pas moins diverses altérations. Il peut être aminci et subir de véritables pertes de substance; tantôt, il adhère intimement à l'os sous-jacent, tantôt il est décollé. Kœnig a constaté dans la couche sous-chondrale la présence de petits foyers tuberculeux qui déterminent une résorption limitée partielle ou totale du revêtement cartilagineux. Dans d'autres cas, le cartilage est macéré par le pus épanché dans la cavité articulaire, mais il conserve alors son épaisseur et sa structure normales, du moins il résiste assez longtemps au contact du pus infectieux. Il est au contraire détruit très vite lorsque l'os sous-jacent est le siège d'un processus tuberculeux bien accusé; lorsque l'épiphyse renferme un séquestre volumineux, le cartilage est résorbé et la surface dénudée de l'os devient éburnée.

Les travaux récents ont donc fait bonne justice de la suppuration ulcérative des cartilages admise autrefois. Les érosions décrites par Brodie, la nécrose primitive des cartilages signalée par Broca (*Bulletin de la Société anatomique*, t. XXVI, p. 165), les altérations velvétiques développées surtout au centre du cartilage, étudiées par Redfern, sont dans tous les cas des lésions consécutives à la tuberculose osseuse sous-jacente ou, plus rarement, à l'action des fongosités nées dans les parties molles.

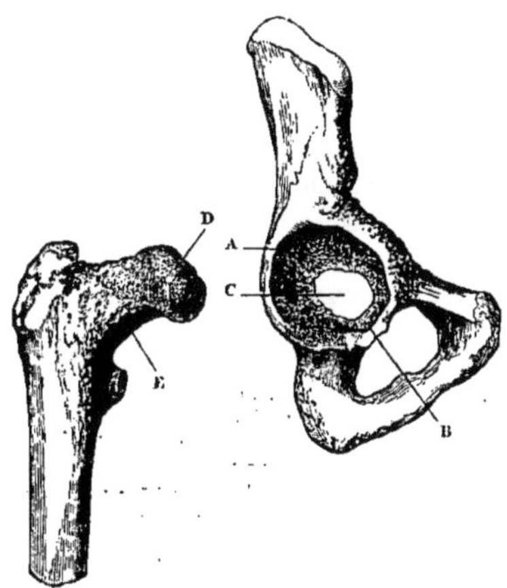

Fig. 146. — A, usure du bord postéro-supérieur du cotyle. — B, bord antéro-inférieur beaucoup moins usé. — C, perforation du fond de la cavité cotyloïde. — D, usure de la tête du fémur.

Au point de vue histologique, on peut considérer que les lésions cartilagineuses sont les unes superficielles, les autres profondes. Habituellement ce sont les lésions profondes qui commencent au niveau des fongosités et se forment à la surface du tissu osseux de l'épiphyse. Le cartilage se décolle, certaines parties ramollies se renversent en dehors, et les fongosités, à travers les pertes de substance, se font jour dans l'articulation.

Parallèlement et consécutivement à ces lésions profondes, les cellules superficielles prolifèrent et deviennent le siège d'une altération graisseuse que Ranvier a le premier bien montrée à l'aide de l'acide osmique. La substance fondamentale se modifie; la surface cartilagineuse perd son aspect ordinaire pour présenter l'altération velvétique.

Volkmann compare ces altérations à l'inflammation de la cornée et à sa vascularisation par la pénétration des vaisseaux du cercle périkératique, et pour bien caractériser son idée il se sert du mot *chondrite panneuse*.

De ces désordres très variables et très divers, il importe surtout de retenir ce fait capital : savoir, que le cartilage constitue une véritable barrière au processus tuberculeux. Il garantit l'articulation quand le processus vient de l'os, et l'os quand la synoviale est primitivement malade. Ses lésions sont toujours secondaires.

Lésions des os. — Les lésions des os sont très fréquentes dans les tumeurs blanches. Lannelongue, qui a publié sur ce sujet de très remarquables travaux, considère la synovite tuberculeuse primitive comme rare et exceptionnelle à côté des cas où les os sont atteints les premiers.

Les altérations initiales des épiphyses se présentent sous la forme de lésions circonscrites uniques ou multiples et de lésions diffuses plus ou moins étendues.

Les lésions circonscrites sont les plus communes; elles revêtent deux aspects différents, ou bien c'est une tache jaunâtre sèche, parfaitement limitée, ou bien c'est une petite cavité entourée de tissu osseux à peu près sain (Lannelongue) (¹).

La tache jaune indique que le tissu osseux a perdu sa vascularisation; les vaisseaux n'y sont plus perméables et les aréoles sont infiltrées de substance caséeuse. Plus tard, avec l'aggravation des lésions, ce foyer jaune devient un séquestre (voy. fig. 147, p. 290).

Les cavités qu'on peut trouver dans les épiphyses renferment une moelle caséeuse. Leurs dimensions varient de celles d'une lentille à celles d'une noisette; elles s'agrandissent aux dépens de granulations qui se répandent sur le tissu voisin.

Le siège des taches jaunes et des cavités est très variable, tantôt elles sont centrales, tantôt périphériques et sous-périostées; on les rencontre sous le cartilage d'encroûtement, mais plus souvent, chez les enfants, au niveau du cartilage de conjugaison.

Les lésions diffuses sont beaucoup moins communes; elles sont caractérisées par la présence d'un certain nombre de taches jaunâtres qui se touchent, évoluent rapidement, entraînent la caséification rapide de l'épiphyse et amènent promptement la formation de séquestres volumineux.

Ces lésions, circonscrites et diffuses, répondent à ce que Kœnig appelle la forme sèche et la forme molle de la tuberculose des épiphyses. Cet auteur signale dans la forme sèche des bourgeons tuberculeux qui ont une tendance à se transformer en tissu cicatriciel.

Les foyers mous au contraire évoluent très rapidement vers la fonte purulente ou caséeuse. Les tissus se désagrègent, et ce processus est accompagné de la sécrétion d'une certaine quantité de liquide qui, en s'infiltrant, porte au loin le germe tuberculeux. Enfin à ces deux variétés Kœnig ajoute encore une troisième forme, la tuberculose infiltrante progressive des os, qui ne paraît être que l'exagération, d'ailleurs très redoutable, de la forme molle de l'ostéite.

Cette description des altérations osseuses n'est pas aussi nouvelle qu'on pourrait le croire au premier abord; la forme circonscrite répond à la tuberculose enkystée de Nélaton et la forme diffuse à l'infiltration lie de vin, l'infiltration demi-transparente et l'infiltration graisseuse, décrites par Bonnet, par

(¹) LANNELONGUE, Société de chirurgie, 1882.

Gonzalès Etcheverria [1] et par Richet. Ce qui est nouveau ici comme pour les fongosités, c'est la notion de l'élément spécifique, de la formation nodulaire et du bacille tuberculeux, qui sont pour l'histologie moderne la caractéristique de ces lésions. Faire l'étude microscopique de ces inflammations osseuses nous entraînerait à passer en revue les doctrines et les travaux récents qui se rattachent à la carie des os. Le lecteur trouvera dans le travail de Kiéner et Poulet la démonstration, aujourd'hui classique, de la nature tuberculeuse de cette lésion qui est, au propre, celle qu'on trouve dans les épiphyses des articulations atteintes de tumeur blanche.

Les luxations pathologiques sont bien plus souvent la conséquence des lésions osseuses que des altérations des parties molles. La pression des extrémités osseuses l'une contre l'autre les déforme par un véritable processus physique que vient aider l'apparition des foyers tuberculeux caractéristiques de l'affection (voy. fig. 146, p. 286). Nulle part ces désordres ne sont aussi évidents que dans l'articulation coxofémorale, où le cotyle, sous la pression de la tête du fémur, s'agrandit en arrière et en haut et de circulaire devient allongé. De son côté la tête fémorale se déforme, diminue de volume, et, abandonnant ses rapports normaux, laisse libre la partie antéro-inférieure de la cavité articulaire. Il n'y a pas à proprement parler luxation, mais déplacement intra-acétabulaire.

Dans certains cas le crochet cotyloïdien s'efface tout à fait, et la tête passe peu à peu dans la fosse iliaque. On peut aussi rencontrer dans la coxalgie les autres variétés de luxation coxo-fémorale, mais l'iliaque est certainement de beaucoup la plus fréquente.

Dans les tumeurs blanches des autres articulations, les luxations pathologiques peuvent aussi se produire. Elles résultent toujours de l'usure de l'os par la pression, de la destruction des épiphyses par l'ostéite, quelquefois de la saillie anormale de l'une des extrémités osseuses qui, en augmentant de volume, ne peut plus s'articuler comme d'habitude avec l'extrémité correspondante.

Physiologie pathologique. — Le microscope démontre d'une façon irrécusable que les fongosités renferment des nodules tuberculeux, mais dans ces nodules y a-t-il l'agent spécial de la tuberculose, le virus, le bacille? C'est là ce qu'il importe tout d'abord de rechercher. On comprend sans peine que cette première question domine la physiologie pathologique.

La structure anatomique du tubercule ne peut être regardée comme un critérium absolu. En inoculant à des animaux des poudres inertes ou en faisant des injections intra-veineuses d'huile de croton diluée, Hippolyte Martin [2] a produit une éruption de nodules ayant la constitution anatomique du tubercule classique. Ce qui complète l'analogie, c'est que le faux tubercule peut, comme le vrai, dégénérer au centre, s'étendre aux dépens de la zone marginale, se propager le long des lymphatiques, dans les séreuses, etc., etc. Aucune différence essentielle ne paraît donc, au premier abord, permettre de les distinguer. Il a fallu pour résoudre la difficulté recourir à une inoculation suivant la méthode

(1) Etcheverria, Thèse de Paris, 1860.

(2) H. Martin, *Pseudo-tuberculose expérimentale. Arch. de physiol.*, 1880.

de Villemin. Cet auteur avait posé en principe que la tuberculose n'était démontrée que lorsque le produit continuait, après avoir déterminé chez une série d'animaux des éruptions caractéristiques, à rester inoculable avec les mêmes propriétés infectieuses. Martin a montré que ces propriétés infectieuses s'accroissaient même à chaque inoculation. En se reproduisant le virus tuberculeux augmente sa puissance.

Si, par conséquent, les fongosités tuberculeuses ont cette propriété de rester indéfiniment inoculables, leur nature est par cela même démontrée. Il est même suffisant pour arriver à cette démonstration de prendre une fongosité articulaire, expérimentalement développée, et de produire en l'inoculant à un chien une tuberculose miliaire généralisée. Voyons comment et par qui ont été faites sur ce point les expériences décisives.

Max Schuller (1) le premier, en 1878, tuberculisa des animaux à l'aide de produits manifestement virulents introduits dans la trachée ou dans le poumon et contusionna quelques grandes articulations de ces animaux. Le traumatisme articulaire fut suivi du développement des lésions de l'arthrite fongueuse.

Riedel (2), en 1879, montra que les produits tuberculeux injectés dans une articulation entraînent l'apparition de l'arthrite spécifique, tandis que le sang normal y est rapidement résorbé; mais cette expérience, pas plus que la première de Schuller, ne démontrait la puissance virulente des fongosités articulaires.

La première expérience concluante à ce sujet appartient à Kœnig. Il montra (1879) que l'inoculation de fongosités tuberculeuses d'une tumeur blanche est capable de produire chez le lapin la tuberculose généralisée. D'un autre côté, Wolkmann remarque que les fongosités synoviales se reproduisent de proche en proche, par l'extension progressive des colonies reliées au foyer initial, et trouve dans ces faits une preuve évidente de l'auto-inoculation des produits articulaires.

Jusque-là, malgré les probabilités de plus en plus grandes en faveur de la spécificité des fongosités, la question restait en suspens, lorsque les expériences de Hueter (3) vinrent l'éclairer d'une vive lumière. Cet auteur fit des inoculations en double série dont la signification dut être considérée comme décisive. Il produisit en effet l'éclosion de la tuberculose généralisée en inoculant à un chien la fongosité articulaire d'une tumeur blanche (expérimentalement développée) et de même, par l'injection d'éléments tuberculeux dans une articulation, il vit se développer la synovite caractéristique.

Enfin, Schuller en 1880, dans un travail à jamais mémorable, fixa définitivement la science sur cette question litigieuse en expérimentant sur un très grand nombre d'animaux, dans les conditions les plus variées.

Il serait fastidieux de rapporter ici toutes ces expériences; contentons-nous de rappeler qu'après avoir contusionné l'articulation du genou, il injecta des matières tuberculeuses dans la trachée, et que dans tous les cas, sauf celui d'un lapin qui mourut le sixième jour de septicémie, des lésions tuberculeuses plus ou moins accusées se développèrent dans l'articulation contuse. Des animaux

(1) Max Schuller, *Centralblatt für Chirurgie*, 1878.
(2) Riedel, *Zeitschrift für Chirurgie*, 1879.
(3) Hueter, *Zeitschrift für Chirurgie*, 1879.

témoins, dont l'articulation avait été contuse mais qui n'avaient pas reçu d'inoculation de matière tuberculeuse, ne présentèrent jamais de tuberculose articulaire ou viscérale. Ces expériences répétées par divers expérimentateurs, entre autres par Lannelongue, jointes à celles de Hueter, ne permettent aucune contestation, et c'est en vain que Richard Barwell (*Encyclopédie chirurgicale*, art. SYNOVITE FONGUEUSE) dans un travail récent a essayé d'en atténuer la valeur démonstrative.

Les fongosités articulaires sont donc tuberculeuses (Schuller) et inoculables (Hueter). Demandons-nous maintenant quel est l'agent nocif. Cet agent est le bacille tuberculeux, déjà longuement étudié dans le tome premier de cet ouvrage.

Son pouvoir infectant a encore été récemment bien déterminé à l'institut Pasteur par Pawlowsky, privat-docent de l'Université de Saint-Pétersbourg.

Cet auteur a injecté dans de grandes articulations des cultures bacillaires pures. Il a remarqué que le bacille de Koch infecte d'abord les cellules conjonctives de la synoviale et les lacunes lymphatiques. L'infection se propage d'une cellule à une autre par continuité.

Les phagocytes succombent en partie dans la lutte contre les microbes; d'autres englobent les bacilles et les transportent loin du foyer. La généralisa-

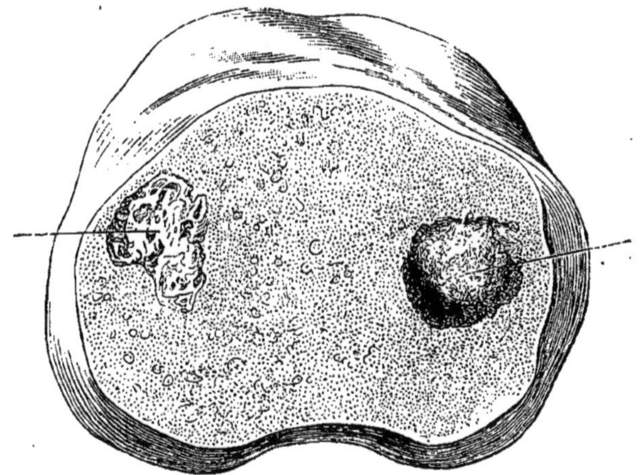

FIG. 147. — Foyer caséeux et séquestre. (D'après Kœnig.)

tion de l'affection et la mort de l'animal en expérience ont lieu plus tôt, après une injection de culture bacillaire pure, qu'après une injection de masse fongueuse ou de pus tuberculeux.

Toutefois, aussi important que soit le rôle du bacille tuberculeux, il faut reconnaître qu'on ne le trouve pas dans toutes les arthrites, si bien que certains auteurs, parmi lesquels il faut citer Durante (*Société italienne de chirurgie*, 1887), estiment qu'un assez grand nombre d'affections articulaires en dehors du rhumatisme sont fongueuses sans être tuberculeuses. Il n'y aurait chez les malades aucune tare organique scrofuleuse, pas de signes généraux et la marche de l'affection serait très lente. A la vérité, il est possible que quelques arthrites fongueuses soient de simples lésions chroniques non spécifiques, mais en clinique ces faits sont rares. Certainement le bacille, d'après Koch lui-même, n'existe que deux fois sur quatre arthrites fongueuses, et Cornil et Babès ne l'ont trouvé qu'une fois sur trois. En faut-il conclure que le tiers seulement ou la moitié des tumeurs blanches sont tuberculeuses? Il n'en est rien. Il faut simplement reconnaître que le bacille tuberculeux ne résume pas en lui seul toutes les propriétés infectieuses.

Malassez et Vignal ont appelé l'attention sur la nocivité et la spécificité des masses de zooglées qu'ils ont trouvées à défaut du bacille de Koch dans des cas types de granulie. Toussaint de son côté, dans des inoculations sériées manifestement tuberculeuses, n'a trouvé que des coccus. Il est dès lors tout rationnel d'admettre que le pouvoir infectant réside tantôt dans le bacille, tantôt dans les zooglées, et alors même qu'il ne serait représenté par aucun élément figuré, il n'en existerait pas moins. Le fait constant à retenir, le seul qui importe au clinicien, c'est l'inoculabilité de la fongosité articulaire, sa spécificité, sa nature infectieuse. Il y a sans doute encore des recherches à

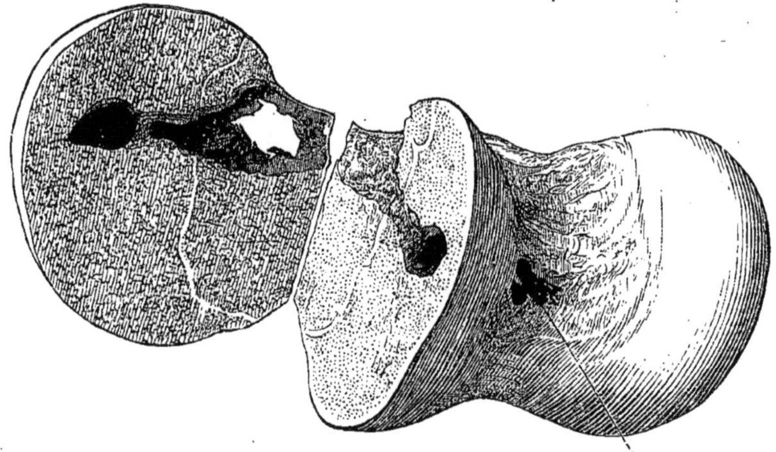

Fig. 148. — Cavité creusée dans le col du fémur s'ouvrant dans l'articulation. (D'après Kœnig.)

faire sur le virus tuberculeux, mais ce virus existe, et il existe dans les tumeurs blanches. La physiologie pathologique de ces lésions articulaires peut reposer en toute sécurité sur cette claire notion.

Ce que nous venons de dire des altérations de la synoviale s'applique aussi aux lésions des extrémités osseuses, aux ostéites épiphysaires qui sont presque la règle dans les tumeurs blanches. Tous les tissus morbides, ceux qui détruisent les ligaments, qui s'infiltrent dans les muscles, qui dévorent le cartilage, sont tuberculeux au même degré. Nous savons comment ces lésions se présentent à notre examen dans les autopsies, voyons maintenant la marche qu'elles suivent et l'ordre qui préside à leur évolution ordinaire. Sur ce point nous devons faire appel aux remarquables travaux de Lannelongue et suivre ce maître éminent dans la description qu'il a donnée de ce processus à la Société de chirurgie (1882).

Au début « l'affection est presque toujours une ostéite, une ostéite tuberculeuse; la jointure ne se prend que dans un second temps » (Lannelongue).

C'est donc par un foyer épiphysaire que tout commence. Dès qu'il est formé, ce foyer devient une menace pour l'articulation; le tissu osseux qui avoisine le séquestre, produit de l'ostéite, s'infiltre de granulations miliaires. L'inoculation peut se faire très lentement; un foyer tuberculeux peut rester plusieurs années sans infecter les parties voisines, surtout dans les cas où la matière caséeuse qu'il contient conserve sa sécheresse et reste cohérente.

Lorsque les éléments purulents contenant les principes tuberculeux, approchent de la synoviale, la séreuse se vascularise, s'infiltre de matières plastiques, la nodosité tuberculeuse y apparaît. La synoviale qui entoure la périphérie des épiphyses est souvent envahie avant le reste des parties molles et avant le cartilage articulaire. De là l'épaississement, l'empâtement des culs-de-sac articulaires à la période initiale de l'affection.

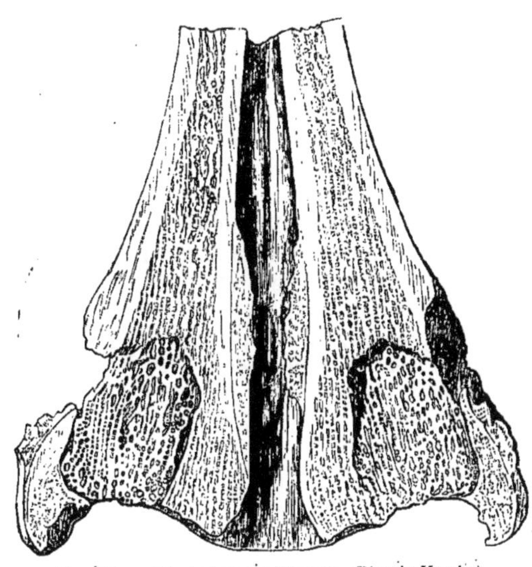

Fig. 149. — Séquestres cunéiformes. (D'après Kœnig.)

Mais l'articulation n'est pas toujours envahie de la sorte. Brusquement, à l'improviste, il y tombe un séquestre, un flot de pus tuberculeux, passant par une perte de substance du cartilage d'encroûtement. D'autrefois, le cartilage est lentement érodé par une fongosité qui pénètre comme un bouchon à travers la brèche et sème dans l'articulation les produits infectants qu'elle contient.

Lannelongue tend encore à admettre un autre mécanisme, l'apport des produits infectieux dans l'article par les voies interstitielles du tissu conjonctif, les lymphatiques.

L'arthrite qui résulte de l'arrivée des produits infectieux dans l'articulation est essentiellement une arthrite de réaction; elle peut être, selon les cas, chronique, aiguë, suraiguë; elle est exsudative, plastique, ou purulente; mais l'élément spécifique vient toujours compliquer la scène morbide; les exsudats eux-mêmes, simplement inflammatoires au début, deviennent tuberculeux, les fongosités se développent avec les divers types connus.

Bientôt la seconde épiphyse assaillie de tous les côtés par les agents virulents, victime de la pression intempestive des surfaces articulaires, devient malade à son tour, et la tumeur blanche est constituée dans toute sa gravité.

La première épiphyse, celle qui recèle le mal à son début et le propage ensuite, présente des désordres plus profonds, mais mieux limités, que celle qui est prise secondairement dont les lésions sont diffuses et étalées en surface (Lannelongue). Le même auteur a également remarqué que les altérations sont plus accusées dans les points qui se touchent, conséquence bien naturelle d'une inoculation plus facile et d'une pression plus grande.

La marche du processus est loin d'être toujours régulièrement progressive; il y a des temps d'arrêt, de brusques aggravations, quelquefois de véritables efforts curatifs. Les produits tuberculeux peuvent s'enkyster, dégénérer, se résorber; là comme dans le poumon la cicatrisation est possible même sans les ressources de la thérapeutique, et lorsque les masses fibro-caséeuses se sont transformées en un tissu fibreux véritable, il n'est pas très rare de voir apparaître des éléments osseux qui viennent parfaire la guérison en créant l'ankylose.

Quel que soit le résultat de l'infection tuberculeuse et la rapidité de la marche du processus, il se produit dans les parties péri-articulaires des désordres qu'il suffit de signaler sans en décrire la pathogénie. Les abcès péri-articulaires sessiles ou par congestion, les désordres musculaires, les inflammations des vaisseaux et des nerfs (Poulet) n'ont rien qui diffère des lésions ordinaires des abcès froids en général.

Étiologie des arthrites tuberculeuses. — La tuberculose articulaire peut se présenter sous deux formes, elle est primitive ou secondaire. Dans le deuxième cas on l'appelle aussi métastatique, car elle n'apparaît que lorsqu'il y a déjà une tuberculose avancée dans d'autres organes.

Le germe tuberculeux pénètre dans l'organisme, par les poumons le plus souvent, quelquefois par le tube digestif, la peau et les muqueuses. Peut-être aussi, chez un individu sain, le virus tuberculeux peut être absorbé par une plaie, mais on n'a guère de preuve directe à l'appui de cette affirmation.

La tuberculose primitive des articulations est mieux prouvée; dans maintes autopsies les accidents tuberculeux existaient exclusivement dans l'articulation incriminée. Sans doute, il est possible de laisser échapper dans un examen, même très minutieux, un foyer caséeux ganglionnaire, une ulcération étroite des téguments; mais sur ce point les recherches faites par des hommes compétents sont démonstratives. Kœnig notamment rapporte que sur 66 autopsies faites à Gœttingue, d'individus morts de tuberculose des os et des articulations, il y en a eu treize où l'on n'a pas trouvé de foyers anciens pouvant être considérés comme la cause de la tuberculose ostéo-articulaire; c'est-à-dire que dans un cinquième des cas les malades étaient exempts de toute autre localisation de la maladie. Ces cas se décomposent par articulations de la façon suivante :

Sur 30 articulations de la hanche	5
17 — du genou	2
8 — du pied	1
11 cas de tuberculose du rachis	5

Dans ces cas où, indépendamment de l'affection ostéo-articulaire, Kœnig a trouvé d'autres lésions, ces foyers se répartissent ainsi :

Dans les poumons seuls.	22 fois.
— poumons et autres organes.	15 —
— ganglions seuls.	12 —
— ganglions et autres organes	9 —

Le plus souvent les ganglions bronchiques étaient en cause (15 fois), les glandes mésentériques et rétro-péritonéales venaient ensuite ; celles du cou étaient plus rarement intéressées. L'appareil uro-génital était atteint neuf fois, quelquefois seul, plus souvent en même temps que les poumons.

Lorsque la tuberculose est secondaire, elle se développe soit spontanément, soit sous l'influence d'un traumatisme. Un individu atteint de pleurésie tuberculeuse a beaucoup maigri ; il tousse moins, entre en convalescence, reprend ses forces, puis brusquement ou lentement, sans cause appréciable, l'articulation du genou se tuméfie, devient douloureuse et le force à garder le lit. C'est la tuberculose secondaire spontanée. Dans d'autres cas très nombreux, la tuberculose secondaire se développe à la suite d'un traumatisme ; c'est une entorse, une fracture juxta-articulaire, une contusion du genou qui localisent l'affection générale au point lésé. Le traumatisme crée un lieu de moindre résistance ; il bat le rappel de la diathèse selon la pittoresque expression de Verneuil.

Kœnig a remarqué qu'après les traumatismes articulaires, la tuberculose apparaissait de préférence dans les os. C'est dans les cas de ce genre qu'il a trouvé de grands foyers tuberculeux cunéiformes s'ouvrant dans l'articulation (voy. fig. 149, p. 292).

Mais quel que soit le genre de la tuberculose, primitive ou secondaire, spontanée ou traumatique, elle présente dans son étiologie des causes diverses qu'on peut ranger en deux groupes, prédisposantes et déterminantes.

Causes prédisposantes. — *Siège.* — Par ordre décroissant de fréquence, on peut avec Nélaton ranger les articulations de la façon suivante, genou, hanche, articulation tibio-tarsienne, huméro-cubitale, scapulo-humérale, enfin les articulations multiples du carpe et du tarse. Les néarthroses peuvent être envahies par les fongosités ; les articulations du fœtus sont quelquefois aussi le siège de l'affection.

Sexe et âge. — Le sexe paraît avoir une importance minime (Panas), et si le sexe masculin est un peu plus exposé, c'est que les travaux pénibles, causes de traumatismes nombreux, sont généralement son partage. Il n'en est pas de même de l'âge, qui tient dans l'étiologie une place de premier ordre. Sur 140 cas d'arthrite fongueuse, Croq compte 50 enfants de dix ans. Après trente ans, il n'y a plus beaucoup d'arthrites fongueuses, et après cinquante ans elles deviennent très rares.

Hérédité. — L'hérédité a une action bien évidente sur le développement de l'affection, mais l'importance de ce facteur est difficile à bien dégager. Sans doute, dans les commémoratifs d'un très grand nombre d'individus tuberculeux, on trouve la même maladie chez les parents ou les grands parents ; mais la constatation de ce fait n'est pas suffisante. On peut être fils de tuberculeux et contracter la tuberculose cependant, par contagion, dans le milieu qu'on respire, par les aliments qu'on ingère.

D'autre part, il est incontestable que beaucoup d'enfants naissent avec une prédisposition marquée aux affections tuberculeuses. Ce sont les sujets émaciés, à peau blanche, qui pour la moindre crevasse ont une adénite chronique, présentent de nombreux accidents cutanés inflammatoires, impetigo, etc., etc. Le mot *scrofuleux*, encore qu'il soit contestable pour plus d'une raison, peint bien cette prédisposition héréditaire. Les parents tarés, épuisés, transmettent la faiblesse native des tissus, et les causes occasionnelles auxquelles il est impossible d'échapper font le reste.

Julius Dollinger [1] a interrogé 250 malades atteints de tuberculose osseuse ou articulaire. Dans 153 cas, il a pu démontrer la tuberculose chez les ascendants, mais le plus souvent les causes de mort étaient ignorées. Dans 97 cas, les parents des grands-parents étaient morts tuberculeux. Dans 31 cas les parents seuls avaient été tuberculeux. Dans 60 cas les grands-parents l'étaient déjà.

Pour Dollinger la tuberculose osseuse se développe non pas chez les enfants, mais chez les petits-enfants de tuberculeux pulmonaires. Il faut, dit-il, que les os soient soumis pendant quelques générations à l'influence du virus tuberculeux pour devenir aptes à servir au développement du bacille de Koch.

Tempérament, constitution. — C'est dans le même sens qu'agissent le tempérament et la constitution du sujet. Bonnet a écrit avec raison que « le plus souvent les tumeurs fongueuses s'observent chez les malades qui offrent les caractères extérieurs de la constitution scrofuleuse et coexistent avec des lésions de même nature ou des abcès, des tubercules dans les glandes, les os ». Il a même créé pour peindre cette prédisposition le mot *diathèse fongueuse*. Les recherches modernes qui ont établi de si intimes relations entre la scrofule et la tuberculose, montrent bien toute la justesse de l'opinion du grand clinicien lyonnais.

Peut-on invoquer la faiblesse de la constitution pour expliquer la plus grande fréquence des tumeurs blanches chez les enfants des villes? Il faudrait d'abord prouver la réalité de cette plus grande fréquence. Dans certaines agglomérations industrielles, ouvrières, dans les pays humides surtout, les enfants sont certainement très souvent atteints, mais il en est de même dans les campagnes pauvres.

Dans les hôpitaux de Lyon, la majorité des arthrites fongueuses viennent des pauvres campagnes de l'Ardèche et de la Haute-Loire. Qu'elles règnent à la ville ou à la campagne, les conditions hygiéniques suffisent partout pour donner l'explication des faits. C'est encore par la débilitation qu'elles entraînent, qu'agissent la menstruation, la grossesse, les pertes séminales.

Causes déterminantes. — La première de ces causes est le traumatisme dont nous avons déjà parlé. Les expériences si intéressantes de Schuller, sur lesquelles nous avons plus haut longuement insisté, montrent bien le rôle des contusions articulaires sur le sujet atteint par le bacille tuberculeux.

Le sang épanché sous l'influence traumatique apporte avec lui les éléments

(1) *Centralblatt für Chirurgie*, n° 35, 1889.

infectieux de la tuberculose qui n'a plus dès lors qu'à se développer sur place dans les parties molles de la jointure; de même la contusion osseuse peut être le siège d'une hémorrhagie dans le tissu spongieux et au niveau de cette hémorrhagie apparaissent les lésions spécifiques. Il se produit une véritable auto-inoculation.

Puisque, dans les expériences, chez le sujet inoculé, le bacille apparaît ainsi dans la partie contuse, il en est évidemment de même dans les cas où le sujet est tuberculeux d'avance, où son économie est infectée.

Mais ce ne sont pas seulement les traumatismes qui aboutissent à ce résultat; les arthrites fongueuses peuvent encore survenir à la suite des arthrites puerpérales, blennorrhagiques, scarlatineuses (Lannelongue). Ces fongosités peuvent garder longtemps le caractère de fongosités simples, inflammatoires, fournissant évidemment une certaine quantité de pus, mais possédant une tendance évidente à l'organisation, comme des bourgeons charnus, simplement gênés dans leur évolution. Au début, on chercherait en vain dans ces fongosités les caractères spécifiques du tubercule, mais leurs allures bénignes finissent par disparaître et la transformation en fongosités tuberculeuses se produit.

Enfin cette revue étiologique serait incomplète si nous ne signalions en dernier lieu les causes générales. Ce sont celles qui font sentir leur action sur l'organisme tout entier et le placent dans des conditions de résistance moindre aux influences pathologiques qui peuvent, par ailleurs, l'assaillir. L'action du froid, de l'humidité surtout rentre dans cette catégorie. Ces causes peuvent agir en entraînant d'abord une arthrite rhumatismale qui plus tard dégénère en lésion fongueuse; mais ce processus est absolument rare. Il semble plutôt y avoir un certain antagonisme entre les arthrites rhumatismales et les lésions fongueuses des jointures. Le rhumatisme conduit souvent à l'arthrite sèche proliférante et déformante, rarement aux fongosités. Souvent, dans ces cas-là, au début le diagnostic est erroné. On prend pour une arthrite inflammatoire rhumatismale une tuberculisation aiguë de la synoviale. Le cas très connu de Laveran est un exemple de cette confusion et Daniel Mollière a été aux prises avec les mêmes difficultés. Très souvent par conséquent les accidents articulaires ne sont rhumatismaux qu'en apparence, et l'élément spécifique existe dès les premiers jours.

Parmi les fièvres éruptives capables de provoquer des synovites fongueuses, il faut surtout citer la rougeole (Bonnet). La scarlatine, la variole sont plus rarement en cause. Ce qu'il faut retenir surtout au milieu de ces données étiologiques complexes, c'est que la tuberculose articulaire appartient tout particulièrement à une catégorie de sujets prédisposés par leur constitution débile.

Le plus habituellement, ils sont déjà en puissance de tuberculose locale ou générale et la lésion articulaire se produit secondairement, par métastase sous l'influence de colonies bacillaires qui viennent élire domicile dans les diverses parties molles ou dures de l'article.

Toutes les causes occasionnelles sont très réelles, mais parmi les circonstances étiologiques qui fixent le plus facilement les éléments infectieux dans l'article, il faut surtout mettre en relief le traumatisme qui, au milieu des causes secondaires, mérite certainement la place prépondérante.

Symptomatologie. — On pourrait avec Socin [1] distinguer dans la tuberculose articulaire cinq formes cliniques :

1° La tuberculose diffuse de la synoviale avec hydarthrose;

2° La tuberculose diffuse de la synoviale avec affection proliférante de la membrane articulaire, exsudat fibrineux, grains riziformes;

3° La tuberculose noueuse circonscrite ou fibrome tuberculeux simulant souvent d'autres tumeurs articulaires;

4° L'empyème tuberculeux, la pyarthrose, abcès froid qui est le plus souvent l'expression d'une tuberculose miliaire chez les enfants;

5° La tuberculose diffuse fongueuse ordinaire.

Kœnig se contente de trois formes principales : 1° l'hydarthrose tuberculeuse; 2° le fongus; 3° l'abcès froid des articulations. Mais cette dernière variété n'est en somme qu'un accident des deux autres. Il nous paraît inutile de multiplier les divisions, et notre étude clinique doit tenir en deux chapitres distincts :

1° L'hydarthrose tuberculeuse;

2° L'arthrite fongueuse.

1° Hydarthrose tuberculeuse. — C'est Kœnig en Allemagne, et plus tard Poulet, qui ont appelé l'attention sur cette forme clinique.

L'hydarthrose peut se présenter dans la synovite tuberculeuse avec gonflement modéré de la synoviale, dans la synovite diffuse avec dégénérescence proliférante, dans la synovite circonscrite et dans les formes ordinaires de la synovite fongo-tuberculeuse, c'est-à-dire que l'hydarthrose est un accident possible dans toutes les lésions spécifiques de la synoviale.

Les signes sont ceux de l'épanchement séreux compliqués de ceux qui résultent spécialement des altérations de la synoviale. La quantité de l'exsudat liquide est d'ailleurs très variable; elle peut s'accroître ou diminuer très rapidement. Quelquefois le liquide disparaît complètement pour bientôt se reproduire; on a de l'hydarthrose tuberculeuse intermittente.

Au début, les signes de l'épanchement sont d'habitude tellement évidents qu'on conclut à l'existence d'une simple hydarthrose; mais lorsque après une compression longtemps continuée ou une ponction évacuatrice on a fait disparaître le liquide, on constate une tuméfaction marquée de la synoviale. C'est au genou qu'on perçoit le mieux cet épaississement, dans le cul-de-sac supérieur qui présente parfois un bourrelet dur, roulant sous le doigt.

Kœnig cite des cas dans lesquels l'hydropisie articulaire intermittente contenait des grains riziformes, analogues à ceux des kystes synoviaux du poignet. Ces grains riziformes étaient produits par la synoviale épaissie et farcie de tubercules. Lorsque les grains riziformes sont abondants, toute la surface de la synoviale est proliférante, tubéreuse, mais dans d'autres faits le fibrome tuberculeux (Kœnig) de la synoviale se localise dans une partie déterminée de la séreuse.

Riedel [2] rapporte une observation dans laquelle il a constaté une hydarthrose légère et une tumeur de la grosseur d'un œuf de pigeon siégeant au sommet

[1] Socin, *Corresp.-Blatt für schw. Ærzte*, avril 1886.

[2] In Kœnig, *La tuberculose des os et des articulations*, trad. de Liebrecht, p. 57.

du cul-de-sac supérieur et pouvant être déplacée avec facilité d'un côté à l'autre sous le tendon du triceps. Le néoplasme fut mis à nu, et on trouva une tumeur longue de 5 centimètres, large de 3, épaisse de 1 centimètre, fortement adhérente au triceps, faisant saillie dans l'articulation comme un champignon et recouverte d'une synoviale en apparence saine. La dissection de la tumeur et sa séparation du triceps furent très difficiles, mais elle eut lieu, et la guérison survint sans encombre.

Ce cas, vérifié par l'examen histologique, est un exemple typique de tuberculose limitée entraînant l'hydarthrose; dans d'autres faits, l'hydarthrose est le résultat d'une inflammation spécifique de toute la synoviale, mais pour que l'épanchement prédomine, il faut que la séreuse conserve les caractères au moins apparents du tissu fibreux. La synoviale, dans ce cas, présente les lésions tuberculeuses à éruption discrète et à lente extension dont nous avons déjà parlé.

L'épanchement est toujours très riche en fibrine qui, se déposant sur la synoviale, augmente le volume de ses saillies. Quelquefois il se forme des corps fibrineux, de volume variable, plus ou moins lisses, reconnaissables à l'existence d'un crépitement particulier. Leur présence est caractéristique, le diagnostic de lésions tuberculeuses s'impose quand on les a constatés, mais ils manquent souvent, et il faut trouver les éléments du diagnostic dans la tuméfaction de la séreuse après l'issue du liquide et dans la prompte reproduction de l'épanchement.

Ce diagnostic est en somme assez difficile, et il n'est pas douteux que Kœnig lui-même n'ait au moins quelquefois pris une arthrite chronique simple, rhumatismale, pour un *hydrops tuberculosus*. La meilleure preuve en est dans le résultat heureux de son traitement. Il a souvent fait des excisions incomplètes de la synoviale et obtenu des succès; il est au moins probable que chez ces malades il ne s'agissait pas des lésions infectieuses de la tuberculose. Dans le travail de Poulet que Chauvel a fait connaître dans un excellent rapport à la Société de chirurgie (1884), on trouvera bien établie la valeur des signes de l'hydarthrose tuberculeuse. On peut les résumer en disant que le début est insidieux, lent, sans douleurs, que les mouvements articulaires sont conservés, les os et les ligaments intacts, la synoviale épaissie, parfois irrégulièrement, enfin que l'épanchement est intermittent.

2° Arthrite fongueuse tuberculeuse. — C'est le type ordinaire de la tumeur blanche. Si le lecteur a bien suivi la description anatomo-pathologique qui précède, il comprendra aisément combien d'aspects différents peut revêtir cette affection. Ce qui prédomine au moins dans les premières périodes, ce sont les altérations de la synoviale, et cependant les lésions osseuses sont généralement les premières à se développer. Sur 252 cas rassemblés par Muller, 158 fois l'affection revêtait dès le début le type ostéal; mais les accidents osseux sont profonds et d'habitude masqués par les désordres des parties molles.

Dans la symptomatologie de l'arthrite fongueuse il convient de distinguer les phénomènes locaux et les phénomènes généraux, et dans le développement des accidents il faut établir trois périodes, la période de début, celle d'état, et la période de réparation ou de destruction.

Symptômes locaux. — *Période de début.* — Le début se fait généralement d'une façon lente, insidieuse, par petites poussées, modérément aiguës, éclatant à d'assez longs intervalles. Quand il n'en est pas ainsi, l'affection peut offrir tout d'abord les symptômes d'une arthrite suraiguë à début dramatique. Il s'agit alors d'un abcès osseux s'ouvrant brusquement dans la cavité articulaire, mais plus souvent l'abcès s'achemine lentement vers l'articulation en produisant peu à peu les désordres synoviaux.

Dans les cas ordinaires, c'est-à-dire dans la forme lente, les malades accusent au début une sensation de pesanteur dans le membre. Si l'affection siège au membre inférieur, la marche devient paresseuse, les sujets traînent la jambe, prennent la démarche du maquignon (Panas). Des douleurs sourdes, profondes, ne tardent pas à apparaître au niveau de l'articulation intéressée et à s'irradier dans le voisinage. Les douleurs de la hanche notamment se font de très bonne heure sentir jusqu'au genou. Rust et Richet pensent qu'il s'agit d'une propagation inflammatoire selon la diaphyse de l'os; mais le fait est bien difficile à admettre, si l'on songe que cette douleur disparaît précisément à la dernière période lorsque les lésions osseuses sont le plus marquées. De plus cette douleur irradiée est presque toujours descendante, au genou quand la hanche est malade, au pied quand le genou est directement en cause.

Jamain et Terrier pensent que cette douleur, qui a lieu surtout et même presque exclusivement dans la coxalgie, est sous la dépendance de tiraillements produits dans l'interligne articulaire fémoro-tibial, par l'immobilisation forcée de la hanche. Cette explication peut être vraie dans un certain nombre de cas, mais il paraît bien plus rationnel d'invoquer avec Thompson une névrite de voisinage consécutive aux lésions de l'articulation envahie par les tubercules. Poulet (1) a montré que les filets nerveux articulaires étaient le siège d'une inflammation évidente, capable de se traduire, non seulement par des phénomènes douloureux, mais par des troubles trophiques qui mettent en danger la nutrition des articulations voisines.

Rien n'est variable comme la douleur qui se produit dans les tumeurs blanches, au niveau de l'interligne articulaire intéressé; elle est rarement aiguë; au début elle n'est perçue que sous l'influence de la marche, des mouvements, de la pression.

Le gonflement apparaît d'abord au niveau des culs-de-sac synoviaux, plus tard sur le pourtour de l'articulation. Par la palpation on constate un empâtement des tissus à la fois articulaires et péri-articulaires, cet empâtement fait ensuite place à une tuméfaction molle qui se termine par la fausse fluctuation que produisent les masses fongueuses abondamment développées sous les téguments. Signalons encore au début de l'affection la crépitation que les lésions articulaires produisent sous l'influence des mouvements provoqués du membre.

En même temps que ces divers symptômes, apparaissent les attitudes anormales, vicieuses du membre. Longtemps on a expliqué ces désordres par la distension du sac synovial. Avec Bonnet on supposait, par exemple, que la hanche se mettait dans la flexion et la rotation en dehors, parce que dans cette attitude la cavité articulaire peut contenir la plus grande quantité de liquide,

(1) Poulet, Congrès de chirurgie, 1885

de même l'articulation du genou se placerait en flexion légère lorsque la synoviale serait distendue; mais on a dû abandonner cette explication en présence des faits nombreux dans lesquels les déviations caractéristiques ne se produisent pas alors qu'il existe un épanchement primitif, tandis qu'elles ont lieu sans distension articulaire. Du reste les expériences cadavériques ont montré que la réplétion seule de la cavité séreuse ne suffit pas pour produire la position vicieuse. Ce n'est qu'après avoir préparé l'articulation coxo-fémorale pour l'expérience, après avoir enlevé toutes les parties molles et amputé la cuisse, qu'on obtient la position indiquée, en distendant par une injection la cavité articulaire (Kœnig).

D'une façon générale, l'attitude du membre est celle que le malade choisit lui-même pour éviter la fatigue et la douleur. Lorsqu'il a pendant quelques jours pris une attitude unique, les tissus articulaires phlogosés s'adaptent peu à peu à la nouvelle position et tout mouvement de nature à la modifier provoque des douleurs. La prédominance d'énergie des muscles fléchisseurs sur les extenseurs peut d'ailleurs expliquer pourquoi le membre se place dans une flexion légère; l'inflammation et la rétraction des tissus malades font le reste.

Période d'état. — Dans cette période les accidents antérieurs s'exagèrent. Une tuméfaction plus ou moins marquée remplace l'empâtement du début, les masses fongueuses font des saillies bosselées autour de l'article, surtout au niveau des culs-de-sac. Les douleurs irradiées dans le voisinage peuvent diminuer, mais celles qui résident au niveau de la tumeur blanche s'aggravent surtout dans les cas où la maladie procède par poussées aiguës; mais à ce sujet il convient de remarquer que les différences sont très grandes selon les cas; l'impressionnabilité du malade joue dans la pathogénie de ces accidents un rôle aussi grand que la maladie elle-même.

En même temps que l'articulation change de forme, la peau qui la recouvre perd sa coloration naturelle; elle s'amincit en se distendant; elle est le siège d'une vascularisation plus prononcée, on y voit parfois des veines bleuâtres plus marquées que d'habitude, la main perçoit une élévation de la température locale qui indique les progrès de l'inflammation destructive. Pendant que les fongosités s'accroissent ainsi dans la cavité articulaire, les tissus voisins subissent le contre-coup du processus. Valtat (¹), dans un travail classique, inspiré par Le Fort, invoque l'action réflexe qui réagit sur la nutrition générale des muscles et aboutit à leur dégénérescence graisseuse. Mondan, élève d'Ollier (Th. Lyon, 1882), montre que dans l'atrophie, il revient une grande part à l'inertie fonctionnelle causée par l'immobilisation, à la compression, aux bandages; il admet aussi que l'origine réflexe, particulièrement dans les cas aigus, est la principale cause, sinon l'unique cause à invoquer; mais au lieu de placer dans les parties molles exclusivement le point de départ du réflexe comme Hunter, Weir-Mitchell, Vulpian, Le Fort et Valtat, il croit que l'os renferme aussi les conducteurs centripètes.

Sabourin (Thèse de Paris, 1873) avait déjà noté, en étudiant les atrophies qui accompagnent le rhumatisme articulaire, qu'on les remarque surtout à l'épaule. En insistant sur l'atrophie deltoïdienne, cet auteur a cherché à mon-

(¹) Valtat, *De l'atrophie musculaire consécutive aux maladies des articulations.* Thèse de Paris, 1877.

trer qu'elle résultait toujours de « l'irritation du tissu fibreux péri-articulaire », mais il n'a pu aller plus loin.

A notre avis, Poulet a donné la véritable explication lorsqu'il a montré que les lésions articulaires entraînent des dégénérescences nerveuses ascendantes qui retentissent sur les os et les articulations voisines de l'articulation malade primitivement. L'immobilité ne suffit pas pour expliquer les altérations osseuses et articulaires qu'il a rencontrées; dans l'immobilité simple les lésions sont limitées au point où les cartilages sont en contact les uns avec les autres. Ces troubles trophiques du squelette sont évidemment du même ordre que ceux des parties molles. Ils sont tous justiciables de la même explication.

Période de réparation ou de destruction. — Après avoir déterminé tous ces accidents, les fongosités peuvent s'organiser, devenir fibreuses, conduire l'articulation à l'ankylose. On voit alors peu à peu tous les phénomènes s'amender, mais le fait est rare. Il est malheureusement la règle dans les tumeurs blanches, abandonnées à leur marche naturelle, de voir le travail dégénératif des fongosités aboutir à la formation d'abcès dont le siège est tantôt l'intérieur de l'articulation, tantôt l'extérieur. On a alors une véritable pyarthrose, une arthrite purulente aiguë, mais ces cas sur lesquels Kœnig a particulièrement appelé l'attention sont très peu nombreux. Le pus se forme d'abord au sein d'une fongosité et de là se déverse dans ce qui reste de la cavité articulaire, de façon à former un abcès froid intra-articulaire. Ce pus ne reste pas longtemps cantonné, il diffuse rapidement et forme de véritables abcès par congestion. Chez les enfants surtout, les abcès se développent avec une grande rapidité, si bien qu'en ne considérant que le temps écoulé on croirait se trouver en présence non pas d'un abcès tuberculeux, mais d'un abcès chaud ou d'une hydarthrose aiguë.

La formation de l'abcès est toujours accusée par une recrudescence de chaleur, de rougeur et de douleur. Les abcès péri-articulaires sont plus rapprochés de l'articulation que des téguments, et souvent, avant d'endommager la peau, ils s'ouvrent dans la cavité articulaire et mélangent leur contenu avec celui des fongosités développées à la surface interne de la synoviale.

Bientôt s'établissent des trajets fistuleux plus ou moins nombreux, placés quelquefois, par suite de la fusion du pus dans le tissu cellulaire, à une assez grande distance de l'articulation. Ces trajets fistuleux peuvent arriver à s'oblitérer par la transformation fibreuse des tissus fongueux qui les tapissent.

De même les fongosités tuberculeuses peuvent progressivement se débarrasser de leurs follicules tuberculeux en évoluant vers la structure conjonctive (Pollosson) [1]. L'anatomie pathologique fait bien comprendre le processus curatif observé quelquefois en clinique. Si ce processus a lieu à une période peu avancée, la guérison radicale peut s'obtenir, et l'on assiste au retour complet des fonctions du membre. Mais cette *restitutio ad integrum* est bien exceptionnelle; dans les cas les plus heureux de tumeur blanche avérée, il reste toujours une ankylose qui résulte de la présence du tissu fibreux nouvellement formé dans l'article.

Cette marche vers la terminaison heureuse est très rare, non seulement à

[1] M. Pollosson, *Formes anatomiques de la tuberculose évolution des fongosités. Gazette hebdom.*, 1883.

cause des lésions spécifiques si difficilement réparables des parties molles de l'article, mais aussi et surtout à cause des lésions osseuses dont l'anatomie pathologique nous a appris la grande fréquence et l'extrême gravité.

Les extrémités articulaires sont souvent à moitié détruites quand arrive la dernière période de l'affection, et comme les ligaments sont eux-mêmes à moitié rompus, il en résulte souvent une complication grave, la luxation pathologique.

Les luxations pathologiques peuvent compliquer la tumeur blanche de toutes les articulations; les plus communes sont celles de la hanche et du genou.

Dans la coxalgie, au point comprimé par la tête fémorale, se développe une ulcération du bourrelet cotyloïdien et l'extrémité osseuse peut sortir au gré des muscles contracturés si les ligaments articulaires sont suffisamment détruits. Le déplacement qui en résulte est exclusivement subordonné à l'attitude vicieuse primitivement prise par le malade; elle a le plus souvent lieu en haut et en arrière, mais bien rarement la luxation est complète.

Au genou, le type le plus fréquent de luxation est celui qui a été signalé par Volkmann sous le titre de luxation en levier. Elle résulte de l'hypertrophie condylienne, grâce à laquelle le tibia vient se creuser une cavité de réception derrière les condyles fémoraux (Bonnet). Cette luxation peut être spontanée, mais elle est bien plus souvent provoquée par des manœuvres de redressement. Le tibia, à la moindre tentative d'extension forcée, vient s'arc-bouter contre la portion hypertrophiée des condyles, et l'emploi de la force ne saurait avoir d'autre résultat que la propulsion du tibia en arrière. Il est probable que beaucoup de luxations dites spontanées de la hanche ont aussi pour cause première une intempestive manœuvre de redressement.

Ces exemples suffisent pour montrer l'importance des luxations consécutives aux tumeurs blanches. Insister davantage sur ce point spécial serait rentrer inutilement dans l'étude des cas particuliers; étude qui sera faite dans une autre partie de cet ouvrage.

Symptômes généraux. — Les patients atteints d'arthrite tuberculeuse ont presque toujours la fièvre dès qu'il se forme des collections purulentes dans les parties fongueuses. Kœnig a montré dans un travail spécial que lorsque le malade présente une simple arthrite tuberculeuse, il n'y a généralement pas de déviation du type thermique normal; au contraire, l'abcès articulaire élèverait la température le soir, en laissant souvent la température du matin anormalement basse, ce qu'on peut expliquer par l'anémie du sujet. Une ascension brusque du thermomètre indique la présence d'un gros abcès en voie de formation.

Les frissons, la céphalalgie, accompagnent toujours la fièvre, qui d'ailleurs n'est pas seulement la conséquence de la tuberculose articulaire, mais aussi très souvent de la tuberculose des autres viscères. En même temps que les accidents fébriles apparaissent l'anorexie, les diarrhées rebelles, l'émaciation progressive, enfin tout le cortège des désordres fonctionnels et organiques qui caractérisent la phthisie.

Après les détails qui précèdent, il serait, croyons-nous, fastidieux d'écrire un chapitre spécial sur la marche et la terminaison des tumeurs blanches. Nous nous contenterons d'ajouter que la guérison spontanée de la tuberculose articulaire n'est pas seulement possible au début de l'affection, mais encore après la suppuration lorsque celle-ci est limitée. Les produits caséeux, les petits séquestres, peuvent être éliminés et les fongosités spécifiques remplacées par des bourgeons charnus de bonne nature. A l'autopsie d'anciennes tumeurs blanches suppurées et guéries, on trouve aussi des surfaces articulaires déformées, érodées, unies par des tractus fibreux artificiels limitant plus ou moins les mouvements et témoignant de l'étendue des désordres articulaires antérieurs. Ces tractus peuvent être d'ailleurs très insuffisants pour maintenir en place les extrémités articulaires. Il se forme alors une véritable pseudarthrose plus ou moins lâche qui peut elle-même devenir le siège d'une nouvelle tumeur blanche.

La marche de l'affection est essentiellement variable; on y trouve les écarts qui existent entre les divers processus tuberculeux, depuis la tuberculisation aiguë jusqu'aux formes chroniques qui durent plusieurs années.

Pour préciser schématiquement les variétés de ce processus on peut, avec Ricard [1], considérer qu'il se présente sous quatre formes cliniques principales :

1° Tuberculisation articulaire accompagnant la granulie.

2° Tuberculisation articulaire compliquant la phthisie pulmonaire chronique.

3° Tuberculisation articulaire compliquant la tuberculose osseuse.

4° Tuberculisation articulaire primitive.

Il suffit de comprendre la physiologie pathologique de l'affection tuberculeuse qui nous occupe pour saisir à la fois les signes dominants et la marche spéciale de chacune de ces variétés.

Pronostic. — *Dans aucun cas la tuberculose articulaire ne suit une évolution typique* (Kœnig). De là résulte la grande difficulté du pronostic et du diagnostic.

Dans aucune forme de la maladie la possibilité de la guérison locale n'est exclue, mais plus la fongosité a de tendance au ramollissement, plus les foyers osseux sont étendus, plus ce mode de terminaison devient douteux.

L'établissement de la suppuration articulaire, les fistules dues à des trajets osseux, compliquent surtout le pronostic, d'autant plus que souvent on paraît obtenir la guérison alors que l'articulation cache un foyer osseux qui, resté latent quelque temps, ne tarde pas à produire de nouveaux accidents. On assiste ainsi à des pseudo-guérisons suivies d'une recrudescence de l'affection.

A quels signes reconnaît-on qu'une arthrite tuberculeuse est complètement guérie? Rarement la *restitutio ad integrum* est obtenue : il reste souvent des troubles de la motilité, des contractures, des positions vicieuses; mais si, avec la disparition du gonflement et la cicatrisation des fistules, la douleur disparaît complètement, on pourra affirmer la guérison.

Quelquefois cette terminaison favorable n'est autre que l'ankylose complète de l'articulation, conséquence de la suppuration articulaire. Un traitement approprié pourra plus tard, dans certains cas, mobiliser l'ankylose; mais si celle-ci a été obtenue dans une position appropriée à l'usage du membre, il faudra souvent la respecter et la considérer comme un très heureux résultat.

(1) Ricard, *Contribution à l'étude de la tuberculose des synoviales articulaires et des diverses formes cliniques qu'elle peut revêtir*. Thèse de Paris, 1881.

Chez les enfants, le pronostic des arthrites tuberculeuses est beaucoup moins grave que chez l'adulte; la thérapeutique générale a beaucoup de prise sur les jeunes organismes et les tuberculoses localisées, judicieusement traitées, guérissent assez souvent.

Le pronostic des tumeurs blanches ne dépend pas seulement de la lésion locale, mais des désordres viscéraux qui l'accompagnent presque toujours. Souvent les malades succombent à la tuberculose pulmonaire pendant l'évolution régulière et même favorable d'une tumeur blanche. D'autres fois, au contraire, la tuberculisation générale a son point de départ dans l'articulation. Mais, quel que soit le rapport des diverses lésions, la tuberculose constitutionnelle enlève un grand nombre de malades. Billroth a calculé que dans une période de seize ans, environ 16 pour 100 de tous les sujets traités pour tumeur blanche dans son service, sont morts tuberculeux. Kœnig, à qui nous empruntons ces détails, est arrivé à des chiffres analogues.

Diagnostic. — En présence d'une tumeur blanche, il faut non seulement reconnaître l'existence de l'affection, mais encore savoir à quelle variété on a affaire et déterminer autant que possible l'état des lésions dans les parties molles et dans les parties dures de l'articulation.

La tumeur blanche au début peut être confondue avec l'hydarthrose, les arthrites rhumatismales, le rhumatisme chronique, l'arthrite sèche, les ostéites juxta-épiphysaires, les tumeurs des épiphyses, enfin les synovites fongueuses des gaines tendineuses.

L'hydarthrose se reconnaîtra à sa fluctuation franche, à la distension simultanée de toute la cavité articulaire. Il n'y a ni douleur, ni gêne notable dans les mouvements; le membre conserve son attitude normale sans déviation; mais dans certaines formes de tuberculose articulaire, nous savons qu'il existe aussi une véritable hydarthrose qui masque les produits spécifiques. Kœnig, qui le premier a bien décrit l'*hydrops tuberculosus*, fait remarquer que dans ce cas l'épanchement se distingue par sa grande richesse en fibrine déposée sur les villosités synoviales en formant des corps fibrineux de grosseur variable et plus ou moins lisses. Lorsque par une ponction on a fait disparaître cet épanchement, il se reproduit très vite et dans tous les cas ne tarde pas à s'accompagner d'un épaississement de la synoviale, épaississement irrégulier donnant la sensation de corps étrangers articulaires encore adhérents à la séreuse. On sent que dans l'hydarthrose simple, l'épaississement de la synoviale est moins accusé, égal dans toutes les parties accessibles à la palpation et que le liquide après l'évacuation se reproduit avec une certaine lenteur.

L'arthrite tuberculeuse aiguë peut être aisément confondue avec l'arthrite rhumatismale, et à cela rien d'étonnant, car il s'agit dans tous les cas d'une inflammation aiguë de l'article. Cette forme de la tuberculose articulaire est en somme plus médicale que chirurgicale. Très souvent la poussée se fait simultanément dans un grand nombre d'autres séreuses.

Les arthrites infectieuses, puerpérales, pyohémiques donnent lieu aux mêmes accidents articulaires, mais l'état général et la notion de la cause conduisent toujours aisément au diagnostic. Les cas d'arthrite tuberculeuse aiguë sont d'ailleurs très rares et le diagnostic ne peut être que bien exceptionnellement en défaut à ce sujet.

Le rhumatisme chronique produit des déformations articulaires assez analogues à celles de la tumeur blanche; mais il apparaît d'habitude chez des individus âgés, par poussées successives séparées par des intervalles de santé, tandis que dans la synovite fongueuse le développement se fait d'une façon continue, sans rémission complète, avec de simples variations dans l'intensité des phénomènes inflammatoires et dans le degré du gonflement.

Les lésions rhumatismales se manifestent d'ailleurs simultanément sur un grand nombre d'articulations, particulièrement sur les petites, à la main et au pied. Elles entraînent des déviations caractéristiques. Leur marche est lente, souvent le temps en atténue les symptômes compatibles avec un état général satisfaisant, tandis que les synovites fongueuses s'aggravent toujours en retentissant fâcheusement sur l'organisme.

L'arthrite sèche est indolente, avec des craquements très nets. Les ecchondroses et les ostéophytes ont une consistance dure, caractéristique. Souvent il existe des corps étrangers intra-articulaires et une mobilité anormale assez grande qui fait défaut dans les synovites fongueuses avant la période de suppuration et de destruction ligamenteuse, période dans laquelle le diagnostic n'est plus douteux.

Les ostéites épiphysaires en imposent fréquemment pour des tumeurs blanches qui, comme on l'a vu, débutent souvent par les extrémités osseuses. Dans le cas d'ostéite juxta-épiphysaire simple, les accidents sont plus aigus, plus rapides que dans l'ostéite tuberculeuse.

La propulsion des extrémités osseuses l'une contre l'autre est d'habitude très douloureuse, tandis que la tumeur blanche d'origine osseuse est torpide, à moitié indolore. L'articulation dans les deux formes d'ostéite peut être envahie, mais les fongosités synoviales tuberculeuses diffèrent tout à fait dans leur marche, leur consistance, leur volume, des altérations articulaires consécutives à l'ostéite épiphysaire qui entraîne tout d'abord la production d'une grande quantité de liquide accompagné d'accidents inflammatoires, en général aigus, annonçant une arthrite suppurée.

Les tumeurs sarcomateuses des épiphyses peuvent encore venir troubler le diagnostic; on les reconnaîtra à ce fait qu'elles laissent très longtemps, sinon toujours, l'articulation intacte. Alors même que l'épiphyse est tout entière la proie du néoplasme, le cartilage diathrodial oppose encore une barrière faible, mais suffisante, à l'envahissement de la cavité articulaire. A la Société anatomique de Paris (1881), Lagrange (de Bordeaux) a rapporté un cas de ce genre très démonstratif.

Les péri-arthrites n'offrent d'épaississement et d'induration que sur la face externe de la synoviale, la cavité restant indemne. Ce sont d'habitude des affections douloureuses aiguës, sensibles surtout au niveau des bourses tendineuses de voisinage et des parties saillantes du squelette; souvent la péri-arthrite est la conséquence d'un traumatisme, d'une contusion, de la déchirure d'une gaine tendineuse, etc.

Après avoir reconnu l'existence d'une tumeur blanche, il faut s'attacher à en déterminer la cause et la variété.

Avec B. Bell, Gerdy, Richet, on peut distinguer les variétés rhumatismales, scrofuleuses et syphilitiques.

On admettra la nature rhumatismale de la maladie, lorsqu'il existe un épanchement articulaire considérable et lorsque l'affection se développe avec ses caractères ordinaires, chez un sujet adulte bien constitué, entaché du vice rhumatismal.

La tumeur blanche d'origine scrofuleuse revêt de préférence au début la forme d'une ostéite, d'une carie, d'une nécrose; c'est la tumeur blanche des jeunes sujets; plus tard elle entraîne dans les parties molles des accidents qui masquent les lésions profondes épiphysaires; dans cette forme la dégénérescence caséeuse, la suppuration des fongosités, se produisent assez rapidement. L'état général d'ailleurs présente d'autres manifestations scrofuleuses et le diagnostic étiologique s'impose.

Richet [1] s'est appliqué à distinguer la tumeur blanche syphilitique des autres variétés. Selon cet auteur, il n'y a pas de fièvre dans la tumeur blanche syphilitique, les douleurs s'exaspèrent considérablement pendant la nuit, la phlegmasie articulaire marche lentement, sans tendance marquée à la suppuration. Ces signes un peu vagues pourront souvent laisser dans le doute. Il faudra s'en tenir aux notions fournies par l'état général sur l'existence de la diathèse et dans les cas où elle paraîtra jouer un rôle dans la pathogénie de la tumeur blanche, faire l'épreuve du traitement.

Si le diagnostic de la cause est difficile, celui des lésions, de leur gravité, de leur étendue dans les parties molles ou les parties dures, l'est encore bien davantage.

Il faudra toujours avoir bien présent à l'esprit ce fait essentiel, savoir que la grande majorité des arthrites tuberculeuses débutent par l'épiphyse (Lannelongue, Kœnig); souvent les extrémités osseuses ne semblent pas gonflées, les parties molles seulement paraissent atteintes, et cependant le point de départ est dans un abcès tuberculeux de l'épiphyse, dans un séquestre cunéiforme ou une infiltration tuberculeuse diffuse. On peut apprécier les désordres osseux en imprimant des mouvements artificiels à l'articulation. On entendra quelquefois un frottement dur, une sorte de crépitation indiquant le passage de deux surfaces rugueuses l'une sur l'autre. Quelquefois il sera possible d'apprécier au toucher le gonflement des os et l'on pourra développer par la pression une douleur insolite à ce niveau.

Les lésions des ligaments et de la synoviale sont plus faciles à constater; lorsque les liens articulaires sont rompus, il en résulte une mobilité contre nature, des mouvements de latéralité, de circumduction inusités. De là aux subluxations, il n'y a qu'un pas vite franchi à la dernière période de l'affection.

Traitement. — Puisqu'il est bien entendu maintenant que la tumeur blanche rentre dans le cadre de la tuberculose, il est évident que son traitement doit reposer sur les principes qui guident la thérapeutique de la tuberculose en général. Le traitement doit avoir avant tout pour but la destruction de l'agent infectant, spores ou bacilles, substratum étiologique de l'affection.

[1] Richet, *Mémoire sur les tumeurs blanches. Mémoire de l'Acad. de méd.* 1853.

On peut atteindre ce résultat par des moyens généraux et des moyens locaux.

Traitement général. — Il serait fastidieux de passer ici en revue tous les médicaments et toutes les précautions hygiéniques qui ont été recommandés contre la tuberculose en général et la tuberculose articulaire en particulier.

Pour soustraire le malade aux causes capables de développer l'affection et combattre sa prédisposition, il faudra bien se pénétrer de l'esprit des préceptes posés par le professeur Bouchard qui a ainsi résumé les règles de la meilleure thérapeutique ([1]).

« 1° La diathèse tuberculeuse donnant naissance à des fermentations et à la production d'acide oxalique dans le sang, il faut fixer cet acide par l'eau de chaux pour former de l'oxalate de calcium qui, en présence du phosphate de sodium, devient soluble et s'élimine par les reins;

2° Activer la combustion des acides par le carbonate de sodium et l'exercice au grand air autant que pourra le permettre l'articulation;

3° Stimuler les mutations nutritives en excitant les nerfs périphériques par les bains de mer, les bains chauds, les bains sulfureux artificiels et l'hydrothérapie;

4° Ranimer les fonctions languissantes du tube digestif par les amers, les préparations de quinquina, une nourriture à la fois légère et substantielle et par les boissons fermentées;

5° Modifier et favoriser la nutrition par des préparations iodées et par des matériaux réparateurs tels que le lait, l'huile de foie de morue et les préparations ferrugineuses;

6° Enfin, on peut conseiller le benzoate de sodium à l'intérieur et l'eau créosotée en inhalations qui, d'après les expériences de Schuller, exercent une influence très favorable sur les inflammations tuberculeuses des articulations. »

Si la tumeur blanche est sous l'influence d'une cause diathésique bien avérée, il faudra recourir au traitement approprié, aux mercuriaux et à l'iodure de potassium, s'il s'agit de la syphilis. Richet a rapporté plusieurs cas de guérison obtenue par ce traitement. Lorsque la diathèse rhumatismale est en jeu, les bains de vapeur, les fumigations aromatiques, la médication salicylée seront les adjuvants indispensables du traitement local sur lequel nous allons maintenant insister.

Traitement local. — Nous diviserons les moyens qu'on peut mettre en œuvre dans ce traitement local en moyens non sanglants et moyens sanglants.

Les premiers comprennent le redressement et l'immobilisation des jointures, les révulsifs, les résolutifs médicamenteux et mécaniques, la cautérisation.

Les seconds comprennent l'arthrotomie, la résection et l'amputation.

1° *Moyens non sanglants.* — L'immobilisation, c'est-à-dire le repos absolu, mérite d'être placé ici en première ligne. Sans doute l'immobilité n'exerce pas une action directe sur le bacille de la tuberculose, mais il est incontestable que dans un grand nombre de cas elle atténue les symptômes et amène la guérison en favorisant la formation d'un tissu cicatriciel rétractile. L'immobi-

([1]) Zanellis, *Contribution à l'étude des arthropathies tuberculeuses et des inflammations tuberculeuses péri-articulaires.* Thèse de Paris, 1882.

lisation agit d'autant mieux qu'on peut aisément la combiner avec les autres procédés de douceur, tels que la compression, les révulsifs, etc.

L'articulation malade doit être immobilisée dans une position favorable, et comme dès le début de l'arthrite, les contractions qui se produisent tendent à lui donner une position vicieuse, il convient souvent de la redresser.

Ce redressement peut être fait de deux façons bien différentes; on peut l'obtenir lentement à l'aide des mains ou d'appareils appropriés ou brusquement en un seul temps, selon la méthode préconisée surtout par Bonnet.

Le redressement forcé peut augmenter l'inflammation et donner lieu à un abcès, mais le fait est véritablement exceptionnel; d'habitude, les accidents inflammatoires et douloureux s'amendent au contraire immédiatement après le redressement, et l'on peut dire avec Bonnet « que le redressement immédiat, appliqué à propos, convenablement exécuté et suivi de tous les moyens complémentaires, est admirable de simplicité dans les suites et de perfection dans les résultats ».

De quels moyens complémentaires veut parler Bonnet? Évidemment de ceux qui consistent après le redressement à maintenir les extrémités articulaires dans leurs rapports normaux. Pour cela le simple séjour au lit est insuffisant, il faut appliquer des appareils. Les meilleurs sont ceux qui immobilisent le membre tout en laissant l'articulation à découvert, en n'exerçant aucune compression; on peut employer le bois, le carton, le cuir, la gutta-percha, les gouttières en treillis de fer imaginées par Mayor et perfectionnées par Bonnet. Ces derniers appareils sont munis de deux volets mobiles qu'on peut écarter et rapprocher à volonté pour examiner l'articulation et faire toutes les applications locales nécessaires.

Dans ces dernières années, les chirurgiens se sont accordés à reconnaître les grands avantages de l'appareil plâtré qui immobilise le membre rigoureusement tout en laissant une grande partie de l'articulation à découvert. Les deux inconvénients de cet appareil sont de se ramollir sous l'influence des liquides et de devenir rapidement trop large lorsque le membre diminue. On peut jusqu'à un certain point remédier au premier inconvénient en recouvrant le plâtre de vernis spéciaux ou le mélangeant de certaines substances qui le rendent imperméable, mais, en pratique, l'appareil plâtré simple suffit très bien, d'autant plus qu'il faut le renouveler assez fréquemment, à mesure que le gonflement diminue.

Après l'appareil plâtré nous citerons les appareils amovo-inamovibles des chirurgiens belges, qui appliquent un bandage amidonné ou dextriné par-dessus une épaisse couche d'ouate, fendent cet appareil longitudinalement et peuvent ainsi l'enlever et le resserrer à volonté.

Souvent la contracture des muscles vient s'opposer au redressement de l'articulation; dans ce cas, il ne faut pas craindre de pratiquer les sections musculaires nécessaires.

L'obstacle le plus apparent aux tentatives de redressement étant la tension excessive des cordes tendineuses, c'est surtout à ces tendons que se sont adressés les chirurgiens. Stromeyer, Dieffenbach, V. Duval et Philip ont sectionné, pour redresser la tumeur blanche du genou, le biceps, le demi-tendineux et le demi-membraneux. Bouvier y joignit la section du droit interne et Bonnet celle du couturier, Palasciano (de Naples), considérant le *fascia lata* et son aponévrose comme l'agent de la rotation de la jambe en dehors, incisa cette aponévrose à son insertion inférieure, puis, suivant le précepte de Dieffenbach, qui recommande de fléchir complètement le genou avant de le redresser, il coupa le tendon du triceps crural à quelques centimètres au-dessus de la rotule pour faciliter la flexion. Bonnet et les chirurgiens de Lyon imitèrent sa conduite, mais comme on s'aperçut que non-seulement les muscles, mais toutes les parties molles et tous les tissus fibreux du jarret étaient rétractés, on en arriva à couper tout ce qui paraissait s'opposer en quelque manière au redressement. Bonnet, Palasciano ([1]) et Bouchacourt ont pratiqué successivement la section sous-cutanée de tous les tendons du jarret, du biceps, du *fascia lata*, du ligament latéral externe, du tendon, du triceps fémoral et du tendon d'Achille. Borelli ([2]) va encore plus loin : il coupe tout ce qui résiste, brides, muscles, tendons, ligaments et aponévroses, y compris les insertions supérieures des jumeaux et au besoin le tendon d'Achille.

Dieffenbach pratiquait les sections de la profondeur à la superficie, avec son ténotome courbe et pointu ; Bouvier faisait sa piqûre au bord externe des tendons, puis, faisant glisser la lame de dehors en dedans, au-dessous de la peau, il coupait les tendons de la superficie à la profondeur. Ce dernier procédé expose aux échappées de la lame ; Bonnet le condamne surtout dans la ténotomie du biceps, parce qu'il peut donner lieu à la blessure du nerf sciatique poplité externe.

Voici le procédé indiqué par Bonnet. Le sujet étant couché sur le ventre, un aide tire légèrement sur la jambe pour augmenter la saillie des tendons ; l'opérateur, se guidant sur la saillie la plus interne, celle du demi-tendineux, plonge le ténotome sur le côté interne de ce tendon, à un travers de doigt au-dessus du condyle, pousse l'instrument de dedans en dehors, en contournant le tendon, et pénètre ainsi profondément dans le creux poplité, le dos de la lame contre les vaisseaux et les nerfs, le tranchant contre les tendons. Par un mouvement combiné de scie et de pression, on coupe d'abord le demi-membraneux qui est le plus profond, puis le demi-tendineux, enfin le droit interne. Une seule piqûre suffit donc pour ces trois sections ; on peut encore par la même incision couper le couturier, mais dans ce cas on divise forcément le nerf et la veine saphène interne. Pour le biceps, il est nécessaire de faire la section assez haut, afin d'éviter la blessure du nerf poplité externe ; Sédillot contourne soigneusement le muscle de dehors en dedans pour le séparer du nerf et coupe de la profondeur vers la superficie.

Borelli est, au point de vue des méthodes, d'une extrême indépendance ; se basant sur ce fait que les lésions sont variables et inconstantes, il pose comme règle de faire abstraction de tout procédé méthodique et de couper tout ce qui résiste, sauf les vaisseaux et les nerfs, sans se préoccuper de la nature de l'obstacle. Pour cela ce chirurgien détermine simplement la position du paquet vasculo-nerveux et du nerf poplité externe auquel il ne touchera pas ; puis, avisant la bride la plus saillante, il fait à 1 millimètre de ce point, avec une lancette, une ponction longitudinale de 2 à 3 millimètres par laquelle il

([1]) Palasciano, Congrès de France, 1865. *Journal de méd. de Lyon*, 1847.
([2]) Borelli, *Gaz. med. italiana*, janv. à déc. 1863.

introduit un ténotome courbe à pointe mousse; il charge l'obstacle sur le ténotome et coupe de la profondeur à la superficie. Il répète cette opération pour tous les points rétractés et fait ordinairement cinq à dix sections de ce genre.

Tout ce que nous venons de dire au sujet du redressement dans les tumeurs blanches se rapporte à l'articulation du genou, parce qu'il est tout à fait exceptionnel qu'on ait à intervenir par le ténotome pour redresser les tumeurs blanches des autres articulations.

Lorsque le redressement est obtenu et l'immobilisation effectuée, faut-il laisser pendant une longue période le membre dans l'immobilité? Il y aurait de grands inconvénients à mettre trop longtemps en usage cet excellent moyen thérapeutique. Teissier le premier a bien montré que l'immobilité prolongée occasionne : 1° la raideur des muscles péri-articulaires; 2° un épanchement de sang ou de sérosité sanguinolente dans l'articulation; 3° l'inflammation de la synoviale et la production de fausses membranes; 4° le ramollissement des cartilages et l'adhérence des parties osseuses dénudées, en un mot l'ankylose, que dans un certain nombre de cas heureux il sera possible d'éviter.

Après le redressement, il convient de placer l'extension continue recommandée par Sauvage (de Caen), en 1835, mais préconisée surtout en Amérique, d'où le nom de méthode américaine qui lui a été donné. En Allemagne, elle a été vulgarisée par Volkmann, qui l'applique dans les cas de douleurs vives, de position vicieuse. Bœckel s'est le premier servi en France de ce traitement (1872), que Monod a bien étudié dans une revue spéciale et sur lequel Lannelongue a, dans ces dernières années, particulièrement attiré l'attention.

Cet éminent chirurgien a rapporté à la Société de chirurgie (13 janvier 1886) une très intéressante expérience montrant l'effet de l'extension continue sur l'articulation coxo-fémorale. Avant lui Kœnig et Paschen avaient expérimenté sur des cadavres et signalé une séparation réelle des surfaces du fémur et du cotyle, mais plus tard Morosoff (de Charkow) déclara, après des expériences nouvelles, que ce résultat était très difficile à réaliser et qu'il fallait un poids de 40 livres pour obtenir sur un cadavre frais un écartement de 1 millimètre.

Lannelongue s'est attaché à préciser les effets véritables de l'extension sur une articulation malade. Dans ce cas, en effet, la résistance de la capsule est bien différente par le fait de sa transformation en tissu fongueux.

Un enfant meurt du croup pendant qu'il subit l'extension continue pour une arthrite coxo-fémorale. Son autopsie est pratiquée par un temps de neige, le cadavre étant en parfait état de conservation; le bassin est cloué sur une planche et l'extension continue est faite comme sur le vivant à l'aide d'une anse de diachylon et d'une corde portant 4 kilogrammes. L'expérience a lieu dans une chambre chauffée à 25 degrés, l'extension continue dure huit heures et demie et le membre est ensuite congelé avec un mélange réfrigérant de façon à immobiliser, en les solidifiant, les parties molles telles qu'elles sont au moment de l'extension. Lannelongue fait alors une coupe à la scie dans l'axe du col fémoral, et il remarque immédiatement que les surfaces articulaires ne sont pas en contact en haut et au centre. En haut il y a 1/2 centimètre d'intervalle, au centre 2 millimètres. La tête est descendue, il n'y a contact qu'en bas. Cette expérience démontre évidemment que l'écartement des surfaces sur une jointure malade se produit réellement quand on fait l'extension continue.

Que l'articulation malade soit sous l'influence d'une traction continue ou simplement redressée et placée en bonne position, on doit recourir à divers agents résolutifs topiques, dont les uns sont purement mécaniques et les autres d'ordre physique ou chimique.

Au premier rang des résolutifs mécaniques il faut placer la compression, qui a pour but de chasser les liquides qui baignent les tissus péri-articulaires et de compléter l'immobilité de l'article. Il importe que l'articulation soit également comprimée sur tous ses points, et pour bien obtenir ce résultat il n'est pas de meilleurs moyens que les bandelettes de diachylon imbriquées à la manière des bandes de Scultet; pour que cet appareil se dérange moins facilement, on en augmente la solidité à l'aide d'une bande roulée placée pardessus.

Bonnet préfère aux bandelettes de diachylon des bandes de flanelle qui se relâchent moins et entretiennent sur l'articulation une température constante et élevée. Lisfranc se servait d'un bandage roulé simple qu'il appliquait sur la région malade après avoir comblé les dépressions naturelles par des rondelles d'agaric.

Le massage agit à peu près dans le même sens que la compression, à la première période de l'affection lorsque la synoviale est simplement épaissie et non encore fongueuse; Gaujot en a obtenu souvent de bons résultats. Cependant l'expérience de tous les chirurgiens ne lui est pas favorable; Kœnig signale qu'à plusieurs reprises après l'emploi du massage, il a vu se modifier fâcheusement des formes bénignes, survenir très vite du ramollissement et de la suppuration.

Enfin, nous n'indiquerons que pour mémoire les douches à percussion, en colonne, qui ont été recommandées par Bonnet, mais ne sont plus aujourd'hui utilisées par personne.

Après les résolutifs mécaniques il faut faire une place aux révulsifs cutanés, vésicatoires, moxas, cautérisation ponctuée et transcurrente.

Les vésicatoires ont été popularisés en France par Velpeau, qui en recouvrait non seulement toutes les surfaces articulaires, mais encore les parties voisines. Les moxas, vantés par Percy et Larrey, agissent dans le même sens; ils ont donné de bons résultats à beaucoup de praticiens. Gerdy raconte qu'atteint lui-même d'une tumeur blanche du genou, il lui suffit d'un seul moxa pour obtenir la guérison. (?)

La cautérisation ponctuée est aussi un très puissant moyen de révulsion; elle est d'autant plus efficace que l'articulation est plus superficielle; les tumeurs blanches du poignet, du cou-de-pied en sont plus particulièrement justiciables.

Nous ferons la même remarque au sujet de la cautérisation transcurrente, qui consiste en raies de feu linéaires isolées et assez espacées pour que les eschares, en tombant, laissent intactes les portions de peau qui les séparent. Le cautère devra n'être chauffé qu'au rouge cerise, de telle façon qu'en passant plusieurs fois dans le même sillon on ne détruise la peau qu'incomplètement.

On arrive ainsi à faire passer le calorique dans la cavité articulaire, à échauffer l'articulation, selon l'expression des vétérinaires.

Ces divers moyens résolutifs ou révulsifs peuvent rendre des services, mais ils n'ont qu'une action indirecte sur l'agent morbide et ne peuvent être par conséquent considérés que comme des adjuvants, des compléments du traitement dont la partie principale consiste dans l'immobilisation et la traction continue, supprimant la pression réciproque des surfaces articulaires. Nous en dirons autant des divers badigeonnages, pommades ou liniments qui ont été conseillés, tels que teinture d'iode, frictions stibiées, teinture d'aconit, huile de jusquiame, onguent mercuriel vanté par Scott et Suchard [1], qui l'ont combiné à l'alcool camphré et à la compression, et dont Marc Sée, Cazin et Poirier ont pu se servir avec profit. Lucas-Championnière emploie un emplâtre composé d'onguent mercuriel double et de cérat (Bresson, Thèse de Paris, 1889).

L'ignipuncture et les injections intra-articulaires sont des procédés plus radicaux, plus efficaces et plus rationnels. L'ignipuncture consiste à pénétrer profondément dans l'articulation avec la pointe effilée d'un cautère à boule. Pour qu'elle agisse. il faut l'utiliser sans timidité, il faut détruire les tissus fongueux et obtenir une inflammation réactionnelle assez vive pour modifier le processus tuberculeux et transformer les fongosités en tissu fibreux. Kolommin (Congrès russe, 1885) trépane les os avec un perforateur et cautérise au thermo-cautère.

En France, Vincent (de Lyon) a chaudement défendu l'arthrotomie ignée [2] (*Revue de chirurgie*, 1884), qu'il combine avec le pansement antiseptique iodoformé et l'immobilisation. Son opération, très judicieuse, se divise en plusieurs temps; il ouvre l'articulation au thermo-cautère par une ou plusieurs incisions profondes; quand les os sont envahis, il les intéresse dans la section ignée; il perce, il tunnellise les os courts et spongieux avec le cautère lorsqu'il existe des foyers tuberculeux dans le squelette. Avec un second cautère de gros calibre, il chauffe la cavité articulaire tout entière, de façon à détruire par la chaleur tous les éléments microbiens, et enfin il saupoudre le tout d'iodoforme pour obtenir une complète asepsie.

Le Fort, en 1879, conseilla d'injecter dans les articulations fongueuses 8 à 16 gouttes d'une solution de sulfate de zinc au dixième, additionnée de 5 fois son volume d'alcool pur. Hueter avait, avant lui, préconisé les injections intra-articulaires comme un remède souverain; il injectait 1 ou 2 grammes d'une solution phéniquée à 2 pour 100. Franzolini s'est servi d'une solution beaucoup plus forte et, dans ces derniers temps, on a recommandé les injections d'éther iodoformé qui là, comme dans le traitement de toutes les manifestations tuberculeuses, ont donné de bons résultats. Wendelstad (*Centralblatt für Chirurg.*, 1889) rapporte qu'à la clinique de Bonn on a abandonné les injections parenchymateuses d'éther iodoformé, parce qu'elles sont très douloureuses, et que dans trois cas elles ont amené de la gangrène de la peau; on a remplacé l'éther par l'huile d'olive iodoformée. Fédor Krause (*Berliner klin. Woch.*,

(1) SUCHARD, *Bull. de la Soc. de chir.*, 1879, p. 369. Rapport de M. Sée.

(2) FORESTIER, *Arthrotomie ignée et chauffage articulaire appliqués aux grandes articulations du genou et du coude.* Thèse de Lyon, 1885.

déc. 1889) injecte dans l'articulation tuberculeuse un mélange de 10 pour 100 d'iodoforme, maintenu en suspension par de la glycérine. Il évite de se servir des solutions éthérées ou alcooliques d'iodoforme, parce qu'elles peuvent entraîner des accidents d'intoxication; avant d'employer cette médication, Krause fait un lavage articulaire avec une solution boriquée à 3 pour 100.

Lorsque ces divers moyens ont échoué, ou lorsque, ce qui est fréquent, les lésions sont trop avancées, lorsque les parties molles sont fongueuses depuis longtemps, à plus forte raison quand les extrémités osseuses sont atteintes, il faut avoir recours aux méthodes sanglantes auxquelles nous arrivons maintenant.

2° *Procédés sanglants. — Arthrotomie.* — Schede [1] le premier pénétra dans une articulation fongueuse pour la vider de son contenu et pour la drainer, mais presque toujours, à la taille articulaire simple, il ajoutait le grattage et l'évidement. Scriba fut le promoteur principal du drainage simple, après incision et lavage antiseptique dans le but d'agir sur la synoviale et d'en modifier la vitalité après en avoir évacué le contenu. Il crut que l'injection phéniquée à 5 pour 100 était capable de détruire les produits spécifiques, opinion mal con-

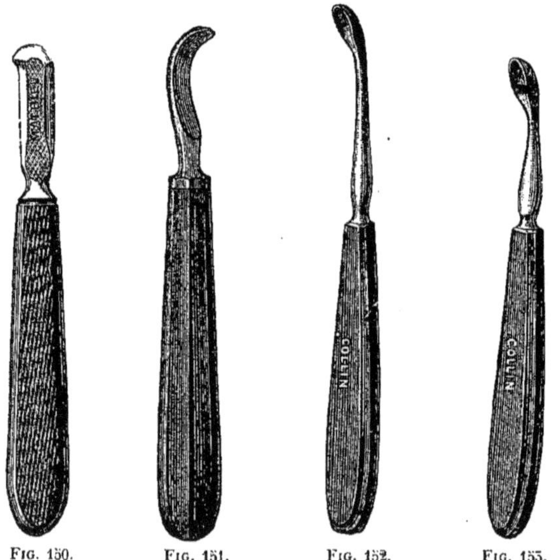

FIG. 150. FIG. 151. FIG. 152. FIG. 153.

FIG. 150. Couteau-rugine — FIG. 151. Couteau-gouge. — FIG. 152 et 153. Cuillers tranchantes pleines, non perforées de Volkmann.

firmée par les faits et réfutée par beaucoup d'auteurs, entre autres par Bogehold, qui montra par des exemples nombreux l'insuffisance de ce traitement.

Du reste, malgré les efforts de Scriba (*Berliner klin. Woch.*, n° 32, 1877), l'arthrotomie simple et le drainage ne prirent pas pied dans la pratique chirur-

(1) SCHEDE, Troisième Congrès des chirurgiens allemands, 11 avril 1874. Thèse de Nicolas, Nancy, 1883.

gicale. Sur 76 observations dépouillées par Jalaguier, cet auteur n'a trouvé que 11 ouvertures simples suivies de drainage, et dans ces cas les résultats ont été des plus médiocres. On ne s'en étonne pas si l'on songe que les lésions primitives siègent particulièrement dans les épiphyses, et qu'il faut de toute nécessité les atteindre pour extirper le mal.

Quand, après l'arthrotomie, on rencontre des foyers juxta-articulaires ouverts dans l'articulation, il ne faut pas se contenter de les évider, car la cavité ne peut se combler et la suppuration s'éternise. Il est alors indispensable de pratiquer la résection de l'épiphyse.

C'est dans le but d'atteindre plus complètement les lésions que l'arthrotomie simple a été délaissée et remplacée par l'arthroxésis (Letiévant) et par l'arthrectomie (Volkmann).

L'arthroxésis, qui a donné à Poinsot[1] un beau résultat, n'est en réalité qu'une ouverture articulaire pratiquée en vue d'extirper complètement, et en ménageant soigneusement les parties molles, les fongosités de la synoviale. C'est en somme un raclage un peu plus soigné que celui que faisaient Schede et Albert. L'arthrectomie de Volkmann [2] est une opération analogue qui consiste à extirper les parties molles malades aussi complètement que possible. Tandis que Letiévant s'attache à conserver les ligaments, Volkmann fait l'extirpation complète de l'articulation.

Ces opérations ont donné quelquefois de très bons résultats, mais, quoi qu'en aient dit leurs partisans, elles ne sont utiles qu'à un petit nombre de sujets; il faut, dans les tumeurs blanches qui résistent au traitement conservateur, faire plus et mieux que l'arthrectomie ; il faut aller chercher au cœur de l'épiphyse la cause première du mal; il faut au moins faire le gougeage, l'évidement, la résection partielle, souvent même la résection complète des extrémités articulaires.

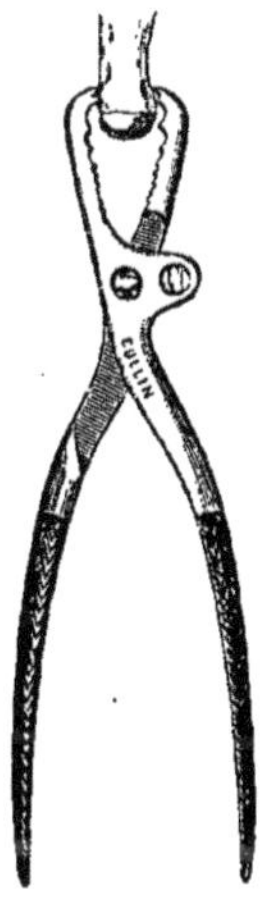

Fig. 154. 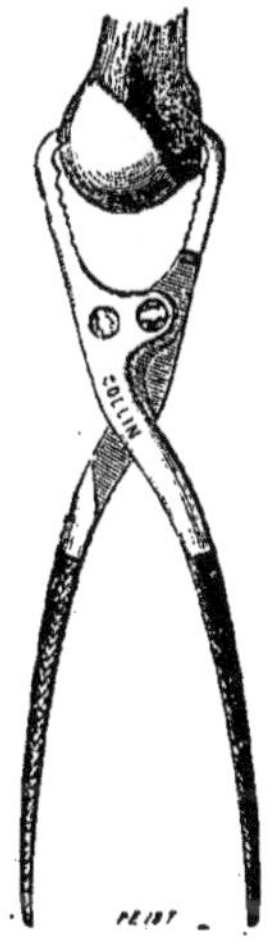 Fig. 155.

Fig. 154 et 155. Davier de Farabeuf à double articulation pour saisir les os minces et les os épais.

Après ces opérations partielles, on a quelquefois remarqué une recrudescence des accidents généraux, imputable à l'auto-inoculation traumatique. Verneuil a bien montré que chez les tuberculeux l'agent morbide de la fongosité pouvait infecter la plaie pendant l'opération. Le raclage notamment crée de vastes surfaces d'absorption pour les liquides infectieux qui résultent de la trituration des fongosités. Kœnig et Volkmann ont rapporté chacun un cas de généralisation de la tuberculose après l'extirpation de la synoviale du genou. Wartmann [3], sur 837 résections,

(1) Poinsot, *Revue de chirurgie*, 1884.
(2) Volkmann, *Die Arthrectomie am Knie. Centralblatt f. Chir.*, 1885.
(3) Wartmann, *Deutsche Zeitschrift für Chirurgie*, t. XXIV, p. 435, 1888.

a noté 26 fois une tuberculose miliaire aiguë attribuable à l'intervention. L'opéré de Kœnig succomba à une pneumonie tuberculeuse, celui de Volkmann à une méningite de même nature. Ollier a également rapporté le cas d'une jeune fille de quinze ans qui, six mois après une intervention chirurgicale, succomba à une tuberculose généralisée.

D'ailleurs, l'abrasion et l'évidement articulaires conviennent à un petit nombre de cas. Lorsque la synovite fongueuse a suppuré, il y a le plus souvent des lésions osseuses assez profondes qu'il faut enlever pour éviter la récidive, et dans ce cas l'excision doit être étendue, car, au-dessous des lésions tuberculeuses, il existe dans le tissu spongieux des amas de cellules embryonnaires, visibles seulement au microscope, qui sont le premier degré de la formation tuberculeuse.

De plus, la résection a sur l'abrasion l'avantage de laisser une porte mieux ouverte à l'écoulement des liquides et de permettre plus facilement de porter dans l'articulation des agents modificateurs. Toutefois, chez les jeunes sujets où les résections ont de grands inconvénients pour le développement du membre, il faudra le plus possible s'attacher à pratiquer l'arthroxésis, lorsque cette opération conservatrice paraîtra suffisante.

Résection. — Il y a quelques années, les chirurgiens étrangers, surtout les allemands, faisaient un grand usage, ou mieux un grand abus des opérations sanglantes sur les os et sur les articulations; mais dans ces derniers temps, une vive réaction s'est produite sous l'influence des deux faits qui dominent l'histoire actuelle de la tuberculose, savoir l'inoculabilité de l'affection et la nature éminemment infectieuse du microbe qui la caractérise.

Albert (de Vienne) a notamment critiqué les résections dans leur principe théorique et dans leurs résultats pratiques. Il les considère comme irrationnelles dans les cas de carie articulaire et veut les remplacer par l'expectation chez les enfants, l'amputation chez les adultes. Quelques chirurgiens ont même écrit que, puisqu'il s'agissait d'une affection générale, il était logique de ne rien faire, l'amputation elle-même ne pouvant enlever tous les foyers primitifs d'infection.

Ce sont là des exagérations regrettables, de véritables erreurs thérapeutiques. « Il y a, dit judicieusement Lannelongue, une juste mesure à garder entre la précipitation des chirurgiens qui opèrent prématurément pour obéir à une règle formulée d'avance et sans fondement, alors que la maladie peut guérir par la méthode conservatrice, et un atermoiement indéfini qui fait attendre pour intervenir que la vie soit compromise ».

Verneuil [1] a beaucoup insisté sur le fâcheux effet des opérations pratiquées dans le cours d'états généraux graves; il a bien établi qu'une aggravation pouvait en résulter. Leroux [2], son élève, est arrivé à cette conclusion, que les grandes opérations accélèrent la marche des lésions thoraciques dans la moitié des cas. A la Société de chirurgie (2 mai 1885), Berger, Polaillon, Périer ont cité des faits malheureux d'intervention chirurgicale chez les phthisiques. Wartmann montre que les cas malheureux résultent tantôt d'une inoculation

(1) VERNEUIL, Congrès de l'Association française pour l'avancement des sciences. Rouen, 1883, et *Gazette hebdom.*, 1884.

(2) LEROUX, *Des amputations et des résections chez les phthisiques.* Thèse de Paris, 1880.

pendant l'opération, tantôt du retentissement du choc traumatique sur les lésions éloignées.

Sans récuser le moins du monde les faits mis en évidence par ces auteurs, nous croyons qu'il est facile de leur opposer des cas également probants. Kummer (*Deutsche Zeit. für Chirurgie*, 1887), dans 74 interventions chirurgicales, n'a constaté aucun retentissement fâcheux sur l'organisme. Lucas-Championnière (*Revue de chirurgie*, 1887) a fait 11 fois la résection du genou pour tumeur blanche, et non seulement il n'a pas constaté de récidive locale, mais les lésions générales n'ont jamais été aggravées. Demons (de Bordeaux), partisan d'une intervention hardie et hâtive, n'a jamais eu à le regretter; nous avons nous-même, toutes les fois que l'occasion s'est offerte, opéré des tuberculeux atteints de lésions pulmonaires et, lorsque l'opération a retenti sur l'état général, son retentissement a été favorable. Sans doute, il ne faut pas opérer les sujets qui ont, avec des cavernes pulmonaires, un foie gras et des reins tuberculeux, mais il est possible, il est nécessaire d'opérer beaucoup de malades déjà atteints par la généralisation du mal. Les règles de la clinique sont sur ce point difficiles à formuler. Il faut, en ces circonstances délicates, posséder le sens aiguisé d'un artiste mieux encore que les lois de lapathologie. C'est à l'exposition des principes qui doivent guider la pratique que nous arrivons maintenant.

D'une manière générale, nous distinguerons avec Ollier [1] : les tuberculeux qu'il faut opérer; les tuberculeux qu'il est permis d'opérer; les tuberculeux auxquels il ne faut pas toucher.

Les tuberculeux qu'il faut opérer sont ceux qui présentent une affection purement locale ou des lésions générales dont l'importance s'efface devant la gravité des lésions locales. Il est difficile souvent de bien apprécier la valeur pronostique comparée de l'état général et de l'état local, mais il faudra ne rien négliger pour avoir sur cette comparaison une opinion précise. Nulle question n'exige plus de sagacité. Il faut, a dit Trélat, savoir dresser l'inventaire organique et fonctionnel du malade. Après avoir étudié dans tous leurs détails le jeu du poumon, des reins, de l'intestin, etc., etc., d'une part, et d'autre part les lésions articulaires, il faut les doser, les peser, les mesurer, et voir quels sont, dans la balance, les désordres qui l'emportent en étendue et en malignité.

Si l'état local est plus grave que l'état général, l'indication de l'intervention sera manifeste ; il faudra sans retard supprimer le foyer articulaire, cause d'infection et d'épuisement pour l'organisme.

Si les lésions viscérales paraissent aussi marquées que les désordres articulaires, il faut s'enquérir de la subordination des accidents et de l'influence que la lésion externe exerce elle-même sur l'état général. Il est évident qu'une affection articulaire persistante est une cause permanente d'affaiblissement par les souffrances et la suppuration qu'elle occasionne; elle est de plus une source d'intoxication à la fois spécifique et septique.

Si cette lésion externe est antérieure à celles des viscères, il n'est pas douteux qu'elle joue un rôle prépondérant dans l'évolution du mal et qu'en la supprimant en temps opportun, tout peut rentrer dans l'ordre.

(1) Ollier, *Traité des résections*, t. I, p. 452.

Dans des cas où la lésion pulmonaire n'était venue que comme phénomène subordonné, Ollier a vu un nombre considérable d'individus se rétablir après la résection. Non seulement les accidents pulmonaires et la nutrition générale s'améliorent, mais il y a souvent disparition de la lésion pulmonaire elle-même.

Sans doute, plus tard, la tuberculose peut revenir, mais en somme la résection a donné au malade un grand bénéfice, puisqu'il a conservé son membre et gagné quelques années de bonne vie. De pareils résultats ont été obtenus après des hémoptysies ou de graves épanchements pleuraux, particulièrement dans les cas apyrétiques ou torpides de la tuberculose.

Quand les lésions pulmonaires sont arrivées à la période de ramollissement, on peut encore réséquer à la condition qu'il n'y ait pas de fièvre et que le rein et le foie soient intacts, mais à mesure que les lésions s'étendent, l'indication d'opérer devient plus douteuse et bientôt il n'est plus permis d'espérer la guérison; tout au plus pourra-t-on intervenir pour alléger les souffrances et retarder la terminaison fatale. On pratiquera alors des résections de soulagement qui débarrasseront les malades de leurs atroces douleurs sans retentir trop défavorablement sur l'organisme, grâce aux précautions antiseptiques et aux perfectionnements de la technique. Mais ces cas seront tout à fait exceptionnels, car chez les tuberculeux les arthrites sont bien plus souvent indolentes que douloureuses.

Pour réséquer avec succès, il faut, non seulement se mettre dans les conditions qui précèdent, mais encore savoir choisir le moment opportun. En principe, on peut dire qu'il est indiqué d'opérer lorsqu'il y a du pus dans l'articulation. Sans doute, chez les enfants, les abcès peuvent se résorber, mais il n'y faut pas compter; on doit craindre l'ouverture spontanée de la collection purulente et l'apparition de la fièvre; or, il faut avant tout s'efforcer de pratiquer une résection antifébrile « qui sera bien moins dangereuse qu'une résection intrafébrile, tant au point de vue du résultat immédiat de l'opération qu'au point de vue de la généralisation de la tuberculose » (Ollier).

Selon le moment où elle est pratiquée, la résection est hâtive ou tardive. Quelques chirurgiens ont conseillé la résection avant que le diagnostic fût précis, mais, dans ce cas, ce n'est point la résection hâtive qu'ils font, c'est la résection préventive exploratrice, c'est-à-dire une opération irrationnelle et pleine de mécomptes.

La véritable résection hâtive est celle qui se pratique lorsque du pus ou des masses caséeuses se sont déjà manifestement produits dans la synoviale ou dans un foyer ostéo-myélitique.

Par contre, on appellera résection tardive, celle qui sera pratiquée après une expectation prolongée ayant laissé aux processus destructeurs le temps d'altérer profondément la plupart des éléments normaux de l'articulation, épiphyses, ligaments.

Dans quel cas faut-il faire la résection hâtive, dans quel cas doit-on attendre pour n'opérer que tardivement? Rien n'est plus difficile que de répondre à cette question.

En somme, le point à résoudre est celui-ci : Quels sont les cas graves? L'anatomie pathologique de la tuberculose articulaire nous enseigne qu'un grand nombre de cas ont, dès le début, un caractère tel de gravité que le mieux serait de recourir immédiatement à la résection. Malheureusement le diagnostic n'est que très rarement assez précis; souvent de graves lésions osseuses, des séquestres cunéiformes, de grands amas de masses caséeuses échappent absolument pendant des mois, et l'on arrive à les soupçonner lorsque les désordres articulaires consécutifs sont très prononcés. A quels moments ces désordres indiquent-ils la nécessité de la résection? Cette question ne peut pas être résolue d'une manière uniforme. D'une façon générale, on persévère dans le traitement conservateur d'autant plus longtemps que le sujet est plus jeune, car il n'est pas douteux que, toutes choses égales d'ailleurs, la même affection tuberculeuse guérit beaucoup plus rapidement chez l'enfant que chez l'adulte. Chez un homme ayant dépassé la cinquantaine, il ne faut plus s'attendre à voir guérir sans opération, même une affection aux apparences légères (Kœnig). De plus, il faut toujours se souvenir que, chez les enfants, la résection présente l'inconvénient majeur d'arrêter la croissance du membre opéré au point que souvent, au bout de quelques années, le malade ne peut plus s'en servir.

En somme, lorsque après un an ou davantage, sous l'influence du traitement conservateur, les accidents ne se sont pas amendés ou se sont même aggravés, alors même qu'il n'y aurait ni fistules ni abcès apparents, on peut considérer l'affection comme grave et intervenir. *Dans ces cas, il s'agit le plus souvent de lésions osseuses et de désordres articulaires étendus.*

Résultats généraux des résections dans la tuberculose articulaire. — Les résections ont été souvent pratiquées dans l'enfance au grand détriment de l'accroissement du membre; cet arrêt d'accroissement peut tenir à trois causes: 1° à la soustraction des organes de l'accroissement normal de l'os; 2° aux désordres anatomiques et aux troubles trophiques antérieurs à l'opération; 3° à la persistance de ces troubles trophiques dans les membres que la résection n'a pu mettre à même de fonctionner régulièrement (Ollier).

L'arrêt d'accroissement dépend surtout du siège de la masse osseuse enlevée et de ses relations avec le cartilage de conjugaison. Une résection juxta-chondrale de l'épiphyse inférieure du fémur ou une résection ultra-épiphysaire, seront suivies d'un raccourcissement, sensible dans le premier cas, énorme dans le second.

Il y a cependant des exceptions à cette règle; un foyer d'ostéo-myélite chronique avoisinant le cartilage de conjugaison pourra amener la prolifération de ce cartilage et compenser la perte de substance produite par la résection d'une partie de l'épiphyse. De même une ostéite chronique centrale peut produire un allongement de l'os.

A l'immobilité, à la compression des appareils, à l'inactivité fonctionnelle vient toujours s'ajouter un facteur très puissant, l'atrophie réflexe, conséquence de l'inflammation articulaire. Cette atrophie peut produire à elle seule l'arrêt d'accroissement, et comme elle existe dans tous les cas anciens, il faut toujours mesurer les membres avant de les réséquer pour ne pas attribuer plus tard à l'opération un raccourcissement dont elle ne serait nullement responsable.

En pareil cas, Ollier a vu la résection faire disparaître l'atrophie. Il a pu constater un *allongement atrophique* consécutif, allongement qui d'ailleurs n'est pas permanent, mais représente une simple avance sur l'os sain.

A côté des changements dans la longueur, il convient de citer les déviations dues aux lésions opératoires du cartilage de conjugaison, aux sections, aux ablations partielles de cet organe. Dans une résection du genou, Ollier fit sur le fémur une section un peu oblique en arrière qui entama le cartilage de conjugaison. L'accroissement fut ralenti à ce niveau ; il continua au contraire à la face antérieure et il en résulta une flexion secondaire du genou. Kœnig a cité des faits analogues.

La loi d'accroissement des os longs dans les membres fait bien comprendre pourquoi la résection des diverses articulations n'entraîne par un arrêt égal. Ollier, en 1861, avait « théoriquement établi que les résections de l'épaule et du poignet pratiquées dans l'enfance seraient suivies d'un raccourcissement considérable du membre, tandis que celles du coude ne nuiraient pas sensiblement à son accroissement ultérieur. »

La résection du genou au contraire doit amener un raccourcissement beaucoup plus grand que celle de la hanche et du cou-de-pied. L'observation clinique a montré l'exactitude de ces belles déductions physiologiques.

Ces arrêts d'accroissement sont tellement grands, particulièrement chez les sujets très jeunes, qu'ils constituent le meilleur argument en faveur des opérations économiques (arthroxésis, arthrectomie, gougeage, etc.).

Le raccourcissement du membre n'est pas la seule modification intéressante. La constitution anatomique de l'articulation nouvelle subit des transformations tardives qu'il faut bien connaître. La néarthrose, pour être utile, ne doit pas nécessairement ressembler à l'articulation primitive ; celle du coude ressemble plutôt à l'articulation tibio-tarsienne qu'à celle de l'humérus avec les os de l'avant-bras. Un tissu fibreux, dur et très résistant, développé à la place d'une surface osseuse, peut suffire à la mobilité physiologique.

D'ailleurs les articulations nouvelles, quand l'opération a été régulièrement sous-périostée, revêtent des types bien définis. On y trouve des énarthroses, des gynglimes, des articulations condyliennes, des trochoïdes, etc., etc. Les énarthroses s'observent régulièrement à l'épaule et les gynglimes ont leur type dans le coude. A la suite d'une résection tibio-tarsienne, Schamacker [1] a constaté la formation d'une articulation pivotante. L'extrémité du tibia était reçue dans une cavité creusée aux dépens du calcanéum.

Pour que ces articulations nouvelles fonctionnent avantageusement, il est indispensable qu'elles soient pourvues d'un bon appareil musculaire. Le jeu et l'intégrité des muscles tiennent même une très grande place dans la formation de la néarthrose. La contraction musculaire modèle et adapte les surfaces pendant qu'elles s'organisent.

Les néarthroses, aussi bien constituées qu'elles soient, sont longtemps exposées à des changements avantageux ou désavantageux qui tiennent à l'assouplissement ou au relâchement des capsules ou ligaments périphériques. Quelquefois la néarthrose prend un tel développement que le membre recouvre sa

[1] *Arch. für klin. Chir.*, Bd. XVII, 1874.

mobilité et sa force normales, grâce à sa parfaite reconstitution et à l'intégrité des muscles, qu'il faudra toujours remettre en bon état le plus tôt possible à l'aide de l'électricité.

Ce traitement électrique devra être commencé dès les premiers jours après l'opération et continué aussi longtemps qu'il paraîtra nécessaire; on agira ainsi favorablement non pas seulement sur les muscles, mais sur les parties molles péri-articulaires qui seront assouplies par le jeu quotidien des moteurs naturels de l'article. D'ailleurs il ne faut pas outre mesure redouter une certaine raideur de la jointure. En perdant un peu de souplesse, l'articulation gagne plus de résistance.

Trop souvent les articulations sont lâches, quand les os sont maintenus en rapport constant de contiguïté; ce n'est là qu'une imperfection; mais quelquefois les membres deviennent flottants, ballants : membres de polichinelle, membres en fléau, en battant de cloche. Les os sont unis par des tractus fibreux, souples, plus ou moins écartés. Ce ne sont pas des articulations flottantes, en réalité il n'y a pas d'articulation du tout.

Ollier fait remarquer que quelques-unes de ces articulations flottantes sont accommodables; les surfaces osseuses se rejoignent quand les muscles se contractent. Il en est d'autres qui sont incapables de se mouvoir régulièrement; celles-là sont flottantes, actives, mais non accommodables. Enfin on désigne sous le nom d'articulations flottantes passives, celles qui ne sont susceptibles d'aucun mouvement actif.

Lossen (*Handbuch der Chirurgie, Pitha und Billroth*) distingue encore les articulations flottantes en flottantes primitives et flottantes secondaires, selon que la laxité s'est montrée au début ou au bout d'un certain temps.

A ces troubles qui se passent au niveau de l'article, il convient d'ajouter ceux des muscles qui s'atrophient d'une façon souvent irrémédiable, surtout chez l'adulte. Chez les enfants et les adolescents, l'électricité et la gymnastique des muscles atrophiés peuvent plus facilement redonner au membre sa vigueur.

En ce qui concerne la valeur des résections dans le traitement des arthrites tuberculeuses, il faut, pour avoir une opinion précise, comparer ces résultats à ceux de l'expectation et de l'amputation.

Une statistique de Billroth nous fournit à ce sujet des documents précieux.

Sur 554 cas de carie des 6 grandes articulations des membres, il compte 101 amputations, 63 résections et 390 cas de conservation. Dans ces trois modes de traitement, le nombre des morts par phthisie a été à peu près le même, 26,73 pour 100 après l'amputation; 26,98 pour 100 après la résection; 28,72 pour 100 après le traitement expectant. Ces chiffres paraissent prouver que toutes les méthodes bien appliquées donnent des résultats à peu près égaux en ce qui concerne la généralisation du mal et la mortalité.

Mais il est très difficile d'arriver à des conclusions fermes avec les chiffres statistiques. Mille causes d'erreur viennent les fausser. L'une des plus importantes tient à ce qu'il est très souvent impossible de suivre les malades et qu'on ne sait pas par conséquent si la guérison s'est maintenue, si la diathèse tuberculeuse n'a pas emporté le sujet en déterminant de nouvelles manifestations. Kœnig pense que d'année en année la mortalité, par tuberculose, des réséqués s'accroît si bien qu'assez rapidement ils sont presque tous enlevés. Au contraire Schmidt Monnard (*Centralblatt für Chirurgie*, 1889), qui a pu suivre 116 malades, affirme qu'après deux années et quart, il n'y a plus que 4 pour 100 de tous les réséqués qui succombent à leur affection. Après deux ans et demi, le réséqué guéri aurait une « lettre de franchise pour toute sa vie ».

Amputation. — Il faut sacrifier le membre toutes les fois que les parties molles sont très altérées, décollées par les clapiers tuberculeux, lorsque les lésions osseuses étant très étendues, la résection ne pourrait les faire disparaître sans entraîner de grands délabrements. L'état général de l'organisme devra tenir une grande place dans la décision du chirurgien. C'est ici que les idées de Verneuil, sur le retentissement général des opérations trouvent toute leur force; amputer un individu trop grièvement atteint serait le précipiter vers le dénouement, mais dans un tel cas il faudra encore moins réséquer, car la résection est toujours assez longue à guérir définitivement et demande au sujet plus de résistance que l'amputation; de plus, l'amputation mieux que la résection soustrait le sujet aux causes de débilitation capables d'entraîner de nouvelles manifestations tuberculeuses.

Dans les grands hôpitaux surtout il faut, par des amputations, permettre aux malades de sortir au plus tôt d'un milieu où malgré les meilleurs pansements antiseptiques ils sont exposés à toutes les causes de tuberculisation (défaut d'air pur, voisinage des phthisiques bacillaires). Enfin, lorsque la résection primitivement faite aura été suivie d'une récidive locale, il faudra amputer sans retard, à moins que les lésions viscérales ne soient très étendues et capables d'amener par elles-mêmes une mort assez prochaine.

II

DES ARTHRITES SYPHILITIQUES.

La question de savoir si la syphilis peut atteindre d'emblée les éléments constitutifs des articulations n'est plus discutée aujourd'hui; mais cette notion ne s'est pas introduite dans la pathologie sans quelques difficultés.

Richet, qui a écrit sur ce sujet un travail très remarquable, raconte que Ricord, en 1853, n'admettait les lésions syphilitiques articulaires qu'en supposant une fusion, un mélange de la scrofule et de la syphilis. Cette dernière affection lui paraissait incapable de produire des arthrites de toutes pièces sans être aidée par la première diathèse. Aujourd'hui nous savons très bien que la syphilis est une maladie infectieuse qui, à toutes les périodes de son évolution, peut intéresser les articulations. Il n'est pas sans intérêt de passer en revue les diverses phases de cette question et de voir comment, avec les progrès de la pathologie générale, se sont dégagées les connaissances que nous possédons sur les arthrites syphilitiques.

Historique. — Les auteurs anciens qui ont écrit sur le mal vénérien ont signalé les douleurs des jointures, mais comme ils ne distinguaient pas la syphilis de la blennorrhagie, leur description ne peut avoir pour nous la moindre valeur. Hunter déclare d'ailleurs qu'il « n'avait jamais vu la syphilis constitutionnelle attaquer les articulations ». Babington (¹), l'un de ses commentateurs, admet le premier que la syphilis constitutionnelle pouvait devenir articulaire à deux périodes différentes. « Il se présente des cas, dit-il, où l'inflammation de la synoviale des articulations coïncide avec des symptômes secondaires non douteux de la syphilis. Dans ces cas l'inflammation de la synoviale est aiguë, accompagnée par de la douleur, de la tension et de la rougeur superficielle; la même affection s'observe fréquemment dans les cas de cachexie générale. »

Chomel en 1837 (²) signale l'hyperostose des extrémités articulaires et l'hydarthrose consécutive. Il appelle pseudo-rhumatisants les syphilitiques ainsi atteints.

C'étaient là les seules notions acquises, lorsqu'en 1853 le professeur Richet écrivit son beau travail sur les tumeurs blanches.

Le premier, il affirma que la syphilis peut déterminer l'apparition de synovites et d'ostéites articulaires chez des sujets qui n'étaient en rien scrofuleux, contrairement à l'opinion de Ricord, qui à cette époque n'admettait rien de semblable. « Je n'ai jamais rencontré de cas, dit ce syphiliographe, dans lesquels le virus syphilitique ait déterminé d'une manière directe l'affection articulaire; mais si des individus scrofuleux viennent à contracter la syphilis, il peut résulter du mélange de ces deux diathèses un état mixte qui participe de l'une et de l'autre, mais qui n'est ni l'une ni l'autre exclusivement, et si une tumeur blanche vient à apparaître, elle présente des caractères mixtes de vérole et de scrofule contre lesquels réussissent à merveille les iodures de mercure. »

En somme, Ricord nie la tumeur blanche syphilitique. Richet au contraire admet et, par des observations, démontre l'existence de la synovite et de l'ostéite syphilitique épiphysaire retentissant sur l'articulation.

Malgré la valeur des faits avancés par Richet, tout le monde ne fut pas convaincu; Panas, notamment dans l'article ARTICULATION du *Dictionnaire de Jaccoud*, s'éleva contre cette interprétation.

Après avoir rappelé que Rust, Galbiati et Crocq ont fait connaître plusieurs exemples de tumeurs blanches syphilitiques, Panas passe attentivement en revue les faits avancés par Richet. Au sujet de ses trois cas de synovites syphilitiques, il met en doute l'existence de la syphilis, et rapporte la guérison obtenue, non point seulement au traitement ioduré, mais aux vésicatoires, à la compression méthodique, aux bains sulfureux, aux douches. Les trois autres faits d'ostéo-synovite ne lui paraissent pas plus démonstratifs; dans les deux premiers, il estime qu'il s'agissait simplement d'une ostéite compliquée d'hydarthrose. Le troisième seul est un fait de tumeur blanche, mais l'auteur auquel Richet a emprunté son observation dit explicitement qu'il s'agissait d'un scrofuleux ayant contracté la syphilis. Panas admet, en somme, l'opinion de Ricord signalée plus haut.

(¹) HUNTER, *Traité de la syphilis*. Trad. Richelot, p. 565.
(²) CHOMEL, *Leçons de clinique médicale*, 1837.

Il affirme d'ailleurs de nouveau cette opinion en 1879, à la Société clinique, à propos d'une observation de Cottin; pas plus qu'en 1865, époque à laquelle il écrivit son article, il n'admet la tumeur blanche syphilitique.

Les deux variétés décrites par Richet furent cependant acceptées par Lancereaux qui, en 1873, publia la première autopsie d'arthropathie syphilitique, et montra qu'au-dessous de la synoviale pouvaient se faire des dépôts graisseux, des infiltrations gommeuses. En même temps qu'il montrait l'existence de ces lésions syphilitiques tertiaires, Lancereaux donnait une bonne étude des manifestations articulaires de la période secondaire.

Bouilly [1] comme Panas nia la tumeur blanche syphilitique, et n'accepta ni les faits publiés par Richet, ni ceux que rapportaient dans leurs thèses inaugurales Dauzat et Voisin.

Toutefois Bouilly, avec Lancereaux, admet l'infiltration gommeuse péri-synoviale, produisant une hydarthrose par irritation de voisinage. Cette irritation de la synoviale peut résulter aussi bien des dépôts gommeux juxta-synoviaux, des lésions syphilitiques du périoste et de l'extrémité articulaire; mais, dit Bouilly, il n'y a pas à proprement parler d'arthrite; il s'agit d'une simple irritation de voisinage.

Méricamp, dans son excellente thèse, en 1882, défend les mêmes idées. « Fort, dit-il, des observations recueillies par Fournier sous le titre de *pseudo-tumeurs blanches syphilitiques*, fort de l'autopsie que j'ai eu l'occasion de faire, je nie l'arthrite syphilitique tertiaire primitive et la tumeur blanche syphilitique. »

Aucune des observations de Crocq, de Richet, de Cornil, Dauzat, Voisin et Chardin, aucune de ces observations n'est concluante, et l'arthrite syphilitique n'existe pas, mais Méricamp, esprit avisé, ne nie que l'arthrite syphilitique tertiaire primitive, venue d'emblée; il ne nie pas l'arthrite consécutive, celle qui peut se développer par simple voisinage ou par l'ouverture dans l'article d'une gomme juxta-articulaire ou épiphysaire. L'aveu est bon à retenir, et nous pouvons déjà remarquer qu'en somme cette inflammation articulaire consécutive est comparable, toute proportion gardée dans les symptômes, à celle qui résulte de l'ouverture dans l'articulation d'un abcès tuberculeux.

Après le travail de Méricamp, nous devons signaler sur les lésions tertiaires des articulations, les études de Max Schuller, de Volkmann, de Gangolphe (*Annales de dermatologie et de syphiligraphie*, 1885, p. 449), etc.

Pendant que les arthropathies tertiaires étaient ainsi étudiées, les lésions secondaires de la syphilis étaient l'objet de travaux intéressants parmi lesquels il convient de signaler ceux de Fournier et de son élève Vaffier sur le pseudo-rhumatisme, celui de Schuller qui a créé le mot bien inutile d'*arthroméningitis*, la thèse de Plateau, les observations de Taylor, de Verneuil et de Cheminade.

Le lecteur désireux de poursuivre cet historique trouvera d'ailleurs tous les renseignements nécessaires dans les travaux suivants :

RICORD, Traité des maladies vénériennes, 1838. — RICHET, Mémoire sur les tumeurs blanches. *Mémoires de l'Académie de méd.*, 1853. — LANCEREAUX, Traité de la syphilis, et

[1] BOUILLY, Thèse d'agrégation, 1878.

Mémoire de la Soc. de chir., 1863. — TAYLOR, *Americ. journal of dermat. and syphilis*, 1871. — FOURNIER, Leçons sur la syphilis, 1873. — VERNEUIL, *Gaz. hebd. de méd. et de chir.*, 1873. — VAFFIER, DAUZAT, VOISIN, Thèses de Paris, 1875. — CORNIL, Leçons sur la syphilis, 1879. — PLATEAU, Thèse de Paris, 1877. — PANAS, COTTIN, GAUCHER, Société clinique, 1879. — MÉRICAMP, Thèse de Paris, 1882. — DEFONTAINE, Thèse de Paris, 1883. — M. SCHULLER, Des arthropathies syphilitiques. *Arch. de Langenbeck*, 1882. — TOUSSAINT, Des arthrophytes et de leurs rapports avec les diathèses rhumatismales, scrofuleuses et syphilitiques. Thèse de Paris, 1881. — GIES, Arthropathies syphilitiques. *Deutsche Zeit. f. Chir.*, t. XV, p. 589, 1881. — MANNINO, *France médicale*, 1888. — DANJOU, Thèse de Paris, 1887. — LANNELONGUE, Des arthrites syphilitiques. *Tribune méd.*, 18 sept. 1887. — KIRMISSON, Des arthrites syphilitiques. *Bulletin méd.*, 29 mai 1889, et Leçons sur les maladies de l'appareil locomoteur. — CHEMINADE, De l'arthrite syphilitique. *Bull. de la Soc. de méd. de Bordeaux*, 1889, p. 567.

De ces notions historiques nous pouvons déjà tirer une conclusion au sujet du nom et de la place que nous devons donner aux lésions articulaires de la syphilis dans le cadre nosologique.

Tout d'abord il n'est douteux pour personne qu'il existe réellement de véritables arthrites syphilitiques à la période secondaire. Nous connaissons aujourd'hui la nature parasitaire de la syphilis qui est, au propre, dans toutes les phases de son évolution, une maladie infectieuse. On a décrit dans ces derniers temps des pleurésies syphilitiques, des endocardites et des péricardites syphilitiques (Ferron et Duponchel) [1], et la synovite syphilitique n'en est plus à attendre sa démonstration.

Mais convient-il d'appliquer le mot « arthrite » aux lésions tertiaires de la syphilis des articulations? En vérité, nous ne voyons pas les inconvénients de cette terminologie; sans doute Méricamp a montré, une fois de plus, que la synoviale était prise secondairement, que la lésion intra-articulaire était consécutive aux lésions du voisinage, mais les choses ne se passent pas autrement dans beaucoup d'arthrites tuberculeuses; les lésions de la synoviale se produisent quand l'abcès, en s'ouvrant dans l'article, vient l'infecter et déterminer une réaction spécifique.

L'irritation de la synoviale ne présente, dit notre ami Méricamp, aucun caractère spécial. Le fait n'est pas prouvé, bien au contraire, puisque le traitement spécifique peut guérir l'affection; et pourquoi, d'autre part, ne pas reconnaître que cette inflammation de voisinage consécutive à une gomme péri-synoviale est une arthrite d'origine, de cause syphilitique?

Nous sommes mieux d'accord avec les auteurs précédents, Fournier, Dureuil [2], Méricamp, lorsqu'ils n'acceptent pas le mot tumeur blanche au sujet des lésions qui nous occupent. Non, il n'y a pas de tumeurs blanches à proprement parler, et la critique qui a été faite des trois cas de Richet par Panas et Bouilly nous paraît cent fois juste; il n'y a pas tumeur blanche, puisqu'il n'y a pas de fongosités; mais le mot « tumeur blanche » a maintenant fait son temps; l'idée incertaine qu'il exprime ne répond pas à la précision moderne de la pathologie; nous ne nous en sommes servi, en ce qui concerne l'arthrite tuberculeuse, que pour sacrifier à l'usage, et nous reconnaissons que dans le chapitre des lésions syphilitiques articulaires, il serait déplacé. Nous lui préférons le qualificatif *arthropathies*, qui nous paraît applicable aux accidents tertiaires, en réservant

(1) DUPONCHEL, Société méd. des hôpitaux, 1890.
(2) DUREUIL, *Contribution à l'étude des pseudo-tumeurs blanches syphilitiques.* Thèse de Paris, 1881.

surtout le mot *arthrites* aux lésions secondaires de la syphilis. Ce mot « arthropathie », en ce qui concerne les accidents tertiaires, ne préjuge rien et répond également aux trois types dont parle Méricamp, savoir, aux cas dans lesquels prédomine l'épanchement articulaire, à ceux qui sont surtout caractérisés par une ostéite épiphysaire, et enfin à la troisième forme qui rappelle l'arthrite sèche.

Il y a d'ailleurs quelque artifice à diviser les arthrites syphilitiques en lésions de la période secondaire et de la période tertiaire. Il n'y a pas à ce sujet de ligne de démarcation tranchée.

Il est évident que l'hydarthrose syphilitique simple, comme la plaque muqueuse, est plus fréquente pendant le temps que l'on désigne sous le nom de période secondaire, mais la plaque muqueuse et l'hydarthrose peuvent venir plus tard, sans mériter une autre description.

Au lieu de diviser les accidents articulaires de la syphilis en secondaires et tertiaires, nous croirons, avec Defontaine, rester plus conforme à la réalité en les classant suivant l'époque à laquelle ils se produisent, en allant des plus précoces vers les plus tardifs; aussi nous étudierons successivement les arthralgies, les arthrites subaiguës, les hydarthroses, les infiltrations gommeuses péri-synoviales et les diverses variétés de gommes, de périostites juxta-articulaires et d'ostéites épiphysaires syphilitiques (ostéo-arthropathies).

Arthralgies. — Elles se montrent d'habitude dans les premiers mois de l'affection. Elles se traduisent par une sensibilité plus ou moins grande des articulations, sans gonflement, sans rougeur, sans hydarthrose. Elles consistent tout entières dans les phénomènes subjectifs d'une douleur qui, comme toutes celles se produisant dans la syphilis, est plus vive la nuit. Fournier a remarqué que la douleur de l'arthralgie s'accroissait par le repos et se dissipait par l'exercice. C'est le matin au réveil que la jointure est le plus malade.

Il ne faudrait pas croire cependant que les mouvements prolongés, la fatigue du membre, n'aggravent jamais les phénomènes douloureux. Souvent il résulte d'une longue marche une sensibilité exagérée dans toute la région, dans les muscles, dans les gaines tendineuses.

Les articulations des épaules, des genoux, des poignets et du cou-de-pied, sont les plus fréquemment atteintes (Fournier).

Outre la notion précieuse des antécédents et les signes subjectifs, deux moyens permettent de reconnaître l'arthralgie, c'est la pression méthodique de l'article et les mouvements provoqués. La pression réveille la douleur perçue spontanément par le malade.

Ces arthralgies sont analogues aux ostéalgies, aux pleurodynies de la syphilis secondaire; mais comme ces derniers accidents, il est probable que les arthralgies ne se produisent pas sans lésion spéciale.

Les ostéalgies ont pour cause de véritables ostéites étudiées par Cornil [1] et Ranvier sur des syphilitiques morts accidentellement du choléra. Ces auteurs ont constaté l'état fœtal et gélatiniforme de la moelle enflammée. Il en est de même pour les arthralgies qui sont vraisemblablement des ostéites épiphysaires au début.

[1] Cornil, *Leçons sur la syphilis*, 1879.

Quoi qu'il en soit, le traitement spécifique réussit à merveille à les dissiper. Non traitées, méconnues dans leurs causes, ces affections persistent pendant plusieurs semaines, mais elles s'évanouissent très vite sous l'influence d'une médication rationnelle.

Arthrites subaiguës. — L'articulation se fluxionne plutôt qu'elle ne se tuméfie (Fournier). Une légère rougeur avec chaleur de la peau apparaît, le tissu cellulaire péri-articulaire s'empâte, une douleur vive s'accuse la nuit; mais elle n'est jamais aussi vive que dans l'arthrite aiguë. « Les téguments ne présentent jamais cette tuméfaction rosée qu'il est fréquent d'observer dans le rhumatisme » (Fournier). Mais on peut voir, comme dans le rhumatisme, éclater un certain nombre d'accidents. Plusieurs articulations peuvent être prises en même temps que plusieurs bourses séreuses, sous-cutanées et tendineuses. C'est là ce que Fournier a appelé du pseudo-rhumatisme, du rhumatisme syphilitique (Vaffier).

Quelquefois d'ailleurs l'arthrite subaiguë peut s'aggraver et présenter les signes du rhumatisme articulaire aigu; mais le fait est exceptionnel, et lorsque le traitement spécifique est régulièrement institué, les accidents disparaissent et ne laissent après eux aucune lésion.

Il est en somme difficile de distinguer au premier examen cette arthrite syphilitique secondaire et le rhumatisme vrai. Fournier base son diagnostic sur des différences, sur l'intensité des manifestations, la coexistence de la syphilis et la persistance des accidents si un traitement convenable n'est pas institué.

Le rhumatisme blennorrhagique prête moins à la confusion, car même lorsqu'il est polyarticulaire, il se localise de préférence dans une articulation pour y amener des désordres graves. Mais lorsqu'il existe chez le malade à la fois un chancre ou des plaques muqueuses et une blennorrhagie, le diagnostic devient très difficile et on n'arrive à une certitude que lorsqu'on a fait l'épreuve du traitement.

De l'hydarthrose syphilitique. — L'épanchement articulaire d'origine syphilitique ne diffère en rien par les symptômes de l'hydarthrose banale; il survient en pleine période secondaire ou un peu plus tard, quelquefois deux ou trois ans après l'accident initial.

Voisin estime qu'on pourrait considérer cette manifestation comme un accident de transition au même degré que l'iritis; le fait est vrai dans bon nombre de cas, mais il n'est pas possible de poser à ce sujet une règle générale, d'autant plus que dans les arthropathies tertiaires on peut aussi voir survenir de l'hydarthrose.

L'articulation du genou est le siège à peu près exclusif de cette affection, elle s'y développe lentement, sourdement, disparaît assez vite sous l'influence du traitement et reparaît de façon à produire une hydarthrose intermittente. « Les retours de l'affection sont encore plus fréquents et plus persistants lorsque l'hydarthrose a diminué ou disparu spontanément, sa nature ayant été méconnue; on peut alors assister à la production d'alternatives d'augmentation ou de diminution de l'épanchement, d'où il peut résulter un épaississement de plus en plus marqué de la synoviale » (Defontaine).

Non seulement cette hydarthrose est un accident de transition, mais encore il survient souvent à la période tertiaire, à l'époque où le malade a perdu quelquefois le souvenir de sa syphilis, si bien que le diagnostic échappe par l'oubli de la notion causale.

On a soutenu que toujours dans la période tertiaire l'hydarthrose était un épiphénomène, un accident dû à des lésions articulaires spécifiques. Le fait est vrai dans la plupart des cas, quoi qu'en ait dit Plateau, qui donne à l'épanchement articulaire une importance vraiment trop grande, mais l'hydarthrose syphilitique simple, coexistant avec des accidents tertiaires, existe réellement.

Reclus ([1]) en a observé un cas, et le fait suivant de Taylor en est un exemple irrécusable. Il s'agissait d'une jeune femme de vingt-deux ans, sans diathèse rhumatismale, sans blennorrhagie. Taylor constata un épanchement considérable dans l'articulation avec impossibilité absolue de la flexion. Il n'y avait pas le moindre épaississement de la synoviale, aucune trace d'infiltration gommeuse périphérique.

Taylor fit prendre chaque jour à sa malade 16 milligrammes de sublimé et 3 grammes d'iodure de potassium; pendant toute la durée du traitement, qui fut de trois mois, la malade se servit librement de son genou et la guérison survint définitive.

Cette observation, malgré la présence de douleurs ostéocopes de l'épiphyse et la longue durée du traitement spécifique, nous paraît être un cas évident de simple hydarthrose due à l'infection syphilitique; à ceux qui considéreraient la démonstration comme insuffisante, nous signalerons les deux faits typiques de Verneuil (*Gaz. hebdomadaire*, 1873).

Dans le premier cas, l'hydarthrose s'était montrée chez un individu présentant des indices certains de syphilides ulcéreuses guéries et une légère périostose douloureuse sur le tibia. La guérison eut lieu en vingt jours par le traitement syphilitique seul. Il s'agissait d'une hydarthrose contemporaine des accidents tertiaires.

Dans la deuxième observation, Verneuil, après avoir noté que la synoviale n'est ni épaissie, ni fongueuse, signale la coexistence d'un épanchement articulaire et d'une gomme du genou, et il ajoute que la gomme ne s'est montrée que tardivement, quinze mois après le début du gonflement articulaire, lequel d'ailleurs a envahi tout d'abord le côté opposé de la jointure. La gomme n'est donc pas la cause de l'hydarthrose, bien au contraire, ajoute Verneuil, il serait peut-être permis d'attribuer à l'hydarthrose la détermination locale de l'éruption gommeuse.

Plateau rapporte une observation de Fournier dans laquelle une femme syphilitique depuis quatre ans, portant depuis deux ans une hydarthrose volumineuse et indolente, guérit complètement au bout de quatre semaines de traitement par l'iodure de potassium.

Gouget ([2]) a observé dans ces derniers temps quatre nouveaux cas d'hydarthrose syphilitique secondaire dans le service de Fournier. Il conclut de ses observations que cette affection est souvent bilatérale, que son siège habituel est l'articulation du genou et qu'elle est plus fréquente dans le sexe féminin.

D'après Gouget, l'hydarthrose débute presque insidieusement, à peu près sans

([1]) Reclus, Thèse Defontaine, 1883, p. 22.

([2]) Gouget, *Quelques observations d'arthrite syphilitique secondaire. Annales de dermatol.*, mars 1889.

douleur, sans réaction inflammatoire; la marche reste possible, quelquefois même facile, si bien que les malades ignorent complètement cette manifestation articulaire, découverte seulement par le médecin. Dans les cas de Gouget, la durée du mal a été longue, il s'est produit dans la jointure des craquements, des frottements indiquant le passage du mal à la forme chronique.

La syphilis héréditaire amène des accidents analogues. Il peut se produire pendant la période infectieuse de l'affection des synovites qui aboutissent à l'altération, au ramollissement du cartilage. Parrot a même constaté des cas aigus dans lesquels les muscles, la peau, le tissu cellulaire, présentaient des foyers en communication directe avec le pus intra-articulaire. Gies a également décrit des arthrites aiguës répondant à la deuxième période de la syphilis.

Sans doute, dans tous ces cas on pourrait supposer que les extrémités osseuses sont malades et que l'hydarthrose n'est que la conséquence de cette altération; mais cette supposition serait tout à fait gratuite, puisque souvent on ne constate objectivement rien qui permette de songer à une pareille lésion.

Pourquoi d'ailleurs refuser à la syphilis, qui touche à tous les tissus, le pouvoir d'altérer la synoviale. Il est plus logique d'accepter des faits authentiques que de se retrancher derrière des hypothèses.

La vérité est qu'il ne faut pas admettre une hydarthrose syphilitique secondaire et une hydarthrose tertiaire. Defontaine a judicieusement fait remarquer que cet accident apparaît avec ses caractères ordinaires tantôt, et le plus souvent, dans la deuxième période, tantôt et exceptionnellement à une époque quelconque de l'intoxication syphilitique, notamment pendant les accidents tertiaires.

DES OSTÉO-ARTHROPATHIES SYPHILITIQUES

Nous arrivons maintenant aux accidents propres à la période tertiaire, savoir : les infiltrations gommeuses péri-synoviales et les diverses formes d'ostéo-arthropathies.

1° Infiltration gommeuse synoviale. — *Premier type de Méricamp.* — Cette forme de syphilis articulaire est essentiellement caractérisée par la production lente de dépôts gommeux et l'épanchement dans la synoviale irritée par leur voisinage.

L'épanchement est l'accident qui frappe le plus les malades; il atteint quelquefois d'énormes proportions qui peuvent diminuer et se produire avec un caractère d'intermittence qui n'est pas sans valeur diagnostique (Richet).

L'épaississement péri-synovial est quelquefois uniforme (Plateau), mais habituellement la synoviale conserve sa souplesse dans la plus grande partie de son étendue; les indurations gommeuses, mobiles et indolentes à la pression, n'y existent que par places. Tantôt ce sont des noyaux durs, élastiques, chondroïdes, tantôt des corps mollasses, ayant la forme d'ovoïdes aplatis. Le siège de prédilection est le cul-de-sac supérieur de la synoviale du genou. Ils sont quelquefois si rapprochés de la séreuse qu'ils peuvent s'en coiffer comme pour se pédiculiser et tomber dans l'article. Toussaint [1] rapporte même un cas de ce genre dans lequel plusieurs chirurgiens avaient cru à l'existence d'un corps mobile articulaire.

Cette infiltration péri-synoviale, aussi étendue qu'elle soit, n'entraîne aucune réaction; les malades ne sont pas même entravés dans leur marche. La palpation, la pression, ne déterminent aucune souffrance; s'il survient des douleurs spontanées, elles sont nocturnes et généralement assez peu accusées.

Ces lésions du tissu cellulaire péri-synovial sont plus graves par leur retentissement articulaire que par leurs propres signes. Quand la synoviale est depuis longtemps le siège d'un épanchement abondant, les ligaments sont distendus, les muscles atrophiés, les cartilages altérés. Les fonctions du membre s'exercent et s'exerceront toujours dans de mauvaises conditions, car le traitement spécifique, aussi complet que soit son résultat, ne peut remédier à la laxité des ligaments et à la dégénérescence des muscles.

Les gommes péri-synoviales peuvent entraîner des désordres encore plus graves lorsqu'elles suppurent et s'ouvrent dans l'articulation.

Ollier a pu ainsi attribuer à la syphilis une arthrite suppurée du coude, et Coulson [2] a vu une gomme suppurée de la partie inférieure de la cuisse, s'ouvrir dans l'articulation du genou. Il en résulta une arthrite suppurée et la malade succomba à l'amputation du membre.

Les choses vont très rarement aussi loin, si bien que l'anatomie pathologique de la lésion qui nous occupe n'a pu être faite encore d'une façon satisfaisante. La seule autopsie connue est celle de Lancereaux; son importance est telle qu'il nous paraît indipensable de la résumer ici. Il s'agissait d'une femme pâle, maigre, cachectique, présentant dans la région sous-claviculaire gauche des ulcérations à bords réguliers, non taillés à pic, à fond blafard. L'extrémité interne de la clavicule gauche était volumineuse, le sternum tuméfié, les ganglions cervicaux engorgés.

La malade, sans être tuberculeuse, était atteinte d'une bronchite intense, généralisée avec emphysème. Peu à peu la dyspnée devint très accusée, une péritonite subaiguë se développa et la mort survint; à l'autopsie, Lancereaux trouva de nombreuses dégénérescences ganglionnaires, un foie syphilitique, le larynx et les bronches ulcérés.

Les deux articulations fémoro-tibiales étaient volumineuses et renfermaient chacune plus d'un verre d'une sérosité louche. Les synoviales épaissies et injectées étaient couvertes de dépôts pseudo-membraneux. La surface articulaire d'un condyle externe gauche était dans un point érodé, les cartilages des rotules étaient ulcérés, mais ces altérations n'étaient que secondaires et la lésion principale portait sur les tissus fibreux de l'articulation. A droite, une partie du tendon rotulien, le peloton graisseux situé en arrière de la bourse synoviale et tous les tissus fibreux qui s'insèrent au pourtour du tibia, étaient transformés en une masse uniforme, jaune grisâtre, élastique. Cette masse, par son aspect, sa consistance et sa structure, se rapprochait des produits

(1) Toussaint, Thèse de Paris, 1881, n° 129.
(2) Coulson, *The Lancet*, mars 1858.

morbides trouvés dans le foie; les ligaments semi-lunaires et croisés sont sains. Le genou gauche présentait des lésions semblables. L'examen anatomique des masses gommeuses articulaires démontra leur identité avec les lésions syphilitiques du foie et des ganglions (Lancereaux, *Traité de la syphilis*, 2e édit., 1873).

Cette infiltration péri-synoviale et ces dépôts intra-articulaires forment avec les périostites le premier type décrit par Méricamp. Le second est caractérisé par des lésions localisées dans les extrémités osseuses. Le troisième est une variété d'arthrite sèche déformante.

Le premier groupe de Méricamp a donc pour type le cas de Lancereaux, dont nous venons de parler; après l'avoir comme nous soigneusement cité, Méricamp s'attache à montrer que si la synoviale est épaissie, injectée, tapissée de plusieurs dépôts pseudo-membraneux, que si les cartilages sont érodés, il ne s'agit là que d'altérations secondaires.

Sur ce point nous sommes bien d'accord, mais il n'en est pas moins vrai qu'il y a inflammation de la synoviale et que cette inflammation, avec ses conséquences, disparaît sous l'influence du traitement spécifique. Cela suffit pour que cliniquement nous n'hésitions pas à faire de ces lésions de véritables arthrites syphilitiques. Dans les cas de ce genre, après avoir bien montré la nature, le lieu originel des désordres et l'extrême modération de la réaction inflammatoire, il n'y a vraiment que des avantages à appeler les choses par leur nom et à reconnaître qu'un malade syphilitique, dont le genou gonflé est le siège de craquements articulaires et qui guérit sous l'influence du traitement spécifique, présente une inflammation syphilitique de son articulation.

Des travaux récents tendent d'ailleurs à démontrer que la pseudo-tumeur blanche syphilitique n'est pas aussi complètement que Fournier le dit dépourvue d'accidents inflammatoires. Mannino (*France médicale*, 1888) a rapporté une observation dans laquelle l'arthrite et la péri-arthrite syphilitiques étaient manifestes. Il y eut rougeur, douleur, tuméfaction et ulcération spontanée de le peau.

A l'observation de Lancereaux Méricamp en ajoute une de Ledentu, dans laquelle il s'agissait d'une plaque dure, élastique, de 4 centimètres d'étendue, placée au niveau du cul-de-sac supérieur et interne de la séreuse. Immédiatement au-dessus de la rotule se trouvait une plaque semblable. En deux mois l'iodure de potassium fit disparaître ces plaques indurées et l'épanchement articulaire.

Dans tous ces faits il s'agit d'une infiltration péri-synoviale se présentant avec les caractères signalés plus haut; dans d'autres cas qui répondent aussi au premier type de Méricamp, il s'agit d'une périostite circonscrite de l'extrémité inférieure du fémur. L'observation de Kirmisson est un type du genre. La palpation du genou faisait reconnaître la présence d'une certaine quantité de liquide et la main exploratrice percevait une sensation de mollesse qui permettait de faire croire à la présence de fongosités. De plus, la pression décelait un point très douloureux sur l'extrémité inférieure du fémur, au côté externe, au niveau du point de réflexion supérieur de la synoviale.

(1) KIRMISSON, Thèse Méricamp, Paris, 1882, p. 57.

Plus tard, avec la diminution de la tuméfaction du genou, Kirmisson remarqua en ce point si nettement douloureux au moment de l'entrée de la malade à l'hôpital, une petite tumeur circonscrite, immobile, dure, très douloureuse à la pression, manifestement due à de la périostite circonscrite.

N'y a-t-il pas dans ce fait une analogie frappante avec ce qui se passe dans les arthrites tuberculeuses qui débutent par des lésions périostiques ou osseuses? Bouilly, dans deux cas d'hydarthrose syphilitique du coude, trouva des points douloureux tenant à la même cause.

Deuxième type. — Dans ce deuxième groupe rentrent les pseudo-tumeurs blanches syphilitiques de Fournier. Les extrémités osseuses et les cartilages d'encroûtement sont seuls malades au début, mais ces lésions suffisent bien à montrer que le mal intéresse l'articulation dès les premiers jours, puisque la paroi cartilagineuse de la cavité est malade.

Toutefois il faut reconnaître que la syphilis se cantonne dans les extrémités osseuses. Dans trois autopsies très intéressantes qui mériteraient d'être reproduites *in extenso*, Méricamp montre l'intégrité de la synoviale et des ménisques en même temps que celle de tous les tissus péri-articulaires, muscles et téguments.

Cependant, quelle que soit l'exactitude de ces détails anatomiques, il faut reconnaître que la synoviale a été influencée au moins consécutivement, puisqu'il y a eu un épanchement abondant. Il est à la fois exact et conforme au bon langage scientifique d'exprimer par le mot synovite l'*irritation sécrétoire* signalée dans toutes les observations.

Le processus morbide ne se cantonne pas dans l'extrémité articulaire. Dans les faits cités par Méricamp, le fémur et l'humérus étaient intéressés dans une assez grande étendue et la clavicule en totalité, de telle sorte qu'on doit se demander si c'est bien par l'extrémité spongieuse que l'affection a commencé.

Il paraît probable que la lésion épiphysaire est consécutive à une lésion diaphysaire. Lannelongue (Société de chirurgie, 1881) a établi que le siège des hyperostoses syphilitiques était la région de la diaphyse voisine de l'épiphyse, le bulbe osseux, car c'est en cet endroit que l'irritation physiologique de l'os est toujours le plus marquée. A la première période, ou pour mieux dire avant l'arthropathie, il se produit dans la diaphyse ce que Cornil a décrit sous le nom de gommes diffuses des os.

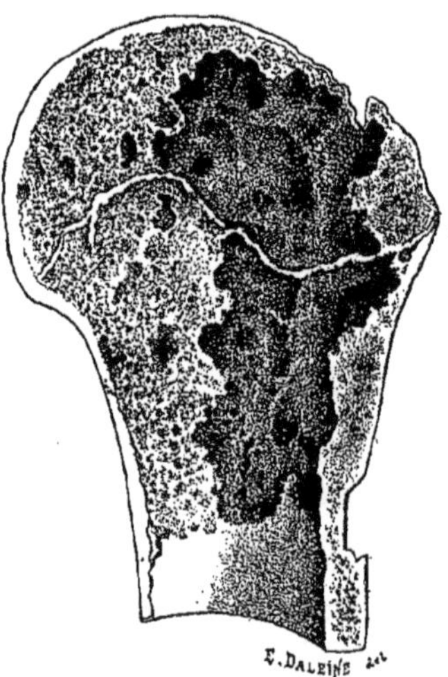

Fig. 156. — Syphilome diaphyso-épiphysaire aigu, presque complètement latent. (D'après Gangolphe.)

Autour de la gomme se fait une ostéite raréfiante (voy. fig. 156) sur une étendue plus ou moins grande, qui se propage au périoste et gagne le tissu spongieux. Cette dernière lésion occasionne les altérations du cartilage d'encroûtement dont la nutrition est compromise par l'ostéite sous-jacente.

Mais il n'est pas nécessaire que la diaphyse soit malade pour que la syphilis intéresse l'épiphyse. Il existe certainement des gommes épiphysaires ou juxta-épiphysaires. Gaucher n'en a pas rapporté moins de six cas à la Société clinique (1879) et Coulson a constaté l'ouverture dans la cavité articulaire d'une lésion de ce genre.

Dans ces cas la synoviale est toujours plus ou moins enflammée et l'on se trouve en face de la tumeur blanche syphilitique de Richet, pseudo-tumeur blanche de Fournier.

Ces pseudo-tumeurs blanches se présentent avec des signes fonctionnels beaucoup moins graves qu'on ne pourrait le supposer. Les mouvements sont en grande partie conservés, ce n'est guère que le volume de l'articulation qui cause de la gêne au malade; quand le genou est atteint, les malades boitent légèrement, mais ils peuvent continuer à vaquer à leurs occupations ; souvent même ils font de longues marches.

Ceci montre évidemment qu'il y a peu d'arthrite, mais ne montre point qu'il n'y a pas d'arthrite du tout. L'élément inflammatoire, très atténué d'ailleurs, est consécutif à la lésion osseuse, mais encore une fois il existe et tient à la présence dans le voisinage, de l'élément infectieux de la syphilis.

Cependant la douleur est à peu près nulle à la percussion, à la palpation, à la pression; les seules douleurs articulaires spontanées sont des douleurs ostéocopes qui siègent dans l'os malade et non dans l'article, et la preuve en est dans ce fait que les phénomènes douloureux existent à une époque où il n'y a pas le moindre épanchement dans l'articulation.

Comme pour la simple hydarthrose secondaire ou tertiaire. le siège d'élection du mal est le genou, mais d'autres grandes articulations, le coude surtout, peuvent être prises et il n'est pas rare de trouver chez le malade plusieurs lésions du même ordre.

Comme pour les phénomènes tertiaires de la syphilis, l'état local de l'arthropathie ne retentit pas sur l'état général, à moins que la diathèse syphilitique n'entraîne d'autres accidents qui lui sont directement imputables. Toujours comme dans l'hydarthrose la guérison, sous l'influence d'un traitement approprié, a lieu dans de bonnes conditions; l'ankylose ne se produira qu'avec les progrès croissants de la maladie dont le caractère aura été méconnu, et encore a-t-on cité des cas dans lesquels la pseudo-tumeur blanche syphilitique s'était terminée spontanément par résolution.

Troisième type. — La troisième variété d'arthropathie décrite par Méricamp lui a appartenu presque tout entière jusque dans ces derniers temps. Aux deux observations qu'il rapporte et dont l'une appartient à Duménil, Danjou, qui a eu la bonne fortune d'étudier sous la direction de Lannelongue, est venu en 1887 en ajouter cinq autres.

L'ostéo-arthropathie dépend, dans cette forme, de la syphilis héréditaire. Schuller, après avoir signalé dans cette variété de syphilis des arthrites subaiguës séreuses, avec faible exsudat, des infiltrations gommeuses péri-synoviales, des arthrites provenant d'une périostite, ostéite, ou ostéo-myélite voisine, décrit les lésions épiphysaires de la syphilis tertiaire qui retentissent sur l'articulation.

Il est probable que ces lésions sont beaucoup plus communes qu'on ne l'a écrit, et que la grande majorité d'entre elles nous échappent parce que l'action de la syphilis remonte à une période trop avancée pour que l'attention soit suffisamment attirée sur son influence.

Cette arthropathie syphilitique a pour caractère essentiel d'être déformante, elle rappelle un peu l'arthrite nerveuse, un peu l'arthrite sèche.

Chez le malade de Duménil, le coude droit seul était malade. La mère atteinte d'accidents tertiaires s'aperçut, quelques jours après la naissance, de la déformation du coude qui, à dix-sept ans, méritait la description suivante :

« Le coude offre à son côté externe et postérieur une saillie osseuse fortement accusée, située entre l'olécrâne et l'épicondyle, plus rapprochée de ce dernier et atteignant par sa partie la plus élevée le sommet de l'olécrâne. La peau qui recouvre immédiatement cette saillie est rouge. Le sommet de la saillie osseuse est légèrement aplati. Cette saillie suit le mouvement qu'on imprime au radius et se continue évidemment avec cet os, mais elle est déjetée en arrière de l'axe du radius et forme avec lui-même une courbe à concavité postérieure, etc. »

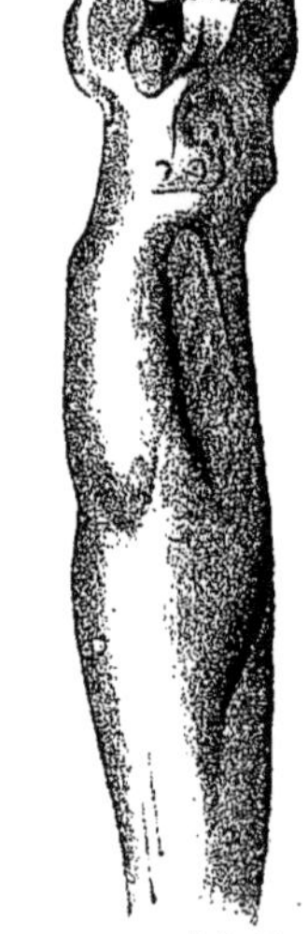

Fig. 157. — Déformation spéciale du radius. (D'après Gangolphe.) Capsule radiale ébréchée; augmentation du volume de la diaphyse due à l'ostéomyélite gommeuse.

Middeldorpf[1] a également signalé, dans un travail assez récent, que dans les formes osseuses d'arthrite du coude dues à la syphilis congénitale, la tête du radius est très fréquemment prise (voy. fig. 157), tandis qu'elle est habituellement saine dans les arthrites tuberculeuses.

Chez le malade de Méricamp, l'affection a débuté à l'âge de cinq ans et a été polyarticulaire (les deux coudes et l'épaule droite). Le coude droit était si déformé qu'on pouvait songer à une luxation de la tête en arrière; la tête radiale, hypertrophiée, formait en arrière une saillie considérable. L'humérus présentait une saillie osseuse de 1 centimètre de diamètre à peu de distance de l'interligne radio-humérale, et au-dessus de l'épitrochlée le même os portait une seconde saillie de forme conoïde.

Ces déformations n'empêchaient pas le membre de jouir de la presque plénitude de ses mouvements d'extension et de flexion; l'articulation radio-humérale était seule le siège d'une gêne notable et de craquements.

Certainement les arthrites déformantes d'origine nerveuse peuvent entraîner des désordres absolument semblables, mais les malades de Duménil et de Méricamp étaient manifestement issus de parents syphilitiques. La mère du premier malade était en puissance de syphilis et avait remarqué à la naissance de son enfant, outre son état général misérable, la déformation de son coude. Celle du second malade avait perdu la luette et une partie du voile du palais dix-huit

[1] Middeldorpf, *Weitere Beiträge zur Resection der Ellebogengelenke*: *Arch. f. klin. Chir.*, t. XXXIII, 1 et 2, 1886.

mois après la naissance de son enfant, qui à trois mois fut soigné par Trousseau, pour une éruption syphilitique guérie par le traitement spécifique.

D'ailleurs les belles études de Parrot, sur la syphilis infantile, ont montré la présence des ostéophytes qui, après la région cranienne, ont une préférence marquée pour l'extrémité inférieure de l'humérus. Il est difficile de créer une variété bien distincte en se basant seulement sur quelques observations, mais il n'est pas douteux que la syphilis héréditaire ne puisse entraîner des ostéo-arthropathies dont le type doit être jusqu'à nouvel ordre considéré comme conforme à la description minutieuse qu'en a donnée Méricamp.

Gangolphe [1] qui a fait de l'ostéo-arthrite syphilitique une intéressante étude, estime que les trois types décrits par Méricamp ne sont pas très distincts ; le type déformant notamment lui semble appartenir à une période seulement de l'évolution de l'affection. Pour lui la période de début consisterait dans l'infiltration gélatiniforme de la région juxta-épiphysaire ; à la période d'état il se produit des ulcérations et des perforations du cartilage d'encroûtement. Il en résulte une perte de substance tapissée par une néo-membrane rougeâtre, épaisse ; un liquide séro-purulent abondant envahit la jointure. La synoviale est enflammée, épaissie ; arrive ensuite la troisième période, ou déformante ; le tissu spongieux épiphysaire devient éburné, irrégulier, les îlots cartilagineux persistants sont inégalement proéminents.

Le cartilage d'ailleurs peut être lui-même primitivement malade. Les recherches de Gies (1881), de Schuller, les communications de Virchow (1884) à la Société de Berlin, permettent d'admettre une chondrite syphilitique avec ou sans lésions concomitantes du tissu sous-jacent.

Gangolphe ne nie pas positivement l'existence de l'arthropathie caractérisée par la présence de dépôts gommeux périsynoviaux, mais il pense que dans les observations de ce genre il y avait aussi des lésions osseuses inaperçues. Toutes les localisations articulaires de la syphilis tertiaire devraient être, pour cet auteur distingué, rangées sous un type unique allant de l'infiltration gélatiniforme de la région juxta-épiphysaire jusqu'aux déformations de la dernière période en passant par l'inflammation de la synoviale, l'épanchement d'un liquide séro-purulent ou purulent, la destruction du cartilage. En somme il y aurait toujours *ostéo-arthrite* à une période plus ou moins avancée. Les figures ci-jointes, empruntées à Gangolphe, montrent les types principaux de ces lésions (voy. fig. 156 et 157).

Dans la belle autopsie qu'a faite le chirurgien lyonnais, il lui a été possible de bien préciser anatomiquement les caractères différentiels de la pseudo-tumeur blanche syphilitique et de l'ostéo-arthrite tuberculeuse.

Dans les deux cas, la lésion débute fréquemment dans le tissu osseux pour envahir consécutivement la jointure. Dans l'arthrosyphilose, on trouve un noyau gommeux, d'aspect gélatineux, myxomateux, avec points jaunes au centre sans séquestre appréciable.

Dans l'arthrotuberculose, le tubercule épiphysaire est toujours accompagné d'une nécrose plus ou moins étendue avec volumineux séquestres ; il y a de la suppuration, une caséification étendue.

[1] GANGOLPHE, Société anatomique de Paris, 1885. Congrès français de chir., 1884.

Les cartilages sont décollés dans la tuberculose articulaire, ils sont adhérents dans la syphilose. La synoviale tuberculeuse est épaisse, couverte de fongosités, dans la syphilis elle est surtout vasculaire, à peine villeuse; enfin les ligaments détruits par les fongosités dans la tumeur blanche sont respectés par l'arthrosyphilose.

Quoi qu'il en soit, maintenant que pour jeter dans notre description toute la clarté désirable, nous avons, dans les arthropathies syphilitiques, établi des divisions théoriquement distinctes, nous devons, pour rester dans la réalité clinique, mettre en garde le lecteur contre le caractère toujours trop absolu de ces descriptions schématiques. Les formes se mélangent entre elles, à l'ostéopathie peut se joindre la gomme synoviale; l'hydarthrose venue subitement peut en distendant la séreuse occasionner des douleurs capables de dérouter le diagnostic. C'est surtout dans les cas anciens qu'on rencontre cette accumulation de lésions péri-synoviales, osseuses et articulaires. La deuxième des observations de Richet est un type de ce genre mixte. Le fémur était très gonflé et le siège de douleurs vives, la synoviale était épaissie; un véritable corps étranger paraissait vouloir s'en détacher et tomber dans la cavité articulaire. Tout rentre dans l'ordre sous l'influence d'un traitement approprié. Ce dernier caractère constitue, avec l'indolence du mal et la notion étiologique, le trépied sur lequel il faut asseoir le diagnostic. Ces notions devront être toujours bien présentes à l'esprit, surtout dans les cas mixtes et complexes d'une appréciation difficile.

III

DE L'ARTHRITE BLENNORRHAGIQUE

L'arthrite blennorrhagique peut être considérée comme un type d'arthrite infectieuse; la présence du gonocoque de Neisser a été démontrée dans l'articulation malade, et la marche clinique de l'affection montre bien ses relations avec l'infection générale qui accompagne la blennorrhagie.

RICORD, Leçons du lundi. *Gazette des hôpit.*, 1848. — BAUCHET, Arthrite blennorrhagique suppurée. Soc. de chirurgie, 1862. — FOURNIER, art. BLENNORRHAGIE du *Dict. de Jaccoud*, 1866. — DUPONT, Thèse de Paris, 1871. — FOURESTIÉ, *Gaz. méd. de Paris*, 1875. — GOSSELIN, *Clinique de la Charité*, 1876, et *Gaz. des hôp.*, 11 nov. 1880. — TALAMON, *Revue mensuelle de médecine et de chirurgie*, 1878. — BRUN, Thèse de Paris, 1881. — LANDOUZY, *Semaine médic.*, 1882. — MARTIN (de Vevey), Pyogénie dans la blennorrhagie. Thèse de Genève, 1882. — DE LAPERSONNE, Des arthrites infectieuses. Thèse d'agrég., 1886. — PATRIS DE BROË, Thèse de Paris, 1889.

Historique et pathogénie. — Baglivi et, après lui, Hunter et Swediaur signalèrent les premiers les rapports de la gonorrhée et de la goutte.

Ricord, Cullerier, Velpeau, Foucart, Brandes (de Copenhague), s'occupèrent successivement de cette affection. Grisolle, Ravel, Hervieux, Bonnet, en avaient fait une étude clinique approfondie, lorsque eut lieu devant la Société médicale des hôpitaux la discussion bien connue à laquelle prirent une part brillante Peter, Fournier, Lorain, et d'autres dont nous retrouverons les noms et les doctrines.

Jusque dans ces derniers temps la nature de l'arthrite blennorrhagique a été discutée, mais l'accord ne peut maintenant tarder à se faire à la faveur des découvertes de la bactériologie qui a montré le rôle de l'agent infectieux dans la production de l'affection. Nous ne rappellerons que pour mémoire et dans un intérêt purement historique les diverses théories émises à ce sujet.

1° Le rhumatisme blennorrhagique serait pour quelques-uns une simple coïncidence de la blennorrhagie et de l'attaque de rhumatisme (Thyry, 1856; Bouillaud, 1867-1868). C'était là une simple hypothèse qui ne pouvait tenir devant l'examen des faits.

2° La diathèse rhumatismale est réveillée par la blennorrhagie ou par l'état génital (Lorain, Peter) [1]. Cette opinion, exposée en 1866 devant la Société médicale des hôpitaux, est adoptée par Guéneau de Mussy, Hervieux. Cette théorie peut répondre en apparence à un certain nombre de faits, mais malheureusement elle n'explique rien.

Comment, par quel mécanisme le rhumatisme latent est-il ainsi mis en évidence?

3° Lasègue s'attache à démontrer que le rhumatisme blennorrhagique est une forme du rhumatisme pyogénique; pour lui, l'arthrite gonorrhéique est une pyohémie atténuée. Cette opinion très judicieuse conduit directement à la théorie actuelle. Elle a été adoptée par Paget, Holmes, Barwell, et plus récemmment par Talamon (*Revue mensuelle de médecine et de chirurgie*, 1878). L'idée de Lasègue est juste en principe, mais le mot « pyogénique » est excessif; les arthrites suppurées de la blennorrhagie sont en somme la grande exception.

4° L'hypothèse d'une diathèse blennorrhagique admise par Lorain et ses élèves renfermait la plus grande part possible de vérité à l'époque où elle a été conçue; cette diathèse passagère serait comparable à celle de la syphilis, elle pourrait atteindre tous les viscères, toute l'économie.

5° De cette diathèse blennorrhagique à l'idée de l'infection, il n'y avait qu'un pas qui, pour être franchi, avait besoin des études modernes. Il est aujourd'hui démontré que la virulence de la blennorrhagie dépend de microbes arrondis, relativement volumineux, découverts par Neisser [2] (1879-1882), qui les a appelés *gonococci*. Les recherches de Neisser ont été vérifiées par maints observateurs, quelques-uns ont même réussi à reproduire expérimentalement l'affection en injectant des cultures de microbes (Bokaï et Bochart).

Pétrone a trouvé, dans le liquide extrait des genoux de deux malades atteints de rhumatisme blennorrhagique, les éléments infectieux de l'urèthre. Kammerer [3], à la clinique de Fribourg, est arrivé au même résultat. Il a constaté la présence du microbe de Neisser dans le contenu d'une arthrite blennorrhagique encore récente; dix-huit jours après, il dut faire l'arthrotomie et ne retrouva plus l'agent infectieux; il en conclut que les résultats négatifs obtenus par beaucoup d'auteurs tiennent à ce qu'ils ont examiné des cas trop anciens.

(1) Société médicale des hôpitaux, 1866-1867.
(2) NEISSER, *Die Micrococcen de Gononhex. Centralblatt für med. Wiss.*, 1879, et *Deutsche med. Verhandl.*, 1882.
(3) KAMMERER, *Centralblatt f. Chir.*, 1884.

Bousquet (de Clermont-Ferrand) a d'ailleurs confirmé les travaux de Pétrone et de Kammerer et trouvé le gonocoque de Neisser dans une arthrite blennorrhagique de l'articulation sterno-claviculaire.

Il est donc bien évident, d'après ces derniers auteurs, que la lésion articulaire dans la blennorrhagie est la conséquence d'une infection générale dont le siège initial est dans les organes génitaux, et ce qui prouve bien la spécificité du gonocoque, c'est que son action est indépendante de la région dans laquelle il se développe tout d'abord.

Des malades atteints de pannus granuleux après avoir subi l'inoculation blennorrhagique curative, ont présenté des arthrites infectieuses.

De Lapersonne cite dans sa thèse d'agrégation plusieurs cas typiques de ce genre, notamment un fait de Poncet publié dans les *Archives d'ophthalmologie*, 1881, et méritant d'être retenu par son importance et sa netteté.

Ce fait concerne un Arabe de trente-cinq ans, de constitution robuste, n'ayant jamais eu d'antécédents rhumatismaux, qui subit l'inoculation blennorrhagique du côté gauche pour un pannus granuleux.

Les deux genoux se prennent l'un après l'autre, deviennent très douloureux et sont le siège d'un épanchement abondant. Poncet traite l'ophthalmie purulente et, à mesure que la sécrétion du pus diminue, voit disparaître les douleurs articulaires.

Deux mois après le malade revient à l'hôpital, demandant pour l'œil droit le traitement heureux de l'œil gauche; on fait une nouvelle inoculation blennorrhagique, et huit jours après se produisent sur le genou du même côté des phénomènes d'arthrite analogues aux précédents. Ils disparurent aussi avec la sécrétion purulente de la conjonctive (*Archives d'ophthalmologie*, 1881).

La théorie qui découle des faits de Pétrone (1), Kammerer, Bousquet, Poncet, est donc au moins très séduisante, mais il faut malheureusement reconnaître que beaucoup d'excellents observateurs tels que Erlich, Vogt, Kraske, cherchant à vérifier les affirmations précédentes, sont arrivés à des résultats contraires.

Aubert (de Lyon) n'a pas trouvé le gonocoque dans le liquide articulaire d'un malade ponctionné trente-six heures après le début de l'arthrite blennorrhagique, et toujours, dit-il, cette recherche, faite dans des cas également favorables, lui a donné des résultats négatifs.

Dieulafoy et Vidal ont ensemencé de leur côté du liquide extrait par ponction d'une arthrite blennorrhagique. Ils n'obtinrent pas de culture du gonocoque spécifique.

Enfin, plus récemment, Guyon et son élève Janet (3) ont montré que dans quatre faits bien certains d'arthrite blennorrhagique, le micro-organisme de Neisser n'existait pas. Ils en ont conclu que la cause de l'arthrite réside non dans la présence du gonocoque lui-même, mais dans l'action sur l'articulation malade des produits solubles sécrétés par ce microbe au niveau de la muqueuse uréthrale. Dans le cas d'arthrite aiguë phlegmoneuse, il existe, disent-ils,

(1) PETRONE, *Sulla natura parasit. dell' arthrita blennorrhagica. Rev. clin. di Boliva*, fév. 1883.
(2) BOUSQUET, Société de chirurgie, 28 oct. 1885.
(3) GUYON et JANET, *Arthrites blennorrhagiques sans gonocoques. Ann. des maladies génito-urinaires*, 1889.

évidemment des microbes, mais il est probable que ces microbes sont représentés non par le gonocoque, mais par des micrococci pyogéniques partis de l'urèthre où ils cohabitent avec le microbe de Neisser. D'ailleurs Bockart ([1]) et Gerheim ([2]) ont trouvé dans d'autres complications suppuratives de la blennorrhagie non les gonocoques, mais les microbes ordinaires de la suppuration.

Les avis sont donc partagés; les uns admettent que le gonocoque est la cause, l'élément essentiel de l'arthrite; les autres font de l'arthrite un accident infectieux dépendant des autres organismes contenus dans l'urèthre, où ils forment les colonies microbiennes décrites par Legrain. Cette opinion a été défendue en 1889 par Patris de Broé.

L'irritation entraînée par le gonocoque est la cause occasionnelle qui rend ces microbes nocifs à la suite des altérations de la muqueuse; un traumatisme tel qu'un cathétérisme maladroit, produisant une éraillure de l'urèthre, donne lieu à des arthrites qui ont la même pathogénie que celle que nous étudions.

Ces deux théories différentes nous paraissent également capables d'expliquer les faits pathologiques. La dernière a pour elle les observations négatives de beaucoup d'auteurs; la première, l'affirmation précise d'observateurs sérieux. Attendons pour juger.

D'ailleurs, quelle que soit la large part du gonocoque et des autres microbes dans la production du rhumatisme blennorrhagique, il n'en faut pas conclure que la présence de l'arthritisme soit indifférente. Un blennorrhagique entaché de diathèse rhumatismale offre aux agents pathogènes des articulations mieux préparées, et dans la prédisposition du sujet à ces manifestations articulaires, il faut rechercher la raison des variétés cliniques que présente l'arthrite blennorrhagique.

Étiologie. — Quelles que soient les opinions émises sur le rôle des microbes de la suppuration et du gonocoque, il est incontestable que l'arthrite est surtout fréquente pendant la période d'activité des blennorrhagies uréthrales. Il est donc bien certain que la cause première, essentielle, de l'apparition des arthrites blennorrhagiques est la blennorrhagie, mais il existe à côté de cette cause fondamentale des causes secondaires adjuvantes qui peuvent rendre compte « de la disproportion évidente qui existe entre le nombre si grand des blennorrhagies et le chiffre relativement peu considérable des accidents rhumatismaux » (Brun).

Est-ce la diathèse arthritique qui force la blennorrhagie à devenir articulaire (Peter), ou bien, conformément à l'opinion de Fournier, Quinquaud et de beaucoup d'autres, cette diathèse est-elle absolument sans influence?

Le froid et le traumatisme tiennent la première place parmi les causes adjuvantes; on trouve chez beaucoup de malades cette notion étiologique particulièrement dans la forme aiguë de la maladie (Duplay et Brun).

Duplay a fait judicieusement remarquer que beaucoup de ces arthrites sont méconnues dans leurs causes véritables; le malade traumatisé se fait admettre dans un service de chirurgie où la blennorrhagie passe inaperçue.

C'est pour une raison analogue que plusieurs auteurs, Foucart, Brandes ([3]),

([1]) Bockart, *Monatshefte f. prakt. Dermatologie*, n° 19, 1887.
([2]) Gerheim, *Verhandlung der phys. medic. Gesellschaft*, t. XVI. Wend sbourg.
([3]) Brandes, *Arch. gén. de méd.*, 1854.

Rollet, Diday, n'ont pas rencontré chez la femme un seul exemple d'arthropathie blennorrhagique. Quelques-uns ont même considéré cette complication comme absolument propre au sexe masculin. Ricord, Cullerier, Fournier, en citent à grand'peine quelques exemples, et le premier auteur a cru devoir expliquer la rareté des affections articulaires chez la femme par la rareté de l'uréthrite. Rien n'est plus inexact que cette immunité du sexe féminin. Brun, sur 20 observations, cite 15 cas observés chez la femme. On rencontrera toujours une proportion à peu près semblable si l'on examine avec soin les organes génitaux de tous les rhumatisants.

Peut-être d'ailleurs suffit-il, pour produire l'affection qui nous occupe, d'une simple inflammation vaginale ou utérine, d'une uréthrite quelconque sans gonocoque? Mais dans tous les cas, l'arthrite qui mérite cliniquement le nom de blennorrhagique, l'arthrite génitale, est relativement commune chez la femme (Brun).

L'abondance de l'écoulement serait, d'après Rollet, d'une grande importance. Pour lui, avant l'éclosion de l'arthrite, le canal est douloureux et la blennorrhagie est à la période aiguë, celle de l'écoulement abondant. Fournier s'est élevé contre cette opinion; il estime que dans la moyenne des cas l'écoulement qui prélude au rhumatisme n'est que moyen, et même, dans 8 cas sur 39, le suintement était « très faible, minime, insignifiant, ignoré du malade »: Duplay et Brun acceptent et confirment cette opinion.

Quelques auteurs (Fourestié) ont cherché à établir qu'à un écoulement aigu correspondait une arthrite aiguë; à une gonorrhée chronique, une forme lente, peu inflammatoire, de la lésion articulaire. Il n'en est encore rien; sur 20 cas d'arthrites aiguës (Brun), dans plus de la moitié l'uréthrite était à peu près insignifiante et souvent même, chez les femmes, avait dû être attentivement recherchée.

Toutes les articulations peuvent être frappées par la blennorrhagie, le genou et la tibio-tarsienne y sont particulièrement exposés, mais aucune n'en est exempte, les articulations du pied, des phalanges, la sterno-claviculaire, sont aussi quelquefois le siège du mal.

L'arthrite sterno-claviculaire est assez rare, mais quand elle existe elle est en quelque sorte caractéristique, et à ce sujet il est intéressant de noter que la même articulation est le siège de prédilection de l'arthrite puerpérale.

Les statistiques combinées de Foucart, Brandes, Rollet, Fournier, donnent les chiffres suivants :

Genou	83
Tibio-tarsienne	32
Doigts et orteils	25
Coxo-fémorale	16
Poignet	14
Épaule	12
Coude	11
Temporo-maxillaire	6
Articulations du pied	5
Sacro-iliaque	4
Sterno-claviculaire	2
Péronéo-tibiale	1

Symptomatologie. — Pour la clarté de la description, il faut établir quatre variétés d'arthrite blennorrhagique : 1° *l'arthralgie;* 2° *l'hydarthrose;* 3° *l'arthrite aiguë;* 4° *l'arthrite suppurée.*

Nous passerons immédiatement en revue les symptômes propres à ces diverses formes sans nous arrêter spécialement sur l'anatomie pathologique qui, en dehors de ce que nous avons dit plus haut des gonocoques, est tout entière à faire. Il se produit très vraisemblablement, dans le cartilage d'encroûtement et la synoviale, les modifications qui caractérisent les affections inflammatoires aiguës des jointures. Les exsudats peuvent se résorber ou s'organiser. Dans le second cas, on se trouve en présence de l'arthrite plastique ankylosante (Gosselin).

1° Arthralgie. — L'arthralgie consiste dans l'apparition de simples douleurs articulaires. L'examen le plus minutieux ne révèle rien d'anormal dans la jointure, qui garde la plénitude de ses mouvements. La douleur est plus vive le matin, où elle gêne les fonctions du membre, mais sous l'influence de la marche elle peut diminuer ou disparaître pendant toute la journée. L'arthralgie peut intéresser plusieurs articulations, les phénomènes douloureux sont quelquefois vagues et ambulants et présentent ceci de remarquable qu'ils sont souvent très persistants et rebelles aux médications les plus variées.

Cette forme peut se rencontrer à toutes les périodes de la gonorrhée. Elle s'exaspère parfois de temps à autre avec les recrudescences de l'affection.

2° Hydarthrose. — L'hydarthrose présente une prédilection toute particulière pour l'articulation fémoro-tibiale, et c'est dans le genou que Swediaur fit la découverte du rhumatisme blennorrhagique. L'hydarthrose apparaît d'habitude brusquement sur l'un des genoux et quelquefois sur les deux à la fois; ses symptômes sont ceux de l'épanchement intra-articulaire vulgaire tels que depuis longtemps les a fait connaître Velpeau : distension de la synoviale, de son cul-de-sac sous-tricipital surtout, fluctuation, choc rotulien, déformation. L'indolence est quelquefois complète, d'autres fois mitigée par des douleurs légères. Il n'y a ni réaction locale, ni troubles généraux d'aucune sorte.

Laboulbène [1] a constaté que le liquide de l'arthrite blennorrhagique est d'un jaune foncé, constitué par de la sérosité visqueuse, alcaline, louche et purulente, sans mucine, tandis que le liquide de l'hydarthrose ordinaire est un simple mélange de synovie avec un liquide séro-fibrineux citrin, analogue à celui de la pleurésie aiguë.

La véritable caractéristique de cette affection est dans sa marche extrêmement lente, dans sa désespérante chronicité. Elle peut résister pendant plusieurs mois aux médications les plus énergiques.

Quelquefois son évolution est traversée par des poussées aiguës qui lui donnent les allures du rhumatisme vulgaire aigu ou subaigu, avec son cortège inflammatoire, les douleurs vives qu'il occasionne, ses phénomènes généraux. Dans ce cas, le malade paraît aux prises avec une attaque de rhumatisme ordinaire, mais en dehors de la notion causale d'autres indications conduisent au diagnostic. Fournier et beaucoup d'autres ont bien montré que le rhumatisme blennorrhagique ne se généralise pas au même degré que le rhumatisme ordinaire; sans doute les arthrites gonorrhéiques peuvent être multiples,

[1] Laboulbène *Du liquide renfermé dans l'articulation du genou pendant le cours du rhumatisme blennorrhagique. Bull. de l'Acad. de méd.*, 16 juillet 1872.

mais bien rarement plus de deux ou trois articulations sont prises à la fois, tandis qu'il n'est pas rare de voir le rhumatisme ordinaire intéresser un très grand nombre de jointures.

De plus, le propre de la diathèse rhumatismale est la mobilité, tandis que l'arthrite blennorrhagique est fixe; elle s'attache étroitement à l'articulation frappée et n'offre pas ces douleurs rapides, ce transport intégral (Fournier), si fréquent dans le rhumatisme simple. Enfin, et cette autre différence est l'élément principal du diagnostic, les articulations frappées par la blennorrhagie guérissent bien plus difficilement que lorsqu'elles sont atteintes par le rhumatisme.

3° Arthrite aigue. — Cette forme, beaucoup plus commune qu'on ne l'a cru jusque dans ces dernières années, a été soigneusement mise en lumière par Duplay et Brun. La description qu'ils en ont donnée doit être acceptée intégralement, et nous nous ferons un devoir de la résumer.

Souvent l'arthrite est précédée par des accidents douloureux, arthralgiques, qui constituent une véritable période d'invasion, puis brusquement se traduisent les phénomènes aigus à la période d'état. Les malades endormis bien portants sont réveillés par une douleur soudaine qui s'accompagne d'un gonflement rapide entraînant la déformation et l'impuissance du membre. Cette douleur, très vive dès le début, garde longtemps son intensité et se calme peu par le repos. Elle est la nuit plus aiguë, plus insupportable que le jour, et devient atroce sous l'influence des mouvements provoqués.

La pression sur les parties accessibles de l'articulation l'exagère encore et l'exploration, difficile pour cette raison, doit être faite avec douceur.

La tuméfaction suit la douleur de très près, elle est sensible surtout dans les culs-de-sac synoviaux qu'elle dépasse facilement, au point de se propager par exemple jusqu'au tiers supérieur du bras et inférieur de l'avant-bras quand l'articulation du coude est intéressée.

La cause de ce gonflement doit être cherchée dans l'état des tissus périarticulaires. C'est l'infiltration du tissu cellulaire qui produit la plus grande partie de la tuméfaction. Il faut y ajouter le gonflement des extrémités osseuses signalé par Lasègue et son élève Diday [1], par Vœlker [2], par Bouilly et Mathieu, qui sur ce point ont communiqué à Brun des observations démonstratives.

La peau fluxionnée ne tarde pas à rougir. La température locale s'élève comme s'il se formait sous la peau une collection liquide, suppurée, pouvant d'ailleurs donner lieu à une sensation de fausse fluctuation.

Ces désordres locaux suppriment évidemment les fonctions du membre, qui se place dans la position de repos, demi-flexion, position intermédiaire entre la pronation et la supination, etc., etc.

C'est ici le moment de parler des accidents généraux de l'arthrite blennorrhagique. Fournier s'est appliqué à montrer qu'ils présentaient des particularités notables; d'après lui, les sueurs si abondantes dans le rhumatisme aigu manquent dans l'arthrite blennorrhagique; les urines restent normales, le sang ne devient pas couenneux, mais Fournier, en écrivant ceci, n'avait en vue

(1) Diday, Thèse de Paris, 1873.
(2) Wœlker, Thèse de Paris, 1868.

que l'hydarthrose et le rhumatisme gonorrhéique subaigu, non l'arthrite aiguë. Dans ce dernier cas, les accidents généraux sont, à très peu de choses près, les mêmes que dans les inflammations articulaires purement rhumatismales.

Quelquefois, arrivée à ce degré, l'arthrite rétrocède spontanément et marche vers la guérison; mais souvent les lésions s'accentuent et entraînent dans l'appareil ligamenteux articulaire des désordres qui se traduisent par des frottements, des mouvements de latéralité ou de rotation anormaux. Gosselin attribuait, dans un cas d'arthrite du genou, les mouvements de latéralité à la destruction des ménisques semi-lunaires. Le fait est à la rigueur possible, mais il est plus simple d'admettre un relâchement dans le tissu fibreux périarticulaire, capsules et ligaments. En même temps que les parties molles, le squelette est aussi le siège d'altérations inflammatoires. L'os est gonflé, infiltré, le cartilage détruit, usé ou érodé par places, en contact avec les exsudats fibrineux épanchés dans l'articulation.

De l'évolution ultérieure de ces lésions inflammatoires dépend la terminaison de l'arthrite, qui est ou *résolutive*, ou *plastique ankylosante* ou *destructive*.

La première variété est exceptionnelle, la forme ankylosante est de beaucoup la plus commune. Gosselin a eu le mérite de la bien mettre en relief; il a montré qu'après la disparition des phénomènes inflammatoires, l'article présente à la mobilisation une résistance toujours croissante qui tient à la production et à l'organisation de tractus fibreux intra-articulaires.

Cette forme plastique ankylosante est surtout la conséquence des arthrites aiguës avec gonflement osseux et périostique, si bien que souvent avec l'ankylose on trouve une hyperostose épiphysaire déformant le membre. Fournier [1] a signalé dans la blennorrhagie une arthrite de forme noueuse ou goutteuse.

Besnier pense que ces saillies sont dues à une périostite externe des extrémités articulaires. Ces cas n'ont d'ailleurs été signalés qu'aux petites articulations de la main et du pied.

La forme destructive est aussi rare que la forme plastique est fréquente. Quand cette terminaison a lieu, on se trouve en présence de l'arthrite suppurée, niée à tort par Rollet et Vœlker.

4° Arthrite suppurée. — Les cas d'arthrite suppurée ne sont pas nombreux; mais il en existe d'absolument authentiques, et il n'est plus permis de douter de cette variété après les faits de Velpeau, Fournier, Bauchet, Richard, analysés dans le mémoire de Talamon. Dans sa thèse sur les arthrites infectieuses De Lapersonne en a rapporté de nouveaux exemples, notamment le cas d'Eisenmann, qui perdit son malade.

Haslund (*Archives de Virchow*, 1886, p. 547) fait connaître quatre observations de pyarthrose blennorrhagique, et Landouzy en a recueilli un fait très intéressant concernant l'articulation sterno-claviculaire. Il s'agissait d'une jeune fille de dix-neuf ans atteinte d'une vaginite très intense et présentant successivement une arthralgie scapulo-humérale, une synovite de la gaine des fléchisseurs, et une tuméfaction de l'articulation sterno-claviculaire. Redoutant

[1] Fournier, *Contribution à l'étude du rhumatisme blennorrhagique. Annales de dermatologie*, 1869.

à ce niveau l'ulcération de la peau tendue et luisante, Landouzy fit une ponction aspiratrice et retira une cuillerée de liquide séro-purulent. La guérison de tous ces accidents se fit attendre quatre mois.

Cette variété d'arthrite présente une gravité toute spéciale, car quelquefois la terminaison a été fatale, et souvent elle a nécessité l'amputation du membre. Le malade d'Eisenmann mourut d'infection purulente; celui de Fournier, atteint d'une arthrite blennorrhagique très aiguë, mourut d'une fièvre typhoïde intercurrente. A l'autopsie on trouva l'articulation pleine de pus, les cartilages altérés et détruits en plusieurs endroits. Le malade de Richard ([1]) avait le genou droit rempli; la synoviale trop distendue se rompit au niveau du cul-de-sac sous-tricipital, et toute la partie inférieure de la cuisse fut infiltrée par le pus articulaire. On fit l'amputation, et on constata de profondes altérations dans l'articulation.

Il convient donc de considérer la suppuration comme un grave accident dans l'évolution du rhumatisme blennorrhagique. En cela il n'y a rien qui doive nous étonner après les données pathogéniques que nous avons exposées; il est même probable que si la cause avait toujours été soigneusement recherchée, on aurait trouvé plus souvent la blennorrhagie à la base des arthrites suppurées, dites spontanées.

Diagnostic. — La notion de la cause est évidemment le meilleur signe pour le diagnostic; mais cette notion ne suffit pas, il est évident qu'une affection articulaire intercurrente peut survenir chez un blennorrhagique.

Il faut donc, pour aboutir à un diagnostic incontestable, s'attacher à rechercher dans les diverses variétés d'arthrite blennorrhagique les signes suivants : la limitation des accidents à un petit nombre de jointures, l'absence de délitescence, de migrations d'une jointure à une autre; l'apparition d'une hydarthrose soudaine à poussées rapides, avec des périodes de décroissance brusque et d'augmentation rapide, l'apparition d'accidents très aigus sous l'influence du traumatisme et du froid, la production de l'ankylose consécutive à un gonflement osseux et à des exsudats plastiques intra et péri-articulaires.

Toutes les fois qu'on rencontrera un ou plusieurs de ces symptômes principaux, on examinera soigneusement les organes génitaux, à plusieurs reprises, afin d'en retrouver la cause.

L'arthrite aiguë blennorrhagique est surtout facile à confondre avec l'arthrite traumatique ou rhumatismale *a frigore*. Quelquefois même la tuméfaction péri-articulaire et les signes généraux sont tels qu'on la confond avec un phlegmon diffus ou une grave lymphangite.

Les inflammations des gaines synoviales peuvent aussi en imposer pour une arthrite; il faudra, pour ne pas s'y tromper, chercher par la pression à réveiller la douleur exactement au niveau de l'interligne articulaire et en propulsant les extrémités l'une contre l'autre sans faire jouer les muscles.

L'arthrite traumatique se développe moins vite que l'arthrite aiguë, à moins qu'elle ne succède à une plaie pénétrante septique de la jointure qui ne pourra passer inaperçue. La contusion d'une articulation produit rapidement

([1]) TALAMON, *Revue mensuelle de méd. et de chir.*, 1878.

un épanchement sanguin intra-articulaire, mais il faut plusieurs jours pour que les phénomènes inflammatoires deviennent très marqués, tandis qu'ils se développent immédiatement et avec grand fracas dans l'arthrite aiguë blennorrhagique.

L'arthrite *a frigore* est aussi plus lente dans son développement, et rarement elle se localise sur une seule jointure comme la blennorrhagique qui est tenace, fixe autant que grave dans ses manifestations.

L'arthrite suppurée se reconnaîtra à la gravité des accidents généraux et locaux; lorsque le pus se forme, le diagnostic doit être fait, car la période de suppuration est d'habitude précédée par l'inflammation aiguë, exsudative dont nous venons de parler.

Les détails qui précèdent nous dispensent d'insister sur le pronostic, toujours assez grave à cause de la ténacité, de la longue durée des formes légères (arthralgie, hydarthrose), et des lésions destructives qui sont la conséquence des formes graves.

Traitement. — L'arthralgie sera traitée par le repos, les révulsifs, les pointes de feu et les embrocations calmantes.

L'hydarthrose sera justiciable des méthodes de traitement ordinaire parmi lesquelles il faut citer au premier rang la compression et les vésicatoires, mais sa longue durée pourra obliger le chirurgien à recourir aux moyens plus actifs, plus chirurgicaux qui ont été étudiés précédemment (voy. page 508, t. III).

Dans la thérapeutique de l'arthrite aiguë, ce sont les principes généraux du traitement des arthrites qui doivent guider le praticien, savoir : l'immobilisation du membre dans la position du repos à l'aide d'un solide appareil, et l'application des anti-phlogistiques, révulsifs locaux, vésicatoires, cautérisations ponctuées.

L'immobilisation est le meilleur des antiphlogistiques; en peu de jours elle fait disparaître le gonflement et l'œdème des parties molles. Il faut la continuer aussi longtemps que la pression est douloureuse au niveau de l'interligne.

Lorsque les accidents inflammatoires et douloureux ont disparu, il faut donc se hâter d'enlever l'appareil pour ne pas faciliter la production de l'ankylose, mais à ce sujet il est difficile de donner des règles précises. Il faut savoir choisir son moment, tâtonner, remettre l'appareil si les phénomènes d'arthrite menacent de reparaître. La crainte exagérée de l'ankylose a induit quelques chirurgiens à imprimer des mouvements au genou avant que l'inflammation fût éteinte. Il en est résulté le plus souvent une recrudescence de la maladie, parfois assez grave pour compromettre le membre du malade.

Verneuil [1] s'est souvent élevé contre cette pratique mauvaise; il a montré que l'immobilisation rigoureuse est le meilleur résolutif; tandis que les mouvements intempestifs produisent les exsudats plastiques qui conduisent à l'ankylose.

Il ne faut pourtant pas oublier que l'arthrite blennorrhagique aiguë ou subaiguë revêt volontiers la forme plastique ankylosante, et que c'est surtout à

[1] VERNEUIL, *Bull. de la Soc. de chir.*, 1879.

son égard qu'il est permis d'être ankylophobe ; l'immobilisation trop prolongée aurait certainement pour elle des inconvénients, et il serait imprudent de trop compter sur la mobilisation naturelle, le libre jeu des muscles, après l'enlèvement tardif de l'appareil. On imprimera au genou des mouvements gradués et ménagés aussitôt que possible ; c'est-à-dire, selon le conseil de Le Fort (¹), lorsque « la mobilisation pourra s'effectuer sans autre douleur que celle qui est due à l'extension des parties rétractées ».

L'arthrite blennorrhagique suppurée est justiciable du traitement ordinaire des pyarthroses ; nous ne croyons pas devoir nous y arrêter ; le mieux sera d'en arriver d'emblée à l'arthrotomie et au lavage antiseptique de la synoviale qu'on débarrassera de tous les débris purulents qui l'encombrent. Un drainage efficace et les soins ordinaires de l'antisepsie feront le reste.

IV

ARTHRITES CONSÉCUTIVES AUX FIÈVRES ÉRUPTIVES

La variole, la scarlatine et la rougeole se compliquent souvent de lésions articulaires qui sont manifestement dues à l'infection de l'organisme ; nous allons les passer rapidement en revue en mettant en relief leur importance chirurgicale.

1° Arthrites consécutives a la variole. — On rencontre dans la variole deux variétés d'arthrites, les arthrites suppurées et les arthropathies simples. Les premières viennent à la période de suppuration de l'éruption exanthématique, elles sont dues à l'état pyohémique secondaire à l'affection ; les secondes, plus intéressantes en clinique, revêtent la forme rhumatismale. D'après Rillet et Barthez, ces lésions ressemblent beaucoup au rhumatisme articulaire classique ; elles passent rapidement d'une jointure à une autre et peuvent disparaître sans laisser de trace de leur passage, au point que beaucoup d'auteurs se sont demandé s'il ne s'agissait pas là d'un rhumatisme intercurrent.

Bourcy (²), dans sa thèse, distingue deux types dans la détermination articulaire de la variole. Dans le premier type il s'agit d'arthropathies légères, s'accompagnant d'une tuméfaction modérée, d'une faible rougeur et disparaissant au bout d'une semaine sans rien laisser dans l'articulation. La deuxième forme, plus grave, se localise d'emblée dans une ou plusieurs jointures ; elle suppure et se complique d'ostéite, voire même de nécrose dans les extrémités épiphysaires. Bidder cite des faits dans lesquels la guérison avait eu lieu après l'élimination des fragments osseux.

Ces désordres articulaires peuvent évidemment résulter de la propagation à la synoviale des phlegmasies superficielles, fréquentes dans le décours de la variole ; mais il est bien plus commun de les voir survenir à la suite de la résorption purulente, ou simplement sous l'influence de l'intoxication vario-

(¹) Le Fort, *Bull. de la Soc. de chir.*, 1880, p. 109 et suiv.
(²) Bourcy, *Déterminations articulaires des maladies infectieuses.* Thèse de Paris, 1883.

lique. Le jour où les éléments infectieux de la variole seront classés, cultivés, reproduits expérimentalement, on les trouvera sans doute dans ces arthrites infectieuses, et d'avance il est permis, sans aller trop loin dans le domaine de l'hypothèse, de les considérer comme le résultat de l'infection de l'organisme par les agents pathogènes de la variole, quels qu'ils soient.

2° Arthrites scarlatineuses. — Elles sont plus fréquentes que les arthrites varioliques et sont évidemment comme elles dues au poison spécial de l'affection.

C'est à tort que Blondeau a cherché à établir l'identité des rhumatismes et de la scarlatine; cette opinion, ingénieuse d'ailleurs, n'est plus aujourd'hui défendue par personne. Celle de Peter, qui admet dans le cas d'arthrite la coïncidence du rhumatisme ordinaire et de la scarlatine, n'est pas plus fondée ici que pour l'arthite blennorrhagique.

Les synovites scarlatineuses entraînent un épanchement de liquide dans lequel on a trouvé des coques arrondis, adhérents soit à des débris épithéliaux, soit à des globules de pus. Schuller a trouvé des bâtonnets semblables à ceux de la diphthérie. Il a aussi mentionné le microbe de Friedlander dans deux cas de scarlatine compliquée de pneumonie, et Friedlander lui-même a trouvé des micrococques dans la synovite scarlatineuse.

Ces recherches n'ont encore rien de précis; pour être poussées plus avant, elles ont d'ailleurs besoin que les éléments infectieux de la scarlatine soient eux-mêmes mieux connus.

Les arthrites scarlatineuses peuvent être divisées en trois variétés bien nettes : 1° l'arthrite séreuse aiguë non suppurée, à allures rhumatismales (rhumatisme scarlatin); 2° l'arthrite séreuse qui suppure consécutivement; 3° l'arthrite purulente d'emblée.

Le rhumatisme scarlatin se produit au début de la période de desquamation avec une fièvre modérée, de la douleur et de la rougeur au niveau des articulations, prises habituellement en petit nombre.

L'arthrite séreuse avec tendance à la suppuration, d'après Corrigan et Trousseau, serait assez fréquente. Elle débute à grand fracas, avec de la fièvre, des frissons, des phénomènes généraux très marqués, si bien qu'il n'est pas rare de voir le malade succomber à la gravité de ces accidents.

L'arthrite suppurée est encore plus grave, parce qu'elle est le résultat d'une pyohémie consécutive à l'infection scarlatineuse.

Elle se produit d'habitude en même temps que des abcès spontanés dans le tissu cellulaire. Hebra, Kaposi, Henoch [1] ont même décrit des cas d'arthrite purulente produite par l'irruption d'abcès péri-articulaires dans les cavités synoviales.

Aussi rapide que soit l'intervention chirurgicale dans ces cas d'arthrite suppurée, la mort survient presque toujours consécutivement à la septicémie, cause première de la collection purulente.

3° Arthrites consécutives a la rougeole. — Bonnet a insisté assez longuement sur les lésions articulaires de la rougeole. Rillet et Barthez, Marjolin (Soc. de chirurgie, 1865) en ont cité d'intéressants exemples. Valette, dans son

[1] Henoch und Friedlander, *Ueber synovitis scarlatinosa. Berliner klin. Wochenschrift*, 11 sept. 1885.

article COXALGIE du *Diction. de Jaccoud*, rapporte un fait de tumeur blanche coxo-fémorale succédant à la rougeole.

Depuis, un assez grand nombre d'observations de ce genre, inutiles à rappeler ici, ont été signalées et les auteurs ont dû se préoccuper de la pathogénie des complications articulaires.

Verneuil pense que la variole agit en déprimant l'état des forces « en faisant descendre rapidement la santé générale au niveau de la scrofule confirmée » (Soc. de chirurgie, 1864). D'après Ollier, les arthrites de la rougeole et celles des pyrexies en général sont le résultat de la sensibilité au froid que présentent les convalescents anémiés par une maladie antérieure.

Mathieu et Strauss, dans leur article COXALGIE (*Diction. encyclopédique*), expliquent les arthrites des fièvres éruptives par la tendance qu'ont les pyrexies à engendrer l'hypérémie.

Les travaux modernes, sans avoir encore tout dit sur la pathogénie de ces arthrites, conduisent à admettre que dans la rougeole, comme dans les autres fièvres éruptives, les arthropathies sont consécutives à l'infection de l'économie par le poison spécifique, quel qu'il soit, qui produit l'affection.

Les arthrites consécutives à la rougeole sont d'ailleurs en général moins graves que celles de la variole et de la scarlatine. Il en est deux variétés, la première comprend les arthrites légères, marchant naturellement à la guérison sans laisser de traces de leur passage, la seconde a trait aux arthrites aiguës, capables de suppurer et de se transformer en véritables tumeurs blanches.

V

ARTHRITES CONSÉCUTIVES A LA PYOHÉMIE, A L'ÉRYSIPÈLE, A LA DYSENTERIE, A LA FIÈVRE TYPHOIDE, ETC., ETC.

La pyohémie, l'érysipèle, la dysenterie, la fièvre typhoïde, l'infection puerpérale, la morve, les angines septiques, les oreillons, peuvent s'accompagner d'accidents articulaires analogues à ceux que nous venons de signaler relativement aux fièvres éruptives.

Pyohémie. — A l'autopsie des blessés morts d'infection purulente, on trouve souvent les grandes articulations pleines de pus sans que les parties constituantes de la jointure présentent d'altérations bien marquées.

La formation du pus est si rapide que les surfaces articulaires, les cartilages et les ligaments n'ont pas le temps d'être intéressés bien profondément.

Ces abcès articulaires contiennent les microbes spécifiques de l'affection, le *staphylococcus albus et aureus*, le *micrococcus tenuis* (Rosenbach) et surtout le *streptococcus pyogenus*, caractérisé par sa forme en chapelet.

Ces cas de pyohémie chirurgicale deviennent tous les jours plus rares, grâce à l'application de la méthode antiseptique, et l'on peut dire que la grande majorité des arthrites infectieuses suppurées viennent des affections médicales microbiennes, des fièvres éruptives, par exemple, ou des autres grandes infections organiques qui nous restent encore à passer en revue.

L'érysipèle, dont le microbe a été découvert par Fehleisen [1], peut se compliquer d'affections articulaires soit dans la période d'état, soit au déclin de l'affection. Ce sont quelquefois des poussées rhumatismales franches, mobiles, fugaces, modifiables par le salicylate de soude, ainsi qu'en témoigne une observation de Dérignac; on a alors l'érysipèle rhumatismal. D'autres fois on constate des arthrites mono-articulaires fixes, d'une cure plus lente, entraînant vite l'ulcération des cartilages, si bien que lorsque la mort n'est pas la conséquence de l'état infectieux, l'articulation s'ankylose.

Entre ces deux formes opposées il en existe une autre intermédiaire caractérisée par la formation d'une arthrite subaiguë avec hydarthrose. Dans deux cas de ce genre, Schuller trouva dans le liquide articulaire le streptococcus érysipélateux.

Dysenterie. — La dysenterie se complique assez souvent d'une arthrite à début insidieux, mono-articulaire, apparaissant au déclin de l'affection, très rarement pendant la période d'état (Quinquaud [2], Fradet).

Les genoux sont beaucoup plus souvent atteints que les autres articulations (Trousseau), et à leur niveau l'arthrite prend très volontiers la forme de l'hydarthrose avec un gonflement très accusé, sans rougeur et sans douleurs vives. Dans un cas de Trousseau, le liquide était si abondant que la synoviale se rompit sous sa pression.

La résorption de cette hydarthrose se fait lentement; exceptionnellement le malade est guéri en quinze jours, souvent l'affection dure deux ou trois mois, mais, d'après Quinquaud, Hueter et Fradet, tous les malades guérissent. Ces auteurs n'ont pas rencontré d'arthrite suppurée, et c'est ce qui explique la bénignité de leur pronostic.

La suppuration articulaire dans la dysenterie n'est pas prouvée; les cas de Zimmermann, de Lepic de la Cloture, ne sont pas démonstratifs, et celui de Thomas (de Tours) est tout simplement un exemple d'arthrite suppurée survenue dans la variole; c'est à tort, selon nous, que De Lapersonne rattache cette complication à la dysenterie.

D'ailleurs les arthrites, même bénignes, sont rares dans la dysenterie. Après un séjour de plus d'une année au Tonkin, où nous avons traité des centaines de soldats atteints de cette affection, nous n'avons pas constaté un seul accident articulaire.

Fièvre typhoïde. — Bouillaud a rapporté la première observation d'arthrite typhoïdique. Plus tard, Roser émit l'idée qu'un certain nombre de luxations spontanées, attribuées au rhumatisme articulaire aigu, devaient être rapportées à la fièvre typhoïde. Guterbock [3], en 1874, fit de la question une étude complète dans laquelle il cite Stromeyer, Volkmann, Bardeleben, Retz, Meyerhoff, et tous les auteurs qui s'en sont occupés.

Keen [4], en 1877, rapporte 43 observations d'arthrites typhoïdiques en les faisant suivre d'une étude clinique détaillée.

En 1878, A. Robin fit connaître un cas de fièvre typhoïde adynamique com-

(1) FEHLEISEN, *Deutsche Zeitschrift für Chir.*, XVI, 1882.
(2) QUINQUAUD, *Gaz. des hôpit.*, p. 420, 1874.
(3) GUTERBOCK, *Arch. für klin. Chir.*, XV, 1874.
(4) KEEN, *Lectures Smith institution.* Washington, avril 1877.

pliquée au huitième jour de synovites purulentes des gaines tendineuses, de périostite et de nombreuses arthrites suppurées. Le malade succomba le vingt-troisième jour, et l'autopsie fit constater du pus dans un grand nombre de séreuses articulaires.

Enfin, dans un intéressant mémoire, Wagner décrit les combinaisons de la fièvre typhoïde et du rhumatisme articulaire aigu, et relate quelques faits très évidents d'arthrites infectieuses.

En présence des arthrites suppurées de la fièvre typhoïde, on peut se demander si elles sont la conséquence d'une pyohémie interne ou de l'empoisonnement typhique spécial. Il est probable qu'il en est des deux espèces; les unes sont consécutives à l'infection purulente, les autres résultent du bacille typhique.

Tous les auteurs récents admettent cette première forme et au premier rang il faut citer Lannelongue, qui dit : « Les complications qui constituent le dernier terme de l'infection typhique donnent à la symptomatologie une analogie frappante avec certaines affections virulentes comme la morve. »

Malheureusement, l'examen de la sérosité articulaire n'a pas permis de constater l'existence du microbe d'Eberth; on n'a trouvé que des streptocoques et des bacilles divers, communs dans l'intestin, mais sans relation évidente avec la fièvre typhoïde.

L'arthrite typhoïdique intéresse plus souvent la hanche que les autres grandes articulations. Les symptômes sont ceux de l'arthrite aiguë, plus ceux de l'affection générale. Quelquefois, la suppuration ne se produisant pas, la guérison complète a lieu, mais plus souvent les lésions sont assez complexes pour arriver soit à l'ankylose, soit à la luxation spontanée. Sur les 43 faits qu'il a réunis, Keen a trouvé 30 luxations spontanées dont 27 de la hanche, 3 de l'épaule, 1 du genou. Lannelongue en a rapporté trois nouveaux exemples.

Cette histoire des luxations spontanées dans la fièvre typhoïde est d'ailleurs particulièrement intéressante pour le chirurgien et mérite de nous arrêter un instant.

Un très grand nombre de causes réunies peuvent écarter les extrémités articulaires; c'est d'abord la faiblesse et l'épuisement du sujet, le relâchement des tissus articulaires. Il suffit dans ces conditions de transporter un typhique d'un lit dans un autre, en fléchissant par la main placée sous le jarret la cuisse sur le bassin, pour produire la luxation préparée par l'arthrite de la hanche. Les altérations que la fièvre typhoïde détermine dans les muscles, ligaments actifs, sont aussi une puissante cause prédisposante (Trélat). Ce sont les luxations myopathiques de Streubel. Toutefois, en admettant la réalité de ces causes, il est plus rationnel d'expliquer les luxations spontanées par la présence de l'épanchement qui distend la capsule et écarte les surfaces articulaires.

Quelques observations réunies par Forgue et Maubrac dans leur excellent travail méritent d'être citées.

Entre autres faits nous signalerons le cas de Dittel. Cet auteur rapporte qu'un garçon de seize ans avait eu huit mois auparavant une fièvre typhoïde à la suite de laquelle il avait gardé une position particulière du membre droit; ce dernier était raccourci, la cuisse et la jambe en flexion, en adduction et rotation en dedans. Le cotyle était vide, on sentait la tête fémorale au voisinage de la grande échancrure sciatique. La plus grande partie des muscles articulaires étaient contracturés.

Dans le même ouvrage, Forgue et Maubrac nous font connaître une observation de Verneuil qui a trait à une fillette de dix ans, atteinte en 1875 de fièvre typhoïde; dans sa convalescence elle eut du rhumatisme au pied et à la hanche gauche. Du onzième au douzième jour après le début de cette complication, les douleurs, jusque-là très vives, se calmèrent instantanément; on reconnut que la tête du fémur gauche avait abandonné le cotyle et s'était luxée dans la fosse iliaque externe.

La gravité de ces lésions se passe de commentaires; on se trouve en face d'altérations définitives de l'appareil ligamenteux et des surfaces articulaires, os et cartilages. L'extrémité fémorale à la hanche est souvent le siège des lésions originelles (Lannelongue), c'est quelquefois une ostéite qui chasse peu à peu la tête fémorale dans la fosse iliaque.

La réduction est bien difficile, sinon impossible; il n'y a guère qu'un fait de Capelle dans lequel elle ait été maintenue. Lannelongue a aussi rapporté un exemple de réduction, mais la moindre pression sur le grand trochanter reproduisait la luxation.

Il n'y a guère qu'une intervention chirurgicale, l'arthrodièse, qui puisse remédier à ces désordres, mais jusqu'ici on compte peu de tentatives faites dans ce sens.

CHAPITRE II

DES ANKYLOSES

Dans ce chapitre nous étudierons à la fois les simples raideurs articulaires et les ankyloses à proprement parler. Toute distinction faite entre ces deux degrés d'une même affection est illusoire et sans importance pratique. Il y a ankylose toutes les fois que les mouvements d'une articulation sont gênés d'une façon permanente, après une affection inflammatoire quelconque des éléments articulaires. L'étendue de cette gêne des mouvements peut varier de la raideur sans gravité, compatible avec un fonctionnement suffisant du membre, à la soudure complète, osseuse, ne permettant pas la moindre mobilité. Dans notre description nous dirons quels sont les stades intermédiaires entre ces deux degrés extrêmes, et notre classification des ankyloses embrassera aisément tous ces degrés distincts d'une lésion unique par son processus initial et les lois générales de sa physiologie pathologique.

(1) Forgue et Maubrac, *Pathogénie des luxations pathologiques*, p. 88, 1886

Historique. — Les auteurs anciens se sont très peu occupés des ankyloses. Hippocrate cherche à les prévenir en remédiant à l'inflammation de l'articulation. Il a soin, dans les fractures du membre inférieur, de placer le membre dans la rectitude de façon à éviter l'ankylose angulaire ; mais lorsque l'affection est acquise, elle est pour lui au-dessus des ressources de l'art. Celse recommande la section des brides cicatricielles qui gênent les mouvements du genou; mais, comme Hippocrate, il conseille de ne point toucher aux ankyloses proprement dites.

Guy de Chauliac se contente de définir l'ankylose et dit qu'elle survient lorsque la liqueur glaireuse des articulations « s'est endurcie en forme de plâtre ou de quelque autre substance étrangère ». Après lui, Ambroise Paré signale la fréquence des ankyloses après les fractures articulaires et pose nettement les bases du traitement préventif. Il conseille les mouvements de flexion et d'extension de temps à autre pendant la durée du traitement « pour obvier, dit-il, à l'agglutination des os ensemble appelée, d'après Galien, ancyle ou ankylose. »

Fabrice de Hilden [1] (1660) s'occupe le premier de la nature et des causes de cette affection, pose les véritables bases de son traitement et imagine un appareil fort ingénieux, employé longtemps par ses successeurs.

A la suite de la guérison d'un abcès ou d'une tumeur (Meliceris) on voit, dit-il, survenir une grande rigidité dans la jointure, il est impossible de la fléchir en aucune sorte; bon nombre de chirurgiens ont perdu leur temps et leur huile à essayer de ramollir les ligaments et les tendons; la suppuration, ayant érodé et altéré les os, a provoqué l'incrustation des cartilages.

« Hinc sit ut ossa, a suis cartilaginibus et vinculis denudata, inter se per callum (quod ante me nullus, quod sciam, observavit) tam firmiter coalescant at si nunquam in ea parte fuisset articulus. »

Il établit deux grandes classes d'ankyloses : les ankyloses osseuses et les ankyloses ligamenteuses; des premières, il possède quelques squelettes dans son cabinet et conclut à leur incurabilité; pour les secondes, il dit que la rétraction des nerfs et des tendons fait éprouver de grandes difficultés pour redresser l'article, mais que, grâce à son procédé, il a pu obtenir d'excellents résultats.

On trouve, dans l'édition complète des œuvres de cet auteur, la description et la figure de son appareil. Il signale en même temps un appareil du même genre qui lui a été indiqué par un chirurgien contemporain, Walter Riff.

Celui de Fabrice de Hilden est composé d'une large gouttière de bois, rectiligne et garnie d'ouate; on place cette gouttière sous le membre ankylosé à angle plus ou moins droit ou aigu ; une genouillère embrasse le genou ; elle est reliée à la gouttière par une vis de rappel qui amène peu à peu le membre dans la rectitude quand on la fait tourner. Deux boucles de cuir, l'une à la partie supérieure, l'autre à la partie inférieure, destinées à maintenir le membre dans la gouttière; complètent l'appareil.

Il recommande d'employer les émollients et les pommades avant de placer l'articulation malade dans cet appareil, et dit de l'y laisser séjourner un

[1] FABRICE DE HILDEN, éd. de Francfort, 1682, p. 881.

temps variable suivant l'ancienneté de l'ankylose, sa forme et sa résistance.

Quelques années après, Verduc [1] invente le bandage qui porte son nom et qu'il applique pour la première fois à une fillette de dix ans atteinte d'une ankylose du genou à angle aigu. Cette ankylose, dit-il, datait de sept à huit mois et le talon était appliqué contre la cuisse. Bien qu'elle fût jugée par tous incurable, il entreprend sa guérison et l'obtient. Ne pouvant appliquer l'appareil de Hilden, vu la trop grande flexion de la jambe, il place sous l'articulation une attelle fort mince d'un pouce de large sur huit de long, après l'avoir enfermée dans plusieurs doubles de linges; avant de la maintenir solidement par un bandage, il fait exécuter au membre des mouvements de flexion et d'extension, place ensuite son attelle qu'il fixe au-dessus et au-dessous du genou au moyen de quelques jets de bandes, après avoir eu soin de placer une lame de carton épaisse et pliée dans du linge sur le sommet de l'article. Il répète cette manœuvre deux fois par jour, et s'arrête chaque fois que les craquements sont trop violents. Grâce à cette méthode de redressement progressif, il a obtenu un excellent résultat. Après le redressement, la malade a pu marcher sans boiter.

Les discussions de l'Académie de chirurgie, pas plus que les travaux publiés de 1750 à 1780, n'ont amené de changements notables dans l'état de la question. Les chirurgiens font à cette époque peu d'efforts pour perfectionner les méthodes; Richerand en est encore à *fluidifier la graisse*, et ses contemporains considèrent comme dangereuse la pratique de Verduc. Boyer seul ne craint pas de pratiquer fréquemment l'extension du membre.

A partir de 1825 la question prend tout à coup une marche précipitée. Presque tous les procédés thérapeutiques usités de nos jours apparaissent à la fois. Déjà Rhea Barton, en 1826, avait pratiqué la section du fémur pour une ankylose de la hanche. En 1835, il fait une opération analogue pour l'ankylose du genou, et sa pratique est rapidement imitée. Gibson, Platt-Burr, Gordon Buch la répètent avec bonheur, mais l'intervention sanglante n'en reste pas moins exceptionnelle, périlleuse, et repoussée par la grande majorité des praticiens français et étrangers. On ne délaisse point pour cela la cure de l'affection qui nous occupe, car l'époque qui voit naître ces procédés sanglants est extrêmement fertile en travaux sur le redressement, sans opération, de l'ankylose vicieuse.

En 1839, Louvrier imagine une machine qui fait grand bruit et soulève par quelques succès un enthousiasme que ne tardent pas à réprimer de graves accidents. Cette machine mérite bien l'oubli dans lequel elle est tombée, mais l'idée qui préside à sa construction, l'idée du redressement brusque par un appareil, fut féconde et il importe, avec Velpeau, d'en rapporter l'honneur à Louvrier.

Un peu avant ce dernier chirurgien, Michaëlis, Stromeyer, Dieffenbach, considérant que la résistance à la rupture de l'ankylose siégeait surtout dans les tendons et les aponévroses, en proposèrent la section sous-cutanée. La ténotomie combinée au redressement forcé manuel fut depuis souvent pratiquée par Bonnet, par J. Guérin, surtout par Palasciano, qui fit, de la flexion

[1] VERDUC, *Traité des fractures et des luxations*. Paris, 1685.

brusque combinée aux sections tendineuses, une méthode régulière, un instant classique.

Lorsque Bonnet commença ses travaux sur la question, la ténotomie, le redressement forcé manuel, le redressement brusque à l'aide des machines étaient donc connus. Deux obstacles s'opposaient à la vulgarisation de ces méthodes : d'abord la douleur extrême provoquée par ces manœuvres de force, ensuite le défaut d'indications précises basées sur l'étude clinique des faits.

L'anesthésie chirurgicale vint lever le premier obstacle; Bonnet avec son grand sens pratique, supprima le second. A partir de cet illustre chirurgien les manœuvres de redressement prennent place dans la chirurgie courante; les détails opératoires sont bien réglés, l'étude de l'anatomie et de la physiologie pathologiques montre ici l'utilité, là l'impuissance de la ténotomie, et fait bien comprendre les dangers ou l'impossibilité de certaines manœuvres dans certains cas particuliers. Bonnet n'invente à proprement parler aucun des éléments fondamentaux de sa méthode, il emprunte la ténotomie à Dieffenbach et à Stromeyer, il prend à Palasciano, à Louvrier le redressement brusque, il utilise la découverte naissante de l'anesthésie chirurgicale. Son grand mérite est de régulariser, de simplifier, d'adapter à la clinique de tous les jours ces procédés exceptionnels et redoutés.

Il a le tort de ne pas s'en tenir là; il ne se contente pas de redresser les ankyloses, il veut encore rétablir la mobilité complète de l'articulation rompue. Ses illusions à ce sujet ne sont pas douteuses, la pratique n'a pas sanctionné sa manière de voir, et ses élèves eux-mêmes relevèrent sur ce point ses propres exagérations. Cette question fut longuement discutée en 1864 au congrès de Lyon, et Delore, Philippeaux, etc., n'ont pas craint de critiquer et de modifier la pratique de leur maître.

A l'étranger, Langenbeck (de Hanovre), Billroth, Schuh (de Vienne), Volkmann, Nusbaum surtout, pratiquent souvent le redressement forcé. Ils font, la plupart du temps, le redressement manuel, ou se servent de machines élémentaires. On retrouve dans leur pratique une partie, et la partie la plus dangereuse, des errements de Louvrier; ils appliquent la même méthode à des cas très différents, c'est-à-dire parfois à des cas défavorables et, comme Louvrier, ils ont de graves accidents à enregistrer. Ils rompent l'artère poplitée (Holl), déchirent la veine (Friedberg), contusionnent le nerf (Volkmann). Nous ne rangeons pas parmi les accidents le décollement des épiphyses qui, 32 fois sur 119 cas, a été obtenu par Nusbaum (de Munich), grand partisan du redressement forcé. C'est là en effet, sans partager à son endroit l'optimisme de l'auteur allemand, une lésion sans grande importance et qui, dans les opérations les plus heureuses, a pu passer inaperçue.

L'autopsie que Demarquay eut, en 1859, l'occasion de pratiquer en est une preuve convaincante. Un malade dont le genou venait d'être redressé, mourut d'une affection intercurrente. Demarquay croyait avoir rompu la soudure articulaire, c'est le fémur qu'il avait fracturé. Bien que cette autopsie soit unique, de pareils faits ne doivent pas être très rares; d'ailleurs, le cas que Guyon a observé dans le service de Velpeau montre non seulement l'innocuité, mais la grande utilité, exceptionnellement, d'une pareille fracture.

Un jeune homme, atteint d'une ankylose vicieuse du genou, glisse, tombe et se fracture le fémur. Le membre est redressé, la guérison de la fracture obtenue dans l'extension, et le malade à la fois guéri de son traumatisme et de son ankylose vicieuse.

Ces accidents sont considérés d'abord comme des curiosités sans importance. On ne tarde pas cependant à les rapprocher de l'ostéoclasie, nous voulons dire, des fractures artificielles faites en vue de redresser les membres déformés. Bruns, Rizzoli, qui ont les premiers pratiqué ces opérations, appliquent leurs procédés à l'ankylose vicieuse du genou; mais ils ne cherchent pas à casser le fémur, ils cherchent à disjoindre la soudure osseuse. Ils font l'arthroclasie, non l'ostéoclasie. Des réserves pourraient être faites à ce sujet, car quoi qu'en dise Rizzoli, rien ne prouve qu'il ait fracturé dans l'interligne plutôt que dans les extrémités osseuses. Il convient cependant de retenir que, jusque-là, l'ostéoclasie n'est pas, de propos délibéré, appliquée au traitement de l'ankylose.

Pendant que les procédés de redressement sous-cutané se perfectionnent et se vulgarisent, la méthode sanglante prend aussi racine dans l'esprit des chirurgiens. Les succès isolés de Rhea Barton, de Platt-Burr, etc., etc., se multiplient. Le nombre en devient rapidement considérable.

Ces faits sont réunis et judicieusement commentés dans l'excellent ouvrage de Swain [1], publié à Londres en 1869. Presque toutes les opérations que cet auteur rapporte ont été pratiquées sans les précautions listériennes, et la proportion des guérisons y est déjà fort remarquable. La chirurgie antiseptique a donné depuis, les succès les plus nombreux et les plus éclatants.

Dans ces dernières années, beaucoup d'auteurs se sont occupés de ce sujet; les chirurgiens lyonnais notamment ont écrit nombre d'intéressants travaux. Nous retrouverons dans le corps de cette étude leurs opinions et leurs innovations, et il nous paraît inutile de pousser plus loin cet historique que le lecteur pourra compléter en consultant les ouvrages ou mémoires suivants :

Rhea Barton, On the treatment of ankylosis by the formation of artificial joints. Philadelphia, 1827, et *The American journ. of med. sciences*, 1837. — *Gaz. méd. de Paris*, 1838. — Louvrier, *Gaz. des hôp.*, 1839. — Velpeau, Leçons cliniques sur les ankyloses et leur traitement, 1841. — Bonnet, Mémoire sur la position des membres dans les maladies articulaires. *Gaz. méd.*, 1840. — Du même, Mémoire sur la rupture des ankyloses, sa combinaison avec les sections sous-cutanées. *Gaz. méd. de Paris*, 1850. — Richet, Des opérations applicables aux ankyloses. Thèse de concours, 1850. — Nusbaum, Die Pathologie und Therap. der Ankylosen. Munich, 1862. — Maisonneuve, Application de la méthode diaclastique. *Clinique chirurgicale*, 1863, t. II, p. 622. — Guyon et Panas, Leçons d'orthopédie de Malgaigne, 1862. — Panas, art. Genou. *Dict. de Jaccoud.* — Delore, Palasciano, Congrès méd. de France. Lyon, 1864. — P. Denucé, art. Ankylose. *Dict. de Jaccoud*, 1865. — Ollier, art. Ankylose. *Dict. de Dechambre*, 1866. — Rizzoli, *Clinique chirurgicale*, 1872. — Volkmann, *Berliner klin. Woch.*, 1874. — Hueter, Klinik der Gelenkkrankheit, 1877. — Bœkel, Chirurgie antiseptique, 1882. — Edouard, Thèse de Lyon, 1882. — Campenon, Redressement des membres par l'ostéotomie, 1883. — Lagrange, Thèse d'agrég., 1883. — Norstrom, Traité du massage, 1884. — Pousson, De l'ostéolasie, Thèse d'agrég., 1886. — Guyon, Traitement des arthropathies. *Gazette hebdom.*, 1889.

Anatomie et physiologie pathologiques. — L'ankylose est une des terminaisons fréquentes des inflammations développées dans les articulations.

[1] Swain *Injuries and diseases of knee joint.* London, 1869.

Elle peut présenter des degrés différents et, dans ces différents cas, les lésions peuvent être plus ou moins complètes. Le plus souvent elles se combinent; aussi, pour les étudier, doit-on décrire les altérations que présente chacune des parties constituantes de l'article. C'est ce que nous nous proposons de faire, en choisissant comme type de notre description une ankylose ancienne.

Si, dans quelques cas que nous étudierons plus loin, les surfaces articulaires restent saines, le plus souvent elles sont dépolies, déformées et plus ou moins intimement soudées. La plupart des auteurs qui se sont occupés de cette question, parmi lesquels nous pouvons citer Dupuytren et Cloquet, ont noté une sécheresse toute particulière de l'articulation. Mais, le plus souvent, les altérations sont plus marquées, et les cartilages d'encroûtement, les fibro-cartilages sont gonflés, ramollis; ils subissent la dégénérescence velvétique, disparaissent en certains points; on aurait même (Broca) observé de véritables séquestres isolés. Ils peuvent enfin s'ossifier et contribuer ainsi à la réunion des deux os en rapport.

Quant aux extrémités osseuses que recouvrent ces cartilages articulaires, elles sont le plus souvent déformées et déplacées. Lorsque l'arthrite a été mal soignée ou qu'elle a été abandonnée à elle-même, on observe le plus souvent un changement dans les rapports des surfaces articulaires. C'est ainsi qu'au genou il existe très souvent une subluxation du tibia en arrière, son plateau articulaire venant s'appliquer sur la partie postérieure des condyles fémoraux. Le fémur forme en avant une saillie d'autant plus marquée qu'il est lui-même le siège d'une déformation assez accentuée. Le diamètre transversal de son extrémité inférieure diminue; les saillies osseuses qui servent d'insertions aux muscles s'atrophient. L'épiphyse présente enfin dans son diamètre longitudinal des changements indiqués par Bonnet et Gosselin (1), mieux étudiés depuis par Volkmann (2), qui consistent dans une élongation des condyles fémoraux dans le sens du grand axe de l'os.

La portion cartilagineuse du fémur dirigée en bas, délivrée par suite de la flexion permanente de la jambe sur la cuisse, de la pression de la tête du tibia et du poids du corps dans la marche, s'accroît à ce point que, sur une coupe, le condyle fémoral revêt la forme d'une demi-ellipse, souvent très allongée. « Comme me l'ont spécialement prouvé deux pièces anatomiques de ce genre, dit Volkmann, cette élongation des condyles fémoraux peut être extrêmement considérable, et l'on peut alors d'autant plus facilement croire à une simple luxation de la tête du tibia en arrière, que les condyles fémoraux font plus de saillie en avant; cependant cette luxation peut ne pas exister. » On comprend que cette déformation rende impossible la réduction de la subluxation. Des tractus fibreux peuvent exister entre les deux extrémités articulaires; leur consistance est variable; tantôt ils sont mous et friables (Richet), tantôt au contraire très résistants. Ils sont alors formés par un tissu fibreux très dense.

A un degré plus avancé, l'union des extrémités articulaires est encore plus intime : il y a soudure complète des deux os. Ces soudures osseuses par fusion,

(1) Gosselin, *Cliniques de la Charité*, t. II, p. 163.
(2) Volkmann, *Berl. klin. Woch.*, 1874, p. 629.

ou, comme le disait Cruveilhier, par intermède, figurent en grand nombre dans les collections du musée Dupuytren. Lacroix [1], dans les *Annales de la Chirurgie française et étrangère*, a très bien décrit les différentes modifications que subissent les os qui se fusionnent. D'après lui, le travail pathologique marche ordinairement de la périphérie vers le centre, et, si l'articulation ankylosée forme un coude, le travail, qui débute généralement par la convexité, semble plus tard concentrer toute son action sur la concavité; de sorte qu'en définitive lorsque les lésions sont complètement développées, le tissu osseux est plus compact dans la concavité que dans la convexité de la courbe. Le tissu spongieux des épiphyses ne présente plus le même aspect; on dirait que les lamelles osseuses se sont portées vers la périphérie et qu'elles s'y sont accumulées en une lame compacte joignant les diaphyses des os soudés. Dans quelques cas, par suite de la raréfaction du tissu central, les deux canaux médullaires ont de la tendance à se réunir; mais c'est là l'exception. Le plus souvent, en effet, il reste encore des traces de démarcation entre les deux os. On peut d'ailleurs ne rencontrer que quelques tractus osseux allant d'un os à l'autre.

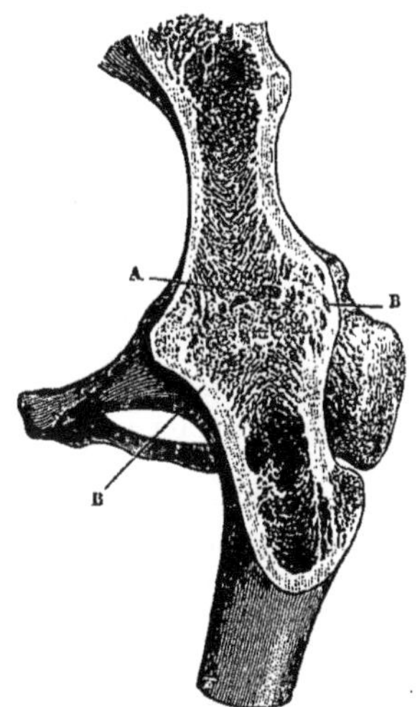

FIG. 158. — Ankylose par fusion osseuse de l'articulation coxo-fémorale.

A, trace de l'interligne articulaire. — B,B, continuité directe entre la tête fémorale et la cavité cotyloïde.

Dans l'ankylose du genou la rotule peut jouer un rôle tout spécial, elle peut être déplacée ou adhérer plus ou moins intimement aux condyles. Elle est soudée, tantôt au condyle interne, le plus souvent à la face externe du condyle externe, quelquefois enfin elle est immobilisée dans la gorge de la poulie fémorale. Dans une observation de Foucher [2] (luxation spontanée du genou avec ankylose), on a trouvé la rotule fixée sur le condyle externe par un pont osseux assez large pour recouvrir la moitié supérieure de sa face articulaire; la pointe de la rotule était elle-même soudée au tibia par un pont ostéo-cartilagineux. Parfois la rotule a subi un véritable mouvement de rotation; elle peut se présenter par un de ses bords et sa face articulaire tend à devenir antérieure. Les adhérences qui unissent la rotule au fémur sont tantôt fibreuses, tantôt osseuses, comme celles que nous avons décrites plus haut. Il semble aussi que dans quelques cas la lésion s'est localisée autour de la rotule, et que les adhérences qui se sont développées autour de l'os sont la cause principale de l'abolition des mouvements.

C'est l'opinion d'Ollier. « On peut voir des ankyloses dues uniquement à une soudure de la rotule; on les observe surtout à la suite de traumatismes

(1) LACROIX. *Ann. de la chir. franç. et étrang.*, t. IX, 1849.
(2) FOUCHER, *Bull. de la Soc. anat.*, 1855, p. 473.

ayant porté sur cet os, et après l'arthrite blennorrhagique. » En résumé, le genou peut présenter trois variétés principales d'ankyloses : ankyloses fémoro-rotulienne, tibio-fémorale, complexe; dans cette dernière variété qui est la plus fréquente, les trois os sont plus ou moins étroitement soudés.

Nous insisterons peu sur les modifications que présente le tissu osseux dans les ankyloses. Dans les arthrites scrofuleuses et certaines formes d'arthrites rhumatismales, on peut observer une friabilité ou une flexibilité du tissu osseux qui seront de la plus grande importance au moment de l'intervention (Ollier). Dans quelques cas, les cavités du tissu spongieux se sont agrandies, dans d'autres il existe de l'ostéite condensante.

La séreuse articulaire est toujours plus ou moins altérée. Le plus souvent, elle est épaissie; cet épaississement se retrouve d'ailleurs dans toutes les inflammations chroniques articulaires. Il est plus ou moins considérable, quelquefois, comme l'a indiqué Richet, il n'existe plus qu'un véritable manchon fibreux, collé contre les os et les fixant intimement l'un à l'autre. On peut ne trouver que des plaques indurées, faisant saillie à la face interne de la synoviale. Les culs-de-sac et plus particulièrement le cul-de-sac sous-tricipital se plissent, des adhérences se forment et diminuent encore l'étendue de la séreuse.

On trouve une bonne description de ces lésions dans Billroth : « Un obstacle assez important à la mobilité et qui constitue la raison pour laquelle, après des arthrites fongueuses très étendues, la mobilité parfois ne peut plus être rétablie, consiste en ce que les parois nécessairement mobiles des prolongements accessoires de la synoviale articulaire adhèrent entre eux et se ratatinent. » Campenon [1] a montré, lui aussi, l'importance de ces altérations : « Nous pouvons affirmer que la synovite adhésive des culs-de-sac, lorsqu'elle est ancienne, lorsque les adhérences sont solides et la fusion complète, constitue par elle-même et en dehors de toute autre altération prononcée, un obstacle absolu à la plénitude des mouvements. »

Les ligaments sont modifiés soit dans leur structure, soit dans leur direction, et ils jouent un rôle considérable dans la production de l'immobilité permanente de l'articulation. Les altérations qu'ils subissent ont été très bien décrites par Hénocque [2]; le début est marqué par une infiltration séro-gélatineuse qui porte tout d'abord sur le tissu cellulaire interstitiel, puis envahit bientôt les fibres lamineuses du tissu fibreux, qui se gonflent et perdent leur aspect nacré. Tout ou partie du ligament semble transformé en une masse molle, translucide, lardacée, dans laquelle on reconnaît une prolifération cellulaire évidente. Il en résulte la production d'un tissu lamineux abondant, ayant les mêmes propriétés que le tissu cicatriciel. Le ligament perd sa forme, ses limites, et l'on se trouve souvent fort embarrassé, le scalpel à la main, pour dire où il commence et où il finit.

L'épaississement qu'on trouve noté dans beaucoup d'observations, portant principalement sur les ligaments placés du côté de la flexion (postérieurs pour le genou, antérieurs pour le coude), est dû à la modification du ligament

(1) Campenon, Thèse de Paris, 1879.
(2) Hénocque, art. Ligament. *Dict. des sc. méd.*, t. II, 2e sér., 1876.

lui-même, aux altérations de la synoviale qui lui adhère et à la condensation du tissu cellulaire avec lequel il est en rapport par sa face externe. Les altérations des ligaments peuvent être légères, et cependant les fonctions de l'articulation être presque abolies; comme l'a fait remarquer avec juste raison Gerdy, on peut voir un ligament d'aspect normal, à l'œil nu, ne pouvant plus répondre que par la résistance ou la rupture aux tractions qu'on lui fait subir.

Duret ([2]) a bien étudié l'organisation des produits plastiques fibrineux développés sur la synoviale à la suite de certaines arthrites survenues sous l'influence du froid. Il a comparé leur évolution à celle des fausses membranes de la pleurésie fibrineuse et insisté sur la grande résistance des adhérences articulaires qui se forment d'après ce processus.

Hueter ([3]) oppose la solidité des adhérences qui avoisinent les bords des surfaces articulaires à la mollesse des adhérences centrales qui sont constituées par de minces prolongements vasculaires, par du tissu de granulation développé aux dépens du cartilage. Les adhérences périphériques sont au contraire formées par la prolifération des tissus synoviaux et parasynoviaux. Leur résistance est toujours considérable.

A côté de la dégénérescence fibreuse des ligaments se place la dégénérescence osseuse. L'ossification se fait aux dépens de leur tissu et l'on peut trouver soit des stalactites osseuses plus ou moins longues, soit des plaques isolées (Ollier), soit enfin un manchon qui unit solidement entre elles les surfaces articulaires. C'est à J. Cloquet qu'on doit les premières notions sur cette forme d'ankylose; elle porte des noms divers : ankylose osseuse périphérique, ankylose par jetées osseuses, ankylose cerclée des vétérinaires.

On comprend qu'une altération de cette nature rende impossible tout mouvement. Lorsqu'on pratique une section à travers une articulation atteinte d'ankylose périphérique, il n'est pas rare de voir que les cartilages, la synoviale, les ligaments inter-articulaires sont demeurés intacts; dans d'autres cas cependant, on observe sur la synoviale les diverses altérations qui succèdent habituellement à l'immobilité prolongée (Follin).

Nous venons de passer en revue les modifications qu'ont subies les éléments articulaires; il nous reste à décrire l'état des différentes parties avec lesquelles ils se trouvent en rapport.

Nous avons déjà indiqué comment le tissu cellulaire du creux poplité pouvait contribuer à l'épaississement du ligament postérieur. La fusion peut être complète, et l'on observe dans le jarret une masse sclérosée, véritable cal fibreux pouvant jouer un rôle considérable dans la production de l'ankylose.

Les muscles qui s'insèrent au voisinage de l'articulation subissent des modifications dans leur forme, leur volume, leur structure. La fibre musculaire est dégénérée : elle a subi la transformation granulo-graisseuse et a perdu ses striations. On peut cependant parfois, lorsqu'il reste encore quelques mouve-

([2]) Duret, Soc. anat. de Paris, 1879.
([3]) Hueter, *Klinik der Gelenkkrankheiten*, 1876.

ments, retrouver les caractères normaux dans les muscles qui président à ces mouvements. Il est probable, comme le fait remarquer Campenon, que les muscles dégénérés ont conservé une partie de leur élasticité et de leur extensibilité. C'est à la conservation de ces deux propriétés qu'est due la rareté des ruptures musculaires dans le redressement de l'articulation.

Richet a fait voir que les aponévroses d'enveloppe présentent, comme le

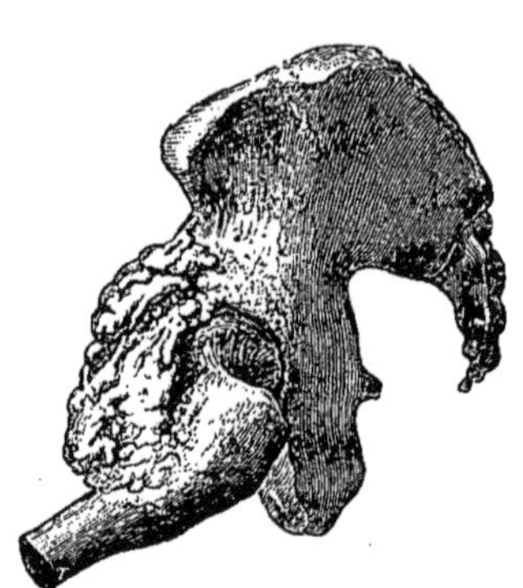

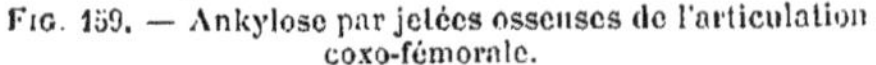

FIG. 159. — Ankylose par jetées osseuses de l'articulation coxo-fémorale.

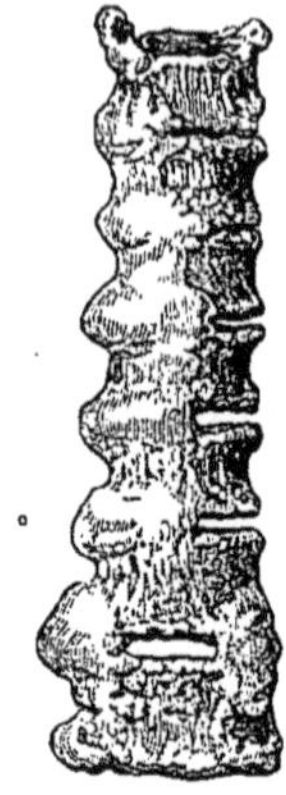

FIG. 160. — Ankylose osseuse périphérique de la colonne vertébrale.

autres parties molles, la dégénérescence fibreuse et éprouvent une rétraction consécutive.

Les parties molles qui entourent l'articulation subissent, lorsque celle-ci est fléchie depuis quelque temps, des modifications importantes et utiles à connaître, parce qu'elles créent des obstacles au redressement de l'ankylose. La peau se rétracte, les muscles, les aponévroses, les tissus cellulaires et fibreux se raccourcissent; les vaisseaux et les nerfs se placent en ligne droite. Ce sont des lésions analogues qu'on trouve dans les cas de péri-arthrite scapulo-humérale si bien étudiés par Duplay.

Ces divers agents d'immobilisation jouent un rôle exclusif dans l'ankylose incomplète périphérique; ils jouent un rôle toujours important, et parfois prépondérant dans les autres variétés d'ankylose. L'obstacle que chacun d'eux oppose au redressement a été déterminé mathématiquement par les expériences cadavériques de Busch (*Arch. für klin. Chir.*, de Langenbeck, 1865). Il nous suffira de rappeler une des trois expériences qui constituent le fond du travail de cet auteur, pour montrer l'importance relative de chacune de ces altérations péri-articulaires.

Dans le cas que nous prenons pour exemple, d'après Busch, il s'agit d'une ankylose incomplète, périphérique, du genou droit, consécutive à une nécrose du fémur, développée chez une fille qui mourut à dix-neuf ans d'hémorrhagie. Le membre ankylosé, séparé du tronc par une désarticulation de la hanche, fut fixé avec des vis sur une planche. Au cou du pied fut attaché un poids de trois livres, au moyen d'une ficelle glissant sur une poulie. Dans ces conditions, malgré la section des fléchisseurs due à la désarticulation de la hanche, la jambe faisait avec la cuisse un angle de 124 degrés ouvert en haut. La peau du creux poplité, percée de deux orifices fistuleux, était très épaissie, soudée à l'aponévrose au niveau des fistules, et très peu mobile sur les autres points; elle fut divisée en croix et disséquée, et l'angle formé par l'inclinaison de la jambe sur la cuisse, augmentant de 2 degrés, mesura 126 degrés. La section de l'aponévrose superficielle permit à l'angle de s'ouvrir de 7 degrés (133 degrés). Après l'extirpation du tissu fibreux profond, disposé en tous sens sous forme de travées épaisses, l'angle s'accrut encore de 6 degrés (139 degrés). Les muscles de la cuisse et de la jambe furent alors coupés jusqu'à l'os à deux pouces et demi de l'articulation; cette opération ne fut suivie que d'une modification minime dans l'état des parties, et c'est à peine si l'angle augmenta d'un demi-degré (139°,5). Au contraire, la séparation complète des muscles et tendons avec leurs gaines fut suivie d'un abaissement notable, et la jambe s'ouvrit de 10°,5, atteignant ainsi 150 degrés. Enfin, après la section transversale de la capsule articulaire, sans section des ligaments latéraux, la jambe se plaça dans la direction de la cuisse, et l'angle mesura 180 degrés.

Ces expériences prouvent clairement, d'après Busch, que la peau offre déjà une certaine résistance au redressement, tandis qu'au contraire les fléchisseurs n'y mettent qu'un obstacle insignifiant. De là l'inefficacité de la ténotomie. Le facteur le plus important est le tissu fibreux qu'on trouve sur tous les points de la fosse poplitée, non seulement sur la capsule, sur l'aponévrose, mais aussi sur les gaines musculaires et même dans les muscles. Ce sont ces brides fibreuses qui se déchirent dans les tentatives de redressement, ce sont elles qui compriment ou étranglent les vaisseaux et les nerfs, ce sont elles enfin qui déterminent des fractures, lorsque leur résistance est supérieure à celle du tissu osseux. A l'action des brides poplitées vient s'ajouter, d'après Salomon, la résistance opposée par les aponévroses de la région antérieure du genou. Ces aponévroses s'épaississent, s'indurent et contribuent à maintenir le membre en position vicieuse; on les déchire par le redressement forcé, comme le démontre bien la douleur intense que le malade accuse dans la région rotulienne après l'opération.

On n'est point d'accord sur les altérations que peuvent présenter les vaisseaux et les nerfs. Ceux du creux poplité ont particulièrement attiré l'attention des observateurs dans l'ankylose du genou qui est, par sa fréquence autant que son importance, le véritable type de l'affection. Les vaisseaux (artère et veine) se trouvent relâchés par la flexion permanente du genou, ils se rétractent insensiblement, et, pour Follin, cette rétraction peut être portée assez loin pour qu'il devienne impossible de redresser la jointure sans les déchirer. Des expériences de Cruveilhier tendraient toutefois à prouver la rareté de cette rétraction. Nélaton fait remarquer que les vaisseaux décrivent assez souvent des flexuosités. Nous rappellerons l'observation publiée par Chassaignac dans les *Bulletins de la Société anatomique* (1839); les vaisseaux poplités étaient éloignés de l'articulation, dirigés en ligne droite et tendus fortement, de sorte qu'il y aurait eu grand danger de rupture si l'on avait voulu tenter le redressement.

Il nous reste en terminant à examiner l'influence que peut avoir sur le dévéloppement de l'os et du membre l'existence d'une ankylose contractée dans le jeune âge. Il résulte des recherches d'Ollier sur ce sujet que l'accroissement en longueur est peu troublé. Cependant, presque toujours, le membre est plus grêle, probablement par suite de l'immobilité prolongée auquel il est condamné. Dans les cas où l'affection se propage jusqu'au cartilage de conjugaison, il en résulte un arrêt de développement qui entraîne une inégalité notable dans les deux membres.

Telles sont les lésions anatomiques qu'on peut rencontrer dans les ankyloses. S'il est des cas où elles existent toutes, il en est d'autres, plus fréquents, où les désordres sont moins nombreux. On peut en effet trouver des lésions portant tantôt sur les parties périphériques, tantôt sur les surfaces articulaires et la synoviale.

On se trouve ainsi amené à décrire plusieurs degrés d'ankylose, et l'on s'explique les classifications qu'ont essayées les différents auteurs. Les uns se sont basés sur l'étendue des lésions anatomiques, les autres sur l'abolition ou la conservation des mouvements.

Fabrice de Hilden, le premier, vers le milieu du dix-septième siècle, parle de l'ankylose incomplète, ou par rétraction des parties molles. On trouve encore deux types principaux dans la classification de Holmes, qui étudie successivement l'ankylose complète et l'ankylose incomplète. Cette dernière comprendrait deux variétés bien distinctes : l'ankylose intra-capsulaire (ankylose incomplète interstitielle ou par soudure fibreuse); l'ankylose incomplète périphérique ou par rétraction fibro-musculaire.

Bien plus compliquée était la classification anatomique de Cruveilhier, qui reconnaissait cinq types principaux; ankylose périphérique ou par invagination, — ankylose par fusion, — ankylose par intermède ou par interposition d'un disque osseux plus ou moins épais, — ankylose par amphiarthrose, dans laquelle existe un tissu fibreux intermédiaire aux surfaces articulaires, — ankylose mixte.

Dans le même ordre d'idées, Boyer et Nélaton admettaient une ankylose par fusion et une ankylose par jetées osseuses. Mais, comme le fait remarquer avec juste raison Richet, cette division de l'ankylose en osseuse et fibreuse, centrale et périphérique, si elle satisfait l'anatomiste, ne saurait répondre aux besoins de la clinique. Aussi dans les derniers travaux sur l'ankylose (Follin, Denucé, Ollier, Terrier) retrouve-t-on l'ancienne classification de Fabrice de Hilden : ankylose complète, ankylose incomplète. Cette dernière peut, comme l'a montré Campenon, présenter elle-même deux degrés : elle peut être lâche ou serrée, suivant que l'étendue des mouvements se rapproche plus ou moins de l'état normal. Nous admettrons sans réserves la division qu'il a établie et qui est comme un guide pour le chirurgien, lorsqu'une intervention est nécessaire.

L'ankylose peut donc présenter trois degrés différents :

1° L'ankylose est complète; la soudure osseuse peut être centrale ou périphérique, il peut y avoir soudure fibreuse très-serrée; la cavité articulaire a disparu; il existe une sclérose périphérique plus ou moins prononcée et qui s'étend souvent jusqu'aux téguments; la dégénérescence musculaire est constante.

2° L'ankylose est incomplète, mais très serrée : on aura, suivant les cas, suivant la cause et la nature de l'arthrite préexistante, soit un cal cellulo-fibreux inter-articulaire, soit une induration périphérique étendue avec transformation des ligaments, soit une déformation des surfaces. Les muscles, les téguments seront modifiés.

3° L'ankylose est incomplète, mais lâche. Les lésions dans ce cas sont des plus variées : on peut trouver des brides fibreuses interosseuses, un épaississement et des adhérences partielles de la synoviale, une induration des ligaments, une rétraction d'un faisceau ligamenteux, une déformation légère des surfaces osseuses. Les parties extra-articulaires (tissu cellulaire, muscles, peau) sont peu ou pas altérées (Campenon).

Cette dernière variété comprend les *raideurs articulaires* ou les fausses ankyloses de Malgaigne.

Étiologie et pathogénie. — L'ankylose peut résulter de causes physiologiques parmi lesquelles il faut compter la vieillesse, les attitudes habituelles, l'immobilité prolongée; mais c'est le plus souvent à la suite des arthrites, des tumeurs blanches, des fractures intra et extra-articulaires qu'elle se produit. Dans quelques cas, particulièrement chez les vieillards, elle intéresse à la fois un grand nombre d'articulations; elle se rattache alors à la diathèse rhumatismale, cause première des ostéophytes.

Nous passerons successivement en revue ces principales données étiologiques, savoir : 1° l'immobilité; 2° l'arthrite; 3° les attitudes vicieuses; 4° les affections générales.

1° *Immobilité.* — Quand une articulation est privée de ses mouvements, elle devient raide et ne reprend sa souplesse qu'après avoir joué librement pendant un temps dont la durée varie avec la durée même de l'immobilité. Cette raideur s'explique par la tendance des tissus fibreux (ligaments et capsules) à se rétracter lorsqu'ils restent longtemps à l'état de repos. De plus, durant l'immobilisation de l'article, la sécrétion de la synovie et la nutrition du cartilage se font mal, surtout si pendant le repos forcé il s'épanche dans la synoviale des exudats séreux ou sanguins dus à une lésion de voisinage, à une fracture par exemple. En clinique, il est souvent difficile de savoir la part qui revient dans la production de l'ankylose à la seule immobilité et aux épanchements dont nous parlons.

Cruveilhier a cité un exemple de soudure complète de l'articulation temporo-maxillaire sans que l'articulation du côté opposé, nécessairement immobile, fût altérée. Ollier a fait l'autopsie d'un jeune homme qui, depuis l'âge de trois ans, avait le bras soudé au tronc par une cicatrice vicieuse, et constata que l'articulation scapulo-humérale, malgré son immobilité presque complète était parfaitement saine.

Teissier (de Lyon), dans un mémoire bien connu, s'attache à montrer les lésions diverses que l'immobilité prolongée, à la suite des fractures, peut produire dans les articulations. Ce sont : 1° l'épanchement de sang et de sérosité dans la cavité articulaire; 2° l'injection des synoviales; 3° l'altération du cartilage; 4° l'ankylose. Bonnet et Sanson avaient déjà décrit, sous la rubrique *scorbut local,* les lésions que produit l'immobilisation articulaire nécessitée par les fractures et, pour remonter plus haut, nous pouvons ajouter que J.-L. Petit expliquait les mêmes désordres par une âcreté plus grande de la synovie.

Malgaigne estime que l'extension exercée sur les ligaments joue le plus grand rôle dans la production de lésions articulaires. Cette remarque est très exacte, et il est certain que les attitudes vicieuses dans lesquelles certains ligaments sont distendus, exposent surtout à l'ankylose; mais, s'il n'y a pas d'arthrite, la gêne des mouvements est limitée à la simple raideur articulaire. Hubert Buzot [1] a démontré que la seule immobilisation ne pouvait suffire à déterminer des adhérences intra-articulaires; il ne peut en résulter que des lésions péri-articulaires qui, à moins de circonstances tout à fait exceptionnelles déterminent une ankylose incomplète peu serrée. Verneuil a souvent défendu cette opinion et montré par de nombreux exemples l'erreur de ceux qui n'osent demander à l'immobilisation tout ce qu'elle peut donner en thérapeutique par crainte de l'ankylose.

2° *Arthrite.* — La vascularisation et l'épaississement inflammatoire des parties cellulo-fibreuses, en établissant des adhérences anormales, sont la meilleure cause de l'ankylose. Les ligaments se rétractent, se raccourcissent, s'ossifient parfois pendant que les cartilages s'usent et se perforent. Les extrémités osseuses, en contact direct, s'unissent par des adhérences fibreuses qui plus tard s'ossifient. Le cartilage normal peut d'ailleurs se transformer directement en tissu fibreux qui se convertit plus tard en os compact et résistant.

Certaines arthrites dites plastiques ankylosantes (Gosselin) ont ainsi la propriété d'aboutir rapidement et fatalement à l'ankylose; ce sont surtout les arthrites traumatiques et les blennorrhagiques, mais il faut pour cela que le sujet y soit prédisposé.

L'ankylose se produit fréquemment après les fractures intra-articulaires. J.-L. Petit l'attribuait à l'effusion du *suc osseux* dans la synoviale. L'entrée dans l'article des matériaux élaborés au niveau de la fracture n'est certainement pas sans importance, mais il est au moins inutile d'invoquer leur présence, l'arthrite traumatique consécutive à la fracture suffit très bien à créer l'union des surfaces articulaires.

3° *Attitudes vicieuses.* — L'attitude vicieuse d'une articulation distend nécessairement les ligaments et, comme l'a dit Bonnet, l'un des premiers, les parties ainsi tiraillées s'épaississent, s'enflamment, contractent des adhérences vicieuses : non seulement les ligaments, mais les tendons et les muscles s'altèrent; ces derniers dégénèrent et souvent deviennent plus tard un grand obstacle au redressement de l'articulation et à son fonctionnement.

4° *Affections générales.* — La goutte, le rhumatisme ont quelquefois mérité le nom de diathèse ostéophytique ou phosphatique, à cause du nombre des articulations intéressées condamnées à l'ankylose.

Abernethy a rapporté l'histoire d'un enfant chez lequel le moindre coup déterminait une exostose et qui avait une ossification du ligament cervical empêchant absolument les mouvements du cou. Beaucoup d'auteurs, Portal,

(1) Hubert Buzot, Thèse de Paris, 1876.

Larrey, Percy ont apporté des faits d'ankylose générale. Ollier a trouvé chez un vieillard de cinquante ans qui s'était plusieurs fois fracturé les os, la plupart des grandes articulations en voie d'ankylose.

La vieillesse peut même en dehors des diathèses produire cette multiplication des soudures articulaires; chez le vieillard, les os de la tête sont réunis par des ankyloses physiologiques. Cette soudure des articulations sans mouvements ou à mouvements obscurs peut d'ailleurs survenir à un âge peu avancé, on l'a même exceptionnellement constatée chez de jeunes sujets. A l'Académie des sciences (1716) fut présentée l'observation d'un enfant de vingt-trois mois atteint d'ankylose universelle (Ollier, *Dict. encycl.*).

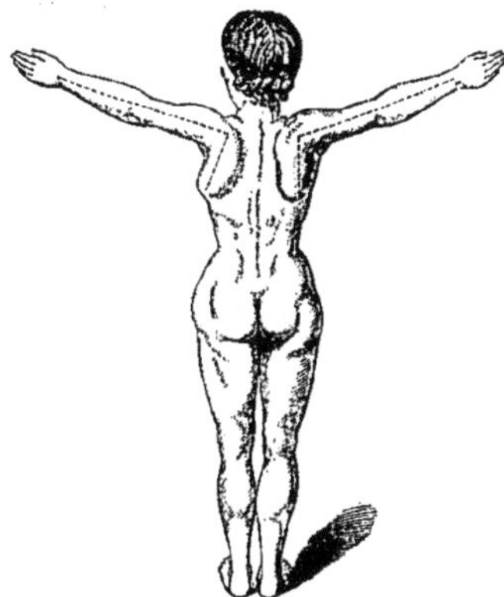

Fig. 161. — Ankylose scapulo-humérale gauche.

Symptômes et diagnostic. — L'ankylose est un vice de conformation acquis, souvent une terminaison heureuse des affections articulaires. Ses signes sont généralement très évidents et son diagnostic très simple. La position vicieuse des membres et la gêne des mouvements sont ses deux caractères principaux.

Position vicieuse. — Quelquefois l'ankylose se produit dans la position naturelle des articulations, c'est-à-dire la flexion pour le coude, l'extension modérée pour le genou, la flexion légère pour la hanche, etc., etc., mais trop souvent elle se forme en position vicieuse de façon à gêner au maximum les fonctions du membre et à nécessiter l'intervention du chirurgien. Quelques articulations sont d'ailleurs toujours ankylosées en position vicieuse, par exemple l'articulation temporo-maxillaire.

Gêne des mouvements. — Cette gêne est, nous l'avons dit, essentiellement variable, et c'est cette variabilité qui sert à établir les divers classes d'ankyloses; on apprécie la quantité de mouvement qui reste dans une articulation par l'essai successif de tous ses mouvements physiologiques.

On tâchera aussi de déterminer le degré de l'ankylose et de savoir si la soudure articulaire est fibreuse ou osseuse. Pour éclaircir ce dernier point, Malgaigne saisit les deux segments de membre qui composent l'articulation et par une impulsion énergique tâche de produire un mouvement jusqu'à ce qu'il réveille de la douleur.

Quand les extrémités osseuses sont unies par du tissu fibreux, la douleur se produit au niveau même de l'articulation ; si les deux os sont soudés, la douleur se produit au point même d'application des forces à l'aide desquelles on cherche à produire le mouvement.

Quand une articulation est ankylosée, il se passe dans les articulations voisines des mouvements supplémentaires. A l'épaule, par exemple, l'omoplate supplée en grande partie aux mouvements de l'articulation scapulo-humérale.

Il en est de même en ce qui concerne la hanche, qui peut être suppléée par les articulations sacro-iliaques et sacro-lombaires.

Nous ne dirons rien du pronostic des ankyloses, les notions qui s'y rattachent ressortiront suffisamment dans les détails du chapitre suivant.

Traitement. — L'hydrothérapie sous toutes ses formes, le massage, l'électricité, rendent des services dans la cure de l'ankylose. Les exercices d'assouplissement sont surtout extrêmement utiles lorsqu'on est en présence des raideurs articulaires. C'est par le massage et les mouvements provoqués qu'on parvient à faire disparaître la gêne des mouvements spontanés. Pour cela, il importe, pour nous servir de l'expression de Malgaigne, de savoir *administrer le mouvement*.

Nous décrirons les plus importants parmi les nombreux procédés qui ont été imaginés, mais au préalable il convient d'établir que dans le traitement des ankyloses, le chirurgien peut intervenir à l'aide de deux grandes méthodes générales; la méthode non sanglante et la méthode sanglante. Nous allons passer successivement en revue les divers procédés qui concernent ces deux méthodes.

Méthode non sanglante. — Les moyens dont dispose cette méthode peuvent se grouper sous trois chefs, selon qu'ils permettent d'obtenir :

1° Le redressement lent, gradué, continu;

2° Le redressement successif (Verduc), la rupture immédiate progressive (Bonnet), le redressement brusque d'abord, lent ensuite (méthode mixte de Delore);

3° Le redressement brusque.

A tous ces moyens peut être combinée la méthode des sections tendineuses et fibreuses sous-cutanées. Ce dernier moyen de redressement ne peut jamais suffire à lui seul. C'est un adjuvant plus ou moins utile. Nous allons l'étudier avant de passer à l'analyse des trois procédés principaux qui précèdent.

I. — DES SECTIONS TENDINEUSES ET FIBREUSES SOUS-CUTANÉES

La méthode des sections fibreuses et tendineuses sous-cutanées, aujourd'hui presque abandonnée, fut appliquée, dès la découverte de Stromeyer, au redressement des ankyloses. Michaëlis et Stromeyer la pratiquèrent les premiers au dire de Malgaigne. Dieffenbach l'adopta en 1831 et V. Duval l'appliqua pour la première fois en France en 1837; les premières observations de Duval se trouvent dans la thèse de son frère. Dès lors un grand nombre d'opérations de ce genre furent pratiquées par Philipps, Bouvier, Palasciano, Guérin, Borelli, Nusbaum, etc. Dieffenbach seul, en 1845, avait fait plus de 200 fois cette opération, et Borelli en 1864 plus de 50 fois. La plupart de ces auteurs ont d'ailleurs, dès le début, regardé la ténotomie comme un épisode le plus souvent facultatif du redressement. Bonnet a très bien apprécié son action thérapeutique en disant : « La section des tendons est un auxiliaire puissant et sans dangers des tractions opérées par les mains et par les machines ». En effet, ce n'est pas aux agents directs de la rétraction dans les cas d'ankylose, c'est-à-dire aux adhérences intra-articulaires et aux obstacles capsulaires, que s'attaque la ténotomie, mais seulement aux rétractions secondaires des muscles et des aponévroses. Celles-ci divisées, il faudra encore déchirer l'obstacle principal par l'extension forcée. Si Dieffenbach a pu accorder à la ténotomie toute la valeur d'une opération curative, c'est qu'il n'a pas fait la distinction des ankyloses et des contractures musculaires simples, et que beaucoup de ses observations se rapportent en réalité à des rétractions péri-articulaires d'origine nerveuse ou inflammatoire (voy. *Operative chirurgie*, t. I, p. 813).

Quoi qu'il en soit, la section des brides qui résistent s'impose souvent avant les autres manœuvres destinées à produire le mouvement. L'ankylose de la mâchoire et celle du genou sont celles qui nécessitent le plus souvent cette opération préliminaire. Nous avons suffisamment parlé de la ténotomie à propos du redressement des tumeurs blanches (voy. plus haut) pour qu'il soit inutile d'y insister ici plus longtemps

II. — REDRESSEMENT LENT

Le redressement lent a été employé par des auteurs très anciens à l'aide d'une instrumentation rudimentaire. Jusqu'à Fabrice de Hilden on se contente de suspendre des poids au membre fléchi. L'appareil ingénieux qu'imagina ce chirurgien marque une étape distincte dans l'histoire de la question; car c'est sur son principe que sont construits le plus grand nombre des instruments modernes.

La traction continue, obtenue à l'aide de cet appareil, réveillait au niveau de l'interligne articulaire de très vives douleurs, qui nécessitaient la suspension du traitement pendant des intervalles très prolongés. Dans ces cas-là le succès fut souvent compromis, et le redressement vainement attendu, parce que le malade, dans ces intervalles de repos, perdait facilement ce qu'il avait auparavant gagné.

C'est pour cette raison principale que les tractions articulaires n'eurent pas de faveur. Peu à peu même l'appareil de F. de Hilden fut oublié et nous voyons, en 1812, Richerand conseiller ouvertement de respecter les ankyloses qui ne cèdent pas aux bains tièdes et aux frictions.

Depuis, et surtout sous l'impulsion de Bonnet, la question a beaucoup progressé. Le redressement lent a été mis en usage par un grand nombre de chirurgiens qui en ont étendu la portée et perfectionné la technique instrumentale.

Les instruments dont on peut se servir doivent être divisés en deux classes :

A. Les instruments pratiquant l'extension, au moyen d'un mécanisme spécial fournissant une traction continue indépendante du malade.

B. Ceux qui sont disposés de manière à communiquer à la jointure ankylosée des mouvements progressifs que le malade peut alternativement modérer ou accélérer à son gré.

A. *Appareils de traction continue.* — Ces appareils ont été fort bien décrits par notre maître Gaujot dans son excellent livre : *Arsenal de la chirurgie con-*

temporaine, et nous ne manquerons pas de lui faire de nombreux emprunts.

Quelques chirurgiens ont mis en usage le mécanisme imaginé par Fabrice de Hilden. Stromeyer, Lutens s'en sont heureusement servis. Celui de Stromeyer est décrit dans le *Schmidts Jarbucher* de 1835 (t. VI, p. 176). Il consiste en une gouttière concave en tôle s'adaptant exactement au membre depuis l'ischion jusqu'au-dessus des malléoles. L'appareil est ouvert à la partie postérieure pour permettre la flexion. De chaque côté du creux poplité, une charnière permet le mouvement. En arrière de la cuisse se trouve une tige en fer munie d'un pas de vis à son extrémité inférieure. A la partie postérieure de la portion jambière est une tige également en fer, munie d'un trou où passe la vis. Ce sont les mouvements de cette vis qui produisent le redressement de l'articulation. Lutens a fait connaître dans les *Annales des sciences médicales* de Bruxelles, 1841, un appareil construit sur un modèle analogue dont la description peut être ainsi simplifiée. Il s'agit d'une attelle de chêne rembourrée à ses deux extrémités; on étend sur cette attelle le membre au

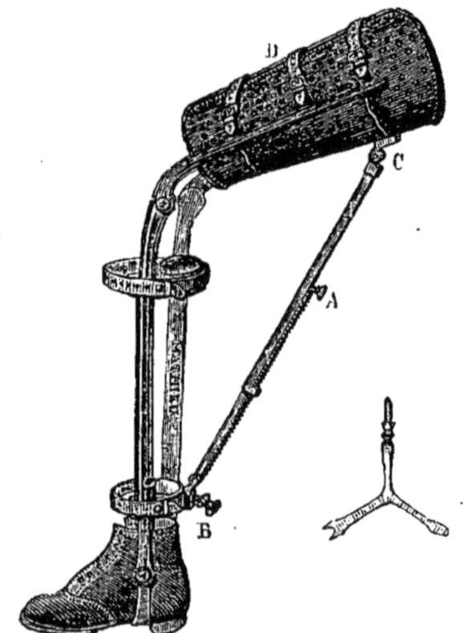

Fig. 162. — Appareil de Mathieu pour l'extension et la contre-extension du genou.

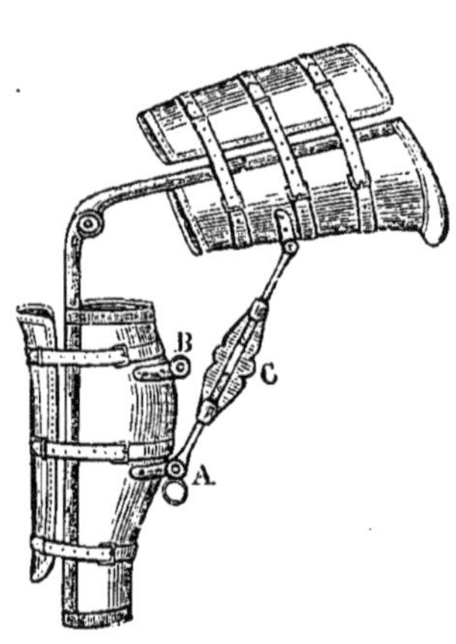

Fig. 163. — Appareil du professeur Le Fort.

moyen d'un tourniquet, de telle sorte qu'on agit par pression verticale et directe sur le genou. Rault, dans le *Bulletin de l'Académie de médecine*, 1845, a conseillé l'application d'un appareil semblable.

Les appareils articulés sont beaucoup plus compliqués et, disons-le, plus utiles. Ce sont surtout ceux-là qui ont été recommandés par Bonnet, Palasciano, van Hœter de Bruxelles, V. Duval. Deux parties principales dominent l'ensemble des dispositions de ces instruments. C'est : 1° l'existence d'une articulation entre les portions jambières et fémorales ; 2° la puissance à pousser le membre vers l'extension complète.

Pendant longtemps on s'est contenté de placer l'articulation fémoro-jambière sur les côtés de l'articulation du genou. Ferdinand Martin a eu le grand mérite de montrer que, pour être utile, cette articulation devait être placée plus en arrière, au niveau du centre du mouvement de l'articulation fémoro-tibiale.

La puissance qui sert au redressement des tiges jambières et fémorales peut offrir beaucoup de variétés. Il est facile de redresser avec les mains et de maintenir le redressement obtenu par divers points d'arrêt.

Les mécanismes qui réalisent cette puissance extensive appartiennent à plusieurs systèmes que nous ne pouvons tous décrire ici. Nous désirons cependant appeler l'attention sur deux appareils excellents, fréquemment employés dans les hôpitaux, et qui paraissent tous les deux bien remplir les indications du redressement.

L'un de ces appareils a été imaginé par un ingénieux orthopédiste, M. Mathieu; l'autre appartient au professeur Le Fort.

Le premier mérite la description suivante : Il se compose d'un cuissard moulé, et de deux attelles latérales articulées au genou, descendant jusqu'à la cheville, et munies pour la jambe de deux embrasses ou d'une jambière en cuir moulé. Une bottine à étrier est articulée à ces deux montants et peut s'enlever pour la nuit. L'extension et la contre-extension sont produites à l'aide d'une crémaillère placée en arrière de l'appareil et pouvant s'enlever à volonté.

Le professeur Le Fort utilise fréquemment dans son service l'appareil que nous reproduisons ci-dessus. On en saisit immédiatement le mécanisme. La vis double C peut s'appliquer en A ou en B, suivant le degré d'extension du membre. Cet appareil rend possibles à la fois l'extension et la flexion; il permet, par conséquent, de rétablir les mouvements du membre; c'est un appareil de redressement ou un appareil de mouvement, selon le but que se propose le chirurgien.

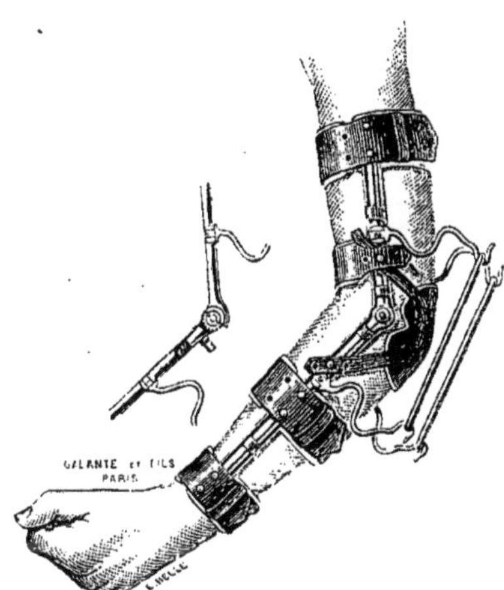

Fig. 164. — Appareil à levier pour traction élastique.

L'application de cet instrument permet encore de juger du degré de l'ankylose, d'apprécier exactement dans quelle mesure les mouvements sont perdus. La difficulté, l'impossibilité de mouvoir la vis, ou la course qu'elle parcourra, seront pour le chirurgien des indices certains. De sorte que cet appareil, ainsi d'ailleurs que celui de Mathieu, excellent au point de vue thérapeutique, peut aussi servir au diagnostic de l'affection.

Malgré les avantages de ces appareils mécaniques à crémaillère, à vis et à pignon, les chirurgiens lyonnais se sont beaucoup servis, surtout dans ces derniers temps, de la force élastique des liens en caoutchouc. On comprend très bien que la pression fournie par les vis dont nous venons de parler puisse être remplacée par une traction qui étende la jambe sur la cuisse ou l'avant-bras sur le bras. Il suffit que le lien en caoutchouc s'attache en haut à la partie fémorale de l'appareil, en bas à la partie jambière, pour qu'il joue le rôle d'un tendon rotulien artificiel, amenant l'extension du membre. Ces tractions élastiques ont le grand avantage de se graduer avec facilité, d'être toujours égales à elles-mêmes, facilement supportées. Elles ont encore un deuxième avantage bien plus grand, c'est qu'elles peuvent s'adapter à un appareil beaucoup plus simple que ceux de nos fabricants, à un appareil construit extemporanément par le chirurgien lui-même. Appliquez un appareil silicaté sur la totalité du membre inférieur fléchi; coupez-le circulairement autour du genou, adaptez solidement sur la partie fémorale, en avant, une première tige, une deuxième tige sur la portion jambière, vous pouvez aisément réunir ces deux tiges par des liens élastiques qui pratiqueront l'extension graduelle et continue du membre.

Delore (de Lyon) a fait un très grand éloge de cette méthode, dite des

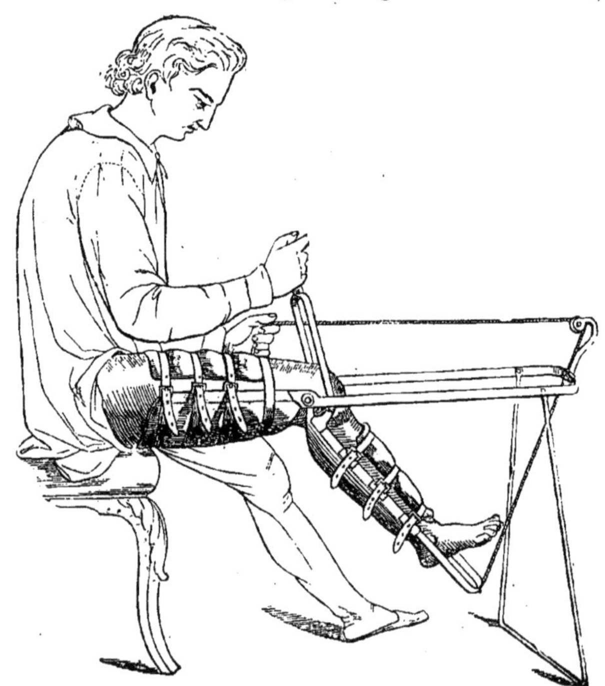

Fig. 165. — Appareil pour le rétablissement des mouvements du genou et pour l'extension forcée et graduée de cette articulation.

tractions élastiques, au Congrès de Lyon de 1864. Il a décrit à ce sujet les ingénieux appareils imaginés par Blanc. Ces appareils sont essentiellement constitués, en ce qui concerne le genou, par des tuteurs latéraux à charnière fémoro-tibiale, supportant, en avant, des tiges auxquelles s'attachent des liens élastiques.

Galante a modifié les appareils de Blanc (de Lyon) et a construit, d'après le même principe, un appareil applicable à l'ankylose du coude. Il est inutile d'insister sur le mode d'action de cet appareil ici fort nettement représenté.

B. *Appareils de mouvement.* — Nous nous contenterons de reproduire l'appareil de Bonnet. Le malade produit la flexion en agissant d'une main sur le manche qui s'attache au-dessus de la région tibio-tarsienne; il produit l'extension en tirant de l'autre main sur la corde fixée à la partie inférieure des montants de la jambe. On comprend très bien qu'un appareil analogue puisse s'adapter au coude.

L'arc de cercle gradué, dont les deux extrémités sont soudées à la branche horizontale externe, sert à maintenir le genou dans une position déterminée et à limiter les oscillations. On peut mesurer les mouvements et constater les progrès de la cure.

Blanc, Desgranges ont modifié et simplifié le mécanisme de cet appareil. Pour rétablir les mouvements on a, de nos jours, très rarement recours aux machines; nous pensons qu'il est inutile de nous apesantir sur ces détails.

III. — REDRESSEMENT SUCCESSIF (VERDUC). — RUPTURE IMMÉDIATE PROGRESSIVE (BONNET). — MÉTHODE MIXTE DE DELORE

Nous croyons pouvoir comprendre dans le même paragraphe tous les procédés qui tiennent à la fois de l'extension graduée et de la rupture brusque de l'ankylose.

Le principe de la méthode de Verduc est le suivant : pratiquer la rupture immédiate de l'ankylose, seulement dans une petite étendue, immobiliser, attendre et recommencer la rupture, après la disparition des accidents inflammatoires.

Malgaigne a beaucoup insisté sur la grande valeur de la méthode de Verduc et l'a formulée dans les préceptes généraux suivants :

1° Ne pas administrer le chloroforme, la douleur devant elle-même servir de guide à la main du chirurgien;

2° Déterminer le redressement par un mouvement rapide, mais sûr et calculé de manière à pouvoir s'arrêter quand on veut et à la limite précise de la douleur supportable;

3° Cesser alors tout redressement et traiter l'articulation par les cataplasmes, les bains, les douches;

4° Quand les symptômes inflammatoires et douloureux sont calmés, faire une nouvelle séance, qui permet toujours de dépasser le degré de redressement obtenu dans la séance précédente.

La rupture immédiate, qui a donné à Bonnet de si beaux résultats, nous semble directement issue de la méthode de Verduc. Bonnet a eu le mérite d'en bien régler l'application, de la combiner avec les sections musculaires et tendineuses et de faire bénéficier le malade de l'anesthésie. Voici d'ailleurs les détails de son procédé : après avoir endormi le malade jusqu'à la résolution musculaire complète, il imprime des mouvements à la jointure. Il agit prudemment et seulement dans la limite des mouvements existants déjà; peu à peu, cette limite est dépassée et l'on arrive au redressement définitif. Lorsque ce redressement se fait trop longtemps attendre et rencontre de grandes résistances musculaires, Bonnet pratique la ténotomie. Dans tous les cas, il insiste sur la nécessité d'immobiliser le membre dans un bandage solidifiable et d'attendre quinze jours avant de faire une nouvelle tentative de redressement.

IV. — REDRESSEMENT BRUSQUE

Le redressement brusque peut être obtenu avec les mains ou avec des machines spéciales, que ces manœuvres soient ou non précédées de la section des muscles et des tendons.

Delpech a inventé la première machine à rompre les ankyloses. Elle était si compliquée et si peu pratique qu'elle n'obtint aucun succès. Louvrier fut un instant plus heureux et sa machine eut un grand retentissement à son début, mais après quelques succès, Louvrier essuya des insuccès qui firent grand bruit. Bérard lui adressa dans son rapport à l'Académie (1839) des critiques décisives. L'agitation soulevée par cette méthode dans le monde chirurgical tomba rapidement, et de bonne heure le chirurgien et l'instrument furent relégués dans l'histoire de l'art.

Langenbeck, Nusbaum, Brun, reprirent l'idée de Louvrier, Rizzoli dans ses cliniques décrit aussi une *machinetta ossifraga*. Tous ces appareils doivent être aujourd'hui remplacés par ceux de Collin et de Robin (de Lyon). On trouvera la description complète de ce dernier instrument dans la thèse du docteur Edouard (Lyon, 1882) et dans notre thèse d'agrégation (Paris, 1883).

MÉTHODE SANGLANTE

Les opérations que l'on peut pratiquer dans les cas d'ankylose doivent être rapportées à deux types principaux. Elles consistent tantôt dans l'ablation d'un fragment osseux, tantôt dans une simple section de l'os; c'est-à-dire qu'il y a tantôt exérèse, tantôt simple diérèse. Dans le premier cas, on enlève un fragment osseux plus ou moins cunéiforme aux dépens de l'un des deux os qui constituent l'articulation. Plus souvent on enlève en totalité ou en partie les deux extrémités articulaires; on fait alors une ostéo-arthrotomie (résection totale ou partielle). C'est l'opération qui est aujourd'hui le plus fréquemment pratiquée. Dans le deuxième cas, dans la diérèse, on se contente de la section de l'un des deux os ou simplement de la soudure articulaire.

Nous ne ferons pas ici l'histoire de la résection cunéiforme qui se rattache presque exclusivement à l'ankylose du genou, non plus celle de l'ostéotomie; il nous suffira d'indiquer la valeur de ces opérations et de renvoyer pour les détails qui s'y rattachent aux traités et articles spéciaux.

Application des méthodes précédentes au traitement des ankyloses. — *Méthode non sanglante. — Sa valeur clinique.* — Nous nous sommes efforcés en décrivant les procédés thérapeutiques qui précèdent, de les grouper par ordre d'importance en allant de ceux qui suffisent au traitement de l'ankylose incomplète vers ceux qui sont applicables au traitement de l'ankylose osseuse. En étudiant leur valeur et leur importance clinique, nous suivrons le même ordre. Nous devrons même serrer de plus près l'anatomie pathologique et nous rappeler les trois degrés d'ankylose que nous avons acceptés, savoir : ankyloses incomplètes non serrées, serrées et complètes ou fibro-osseuses ; dans chacun de ces trois cas l'ankylose peut être rectiligne ou angulaire et selon l'articulation intéressée, la position rectiligne sera favorable ou vicieuse. Dans certaines articulations comme la temporo-maxillaire, l'ankylose est vicieuse dans tous les cas.

Cette dernière division, qui est d'une grande importance, nous impose la nécessité de créer deux paragraphes distincts. Dans le premier, nous parlerons de l'ankylose en bonne position ; dans le second, des ankyloses vicieuses.

1° Ankyloses en bonne position. — A. *Incomplètes non serrées.* — Lorsque l'ankylose est lâche, qu'on a affaire à une simple raideur articulaire, on doit chercher à rétablir les mouvements et à donner au membre l'intégrité de ses fonctions. Les douches, le massage, l'électricité, les exercices d'assouplissement joueront le principal rôle. Nous ne pouvons nous arrêter longtemps sur le mode d'action de ces divers moyens, mais le massage et les exercices d'assouplissement nous paraissent cependant mériter une mention spéciale.

Le massage agit sur les parties molles péri-articulaires, les assouplit, active leur nutrition, mais son action ne se limite pas aux tissus qui subissent l'influence directe des manœuvres ; elle s'étend plus profondément et la cavité articulaire n'échappe pas à son influence. On comprend que les adhérences lâches et molles intra-articulaires puissent être ainsi détruites et finalement résorbées [1]. Si l'on ajoute à ces manipulations l'action des douches, de l'électricité, de tout ce qui peut faciliter la nutrition des tissus, le massage deviendra très efficace et ses bons effets rapidement sensibles. Il est rare cependant qu'on puisse obtenir une guérison complète sans se servir des exercices d'assouplissement, et c'est surtout grâce aux mouvements passifs ou provoqués qu'on redonnera progressivement au membre son jeu normal.

La grande utilité, nous allions dire la nécessité de ces mouvements, s'impose et doublement ; d'abord, parce qu'ils permettent de guérir définitivement une ankylose incomplète et lâche, et, en second lieu, parce qu'ils préviennent la formation d'une ankylose plus complète, plus serrée.

Ici cependant les meilleurs chirurgiens diffèrent et nous devons discuter leurs diverses manières de voir. Le point en litige est celui-ci : Quand et dans quelle mesure faut-il s'efforcer de vaincre les adhérences lâches des ankyloses incomplètes? On comprendra que la question du moment ait son importance,

[1] Mossengeilt, *Arch. für klin. Chir.*, t. XIX, 1876.

en songeant que ces raideurs sont la plupart du temps consécutives à des affections articulaires ou péri-articulaires. Dans son intervention, le chirurgien devra tenir grand compte de la maladie causale, originelle. C'est ce qu'a bien vu Boyer, qui, reprenant les idées de J.-L. Petit, a donné un précepte fort juste en disant que, dans toutes les maladies articulaires susceptibles de se terminer par ankylose, il faut faire tous les jours des mouvements gradués et ménagés, *aussitôt que la maladie* le permet.

Ce sage conseil résume aujourd'hui la pratique des chirurgiens les plus autorisés, malheureusement il est un peu vague. L'appréciation du moment où il est permis de mobiliser a beaucoup varié, les uns mobilisant trop tôt, les autres trop tard, et souvent il arrive que la mobilisation forcée, cet excellent moyen à la fois curatif et préventif, produit des résultats précisément contraires à ceux que l'on recherchait.

Bonnet est un de ceux qui s'en sont le plus et le mieux servis. Il croyait, comme Teissier [1], que l'immobilisation trop prolongée détermine, dans une articulation saine, des lésions suffisantes pour en abolir les mouvements; aussi s'efforçait-il de combattre le plus tôt possible les effets de l'immobilisation nécessaire dans les maladies du genou. « Dès qu'un malade, dont le genou est altéré, se lève et essaye de marcher, ses douleurs augmentent. Cependant si, au lieu de débuter par la marche, exercice complexe dans lequel la station verticale est associée aux contractions musculaires, on fait exécuter des mouvements artificiels dans la position horizontale, ceux-ci ne produisent qu'une douleur passagère, chaque jour décroissante, et, après leur emploi plus ou moins prolongé, la marche devient moins pénible. » C'est pour faire exécuter ces mouvements que Bonnet a construit plusieurs machines dont il confiait la manœuvre aux malades eux-mêmes.

La crainte exagérée de l'ankylose a conduit quelques chirurgiens à imprimer des mouvements avant que l'inflammation locale fût éteinte. Il en est résulté le plus souvent une recrudescence de la maladie, parfois assez grave pour compromettre le membre ou la vie du malade. Verneuil s'est vivement élevé contre cette pratique mauvaise. Il a montré que l'immobilisation rigoureuse est le meilleur antiphlogistique, au lieu que des mouvements intempestifs ne servent qu'à entretenir l'inflammation, laquelle, par ses exsudats plastiques, produit directement l'ankylose.

Jusqu'ici tous les chirurgiens sont d'accord, mais Verneuil va plus loin. Il croit que l'immobilisation même très prolongée, n'a pas d'inconvénients pour la restauration fonctionnelle ultérieure, et, quand il s'est décidé à supprimer les appareils inamovibles, pourvu que le membre soit dans une bonne position, il ne s'en occupe plus, laissant au malade, à la nature et au temps le soin de rétablir les mouvements. D'ailleurs le libre jeu des muscles, ce que Verneuil appelle la *mobilisation naturelle*, doit suffire à ce soin. Cette doctrine du laisser-faire a été vivement combattue.

Duplay, Trélat, Tillaux, Lucas-Championnière, Desprès, Le Fort, que nous citons dans l'ordre de leurs communications à la Société de chirurgie (1879 à 1880), reconnaissent tous, comme Boyer, l'utilité ou même la nécessité

(1) TEISSIER, *Gaz. méd. de Paris*, 1841.

« d'imprimer aux articulations des mouvements gradués et ménagés aussitôt que la maladie le permet. »

Pour Duplay, lorsque les lésions qui déterminent la raideur siègent en dehors du genou, la gymnastique de la jointure est capable de guérir les raideurs consécutives. Tillaux veut que, dans la période de réparation des arthropathies aiguës, l'inflammation étant éteinte, on mobilise artificiellement l'articulation, mais en procédant avec beaucoup de précaution et de lenteur.

Pour Lucas-Championnière, lorsque l'articulation a été ouverte, il y a grand avantage à la mobiliser rapidement (au moins lorsqu'on se sert de la méthode antiseptique). Il cite, à l'appui de son opinion, 5 cas d'arthrite suppurée du genou très grave. Dans 2 cas, une immobilisation rigoureuse a été maintenue; la maladie a guéri, mais le genou est resté raide. Dans un 3e cas, où la mobilisation, essayée timidement, a été faite d'une façon très insuffisante, la raideur consécutive a été cependant bien moins considérable. Enfin, dans un 4e cas de mobilisation très précoce et, dans un 5e, où le membre n'a jamais été immobilisé, la guérison a eu lieu et les malades, au sortir de l'hôpital, marchaient sans aucune gêne.

Le Fort estime que l'ankylophobie, condamnée par Verneuil, conduit à une thérapeutique très utile, quand on la dégage de ses imprudences et de ses exagérations. Dans les cas de fracture de cuisse, ce premier chirurgien, après avoir immobilisé pendant quarante-cinq à cinquante jours, imprime au genou de très légers mouvements de flexion qu'il accentue bientôt, et il renvoie ses malades avec une légère claudication qui disparaît vite, tandis que d'autres blessés, pour lesquels on n'a pas eu les mêmes soins, sont des mois, des années même, sans recouvrer l'intégrité de leurs mouvements articulaires.

En général, la mobilisation naturelle faite par le malade reste insuffisante, le malade manquant de courage ou de persévérance. Faite par les mains du chirurgien, elle rend d'excellents services, elle en rend de meilleurs encore lorsqu'on se sert des appareils qui permettent d'exercer une action parfaitement régulière et graduée.

La conclusion de ce débat est tout entière dans ces paroles de Le Fort [1] : « La mobilisation est la règle, lorsqu'elle peut s'effectuer sans autre douleur que celle qui est due à l'extension des parties rétractées; l'immobilisation est la règle, lorsque la continuité de la douleur, son réveil à la pression fait croire à une permanence de l'inflammation. »

Le conseil donné par Boyer se trouve ainsi précisé et acquiert une véritable valeur pratique, car maintenant nous savons non-seulement qu'il faut mobiliser dans les ankyloses incomplètes et lâches, mais encore le moment où il faut mobiliser.

B. *Ankylose incomplète serrée.* — Dans les ankyloses encore incomplètes, mais très serrées, constituées par de solides adhérences fibreuses intra-articulaires, faut-il mobiliser, ou bien faut-il se contenter de la bonne position du membre? En d'autres termes, faut-il considérer l'ankylose comme une affec-

(1) Le Fort, *Bull. de la Soc. de chir.*, 1880, p. 109 et suiv.

tion curable ou comme une infirmité terminant heureusement l'affection articulaire antérieure.

Ici encore s'ouvre une intéressante discussion. Il ne s'agit pas de choisir le moment où l'on doit intervenir; nous supposerons l'ankylose pleinement constituée, arrivée à sa période d'état; la question à résoudre est la question même de l'intervention ou de l'abstention.

D'une façon générale il vaut mieux s'abstenir. Sans doute on a pu, dans certains cas d'ankyloses très serrées, obtenir le retour à peu près complet des mouvements; mais ces cas-là sont vraiment rares et doivent prendre en clinique la place toujours effacée des exceptions. Pour être juste, il faut cependant les signaler plus explicitement.

Tout d'abord, nous pouvons ranger dans cette catégorie le fait célèbre de Verduc. Bien que l'articulation eût à peu près perdu tous ses mouvements, Verduc, à l'aide de son procédé spécial, obtint le redressement et le rétablissement des mouvements. « La malade est, dit-il, si complètement guérie qu'elle marche sans boiter et sans ressentir aucune incommodité. Mayor [1] a rapporté deux cas très curieux d'ankylose rectiligne du genou, guérie avec retour complet des mouvements. Le premier cas concerne une femme atteinte d'une ankylose datant de trois mois. L'opérateur lui rompit brusquement et par surprise son articulation, après quoi la jambe reprit peu à peu toutes ses fonctions.

Le deuxième fait est rapporté par ce dernier auteur, en ces termes : « Je me souviens avoir vu, dans mon enfance, un grossier paysan, qui faisait pour ainsi dire instinctivement le métier de rebouteur, s'y prendre comme il suit chez un jeune homme pour ramener forcément les mouvements articulaires du genou dans une ankylose complète, avec extension parfaite de la jambe sur la cuisse et qui résultait d'une cause traumatique. Après avoir fait tenir vigoureusement la cuisse et le jarret en travers sur une pièce cylindrique de bois, le médicastre se mit lourdement et brusquement à cheval sur la partie inférieure et antérieure de la jambe et parvint ainsi à faire craquer et fléchir sur-le-champ l'articulation tibio-fémorale *et à rétablir impunément le jeu de cette dernière.* »

A côté de ces manœuvres de rebouteurs, il convient de placer certains accidents heureux. On a vu des ankyloses se rompre dans une chute et les mouvements articulaires se rétablir complètement. V. Duval cite le fait d'une dame de quarante-huit ans, qui guérit ainsi d'une ankylose très ancienne du genou avec adhérence de la rotule sur le condyle externe.

Dans le tome IV du *Journal des connaissances médico-chirurgicales* (mai 1827), Cazenave a rapporté un cas encore plus curieux. A la suite d'une arthrite traumatique, un malade fut atteint d'une ankylose vicieuse du genou. Cazenave ne put redresser cette ankylose. Il considérait que l'affection était incurable, lorsque son malade, tombant accidentellement, non seulement redressa son ankylose, mais encore obtint le retour complet des mouvements.

Niebs (de Mâcon) a publié un cas semblable; peut-être en existe-t-il d'autres, mais nous n'avons pas cherché à les rassembler, car nous goûtons médiocre-

(1) Mayor, *Excentricités chirurgicales*, p. 350.

ment les invraisemblances de la pathologie. Les faits que nous venons de rapporter sont d'ailleurs tous passibles de deux objections capitales : c'est que, d'une part, le degré de l'ankylose y est mal précisé, et que d'autre part les malades ont été peu ou point suivis. Il n'est pas illogique d'admettre que la plupart de ces ankyloses étaient constituées non point par des adhérences intra-articulaires, mais par des brides péri-articulaires, par la contracture des muscles, etc., etc.

Poncet (¹), Billroth (²), Williams Adam, ont également rapporté des observations favorables à la mobilisation des ankyloses incomplètes serrées. Ils ont pu rétablir l'intégrité des mouvements; mais tous ces faits sont exceptionnels, et lorsque l'ankylose est en bonne position, si elle est serrée, la non-intervention doit rester la règle. Il est clair qu'à plus forte raison il ne faudra pas intervenir dans l'ankylose complète osseuse ou fibro-osseuse, survenue en bonne position.

II. Ankyloses en position vicieuse. — Nous retrouvons ici notre classification anatomique et nos trois groupes d'ankyloses.

Pour la première classe, la ligne de conduite à tenir est bien tracée; il faut non seulement redresser, mais obtenir la mobilité complète. Les douches, le massage, les exercices d'assouplissement (Malgaigne), rendront les plus grands services. L'appareil de mouvement de Bonnet pourra être utilisé, mais il sera rarement indispensable; les manœuvres des chirurgiens suffiront dans l'immense majorité des cas. Dans les cas d'ankylose angulaire incomplète, mais très serrée, la question est complexe, les procédés thérapeutiques nombreux, les indications et les contre-indications difficiles à définir. C'est à ce groupe d'ankyloses que sont applicables les appareils de redressement que nous avons décrits; quelques-unes aussi nécessitent l'intervention sanglante, car, à côté des adhérences intra-articulaires d'une grande importance, se trouvent parfois des lésions péri-articulaires, des déformations dans les extrémités osseuses, des changements de rapports auxquels on ne peut remédier que par une ostéotomie ou une résection.

D'autre part, bien que ce dernier mode d'intervention soit la règle dans les ankyloses complètes osseuses, il en est parmi ces dernières qui, dans des conditions spéciales, peuvent être redressées soit par les mains, soit par des machines.

Redressement graduel. — Le redressement graduel a diminué d'importance depuis la découverte de l'anesthésie chirurgicale, mais encore aujourd'hui il convient ou plutôt il suffit à bon nombre d'ankyloses. Sur 57 cas, Hofmolk (³) a fait 20 fois le redressement progressif avec des appareils. On peut reprocher à ce mode de redressement sa longue durée, la douleur continue, parfois insupportable, qu'il provoque, enfin et surtout son insuffisance, son impuissance dans bon nombre de cas. On peut lui venir en aide par la section sous-cutanée des tendons et des brides fibreuses. Cette opération adjuvante est parfois d'une grande utilité. Duval et Philipps l'ont particulièrement préconisée, mais ils l'ont associée plus souvent encore au redressement brusque, et nous nous

(¹) Poncet, Thèse d'agrég. de Lagrange, 1883, p. 98.
(²) Billroth, *Clinique Chirurg.* Zurich, 1860-1867. Berlin, 1869.
(³) Hofmolk, *Wiener med. Jahrb.*, 1870, p. 183.

réservons d'en apprécier la valeur plus loin. Le redressement graduel, combiné ou non avec la ténotomie, doit être réservé aux ankyloses incomplètes peu résistantes, constituées par des adhérences encore molles, résultant d'une arthrite simple non suppurée.

En un mot, le redressement graduel s'applique aux cas les moins graves et les moins compliqués. Ce redressement graduel pourra être exécuté à l'aide d'appareils très rudimentaires, de simples poids suspendus au membre. Lorsque, pour une raison quelconque, on redoutera la luxation du tibia, la disposition imaginée par Max Schede nous paraît capable de lutter heureusement contre cette complication.

Lorsqu'on peut obtenir le redressement lent, on a le grand avantage de réveiller dans l'articulation le moins d'inflammation possible; ce qui, dans les cas favorables, permet d'espérer une restitution quelquefois complète des mouvements. Cependant ce moyen est peu communément employé à cause de la lenteur extrême de son action; on lui préfère souvent, pour les cas où il serait applicable, la méthode mixte, le redressement immédiat progressif de Bonnet, successif de Verduc. Nous avons déjà donné le manuel opératoire de ces méthodes; il nous suffira de dire ici qu'elles sont applicables à un grand nombre d'ankyloses serrées, à toutes celles qui cèdent au redressement manuel.

Elles donnent souvent de très beaux et de très prompts résultats, mais elles ne sont pas sans inconvénients. La douleur devient un obstacle à cette pratique chez certains malades pusillanimes. Le retour de l'affection articulaire primitive peut venir entraver le traitement. La subluxation du tibia peut se former ou s'accentuer. De véritables fractures complètes ou partielles peuvent se produire au niveau des extrémités articulaires. Tous ces accidents sont à un degré moindre, les mêmes que ceux du redressement brusque, ce qui s'explique bien par ce fait, que les méthodes mixtes de Delore, de Bonnet, sont constituées par un mélange diversement dosé de redressement brusque et de redressement lent.

Les contre-indications de ces méthodes mixtes sont donc celles du redressement brusque sur les avantages et les inconvénients duquel nous allons longuement nous arrêter.

Redressement brusque. — Les avantages du redressement brusque sont incontestables; la meilleure preuve en est dans le grand enthousiasme que souleva la méthode de Louvrier à ses débuts. Il n'est pas douteux, que pour un certain nombre de cas, Louvrier fut dans la vérité en disant : « L'opération demande moins d'une minute pour être achevée, et il ne faut que quelques jours pour faire disparaître toute trace d'inflammation consécutive. » Cette proposition est encore plus vraie aujourd'hui qu'on utilise des procédés plus perfectionnés que celui de Louvrier, et qu'on est arrivé à éviter des accidents inévitables avec les anciens appareils. La découverte de l'anesthésie chirurgicale a suffi pour faire disparaître tout ce que cette méthode avait de terrifiant et de barbare. La mise en scène a perdu cet aspect dramatique qu'elle avait en 1839 et qu'on trouve dépeint avec une émotion communicative dans la thèse de concours (1850) du professeur Richet.

Pousson (Thèse d'agrégation, 1886) a réuni 32 faits d'ostéoclasie dont 18 se rapportent à l'ankylose de la hanche et 14 à l'ankylose du genou. Il n'y a pas d'exemple d'ostéoclasie faite pour remédier aux ankyloses des autres articulations, à moins qu'on ne fasse rentrer dans cette catégorie 2 cas d'Ollier qui rompit avec succès des ankyloses du coude en fracturant l'olécrâne.

Sur 30 faits dont on connaît explicitement le résultat, le redressement fut parfait 24 fois, 3 fois satisfaisant, 1 fois assez satisfaisant et 2 fois mauvais. Ces deux derniers cas concernent l'articulation coxo-fémorale.

D'ailleurs il n'est pas de chirurgien qui n'ait aujourd'hui à se louer des bons résultats du redressement brusque auquel Nusbaum a consacré une statistique dont l'éloquence n'échappera à personne. Sur 150 cas d'ankylose du genou, ce chirurgien en a traité 119 par le brisement forcé; sur ces 119 cas, il a obtenu 3 fois la mobilité de l'articulation, 98 fois une amélioration de position et 18 fois un résultat nul. Il n'a pas eu d'accidents. La pratique de Nusbaum n'est ni exceptionnelle, ni particulièrement heureuse; un grand nombre d'auteurs ont obtenu des résultats semblables, les accidents deviennent tous les jours de plus en plus rares, à mesure que les cas sont mieux choisis et les indications mieux précisées. Tels qu'ils sont cependant, les procédés actuels de redressement forcé entraînent parfois de graves accidents.

Ces accidents ont presque tous trait à l'articulation du genou. Il doit suffire de signaler ici les lésions de la peau, la déchirure des muscles, surtout la rupture du paquet vasculo-nerveux et enfin les lésions des extrémités osseuses (fractures par infraction) et les luxations. Tous ces accidents opératoires sont imputables à trois causes : 1° la dégénérescence des vaisseaux; 2° la trop grande résistance des tractus fibreux ou tendineux; 3° la soudure de la rotule au fémur.

On ne peut rien contre les lésions des vaisseaux que les prévoir et changer de thérapeutique, mais on peut agir et souvent avec bonheur contre les deux autres causes en sectionnant les tractus fibreux et en dégageant la rotule de sa position vicieuse par une manœuvre préliminaire, par une opération à ciel ouvert (Ollier et Schuh) ou par la section sous-cutanée (Maunder).

Robin, à l'aide de son appareil, pousse le plateau tibial vers la rotule et opère le redressement en décollant cet os. Lorsque l'ankylose est en position vicieuse (rectiligne pour le coude, angulaire pour le genou) il sera donc possible d'obtenir très souvent le redressement par la méthode non sanglante [1]. Les cas dans lesquels on ne pourra pas recourir à cette méthode sont les suivants :

1° Luxation complète des deux extrémités osseuses, luxation du tibia en arrière par exemple, lorsqu'il y a cette hypertrophie des condyles sur laquelle nous avons insisté plus haut;

2° Ankylose complète consécutive à une inflammation chronique des extrémités osseuses elles-mêmes qui sont cariées, érodées et parfois suppurent longtemps après la formation de l'ankylose;

3° Transformation fibreuse de tous les tissus péri-articulaires, dégénérescence du paquet vasculo-nerveux.

[1] OLLIER, *Revue de chir.*, mai 1883, p. 345.

Méthode sanglante. — Sa valeur clinique. — C'est surtout à l'ankylose angulaire du genou et à l'ankylose rectiligne du coude que la méthode sanglante a été appliquée. Penières, Morton, Picard, Poinsot ont consacré à ce sujet d'intéressants travaux.

La statistique de ce dernier auteur résume celle de ses prédécesseurs et comprend 77 faits dont 9 morts. Il convient d'ajouter à ces 9 morts 2 cas malheureux signalés par Bide (thèse de doctorat, 1879, p. 23), soit 79 faits avec 11 morts. Si nous ajoutons les 39 cas d'ostéotomie cunéiforme ou de résection que nous avons réunis dans notre thèse d'agrégation et qui ne sont pas compris dans les statistiques précédentes, nous arrivons au chiffre de 15 morts sur 118 cas. Avec cette statistique, il serait bien facile de démontrer que, de toutes les opérations de la chirurgie, il n'en est guère de plus heureuse que la résection ou l'ostéotomie cunéiforme du genou. Nous nous garderons bien de tirer une pareille conclusion, par cette raison majeure que nous ne croyons pas aux statistiques faites comme la nôtre et comme celle des auteurs qui ont étudié cette question.

En somme, de quoi se compose cette série de 118 faits? Il y a surtout des observations éparses, les unes publiées trop vite, les autres à peine mentionnées, sans commentaires sérieux; pour quelques-unes, le résultat final est inconnu, et lorsque ce résultat est favorable, on l'estime bon pour toujours, alors que chacun sait combien les récidives sont fréquentes.

Nous signalerons en outre un fait curieux; c'est que sur les 15 morts mentionnés dans notre statistique générale, presque tous appartiennent à des auteurs qui ont publié leurs observations en série dans le compte rendu de leur clinique ou de leur service hospitalier. Nous trouvons 3 faits à Nusbaum, 2 à Margary, 2 constatés par Bide et oubliés par les auteurs; les autres morts appartiennent à Smith, dont les faits sont publiés dans le traité de Swain, à Billroth, dont les succès et les insuccès sont impartialement rapportés dans ses nombreuses publications de chirurgie clinique.

La presque totalité des cas isolés, sans éléments de comparaison, sont heureux; sans doute ces cas sont incontestables, mais peut-être est-il sage de craindre qu'il ne manque à côté d'eux les cas malheureux, les insuccès sans lesquels il n'est pas permis de porter une appréciation scientifique.

Il n'y a de statistiques irréprochables que celles qui sont intégrales, celles qui résument la totalité des faits observés par un chirurgien pendant un temps donné. Cette statistique existe en ce qui concerne l'ankylose du genou; elle appartient à Nusbaum et date de 1869.

Nusbaum a redressé 11 ankyloses par la méthode sanglante, il a eu 6 morts, savoir :

Ostéotomie	Guérison avec mobilité	1
	Morts	2
Résection cunéiforme	Guéri avec mobilité	1
	Guéri avec amélioration de la position	1
	Mort	1
Résection totale	Guéri avec mobilité	1
	Guérison avec amélioration de la position	1
	Morts	3

De toutes les statistiques qui ont été faites avant la mise en œuvre de la méthode antiseptique, c'est celle qui nous paraît mériter la plus grande considération, parce qu'elle est complète et continue; on voit qu'il y a loin des 6 morts de Nusbaum, sur 11 cas, à la statistique de Penières : 4 morts sur 32 faits.

Mais depuis l'avènement de la méthode antiseptique, il est incontestable que les choses ont changé et que les sections osseuses ont une gravité incomparablement moindre. Il est très difficile de connaître le degré de la mortalité; vraisemblablement il est à peu près celui des amputations de jambe et de cuisse.

Ce qui vaut mieux d'ailleurs que les mauvaises statistiques, c'est l'opinion des maîtres actuels de la chirurgie, et il n'est pas douteux que, dans une large mesure, cette opinion ne soit favorable à l'intervention sanglante. Si, en 1865, R. Volkmann pensait qu'il fallait le plus possible éviter de faire la résection ou l'ostéotomie, en 1874 il s'en déclare partisan très résolu. « La justification de semblables opérations, écrit-il, est tout entière dans la garantie du succès; or, avec l'emploi de la méthode antiseptique, on peut en être assuré d'avance. »

La statistique publiée par cet auteur est des plus encourageantes. Dans le courant de l'année 1874, il a fait 15 ostéotomies, parmi lesquelles 10 ont guéri sans aucune suppuration et 5 avec une suppuration très faible; dans toutes ces opérations, la réaction locale fut à peu près nulle, jamais il n'y eut le plus faible gonflement ni la moindre rougeur des parties molles. Dans la plupart des cas il s'agissait d'ostéotomie simple, linéaire.

Ollier (de Lyon), Mac Ewen, les deux Bœckel, vingt autres pratiquent, comme Volkmann, l'ostéotomie ou la résection dans le cas d'ankylose. On peut donc beaucoup attendre de la méthode sanglante, et l'on devra s'en servir dans tous les cas où les autres procédés de redressement sont inapplicables ou trop dangereux.

CHAPITRE IV

HYDARTHROSE

L'hydarthrose est une affection articulaire chronique caractérisée par la présence d'un liquide séreux plus ou moins abondant dans la cavité synoviale.

Cet épanchement se produit dans un grand nombre d'affections dont il n'est qu'un symptôme; il existe une hydarthrose tuberculeuse, une hydarthrose syphilitique, une hydarthrose consécutive à des lésions osseuses voisines, c'est-à-dire que très souvent le liquide articulaire résulte d'une affection particulière dont il est un accident plus ou moins important.

En ne tenant compte que des réalités cliniques, il est même permis de se demander s'il existe une hydarthrose idiopathique.

Ce transsudat séreux intrasynovial existe en effet, mais il est lui-même la conséquence d'une affection générale (affection du cœur, dyscrasie sanguine, etc.) ou d'une affection locale gênant dans un membre la circulation du sang veineux, telle que la *phlegmatia alba dolens*. Quand la lésion initiale siège dans les tissus articulaires, il s'agit au moins d'une synovite chronique.

Ainsi comprise, l'hydarthrose est comme la toux, l'expectoration, le signe d'une affection locale (synovite, ostéite épiphysaire, corps étrangers) ou d'une affection générale capable soit d'entraver la circulation du retour, soit d'entraîner un œdème dystrophique. L'étude de l'affection qui nous occupe pourrait donc être, en bonne logique, considérée comme ressortissant à la pathologie générale. Nous continuerons à lui donner une place distincte dans le cadre des affections articulaires, mais les considérations précédentes devront toujours être présentes à l'esprit du lecteur.

Plus haut, avec les arthrites tuberculeuses et syphilitiques, nous avons trouvé l'hydarthrose dont l'étude des corps étrangers et des traumatismes articulaires avait déjà commencé l'histoire. Il suffira dans ce chapitre d'étudier cette affection telle que nous la constatons dans les cas les plus ordinaires et en lui conservant le sens consacré qu'elle a pris dans l'esprit des chirurgiens.

Historique. — L'histoire de l'hydarthrose commence à Ambroise Paré, qui la désigne sous le nom d'*aposthème aqueux* et raconte qu'en donnant issue par une incision à un épanchement de cette nature, il vit un corps étranger sortir avec le liquide. J.-L. Petit étudia mieux l'affection et créa le mot *hydarthrus*, conservé par Monro, Lassus et les contemporains. Petit attribua à l'hydropisie synoviale beaucoup de méfaits, notamment les luxations spontanées et les ankyloses; sa description confuse et inexacte fut reprise par Boyer, qui consacra à l'hydarthrose un de ses meilleurs chapitres.

Cloquet décrivit cette affection dans le *Dictionnaire en 30 volumes* et la présenta « comme un défaut d'équilibre entre les forces d'absorption et d'exhalation des capsules synoviales dont le sac sans ouverture, ne pouvant laisser échapper la synovie, s'en trouve distendu ».

Depuis, un grand nombre d'auteurs dont nous aurons à citer les noms et les idées, se sont occupés de l'hydarthrose. Dans les ouvrages suivants le lecteur trouvera tous les renseignements utiles sur ce sujet.

AMBROISE PARÉ, livre XXV, chap. XV. — BONNET, Traité des maladies articulaires, 1845. — JOBERT (de Lamballe), Injections dans les membranes séreuses et synoviales, 1846. *Bull. de l'Acad. de méd.* — BOURGUET (d'Aix), Mémoire sur les injections iodées. *Gazette méd. de Paris*, 1857. — PANAS, *Dict. Jaccoud*, 1866. — Art. HYDARTHROSE. *Compendium de chirurgie*, t. II, p. 447, 1851. — LE FORT, Atrophie des muscles dans l'hydarthrose. *Bull. de la Soc. de chir.*, mars 1876. — PANAS, Hydarthrose intermittente. *Bull. de la Soc. de chir.*, 1878. — PIÉCHAUD, Thèse de Paris, 1880. — NICAISE, Arthrotomie. *Bull. de la Soc. de chir.*, 1881, p. 829. — LE DENTU, Lavages antiseptiques dans l'hydarthrose. *Bull. de la Soc. de chir.*, 1881. — DELENS, *Bull. de l'Acad. de méd.*, 1884. — TERRILLON, Soc. de chir., 1887. — LAURON, Traitement de l'hydarthrose par l'injection phéniquée. Thèse de Bordeaux, 1887. — FALCOZ, Considérations générales sur l'hydarthrose, son traitement par la ponction et l'injection. Thèse de Paris, 1889.

Étiologie. — C'est dans l'étude des causes de l'hydarthrose que nous allons bien apprécier son caractère symptomatique.

Les causes les plus communes sont les traumatismes, les chutes, les coups, particulièrement ceux qui produisent les lésions de l'entorse. Une marche forcée, un exercice violent peuvent à la rigueur suffire, mais alors l'afflux séreux dans l'articulation est toujours précédé par une synovite subaiguë ou chronique, ou bien une arthrite traumatique franchement aiguë se développe d'abord pour disparaître ensuite, faisant place à l'arthrite chronique avec hydarthrose. L'inflammation de la synoviale est donc dans ce cas la lésion nécessaire.

Dans l'entorse, les ligaments, arrachés au niveau de leurs points d'implantation, entraînent une irritation des cellules, une ostéite partielle capable de produire l'épanchement. Il n'est pas nécessaire d'ailleurs que le traumatisme osseux soit pré-articulaire pour retentir sur l'article; souvent l'hydarthrose survient dans les fractures du corps du fémur (Berger), à plus forte raison dans celles des condyles. Les fractures du col du fémur, du trochanter peuvent aussi retentir jusqu'au genou (Alison).

Lougnon (1) a montré après Bouilly (2) que l'ostéite juxta-épiphysaire dite ostéomyélite de croissance pouvait, dans sa forme chronique et bénigne, produire l'hydarthrose. Chez certains sujets, l'ossification normale est le siège d'une suractivité physiologique entraînant une hyperthermie, voire même une inflammation véritable dans toutes les parties voisines.

Les inflammations diathésiques, le rhumatisme surtout, entraînent aussi très souvent l'hydarthrose. Il se produit dans bien des cas un ou plusieurs corps étrangers articulaires qui coexistent avec l'épanchement séreux dont ils peuvent, par leur présence même, accroître la quantité.

Les causes générales en dehors des diathèses sont moins souvent en jeu que les causes locales. Toutefois, il n'est pas rare dans l'anasarque de voir en même temps que le tissu cellulaire s'œdématie, plusieurs articulations se remplir de liquide; on a alors l'*arthrite hydropique* de Gosselin. Une autre affection générale, la *phlegmatia alba dolens*, peut se compliquer d'hydarthrose par le même processus.

Dance (3) a cité une observation d'inflammation de la veine médiane céphalique avec tuméfaction du coude, avec douleurs vives à la pression et par les mouvements du bras. Cosnard (4), en 1878, a écrit un travail sur les manifestations articulaires de la *phlegmatia alba dolens*, mais la question était encore bien incertaine lorsque Letulle (5) lut à la Société clinique de Paris un mémoire contenant sept observations d'hydarthrose dans la *phlegmatia*. Une leçon de Verneuil (janvier 1879) et la thèse de notre ami Vielle (Paris, 1879), écrite sous l'inspiration de ce maître, complétèrent la question. Il est aujourd'hui certain que la thrombose des veines articulaires, surtout de la poplitée, peut produire l'hydarthrose. La *phlegmatia alba dolens* des femmes en couches,

(1) Lougnon, Thèse de doct. de Paris, 1886.
(2) *Revue mens. de méd. et de chir.*, 1879.
(3) Dance, *Arch. gén. de méd.*, t. XIX, p. 48.
(4) Cosnard, *Manifestations articulaires dans la phlegmatia alba dolens*. Thèse de Paris, 1878.
(5) Letulle, Société clinique de Paris, 1878.

celle des cachectiques peuvent avoir les mêmes conséquences. Il est évident qu'il s'agit là uniquement d'un extravasat dû à la gêne de la circulation.

Symptomatique de l'inflammation traumatique ou diathésique de la synoviale, symptomatique d'une ostéite de voisinage, d'une fracture du corps de l'os ou des extrémités articulaires, symptomatique d'une altération du sang, d'une gêne locale ou générale de la circulation, l'hydarthrose est donc toujours précédée par un état pathologique qui la tient absolument sous sa dépendance; l'hydarthrose idiopathique n'existe pas.

Quelle est l'influence de l'âge, du sexe, de la profession, des saisons, des climats sur la production de cet accident articulaire? Nous aurons sur ce point dit tout ce qu'il est utile de savoir en signalant sa fréquence chez l'adulte, chez l'homme, surtout chez celui qui exerce une profession pénible. Les climats humides, les saisons froides y prédisposent.

Anatomie pathologique. — L'hydarthrose est surtout fréquente dans les articulations lâches et à grandes synoviales, le genou, la hanche, l'épaule. Le genou en est en quelque sorte le lieu d'élection. Les lésions anatomiques ont été rarement observées parce que les hydarthroses n'entraînent pas la mort par elles-mêmes. Cependant Dupuytren, Bonnet, Richet et quelques autres ont pu examiner ces lésions. Le premier auteur signale une synoviale plus rouge et plus épaisse qu'à l'état naturel, présentant de toute part à sa surface interne des pelotons inégaux de forme et de volume, supportés par des pédicules plus ou moins larges dont on pourrait exprimer sans peine une *liqueur semblable* à celle que renferme la séreuse.

Bonnet compare judicieusement l'hydarthrose à l'hydrocèle et trouve avec raison dans le contenant et le contenu de l'une et l'autre affection de puissantes analogies. Il estime que dans les deux cas la sécrétion de la séreuse suspendue est remplacée par la sérosité du sang.

Richet [1] a trouvé la synoviale rouge, gonflée, vascularisée jusque dans ses moindres replis ou bien très pâle, blonde, lavée: ces différences tiennent à la plus ou moins longue durée de l'affection et à la transformation successive du processus inflammatoire.

Il n'est pas rare de rencontrer des épaississements partiels de la séreuse simulant des corps étrangers articulaires (Marjolin). Dans d'autres cas on constate au contraire un épanchement sans lésions de la synoviale, c'est l'hydropisie articulaire. Ces faits relèvent toujours d'un trouble circulatoire.

La présence prolongée du liquide entraîne des modifications sur les extrémités osseuses de même que la distension de la synoviale retentit sur les ligaments. Sans doute, les os et les cartilages lorsqu'ils sont malades le sont le plus souvent par le fait même de l'affection qui a produit l'hydarthrose, tel l'élargissement de la rotule signalé dans le *Compendium*, telles les érosions du cartilage d'encroûtement dans les arthrites syphilitiques et tuberculeuses; mais, après tout, il est au moins logique d'admettre que le liquide pathologique abondamment accumulé, gêne la nutrition des éléments cartilagineux ou osseux et peut à la longue les altérer, les détruire.

(1) Richet, *De l'inflammation des synoviales articulaires*. Paris, 1847.

Quand l'hydarthrose se produit rapidement les ligaments violemment tiraillés deviennent douloureux, mais lorsque le liquide s'accumule lentement, l'enveloppe fibreuse de l'articulation se laisse peu à peu distendre, amincir, atrophier, si bien que les liens fibreux ont plus tard beaucoup de peine à reprendre leur rôle, ce qui est un grand obstacle à la guérison définitive. De véritables hernies de la synoviale peuvent ainsi se produire à travers le surtout ligamenteux et former de véritables kystes en communication plus ou moins large avec le sac articulaire.

Le liquide articulaire, encore qu'il soit toujours séreux, ne présente pas toujours les mêmes caractères; dans la grande majorité des cas il est transparent, de couleur citrine, semblable à celui qu'on tire de l'hydrocèle simple par la ponction. Il est toujours albumineux, quelquefois floconneux, quelquefois roussâtre. Dans ce dernier cas, il contient le résidu d'un petit épanchement sanguin. C'est en somme un simple mélange de synovie avec un liquide séro-fibrineux, contenant une grande proportion de matières salines dissoutes. Rien n'est plus variable que la quantité de ce liquide, l'articulation peut en contenir de quelques grammes à un demi-litre et plus.

Symptomatologie. — Les symptômes de l'hydarthrose sont aussi faciles à décrire qu'à constater. Au début, le malade éprouve une sensation vague, un peu de pesanteur et de gêne fonctionnelle. Rarement l'épanchement se produit d'une façon aiguë, auquel cas on a des phénomènes d'arthrite à proprement parler.

Peu à peu, à mesure que le liquide augmente, les tissus péri-articulaires sont repoussés, soulevés; une tumeur liquide, sensible à la main, se forme. On aperçoit des saillies dans les culs-de-sac facilement extensibles de la synoviale, des dépressions dans les parties bridées par un ligament solide et résistant. Au genou, par exemple, on trouve une bosselure de chaque côté du ligament rotulien, à l'épaule une saillie oblongue dans le sens du tendon bicipital. Dans les articulations profondes comme la hanche, on assiste à un développement en masse de toute la région.

Quand l'évolution de l'hydarthrose est à cette période, il est facile d'en percevoir le signe capital, la fluctuation. Pour cela il faut placer le membre dans la position qui permet le relâchement musculaire le plus complet, avec une main faire saillir la partie la plus gonflée de la synoviale et avec l'autre chercher la sensation spéciale du flot. Au genou, il sera toujours possible de produire le choc rotulien en appuyant brusquement sur la rotule soulevée et en la projetant sur les condyles. Le chirurgien se rend bien compte que cet os pour retomber sur l'espace intercondylien, sa place normale, doit refouler une masse liquide dont l'onde mobile vient frapper la main qui embrasse le cul-de-sac sous-tricipital distendu.

Pour apprécier judicieusement la quantité du liquide épanché dans l'articulation, il faut bien songer aux culs-de-sac normaux et exceptionnels de la synoviale. Il ne sera pas rare de constater la présence dans le creux poplité d'un kyste dont le point de départ est articulaire. A la hanche, la gaine du psoas est quelquefois remplie par le liquide de l'articulation. Reclus cite un cas de ce genre observé par Lannelongue, dans le service de Broca.

V. Volkmann a publié un cas semblable, auquel Sprengel (*Centralblatt für Chirurgie*, 1887) a ajouté un nouveau fait.

Ces diverticules synoviaux peuvent quelquefois se présenter sous l'aspect trompeur de kystes isolés, sans communication articulaire. Nélaton raconte qu'une tumeur de ce genre, siégeant à l'épaule, ponctionnée et traitée par des injections irritantes, fut la cause d'une arthrite mortelle.

La position du membre à l'état de repos est très variable. Il est bien vrai que dans certaines positions, chaque articulation acquiert une capacité maxima (Bonnet), mais l'hydarthrose est une affection essentiellement chronique et la distension lente de la synoviale modifie dans tous les sens la capacité de l'article. Il en résulte que le membre affecte les positions les plus variables, celles qu'il plaît en somme au malade de lui donner.

Les parties molles ne sont jamais enflammées, la peau conserve toujours sa souplesse, le tissu cellulaire sa laxité, aussi le chirurgien peut-il reconnaître non-seulement la présence du liquide, mais encore l'état des parois articulaires de la synoviale, dont les culs-de-sac sont souvent très épaissis.

Dans certaines arthrites hydropiques anciennes, on observe l'élargissement de la rotule qui, mesurée au compas d'épaisseur, présente une exagération très sensible de son diamètre transversal. Gosselin pense qu'il s'agit là d'une ostéite hypertrophiante; peut-être est-il plus logique d'expliquer l'agrandissement rotulien par la formation d'un bourrelet fibreux, périphérique, très dense, en continuité avec le périoste.

Nous avons déjà dit que la synoviale était plus ou moins épaissie. Le contenant augmente sa résistance à mesure qu'augmente la quantité du contenu, et cependant on a constaté des faits de rupture spontanée d'un cul-de-sac synovial sous l'influence de la distension articulaire. Bretonneau, cité par Parmentier [1], l'aurait observé trois fois, au coude, à l'épaule et à la hanche. Il est plus naturel d'admettre qu'une chute sur l'articulation, une entorse, amène ce résultat. Bonnet raconte que le liquide d'un genou se répandit ainsi dans le tissu péri-articulaire et que le malade fut guéri.

Après les signes objectifs, il convient de parler des signes fonctionnels éprouvés par le malade. Quand l'affection est au début, les mouvements s'exécutent avec facilité ; plus tard la laxité des ligaments ne permet pas aux surfaces articulaires de garder leurs rapports réciproques et la marche devient pénible. Il peut en résulter des entorses qui viennent encore ajouter leur élément traumatique aux causes antérieures d'hydarthrose.

Les troubles fonctionnels acquièrent une gravité spéciale par la production de l'atrophie des muscles articulaires. Il se produit plus ou moins dans l'hydarthrose ce qui se passe dans les arthrites chroniques, c'est-à-dire une action réflexe, ou mieux un trouble trophique névritique qui, partant de l'articulation, se propage aux muscles voisins. Nous avons exposé plus haut (voy. *Arthrites tuberculeuses*, p. 300 et 301) le fait et la théorie, il est inutile d'y insister ici.

Les signes généraux sont ceux de l'affection causale; Redard a démontré une légère élévation de la température, mais il n'y a pas lieu de tenir compte en clinique de ce phénomène secondaire.

(1) PARMENTIER, Thèse de Paris, 1827.

Cette description classique de l'hydarthrose répond aux cas les plus communs, mais les variétés de cet accident sont nombreuses; nous ne ferons que signaler ici les formes tuberculeuses et syphilitiques déjà étudiées à leurs places respectives, ainsi que l'hydarthrose intermittente qui traduit presque toujours la présence de l'élément tuberculeux. Quelques auteurs l'ont rangée parmi les accidents paludéens, d'autres en ont fait une névrose vasomotrice. Depuis les travaux de Kœnig et de Poulet, nous savons que l'intermittence est presque la règle dans l'*hydrops tuberculosus*.

Marche et pronostic. — L'hydarthrose peut guérir spontanément par résorption plus ou moins lente du liquide, mais plus souvent l'épanchement reste stationnaire ou augmente en déformant la région articulaire et en gênant tous les jours davantage le fonctionnement du membre. Quelquefois la guérison paraît prochaine lorsqu'une rechute brusque se produit. En somme, il est rare qu'on ne soit pas obligé d'intervenir.

Au point de vue de la marche on peut, avec Barwell (art. HYDARTHROSE, *Encyclopédie chirurgicale*), distinguer trois variétés distinctes : 1° l'hydarthrose est aiguë; elle succède à une poussée manifestement inflammatoire; 2° elle débute sans inflammation appréciable, s'accroît lentement et persiste sans autre altération que l'augmentation de volume; 3° elle s'accompagne ou résulte de lésions propres de la synoviale (hypertrophie des franges, hypertrophie de la paroi). Peu à peu ces lésions prennent dans l'affection une place aussi importante que le liquide articulaire.

Parmi les terminaisons heureuses, on peut citer la rupture de la synoviale qui laisse échapper le liquide articulaire dans le tissu cellulaire où il se résorbe, mais ce cas favorable est une pure exception; d'habitude l'hydarthrose, en distendant les ligaments, crée une impotence très marquée. Il peut se produire une subluxation ou une luxation véritable. Les surfaces articulaires se déforment et dans certains cas apparaissent des lésions irrémédiables.

Diagnostic. — Les notions symptomatologiques qui précèdent conduisent toujours très facilement au diagnostic quand l'articulation est superficielle; au contraire à la hanche, à l'épaule, sous l'épaisseur des masses musculaires, l'hydarthrose peut être difficile à constater.

L'œdème de la région péri-articulaire se distingue de l'hydarthrose par l'engorgement diffus du tissu cellulaire. La peau, régulièrement soulevée, conserve l'empreinte du doigt, les mouvements de l'articulation sont normaux et réguliers. Dans l'hygroma des bourses séreuses voisines de l'articulation, on constate une tuméfaction liquide limitée qu'on ne peut refouler et réduire dans l'article. Il faudra toujours songer à la présence des bourses séreuses naturelles ou accidentelles et se rappeler que certains diverticules synoviaux d'habitude largement ouverts dans l'article peuvent, par exception, ne pas communiquer avec lui. De ce nombre est la bourse sous-tricipitale qui, chez les enfants notamment, peut rester indépendante de l'articulation du genou.

L'arthrite aiguë avec épanchement a des commémoratifs suffisants pour qu'on ne la confonde pas avec l'hydarthrose, et de même les arthrites tuberculeuses ont des symptômes initiaux tels que le diagnostic ne pourra longtemps s'égarer, à moins qu'il ne s'agisse d'une tuberculose articulaire avec épanchement du liquide lentement formé, intermittent ou non, développé chez un sujet prédisposé, auquel cas l'hydarthrose n'est qu'un symptôme de la diathèse générale.

Traitement. — Il doit essentiellement varier selon les cas; une hydarthrose au début sera évidemment justiciable de moyens plus simples qu'une hydarthrose rebelle, ayant récidivé plusieurs fois.

Dans l'étude des procédés thérapeutiques employés, nous irons progressivement des procédés de douceur à ceux qui consistent à agir directement, à main armée, sur la cavité articulaire et son contenu.

Au début, les topiques résolutifs, les antiphlogistiques même, peuvent être utiles, mais il vaudra toujours mieux recourir à l'immobilisation, à la compression du membre, aux révulsifs et au massage.

L'immobilisation du membre, trop redoutée par les ankylophobes, est un excellent moyen de résolution, nous pouvons même dire que c'est un moyen indispensable; si le membre n'est pas méthodiquement condamné au repos complet, quelle que soit l'efficacité des autres procédés, le liquide tendra toujours à se reproduire sous l'influence du frottement des surfaces articulaires et du jeu de la synoviale. L'immobilisation dans un appareil exactement appliqué, un appareil plâtré par exemple, doit être continuée jusqu'à la disparition complète du liquide; le membre sera ensuite livré à lui-même de façon à obtenir peu à peu la *mobilisation naturelle*.

La compression sera toujours appliquée en même temps que l'immobilisation; elle sera régulière, égale et énergique; elle est quelquefois difficile à faire et nécessite toujours certaines précautions relatives à la circulation du membre dont les vaisseaux principaux ne devront pas être comprimés. Quand on l'appliquera au genou, il faudra toujours avoir soin de placer dans le creux poplité une large attelle de carton destinée à protéger le paquet vasculo-nerveux. Les bandes de toile résistante ou de flanelle se réfléchissent sur les bords latéraux interne et externe de l'attelle, et le chirurgien peut serrer vigoureusement sans rien avoir à redouter.

La bande élastique employée par Marc Sée donne de bons résultats, mais elle est difficilement supportée par les malades; une compression fréquemment renouvelée faite avec des bandes ordinaires est préférable.

Pour égaliser la pression, on entourera l'attelle d'une feuille de ouate; un peu de cette substance sera aussi placé autour de l'article; sur la ouate, la bande s'adapte plus exactement et la compression est plus uniforme.

La teinture d'iode, les pointes de feu, les vésicatoires doivent être combinés à l'immobilisation et à la compression; si le liquide est abondant, après avoir immobilisé on appliquera un large vésicatoire sur la partie la plus accessible de l'article, et aussitôt que l'épiderme se sera reformé, on remplacera le révulsif par la compression; de même pour les pointes de feu.

Mais au lieu d'échelonner ainsi l'application des agents thérapeutiques, il sera préférable de placer le premier jour du traitement un appareil complet réunissant toutes les chances de succès.

Pour cela, on badigeonnera fortement l'articulation avec la teinture d'iode, on fera par dessus une compression énergique en même temps qu'une immobilisation exacte. C'est le traitement que Gaujot, notre maître du Val-de-Grâce, recommandait; nous l'avons bien des fois appliqué sous sa direction et souvent aussi depuis, toujours avec les meilleurs résultats.

Nous serions bien incomplets si parmi ces traitements de douceur nous ne signalions pas le massage, qui agit très heureusement sur l'engorgement de la synoviale. Beylier a écrit sur ce sujet (Paris, 1881) une intéressante thèse dans laquelle on trouvera des observations d'hydarthrose guérie par ce moyen. Berne (*Union médicale*, 1889), qui a fait sur le massage d'intéressants travaux, a conseillé d'aller jusqu'à l'éclatement de la synoviale. Il recommande cette pratique très innocente, dit-il, dans le traitement de l'hydarthrose à paroi mince, dépourvue d'inflammation.

Le traitement de l'hydarthrose devra toujours commencer par les moyens précédents et souvent le malade guérira, mais il y aura souvent aussi des récidives, soit que le traitement n'ait pas été suivi assez longtemps, soit que la cause de l'hydarthrose persiste dans ses méfaits. Il faudra alors de toute nécessité faire bénéficier le malade des grands progrès accomplis de nos jours par la chirurgie articulaire et songer à lui faire : 1° la ponction simple; 2° la ponction suivie d'injections irritantes; 3° l'arthrotomie antiseptique suivie ou non de drainage.

La ponction simple est généralement insuffisante, mais il est bien certain que pour soustraire du liquide à la cavité articulaire, elle est bien supérieure aux vésicatoires et aux autres révulsifs. Il faut y avoir recours dans le cas où l'épanchement est très abondant et la faire immédiatement suivre de l'immobilisation et de la compression.

C'est là une opération absolument innocente pourvu qu'on la fasse avec précaution; elle préparera l'articulation mieux que tout autre moyen à tirer profit de l'appareil immobilisateur et compresseur.

Si tout ceci est insuffisant, il faudra recourir aux injections irritantes. Schede (de Hambourg) a rajeuni cette pratique en en traçant magistralement les règles et en faisant habilement ressortir ses avantages; mais il y a longtemps que les injections irritantes ont été pour la première fois appliquées à l'hydarthrose.

En 1785, Gay, chirurgien du Cap, injecta dans le genou de l'eau de Goulard coupée par moitié avec du tafia camphré. Il obtint la guérison. En 1851 Bonnet, et Velpeau en 1842, injectèrent de la teinture d'iode. Leblanc et Bouley s'appliquèrent, par des expériences, à montrer l'innocuité des injections iodées dans les jointures saines, et il est bien certain que nombre de succès furent obtenus par cette méthode autrefois recommandable.

Cependant les méfaits de la teinture d'iode ne passèrent pas longtemps inaperçus. Gosselin, dans ses cliniques, a cité des cas d'ankylose, de suppuration, de mort après l'injection de cette substance dont les effets varient beaucoup selon l'impressionnabilité du sujet.

A l'hôpital Saint-André de Bordeaux, entre les mains d'un chirurgien éminent, un accident de ce genre a eu lieu dans ces dernières années. Une solution composée de 100 grammes d'eau, 50 grammes de teinture d'iode, 2 grammes d'iodure de potassium fut injectée dans l'articulation du genou après qu'on eut extrait par l'aspiration 60 grammes d'un liquide citrin transparent.

Après l'injection, l'opérateur voulut retirer la teinture d'iode, « mais un caillot s'engagea dans le trocart et l'on abandonna le liquide injecté dans l'articulation, pensant qu'il n'en résulterait aucun inconvénient ».

Le malade mourut sept jours après; il avait présenté des accidents d'intoxication et d'infection. A l'autopsie, l'articulation du genou était normalement distendue par une quantité considérable de caillots d'une couleur café au lait; la synoviale était épaissie, lardacée, rappelant la fausse membrane de l'hématocèle; il existait des rugosités osseuses anciennes au niveau de la ligne de continuité du périoste et du cartilage. Le sérum du sang et le liquide de la vésicule biliaire contenaient une notable quantité d'iode.

L'iode peut donc déterminer de très graves accidents et il faut lui préférer le liquide antiseptique préconisé par Schede, l'acide phénique. Schede, après avoir lavé le membre avec soin, ponctionne l'articulation par le côté le plus accessible à l'aide d'un trocart de fort calibre; par pressions modérées, il fait sortir les dépôts fibrineux avec le liquide, puis fait passer dans l'article une abondante quantité de solution phéniquée à 5 pour 100 et ne cesse les injections que lorsque le liquide sort clair de l'articulation. Dans certains cas la réaction est nulle; souvent elle est vive, accompagnée d'élévation de température et de douleur, mais au bout de quelques jours tout rentre dans l'ordre.

Rinne en 1877 (*Centralblatt f. Chirurgie*, nos 49 et 50), Carl Rosander en 1879, louent les bons effets de cette méthode sur laquelle J. Bœckel écrivit, en 1881, une série d'articles favorables dans la *Gazette des hôpitaux*. Ledentu et Nicaise, à la même époque, s'en déclarèrent partisans à la Société de chirurgie; en 1884, Labbé et Delens firent connaître des faits heureux à l'Académie de médecine.

Cette opération fait maintenant partie de la chirurgie classique. Les nombreux succès ne se comptent plus. Bœckel, sur 20 cas, a eu 20 guérisons définitives, et Delens, sur 8 malades, 7 succès complets.

Le meilleur procédé est certainement celui que recommande Schede; Hueter conseille cependant de compléter l'opération en pratiquant tous les jours une injection d'acide phénique à 5 pour 100 avec une seringue de Pravaz.

L'arthrotomie antiseptique a été avec juste raison bien rarement pratiquée pour l'hydarthrose. Jalaguier n'a pu en 1886 en réunir que 15 observations, et les recherches que nous avons faites dans la littérature de ces dernières années ne nous permettraient d'y ajouter qu'un très petit nombre de faits.

Sans doute l'arthrotomie n'est pas une opération grave, mais dans le traitement de l'hydarthrose il faudra toujours lui préférer les moyens précédents, notamment l'opération de Schede. Ce n'est que dans les cas rebelles, lorsque la synoviale est très altérée, qu'il sera permis de recourir à la large ouverture de l'articulation.

L'arthrotomie devra toujours être faite avec les plus grandes précautions antiseptiques; l'hémostase sera particulièrement soignée et on veillera à ce qu'il ne tombe pas de sang dans l'articulation. L'incision devra toujours être assez grande pour laisser sortir aisément les dépôts fibrineux et les fausses membranes de la synoviale. Elle sera suivie d'un drainage permettant l'écoulement facile des liquides, sans que les tubes pénètrent trop profondément dans l'article. Il suffira toujours que l'extrémité du drain plonge dans la cavité, sans aller jusqu'au contact des surfaces articulaires. La pratique de Nicaise, qui ne fait pénétrer le tube qu'à 2 centimètres, est la meilleure.

Nous en aurons fini avec le traitement de l'hydarthrose quand nous aurons dit qu'il faut tout spécialement veiller sur la récidive, la prévenir par un bandage, une genouillère élastique, traiter les raideurs articulaires consécutives par les moyens appropriés, combattre l'atrophie des muscles par l'électrisation, recommander souvent, pour achever la guérison, l'usage de l'hydrothérapie, le séjour à certaines stations balnéaires réputées pour la cure des affections articulaires.

ARTHROPATHIES — ARTHRITES SÈCHES CORPS ÉTRANGERS ARTICULAIRES

Par le Dr QUÉNU

CHIRURGIEN DES HÔPITAUX. — PROFESSEUR AGRÉGÉ DE LA FACULTÉ DE PARIS

CHAPITRE PREMIER

DES ARTHROPATHIES DANS LES AFFECTIONS NERVEUSES

Il est toute une classe de lésions articulaires qui ont été observées au cours d'affections traumatiques ou spontanées des centres nerveux, elles méritent d'être rassemblées dans un même chapitre. Ces lésions ont été parfois décrites sous le nom d'*arthropathies d'origine nerveuse*(1); quelques-unes paraissent véritablement mériter ce titre, la relation de cause à effet est moins évidente pour d'autres : nous préférons ne préjuger en rien de la question de doctrine en adoptant une qualification plus générale et plus vague. En réalité, nos connaissances actuelles, sur le mode normal de nutrition des os et des articulations, sont fort incomplètes; l'influence du système nerveux paraît évidente, son mode d'action demeure problématique. Lorsqu'il s'agit des muscles et des nerfs, nous savons qu'il suffit d'interrompre les liens qui les rattachent à la cellule nerveuse, pour qu'immédiatement leur nutrition en soit profondément atteinte : en l'absence de toute espèce d'inflammation ou de trouble vasculaire, la simple section d'un nerf amène la dégénérescence du bout périphérique sectionné et celle des faisceaux musculaires auxquels il se distribue. On en conclut que les centres nerveux exercent une action trophique directe sur les nerfs et les muscles. Le mécanisme de la nutrition des autres tissus paraît plus complexe. Sans doute il serait satisfaisant pour l'esprit, d'accepter par analogie des nerfs centrifuges allant aux éléments anatomiques et agissant incessamment sur leur vitalité, mais l'existence de ces nerfs, si l'on excepte peut-être certains épithéliums, n'a jamais reçu de démonstration. On est donc bien obligé de se rabattre sur l'hypothèse d'une action indirecte, exercée par l'entremise des nerfs sensitifs sur les nerfs vaso-moteurs. A l'état physiologique, les terminaisons sensitives recevraient à chaque instant une impression transmise ensuite

(1) Blum, *Des arthropathies d'origine nerveuse.* Thèse d'agrég., 1875.

aux centres et réfléchie sur les nerfs vasculaires : l'équilibre nutritif serait le résultat de cette excitation incessante. Par suite, la nutrition pourrait être lésée en vertu d'un trouble portant sur les centres ou sur les nerfs vaso-moteurs, ou bien sur les centres ou sur les nerfs sensitifs. J'ajoute encore qu'une altération de ces derniers prive les organes d'un moyen de défense, en amenant la suppression de certains réflexes capables de les soustraire à une violence quelconque. En second lieu, des innombrables travaux qui ont eu spécialement la peau pour objet, il semble résulter que les troubles trophiques apparaissent moins par la suppression pure et simple de l'action nerveuse que par une perversion de cette action, ils surviennent rapidement dès que la lésion a déterminé, « soit dans les nerfs, soit dans les centres nerveux, une exaltation de leurs propriétés, une irritation, une inflammation [1]. » Cette proposition importante a été pleinement confirmée par les observations qu'on a pu faire du côté des os et des articulations [2].

On a essayé, en effet, de déterminer expérimentalement des lésions osseuses ou articulaires, en supprimant simplement l'action du système nerveux, en pratiquant des sections de la moelle épinière, des racines rachidiennes et des nerfs périphériques. Or, si les résultats paraissent au premier abord peu démonstratifs et parfois contradictoires [3], il n'en ressort pas moins que, en l'absence de phénomènes inflammatoires provoqués par l'opération ou par un traumatisme ultérieur, l'altération des os reste en général bornée à une simple atrophie souvent peu appréciable [4]. De même, dans les nombreux cas de plaies nerveuses simples observées chez l'homme, il est exceptionnel de voir mentionner une altération d'une surface articulaire ou d'un os. Les exemples d'ostéopathies ou d'arthropathies deviennent au contraire un peu moins rares dès qu'on consulte l'histoire des lésions nerveuses spontanées, ou bien encore celle des lésions traumatiques suivies de névrite ou de myélite.

Ces quelques considérations suffisent à faire comprendre que les arthropathies dites d'origine nerveuse dépendent d'un mode de réaction spécial du système nerveux central; cette réaction peut être provoquée par une lésion des nerfs périphériques ou par une lésion des centres sensitifs; nous connaissons assez bien la voie centripète du réflexe pathologique, nous supposons que les vaso-moteurs sont la voie centrifuge, nous ignorons absolument où se fait la transformation de l'excitation morbide.

(1) Je dis des os et des articulations. C'est qu'en effet il est impossible de séparer des arthropathies les troubles trophiques qui portent sur le système osseux. Brown-Séquard avait dès 1854 (*Journal de la physiologie*) nettement formulé cette loi en disant : « Il faut distinguer les effets de l'irritation de la moelle épinière et des nerfs de ceux de la paralysie avec simple cessation d'action de ces parties; en d'autres termes, il faut distinguer les effets de l'action morbide de ceux de l'absence d'action ».

(2) CHARCOT, *Leçons sur les maladies du système nerveux*, et BROWN-SÉQUARD, *Journal de la physiologie*, 1859.

(3) Voy. MANTEGAZZA, *Gazz. med. ital.*, 1867. — FISCHER, *Berl. klin. Wochenschr.* — SCHIFF, Acad. des sc., 1854. — OLLIER, *De la régénération des os.* — VULPIAN, *Leçons sur les vaso-moteurs.* — TALAMON, *Revue chir.*, 1878.

(4) G. Lumbroso (Soc. de biol., 1885), en sectionnant les racines postérieures entre la moelle et les ganglions spinaux, a vu survenir, vingt-cinq jours après, un gonflement de l'articulation du coude; il en conclut que la lésion articulaire est venue par le fait de la lésion destructive des fonctions de la moelle, mais il avoue l'existence d'une méningite au point opéré; on peut aussi bien conclure, de son observation, à une action pathologique réflexe.

Il en résulte que nous sommes obligé de prendre pour base de notre division non pas l'acte principal du processus, mais simplement son point de départ et de classer nos arthropathies en arthropathies dans les affections des nerfs périphériques, en arthropathies dans les affections de la moelle épinière et arthropathies dans les affections de l'encéphale.

I

ARTHROPATHIES DANS LES AFFECTIONS DES NERFS PÉRIPHÉRIQUES [1]

Les altérations des nerfs périphériques, traumatiques ou non, ne semblent pas être communément suivies de désordres articulaires. On s'en tient toujours pour les traumatismes à l'observation d'Hamilton, aux 5 observations de Weir Mitchell et à celles de Parades et de Blum.

Les lésions ont eu spécialement pour siège les articulations des doigts; elles ne se sont manifestées, du reste, que dans la sphère du nerf lésé : au bout de quelques jours on a vu survenir des douleurs extêmement vives et un œdème inflammatoire autour des jointures; le gonflement douloureux a persisté pendant quelques semaines ou quelques mois, puis a laissé à sa suite des raideurs articulaires allant jusqu'à l'ankylose, des déformations et parfois même de véritables subluxations. Si l'on consulte les observations, on voit qu'il s'est agi dans tous les cas de plaies nerveuses incomplètes [2] et spécialement de piqûres et surtout de plaies par armes à feu, c'est-à-dire, en somme, de traumatismes essentiellement aptes à produire la névrite; c'est vraisemblablement en vertu du même processus que, dans le cas de Packard [3], une tumeur du sciatique avait déterminé des arthropathies du genou et du pied.

On peut rapprocher des faits précédents ceux où l'altération des nerfs périphériques a été suivie d'ostéite, de périostite et de nécrose [4].

II

ARTHROPATHIES DANS LES AFFECTIONS DE LA MOELLE ÉPINIÈRE

Des arthropathies ont été observées dans les lésions traumatiques, dans les compressions et dans les inflammations chroniques de la moelle épinière; les plus fréquentes et les plus importantes de toutes sont les arthropathies de

(1) Voy. TALAMON, BLUM, COUYBA, *Des troubles trophiques consécutifs aux lésions traumatiques des nerfs et de la moelle épinière*. Thèse, 1871. — CHARCOT, *Leçons sur les maladies du système nerveux*.

(2) Observation d'Hamilton : Piqûre du médian. — Observation de Weir Mitchel : Une luxation de l'humérus, 4 plaies par armes à feu. — Observation de Parades : Plaie par arme à feu. — Observation de Blum : Plaie par éclat de verre.

(3) Cité par Weir Mitchel.

(4) Voy. LEJARS, vol. II, p. 51.

l'ataxie locomotrice, ce sont vraiment les seules dont l'histoire soit à peu près faite et les seules, par suite, sur lesquelles nous aurons à nous étendre un peu longuement, en nous contentant d'une simple revue pour toutes les autres.

Les arthropathies paraissent un accident rare à la suite des traumatismes de la moelle : Oré et Poinsot(1) ne l'ont noté que deux fois sur 62 observations (observations de Joffroy et de Salmon et de Nélaton et Viguès) : en y ajoutant celles de Lannelongue (2) et d'Alessandrini (3), on n'arrive guère qu'à un total de 4 cas (4). La blessure de la moelle consistait dans les deux premiers en une hémisection par instrument tranchant; dans le troisième, elle avait été produite par une balle; dans le quatrième enfin elle était le résultat d'une fracture de la cinquième ou sixième vertèbre cervicale ayant déterminé une compression unilatérale et une hémiphlégie.

L'arthropathie s'est manifestée du huitième au trentième jour dans les cas de plaie, par l'apparition d'un épanchement dans le genou, avec rougeur des téguments et douleurs spontanées ou sans réaction locale (Lannelongue).

Ces symptômes ont disparu au bout de dix jours chez les blessés de Joffroy et de Viguès. Chez le fracturé de la colonne vertébrale, des douleurs vives survinrent dans un genou quatre mois et demi après l'accident. A l'autopsie on trouva du sang épanché non seulement dans le genou qui avait été douloureux, mais dans toutes les articulations du même côté(5).

Je m'arrêterai peu sur les arthropathies attribuables à une compression de la moelle épinière. Talamon n'a pu en recueillir que quatre exemples, tous relatifs à des maux de Pott(6) ; je laisse également de côté les faits encore trop peu nombreux d'arthropathies spinales dues à une myélite aiguë (7), pour arriver de suite à celles qui sont sous la dépendance des inflammations chroniques de la moelle épinière.

On a signalé les troubles articulaires dans l'atrophie musculaire progressive, dans la paralysie infantile, dans la sclérose en plaques, dans la syringomyélie(8), etc. Dans toutes ces affections, il faut le dire d'avance, l'arthropathie a été une complication exceptionnelle, et peut-être est-il permis dans la plupart des cas de lui contester une origine directement spinale. Il n'en est plus de même dès que nous abordons l'étude de l'arthropathie tabétique. Ici les observations sont innombrables, les troubles articulaires ne consistent plus en lésions banales d'épanchements ou d'inflammations, ils s'accompagnent d'une certaine altération des os qui donne à la maladie articulaire une physionomie et une évolution particulières et justifie vraiment sa description à titre d'entité morbide.

(1) Oré et Poinsot, art. Moelle. *Dict. Jaccoud*.
(2) Lannelongue, Thèse d'agrég. Dujardin-Beaumetz, 1872.
(3) Alessandrini, cité par Arnozan, Thèse d'agrég., 1880.
(4) Les cas de J.-K. Mitchel et de Gull sont contestables en tant qu'arthropathies dépendant de la lésion nerveuse.
(5) Ce fait milite bien en faveur de la théorie vasomotrice que nous avons exposée et adoptée au début de cet article.
(6) Deux observations de J.-K. Mitchell, qui à cet teoccasion décrivit le premier les arthrites d'origine spinale (*Americ. journ.*, 1831), et deux observations de Charcot (voy. Talamon).
(7) Voy. Talamon, p. 618.
(8) Blocq, *Syringomyélie, arthropathie du coude*. Soc. anat., 1887.

III

ARTHROPATHIE TABÈTIQUE

(MALADIE DE CHARCOT DES ANGLAIS) [1]

L'arthropathie des ataxiques a été décrite pour la première fois en 1868 par Charcot (1); son premier mémoire, purement clinique, a été depuis complété par une série de travaux publiés soit par lui, soit par ses élèves. Cette affection mériterait donc à tous égard le nom de maladie de Charcot que lui donnent communément les Anglais, si ce titre ne désignait déjà deux autres grandes maladies nerveuses, la sclérose en plaques et la sclérose symétrique des cordons latéraux; nous lui conserverons donc le nom d'arthropathie tabétique sous lequel elle est ordinairement décrite en France.

Les premiers travaux parus sur l'arthropathie des ataxiques manquaient de documents anatomiques, mais depuis les premières constatations faites en 1869 (2) les autopsies se sont peu à peu multipliées; il devient aujourd'hui facile d'écrire un chapitre d'anatomie pathologique, grâce aux diverses présentations faites à la Société anatomique et grâce aux descriptions publiées d'après les pièces qui forment au musée de la Salpêtrière ce qu'on peut appeler, avec Charcot, l'*ossuaire tabétique* (3).

Anatomie pathologique.

Dans l'arthropathie des ataxiques, toutes les parties constituantes de l'articulation sont affectées, les muscles périarticulaires participent eux-mêmes à l'altération trophique, mais l'atrophie des muscles, la destruction plus ou moins complète des ligaments, les modifications de structure plus ou moins profondes de la synoviale, n'ont rien de spécifique, elles s'observent dans la plupart des arthrites chroniques. Il n'en est plus de même dès qu'on passe à l'étude des lésions osseuses; celles-ci se distinguent à la fois par leur évolution rapide et par leurs caractères prédominants d'atrophie et d'usure. Il en découle toute une série de déformations et de symptômes cliniques qui donnent vraiment à l'affection articulaire ses caractères distinctifs; c'est donc cette

(1) *Archives de physiologie*, 1868. — Voyez également sur l'arthropathie des ataxiques : Ball, *Gazette des hôpitaux*, 1868-1869. — Blum, Thèse d'agrégation, 1875. — Buzzard, *Pathol. transact.*, t. XXI. — Charcot, *Leçons sur les maladies du système nerveux*, et *Leçons du mardi*, 1887. — Charcot et Féré, *Archives de neurologie*, 1883. — Debove, *Archives de neurologie*, 1881. — Féré, *Archives de neurologie*, 1882. — Michel, Thèse, 1878. — Talamon, *Revue de médecine*, 1878. — Westphal, *Berliner klin. Wochenschrift*, 1881.

(2) Charcot, *Arch. de phys.*, 1869.

(3) Charcot, *Leçons du mardi à la Salpêtrière*, 1887. — Paget, ne trouvant pas de spécimen d'arthropathie tabétique dans les musées, s'était demandé si la maladie n'avait réellement pas une origine récente.

lésion osseuse qu'il faut mettre au premier plan. L'ostéopathie tabétique, du reste, n'occupe pas toujours les épiphyses, elle a parfois pour siège le corps diaphysaire, elle y garde ses mêmes tendances à la résorption et mène ainsi à la fracture spontanée.

Dans un certain nombre de cas, l'ostéopathie présente une sorte de généralisation des plus remarquables : les deux fémurs, les os de l'avant-bras, la colonne vertébrale, les omoplates ont été affectés à la fois. Sur le squelette dont Charcot a présenté le moule au Congrès de Londres en 1881, l'altération occupait l'articulation temporo-maxillaire, l'épaule, la hanche, le genou; l'os iliaque et le péroné étaient malades et le siège de fractures.

Assez souvent, l'arthropathie tabétique est multiple (¹), elle s'attaque de préférence à certaines jointures : parmi les plus fréquemment atteintes, il faut

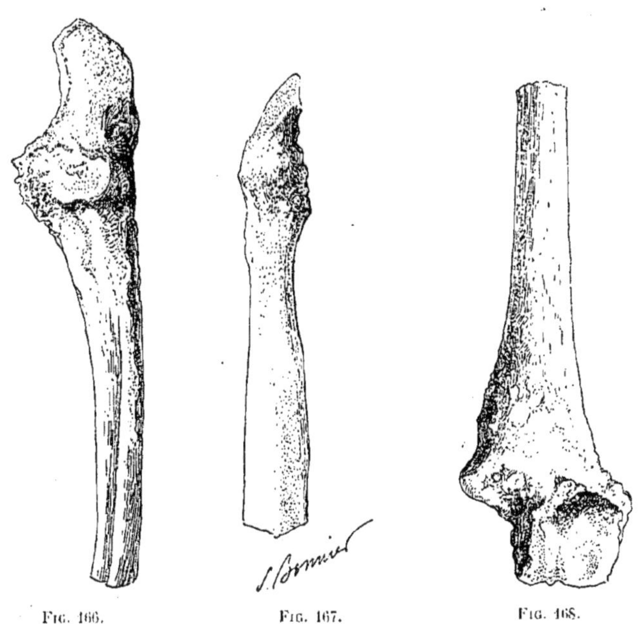

Fig. 166. Fig. 167. Fig. 168.

Fig. 166, 167 et 168. — Cubitus, radius et extrémités inférieures de l'humérus d'un ataxique. Pièces du musée de la Salpêtrière (n° 9).

citer en première ligne le genou, puis la hanche et l'épaule, mais les petites articulations n'en sont pas indemnes; le mal a été observé aux articulations métacarpo-phalangienne (²) et tarso-métatarsienne (³), dans les articulations de

(¹) Debove a insisté sur la multiplicité et sur la symétrie des lésions.

(²) Pitres et Vaillard.

(³) Page, Congrès de Londres, 1881. — Charcot et Féré, *Pied tabétique. Arch. de neurologie*, 1883.

la colonne vertébrale (1), temporo-maxillaire (2), les articulations des doigts, etc. (3).

Dans toutes ces jointures, les extrémités osseuses présentent une atrophie

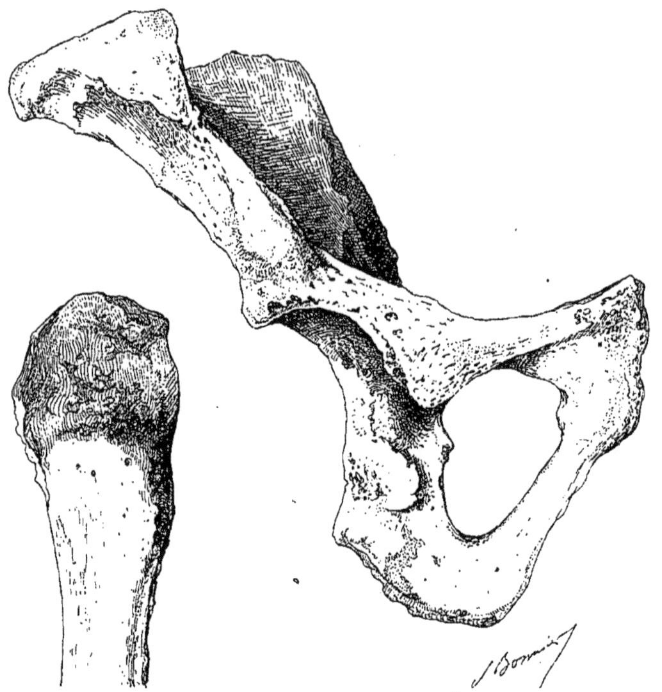

FIG. 169. — Ataxie. (Musée de la Salpêtrière.)

des plus singulières et des plus frappantes. On dirait qu'on les a grattées et

(1) PITRES, Soc. de biol., 1886.

(2) FÉRÉ, *Arch. de neurol.*, 1882.

(3) Sur 56 observations, Barré (Thèse de Paris, 1885) note comme siège de l'arthropathie :

Le genou	35 fois.
La hanche	15 —
L'épaule	10 —
Les articulations du pied	11 —
Le coude	8 —
Les articulations de la main	1 —

Dans le rapport du comité de Londres, de 1884, qui porte sur 66 cas, nous trouvons des chiffres analogues :

Genou	45 pour 100.
Hanche	21 —
Épaule	15 —
Coude	7 —
Articulation du tarse	5 —
Articulations métatarso-phalangiennes	4 —
Poignet	1 —
Articulations phalangiennes	1 —

Nous relevons encore dans ce même rapport que, sur 66 cas, 41 fois une seule articulation et 25 fois plus d'une articulation ont été prises.

usées sur une pierre, à tel point que le renflement normal de l'épiphyse est souvent remplacé par une extrémité effilée, comparée classiquement à une baguette de tambour; parfois il n'en reste plus même aucune trace : c'est ainsi qu'à la hanche on a constaté une disparition complète de la tête fémorale et de son col. La cavité cotyloïde peut être effacée et remplacée par un large méplat([1]). De même, au genou, on observe une usure rapide qui peut aller jusqu'à la disparition des condyles et des surfaces articulaires du tibia. A la mâchoire inférieure, l'extrémité condylienne a été trouvée usée jusqu'à venir à niveau du fond de l'échancrure sigmoïde([2]).

La destruction de l'os ne se fait pas d'une façon uniforme; plus marquée

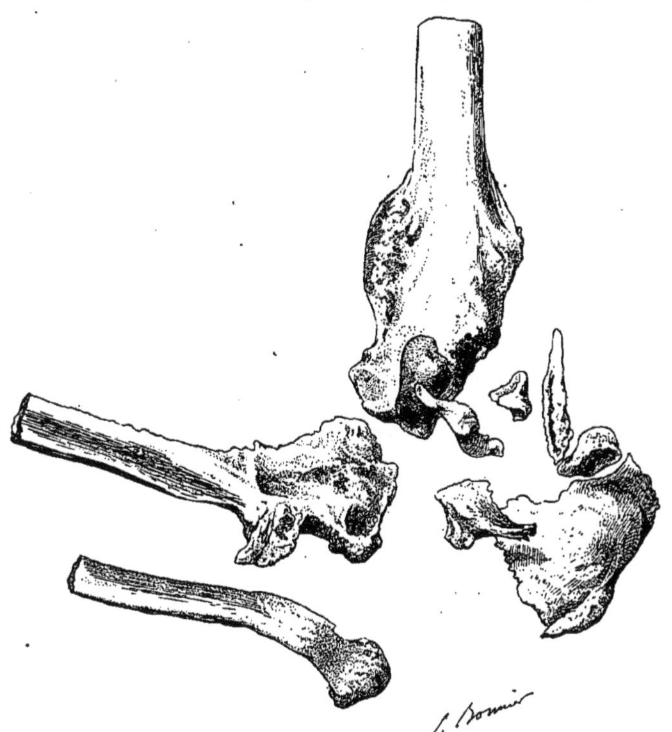

FIG. 170. — Syringo-myélie. Coude gauche. Lésions à rapprocher de celles de l'ataxie. (Salpêtrière, d'après les pièces de Bloch.)

dans certains points, elle arrive de la sorte à produire le détachement de fragments osseux, à déterminer ce que Charcot nomme si bien des fractures parcellaires des extrémités, plus communes et non moins intéressantes que les

([1]) FÉRÉ, *Arch. de neurol.*, 1882. — « Le grand trochanter n'est plus représenté que par une épine, ayant à peu près le volume de l'épine sciatique; le col et la tête ont complètement disparu; le moignon qui subsiste forme une saillie de 2 ou 3 millimètres sur le côté interne de l'os.

([2]) FÉRÉ *Loc. cit.*

fractures des diaphyses; un condyle ou un fragment de condyle, une tête articulaire se trouvent ainsi mobiles et libres au fond d'une cavité où ils constituent une variété de corps étranger, sans présenter jamais de tendance à se souder à l'os dont ils proviennent.

Dans toutes ces pièces *qui forment les types de l'arthropathie tabétique*, nulle végétation ostéophytique, nulle production de stalactites osseuses compa parables à celles de l'arthrite sèche : partout l'usure et l'atrophie de l'os.

Lorsqu'on a pratiqué l'examen microscopique des os tabétiques([1]), on a constaté tous les signes de l'ostéite raréfiante; l'analyse chimique([2]) y a montré plus de graisse et moins de phosphate de chaux qu'à l'état normal.

Les autres parties constituantes de l'articulation offrent des altérations plus banales.

Les cartilages articulaires ont généralement disparu soit en totalité, soit en partie; parfois du tissu fibreux ou fibro-cartilagineux les remplace.

Les ligaments sont détruits; quant aux synoviales, tantôt on n'en trouve plus de trace, tantôt on les voit persister et se montrer avec des altérations variables, pâles non injectées, ou bien épaisses, tomenteuses et vasculaires([3]).

Le liquide contenu dans la cavité articulaire est le plus souvent citrin et séreux; il peut être sanguinolent, plus rarement encore purulent([4]).

Enfin les muscles péri-articulaires présentent de l'atrophie : on a signalé dans quelques cas la formation de plaques osseuses dans leur épaisseur ([5]).

Toutes ces altérations des parties molles ont un effet identique, c'est le relâchement des liens qui maintiennent les os en contact; si l'on y ajoute la destruction des extrémités osseuses et des cavités qui les reçoivent, on devine que l'arthropathie tabétique doit fatalement conduire moins à une luxation qu'à une véritable dislocation des membres.

Telle est l'arthropathie des ataxiques typique, telle qu'elle a été décrite il y a vingt-deux ans par Charcot; ainsi présentée, elle offre avec cette variété d'arthrite essentiellement productive et végétante qu'on nomme l'arthrite sèche de telles dissemblances, que tout rapprochement semble impossible entre les deux maladies. Mais, à côté de cette forme *atrophique* qui représente l'arthrite tabétique dans toute sa pureté, on a décrit dans ces dernières années une forme dite *hypertrophique* qui s'en distingue par la formation d'ecchondroses et d'ostéophytes([6]) : il est même possible que les deux processus de prolifération et d'atrophie s'observent sur le même os ([7]).

Entre ces deux types extrêmes existent de nombreux intermédiaires qui

([1]) Liouville, cité par Blum, p. 38, en note. — Reboul, Soc. anat., 1889.

([2]) Regnard, Soc. de biol., 1880. — L'os tabétique renferme 37 pour 100 de graisse tandis que l'os normal, privé de sa moelle, en contient fort peu. La proportion des phosphates tombe de 48 pour 100 à 11 pour 100; l'osséine, les carbonates et les chlorures sont en quantité normale. Cette disparition des matériaux minéraux, jointe à la dégénérescence graisseuse des os, permet ainsi d'établir un rapprochement entre l'arthropathie tabétique et l'ostéomalacie.

([3]) Oppenheim, Soc. méd. de Berlin, 1885.

([4]) Trois observations citées par Talamon, 1878. — Mossé, *Gazette hebdom.* Montpellier, 1888.

([5]) Voy. Guinon, Soc. anat., 1885. — Bourneville, Soc. anat., 1881.

([6]) Voy. *Bull. de la Soc. anat.* Congrès de chirurgie. Berlin, 1886-1887. — Th. Barré, 1885. — Mossé, *Gaz. hebd. des sc. méd. de Montpellier*, 1888.

([7]) Babinski, Soc. anat., 1887.

relient anatomiquement comme par une chaine continue, l'arthropathie nerveuse et l'arthrite sèche ; nous verrons plus loin quelles conséquences nosologiques on a voulu en tirer. Ne retenons actuellement que ce fait, c'est que l'ostéite tabétique n'est pas nécessairement atrophique, qu'elle peut être productive, au moins au début, et qu'alors la différenciation peut devenir impossible si l'on s'en rapporte aux seules données anatomiques, mais tandis que l'arthrite déformante reste proliférante, la tabétique, après une période d'hypertrophie, aboutit toujours, en fin de compte, à une usure et à une atrophie prédominantes : mieux encore qu'une différence de structure, la différence d'évolution atteste l'individualité de l'arthropathie tabétique.

Symptômes et diagnostic.

C'est généralement à une période peu avancée de l'ataxie locomotrice que surviennent les altérations articulaires ; dans beaucoup de cas, elles se manifestent en même temps que l'incoordination motrice [1].

Toutefois il semble ressortir des tables donnés par le comité de Londres, que le début est plus tardif que ne l'avait écrit Charcot, et que c'est généralement plus de trois ans après les premières atteintes de la maladie spinale qu'éclatent les signes de l'affection articulaire [2].

Le mode de début de l'arthropathie est des plus caractéristiques [3] : c'est du jour au lendemain, sans traumatisme antérieur, que tout d'un coup apparaît une tuméfaction générale, quelquefois énorme du membre ; au bout de quelques jours l'œdème disparaît, mais il reste un gonflement articulaire dû à une accumulation de liquide dans la jointure et dans les bourses séreuses du voisinage [4].

Quant à la tuméfaction générale du membre, elle serait due, d'après Debove [5], à une rupture de la capsule ou mieux à un arrachement de la capsule au voisinage de son insertion et à une fusée du liquide synovial sous les muscles ;

(1) CHARCOT, *Leçons sur les maladies du système nerveux.*

(2) Durée de l'ataxie au moment de la première attaque d'arthropathie :

Genoux. —	Moins de 1 an	3
	Entre 1 et 2 ans	3
	— 2 et 5 ans	8
	— 5 et 10 ans	10
	Plus de 10 ans	7
Hanche. —	Moins de 1 an	3
	Entre 1 et 2 ans	4
	— 2 et 5 ans	3
	— 5 et 10 ans	3
	Plus de 10 ans	6
Épaules. —	Entre 3 et 5 ans	2
	— 5 et 10 ans	3
	Plus de 10 ans	3

Ball avait divisé l'arthropathie tabétique en précoce et en tardive.

(3) Comité de Londres : Le début a été : soudain, 56 fois ; graduel, 23 fois ; non mentionné, 21 fois ; l'existence d'un traumatisme n'est signalée que 9 fois, ce qui n'est guère en faveur de l'hypothèse de Volkmann, à savoir que l'arthropathie tabétique ne serait qu'une arthrite traumatique, ayant son origine dans la démarche spéciale des malades.

(4) CHARCOT.

(5) DEBOVE, *Loc. cit.*

c'est ainsi qu'à l'épaule on a observé un soulèvement du grand pectoral et du deltoïde : ce liquide a pu fuser jusqu'au coude.

Dans un certain nombre de cas, l'épanchement a été précédé de craquements révélant une altération déjà profonde des surfaces articulaires.

Ce qui n'est pas moins frappant que la brusquerie du début, c'est l'absence de douleurs et de symptômes inflammatoires; il n'existe ni phénomènes fébriles, ni chaleur ni rougeur locales. C'est à peine si le malade, dont l'articulation est si distendue, accuse quelque gêne : dans les cas où l'apparition de l'arthropathie a été accompagnée de douleurs, celles-ci ont été fugaces et ont bientôt cédé pour ne plus reparaître (1). Il arrive même que, en l'absence de phénomènes douloureux, les tabétiques continuent à se servir de leurs membres et s'exposent ainsi à une désorganisation articulaire plus rapide.

Les signes qu'on observe du côté de la jointure varient nécessairement avec la nature de l'articulation atteinte et suivant que l'hydarthrose a plus ou moins persisté. Trois signes néanmoins se retrouvent à peu près partout et à une époque précoce de la maladie, ce sont : l'*existence de craquements articulaires*, la *déformation de l'articulation*, sa *mobilité anormale pouvant aller jusqu'à la dislocation*.

Les *craquements* ressemblent à ceux qu'on perçoit dans toute arthrite sèche, ils se produisent dans les mouvements communiqués ou bien encore le malade en a conscience à l'occasion d'un mouvement un peu brusque; la crépitation articulaire n'est pas seulement due à la disparition plus ou moins

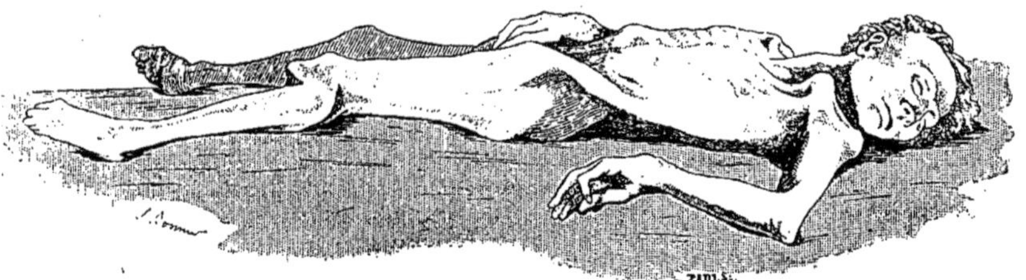

Fig. 171. — Musée de la Salpêtrière.

complète des cartilages, on peut en attribuer une partie aux fractures parcellaires dont nous avons parlé plus haut.

La *déformation* de la jointure est également de causes multiples : elle résulte d'abord de cette hydarthrose qui parfois a brusquement marqué le début de l'arthropathie, elle dépend surtout de l'état des extrémités osseuses et des déviations qui en sont la conséquence. Les déformations sont particulièrement intéressantes à la main et au pied. Dans le pied tabétique (2), il

(1) Sur 54 cas, 20 ont été douloureux, 34 ont été indolents dès le début; dans les cas à début douloureux (sauf deux), la douleur a très rapidement disparu et les jointures sont restées ensuite indolentes. Pendant tout le temps de l'observation, chez quelques malades il y a eu de la fièvre et une réaction locale assez vive (voy. Ball); mais ces faits sont restés exceptionnels.

(2) Charcot et Féré, *Arch. de neurol.*, 1885. — Boyer, *Revue de méd.*, 1884. — Gaucher et Duflocq, *Revue de méd.*, 1884. — Soc. médic. des hôpit., 1885-1886. — Paulidès, Thèse de Paris, 1888.

existe assez souvent une déviation du métatarse en dehors, c'est celle sur laquelle ont insisté Charcot et Féré; mais la déformation peut également se faire dans le plan vertical [1] et être des plus variables : tantôt la voûte plantaire persiste, paraît même un peu exagérée [2]; tantôt son affaissement crée un véritable pied plat tabétique [3].

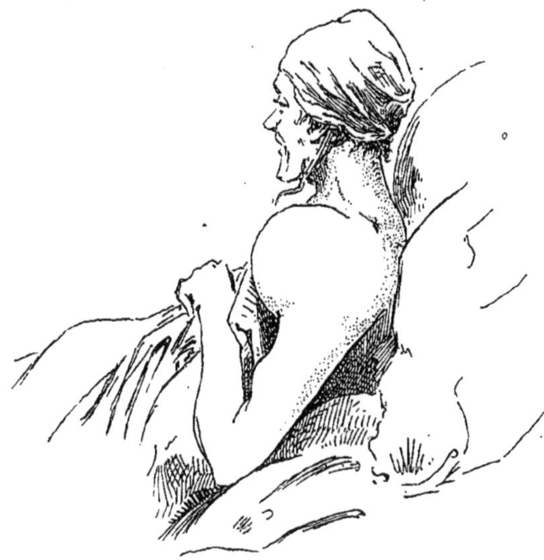

Fig. 172. — Musée de la Salpêtrière.

Dans les arthropathies métatarso-phalangiennes du gros orteil, la déviation est généralement latérale externe; elle peut s'associer ou non à la déviation verticale ou latérale des autres orteils et aux autres déformations du pied tabétique [4].

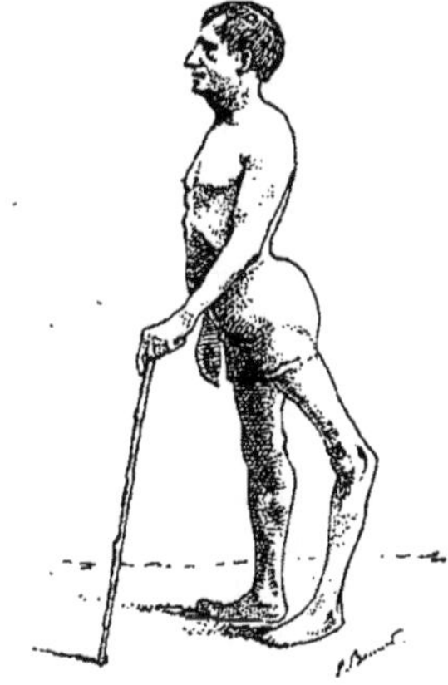

Fig. 173. — Luxation du genou gauche chez un ataxique. (Prof. Dreschfeld, Owen's College, Manchester.)

L'exploration méthodique des jointures malades permet d'apprécier, en même temps que les modifications de forme et de volume des os, le relâchement des liens articulaires, l'exagération et l'*anomalie des mouvements :* dans l'arthrite du genou en particulier, la jambe devient une vraie jambe de polichinelle, elle a pu, dans certains cas, au gré du malade, former avec la cuisse un angle droit à sinus antérieur [5]. De même, dans la hanche, les mouvements de rotation s'exagèrent au point d'amener le talon directement en avant [6], etc.; à un degré de plus, les surfaces articulaires s'abandonnent, il en résulte des luxations spéciales de la hanche, du genou, de l'épaule, etc., dans lesquelles les segments luxés conservent, à l'inverse de ce qui se passe ordinairement, une extrême mobilité.

(1) Boyer.
(2) Troisier, Soc. méd. des hôp., 1886. — Ce pied a été comparé au pied chinois (Paulidès).
(3) Féréol, Soc. méd. des hôpit., 1886.
(4) De tout ce qui précède, on peut conclure qu'il n'existe pas de déformation unique dans le pied tabétique, mais qu'il existe toute une série de déformations en rapport avec le siège et la multiplicité des arthropathies.
(5) Voy. fig. 173.
(6) Thèse de Blum.

Il est inutile d'insister sur la gêne fonctionnelle et, à un moment donné, même sur l'impotence absolue que de tels désordres finissent par produire. Il est bon de redire que ces déplacements, de même que les fractures, surviennent sans souffrances, d'une manière spontanée, ou à l'occasion d'un traumatisme insignifiant, d'un mouvement à peine exagéré. Ces caractères, joints à l'absence de réaction générale, et surtout à l'évolution constante et manifeste de la maladie vers l'usure, qu'il y ait eu ou non à une époque donnée, productions ostéophytiques, permettent en général de poser le diagnostic et en particulier de différencier l'arthropathie nerveuse de l'arthrite déformante. Mais il peut se faire que les stalactites cartilagineuses ou osseuses soient prédominantes, que les données relatives à la marche soient absentes ou incomplètes; le doute est alors permis, tellement que, dans l'impossibilité de résoudre le problème clinique, nous voyons les uns dire qu'il s'agit alors d'une véritable combinaison de l'arthrite sèche et de l'arthrite tabétique chez des sujets rhumatisants, la forme hypertrophique résultant d'une sorte de mariage entre deux affections générales, l'arthrite et le tabès(1), tandis que d'autres arguënt de la difficulté à distinguer anatomiquement l'arthropathie tabétique de l'arthrite sèche, pour déclarer que les deux espèces d'affections articulaires relèvent d'une même cause, le rhumatisme; mais nous touchons ici au point de doctrine qui va faire l'objet du suivant chapitre.

Nosologie et pathogénie.

La question à résoudre est en somme celle-ci : Convient-il de faire de l'arthropathie observée chez les ataxiques une affection spécifique engendrée par le tabès, ou faut-il n'y voir qu'une complication banale, sans lien étiologique avec l'affection spinale, qu'une arthrite sèche survenant chez un ataxique comme chez tout autre?

Les partisans de cette dernière opinion se fondent principalement sur l'impossibilité d'établir, dans bon nombre de cas, une caractéristique anatomique; la plupart cependant, tels que Virchow, Rotter (2), etc., concèdent que le tabès prédispose aux affections articulaires, ou bien encore que des arthrites ordinaires sont modifiées par la maladie tabétique (3).

Actuellement, aussi bien en Allemagne qu'en Angleterre et en France, un très grand nombre, sinon la majorité des pathologistes, se rangent à l'interprétation de Charcot et souscrivent à « l'autonomie nosographique » de l'arthropathie des ataxiques : telles sont les conclusions de Kredel (4), de Sonnenburg(5), de Bernhardt(6), des membres du comité de Londres(7), etc.

Avec ces derniers, il est permis de conclure que malgré l'analogie des altérations locales, on a maintes raisons de ne pas confondre l'arthrite tabétique et

(1) CHARCOT.
(2) Congrès de chirurgie de Berlin, 1887.
(3) WHITE, *Lancet*, 1884.
(4) *Sammlung klinischer Vorträge*, 1886.
(5) Congrès de Berlin, 1887.
(6) Soc. méd. intern. de Berlin, 1887.
(7) Composé de J. Paget, de Baker, Th. Barlow, Th. Buzzard, D. Duckworth, Warrington Howard, Th. Smith et Bilton Pollard.

l'arthrite déformante chronique : non seulement le siège ordinaire du mal présente quelques différences, non seulement l'arthrite nerveuse est remarquable par son indolence persistante, avant tout la distinction ressort du mode d'évolution des deux maladies : la brusquerie du début, la rapidité de la désorganisation articulaire et la tendance ultérieure vers l'atrophie appartiennent véritablement en propre à l'arthropathie tabétique. Qu'il y ait des cas d'interprétation malaisée, cela n'est pas douteux : un ataxique a droit à l'arthrite sèche comme tout autre, et il est possible que modifiée par le tabès, son arthrite se montre avec des caractères mixtes (1). Ces cas complexes ne justifient en aucune manière la confusion des deux espèces d'arthropathie (2).

Une dernière question resterait à résoudre, celle de savoir par quel mécanisme le tabès détermine des altérations osseuses et articulaires.

Il n'est guère possible de s'arrêter un instant à l'hypothèse d'une influence exercée sur la nutrition articulaire par l'immobilisation prolongée, ou d'expliquer l'arthropathie, comme l'a fait Volkmann, par la distension des ligaments résultant de la démarche spéciale des ataxiques et des petits traumatismes auxquels ils sont incessamment soumis. On a tenté d'élucider, d'autre part, cette question de pathogénie, en recherchant si, *dans les cas d'arthropathies*, il n'existe pas, indépendamment de la sclérose des cordons postérieurs, une lésion *spéciale* du système nerveux.

Charcot (3) crut un instant pouvoir localiser cette lésion dans les cornes antérieures de la moelle. Dans plusieurs autopsies, en effet, l'atrophie des cellules des cornes antérieures fut histologiquement observée, mais elle a manqué dans maintes autres; on peut objecter encore que dans la paralysie infantile l'atrophie de ces cellules ne s'accompagne pas d'arthrite.

Dans ces dernières années, les recherches ont spécialement porté sur l'état des nerfs périphériques; on sait, depuis les travaux de Pierret, de Déjerine, de Pitres et Vaillard, d'Oppenheim, etc., quelles sont la fréquence et l'importance des lésions névritiques dans l'ataxie locomotrice. Déjerine est allé jusqu'à dire tout récemment que le tabes « apparaît de plus en plus comme une maladie des nerfs périphériques sensitifs, sensoriels et moteurs » (4). Comme mainte autre complication, comme le mal-perforant des tabétiques, par exemple, l'arthropathie relèverait donc d'une névrite périphérique et non d'une altération centrale; les examens anatomiques de Pitres et Vaillard (5) sont très favorables à cette théorie : dans 4 cas où les articulations étaient le siège de troubles trophiques, il existait des altérations des nerfs péri-articulaires et parfois des filets capsulaires. Ces lésions des nerfs, toutefois, ne paraissent pas constantes, Reboul (6) et d'autres les ont vainement recherchées; leur inconstance prouverait en tout cas qu'elles ne sont pas le facteur néces-

(1) Charcot.

(2) W. Rivington fait sagement observer qu'il ne faut pas s'exagérer l'importance des formes intermédiaires dans les maladies; comme il le dit spirituellement : « Il y a toujours un amphioxus ». (Clinic. Soc. of Lond. *Lancet*, 1884.)

(3) Charcot et Joffroy, *Arch. de phys.*, 1870.

(4) Déjerine, *Médecine moderne*, 1890. Les lésions médullaires d'après cette conception seraient la conséquence d'une névrite des racines postérieures. Voy. aussi Pitres et Vaillard, *Rev. méd.*, 1886.

(5) *Revue méd.*, 1886.

(6) Soc. anat., 1890.

saire de l'altération ostéo-articulaire, et permettrait peut-être d'établir un rapprochement avec ce qui se passe dans les atrophies musculaires à la suite d'arthrites. Il semble bien démontré que ces dernières atrophies sont d'ordre réflexe; en effet, la plupart des examens histologiques portant sur les nerfs, des muscles altérés ont été négatifs [1], et d'autre part on a pu, après avoir expérimentalement déterminé une arthrite, s'opposer au processus amyotrophique en interrompant l'arc diastaltique au niveau des voies centripètes, en sectionnant les racines postérieures [2].

Voilà donc un exemple net de troubles trophiques sans altération des nerfs allant aux éléments atrophiés. En est-il de même pour les arthropathies nerveuses? cela peut se défendre. On peut soutenir que le trouble vaso-moteur trophique résulte tantôt d'une névrite des vaso-moteurs articulaires; tantôt et plus souvent peut-être, d'une névrite de certains nerfs sensitifs [3] dont l'excitation pathologique amènerait par voie réflexe l'arthropathie, de même que l'excitation pathologique des nerfs articulaires amène l'amyotrophie [4].

Traitement.

Les indications générales du traitement des arthropathies tabétiques doivent être basées sur les tendances destructives du processus; il s'agit, dans la plupart des cas, notamment pour le genou, de remédier à la destruction des moyens d'union, à la laxité articulaire, de s'opposer à ce qu'une chute, un choc léger viennent accroître les désordres en déterminant des brisures d'os; on peut, dans les cas simples, recommander l'enroulement d'une bande de flanelle, le port d'une genouillère, etc.; la mobilité exagérée du genou nécessite l'emploi d'appareils plus compliqués, à tuteurs métalliques; la dislocation des membres peut être telle qu'elle condamne à jamais au repos.

D'autres indications spéciales peuvent surgir, résultant de l'énormité de l'épanchement articulaire ou péri-articulaire, d'une luxation, d'une fracture, d'une déformation gênante pour la marche, telle qu'une déformation du pied, une déviation des orteils, etc. Dans ces derniers cas, il faut encore de préférence s'adresser aux moyens orthopédiques et ne recourir qu'exceptionnellement à une thérapeutique sanglante [5]. En effet, les tentatives opératoires n'ont pas été jusqu'ici suivies de brillants succès! On a pratiqué des résections

(1) KLIPPEL, Soc. anat., 1888, et Thèse, 1889.

(2) DEROCHE, Thèse, 1890.

(3) On conçoit encore que les points de départ du réflexe pathogène soient dans les centres eux-mêmes.

(4) Buzzard (*Clinical lect. on dis. of the nerv. system.* Voy. Clinic. Soc. of London, 1884) a émis l'hypothèse d'un centre vasomoteur des articulations siégeant dans le bulbe, parce que, dit-il, toutes les parties de la moelle peuvent être malades sans qu'il y ait d'altération d'aucune jointure : l'exemple d'amyotrophie réflexe que j'ai choisi répond à cette objection de Buzzard.

(5) Kirmisson a analysé la plupart des faits connus dans ses leçons cliniques sur les maladies de l'appareil locomoteur. — Voy. J. WOLF, *Berliner klin. Wochenschrift*, 1889. — CZERNY, *Arch. für klin. Chir.*, XXXIV. — SCHLANGE, Soc. chir. de Berlin, 1888. Je renvoie pour plus de détails au volume qui traitera de la chirurgie des membres. J'ai pratiqué, dans un cas de déviation du gros orteil chez un tabétique, une section cunéiforme de la tête métatarsienne; la correction de la déviation fut parfaite et la guérison aseptiquement obtenue, mais l'articulation resta tuméfiée et un peu douloureuse.

du coude, du cou-de-pied et particulièrement du genou; or, la plupart du temps, le résultat fonctionnel a été peu satisfaisant, et il semble de plus que les tabétiques soient plus exposés que d'autres à des complications d'ordre septicémique : reconnaissons du reste, avec Kirmisson, que les observations sont encore en trop petit nombre pour qu'on puisse actuellement établir une règle de conduite absolue.

IV

ARTHROPATHIES DANS LES AFFECTIONS DU CERVEAU

Les affections encéphaliques dans le cours desquelles ont été observées des arthropathies sont toutes celles qui s'accompagnent d'hémiplégie. Ainsi l'hémorrhagie cérébrale, le ramollissement, les tumeurs du cerveau.

Les *arthrophies des hémiplégiques* ont été signalées par Scott Alison (1), puis par Brown-Séquard (2), mais réellement étudiées pour la première fois d'une façon complète par Charcot (3); elles apparaissent à l'époque de la contracture tardive, de quinze à trente jours après l'attaque apoplectiforme, et se traduisent par des signes qui rappellent ceux du rhumatisme articulaire aigu, c'est-à-dire par de la douleur, de la rougeur et de la tuméfaction.

Lorsqu'on a fait l'examen anatomique des jointures atteintes, on a trouvé la synoviale enflammée, vasculaire et végétante; l'article renfermait du liquide séro-fibrineux, quelquefois louche et riche en leucocytes; les cartilages et les ligaments paraissaient peu altérés, tandis que les gaines tendineuses voisines participaient au processus inflammatoire (4).

On ne peut accepter pour ces arthrites précoces l'explication d'Hitzig (5), qui les attribue à des violences subies par l'articulation par suite de la paralysie musculaire; cette pathogénie serait tout au plus applicable aux arthropathies des hémiplégies anciennes. Brown-Séquard et Charcot font au contraire de l'arthrite une manifestation directe de la lésion encéphalique. Il est également permis d'admettre que cette dernière agit sur la moelle au même titre qu'une lésion périphérique, une névrite des nerfs sensitifs, par exemple. Il faut encore se défier des accidents septicémiques, peu rares chez les hémiplégiques et susceptibles d'engendrer des arthrites infectieuses (6).

Il me resterait, pour être complet, à parler de quelques cas rares d'arthrites observés chez des malades atteints d'aliénation mentale. On sait, par les travaux des médecins anglais, qu'il existe chez les aliénés une sorte de ramollissement spécial des os affectant principalement les côtes et le sternum. Mais, au cours de cette espèce d'ostéomalacie qu'on a rapprochée des ostéomalacies sénile et gravidique, les arthropathies paraissent exceptionnelles : Talamon n'avait pu en découvrir qu'un seul cas, et il s'agissait d'une arthrite n'offrant, en somme, aucune caractéristique.

(1) SCOTT ALISON, *Lancet*, 1847.
(2) BROWN-SÉQUARD, *Lancet*, 1861.
(3) CHARCOT, *Arch. de phys.*, 1868.
(4) CHARCOT, *Leçons sur les maladies du système nerveux.*
(5) HITZIG, *Virchow's Arch.*, 1870, cité par Talamon.
(6) Septicémie par eschares, par cathétérisme, etc.

V

ARTHROPATHIES DANS L'HYSTÉRIE [1]

Définition et étiologie.

Nous avons rappelé, dans les pages précédentes, qu'une excitation anormale partie d'une articulation est susceptible d'agir sur les centres trophiques des muscles, c'est-à-dire sur les cellules des cornes antérieures de la moelle, et d'amener ainsi de l'amyotrophie; mais l'excitation des nerfs articulaires ne se traduit pas seulement par l'amyotrophie, elle engendre souvent du côté de la moelle un phénomène inverse, une exaltation de l'irritabilité, d'où résulte la contracture spasmodique d'un groupe musculaire péri-articulaire. C'est là un symptôme très fréquent dans la plupart des arthrites, et d'où dépend l'attitude spéciale du membre pour chaque variété d'articulation atteinte. Or cette même contracture des muscles peut se produire indépendamment de toute lésion articulaire et simuler ainsi une arthrite véritable : le fait s'observe spécialement dans l'hystérie et constitue cette variété d'arthropathie décrite pour la première fois par Brodie sous le nom d'*affection hystérique des jointures*, et connue également depuis sous les noms de *névralgies des articulations*, d'*arthralgies hystériques*, etc. La dénomination de Brodie ou encore celle d'arthropathie hystérique nous semblent préférables à toute autre. En effet, il semble bien prouvé par les observations de Mayo, de E. Home [2], etc., que de véritables névralgies articulaires sont observables en dehors de l'hystérie; on les a spécialement rencontrées chez des sujets qui présentaient une altération de certains troncs nerveux. La maladie de Brodie se caractérise, au contraire, par une absence complète de toute lésion matérielle primitive, articulaire ou péri-articulaire; elle emprunte en outre à l'hystérie ses caractères de variabilité habituelle et de bizarrerie dans l'apparition et dans la marche des symptômes.

Le siège le plus ordinaire de l'arthropathie hystérique est l'articulation

(1) BARWELL, *Treat. on diseases of the joints*, et *Dict. encycl. intern.* — BERGER, *Berl. klin. Wochenschrift*, 1873, trad. dans les *Archives de médecine*, 1874, par Blum. — BRODIE, *Prat. and surg. observ. on dis. of the joints*, 1832. *Lectures illustrated of art. loc. nerv. affect.* London, 1837. — DU MÊME, Leçons traduites par Aigre. lib. du *Progrès médical*, 1880. — BLOCQ, Thèse, 1888. — CHARCOT, *Progrès médical*, 1886. — COULSON, *Hysterical affect. of the hip. joint. London journ. of med.*, 1851. — CZERNY, *Ueber Neuropath. Gel. Wiener med. Wochenschrift*, 1886. — ESMARCK, *Ueber Gelenkneurosen*, 1872. — FOLLIN et DUPLAY, *Traité de pathologie externe.* — MEYER, *Berl. klin. Wochenschrift*, 1874. — A. MINICH, *Della coscialgia nervosa.* Venez., 1873. — PAGET, *Leçons de clin. chir.* — TRÉLAT, *Des pseudo-coxalgies. Union méd.*, 1885. — VERNEUIL, *Gaz. hebd.*, 1865. — WEIR MITCHEL, *Lect. on dis. of the nerv. syst.*

(2) Cités par Blum. — MAYO, *Névralgie du genou due à des « névromes » des racines postérieures.* — E. HOME, *Névralgie du genou, compression et inflammation du nerf crural par un anévrysme.* — Il ne faut pas davantage confondre avec l'arthropathie hystérique certaines formes névralgiques d'arthrites étudiées dans ces derniers temps par Poncet et par Audry (*Revue de chir.*, 1888). Ces arthrites sont de natures diverses, elles présentent des lésions matérielles, mais leurs symptômes douloureux, d'une intensité excessive, ne sont pas facilement explicables par ces lésions; elles ont été toutes observées chez des névropathes.

coxo-fémorale et le genou, moins souvent les articulations de la main, du pied (1) et de la colonne vertébrale; il a été donné parfois de faire l'examen anatomique des articulations douloureuses lorsque, comme dit Charcot (2), des malades atteintes de la *mania operativa passiva* se sont trouvées en présence de chirurgiens affectés d'une maladie analogue, mais active cette fois; Brodie et Coulson en citent des exemples, où l'examen a toujours été négatif; c'est à peine si l'on a parfois noté un peu d'amincissement des cartilages et une légère diminution de résistance des os.

La maladie de Brodie s'observe naturellement chez des hystériques et par suite le plus souvent chez des femmes (3). L'âge le plus favorable à son développement paraît être de dix-huit à vingt-cinq ou trente ans, les enfants n'en sont aucunement indemnes (4).

Symptômes et diagnostic.

Le début de l'affection est habituellement subit; sans raison aucune, ou à propos d'une impression morale vive, ou bien encore à la suite d'un traumatisme sans importance (5). une articulation devient douloureuse, et le membre impotent se place dans une attitude vicieuse.

La douleur présente des caractères particuliers qu'il importe de bien mettre en relief. Si nous prenons comme exemple l'articulation de la hanche, voici ce qu'on observe généralement. De même que dans la coxalgie vraie, on réveille la sensibilité douloureuse en explorant le pourtour de l'articulation et en lui imprimant des mouvements, ou bien encore en percutant le grand trochanter, le genou ou le talon; fréquemment aussi le genou est spontanément douloureux comme dans la coxo-tuberculose, mais la souffrance n'est pas aussi exactement limitée à la jointure malade (6) elle s'étend assez loin sur la partie inférieure de l'abdomen, à la fesse, à la cuisse et même à la jambe. En outre, elle est plus superficielle, elle se réveille mieux sous un simple pincement de la peau que par une forte pression; il s'agit là, en un mot, d'une véritable hyperesthésie cutanée ayant son maximum autour de la jointure affectée, c'est là un signe des plus importants auquel il convient de conserver le nom de *signe de Brodie* que Charcot lui donne. Brodie note encore que les manifestations douloureuses s'exagèrent lorsque le malade suit avec attention l'examen auquel on le soumet. La nuit, les arthralgiques peuvent souffrir; elles sont rarement réveillées par la douleur.

L'attitude est commandée par la contracture de certains groupes muscu-

(1) Tarsalgie hystérique.

(2) Clinique de Charcot dans le *Progrès méd.*, 1886.

(3) Charcot (*loc. cit.*) a relaté l'histoire d'un homme atteint de coxalgie hystérique. Une autre observation de Glorieux (Acad. roy. de Belgique, 1888) a été contestée par le rapporteur.

(4) Je crois la coxalgie hystérique plus fréquente qu'on ne le suppose chez les enfants. Je l'ai observée deux fois pour ma part, une fois entre autres chez une petite fille de dix ans, chez laquelle le diagnostic hystérie fut confirmé par Grancher, et qui eut successivement sous mes yeux de la scoliose intermittente, de la pseudo-coxalgie et de la tarsalgie.

(5) Charcot et Huet, *Progrès méd.*, 1886.

(6) Tout ce diagnostic différentiel est magistralement exposé dans la leçon de Charcot.

laires : le membre se met parfois d'emblée dans l'attitude de la troisième période de la coxalgie, c'est-à-dire dans l'adduction avec rotation en dedans [1], la fesse est aplatie, le pli fessier effacé ou abaissé. Au genou, le membre est fixé dans l'extension ou dans la flexion; dans la tarsalgie, le pied est ordinairement en abduction. Dans quelques cas l'attitude peut varier brusquement d'un jour à l'autre.

Comme autres conséquences du spasme musculaire, il faut joindre les changements de longueurs apparentes et l'immobilisation de l'articulation.

Il est intéressant de constater qu'avec des signes fonctionnels aussi prononcés contraste l'absence de toute tuméfaction locale : on a seulement signalé quelques troubles vaso-moteurs variant d'une heure à l'autre; l'articulation garde sa forme normale pendant des mois et des années. Les muscles, pensait-on, demeurent indemnes de toute altération. Néanmoins, sur ce dernier point, il faut en revenir de l'opinion de Brodie; les recherches de Charcot et de ses élèves nous ont appris en effet que les troubles trophiques sont loin d'être rares dans l'hystérie : ils s'observent non seulement du côté de la peau et du tissu cellulaire, mais encore du côté des muscles et même des articulations. L'atrophie musculaire survient justement dans les muscles atteints déjà de paralysie ou de contracture [2], elle peut s'accompagner de rétractions fibrotendineuses alors que l'état spasmodique a disparu et entraîne ainsi de véritables difformités définitives [3].

La marche des arthropathies hystériques est sujette à de grandes variations ; on peut d'un jour à l'autre constater la disparition de tous les symptômes ou leur simple rémission; parfois les phénomènes d'arthralgie ne quittent une articulation que pour se fixer sur une autre ; parfois enfin le mal se fixe avec une grande ténacité sur une jointure, et la tient rigide et douloureuse pendant deux et trois ans et plus. Il convient donc d'apporter une certaine réserve dans le pronostic, tant à cause de la durée de l'affection que des récidives et surtout de la possibilité des altérations permanentes que j'ai mentionnées plus haut.

Le diagnostic doit être fait avec les contractures d'origine centrale et surtout avec les arthropathies vraies.

J'ai trop insisté sur les modalités de la douleur pour avoir besoin d'y revenir; l'absence de gonflement, les variations dans la déformation, l'état des muscles qui s'atrophient rapidement dans les arthrites vraies, voilà autant de signes qui permettent en général d'établir un bon diagnostic différentiel. Il faut y joindre la constatation d'un état hystérique chez le malade, et pour cela il faut interroger l'état de sa sensibilité générale, sensorielle, la réaction de ses muscles, etc. Dans les cas douteux, on peut recourir à l'anesthésie chloroformique : sous le chloroforme, la contracture cède peu à peu, et tous les mouvements de l'article deviennent libres et faciles. Il est vrai que l'anesthésie supprime également la contracture dans les arthrites vraies, mais la limitation des mouvements n'est pas, dans ce dernier cas, seulement faite de la contrac-

(1) LANNELONGUE, *De la coxo-tuberculose.*

(2) BABINSKI, *De l'atrophie musculaire dans les paralysies hystériques. Arch. de neur.*, 1886. — GILLES DE LA TOURETTE et DUTIL, *Nouv. iconogr. de la Salpêtrière*, 1890. — BALLET, *Coxalgie hystérique avec atrophie.* Soc. de méd. des hôpit., 1889. — ATHANASSIO, Thèse, 1890.

(3) A la longue, l'articulation hystérique subirait elle-même quelques modifications de structure, telles que le dépoli des cartilages. (FÉRÉ, *Progr. méd.*, 1882.)

ture : des brides, des adhérences se sont formées, qui persistent même en état de résolution, il est possible enfin de percevoir des craquements qui révèlent que l'intégrité des surfaces articulaires n'est pas parfaite.

La difficulté ne serait insurmontable que dans les cas rares où une arthralgie hystérique serait venue se superposer à la lésion organique d'une jointure [1].

Traitement

Le traitement des arthropathies hystériques doit être général et local. Le premier s'adresse à l'hystérie elle-même ; il a pour bases les agents toniques et antispasmodiques, au premier rang desquels il faut citer l'hydrothérapie. Les auteurs anglais recommandent également de ne pas négliger le côté psychique, de se saisir de l'imagination des malades en affectant une confiance absolue dans l'emploi de tel procédé thérapeutique ou de telle station minérale ; de même qu'il existe des paralysies psychiques, dit Charcot, il y a aussi des coxalgies spasmodiques d'origine psychique qu'il faut traiter en conséquence en usant de son autorité et au besoin de la suggestion.

La suggestion à l'état de veille paraît un procédé assez infidèle : la suggestion à l'état de sommeil hypnotique offrirait plus de chance de réussite, et Bloch [2] cite une observation intéressante de guérison obtenue par ce procédé. A côté de l'hypnotisme, on peut signaler le traitement de l'arthropathie hystérique par des applications de l'aimant [3].

Du traitement local, il faut bannir tous les procédés qui reposent sur la révulsion, tels que les cautérisations de la peau, les ventouses, les vésicatoires, etc. ; on recommande de préférence le massage, suivant tous ses modes ; Charcot a vu sous son influence une coxalgie avec contracture se transformer pendant quelques instants en une paralysie flasque : le massage, selon son expression, représenterait une sorte d'hypnotisme local. De même, il est bon d'exciter les malades à ne pas garder le repos : « le premier pas vers la guérison est obtenu quand le malade a assez de force de caractère pour se servir de son membre malgré la douleur » (Brodie) ; l'application d'un appareil compressif peut faciliter la réalisation de ce conseil.

Il est clair que si l'on constatait non plus une simple contracture spasmodique, mais une véritable rétraction fibro-tendineuse, il surgirait d'autres indications thérapeutiques [4]. Pour s'assurer de la disparition de l'*élément spasmodique* [5], on cherche à imprimer de petits mouvements aux jointures. On constate alors que ces mouvements, s'ils sont limités, s'exécutent facilement sans douleur ; de plus les réflexes tendineux, qui étaient exagérés, sont redevenus normaux [6]. S'il restait l'ombre d'un doute, on aurait recours au chloroforme : Il est évident en effet que, si malgré l'anesthésie la plus complète, les mouvements articu-

[1] Charcot cite 3 cas, dont 2 appartiennent à Lannelongue et 1 à Joffroy.
[2] Thèse, 1888. — GRASSET, *Semaine méd.*, 1886. — JANET, *Gaz. méd.*, 1887.
[3] BRACHET, *Progrès méd.*, 1881.
[4] TERRILLON, Soc. de chir., 1888, et *Nouvelle iconographie de la Salpêtrière*, 1889.
[5] « Tant que persiste l'élément myospasmodique je repousse toute tentative de redressement à l'aide d'appareils, car j'ai constaté toujours les plus fâcheux effets de ce mode de traitement ». (Charcot.)
[6] CHARCOT.

laires ne recouvrent pas toute leur amplitude, c'est une raison anatomique qui s'y oppose : tantôt il s'agit d'un simple raccourcissement des muscles qui ont adapté leur *longueur à une attitude* donnée ; tantôt les tissus péri-articulaires tels que les ligaments et les lésions cellulaires se sont épaissis et indurés ; souvent les deux causes s'ajoutent l'une à l'autre pour amener une difformité définitive. Contre le raccourcissement musculaire, on peut essayer de l'extension graduée ; la plupart du temps on est obligé de recourir à la section des tendons. Terrillon [1] recommande de ne faire après la section qu'un redressement incomplet et d'immobiliser dans sa situation nouvelle la partie redressée. Après sept à huit jours, on applique un appareil inamovible plâtré après avoir obtenu un nouveau redressement, et avoir de nouveau rompu sous le chloroforme les adhérences périphériques. Au bout d'un mois, lorsque la cicatrisation de la section tendineuse est bien complète, on passe à une seconde partie non moins importante du traitement ; il s'agit d'assouplir la jointure et les muscles, et de rendre à ceux-ci leur volume normal s'ils ont subi l'atrophie : les moyens recommandables sont, avec un exercice modéré, l'électrisation et les diverses manipulations que comprend le massage [2].

CHAPITRE II

ARTHRITE SÈCHE OU DÉFORMANTE [3]

Définition et nosographie.

Bon nombre d'arthropathies s'accompagnent d'une altération des surfaces articulaires qui aboutit à la destruction plus ou moins complète des cartilages et au frottement direct des extrémités osseuses ; telles sont les arthropathies tabétiques, certaines arthrites traumatiques anciennes et la plupart des arthrites chroniques qu'on groupe habituellement sous la raison du rhumatisme. On réserve plus spécialement le nom d'arthrites sèches à une variété d'affection

(1) A qui nous empruntons tout ce chapitre thérapeutique. Voy. aussi Tuffier et Chipault, *Arch. méd.*, 1889.

(2) Terrillon conseille, après chaque séance de massage, d'exercer une légère compression au moyen d'une bande de flanelle roulée autour du membre.

(3) Adams, *Dublin journ. of med. sciences*, 1841, et *A treatise on rheumat. goutt.* London, 1857. — Barwell, *Encyclopédie internationale.* — Bauer, Thèse de Strasbourg, 1866. — Besnier, art. Rhumatisme. *Dict. Dechambre.* — Bouchard, *Maladies par ralentissement de la nutrition.* — Broca, *Bull. de la Soc. anat.*, 1850. — Charcot, *Leçons sur les maladies des vieillards.* Thèse, 1853. — Colombel, Thèse, 1862. — Cornil et Ranvier. — Cruveilhier, *Arch. de méd.*, 1824, *et Anatomie path.* — Deville, *Bull. de la Soc. anat.*, 1848-1850. — Follin et Duplay. — Garrod, *Traitement de la goutte.* — Homolle, art. Rhumatisme. *Diction. de méd. et de chir. prat.* — Lancereaux, *Anat. path.*, 1889 (bibl.). — Plaisance, Thèse, 1858. — Redfern, *On abnormal nutrit. in art. cart. Edinb. month. journ.*, 1849. — Rendu, art. Goutte. *Diction. Dechambre.* — Rindfleisch, *Éléments de pathol. et Histologie path.* — Rokitansky. *Lehrbuch der path. Anatomie*, 1840. — Trastour, Thèse, 1853. — Vergely, Thèse, 1866. — Weber. *New-York med. journ.*, 1883.

articulaire caractérisée non seulement par l'usure des cartilages et la prolifération désordonnée de chaque tissu constituant de l'article, mais encore par sa tendance à la déformation, par son évolution lente, sa localisation à une seule articulation ou tout au moins à un petit nombre de jointures, et enfin sa plus grande fréquence chez les vieillards. On la désigne encore sous le nom d'*arthrite déformante*, d'*arthrocace sénile*, de *rhumatisme osseux partiel* ou de *rhumatisme articulaire chronique partiel*. Ces derniers termes nous montrent qu'on a voulu relier l'arthrite sèche au rhumatisme et nous invitent à discuter immédiatement quels rapports il est actuellement possible d'établir entre l'affection articulaire et la diathèse.

Il est une forme de rhumatisme articulaire chronique peu contestée, c'est celle qui survient à la suite d'une attaque de rhumatisme articulaire aigu ou encore celle qui accuse nettement son caractère rhumatismal par la répétition et la multiplicité de ses atteintes, une certaine mobilité dans les phénomènes inflammatoires et surtout l'existence antérieure ou l'intercurrence d'attaques de vrai rhumatisme aigu; c'est à cette forme qu'on donne communément le nom de rhumatisme articulaire chronique simple. Mais ailleurs l'arthrite est mono-articulaire, continue, sans recrudescence d'aucune sorte; nulle attaque antérieure de polyarthrite aiguë; on ne parvient à établir sa parenté avec le rhumatisme qu'en retrouvant chez le malade ou chez ses antécédents toute une série d'affections telles que les inflammations des séreuses viscérales, certaines dermatoses, les névralgies, le lumbago, de l'asthme, etc., dont les relations avec le rhumatisme articulaire aigu ont été acceptées [1].

A côté de ces formes nettement rhumatismales d'arthrites, on connaît deux maladies chroniques des articulations très difficiles à classer : celle qui nous occupe, l'arthrite sèche, et une autre caractérisée par sa marche envahissante et la multiplicité des déformations qu'elle entraîne, c'est l'arthrite *rhumatoïde* de Garrod, l'arthrite déformante généralisée, ou rhumatisme noueux de la plupart des auteurs français. Le rhumatisme noueux, jadis confondu avec la goutte, est en somme une maladie peu commune, dans l'étiologie de laquelle toutes les causes de débilitation et surtout la misère semblent tenir la plus grande place. Ses lésions anatomiques ressemblent à s'y méprendre à celles que nous décrirons plus loin comme appartenant à l'arthrite sèche, mais l'affection est poly-articulaire, elle affecte de préférence et symétriquement les petites jointures, elle est douloureuse dès le début, elle est enfin progressive, parfois continue, parfois procédant par poussées successives, et laissant toujours derrière elle les membres déformés et désormais inhabiles ou impuissants à remplir leurs fonctions habituelles.

Deux questions se posent relativement au rhumatisme noueux et à l'arthrite sèche : 1° Ces deux affections sont-elles tout à fait distinctes ou simplement deux formes d'une même maladie? 2° Dépendent-elles ou non du rhumatisme? Si l'on essaye de les différencier, l'anatomie pathologique est assurément de peu de secours; de part et d'autre les cartilages et les os sont en proie à ce même travail de destruction et de prolifération qui aboutit en même temps, mais en des points différents, à l'usure et à la formation des ecchondroses et

(1) BOUCHARD.

des ostéophytes; le processus est le même, les lésions histologiques sont identiques. Toutefois, on ne saurait conclure d'une identité de lésions à une identité de nature, et ceux qui veulent conserver à l'arthrite sèche son existence à titre d'entité morbide, se basent surtout sur la différences d'évolution qui est lente, non extensive, apyrétique dans un cas, tandis que dans l'autre elle est progressivement envahissante et parfois entrecoupée de poussées fébriles ([1]). Nous devons reconnaître que la clinique est aussi impuissante que l'anatomie pathologique à établir une distinction satisfaisante. Sans compter qu'il existe des formes intermédiaires au point de vue du nombre des jointures prises et de la marche, il est des cas, mentionnés par Charcot, dans lesquels, après avoir pris l'allure de l'arthrite sèche, la maladie s'est comportée comme le rhumatisme noueux le plus typique. Il faudrait donc admettre, avec Charcot et son élève Plaisance ([2]), que les deux affections sont de même essence et qu'elles sont toutes deux, l'une sous une forme réduite et localisée, l'autre sous une forme généralisée, la manifestation d'une même cause générale; cette cause générale serait le rhumatisme ([3]). Charcot en donne comme preuves non seulement l'analogie des causes et des altérations pathologiques, mais encore celle des complications viscérales : les endocardites, les péricardites et les pleurésies s'observent au cours de la maladie déformante comme au cours de tout rhumatisme.

Les adversaires de la nature rhumatismale de l'arthrite déformante ([4]), générale ou partielle, répondent que ces complications viscérales peuvent être de simples coïncidences, qu'à tout prendre, la pleurésie et l'endocardite sont rares ([5]), qu'à l'inverse du vrai rhumatisme, l'on ne constate que rarement ici des relations avec la migraine, avec les névralgies, avec le lumbago, sans en voir jamais « avec la goutte, avec la gravelle, le diabète, l'obésité, la lithiase biliaire et l'asthme ([6]). L'hérédité rhumatismale, recherchée par Cornil, Trastour et Charcot, n'est signalée que dans un cinquième des cas. Bouchard en conclut que « le prétendu rhumatisme chronique progressif est une maladie de déchéance », qu'étiologiquement « c'est une maladie de misère, de privation et d'humidité; et comme on l'a dit avec pièces préhistoriques à l'appui, c'est la maladie des troglodytes. » Si l'on admet l'unité de l'arthrite déformante, l'arthrite sèche serait une sorte de diminution et d'atténuation de la précédente et sa parenté avec le rhumatisme demeurerait assez problématique ([7]).

D'autre part, nous savons que certaines arthropathies d'origine nerveuse, et au premier rang la tabétique, ne sont pas sans offrir d'analogies avec l'arthrite sèche. Besnier n'hésite pas à le reconnaître, bien que nullement disposé « à distraire du rhumatisme les altérations du rhumatisme osseux déformant ».

([1]) Il est probable qu'il convient de distraire du rhumatisme noueux un certain nombre de cas observés dans l'infection puerpérale et qui ne sont vraisemblablement que des arthrites infectieuses.

([2]) Plaisance, Thèse, 1858.

([3]) Charcot, Trastour, Vergely, Deville, Broca, Besnier, Adams, Smith, Homolle, Rendu, etc.

([4]) Fuller, Garrod.

([5]) Bouchard.

([6]) Bouchard.

([7]) Rokitansky et Gurtl considéraient le morbus coxæ-senilis comme une maladie de l'os différente du rhumatisme.

Tout dernièrement, Weber (1) allait jusqu'à proclamer l'origine nerveuse de l'arthrite déformante progressive. L'auteur américain s'appuyait non-seulement sur l'évolution symétrique et la marche de la maladie, mais encore sur l'étiologie et sur les résultats de la thérapeutique. Chez tous les malades qu'il a observés, il a noté, plutôt que des influences rhumatismales, toutes les causes qui peuvent amener l'épuisement nerveux. En outre, alors que toutes les méthodes habituelles de traitement avaient échoué, il aurait obtenu de bons résultats de l'administration persistante de l'huile de foie de morue et du fer, de la galvanisation des centres nerveux, en un mot de tout ce qui peut relever et fortifier l'état général.

Weber convient qu'actuellement aucune autopsie n'est venue confirmer ses hypothèses. Mais trouvât-on des lésions de la moelle et des nerfs, il faudrait démontrer que ces mêmes lésions n'existent pas ou sont différentes dans le rhumatisme chronique; on sait, en effet, que depuis J.-K. Mitchell, certains ont soutenu que le rhumatisme n'est lui-même qu'une tropho-névrose; il y a moins de trois ans, Pitres et Vaillard ont décrit des altérations névritiques (2) : Chez trois sujets atteints de rhumatisme chronique, non-seulement les nerfs étaient malades, mais la moelle elle-même n'était normale dans aucun des cas; les auteurs, il est vrai, concluent de leurs recherches que les névrites périphériques ne sauraient être considérées comme la cause immédiate des lésions articulaires, et il ressort justement de leur travail qu'il ne suffit pas de constater un trouble ou même une lésion matérielle du système nerveux pour rendre légitimement celui-ci responsable de tout ou d'une partie du processus. Ce raisonnement est applicable à l'arthrite déformante comme au rhumatisme chronique.

On voit, par cette rapide discussion, qu'il est évidemment impossible, à l'heure qu'il est, d'émettre une opinion formelle sur la nature ou même sur le classement de l'arthrite sèche. Pour notre part, nous inclinons à penser que l'arthrite sèche n'est pas une maladie spéciale, mais qu'elle est un mode de terminaison spécial de toute espèce d'arthrite chronique, que celle-ci ait été engendrée par le rhumatisme, par un traumatisme, voire même par une maladie du système nerveux. A notre sens, l'arthrite déformante serait donc un aboutissant possible de la plupart des arthropathies; sa physionomie résulterait moins de la nature primitive de l'arthrite que de l'état de la nutrition générale du sujet et de la nutrition locale du membre atteint; je puis invoquer ici la coïncidence de l'artério-sclérose et particulièrement de la phlébo-sclérose avec l'arthrite sèche, la fréquence plus grande de celle-ci dans les articulations des membres inférieurs où les varices sont communes; j'applique donc pleinement à l'arthrite partielle les conclusions de Bouchard pour l'arthrite progressive : l'arthrite sèche me semble bien être une maladie de déchéance, la déchéance pouvant être générale ou localisée à un membre, voire même à un segment de membre (3).

(1) WEBER, New-York neurolog. Society, oct. 1883.

(2) PITRES et VAILLARD, *Névrites périphériques dans le rhumatisme chronique. Revue de médecine*, 1887. — Les examens de Debove ont été négatifs. DEBOVE, *Progrès méd.*, 1880.

(3) Je suis donc loin de considérer comme Lancereaux (*Anat. path.*, t. III, 1880) que l'arthrite sèche est un type des mieux définis.

Anatomie pathologique.

Les articulations où s'observent le plus souvent les lésions de l'arthrite sèche sont en première ligne les hanches et les genoux, puis viennent le coude, l'épaule, les articulations vertébrales, enfin celles du pied et de la main. Il est habituel que deux ou trois grandes jointures soient prises à la fois, cependant l'affection peut être strictement monoarticulaire.

A une période avancée du proces-

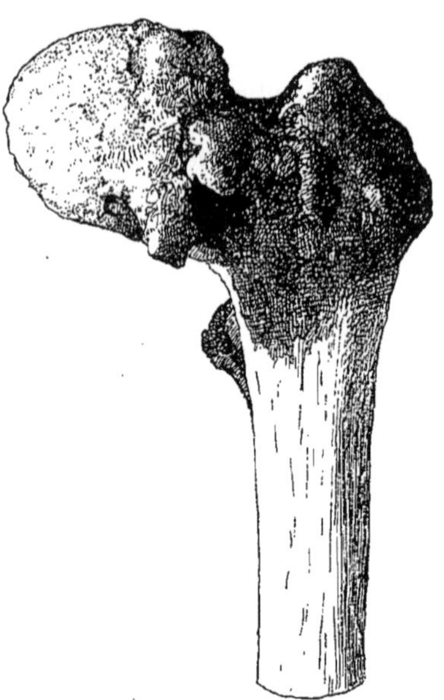

Fig. 174. — Pièce du musée de Clamart (n° 2163).

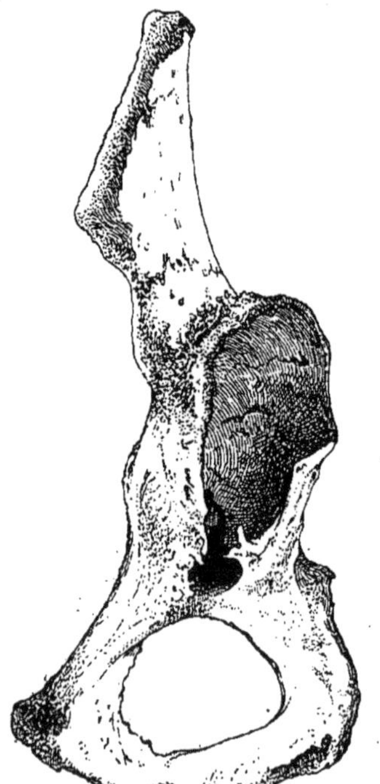

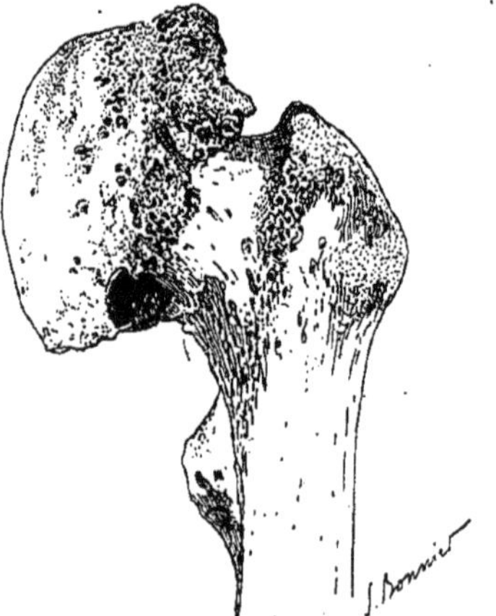

Fig. 175. — Musée Dupuytren (n° 562).

sus, le caractère prédominant de l'arthrite est la déformation des surfaces articulaires; celle-ci résulte principalement, d'une part, de la destruction du cartilage et de l'os ancien, d'autre part, de la formation de cartilage et d'os nouveaux. L'usure des surfaces peut être poussée à un tel point qu'à la hanche par exemple, la tête et le col du fémur se trouveront réduits à un court moignon, que le sourcil cotyloïdien s'efface complètement et livre passage à la tête déformée et amoindrie (1). A côté de ce processus destructif existe un travail de prolifération des plus prononcés et des plus irréguliers : au pourtour des cavités et des têtes articulaires s'élèvent des végétations cartilagineuses ou osseuses, connues sous le nom d'ecchondroses et d'ostéophytes, qui viennent exagérer la déformation et modifier les rapports des parties nor-

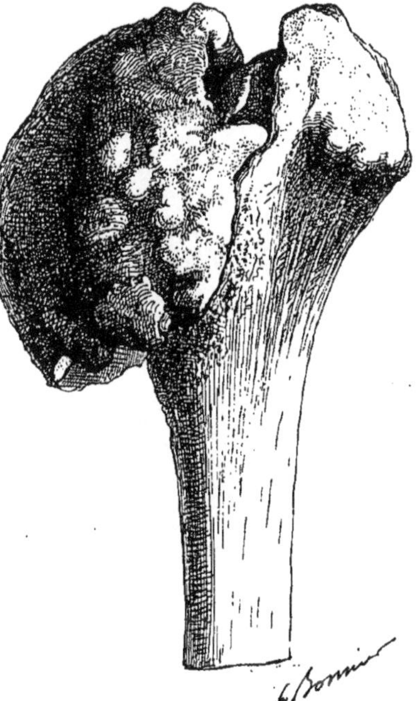

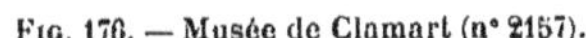

Fig. 176. — Musée de Clamart (n° 2157).

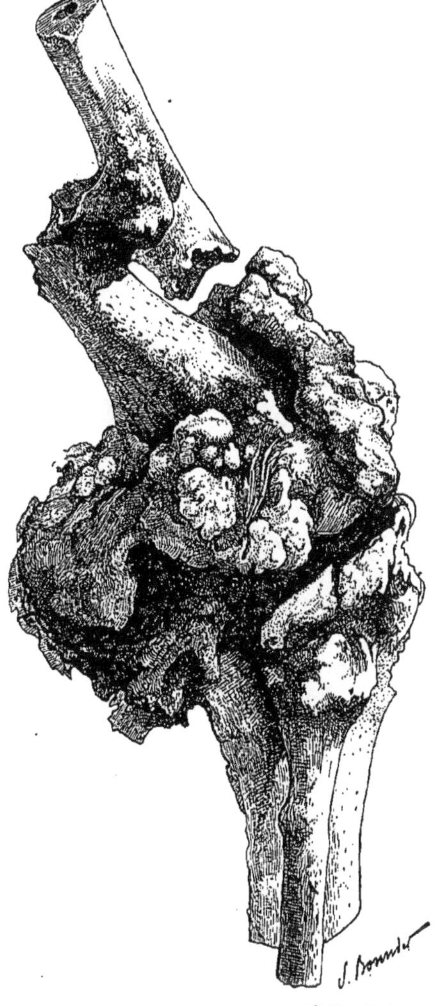

Fig. 177. — Musée Dupuytren (n° 578^D, Vulpian).

malement en contact et souvent même changer l'ordre et le genre d'une

(1) Broca, Soc. anat., 1850. — Deville, Soc. anat., 1848. *Tête fémorale réduite à moins du tiers de son volume.* — Du même, *Tête fémorale réduite à la moitié de son volume, ayant la forme d'une pyramide triangulaire*, etc.

articulation ([1]). Les parties molles nous offrent le même contraste entre la destruction de certaines parties et la prolifération de certaines autres; les ligaments, la synoviale, les parties molles péri-articulaires elles-mêmes sont atteintes et dégénérées.

On conçoit, par suite, que pour une même articulation, l'aspect et les rapports *échappent à toute prévision et soient tout différents*, suivant que l'usure ou

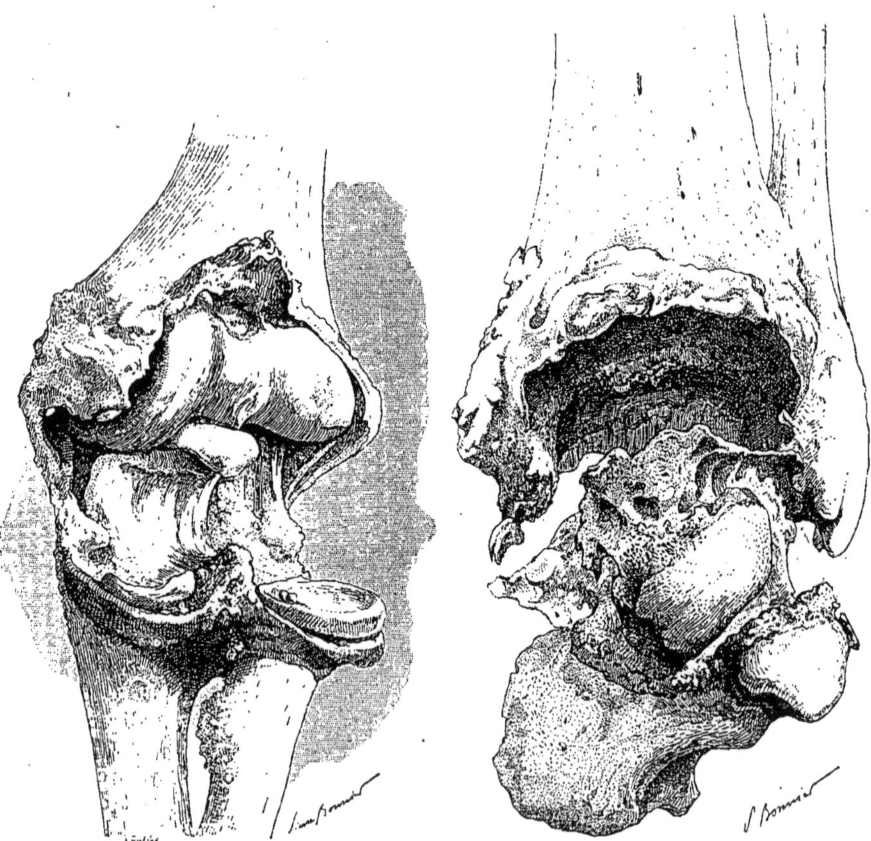

Fig. 178. — Musée Dupuytren (n° 555[G]).

Fig. 179. — Musée Dupuytren. (Pièce 582, de Jarjavay.)

l'hypertrophie auront prédominé, suivant qu'elles se seront localisées ou étendues en des points variables.

Il importe de reprendre en détail chacune des lésions dont nous venons de donner une esquisse d'ensemble.

([1]) Verneuil, Soc. anat., 1851. *Arthrite sèche du coude :* « Le condyle huméral aplati forme avec la cupule radiale, également aplatie, une sorte d'arthrodie ».

Cartilages et os. — D'une manière générale, l'usure prédomine dans les parties centrales, l'hypertrophie se voit au contraire à la périphérie, elle est marginale, mais partout s'accomplit un travail de prolifération dont voici les principales phases (¹) : les cellules cartilagineuses se multiplient, les capsules ainsi remplies d'éléments se disposent en séries linéaires et s'ouvrent les unes dans les autres. Celles qui avoisinent la surface s'ouvrent dans la cavité de l'article; les capsules ainsi vidées de leur contenu décomposent la substance propre du cartilage en languettes plus ou moins minces dont quelques-unes peuvent encore renfermer des capsules : c'est là l'*altération velvé-*

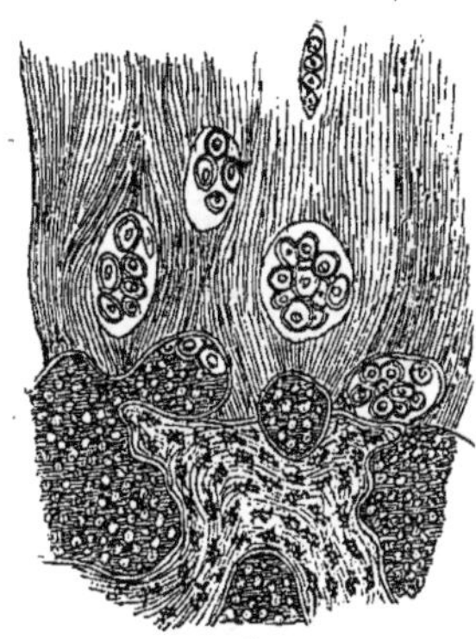

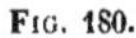

FIG. 180.

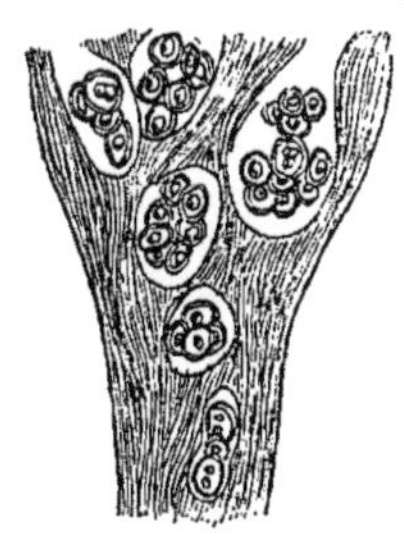

FIG. 181.

FIG. 180 et 181. — Altération velvétique des cartilages. (D'après Cornil et Ranvier.)

tique de Redfern. Peu à peu les languettes privées, de leurs éléments cellulaires et soumises au frottement, disparaissent et laissent l'os à nu.

A la périphérie, la prolifération des cellules et la communication des capsules entre elles existent comme au centre, mais la synoviale empiétant légèrement sur le pourtour du cartilage, les capsules superficielles ne peuvent évacuer leur contenu, les éléments proliférés s'accumulent et constituent *les ecchondroses* (²). D'autres excroissances cartilagineuses résultent de la prolifération des cellules contenues dans les fibro-cartilages, dans les ligaments et dans les replis des franges synoviales.

Les ecchondroses, en s'ossifiant, donnent naissance aux ostéophytes; ce processus d'ossification s'accomplit comme à l'état normal en partant de l'os ancien. D'autres ossifications se produisent dans les ligaments (³) et les tendons, dans la synoviale, en un mot dans tous les tissus fibreux articulaires ou

(¹) Description empruntée à Cornil et Ranvier.

(²) CORNIL et RANVIER. — Pour d'autres, la localisation marginale des ecchondroses tiendrait à ce que les parties périphériques de l'articulation sont moins soumises aux pressions que les parties centrales. Cornil et Ranvier invoquent à l'appui de leur opinion ce fait que les ecchondroses sont toujours recouvertes d'une couche de tissu fibreux.

(³) SÉBILLOTTE, *Ossification totale du ligament annulaire du radius.* Soc. anat. 1850. — DU MÊME, *Ossification du ligament antérieur de l'articulation du coude; ossification du ménisque interarticulaire interne du genou. — Ossification du ligament acromio-coracoïdien dans une arthrite sèche de l'épaule.* Soc. anat., 1848. — BROCA, *Ossification du tendon du sous-épineux.* Soc. anat., 1850.

péri-articulaires; on a même mentionné la formation de plaques osseuses dans les muscles (1).

A la colonne vertébrale, les végétations parties des disques intervertébraux forment des ecchondroses irrégulières, dentelées qui, en s'ossifiant, réunissent entre elles les vertèbres (2).

Cependant les surfaces osseuses privées de leur cartilage diarthrodial s'usent, puis s'indurent et revêtent une apparence éburnée (3).

Parties molles. — Les ligaments et capsules des articulations s'altèrent rapidement; ils se détruisent par places ou s'épaississent, en se couvrant de petites saillies irrégulières. Nous connaissons déjà la part qu'ils prennent à la formation des ecchondroses et des stalactites osseuses; les ligaments interarticulaires ont été presque toujours trouvés détruits (4).

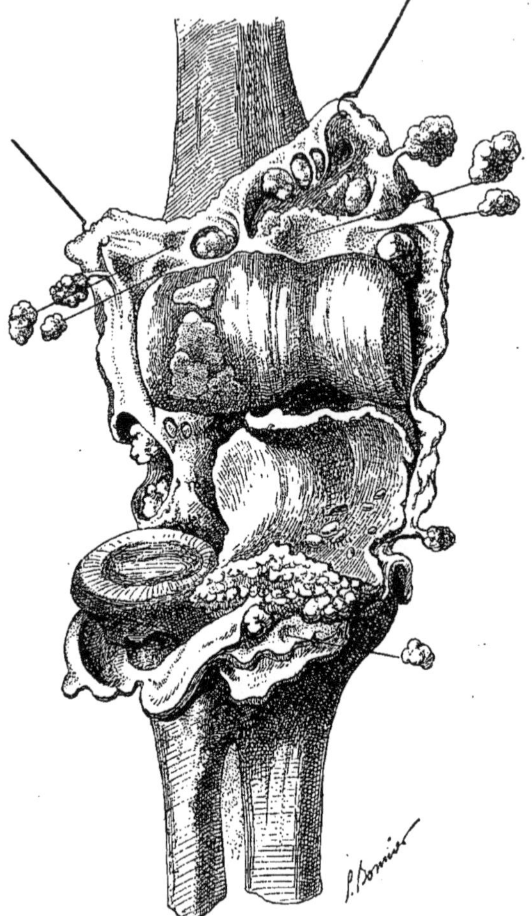

Fig. 182. — D'après Cruveilhier. (Atlas d'anat. path.)

(1) Broca, Soc. anatom., 1850. — « Une lame osseuse continue avec le ligament antérieur du coude ossifié remontait dans l'épaisseur du brachial antérieur jusqu'à 4 centimètres au-dessus de l'articulation. » D'après Racle (Soc. anat., 1850), l'ossification des muscles chez les chevaux atteints d'arthrites sèches, ne résulterait pas seulement du prolongement de plaques osseuses venues de l'articulation, elle pourrait être primitive.

(2) Rindfleisch, *Histol. pathol.*

(3) Quekett (cité par Barwell) a trouvé que l'os présentait dans les couches éburnées une absence presque totale de canaux de Havers. La couche éburnée, qui mesure de 1 à 2 millimètres, s'use peu à peu par le frottement, mais elle se reproduit au fur et à mesure (Lancereaux). Les surfaces éburnées sont celles qui sont le plus exposées au frottement, « ces surfaces présentent en outre des rainures et sillons dirigés suivant le sens des mouvements et susceptibles de s'engrener réciproquement avec la surface articulaire correspondante » (Lancereaux).

(4) Colombel. .

Les altérations de la synoviale sont essentiellement hypertrophiantes. Cette membrane apparaît épaissie, rouge, vasculaire, formant comme une sorte de bourrelet autour du cartilage; elle est surtout remarquable par l'irrégularité de sa surface hérissée de franges et de villosités ([1]) et d'où pendent souvent de petites masses pédiculées de volume variable. On retrouve quelques-unes de ces petites masses à l'état libre dans la cavité articulaire de la synoviale où elles constituent des *corps étrangers*. Au microscope, les végétations apparaissent formées de tissu embryonnaire; un grand nombre renferment des nodules cartilagineux ou fibro-cartilagineux, qui dans certains cas subissent l'infiltration calcaire ou même une ossification vraie ([2]). Ces nodules proviennent de la prolifération des cellules de cartilage qui normalement entrent dans la constitution de la synoviale.

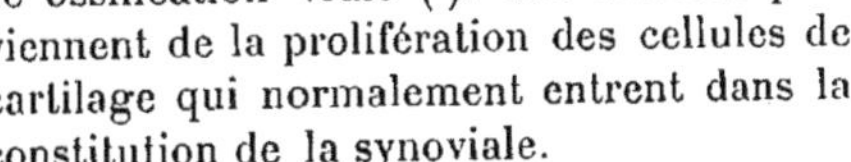

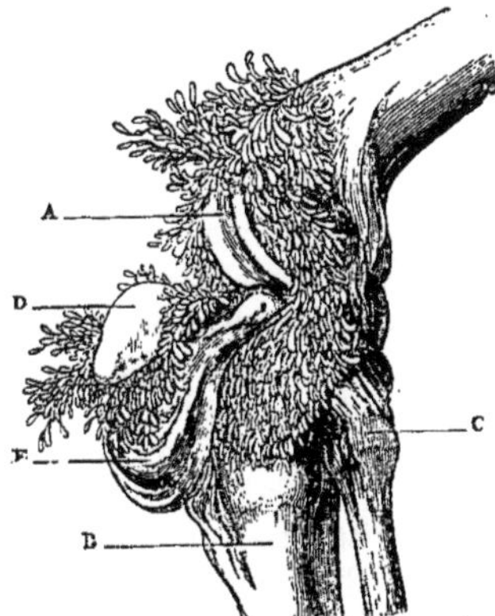

Fig. 183. — Lipome arborescent. (Volkmann.)

Dans une forme rare d'arthrite chronique, les végétations synoviales, au lieu de cartilage et de tissu conjonctif, renferment des cellules adipeuses, constituant ce que depuis Jean Muller on appelle assez improprement un lipome arborescent ([3]).

Il n'est pas rare que la cavité synoviale renferme un peu de liquide, parfois la quantité de ce liquide augmente jusqu'à former de véritables hydarthroses ([4]). Nous ne sommes pas très édifiés sur l'exacte évolution des lésions que nous venons d'énumérer. On a dit que le mal débutait toujours par la membrane synoviale ([5]), mais sans apporter de grandes preuves à l'appui; il ne nous paraît pas plus juste d'accorder la prédominance ou l'origine des lésions au tissu osseux ([6]); en réalité, toutes les parties constituantes de l'articulation paraissent prendre une part simultanée au processus.

Dans les arthrites anciennes, les altérations ne sont pas strictement limitées aux tissus de l'article, j'ai eu l'occasion déjà de signaler l'extension des stalactites osseuses jusqu'aux tendons et aux muscles, j'ajoute que le tissu musculaire subit comme dans toute arthrite l'altération atrophique réflexe; la localisation de cette atrophie se fait comme d'ordinaire dans certains groupes de

([1]) En promenant le doigt sur cette surface on a une sensation de consistance rugueuse ocmparée à celle d'une toison de brebis.

([2]) Cornil et Ranvier.

([3]) J. Muller, *Ueber den feinern Bau und die Formen der krankhaften Geschwülste*. Berlin, 1838. — Cette variété a été observée principalement au genou. Sutton l'a rencontrée à l'épaule (*Transact. of the path. Soc. of London*, 1888).

([4]) Aussi le terme d' « arthrite sèche » est-il défectueux, à moins qu'on n'ajoute qu'on entend par ce terme « sécheresse » l'absence de la couche onctueuse normale qui lubrifie les cartilages. Le liquide est parfois séreux, « il renferme des globules de sang, des corpuscules granuleux provenant de l'endothélium de la synoviale et des cellules cartilagineuses » (Lancereaux).

([5]) Broca, Soc. anat., 1850.

([6]) Ce que semble indiquer la dénomination de rhumatisme chronique osseux.

muscles, tels que le deltoïde pour l'épaule, le triceps pour le genou, etc. Indépendamment de cette atrophie réflexe, le muscle peut être atteint de myosite interstitielle [1] chronique, par propagation directe de l'inflammation articulaire; j'ai du moins observé le fait à plusieurs reprises pour la hanche: dans ces cas le muscle carré crural adhérait à la capsule fibreuse et paraissait dégénéré. J'ai de plus, avec M. Demoulin, eu l'occasion d'observer sur un sujet de Clamart, atteint d'arthrite sèche coxo-fémorale, des altérations intéressantes et non signalées encore, je crois, du nerf sciatique [2]. Au-dessous du bord inférieur du pyramidal, le tronc nerveux adhérait fortement aux muscles sous-jacents [3], lesquels étaient fusionnés avec la capsule articulaire; le nerf était augmenté de volume, d'apparence fibroïde; l'examen histologique m'a permis de constater les lésions d'une névrite interstitielle très accentuée [4].

Étiologie.

D'après les considérations générales que j'ai développées plus haut, toute espèce d'arthrite est susceptible dans certaines conditions d'aboutir à l'arthrite sèche; ces conditions me paraissent tenir, ainsi que je l'ai dit, à une nutrition défectueuse; j'ai admis que cette dystrophie pouvait être pour ainsi dire partielle, c'est-à-dire prédominer dans un membre, résulter par exemple de mauvaises conditions circulatoires engendrées par un traumatisme ancien, par de l'athérome, des varices, l'altération des nerfs, etc. Cette dystrophie peut être générale et provenir de causes multiples; à ce titre on peut invoquer, ainsi qu'on l'a fait, le rhumatisme, l'arthritisme [5], l'herpétisme, la misère, le froid, l'âge, l'artério-sclérose et la phlébo-sclérose diffuse, etc. [6], à la condition de n'accorder à aucune de ces causes une influence spécifique. Et, en effet, si on les prend une à une, on s'aperçoit que chacune d'elles est tour à tour admise et contestée. Je ne reviens pas sur ce que j'ai dit à propos du rhumatisme; l'influence de la misère est considérée comme très grande par les uns; nos observations, dit Colombel, semblent venir à l'appui d'une opinion contraire; Lancereaux a observé l'arthrite sèche aussi souvent chez les riches que chez

(1) Lancereaux avait fait la même observation : « Les muscles présentent dans quelques cas une dégénérescence fibreuse ».

(2) L'observation anatomique sera publiée.

(3) Jumeaux.

(4) Il sera intéressant d'examiner les troncs nerveux au voisinage de toutes les arthrites sèches : pour la hanche en particulier il y aurait lieu non seulement de découvrir le sciatique, mais encore de rechercher sur la face antérieure de la capsule et directement appliqué sur elle un rameau anastomotique reliant l'obturateur interne au nerf crural. Ce rameau, que ne signale pas M. Sappey, pourrait être considéré comme une racine de l'obturateur.

(5) Colombel.

(6) C'est dans le même sens que toute espèce d'affection pulmonaire, pleurésie, bronchite, tuberculose, peut déterminer des ostéopathies diverses (déformation des doigts chez les tuberculeux, ostéo-arthropathie hypertrophiante pneumique de Marie, etc. [*Rev. de méd.*, 1890]), sans qu'on puisse dire que ces ostéopathies sont des manifestations de la tuberculose, de la bronchite; ce sont en réalité des troubles trophiques engendrés à la fois par le mauvais état général et par le mauvais accomplissement d'une grande fonction.

les pauvres. Mêmes contradictions pour l'âge. Le *mal sénile* des articulations serait plus fréquent à l'âge adulte, de 25 à 35 et 40 ans (Colombel), de 40 à 60 ans (Lancereaux) (¹). L'influence du traumatisme sur le développement de l'arthrite sèche se manifeste surtout dans les luxations et dans les fractures intra-articulaires : pièces en main, il n'est pas toujours facile d'établir la priorité de la luxation ou de l'arthrite ; c'est qu'en effet les altérations de celle-ci peuvent conduire à un déplacement spontané des surfaces articulaires, mais il n'en est pas moins certain que maintes luxations sont suivies d'arthrites sèches : il est non moins intéressant de constater que des lésions en tout semblables à celles que nous avons décrites s'observent dans les articulations qui ont été le siège de luxations non réduites.

Symptômes et diagnostic.

Le début de l'arthrite sèche, d'après notre conception de la maladie, doit être éminemment variable, puisqu'elle peut succéder à toute une série d'arthrites de natures différentes ; elle peut également s'établir d'emblée d'une façon insidieuse, sans avoir été précédée d'aucune violence ou de tout phénomène inflammatoire antérieur. Les premiers symptômes qui attirent l'attention des malades sont tantôt des craquements perçus incidemment par lui-même, tantôt des phénomènes douloureux, tantôt un gonflement passager, un peu d'hydarthrose.

Les phénomènes douloureux consistent ordinairement en douleurs vagues, mal localisées, se manifestant à l'occasion du froid humide ou d'une fatigue, disparaissant souvent après un peu d'exercice. Ces douleurs sont spontanées, ne sont réveillées ni accrues par les mouvements communiqués où par les pressions exercées autour de l'articulation, elles sont irrégulières dans leurs retours (²), affectant parfois ces caractères rhumatoïdes, ou paraissant s'étendre à un muscle ou à un groupe de muscles. Il est des cas cependant où les douleurs cessent d'avoir des caractères de faible intensité, pour prendre ceux d'une véritable névralgie. Gosselin (³) a particulièrement signalé le fait à la hanche où certains malades, dit-il « éprouvent quelquefois des accidents qui en imposent pour une sciatique chronique ». Il ajoute que de « pareilles erreurs sont souvent commises dans la pratique ». Il est vraisemblable au contraire qu'en posant en de pareils cas le diagnostic de névrite sciatique, on a des chances de se rapprocher de la vérité : nous avons en effet constaté anatomiquement l'existence réelle de cette névrite sur un sujet atteint d'arthrite coxo-fémorale ; l'adhérence du nerf au carré crural, lequel était dégénéré et fusionné avec la capsule au niveau d'une tête fémorale déformée et irrégulière, démontrait bien que l'inflammation de l'article avait été le point de départ et la cause de l'inflammation du nerf. Indépendamment de cette propa-

(¹) « L'arthrite sèche polyarticulaire se développe le plus souvent chez les vieillards » (Follin et Duplay).

(²) Quelques malades se plaignent de douleurs sourdes survenant particulièrement la nuit.

(³) GOSSELIN, *Bull. de la Soc. de chir.*, 1859.

gation inflammatoire de la jointure aux troncs nerveux de voisinage, nous savons qu'il existe parfois une névrite des nerfs articulaires (1); il est probable qu'une bonne part lui revient dans les manifestations douloureuses qui accompagnent l'arthrite déformante.

Peu de temps après l'apparition des symptômes douloureux ou simultanément, on assiste à la déformation de la jointure.

La déformation revêt les formes les plus diverses : elle se traduit d'abord par un gonflement irrégulier, une sorte d'élargissement des extrémités osseuses, puis avec une extrême lenteur apparaissent des saillies mamelonnées ou pointues, de consistance plus ou moins dure; à la longue, non-seulement la forme et le volume des extrémités sont modifiés, mais encore des attitudes vicieuses se produisent; la plupart dérivent uniquement des changements apportés à la morphologie des surfaces articulaires; l'atrophie, voire même, dans certains cas, la rétraction des muscles, sont susceptibles de les exagérer et de les aggraver. Tandis que les douleurs s'amendent et donnent au malade des mois ou des semaines de répit, les déformations acquises persistent sans aucune tendance à la résolution. D'autres causes encore viennent les augmenter : tels sont les traumatismes, qu'ils amènent une fracture ou une luxation (2), telles sont les poussées subaiguës suivies d'hydarthrose. L'épanchement articulaire est ordinairement peu considérable, il peut l'être néanmoins et présenter alors une grande persistance (3).

Lorsqu'on explore les articulations non plus au point de vue morphologique, mais au point de vue fonctionnel, on constate deux ordres de signes : les uns accusent le dépoli des surfaces en contact normal, les autres sont relatifs à l'étendue et à la direction des mouvements.

Les premiers consistent en frottements que Nélaton (4) comparait au bruit fait par deux morceaux de velours d'Utrecht frottés l'un contre l'autre; ils donnent la sensation de la sécheresse articulaire, éclatant parfois sous la main comme une fine crépitation, ou, plus gros et plus rudes, pouvant être entendus à distance (5). Dans quelques jointures on peut autrement les percevoir en saisissant un segment osseux et en le faisant directement glisser sur l'autre (6).

L'altération des mouvements peut se faire en moins ou en plus. Les mou-

(1) Pitres et Vaillard.

(2) La luxation peut être véritablement spontanée. Il est vraisemblable toutefois qu'on a mis au compte de l'arthrite sèche un certain nombre de luxations spontanées qui appartenaient aux arthrites nerveuses. Ainsi Broca nous cite une observation de luxation iliaque spontanée, dans laquelle le déplacement mettait à se réduire et à se reproduire une telle facilité, qu'on songe malgré soi à la dislocation des arthropathies tabétiques : or le malade dont il relate l'histoire entra quelque temps après dans le service de Roger pour une *affection de la moelle*. Le début même de son arthropathie coxo-fémorale plaide en faveur de notre interprétation; ce début fut brusque et masqué « par un gonflement œdémateux mais nullement douloureux de la hanche et de la cuisse gauche; le gonflement disparut peu à peu, il ne se manifestait aucune douleur ».

(3) Denonvilliers, Société anatomique, 1853. — Dolbeau, cité par Colombel, Société de chirurgie, 1861.

(4) Cité par Colombel.

(5) Bruit de sacs de noix qu'on agite.

(6) Aux doigts, aux pieds, etc. Au genou, on peut saisir la rotule, lui imprimer divers mouvements et constater ainsi le dépoli de sa surface ou celui de la poulie fémorale.

vements sont parfois limités, non qu'il se fasse jamais une ankylose, mais les véritables stalactites chondrales ou osseuses ont pu tellement modifier la configuration des surfaces, que dans telle jointure, un bourrelet anormal, une apophyse nouvelle s'opposent, en faisant cale, à l'extension ou à la flexion complètes. Ailleurs les mouvements sont au contraire trop étendus: l'élargissement des cavités, la destruction de certains ligaments, ont amené une véritable laxité articulaire, accrue peut-être par une poussée d'hydarthrose.

Malgré tout, cependant, il est rare que les fonctions des membres ne puissent s'accomplir; les malades se plaignent, il est vrai, de raideurs, surtout quand ils se lèvent le matin ou dès qu'ils commencent à marcher; ils ont besoin, qu'on me passe l'expression, de *se dérouiller* (1), mais ils sont capables de fournir de longues courses et de se livrer à certains travaux; ce n'est qu'à la dernière période, principalement quand le traumatisme est venu donner un coup de fouet à la maladie, que l'impotence peut devenir complète; c'est ainsi, par exemple, que des vieillards atteints d'une fracture du col du fémur avec une hanche déjà malade se refusent à tout déplacement et à tout mouvement spontané, accusant de vives souffrances alors que la période douloureuse de la fracture est depuis longtemps passée.

La *marche* de l'arthrite déformante est continue et progressive; sa durée illimitée ne cesse, peut-on dire avec Follin, qu'avec la vie des malades. Il en résulte que si, d'une part, l'état général n'en est aucunement affecté, et si la vie n'en reçoit aucune abréviation, le pronostic n'en est pas moins sérieux par les infirmités que crée le mal, par l'obstacle qu'il apporte à certaines professions et, peut-on ajouter, par la signification de l'état général de la nutrition qu'il accuse.

Le *diagnostic* est généralement facile si l'on tient compte du peu d'intensité des douleurs, de la déformation, des craquements articulaires et en même temps de la conservation des mouvements et de l'absence de symptômes généraux (2).

L'arthrite tuberculeuse offre trop de caractères différentiels pour qu'il soit utile d'insister, il me suffit de rappeler en particulier la limitation *précoce* des mouvements dus à la contracture périarticulaire. L'arthrite goutteuse se différencie suffisamment par ses dépôts tophacés et les accès de goutte qui l'accompagnent ou la précèdent. Le seul diagnostic différentiel délicat est celui de l'arthrite sèche avec les arthropathies nerveuses; il devient évidemment impossible dans certains cas (3), si l'on ne tient pas compte de l'évolution des lésions et des autres signes du tabès.

Il est bon en terminant d'observer, avec Follin, que l'existence de corps étrangers multiples ne veut pas toujours dire qu'il y a de l'arthrite sèche; il faudrait, pour qu'ils eussent cette signification, que leur nombre fût très considérable.

(1) Beaucoup de malades racontent qu'ils marchent mieux dès qu'ils se sont un peu *échauffés*.
(2) Follin et Duplay.
(3) Voy. p. 403.

Traitement.

Tout le monde s'accorde à reconnaître le peu d'efficacité des divers moyens employés dans le traitement de l'arthrite sèche.

La révulsion n'est d'aucune utilité, qu'on l'applique sous forme de vésicatoires ou de pointes de feu; le traitement local par la compression, le massage, etc.; peut amener une amélioration passagère, il est incapable de donner une guérison persistante. La thérapeutique par les eaux minérales a été suivie de résultats variables, il est néanmoins permis de recommander principalement les eaux chaudes, telles que Néris, Cauterets, Barèges, Bagnères-de-Luchon et Aix [1]. Il faut y joindre tous les moyens capables de relever les forces [2], les toniques ferrugineux, le quinquina, l'huile de foie de morue [3] et l'hydrothérapie froide intempérée. Comme autres médications on a vanté les médications alcalines, arsenicales, iodurées, etc. [4].

Il importe de dire en terminant qu'il convient de proscrire l'immobilisation des articulations malades; si on veut leur conserver le bénéfice des mouvements qui leur restent, il faut au contraire les engager à faire usage de leurs membres, quitte, en cas de laxité par trop gênante, à recommander le port d'un appareil de soutien.

La thérapeutique de l'arthrite sèche comporte bien peu d'indications opératoires; on en est détourné par l'état général du sujet comme par la nature même du processus, la multiplicité des jointures atteintes, etc. Cependant peut-être ne faudrait-il pas de parti pris rejeter toute idée d'intervention, pourvu que celle-ci soit conservatrice et n'entraîne jamais le sacrifice d'un membre; je conçois, par exemple, que pour les petites articulations on puisse songer à corriger opératoirement une déviation; que dans les cas de dislocation du genou chez les malades qui ne peuvent se procurer ni entretenir un appareil orthopédique, on propose l'arthrodèse [5]. Enfin, d'une façon exceptionnelle, chez les malades atteints d'arthrite sèche de la hanche qui accusent nettement tous les signes d'une névrite sciatique persistante [6], on serait, il me semble, autorisé à aller s'assurer directement de l'état du nerf au niveau de l'article, à le libérer de ses adhérences et au besoin à supprimer la saillie osseuse cause première de son altération.

(1) On a encore noté les eaux de Challes, Néris, de Mont-Dore, Spa, Schwalbach, Saint-Moritz, etc.

(2) GARROD.

(3) GARROD, WEBER, BESNIER, *Loc. cit.* — Niemeyer, après Erb et Remak, a recommandé l'emploi des courants continus. Voy. JOFFROY, *Arch. méd.*, 1888.

(4) LASÈGUE, HOUEL, etc.

(5) Inversement il est tel cas exceptionnel d'arthrite mono-articulaire où la suppression d'un bourrelet ou d'une stalactite faisant cale peut aider au rétablissement d'un mouvement perdu ou gêné.

(6) Celle-ci peut se traduire non seulement par des douleurs, mais encore par des troubles circulatoires, de l'œdème chronique, l'ulcération, etc. (Observ., *loc. cit.*)

CHAPITRE III

CORPS ÉTRANGERS ARTICULAIRES [1]

Les corps étrangers des articulations sont de différentes natures : les uns viennent du dehors, les autres naissent dans l'articulation elle-même; les premiers consistent, par exemple, en balles de revolvers[1], aiguilles[2] ou corps pointus quelconques, je me borne à les signaler; les seconds trouvent leur origine dans une lésion traumatique ou pathologique de la jointure. On les désigne encore sous les noms de *corps étrangers organiques* (Cruveilhier), de *corps mobiles* ou *flottants* (Nélaton), de *cartilages mobiles* (Velpeau) [3], d'*arthrophytes* (Panas) [4], etc. Je préfère, pour ma part, la dénomination moins précise et plus générale que j'ai inscrite en haut du chapitre, justement parce qu'elle ne préjuge en rien de la nature des productions que nous allons passer en revue.

La pathogénie des corps étrangers n'est pas tellement élucidée que nous puissions d'emblée en faire la base de notre classification. Sans doute les travaux récents paraissent avoir démontré la réalité de l'origine traumatique pour un certain nombre de cas; il paraît rationnel d'en déduire une division en corps étrangers traumatiques et pathologiques, mais il faut que cette division trouve sa justification préalable dans l'étude anatomique et c'est par elle qu'il convient de commencer.

Anatomie pathologique.

Au point de vue purement anatomique, on peut établir deux groupes essentiellement distincts, l'un de corps mobiles *sans structure*, l'autre de corps étrangers véritablement *organisés* et de structure variable ; parmi les premiers

(1) BARWELL, *Encycl. intern.* — BERNARD, Thèse, 1877. — BOECKEL, *Gaz. méd. de Strasbourg*, 1887 et 1888. — COURTOT, Thèse, 1878. — CRUVEILHIER, *Anat. path.* — DESAULT, *Journal de chirurgie*, t. II, 1791. — FIBICH, Thèse, 1883. — FLESCH, Congrès de la Soc. de chir. allem., 1882. — FOLLIN et DULLAY. — GAUJOT, *Revue de chirurgie*, 1881. — GOYRAND (d'Aix), *Ann. de la chir. franç. et étrang.*, t. I. — HOWARD, *Brit. medical journal*, 1888. — JALAGUIER, Thèse d'agrég., 1886. — KOHLER, *De corporibus alienis in articulis abicis*. Berlin, 1829. — MOREL-LAVALLÉE, Thèse de concours, 1853. — MULLER, *Gaz. méd. de Strasbourg*, 1886. — OLLIER, *Dict. Dechambre*. — PANAS, art. ARTICULATION. *Dict. Jaccoud.* — PARÉ, édit. Malgaigne, t. III. — PONCET (de Cluny), *Revue de chir.*, 1882. — POULET et VAILLARD, *Arch. de phys.*, 1885. — TOUSSAINT, Thèse, 1881. — VIRCHOW, *Pathologie des tumeurs.* — VOLKMANN, *Pitha et Billroth.* — Voy. également les *Bull. de la Soc. anat.*, *de la Soc. de chir.* (Discussions en 1861, 1878, 1881 et 1886, et en particulier le rapport de Kirmisson, 1886.) — *Transact. of the pathol. Soc. of London*, 1888, et les *Traités de chirurgie et de pathologie externe.*

(2) MOREL-LAVALLÉE. — PARKER, *Dublin quarterly journal of med. sc.*, 1884.

(3) SHAW, *Path. trans.*, 1855. — FISCHER, *Læske Dissert. inaug.* Breslau, 1881. — SIRUS PIRONDI, *Revue méd.*, 1861.

(4) *Loose bodies* des Anglais, *Gelenkmäuse* des Allemands.

(5) Le terme « arthrophyte » est excellent à la condition qu'on le réserve pour une variété de corps étrangers. Quant à l'épithète d'organique ajoutée par Cruveilhier, elle n'est acceptable que si l'on convient qu'elle comporte simplement l'origine organique et non l'organisation.

prennent place ces petites masses blanchâtres, d'aspect fibrineux, absolument analogues aux corps hordéiformes ou riziformes des synoviales tendineuses. Leur substance est tantôt homogène, tantôt formée de lamelles concentriques et parsemée de petits groupes de granulations (1); leur volume est ordinairement petit (2); leur nombre considérable (3); il est rationnel d'admettre avec König (4) qu'ils ont la même signification que dans les hydropisies synoviales, c'est-à-dire qu'ils sont de nature tuberculeuse.

Dans une autre variété, beaucoup plus exceptionnelle, le corps étranger est constitué par du sang qui s'épanche dans l'épaisseur d'une frange synoviale. Tel est celui que Bowlby (5) enleva du genou d'un jeune homme qui, en jouant à « foot ball », avait, dans un mouvement violent d'extension de la jambe, ressenti immédiatement une douleur suraiguë dans la jointure; ce corps étranger était rattaché à la synoviale par un pédicule et se composait d'un repli séreux contenant un caillot de sang en partie décoloré. Shattock (6) a publié un fait du même genre.

De beaucoup plus nombreuses et plus importantes sont les productions du deuxième groupe, c'est-à-dire les corps organisés; nous les prendrons comme types de notre description.

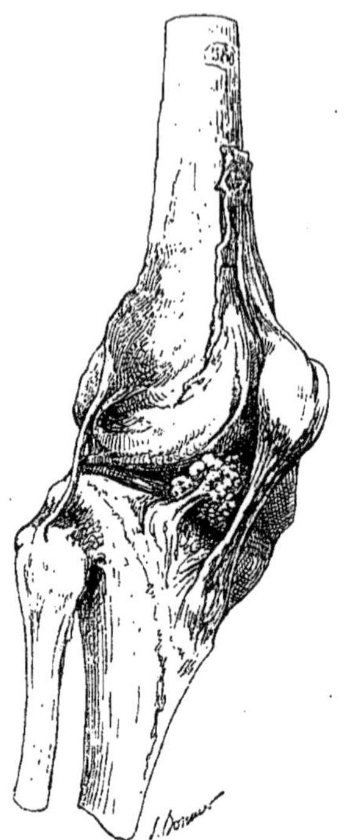

Fig. 184. — Corps étranger articulaire siégeant derrière le ligament rotulien. (Musée Dupuytren, n° 580.)

Leur *siège* le plus habituel est l'articulation du genou (7); plus rarement le coude, la hanche, l'épaule, le poignet, le cou-de-pied, la temporo-maxillaire et enfin les articulations métatarso-phalangiennes et métacarpo-phalangiennes (8). Ils sont tantôt complètement libres, tantôt rattachés à un point de l'article par un pédicule plus ou moins long et épais (9). On range enfin, à côté des corps

(1) Shattock, *Transact. of the path. Soc. of London*, 1888. — Quinze corps étrangers dont le plus grand a 1 centimètre de diamètre. Musée de Saint-Thomas hospital.

(2) Cependant Köhler en a observé dans le genou qui avaient jusqu'à 4 centimètres de long (*Berl. klin. Wochenschrift*, 1884).

(3) Velpeau en a rencontré 54 dans un genou.

(4) Cité par Müller (*Gaz. méd. de Strasbourg*, 1886).

(5) Bowlby, *Transact. of the path. Soc. of London*, 1888. — La pièce est à Saint-Bartholomew hospital.

(6) Shattock, *Lancet*, 1888. — Le corps articulaire mesurait 5 centimètres de long sur 4 centimètres de large et 7 centimètres d'épaisseur. Il était rattaché à la synoviale par un pédicule qui s'insérait sur le bord droit de la rotule. Il se composait d'une capsule conjonctive, renfermant un caillot sanguin altéré. L'auteur en fait un hématome de l'aileron rotulien.

(7) D'après Müller, 85 fois sur 100.

(8) Bœckel a extrait 12 corps étrangers de l'articulation métacarpo-phalangienne du médius.

(9) Le lieu d'implantation est variable, Broca a présenté à la Société anatomique un corps étranger qui s'implantait directement sur le cartilage d'encroûtement (Soc. anat., 1851).

mobiles, certaines productions sous-synoviales qui font plus ou moins de saillie dans la cavité articulaire [1].

Libres ou pédiculés, les corps étrangers occupent parfois une sorte de loge qui paraît comme creusée aux dépens du tissu osseux; une pièce de Foucher

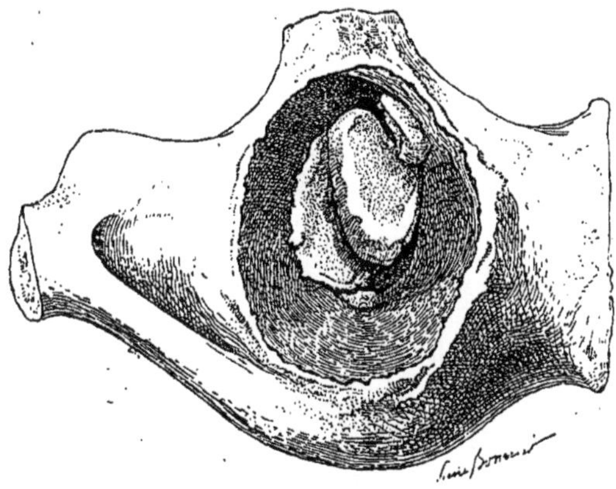

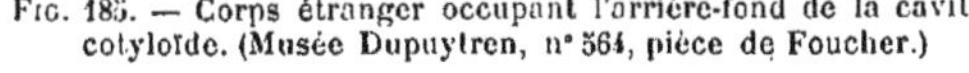

Fig. 185. — Corps étranger occupant l'arrière-fond de la cavité cotyloïde. (Musée Dupuytren, n° 564, pièce de Foucher.)

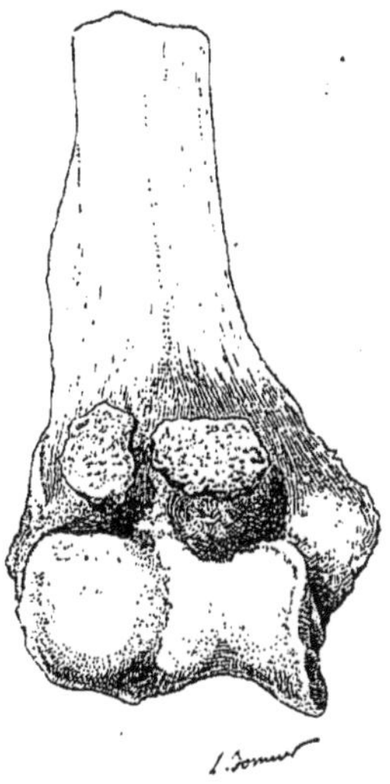

Fig. 186. — Musée Dupuytren, n° 555, II, pièce de Foucher.

fournit un bel exemple de cette disposition. Leur *nombre* est très variable : parfois [2] il n'en existe qu'un, ailleurs on en rencontre 2 ou 3, ou un chiffre plus considérable encore; on cite des observations de Morgagni, d'Heurtaux, de Sanderson [3], de Bowlby, etc., où le genou renfermait 25, 35, 80 et jusqu'à 450 corps mobiles. Malgaigne en a compté 60 dans le coude, Köhler 54 dans l'épaule, Haller 20 dans l'articulation temporo-maxillaire, etc.

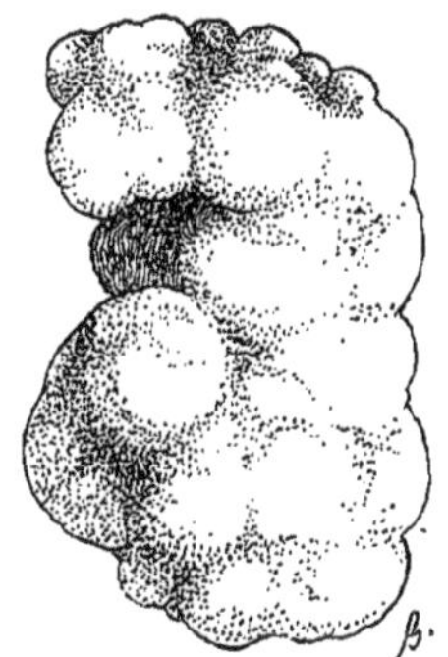

Fig. 187. — Corps étranger articulaire multilobé. (Shaw, *Brit. med. journ.*, 1886.)

Le *volume* est généralement en raison inverse du nombre : souvent les observateurs le comparent à celui d'un haricot ou d'une fève, il a atteint parfois et même dépassé celui de la rotule [4].

La *forme* est des plus diverses : certains sont irréguliers, plus ou moins lobulés [5]; d'autres sont biconvexes [6]; la plupart sont aplatis et d'une configuration plus ou moins ronde. On signale fréquemment sur l'une des faces une petite dépression analogue au hile d'un haricot.

[1] On les décrit sous le nom de corps étrangers extra-articulaires.

[2] Le plus souvent d'après Follin et Duplay.

[3] *Jahresbericht*, 1879.

[4] Brodie, *Corps étrangers du genou*, cité par Follin. — Simon (de Rostock) (*Arch. f. klin. Chir.*, 1865) a extrait du genou un corps étranger pédiculé plus gros qu'une rotule.

[5] Shaw, *Brit. med. journ.*, 1886.

[6] Bowlby, *Loc. cit.* Saint-Barthol. hosp. mus., n° 716.

Au point de vue de la *structure* nous devons établir un certain nombre de variétés.

En laissant de côté quelques cas exceptionnels de sarcome des franges synoviales, on peut diviser les corps étrangers en fibreux, adipeux, cartilagineux ou ostéo-cartilagineux et osseux.

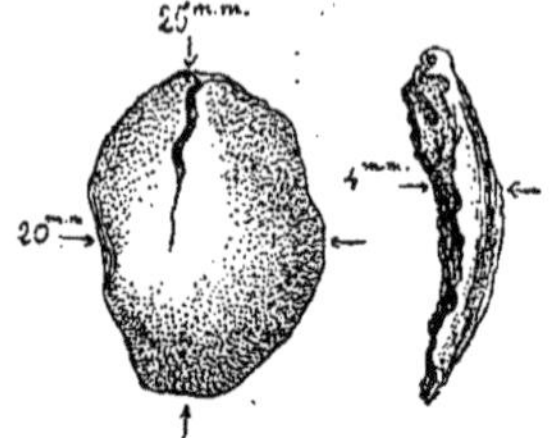

Fig. 188. — Corps étrangers. (D'après Poncet, *Revue chir.*, 1882.)

Les deux premières variétés sont les moins communes : un débris de synoviale arraché par un traumatisme([1]) peut constituer un corps étranger de structure purement conjonctive ; d'autres se développent spontanément dans certaines formes d'arthrites chroniques étudiées par Hueter sous le nom de synovites hyperplasiques tubéreuses; ils sont de petit volume, comparés à des pépins de melons, libres ou rattachés par un pédicule grêle ([2]).

Les *corps adipeux* ou fibro-adipeux ont été décrits, mais à tort, sous le nom de lipomes des articulations; parfois ils se présentent sous la forme d'une ou deux petites masses fragmentées, composées de tissus adipeux et recouvertes d'une enveloppe conjonctive ([3]), ailleurs ils recouvrent, innombrables, la surface de la synoviale et constituent le lipome arborescent de Muller ([4]).

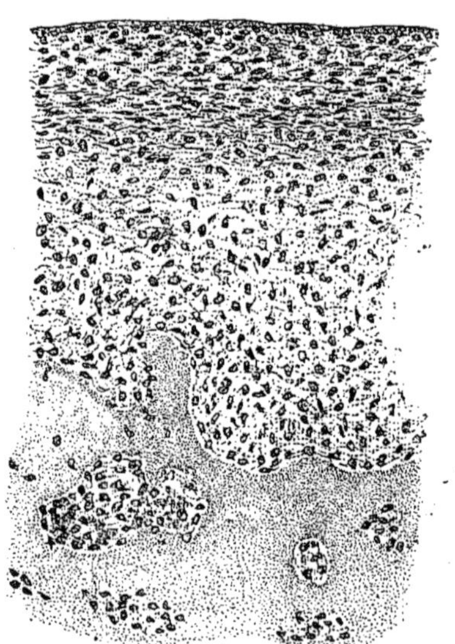

Fig. 189. — Corps étranger articulaire du genou, de structure fibro-cartilagineuse.

Les *corps cartilagineux* ou ostéo-cartilagineux sont les plus importants et les plus intéressants de tous: les uns sont libres, les autres sont appendus à la synoviale, le plus souvent au voisinage du cartilage diarthrodial. La plupart ont une structure fibro-cartilagineuse : ils sont enveloppés d'une sorte de périchondre d'où partent en rayonnant dans l'épaisseur du cartilage une série de trousseaux fibreux; au voisinage du hile ([5]) ou bien

([1]) Bowlby, *loc. cit.*

([2]) Il est probable qu'un certain nombre de ces arthrites sont d'essence tuberculeuse et que ces petits corps organisés représentent le premier stade des petits corps fibrineux (voy. p. 427) avant leur dégénérescence granulo-graisseuse.

([3]) Cas de Bœckel (*Gaz. méd. de Strasbourg*, 1887). — Lancereaux (*Anat. path.*, t. III) a plusieurs fois rencontré dans le genou, chez les vieillards, des masses graisseuses du volume d'une amande et entièrement libres dans la cavité articulaire.

([4]) Voy. p. 420.

([5]) Poncet. — On trouverait successivement, en allant de la périphérie vers le centre : une membrane fibreuse d'enveloppe, du fibro-cartilage, du cartilage hyalin et enfin de l'os.

au centre ([1]) des portions fibro-cartilagineuses, on rencontre souvent des masses osseuses.

Dans d'autres cas, les tissus osseux et cartilagineux sont disposés d'une autre manière : l'une des faces du corps étranger est convexe, lisse et composée de cartilage hyalin; l'autre est concave, rugueuse et formée de tissu osseux ([2]); cette dernière face est parfois recouverte d'une membrane fibreuse ([3]).

Les corps étrangers uniquement formés de tissu osseux ne sont pas rares; ils sont généralement ovoïdes, rattachés à la limite du cartilage diarthrodial par un pédicule fibreux et d'un volume variant de celui d'un pois à celui d'une noisette ([4]). Poulet et Vaillard en ont fait 6 fois l'examen histologique ([5]), ils les ont constamment trouvés composés, en allant de dehors en dedans : d'une bande fibreuse, d'un anneau osseux et enfin d'un centre offrant tous les caractères du tissu spongieux; ce pédicule renfermait des vaisseaux sanguins.

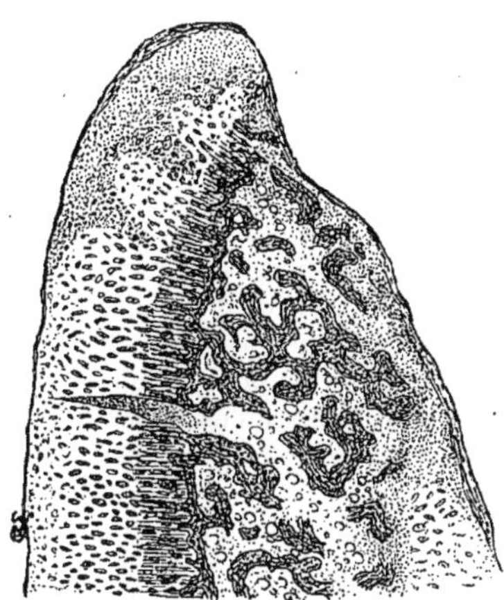

Fig. 190. — Corps étrangers ostéo-cartilagineux. (D'après Poulet et Vaillard, *Arch. phys.*, 1885.)

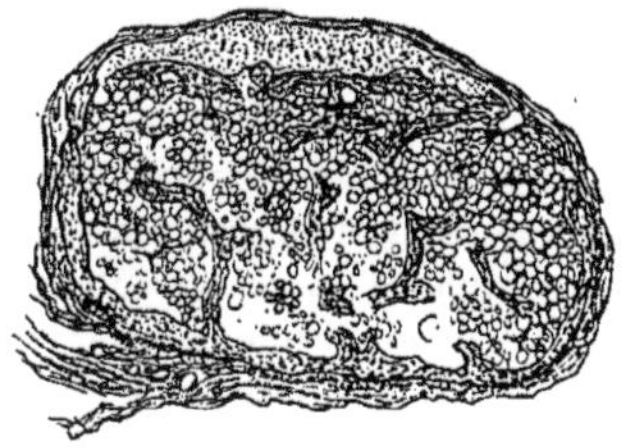

Fig. 191. — Corps étrangers osseux. (D'après Poulet et Vaillard, *Arch. phys.*, 1885.)

Je m'étendrai peu sur les lésions articulaires observées dans les cas de corps mobiles, ce sont des lésions d'arthrite chronique avec ou sans poussée subaiguë. On conçoit que, dans la plupart des cas, il soit difficile, sinon impossible, d'établir la part des altérations antérieures des corps mobiles et celles des altérations consécutives([6]).

([1]) Poulet et Vaillard.

([2]) Poncet, *Lyon méd.*, 1887. — Paulet, *Lyon méd.*, 1887, cité par Condamin. — Marsh, *Brit. med. journ.*, 1888. — Paget, *Saint-Barthol. hospit. rep.*, 1870. — Teale, *British med. journ.*, 1888. — Bowlby, *Loc. cit.* — Avant tous ces auteurs, Cruveilhier avait parfaitement remarqué que les corps ostéo-cartilagineux présentent deux variétés, que dans l'une le fibro-cartilage situé à la périphérie enveloppe la partie osseuse qui est centrale, que dans l'autre le cartilage forme une moitié et l'os l'autre moitié du corps articulaire (voy. Panas).

([3]) Voy. fig. 189. — Dans quelques cas le fibro-cartilage, au lieu d'entourer un noyau osseux, présente des points calcifiés. Müller a observé un corps étranger, dans lequel une membrane d'enveloppe fibreuse recouvrait une série de couches concentriques, alternativement calcifiées et fibro-cartilagineuses.

([4]) Poulet et Vaillard.

([5]) Voy. fig. 190.

([6]) Morgagni a décrit le premier sur les cartilages diarthrodiaux les rainures qu'on a rapportées au frottement des arthrophytes. Panas fait observer, non sans raison, que ces mêmes sillons existent dans l'arthrite sèche sans corps étrangers.

Nous sommes actuellement en état d'aborder l'étude difficile de la pathogénie des corps étrangers articulaires.

Pathogénie et évolution.

Corps étrangers non organisés — Les corps étrangers sans organisation sont divisibles en traumatiques([1]) et en spontanés : on peut appliquer à ces derniers, toutes les théories qu'on a mises au jour au sujet des grains riziformes des graines tendineuses : on les a crus le résultat de la coagulation du sang épanché ([2]) ou du liquide exsudé à la suite de certaines arthrites. On les considère généralement aujourd'hui comme provenant de la *fragmentation*, sous l'influence des mouvements, d'une couche spéciale d'aspect fibrinoïde qu'on rencontre à la surface de quelques synovites articulaires aussi bien qu'à celle des synovites tendineuses([3]); cette couche spéciale([4]) n'est pas simplement de nature fibrineuse, elle renferme des éléments figurés sous forme de cellules rondes conjonctives dégénérées. Ainsi les grains hordéiformes ne seraient autre chose que des parcelles d'une membrane dont les éléments ont subi une dégénérescence particulière ([5]); ce qui paraît démontré, c'est qu'ils appartiennent le plus souvent, sinon toujours, à une forme de synovite tuberculeuse et qu'ils sont eux-mêmes de nature tuberculeuse.

Il est possible cependant que dans certains cas leur mode de formation, sinon leur nature, soit un peu différente : de même que dans les gaines tendineuses, on a observé dans quelques articulations chroniquement enflammées ([6]) des petites masses elliptiques analogues à des pépins de melon et rattachées par un pédicule à la synoviale; les grains riziformes articulaires pourraient donc aussi être le produit organisé puis dégénéré d'un bourgeonnement partiel de la synoviale, mais on peut soutenir que ce bourgeonnement partiel ne diffère en rien du bourgeonnement en nappe invoqué précédemment; le seul point intéressant serait de savoir si, dans *tous les cas*, le grain hordéiforme articulaire a une signification spécifique; s'il est toujours d'essence tuberculeuse, cela nous paraît probable, c'est aux recherches ultérieures de nous le démontrer.

Corps étrangers adipeux. — L'origine des corps étrangers adipeux ou fibro-adipeux est beaucoup plus simple. Dans quelques variétés d'arthrites sèches ([7]), de la graisse s'accumule dans les franges synoviales, ces franges apparaissent alors comme des sortes de petits lipomes pédiculés dont le pédicule peut se rompre; ailleurs le tissu adipeux s'accumule sous la synoviale et refoule peu à peu cette membrane en s'en coiffant : il s'agit bien ici de corps étrangers extra-articulaires se développant par le mécanisme invoqué par Laennec([8]).

([1]) Voy. p. 427.
([2]) Hunter, Velpeau, Nélaton.
([3]) Schuchardt, *Arch. f. path. Anat.*, 1888.
([4]) Bien décrite par Poulet et Vaillard dans les synovites tendineuses. Voy. *Traité de chirurgie*, t. I, p. 847.
([5]) Analogue à celle que subissent les cellules centrales du follicule tuberculeux élémentaire.
([6]) Synovite tubéreuse de Hueter.
([7]) Voy. p. 420.
([8]) Ce mécanisme a été contesté; il me paraît vrai au moins pour les corps adipeux : c'est du reste de cette façon que se développent les lipomes pédiculés de la cavité abdominale.

Corps étrangers ostéo-cartilagineux. — La pathogénie des corps ostéo-cartilagineux est encore aujourd'hui d'une interprétation difficile : on a sans nul doute le droit de considérer les uns comme des produits de nouvelle formation qui méritent à tous égards le nom d'arthrophytes[1]; d'autres sont au contraire constitués par des parcelles de tissus normaux; dans maint et maint cas leur distinction même anatomique n'est pas toujours aisée.

Les arthrophytes proprement dits paraissent avoir plusieurs modes d'origine. Laennec les faisait particulièrement provenir du tissu sous-synovial; il semble prouvé que leur formation dans l'épaisseur même de la synoviale est plus commune[2], et l'on s'accorde à leur attribuer pour point de départ les cellules cartilagineuses dont Rokitanky, Rainey et Kölliker ont démontré l'existence dans l'intérieur des franges et des saillies papillaires; il est commun en effet d'observer dans l'arthrite sèche toute une série d'arthrophytes dont les uns sont encore rattachés à la membrane articulaire et dont les autres sont tout à fait libres, mais la plupart de ces derniers emportent avec eux la preuve de leur origine, sous forme d'un point déprimé, vestige de leur rattachement primitif à la membrane synoviale. Leur pathogénie se conçoit encore bien mieux si l'on se rallie à la conception fort séduisante du revêtement des synoviales de Tourneux et Herrmann [3]; on conçoit du reste que d'autres modes de formation soient possibles : Virchow admet que certains arthrophytes naissent des ecchondroses et des ostéophytes qu'on observe à la périphérie des extrémités articulaires dans l'arthrite déformante; Poncet et Vaillard accordent un rôle non moins important aux lésions qui siègent à la surface même du cartilage diarthrodial [4].

On pourrait en conclure que dans l'arthrite sèche tous les éléments constituants de l'articulation sont susceptibles de prendre part à la formation des arthrophytes.

Certains corps étrangers ne sont manifestement que des parcelles de tissus normaux. On cite en effet nombre d'exemples[5] où, sans parler de l'identité de structure, la configuration du corps morbide répondait d'une façon tellement précise à une perte de substance du cartilage diarthrodial, qu'il était impossible d'en contester l'origine. On rapproche des précédents les cas dans lesquels le corps mobile de forme aplatie, sans trace quelconque de hile et de pédicule, s'est présenté avec une face convexe cartilagineuse et lisse et une face concave osseuse et rugueuse[6]; on s'est enfin emparé de ces caractères et de l'existence d'un choc ou d'un chute dans les antécédents du malade pour affirmer la nature

(1) Donné par Panas.

(2) Poulet et Vaillard regardent la théorie de Laennec comme une pure hypothèse; notons cependant qu'elle a été adoptée par la plupart des pathologistes et en particulier par Virchow, Forster, Ollier, Volkmann, Poncet, etc.

(3) Tourneux et Herrmann (Soc. de biol., 1880, et *Gaz. hebd.*, 1880) contestent avec raison je crois, la nature épithéliale du revêtement cellulaire des synoviales; ils considèrent ce dernier comme constitué par des cellules cartilagineuses modifiées.

(4) Ces lésions consistent principalement en ossifications exubérantes du cartilage diarthrodial.

(5) Tarnier, Houel, Broca, Richet, Paget, Teale, Bowlby, etc. — Poncet écrit bien à tort que Panas « ne semble pas admettre facilement l'existence de corps étrangers constitués par des parcelles de tissus normaux ». Les réserves de Panas ne s'appliquent qu'à l'origine traumatique.

(6) Poncet, Teale, *Med.-chir. transact.*, 1885. — Humphry, *Brit. med. journ.*, 1888.

traumatique de toute une classe nombreuse de corps étrangers articulaires; cette dernière pathogénie a rencontré de sérieuses résistances.

Les adversaires objectent, 1° que l'apparition des symptômes après un traumatisme n'est aucunement une preuve concluante, un corps étranger préexistant ayant pu parfaitement devenir libre ou, s'il l'était déjà, ne manifester sa présence qu'à l'occasion d'un choc (1).

2° L'identité de structure entre le corps étranger et les cartilages diarthrodiaux est insuffisante pour établir l'origine traumatique. On trouve en effet, chez des sujets qui n'ont jamais reçu de coup sur la jointure, des corps mobiles dont la structure est en tout semblable à celle qu'on a présentée comme caractéristique des corps traumatiques (2).

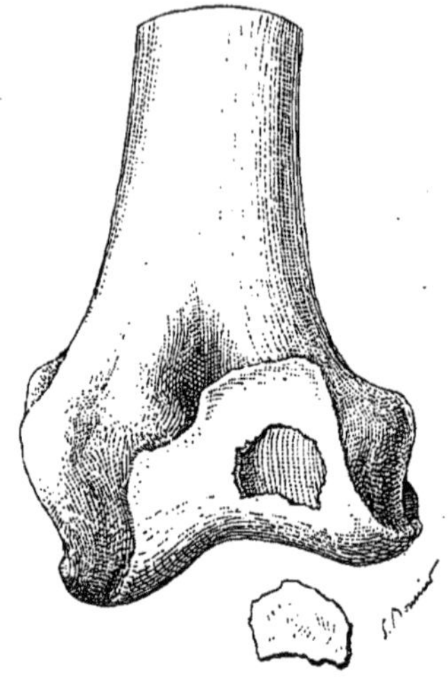

FIG. 192. — Musée Dupuytren, n° 579. (Tarnier, Soc. anat., 1855.)

3° On peut s'étonner de voir ranger au nombre des traumatiques certains corps étrangers apparus, il est vrai, peu de temps après une violence, mais composés de tout autre chose que d'un morceau de cartilage diarthrodial doublé d'une couche osseuse. C'est ainsi que Poncet, qui s'est fait le grand avocat des corps étrangers d'origine traumatique, décrit (3) une enveloppe fibreuse aussi bien du côté du cartilage que du côté de l'os : il est alors obligé d'admettre que cette enveloppe fibreuse complète est de formation secondaire, et ceci le conduit à étudier une question fort intéressante, la vitalité des corps flottants. Il se base sur les expériences de Tillmann (4), qui a abandonné des fragments de foie et de rein dans le péritoine et qui les a vus au bout de peu de temps s'entourer de tissu conjonctif, pour *supposer* que le même processus a lieu dans les articulations autour d'un fragment ostéo-cartilagineux détaché d'une tête osseuse. Poulet et Vaillard vont même plus loin : avec Virchow, Schede, etc., ils accordent à l'arthrophyte libre la propriété de prendre une part aux processus actifs, de proliférer.

Ainsi, tandis que la majorité des pathologistes ne reconnaissent aux corps libres qu'une vitalité rudimentaire, seulement capable de les conserver en l'état, les auteurs que je viens de citer vont au moins jusqu'à les croire susceptibles « de transformer tous leurs éléments composants et quelquefois de les multiplier » (5).

(1) OLLIER, PANAS, etc.
(2) KRUG-BASS, Rapport de Kirmisson à la Soc. de chir., 1888.
(3) Voy. *Revue de chirurgie*, 1881, p. 809; voy. également l'observation I et II de Poulet, l'observation III de Bœckel (*Gaz. méd. de Strasbourg*, 1887).
(4) *Virchow's Arch.*, 1879. — Et aussi sur celles de G. Léopold, qui a implanté dans la chambre antérieure de l'œil des fragments de cartilage fœtal et les a vus proliférer.
(5) POULET et VAILLARD, *Loc. cit.*

Malheureusement ils ne donnent de cette proposition aucune démonstration satisfaisante (¹).

Poulet et Vaillard ont bien entrepris des expériences à ce sujet ; ils ont introduit dans les articulations du chien des fragments ostéo-cartilagineux, et ils les ont vus s'envelopper d'une membrane fibreuse vasculaire, mais ces fragments s'étaient greffés sur un point de la synoviale, ils recevaient d'elles des vaisseaux, et nous sortons ainsi de la question des transformations relatives aux corps mobiles non pédiculés.

Est-ce à dire cependant que je nie l'existence des corps traumatiques et même que je mette en doute l'origine traumatique dans les nombreuses observations dont je n'ai cité que quelques lignes ? En aucune façon, mais je crois devoir leur donner une interprétation différente.

Assurément il est difficile de refuser une importance aux commémoratifs qui nous apprennent qu'un homme jeune, n'éprouvant antérieurement aucune gêne fonctionnelle du côté d'une articulation, a vu, peu de temps après une chute violente, ses mouvements se limiter et devenir douloureux, en même temps qu'on découvrait dans sa jointure la présence d'un corps étranger.

D'autre part, les expériences de Poncet nous démontrent que des chocs directs sur les genoux, principalement des chocs latéraux, sont capables de détacher des condyles des éclats de cartilage d'encroûtement et d'os. Notons enfin que dans ces expériences l'éclat condylien était souvent retenu par une faible toile fibreuse dépendant du périchondre. Cette dernière constatation nous donne évidemment la clef des modifications de structure que subissent les fragments ostéo-cartilagineux ; à ce point de vue l'observation suivante de Bœckel (²) est des plus instructives : Un homme jeune est renversé par un cheval et a son coude piétiné. Son articulation ne présentait antérieurement aucun trouble fonctionnel ; quelques mois après, tous les mouvements articulaires deviennent gênés et douloureux, et l'on peut sentir sur les côtés de l'olécrâne, à travers une bosselure fluctuante, « un corps dur donnant l'impression d'un fragment détaché des surfaces articulaires ». Bœckel fit l'arthrotomie et retira deux corps étrangers composés de tissu spongieux et revêtus d'*une mine couche de fibrocartilage : l'un d'eux était relié à l'os normal par une bandelette fibreuse.*

Il me paraît très rationnel d'admettre que les corps étrangers qui sont le siège de modifications autres que de modifications régressives (³), sont des corps étrangers qui ont gardé un certain temps (⁴) des connexions avec les tissus d'origine ; ces connexions ont d'ailleurs pu ensuite disparaître, soit spontanément par atrophie du pédicule ou à l'occasion d'un mouvement.

J'ai hâte d'ajouter que des faits d'observation plaident en faveur de cette manière de voir. Flesch (de Wurzbourg) a présenté au 11ᵉ Congrès de la Société

(¹) Ils commencent par mettre hors de doute que l'arthrophyte est d'origine traumatique, puis ils en déduisent toute une série de considérations relatives à leur vitalité, par lesquelles ils expliquent les changements de structure survenus ; ils concluent que, malgré ces changements, l'arthrophyte est d'origine traumatique. C'est là une véritable pétition de principes.

(²) Bœckel, *Gaz. méd. de Strasbourg*, 1887.

(³) Telles que la calcification, par exemple.

(⁴) Ou, à la rigueur, pris.

allemande de chirurgie [1], des pièces qui montraient, comme celles de Bœckel, des fragments de condyle fémoral adhérant à leur ancienne place par un pont étroit et mince [2].

Donc, les commémoratifs et surtout les observations anatomiques prouvent la réalité de l'origine traumatique pour un certain nombre de corps étrangers articulaires. Je pense, comme Flesch, que leur formation s'accomplit en deux temps : d'abord une violence amène la rupture d'un fragment, plus tard celui-ci se détache et s'isole ; dans l'intervalle, il subit des modifications tant que persiste le pont qui le rattache à l'os normal.

On comprend, je l'ajoute, qu'il n'est pas nécessaire que le traumatisme ait déterminé une séparation immédiate plus ou moins considérable d'un fragment pour que celui-ci devienne un jour un corps morbide ; on peut admettre avec Paget [3] qu'un choc violent sur un cartilage amène des troubles de nutrition aboutissant à une nécrose et à une exfoliation aseptique. Enfin cette même nécrose pourrait être le résultat d'une maladie générale, telle que la scarlatine, la fièvre typhoïde, la dysenterie [4], etc. ; ainsi s'expliquerait, dans certains cas, la bilatéralité symétrique des lésions [5].

Corps étrangers osseux. — Nous serons bref sur la pathogénie des corps purement osseux ; la grande majorité sont composés d'ostéophytes et leur histoire est celle de l'arthrite sèche ou encore des arthropathies tabétiques. Exceptionnellement toutefois, [ils peuvent être formés par un fragment d'os normal [6].

Pour résumer ce long chapitre :

1° Les corps étrangers articulaires organisés sont les uns d'origine traumatique, les autres d'origine spontanée ;

2° Les premiers peuvent être formés d'un lambeau de synoviale ou de ligament [7], voire même d'une extrémité osseuse ; dans la grande généralité des cas, ils sont représentés par un éclat de cartilage ou d'os revêtu de son cartilage d'encroûtement ;

3° Les seconds succèdent à l'arthrite sèche, ou à un processus de séquestration.

Symptômes et diagnostic.

Les corps étrangers articulaires s'observent dans deux circonstances bien

(1) Berlin, 1882.

(2) Cartilagineux dans l'observation de Flesch.

(3) *Saint-Bartholom. hosp. rep.*, 1870.

(4) Poulet et Vaillard citent la très intéressante observation de Weichselbaum, dans laquelle on trouva chez un jeune soldat, mort de dysenterie à l'âge de vingt ans, un corps ostéo-cartilagineux dans chaque articulation du coude ; ils avaient une forme, un volume et une structure identiques et une situation symétrique.

(5) Broca, Bowlby, *Loc. cit.* — König, *Deutsche Zeitschrift f. Chir.*, 1887.

(6) Comme dans le cas de Bœckel (*Gaz. méd. de Strasbourg*, 1888), un jeune homme présenta, à la suite d'une chute sur le coude, des phénomènes d'arthrite ; quelques mois après on trouva dans la rainure qui sépare le condyle externe de l'olécrâne un corps dur ; on fit l'extraction et l'on reconnut que ce corps était constitué par la moitié de la tête et un bout du col du radius.

(7) Arrachement et détachement dans la moitié de sa longueur des cartilages semi-lunaires externes.

différentes. Dans un cas, ils existent en grand nombre et ne sont qu'un épiphénomène d'une arthrite sèche caractérisée; il est alors peu habituel qu'ils déterminent des accidents et qu'on ait lieu d'intervenir.

Ailleurs, ils occupent, en petit nombre ou solitaires, une jointure indemne jusque-là de toute lésion apparente ou de troubles fonctionnels quelconques; ils surviennent spécialement chez des adultes, de préférence chez des sujets jeunes et chez des hommes; ils se manifestent par des phénomènes douloureux, une gêne apportée à la fonction du membre et parfois enfin, du côté de la jointure, par tous les signes d'une réaction inflammatoire plus ou moins vive. Assez souvent, on note dans les antécédents du malade un choc sur l'articulation atteinte, ou encore une chute, un mouvement forcé; parfois, cependant, il est impossible de retrouver aucune violence, aucune affection locale ou générale antérieure.

Les premiers symptômes qui attirent l'attention ne sont pas toujours identiques. Un homme fait une chute sur le genou: immédiatement l'articulation se tuméfie et devient douloureuse, mais après quelques jours ou quelques semaines de repos les phénomènes s'amendent et la marche redevient possible, toutefois il persiste un certain degré de gonflement et une certaine gêne dans les mouvements; on examine la jointure et l'on y découvre un corps étranger. Cette constatation a été faite peu de jours, plusieurs semaines et même plusieurs mois après l'accident. Chez d'autres, le début est plus insidieux : plus ou moins longtemps après un traumatisme ou sans traumatisme antérieur, il se déclare dans une jointure, dans le genou par exemple, de vagues douleurs qu'on qualifie de rhumatismales; un beau jour les douleurs augmentent à l'occasion d'une fatigue et d'un faux pas, et l'on voit se développer tous les signes d'une hydarthrose aiguë. Il arrive enfin assez souvent que, sans signes préalables d'une souffrance articulaire, il survienne, sous la simple influence d'un mouvement spontané ou communiqué, une sorte de crise douloureuse qui se dissipe bientôt en ne laissant derrière elle qu'un peu de sensibilité et un léger gonflement [1]. Ce mode de début brusque serait le plus fréquent, d'après Panas. Cette espèce de douleur vive à forme de crise, qu'on a essayé d'expliquer, soit par l'interposition du corps mobile entre les surfaces articulaires, soit par le pincement de la synoviale, est en somme le fait le plus saillant et le plus caractéristique. Nous venons de voir qu'il peut être le symptôme initial, ou bien se manifester dans une articulation déjà douloureuse; il peut manquer complètement, et c'est à une exploration méthodique ou même aux recherches fortuites du malade qu'on doit de ne pas confondre l'affection avec une simple hydarthrose.

La gêne fonctionnelle est éminemment variable et dépend en grande partie des altérations primitives ou secondaires de l'articulation, et il faut ajouter de la situation du corps flottant. On peut admettre que, toutes choses étant égales d'ailleurs, elle doit être plus accentuée dans les articulations serrées telles que les ginglymes : chez un malade de Bœckel porteur de deux corps étrangers dans une articulation du coude, la flexion de l'avant-bras était limitée au point de ne pas atteindre l'angle droit; l'extension et la pronation étaient éga-

(1) Panas.

lement restreintes. D'autres, au contraire, ont dans leur genou des arthrophytes volumineux sans que l'étendue des mouvements s'en ressente; chez certains, on signale comme une limitation ou une suspension brusque des mouvements, il semble que le membre ait été brusquement fixé comme par une cale, puis soudain toute gêne disparaît.

Il peut se faire ainsi qu'il existe d'assez longues périodes sans accident d'aucune sorte (1).

Les différents troubles douloureux et fonctionnels que je viens d'énumérer ne peuvent évidemment que faire soupçonner la présence d'un corps étranger; c'est à l'examen direct de l'articulation qu'il appartient d'affirmer et de préciser le diagnostic. Celui-ci n'est possible, par conséquent, que pour les articulations explorables telles que le genou, le coude, etc. Il convient de faire particulièrement porter ses recherches dans certains points où se rencontrent ordinairement les corps libres, tels que, pour le genou, les faces latérales des condyles, le cul-de-sac sous-tricipital, les côtés du ligament rotulien; pour le coude, les côtés de l'olécrâne. Si l'on découvre là une petite nodosité, il ne faut pas appuyer dessus avec un seul doigt, elle vous échapperait « comme une souris » (2); il vaut mieux, en suivant les conseils de Barwell, « l'entourer à une faible distance avec les doigts des deux mains qu'on rapproche graduellement les uns des autres ».

Avant de conclure à l'absence d'un arthrophyte, il faut multiplier ses investigations, imprimer des mouvements à la jointure, exercer des pressions et souvent s'en rapporter au malade qui, mieux que tout autre, a acquis une grande habileté dans ce genre de chasse.

En général, le corps étranger donne la sensation d'un petit corps dur, arrondi, roulant sous la peau, du point où il été d'abord rencontré (3).

On reconnaît qu'il n'existe qu'un seul corps articulaire, alors qu'à l'examen on retrouve toujours la même forme et le même volume. Follin et Duplay, à qui nous emprutons ce caractère, avouent qu'il est bien inconstant; si l'on parcourt les observations, on constate, en somme, que la multiplicité des arthrophytes (en petit nombre) n'a guère été reconnue qu'après l'ouverture de l'articulation. Lorsqu'ils sont très nombreux et surtout quand il s'agit de grains hordéiformes, on perçoit quelquefois une sorte de crépitation qui serait (4) produite par le frottement de ces corps les uns contre les autres.

La limitation du déplacement dans différents sens pourrait seule faire supposer l'existence d'un pédicule.

Quant au diagnostic de la nature, il ne serait possible que dans les cas de structure adipeuse (5), il ne faut pas songer à différencier les uns des autres les corps cartilagineux et osseux. La même réserve est de mise, quant à dire que l'origine est traumatique ou spontanée. Les détails dans lesquels nous sommes entrés à propos de la structure et de la pathogénie font comprendre

(1) Desault (*Journal de chir.*, t. II) cite un cas où l'arthrophyte disparut pendant six mois, sans déterminer aucun gêne pendant tout ce laps de temps.

(2) Suivant l'expression allemande « Gelenkmäuse », souris articulaire.

(3) Au genou, il peut passer d'un côté à l'autre de l'articulation.

(4) Follin et Duplay.

(5) Barwell compare la sensation fournie à la main par un de ces corps adipeux à celle d'une huître pressée entre le pouce et l'index jusqu'à ce qu'elle s'échappe en glissant.

qu'il ne suffit pas qu'une jointure ait subi une violence pour que la nature du corps mobile s'en déduise.

La présence d'un corps étranger intra-articulaire complètement libre peut être méconnue, il est rare qu'elle puisse prêter à confusion; au genou, l'arrachement partiel d'un cartilage semi-lunaire ou son déplacement déterminent des accidents non sans analogie avec ceux des corps étrangers; les signes physiques diffèrent, sauf dans le cas où ces fibro-cartilages ont une de leurs extrémités arrachées [1], mais alors ils constituent un véritable corps étranger pédiculé traumatique.

Le diagnostic différentiel des corps extra-articulaires ou des corps intra-articulaires peu mobiles est beaucoup plus difficile, on peut les confondre avec des épaississements sous-synoviaux de nature adipeuse ou fibreuse, avec des produits inflammatoires, ou même avec le repli de l'aponévrose qui recouvre le vaste externe un peu au-dessus du bord de la rotule [2].

Enfin il est quelques observations de productions syphilitiques extra-articulaires qui ont simulé un arthrophyte véritable; l'administration de l'iodure de potassium a jugé la question [3].

Traitement et pronostic.

Les corps étrangers multiples liés à une maladie chronique invétérée de l'articulation ne réclament pas en général une thérapeutique propre. Il n'en est pas de même des autres; ils gênent et blessent les tissus articulaires par leurs déplacements incessants; l'indication thérapeutique est donc satisfaite de deux manières, ou par la fixation ou par l'extirpation du corps mobile. De là donc deux grandes méthodes de traitement : la première est infidèle et ne trouvait sa raison d'être que dans la gravité des accidents trop souvent causés par l'ouverture d'une grande articulation; elle comprenait toute une série de procédés divers que je me borne à énumérer : tels sont la *compression* [4] au moyen de bandages ou de genouillères, les *scarifications* [5] de la synoviale, l'*acupuncture* [6], la suture, la ligature sous-cutanée [7], etc.

L'extirpation est le traitement par excellence, et j'ajoute c'est un traitement inoffensif.

Il a été mis à exécution pour la première fois, et avec un plein succès, par A. Paré, à qui, du reste, comme tout le monde le sait, nous devons la première observation de corps mobile articulaire. Depuis A. Paré, l'ouverture à ciel

(1) *Transact. of the path. Soc. of London*, 1888. — L'erreur n'aurait pas du reste de bien graves conséquences, puisque si l'on intervient c'est qu'il y a des symptômes douloureux, et que, des faits publiés par Annandale et par Allingham (*Brit. med. journ.*, 1888), il résulte que le meilleur traitement à opposer au déplacement des cartilages semi-lunaires est la fixation au périoste du tibia au moins, après que la compression ou le port d'un bandage ont échoué.

(2) BARWELL.

(3) Observations de Gailleton et de Poncet, cités par Toussaint (Thèse, 1881).

(4) Imaginée par Middleton. Voy. FOLLIN et DUPLAY.

(5) DUFRESNE-CHASSAIGNE, *Gaz. des hôpit.*, 1840.

(6) JOBERT DE LAMBALLE, *Journ. de chir.*, 1846.

(7) DUMOULIN, *Bull. de thérap.*, 1849.

ouvert de l'articulation n'a pas cessé d'être pratiquée, et cela avec des fortunes diverses, suivant que des chances d'infection ont existé, suivant les conditions du milieu, suivant la propreté du chirurgien et aussi la facilité ou la difficulté plus ou moins grande de l'extraction.

A l'époque de Desault, les résultats de l'extraction directe n'étant pas brillants, ce chirurgien crut devoir s'opposer à l'entrée de l'air, qu'on a accusé de toutes sortes de méfaits jusqu'à ces derniers jours, en pratiquant une incision oblique. Dans le même ordre d'idées, un chirurgien d'Aix, Goyrand, imagina, en 1841, de faire l'enlèvement en deux temps : dans un premier, qu'on pourrait appeler de *délogement*, armé d'un long ténotome, il divisait par une incision sous-cutanée tous les tissus recouvrant le corps mobile préalablement tenu par les doigts de la main gauche; par l'ouverture ainsi faite on expulsait l'arthrophyte de la cavité articulaire; dans un deuxième temps, au bout de dix à vingt jours, alors qu'il pouvait supposer obtenue la cicatrisation de l'ouverture faite à la capsule, le chirurgien incisait les téguments et extrayait le corps étranger.

En l'absence de notions nettes sur les causes des accidents des plaies, le procédé de Goyrand (d'Aix) a été certainement un progrès, il a donné de nombreux succès à une époque où l'extraction directe avait chance de se terminer par la mort; d'ailleurs ses partisans ne se faisaient pas faute de reconnaître ses réels inconvénients, au premier rang desquels on peut mettre les difficultés parfois très grandes à faire passer l'arthrophyte à travers l'ouverture capsulaire.

Actuellement cette opération n'a plus qu'un intérêt historique; le progrès consistera désormais non pas, comme le dit Panas, à perfectionner le « procédé moderne » [1], mais à perfectionner l'asepsie opératoire.

Si, en effet, on consulte les statistiques, on constate de la façon la plus nette que l'innocuité de la taille articulaire s'est accrue d'une façon directement proportionnelle au développement de l'antisepsie.

En 1861, Larrey [2] publiait une statistique où la mortalité s'élevait à 21,5 pour 100. En 1875, celle de Barwell [3] ne monte plus qu'à 8,4 pour 100; celle de Gaujot [4] en 1881 à 7,4 pour 100; elle tombe à 2,89 pour 100, avec Poulet et Vaillard (1885); à 0,89 pour 100, dans la statistique de Jalaquier [5] qui porte sur 112 observations. Il n'est actuellement pas de chirurgien qui n'ait un certain nombre de fois ouvert sans aucun échec une grande articulation, dans le but d'en extraire un arthrophyte [6], et l'on peut prévoir le moment où la mortalité sera nulle.

L'important est évidemment de se conformer d'une façon rigoureuse aux règles de l'asepsie opératoire. Il faut, pour une taille articulaire, prendre autant de précautions que pour une laparotomie. Le malade devra être baigné et nettoyé à plusieurs reprises. La région à opérer sera frottée et savonnée

[1] C'est-à-dire de Goyrand.
[2] Larrey, Soc. de chir., 1861.
[3] Barwell, *Brit. med. journ.*, 1876.
[4] Gaujot, *Rev. chir.*, 1881.
[5] Jalaguier, Thèse d'agrég., 1886.
[6] Dès 1878, Verneuil se ralliait franchement à l'ouverture directe et contre le procédé de Goyrand. Voy. pour l'historique les thèses de Bernard, de Fibich, etc.

quelques jours d'avance et munie d'un pansement boriqué l'avant-veille de l'opération. Un nouveau lavage destiné à débarrasser la peau de l'épiderme macéré ayant été pratiqué au moment d'intervenir, le chirurgien procède à la recherche du corps étranger et le fixe de la main gauche ou le fait fixer par un aide. Le malade endormi, et sans avoir appliqué de bande d'Esmarck, on incise directement la peau et les parties molles sous-jacentes sur l'arthrophyte; on applique chemin faisant quelques pinces hémostatiques sur les vaisseaux qui saignent (1).

La synoviale (2) n'est ouverte que lorsque l'hémostase est parfaitement obtenue, et le corps étranger est mis enfin à découvert. S'il est complètement libre et si l'incision est suffisamment longue, on le fait sortir comme un noyau de cerise qu'on presserait entre les doigts, ou bien on l'extrait avec une pince à griffes; parfois sa sortie présente plus de difficultés : celles-ci tiennent à l'enclavement dans une dépression osseuse, plus souvent encore à l'existence d'un pédicule. Il est prudent, avant d'exciser ce dernier, d'y jeter une ligature à la soie, sous peine de s'exposer à une petite hémorrhagie (3).

Il peut arriver que, durant tous ces temps opératoires, l'arthrophyte, imparfaitement fixé, ait fui et disparu. Comme Jalaguier, je ne vois aucun inconvénient à explorer doucement la cavité articulaire avec le doigt.

L'extirpation achevée, que faut-il faire?

Ici les pratiques sont très variables : les uns suturent complètement la synoviale et la peau, les autres ne suturent rien du tout (4). D'autres enfin font du drainage, soit qu'ils introduisent le drain jusque dans la cavité articulaire, soit qu'ils l'appliquent seulement à la face externe de la synoviale non suturée.

Je pense que la meilleure conduite à tenir doit être basée sur l'état de l'articulation : si les lésions articulaires sont minimes ou nulles, on peut suturer par étages la synoviale, les plans fibreux et la peau sans drainer. Si au contraire il y a de l'hydarthrose, il est plus prudent d'assurer un libre écoulement aux liquides pathologiques : c'est le meilleur moyen, il me semble, de traiter l'articulation après avoir traité l'arthrophyte. Quant au placement du drain, on le fera indifféremment intra ou extra-articulaire (5).

Le genre de pansement importe peu, à la condition qu'il soit composé de pièces aseptiques; le meilleur peut-être est le pansement avec de la ouate stérilisée. Cette stérilisation dispensera, là comme dans tous les cas où l'on opère sur des tissus non infectés, de se servir de substances antiseptiques quelconques. On s'accorde à recommander l'immobilisation du membre dans une gouttière plâtrée.

Il est intéressant d'examiner ce que deviennent les malades opérés. La guérison opératoire ne signifie pas, en effet, que tout est revenu à l'état normal; on reste dans maint et maint cas en présence d'une jointure chroniquement

(1) De préférence des pinces de Köcher, qui mordent mieux sur les tissus fibreux.
(2) Elle est souvent épaissie au niveau de l'arthrophyte. — Verneuil, Soc. de chir., 1878.
(3) Pozzi, Soc. de chir., 1881.
(4) Verneuil, Soc. de chir., 1878.
(5) Comme Maunoury et moi l'avons fait. Voy. Th. Jalaguier. Le drainage me semble en général une bonne pratique dans la taille articulaire; il me paraît devoir mieux contribuer à la guérison de l'inflammation articulaire que les injections poussées dans la cavité synoviale.

enflammée, d'hydarthrose, de craquements articulaires, d'atrophies musculaires, etc.

Certains malades restent exposés à de la récidive : ces considérations doivent assurément entrer en ligne de compte si l'on veut établir avec sincérité le pronostic des corps étrangers articulaires; elles nous montrent aussi que le traitement ne finit pas au lit d'opération, que la plaie une fois cicatrisée il faut poursuivre le rétablissement fonctionnel en aidant la résolution de l'arthrite par du massage, des douches chaudes et en provoquant la réfection des muscles par des manipulations appropriées et surtout l'électrisation faradique.

MALADIES DU CRANE

Par le Dr GÉRARD MARCHANT

CHIRURGIEN DES HÔPITAUX

Le crâne est une boîte osseuse entourée de parties molles, et renfermant dans sa cavité l'encéphale et ses dépendances. Nous passerons tour à tour en revue : 1° les affections des parties molles ou des téguments du crâne; 2° les affections des parties osseuses ou du crâne proprement dit; 3° les affections de l'encéphale.

CHAPITRE PREMIER

§ I. — LÉSIONS TRAUMATIQUES DES PARTIES MOLLES

Nous étudierons : 1° les *contusions*; 2° les *plaies des téguments*.

I

CONTUSIONS

Il faut en distinguer deux degrés : *a*, la *contusion simple*; *b*, la *contusion profonde avec lésion du squelette*.

Cette division clinique doit être maintenue : il serait rationnel de considérer la lésion du squelette comme une complication de la contusion du cuir chevelu, mais la contusion profonde est tellement différente de la contusion simple par ses symptômes, son pronostic, ses indications opératoires, qu'il faut les disjoindre.

1° CONTUSION SIMPLE

Une chute, un coup porté directement sur le crâne, un projectile arrivé à la fin de sa course, une balle arrêtée ou déviée par la résistance de la coiffure, provoquent une contusion du cuir chevelu; il se produit plus ou moins rapidement une tuméfaction de la région percutée : des vaisseaux de calibre variable sont rompus, et il en résulte une extravasation sanguine, qui se fait, soit entre la peau et la couche fibro-musculaire, soit au-dessous de l'aponévrose, soit enfin sous le périoste; un *hématome*, appelé ici *bosse sanguine*, est constitué; le sang est-il extravasé sous le derme, le foyer sanguin se développe rapidement et donne lieu à une tuméfaction arrondie et bien circonscrite; celle-ci est plus large, plus diffuse lorsqu'elle siège sous l'aponévrose.

Sur une des régions du crâne, le plus souvent sur le frontal et les pariétaux, on observe une *tuméfaction arrondie*, *variable de volume*, *peu douloureuse*, *résistante et dure*, *ecchymotique*: c'est l'*hématome sous-cutané*.

Lorsque la collection sanguine s'est faite dans les *plans profonds*, elle s'accompagne de symptômes particuliers qu'il faut bien connaître : la tuméfaction est constituée par un cercle, une sorte de bourrelet périphérique annulaire d'une *dureté osseuse*, et au centre les doigts s'enfoncent dans une cavité, dans une véritable dépression molle, qui paraît d'autant plus profonde que les bords du cratère sont plus élevés; tous ceux qui ont perçu pour la première fois cette singulière impression ont cru à un enfoncement du crâne et ont pu commettre des erreurs de diagnostic; mais il suffit d'être prévenu de la possibilité de cette méprise pour l'éviter, car, en déprimant la partie centrale, le doigt retrouve la surface dure et uniforme du tissu osseux, et le bourrelet périphérique qu'on sent, élevé au-dessus de l'os, peut être affaissé et réduit par une pression lente, mais énergique et continue.

Le cercle induré est produit par la coagulation de la fibrine sur les limites du foyer traumatique; au centre s'accumule le sang épanché.

Lorsque le traumatisme a amené une déchirure sous-cutanée d'une branche artérielle volumineuse, on est en présence d'une troisième variété d'hématome, rare d'ailleurs; la tuméfaction est rapide, étendue, et peut s'accompagner de battements, de pulsations, qu'il ne faut pas confondre avec les battements du cerveau.

Enfin, dans certaines circonstances exceptionnelles, on pourra observer un *épanchement huileux traumatique* du cuir chevelu. B. Anger en a cité un cas [1] : il s'agit d'une femme de cinquante ans qui fut assaillie, la nuit, par des hommes ivres et traînée sur le pavé; quelques heures à peine après son entrée, on constata un gonflement énorme de la voûte du crâne, qui acquit en peu d'instants un volume considérable; les téguments soulevés formaient une tumeur *volumineuse*, *molle* et *fluctuante*; les bords de la tuméfaction ne présentaient pas d'ecchymoses, et il n'y avait pas de crépitation sanguine.

B. Anger fit le diagnostic de kyste séreux traumatique; la tumeur fut incisée à sa partie postérieure, et il en sortit immédiatement deux ou trois grands verres d'un liquide huileux.

Les *hématomes du cuir chevelu* se terminent le plus souvent par résolution. Lorsque le sang est extravasé sous la peau, on voit s'affaisser, du jour au lendemain, la tuméfaction apparue dans les premières heures de l'accident. On constate en même temps une ecchymose sous-cutanée, noirâtre, apparaissant

[1] *Conférences de clinique chirurgicale faites à l'hôpital Saint-Antoine*, 1874, Adrien Delahaye, 5e leçon, p. 39.

dans les parties déclives de la région, affectant souvent une grande régularité dans sa diffusion; c'est ainsi que les *hématomes frontaux*, siégeant dans le voisinage de la ligne médiane, donnent lieu à une *ecchymose bilatérale des paupières*; l'ecchymose est si intense au niveau des paupières, qu'on pourrait croire à un traumatisme ayant agi directement sur ces appareils, si la *bilatéralité de la lésion*, et la connaissance de cette migration du sang, ne devaient immédiatement éveiller dans l'idée du médecin légiste, ou du chirurgien, la notion du traumatisme médian de la région fronto-pariétale.

Parfois il existe un simple *œdème des paupières*, sans teinte ecchymotique, ou si légère, qu'elle échappe; nous avons observé cette forme dans les coups portés sur le milieu du vertex.

Dans les *hématomes sous-aponévrotiques et périostiques*, le sang plus profondément épanché, mieux retenu dans sa loge, se résorbe plus lentement : sous l'influence même de *causes locales* (*irritation du foyer*, et surtout existence d'une *excoriation légère*, porte d'entrée de l'*infection*), ou *générales* (*mauvaise constitution*), la suppuration peut s'emparer de la poche : des douleurs lancinantes, une chaleur locale, un amincissement de la paroi, en même temps qu'un changement de consistance de la tuméfaction, de légers phénomènes fébriles, annoncent la transformation purulente de l'hématome.

Traitement — Le traitement des hématomes du cuir chevelu comporte peu d'indications : il faut, dans les cas qui réclament un traitement : 1° *Aider à la résorption de la collection sanguine.* 2° *Éviter la suppuration.*

La compression est un moyen vulgaire pour faire disparaître les *bosses sanguines* du cuir chevelu consécutives au traumatisme, et tout le monde connaît le procédé du *sou*, de *la pièce de 5 francs*, du *morceau de carton* ; il est préférable d'aider à la résorption du sang par une compression ouatée, méthodique avec une bande de flanelle, suffisamment serrée et maintenue pendant une ou deux heures.

Pour éviter la suppuration, surtout à craindre quand de légères excoriations, des égratignures coexistent et deviennent l'occasion de lymphangites, il faudra raser la région en dépassant les limites de la tuméfaction, désinfecter la surface cutanée par les procédés habituels (savonnage et sublimé), et ensuite appliquer un pansement sec ou humide, mais antiseptique et légèrement compressif.

Les hématomes sont quelquefois si étendus, si volumineux, que leur résorption est lente à se faire, même sous l'influence d'une compression méthodique; le chirurgien est autorisé alors à vider le foyer par une petite incision dans le point déclive, ou par une ponction en suivant toujours, bien entendu, les règles strictes *pré-opératoires* et *post-opératoires* de la méthode antiseptique; un bandage compressif appliqué sur le pansement antiseptique aidera à rapprocher les parois du foyer.

Enfin, lorsque malgré toutes ces précautions la suppuration existera dans un hématome, il faudra l'ouvrir largement, en gratter les parois, puis, après désinfection, on tentera la réunion primitive, avec ou sans drainage, suivant la confiance qu'on aura dans la santé du sujet, les agents de désinfection et de pansement employés.

2° CONTUSION PROFONDE AVEC LÉSION DU SQUELETTE

Une variété grave de la contusion simple du cuir chevelu est la possibilité d'une lésion du squelette; c'est surtout en chirurgie de guerre que cette lésion est redoutée. « *Elle résulte du frôlement d'un projectile animé d'une grande vitesse, du choc plus direct d'un corps petit ou volumineux, dont le mouvement ne suffit pas pour provoquer une fracture.* » (Chauvel et Nimier.)

Les premiers jours se passent sans incidents, mais du *treizième au quinzième jour* de la blessure, de la fièvre, des frissons violents, indiquent l'infection de l'organisme; du côté du cuir chevelu, la suppuration s'annonce, et la céphalalgie, les vertiges, les nausées témoignent d'un retentissement du côté des méninges et du cerveau; l'infection purulente, un abcès sous-dure-mérien ou cérébral, sont les redoutables complications primitives de cette contusion, si, par une incision large et la trépanation, on ne remédie pas aux accidents menaçants. L'*ostéo-périostite* consécutive à cette infection du foyer s'accompagne d'une nécrose de la table externe du crâne, avec toutes ses conséquences sur les *méninges* et le *cerveau.*

Le pronostic est donc toujours grave dans ces cas déterminés, et Ambroise Paré visait ce danger, lorsqu'il réclamait *cent jours* avant d'affirmer la guérison d'une contusion profonde du cuir chevelu. Chauvel et Nimier pensent, avec juste raison, que la gravité de la contusion dépend de la région intéressée et paraît être en rapport avec la minceur de l'enveloppe osseuse.

D'après le *rapport allemand*, en effet, tandis que les contusions osseuses *au front et à l'occiput* auraient eu une mortalité de 6,6 et de 8,6 pour 100, aux *régions pariétale* et *temporale* elle se serait élevée à 14,28 et à 12,6 pour 100. Toujours d'après ces mêmes auteurs, les données de la guerre d'Amérique confirment cette particularité et démontrent les dangers de ces blessures; sur 328 hommes, atteints de contusions, par coup de feu, des os du crâne, on trouve :

55 morts.	17 pour 100.
98 réformés (pour infirmités consécutives à leur blessure).	30 —
Enfin 175 guéris.	53 —

Traitement. — Agir promptement est de toute nécessité, et ce précepte a une telle importance, que dans le cas où le chirurgien a des raisons de soupçonner que la contusion s'accompagne d'un désordre du squelette, il doit, par une incision exploratrice des parties molles, mettre à nu la surface osseuse du crâne dans le point contus; la désinfection du foyer, l'ablation des esquilles, un pansement antiseptique, s'opposeront à la migration du pus à travers le diploé et à tous les accidents *locaux* (*phlébite, abcès des méninges* et *du cerveau*), et *généraux* (*infection purulente*) consécutifs.

Lorsque cette intervention immédiate n'est pas possible, il faut se hâter de parer aux indications, impérieuses dans tous ces cas : ouvrir le foyer cutané ou l'agrandir lorsque déjà une fistule existe, trépaner au niveau de la nécrose, vider le foyer dure-mérien, examiner même cette membrane, afin de ne pas laisser au-dessous d'elle une collection purulente, telle est la thérapeutique chirurgicale à suivre; il faut avouer que jusqu'ici les résultats de cette méthode n'ont pas été brillants, puisque les douze trépanations, pratiquées en pareil cas par les Américains, ont été suivies de mort : il est permis toutefois d'espérer que, grâce à la chirurgie antiseptique, des succès seront enregistrés à l'avenir. (Voy. *Abcès du cerveau.*)

II

PLAIES DES TÉGUMENTS ET DES OS DU CRANE

Nous allons passer en revue les plaies des téguments du crâne par les différents agents vulnérants, *piquants*, *tranchants*, *contondants*, en y comprenant les *armes blanches* et les *projectiles de guerre*.

Limiter la plaie au cuir chevelu, ne pas étudier simultanément la lésion possible du crâne, serait créer une division artificielle, non clinique, que nous repoussons; à côté de la plaie simple, il faut toujours envisager la plaie compliquée.

1° PLAIES PAR INSTRUMENTS PIQUANTS

La plaie qui résulte de la pénétration de ces corps pointus est *perpendiculaire* ou *oblique* aux téguments : l'instrument, frappant perpendiculairement les téguments, les traverse directement et atteint les os du crâne, qu'il peut léser, ou par lesquels il est arrêté ou réfléchi.

Lorsque le corps acéré frappe le crâne *obliquement*, et sur une zone aplatie, comme la région pariéto-temporale ou frontale, la pointe pénètre obliquement le cuir chevelu, et s'insinue entre la face profonde des téguments et le crâne : lorsque la pointe ressort après ce trajet sous-cutané, il en résulte *une plaie en séton*, de longueur variable.

L'hémorrhagie, la douleur, la présence d'un corps étranger, sont *les suites ordinaires de ces piqûres*.

L'*hémorrhagie* est le plus souvent insignifiante; la déchirure d'une artère du cuir chevelu est cependant possible, de là une perte de sang nécessitant la ligature ou la compression.

La *douleur est passagère*, mais une *névralgie pénible* est parfois la conséquence de la déchirure d'un des filets nerveux. La lésion nerveuse peut-elle avoir des conséquences plus graves, et faut-il, avec Dupuytren (*Leçons orales*, t. VI, p. 129), attribuer à la piqûre du nerf frontal la perte de la vision? La corrélation entre une piqûre, un choc violent même, sur la région sus-orbitaire et la perte de la vue, n'est pas niable, mais la pathogénie de cet accident grave n'est pas suffisamment établie.

Pour Dupuytren, la cécité était due aux anastomoses entre le nerf frontal et le ganglion ophthalmique ; plus près de nous, on a invoqué une *paralysie réflexe*, « mais si l'on considère que la perte de la vision n'a jamais succédé aux divisions chirurgicales du nerf frontal, mais toujours à une contusion plus ou moins violente du pourtour de l'orbite, avec ou sans plaie, on est porté à rejeter les explications précédentes, et à l'attribuer soit à la commotion propagée par les parois orbitaires au nerf optique, à son passage par le trou du même nom, ainsi que le pensait Malgaigne (*Anatomie chirurgicale*), soit à la commotion communiquée au globe oculaire lui-même et déterminant quelque décollement des membranes, ou quelques troubles des milieux de l'œil ». (Legouest et Servier, art. Lésions traumatiques du crane. *Dict. encyclopédique*, p. 585.)

L'instrument piquant peut être brisé, et sa pointe rester dans l'intérieur du cuir chevelu; mais ce corps étranger des parties molles n'occasionnera des accidents inflammatoires que s'il est *septique*.

Il faut toujours songer que ces piqûres peuvent intéresser la paroi crânienne; cliniquement le diagnostic de la pénétration est toujours délicat : il n'y a souvent que des *symptômes de probabilité* (*longueur de l'agent vulnérant, minceur des os du crâne*); la *fixation de la pointe* dans le *tissu osseux*, des *troubles cérébraux*, constituent des signes beaucoup plus certains.

Les lésions osseuses modifient singulièrement le pronostic, puisque, en 1870, 10 plaies limitées aux seules parties molles ont toutes abouti à la guérison, tandis que 11 piqûres, avec lésion osseuse, ont été 7 fois suivies de mort.

2° PLAIES PAR INSTRUMENTS TRANCHANTS

Plaies simples, plaies avec écartement, plaies à lambeaux. — Telles sont les trois variétés que peut créer l'instrument tranchant.

La *plaie simple* succède à la *section incomplète* du cuir chevelu.

La *plaie avec écartement* répond à la division de toute *l'épaisseur* du cuir chevelu.

Dans *la plaie à lambeaux*, l'instrument tranchant a pénétré obliquement, en dédolant pour ainsi dire, sectionnant les tissus et les détachant, par leur face profonde.

Dans tout lambeau, il y a à considérer ses *lèvres*, sa *base* et sa *mobilité*.

La surface de section est oblique, et sur une des lèvres on peut apercevoir la *racine des cheveux divisés dans l'épaisseur du derme :* cette disposition a été signalée par J.-L. Petit, qui considérait ces bulbes pileux comme susceptibles d'engendrer les inflammations érysipélateuses; aussi, dans un cas de ce genre, il arracha avec *des pincettes à poil* plusieurs cheveux qui avaient été coupés dans l'épaisseur de la peau, et tous les accidents cessèrent (*Œuvres complètes*, p. 542, Paris, 1854). Avec les données bactériologiques que nous possédons aujourd'hui sur la genèse de l'érysipèle, du phlegmon, de la lymphangite, cette théorie n'a plus qu'un intérêt historique.

La *base du lambeau* est le plus souvent large; sa vitalité est assurée par les nombreuses artères qui serpentent dans son épaisseur, disposition qui explique encore pourquoi le lambeau saigne plus ou moins abondamment par sa tranche, plutôt que par sa face profonde.

La *mobilité du lambeau* intéresse surtout le chirurgien ; elle varie suivant que la base du lambeau est supérieure ou inférieure. Le lambeau reste-t-il adhérent par sa partie supérieure, quelle que soit sa mobilité, il se réapplique par son propre poids, par la position seule, sur la surface de section, et, sauf l'écartement qui résulte de l'élasticité des tissus, de la division des fibres musculaires, les lèvres de section ont de la tendance à se rapprocher.

Bien différent est le lambeau à base inférieure ; s'il est largement divisé, il retombe, sous l'influence de son propre poids, et sa face profonde péricrânienne regarde en dehors : le lambeau est alors *flottant*.

« Les *armes tranchantes*, dans quelques cas, intéressent les parties molles et le squelette sous-jacent ; elles y déterminent des coupures de formes diverses ouvrant ou non la boîte crânienne. Un sabre bien affilé et manié avec une grande vigueur détermine une plaie nette de l'os ; les anciens donnaient à ces plaies par armes blanches des noms bizarres.

Une marque superficielle du tranchant sur l'os se nommait *hédra ;* une section droite plus ou moins profonde, *eccopé* (dans ce cas il y a lieu de songer à un enfoncement de la table interne). Dirigée sous un angle plus ou moins aigu, l'arme produit une section oblique, une espèce de lambeau osseux,

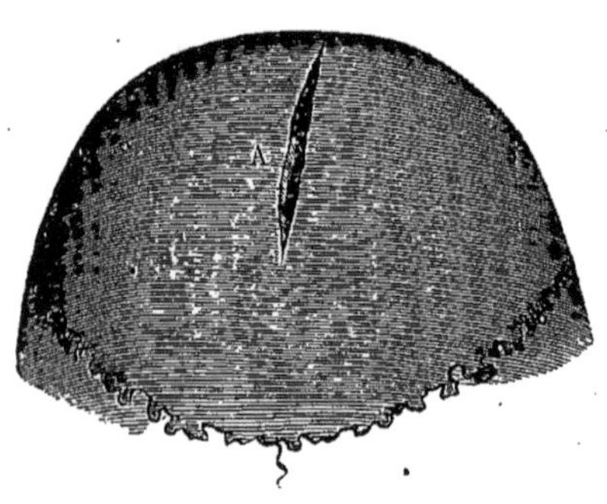

FIG. 193. — Eccopé. Plaie du crâne par instrument tranchant.

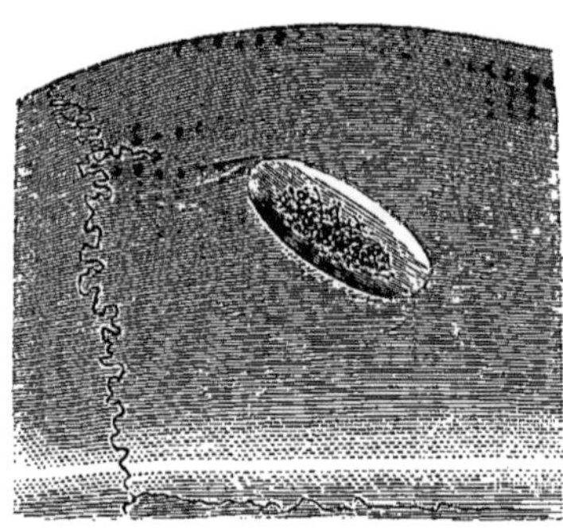

FIG. 194. — Diacopé. Coup de sabre sur le pariétal droit. Le diploé est à nu.

adhérent (*c'est le diacopé*), (fig. 193) ; enfin une portion d'os est complètement détachée et reste adhérente aux parties molles (*aposképarnismos*), (fig. 194).

Sur 73 plaies par armes blanches (guerre d'Amérique), on trouve 20 blessés guéris, 10 restés infirmes ; la mortalité est de 30 pour 100. En 1870, les Allemands accusent 80 plaies du crâne par coup de sabre ; 76 n'intéressaient que les parties molles, et toutes aboutirent à la guérison ; tandis que 32 lésions du squelette furent 11 fois mortelles (mortalité de 34 pour 100). La mort est causée le plus souvent par une méningite (Otis, 9 cas), parfois un abcès du cerveau (2 cas), la pyohémie (1 cas), le tétanos (1 cas). » (Chauvel et Nimier, p. 287.)

3° PLAIES PAR INSTRUMENTS CONTONDANTS

Ce sont les plaies les plus communes du cuir chevelu : elles succèdent à des chutes sur la tête, ou à l'action d'un corps frappant directement le crâne.

Plaie contuse du cuir chevelu ne signifie pas *plaie mâchée*, irrégulièrement découpée, avec perte de substance; il est curieux de voir qu'une plaie linéaire est souvent le résultat d'un coup de canne, d'un coup de caillou, surtout lorsque le *trauma* a agi perpendiculairement à la surface du crâne. C'est une notion qui ne doit pas être oubliée, afin de ne pas attribuer, dans un rapport médico-légal, à un instrument tranchant, une plaie nette, qui est consécutive à une contusion par un corps orbe, agissant perpendiculairement et écrasant les tissus sur le plan osseux résistant.

Le plus souvent cependant la plaie se rapproche des plaies avec écartement ou à lambeaux déjà décrites. Il n'est pas rare de rencontrer une perte de substance mettant à nu le crâne; cette dénudation n'est pas synonyme de nécrose, et, comme nous l'établirons, on peut, par un traitement bien dirigé, favoriser la réparation par des bourgeons charnus, développés aux dépens de l'os.

Mais, souvent encore, il y a une nécrose partielle de la table externe et une élimination parcellaire.

Quelques-unes de ces plaies sont cependant fort graves par elles-mêmes : ce sont celles qu'on observe chez les individus *scalpés* ou chez ceux dont le cuir chevelu a été violemment arraché (¹). Cet accident s'observe dans les ateliers, chez les ouvriers brusquement *saisis par leurs cheveux*, *attirés* et roulés par *les courroies de transmission* ou par *les roues des machines*.

4° PLAIES CONTUSES PAR ARMES DE GUERRE

Il ne peut être question, ici, des plaies contuses produites par les gros projectiles, car la mort rapide qui survient dans ces cas, n'est pas la conséquence de la lésion des parties molles, mais du fracas osseux sous-jacent.

Les petits projectiles peuvent décrire *un sillon* sur les téguments du crâne ou produire une plaie *en séton;* avant de ressortir, la balle peut se réfléchir sur les os du crâne et les contourner sur une certaine étendue : cette déviation des projectiles, appartient aux balles rondes, et non déformées, ainsi que l'ont démontré Legouest et Servier (*Traité de chirurgie*. Paris, 2e édition, p. 127), mais on ne l'observe plus avec les longues balles modernes (Chauvel et Nimier).

Mortification des lambeaux, *corps étrangers*, *lésions osseuses*, telles sont les complications de ces plaies.

La mortification des lambeaux est le résultat de la contusion violente subie

(¹) Voy. histoire du cocher de J.-L. Petit. *Dictionnaire encyclop.*

par le tégument; mais l'eschare peut porter aussi sur le pont de peau qui recouvre le trajet sous-cutané de la balle, ce qui transforme en sillon le tunnel primitif : la dilacération de la face adhérente du derme est, dans ce cas, l'occasion de la mortification.

Les *corps étrangers* sont formés par les cheveux, le projectile lui-même : lorsque la balle pénètre dans la région temporale, elle peut se perdre dans l'épaisseur du muscle, ou sous un plan aponévrotique : la tuméfaction de la région, la douleur locale réveillée en serrant les dents, la gêne de la mastication, révèlent dans ce cas la présence du projectile; des complications inflammatoires du côté de la fosse zygomatique, ou de l'articulation temporo-maxillaire, sont fréquentes dans ces conditions.

Le squelette présente des lésions variées que nous ne pouvons que signaler ici, *contusion*, *fracture*, *perforation* : dans ce dernier cas, la balle peut traverser de part en part la boîte crânienne, s'arrêter sous l'aponévrose épicrânienne, la décoller dans une étendue plus ou moins grande, en la refoulant devant lui, comme un doigt de gant (Chauvel et Nimier, p. 289).

Le pronostic des coups de feu du cuir chevelu est en général fort bénin. Au nombre de 7739, d'après Otis (guerre de Sécession), ils ne furent suivis d'accidents mortels que 162 fois : c'est une mortalité de 2,1 pour 100, mortalité qui en 1870 n'aurait été que de 10 pour 1816 blessures du même genre, soit 0,54 pour 100. L'érysipèle, la méningite et l'encéphalite par propagation sont, avec la gangrène, les hémorrhagies secondaires et la pyohémie, les causes les plus fréquentes de décès (Chauvel et Nimier).

Traitement des plaies simples ou compliquées du cuir chevelu. — Avant tout traitement, dans les plaies du cuir chevelu, il est indispensable *de nettoyer la plaie*, *de raser les cheveux tout autour*. La plaie est recouverte d'une sorte de magma formé par le sang, les cheveux agglutinés, et trop souvent, par un topique des plus nuisibles, le perchlorure de fer : déterger cette plaie ainsi salie n'est pas toujours aisé. — Il faudra raser les cheveux, assez loin de la plaie pour qu'ils ne puissent plus en souiller les lèvres par leur extrémité.

Après cette toilette extérieure, qui exige toujours du temps et de la patience, pour obtenir une asepsie complète [1], il faut désinfecter le foyer de la plaie, c'est-à-dire le débarrasser de tous les corps étrangers ou septiques : les solutions phéniquées étant en général mal supportées, par les téguments du crâne ou de la face, il sera préférable d'employer des solutions au sublimé, au naphtol, etc.

Ces précautions indispensables prises, il faut traiter les plaies suivant les indications qu'elles comportent.

Une piqûre *simple*, une *coupure* sans écartement, une *plaie contuse* seront recouvertes d'un pansement antiseptique *sec* (collodion iodoformé ou salolé, gaze iodoformée ou salolée); ou *humide* et renouvelable tous les jours, s'il y a des portions du cuir chevelu déjà mortifiées, ou en voie de s'éliminer : à ces plaies simples sont donc applicables les principes généraux de pansement.

(1) Sans cette antisepsie, on est exposé à l'érysipèle, pour des raisons bien connues aujourd'hui, après les travaux bactériologiques.

Dans toute plaie du cuir chevelu, mais le plus souvent à la suite des coupures étendues, on observe des hémorrhagies plus ou moins sérieuses [1].

Rien de plus simple cependant que de remédier à ces hémorrhagies : il faut y regarder, voir d'où vient le sang : si c'est la *tranche* qui saigne, les *points de suture*, passés en deçà de l'orifice artériel, pourront arrêter l'écoulement sanguin, et cela d'autant plus facilement que par une compression, efficace ici, puisque le cuir chevelu repose sur le plan osseux résistant du crâne, il sera aisé de favoriser l'hémostase.

Lorsque les *branches artérielles* sont ouvertes loin des bords, il faudra en faire la ligature, non avec des pinces à forcipressure (car l'artère contenue dans le tissu feutré du cuir chevelu se rétracte et échappe à la constriction, de telle façon qu'on est obligé de saisir avec les mors, le tissu dans toute son épaisseur), mais avec le *tenaculum*, ou plutôt avec l'*aiguille de Reverdin* courbe; manœuvre que nous recommandons et qui nous a toujours singulièrement facilité l'hémostase.

L'aiguille passe dans le cuir chevelu au-dessus de l'artère, ramène un catgut qui, lié, étreint dans son anse le vaisseau divisé.

Toutes ces artères du cuir chevelu sont superficielles et facilement accessibles à la compression et à la ligature, sauf les deux *temporales profondes*, ce qui rend souvent leur hémorrhagie fort grave; plutôt que de recourir à la ligature simultanée du *tronc carotidien* et de la *carotide interne* ou *externe*, comme cela a été conseillé (*Dictionnaire encyclopédique*, art. CRANE, p. 585), en cas de persistance de l'hémorrhagie, nous préférerions aller à la recherche des vaisseaux divisés à travers les différents plans musculaires et aponévrotiques de la région temporale, de façon à les lier sur place.

La plaie *aseptisée*, l'hémorrhagie *tarie*, il reste dans les plaies à lambeaux une indication à remplir, l'*affrontement* et la *suture* [2].

L.-J. Petit a frappé la suture d'une telle proscription, en la considérant comme une opération *douloureuse* et *dangereuse*, que dans un traité les plus récents de pathologie externe, l'auteur se demande s'il *faut réunir ou ne pas réunir*.

Fermer une plaie sans l'avoir aseptisée, rapprocher des *lambeaux* déjà œdématiés, enflammés et en voie de suppuration, ou les affronter au-dessus d'une *lésion osseuse*, est une erreur grave de traitement; en dehors de ces circonstances, il faut traiter ces plaies comme celles des autres régions, pratiquer une suture exacte après un affrontement aussi parfait que possible.

Si la *douleur*, la *fièvre*, l'*œdème* succèdent à la suture, il ne faut pas hésiter à faire sauter tous les points, sauf à revenir à la suture, l'orage passé.

Lorsqu'une perte de substance s'oppose à l'occlusion de la plaie, on rap-

(1) Nous avons le souvenir très précis d'un blessé qui faillit succomber à des hémorrhagies répétées, à la suite d'une plaie du cuir chevelu de la région *temporo-pariétale* : l'accident était survenu en descendant de wagon; du perchlorure de fer et de l'agaric furent appliqués par le médecin de la station. Le blessé repartit par le train suivant, et lorsqu'il arriva à destination, après huit heures de trajet, il était presque exsangue, dans un état syncopal, par suite de l'abondante hémorrhagie qui s'était produite.

(2) RIBIÈRE, *Considérations sur les plaies tégumentaires de la tête et sur le traitement par la suture*. Paris, 1888. — E. FORGUE, *Traitement des lésions traumatiques du crâne*. Montpellier, 1890.

proche les tissus autant que possible, de façon à abréger la cicatrisation; c'est dans ces conditions qu'on observe une dénudation des os du crâne. Quelle que soit l'étendue de cette dénudation, elle n'est pas suivie de *nécrose*, comme on l'a professé longtemps; avec les pansements antiseptiques, la réparation est même la règle : on assiste alors à un travail d'*ostéite réparatrice*, amenant au centre de l'os la production d'îlots de bourgeons charnus, qui se rejoignent entre eux et avec ceux émanés des lèvres de la plaie.

Nous avons signalé, à propos des coupures par armes blanches, le détachement de *lambeaux osseux;* s'il est adhérent aux parties molles, plutôt que de l'enlever (Larrey), on le réappliquera (Hennen, Guthrie, Sabatier), et, grâce à l'antisepsie (Bergmann, Estander), on obtiendra peut-être sa cicatrisation. Après ablation étendue de toute l'épaisseur de l'enveloppe cérébrale (cuir chevelu et squelette), on pourra renouveler la tentative de restauration, faite au XVIIe siècle (Armaignac), par l'apposition sur la perte de substance d'*un morceau de peau et d'os de même forme et de mêmes dimensions, pris sur un chien vivant* (Chauvel et Nimier, p. 288).

Les complications de ces plaies peuvent être d'*ordre septique* (phlegmon, érysipèle), ou d'*ordre cérébral.*

Les *complications inflammatoires* ne sauraient nous arrêter, au point de vue thérapeutique. L'ouverture des foyers, la désinfection, le drainage, la mise à jour des points nécrosés et leur extraction, les pansements antiseptiques, seront ici de rigueur comme dans toutes les plaies qui suppurent.

Les *complications cérébrales* sont toujours à redouter dans les plaies du cuir chevelu, surtout lorsque le squelette a été interessé : l'antisepsie rigoureuse s'opposera aux *propagations inflammatoires* qu'entraîne la nécrose (méningite, abcès du cerveau, phlébite du sinus, etc.); quant aux *lésions osseuses (contusion, perforation)*, contemporaines de la plaie des téguments, leur traitement sera plus utilement étudié à propos de l'histoire *des fractures du crâne.*

§ II. — FRACTURES DU CRANE

I

MODE DE RÉSISTANCE DU CRANE AUX TRAUMATISMES

En considérant la *différence d'épaisseur* des os qui contribuent à la formation de la boîte crânienne, épaisseur qui oscille entre 7,5 et 1/2 millimètre, il est facile de s'expliquer pourquoi les fractures intéressent de préférence l'écaille temporo-pariétale, les fosses occipitales; de même encore, la fréquence des fractures à la base du crâne trouve sa raison dans l'existence *des trous nombreux* livrant passage aux vaisseaux et aux nerfs de cette région.

Il est habituel de considérer aussi l'*élasticité des parois du crâne* comme une *condition prédisposante* des lésions : tout en faisant intervenir cette propriété physique dans le mécanisme des fractures, il est logique, ce nous semble, d'attribuer à cette élasticité un rôle protecteur; combien les solutions de continuité se montreraient plus fréquentes, si par cette élasticité le crâne n'échappait à la cause vulnérante. Pour justifier cette proposition, il n'y a qu'à rappeler la rareté des fractures du crâne chez l'enfant, leur fréquence à partir de l'âge moyen, jusque dans la vieillesse.

Pour mettre en évidence l'élasticité des parois crâniennes, on a recours à l'expérimentation : tout le monde peut vérifier bien simplement cette élasticité en laissant tomber un crâne osseux, d'une certaine hauteur, sur un sol uni et résistant; le crâne rebondit plus ou moins haut, tout comme une balle élastique.

Bruns, *Félizet*, *Baum*, *Messerer* ont expérimentalement étudié cette propriété. En comprimant le crâne dans un étau, Bruns a pu voir un de ses diamètres se rétrécir de 1 centimètre, tandis que les autres s'allongent d'une quantité correspondante : la fracture ne se produit que *lorsque la limite, le coefficient de cette élasticité protectrice est dépassé.*

Les expériences de Félizet sont plus ingénieuses et tout aussi saisissantes; elles visent les effets de cette élasticité à la *surface externe* et à la *surface interne* du crâne, sur le cerveau.

Félizet noircit la surface d'un crâne, préalablement dépouillé de son aponévrose épicrânienne, puis il le laisse tomber de différentes hauteurs, sur un sol de marbre recouvert de feuilles blanches; l'empreinte *des contacts* se traduit alors, sous la forme d'une tache ronde ou ovale; en augmentant peu à peu la hauteur de la chute, il se produit une *fissure ovale*, dont le grand diamètre est perpendiculaire au grand diamètre du crâne.

Pour démontrer que toute fracture est précédée d'un aplatissement du crâne, Félizet remplace le cerveau par de la paraffine fondue, puis il laisse tomber le crâne d'une certaine hauteur; suivant la hauteur de la chute, on peut voir sur la paraffine un simple *aplatissement*, ou même une *dépression*, résultant de la mise en jeu de l'élasticité du crâne dans les points correspondants [1].

VARIÉTÉS DES FRACTURES DU CRANE

Il résulte de ces expériences que tout traumatisme des parois du crâne, suffisamment intense pour dépasser les limites de cette élasticité, s'accompagne d'une solution de continuité osseuse.

La fracture peut être circonscrite à la *voûte du crâne* ou à *la base;* la majorité des fractures intéresse *la voûte et la base* et constitue les fractures *irradiées de la voûte à la base.*

1° FRACTURES DE LA VOUTE

Les fractures de *la voûte* sont des fractures par *cause directe;* le trauma agit sur un point circonscrit de la voûte crânienne et produit une lésion limitée.

[1] Pour que cette expérience réussisse bien, Bergmann conseille d'huiler convenablement la face interne du crâne dont on fait usage, et de pratiquer quelques ouvertures à la voûte, surtout aux endroits destinés à recevoir le choc, et cela à l'effet de permettre la rentrée de l'air, après la dépression qui s'est produite sur la paraffine (Kœnig, p. 16).

Les fractures doivent être distinguées en *fractures complètes* et *fractures incomplètes*.

Les fractures *incomplètes*, c'est-à-dire ne comprenant que l'une des tables, peuvent être limitées à la *table externe* ou à la *table interne*.

Les fractures de la table externe ne s'observent que dans certains points, où le diploé présente une épaisseur assez considérable, à la partie inférieure de al région frontale, par exemple : dans les expériences cadavériques, Cauvy a pu également déterminer, au niveau de la fosse pariétale, des fractures limitées à la table externe.

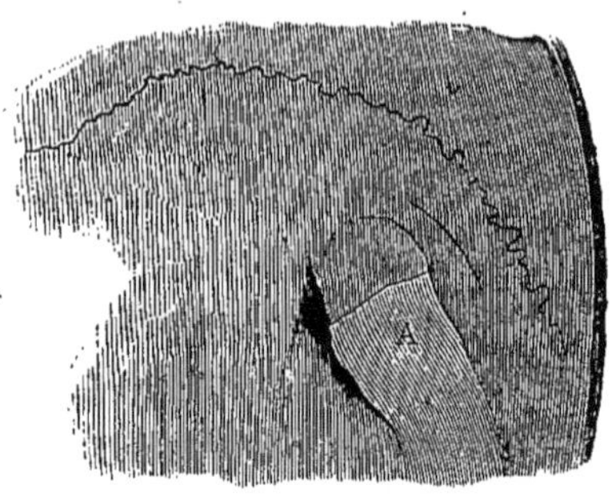

FIG. 195. — Fracture de la table interne du frontal. A, saillie anguleuse des deux fragments.

Les fractures de la table interne, sans lésions de la table externe, s'observent surtout à la suite d'*un coup de feu* (voy. *Fractures du crâne par armes à feu*). La figure ci-contre, empruntée au musée Dupuytren, montre la surface interne du frontal dont la table interne a été fracturée, et fait saillie dans la cavité crânienne.

Parmi les *fractures complètes*, les *piqûres*, les *fentes* ou *fêlures*, les *détachements de lambeaux osseux*, sont assez rares, et appartiennent à la chirurgie de guerre; il en est de même des *fractures en trous ou perforations* (Lochbruche).

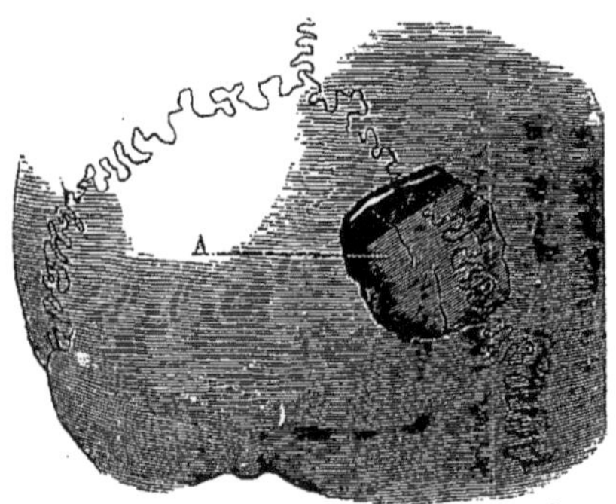

FIG. 196. — Fracture par enfoncement (embarrure) à l'union du pariétal droit et de l'occipital. — A, fragment enfoncé.

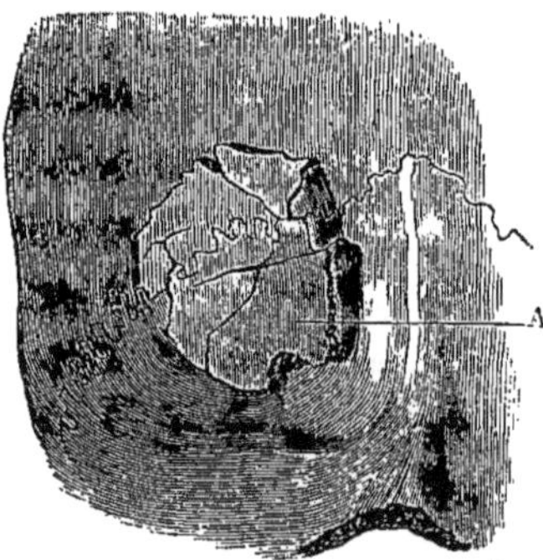

FIG. 197. — Fracture comminutive de la voûte avec fragments triangulaires enfoncés par leurs sommets.

Il faut surtout signaler les fractures avec ENFONCEMENT OU DÉPRESSION, les FRACTURES ÉTOILÉES, les FRACTURES COMMINUTIVES, LES FRACTURES RAMEUSES.

L'enfoncement [1] peut varier de quelques millimètres à plusieurs centimètres; le fragment peut être simplement *infléchi* en dedans, adhérent encore

[1] Il ne peut y avoir d'*enfoncement sans fractures* que chez de très jeunes enfants, en raison de la flexibilité extrême des os, qui gardent pour ainsi dire l'empreinte du traumatisme.

à la voûte, par des parties intactes de la table externe. Dans un degré plus avancé, un fragment comprenant toute l'épaisseur de l'os est enfoncé directement et à plat, c'est l'*embarrure des anciens*. Si l'un des côtés de la fracture est plus enfoncé que l'autre, il y a une sorte de chevauchement de l'un des bords.

Lorsque la fracture s'accompagne d'esquilles convergeant vers un centre commun, on dit que la fracture est *étoilée;* s'il s'agit d'une fracture intéressant une région étendue de la voûte crânienne, si elle est formée par un certain nombre de fragments triangulaires, enfoncés par leur sommet, et continus par leur base à la boîte crânienne, la fracture est dite *comminutive*.

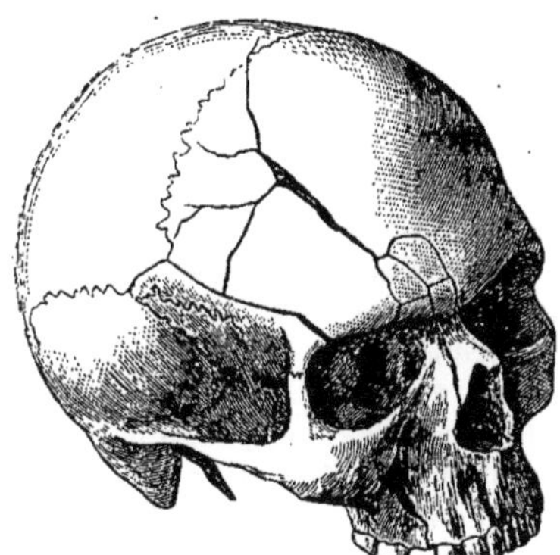

Fig. 198. — Fracture rameuse de la voûte du crâne.

Les *fissures* accompagnant les fractures présentent une direction et une forme variables, tantôt *transversales*, tantôt *longitudinales*, tantôt *obliques;* on en voit de rectilignes, de courbes, plus souvent elles affectent la forme RAMEUSE, c'est-à-dire qu'elles sont constituées par une division principale, d'où partent sous des angles variables des rameaux secondaires (Duplay).

En résumé, dans toutes ces variétés de fractures de la voûte, il existe un déplacement, qui consiste dans l'*écartement*, l'*enfoncement*, le *chevauchement des fragments;* fait important au point de vue des lésions des méninges et de l'encéphale.

Signalons enfin qu'il n'est pas possible d'établir une relation étroite entre le traumatisme et ces variétés de fracture. Cauvy a cependant remarqué dans ses expériences que lorsque le corps contondant agit perpendiculairement à la surface frappée, il se produit une fracture limitée.

2° FRACTURES DE LA BASE

Ces fractures peuvent occuper l'un ou l'autre des trois étages de la base du crâne : rappelons que cette base, examinée par sa surface interne, présente trois plans étagés d'avant en arrière : le plan antéro-supérieur ou *orbito-ethmoïdal*, le plan moyen ou *sphénoïdo-temporal*, et le plan postéro-inférieur ou *occipito-temporal*. La délimitation entre ces plans est nette ; les bords supérieurs des apophyses d'Ingrassias séparent le plan antérieur du plan moyen ; l'arête vive du bord supérieur du rocher marque la limite entre le plan moyen et le plan postérieur.

Nous avons déjà fait remarquer l'inégale répartition du tissu compact et spongieux dans ces os ; les trous, les canaux, les cavités dont ils sont creusés, les prédisposent aux fractures ; mais ces particularités de structure s'appliquent surtout au rocher qui renferme l'appareil de l'ouïe, et est parcouru par le conduit auditif externe, la caisse du tympan, le vestibule, la trompe d'Eustache, le canal carotidien (Duplay).

Ces fractures succèdent à des traumatismes *directs* ou *indirects*.

1° **Fractures directes de la base du crâne.** — *Les fractures directes de la base du crâne* sont rares, et ont pour siège les parties mal protégées de cette base : c'est par la voie *orbitaire, nasale, buccale, zygomatique*, que la pénétration pourra se faire; elle reconnaît, presque toujours, pour agent un projectile, une pointe de fleuret, un corps acéré quelconque.

Comme exemple de fractures de la base par la voie orbitaire, on trouve cité partout le cas de Nélaton : le blessé reçut un coup de parapluie qui traversa l'orbite gauche de dedans en dehors, et d'avant en arrière (en respectant l'œil), perfora ensuite le corps du sphénoïde, pour aller léser la carotide interne du côté droit dans le sinus caverneux, d'où la formation d'un anérysme artérioso-veineux.

Duplay cite encore l'observation curieuse de Pamard fils : une pointe de fleuret pénètre dans la cavité orbitaire, entre la paroi externe et le globe oculaire, s'insinue dans la cavité crânienne par la paroi interne de la fente sphénoïdale, lacérant la partie interne du sinus caverneux, détruisant le pédoncule cérébral, et venant fracturer, à sa base, l'apophyse clinoïde postérieure.

Nous avons, nous-même, rapporté dans les *Bulletins de la Société clinique* (1877, p. 187) une observation intéressante de monoplégie brachiale, consécutive à une fracture de la voûte orbitaire par balle de revolver; ce fait sera mieux à sa place, lorsque nous ferons l'histoire des fractures du crâne par armes à feu.

Dans son *System of Surgery* (p. 122, vol. II), *Holmes* cite un exemple de perforation de la voûte des fosses nasales par une canne; le blessé succomba à une méningo-encéphalite, et à l'autopsie on trouva le fer de la canne dans le crâne *sur le côté gauche de la selle turcique* (la canne avait pénétré dans la narine gauche). Dans le chapitre consacré *aux coups de feu dans la bouche*, nous étudierons les *fractures de l'apophyse basilaire;* c'est le plus souvent, en effet, à la suite de tentatives de suicide ou dans la chirurgie de guerre, que s'observent ces traumatismes : nous devons signaler cependant la possibilité des fractures de l'apophyse basilaire ou de l'ethmoïde, dans *le broiement ou l'arrachement des polypes naso-pharyngiens* qui s'implantent dans ces régions. Ces procédés, auxquels avaient recours J.-L. Petit, Ledran, Garangeot, Velpeau, sont aujourd'hui abandonnés.

Nous n'avons pas à étudier ici les fractures de la base, au niveau de la fosse zygomatique, produites par les projectiles de guerre; nous nous contenterons de relater, d'après Duplay, le fait extraordinaire rapporté par le docteur Harlow. Il s'agit d'un homme qui, surpris par l'explosion d'une mine, fut frappé à la tête par une barre de fer qu'il tenait à la main : cette barre, longue de 3 pieds 1/2, et pesant plus de 13 livres, pénétra au niveau de la mâchoire inférieure, et vint sortir au centre de l'os frontal, près de la suture sagittale, après avoir traversé le crâne en ligne droite; le blessé guérit complètement, sans avoir présenté ni paralysie, ni troubles notables de l'intelligence.

2° Fractures indirectes de la base du crâne. — Toutes les fractures qui se produisent loin du point d'application du traumatisme sont des *fractures indirectes;* nous rejetons l'expression de *fractures par contre-coup*, adoptée par l'Académie de chirurgie, par Béclard et les auteurs du *Compendium*, réservant cette épithète pour les *lésions cérébrales* qui *surviennent à l'opposite de la fracture* (voy. *Contusion cérébrale*).

Il ne faut pas confondre *avec les fractures indirectes* les fractures qui sont le résultat de *deux chocs successifs;* cette remarque de Baum est juste : ainsi un individu reçoit un coup sur la tempe droite et tombe sur le côté gauche; il peut présenter une double fracture directe dans les deux cas.

a. *Fractures par transmission osseuse.* — *Les fractures indirectes* peuvent être le résultat de la TRANSMISSION D'UN CHOC; en voici quelques exemples indiscutables :

Après une *chute sur le menton*, le mouvement se propage par l'intermédiaire du maxillaire inférieur jusqu'à la cavité glénoïde du temporal et la fracture : si la violence est extrême, le condyle pénètre à travers la brèche osseuse jusque dans la cavité crânienne.

C'est par un mécanisme similaire qu'un *choc* sur le nez a entraîné la fracture de la lame perpendiculaire de l'ethmoïde et de la lame criblée; aussi peut-on appeler cette première variété de fractures indirectes : FRACTURES PAR TRANSMISSION OSSEUSE ET PÉNÉTRATION.

Bergmann a révoqué en doute ces fractures indirectes, et Kœnig fait remarquer avec lui que, *très souvent les fractures isolées de la base ne sont indirectes qu'en apparence*; nous concéderons que la transmission du choc peut être directe, mais la violence qui produit la fracture du crâne a porté sur *un point éloigné;* ce sont donc bien des fractures indirectes, comme les fractures *par tassement* et *par irradiation*, que nous allons étudier.

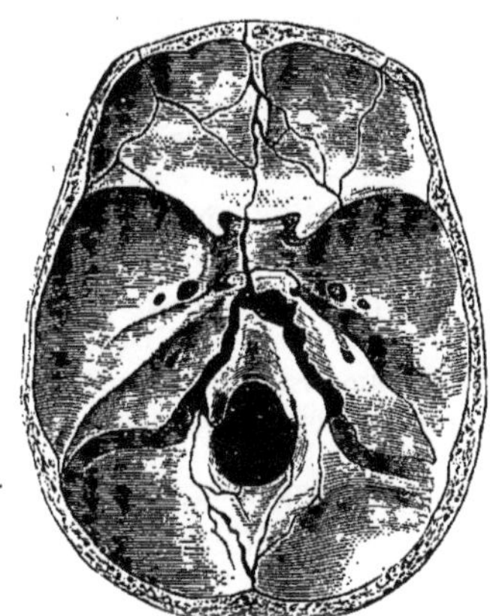

FIG. 199. — Fractures multiples de la base du crâne. (U. Trélat.)

b. *Fractures par tassement.* — On observe encore les fractures indirectes de la base du crâne *à la suite de chutes sur les pieds ou les ischions*, ou consécutivement à une *violence appliquée sur le sinciput.*

Ces fractures sont remarquables en ce sens qu'elles sont limitées, à la base du crâne, et que le maximum des lésions s'observe autour du trou occipital; sur cette pièce de Trélat (fig. 199), on peut voir que tout le pourtour du trou occipital se trouve complètement isolé, sous forme d'un anneau irrégulier. Chauvel a cité dans sa thèse deux exemples probants de cette variété de lésion.

Dans cette variété de fracture, la colonne vertébrale, restant fixe, *pénètre dans le crâne* par son extrémité supérieure, et défonce le trou occipital qui repose sur les condyles; cette explication est évidemment acceptable, dans le cas où un individu, dans la station debout, reçoit sur le sommet de la tête un objet volumineux et dur, mais dans les chutes sur les pieds et les ischions, avec fractures *limitées de la base*, la même théorie convient-elle? Oui, à la condition d'admettre que l'articulation occipito-altoïdienne est prise, *tassée* entre deux forces contraires, d'une part l'ovoïde crânien, qui, abandonné à lui-même, non soutenu, immobilisé par la contraction musculaire (condition trop négligée), vient buter par ses condyles sur l'atlas; et, d'autre part, la colonne vertébrale, sorte de tige rigide dont la pièce supérieure atloïdo-axoïdienne tend à défoncer le cercle occipital.

Felizet compare assez heureusement le mécanisme de ces fractures à celui qui consiste à enfoncer le manche d'un marteau dans l'ouverture qui lui est destinée; la pénétration se fait aussi bien en choquant avec l'extrémité libre du manche qu'en frappant sur la partie métallique.

Un pareil choc, en sens contraire, ne se produit pas sans *déplacement des fragments*, et c'est là une caractéristique anatomique de ces fractures indirectes, qu'on pourrait désigner sous *le nom de fractures* PAR TASSEMENT.

c. *Fractures par irradiation.* — Abordons maintenant l'étude de la troisième variété de fractures indirectes de la base du crâne, les *fractures irradiées de la voûte à la base*, ou plus brièvement *par irradiation.*

C'est un médecin français, Aran, qui en 1844, dans un mémoire célèbre, eut le mérite de montrer la relation de continuité qui existe entre les fractures de la voûte et celles de la base. Étudions tout d'abord, pièces en main, la marche de ces fissures, irradiées dans les trois étages de la base du crâne.

I° FISSURES DE L'ÉTAGE ANTÉRIEUR. — Ces fissures traversent la partie moyenne du bord supérieur de l'orbite, assez souvent au niveau de l'échancrure sus-orbitaire, et s'étendent jusqu'au trou optique ou à la fente sphénoïdale; la fissure se bifurque souvent en ce point, pour gagner la lame criblée de l'ethmoïde et l'orbite du côté opposé.

II° FISSURES DE L'ÉTAGE POSTÉRIEUR. — Les fissures irradiées, du point percuté, vont gagner le trou occipital, atteignant quelquefois la selle turcique, soit en traversant le rocher, soit en suivant la suture sphéno-pétrée. Ces fissures ne franchissent jamais transversalement la crête occipitale. Trélat et Félizet ont insisté sur l'immunité spéciale dont jouit, dans ces traumatismes, la zone qui borde le trou occipital, et qu'elle doit peut-être à la densité et à l'épaisseur du tissu osseux qui la constitue.

III° FISSURES DE L'ÉTAGE MOYEN. — Un fait des plus importants à retenir, c'est que de toutes les fractures par irradiation, la plus commune est celle qui affecte la fosse moyenne : ainsi, sur un relevé de 60 cas, Prescott-Hewett note 55 cas de fracture de la fosse moyenne.

Ces fractures intéressent fréquemment la pyramide formée par *le rocher;* sa densité qui le prive d'élasticité, les cavités nombreuses dont il est creusé, son obliquité qui fait que la violence l'atteint dans une direction plus ou moins perpendiculaire à son axe, sont les raisons anatomiques qui ont été invoquées pour expliquer cette vulnérabilité.

La solution de continuité est tantôt *parallèle à l'axe du rocher*, tantôt *perpendiculaire*, tantôt *oblique.*

Les fractures *parallèles à l'axe du rocher* sont les plus fréquentes; elles succèdent à un traumatisme de la région temporale, avec irradiation dans la fosse moyenne (fig. 200).

Dans ce cas, la fissure qui se rapproche de la direction transversale, passe en avant ou au niveau du conduit auditif externe, suit la gouttière du petit nerf pétreux superficiel et aboutit au trou déchiré antérieur : « Le rocher, dit Duplay, se trouve donc divisé en deux parties inégales, l'une antérieure, qui ne contient qu'une portion du conduit auditif externe et de l'oreille moyenne, l'autre postérieure, plus considérable, renferme le canal de Fallope, le conduit auditif interne, l'oreille interne en entier et une partie de l'oreille moyenne » (p. 469).

Mais ces fissures ne s'arrêtent pas toujours au trou déchiré postérieur;

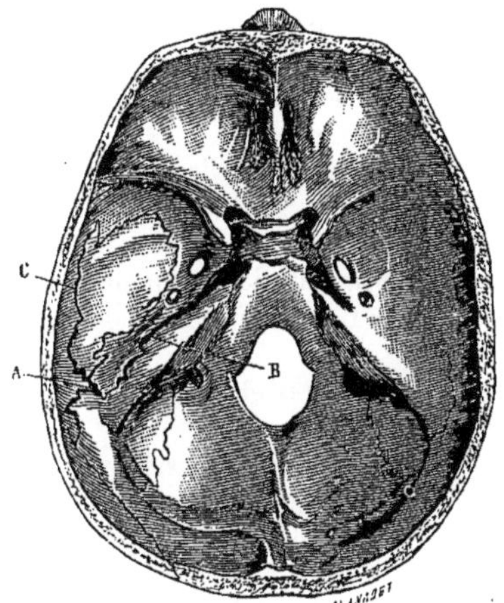

FIG. 200. — Fracture parallèle à l'axe du rocher.

A, C, irradiation de la fracture de la voûte. — B, solution de continuité du rocher.

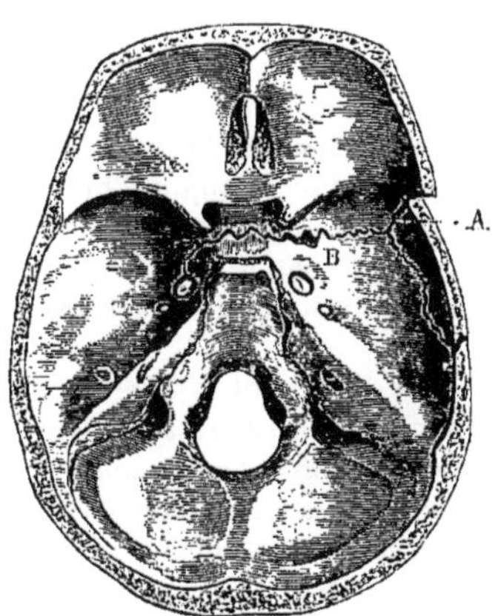

FIG. 201. — Fracture par irradiation de la base du crâne.

A, enfoncement du temporal. — B, continuation de la ligne de fracture dans la selle turcique.

elles atteignent quelquefois le corps du sphénoïde, qu'elles peuvent même franchir, pour suivre la même direction, dans la fosse sphénoïdale du côté opposé (fig. 201).

Les fractures obliques ou perpendiculaires du rocher, beaucoup plus rares que les précédentes, sont consécutives à des chocs portés sur la région occipitale; dans la *fracture* OBLIQUE produite par un *véritable arrachement de la base du rocher*, la solution de continuité divise complètement les cellules mastoïdiennes, l'oreille moyenne, et est dirigée de bas en haut et de dehors en dedans.

La fracture *perpendiculaire* est exceptionnelle : elle siège près du sommet immédiatement en dehors du trou auditif interne, et intéresse à la fois le vestibule et le limaçon (Duplay).

Mais dans les fractures *obliques* ou *perpendiculaires*, les fissures peuvent franchir les limites de l'étage moyen et gagner l'étage antérieur par trois voies différentes, à savoir : par le *corps du sphénoïde* ou bien par le *trou optique et la fente sphénoïdale*, ou, enfin, par une partie de la base située plus en dehors (Kœnig).

Dans les fissures irradiées de la voûte à la fosse moyenne, il est rare que la grande aile du sphénoïde soit atteinte, sauf transversalement à sa racine ou à son extrémité fronto-pariétale.

Dans les *fractures à grand fracas*, les désordres sont en rapport avec la violence du traumatisme et échappent à cette régularité.

Mécanisme des fractures par irradiation. — Mais POURQUOI CETTE CONSTANCE DANS LA MARCHE DES IRRADIATIONS FISSURIQUES?

Cette étude a été souvent abordée depuis que l'Académie de chirurgie a mis au concours cette question des *fractures indirectes de la base du crâne*. Nous ne ferons que rappeler les opinions des concurrents *Sabouraut* et de *Saucerotte* qui, comparant le crâne à des SOLIDES GÉOMÉTRIQUES, déduisent de cette assimilation des conclusions erronées.

En 1844, Aran arriva, par l'expérimentation et l'étude des faits, à des déductions qui ont cours encore aujourd'hui.

a. *L'immense majorité des fractures indirectes dites par contre-coup ne sont que des fractures propagées de la voûte à la base.* L'expérimentation n'a jamais permis à Aran de constater des fractures de la base, sans fractures de la voûte, au point percuté.

b. Les *fractures gagnent la base même à travers les fissures* et *par le plus court chemin, c'est-à-dire en suivant la courbe du plus court rayon.*

c. *Il y a une relation entre la région du crâne qui a été frappée et le siège de la fracture de la base : ainsi les chocs sur la région sincipitale ou temporale amènent une fracture de l'étage moyen, pouvant diviser le crâne en deux portions, l'une antérieure et l'autre postérieure.*

Les fractures de l'étage antérieur succèdent à des chocs de la région frontale.

Les chocs sur l'occipital produisent des irradiations dans l'étage postérieur.

En 1855, M. *Trélat* reprend cette étude *des conditions de résistance de la base du crâne :* il établit que, si l'homogénéité et l'égalité de répartition des chocs sont les modes de résistance de la voûte, la base du crâne, au contraire, présente des coudures brusques, des anfractuosités, des parties de consistance très différente. Cet édifice irrégulier, constitué par la base du crâne et la face, dit-il, supporte la voûte comme un soubassement : cette dernière s'y appuie, par des portions osseuses plus solides, qui lui servent de *piles;* ce que Rathke appelait les *poutres du crâne;* ce sont en avant la crête frontale interne, en arrière la crête et la protubérance occipitale. Sur les parties latérales, en avant, les côtés du front s'appuient sur la colonne osseuse formée par l'apophyse orbitaire externe et l'os malaire : en arrière, les pariétaux reposent de chaque côté, sur les masses osseuses constituées par l'apophyse mastoïde, les éminences jugulaires, les condyles occipitaux. Ces piliers, ou poutres du crâne, sont capables par leur grande résistance de s'opposer à la propagation du choc ; ce sont eux qui limitent les fractures à l'intérieur des fosses qu'ils contribuent à former (*Kirmisson*, p. 10).

Felizet, de son côté (thèse 1873), considère le crâne comme un édifice complexe, constitué par six voûtes symétriques, deux à deux, qui ont pour point d'appui quatre pièces de résistance principales : les rochers et les arcs-boutants orbito-sphénoïdaux et deux pièces accessoires, la tubérosité occipitale et la région naso-frontale.

Pour *Felizet*, la fréquence des irradiations, des fractures de la voûte vers la fosse moyenne, est due à la distance qui sépare les deux pièces de résis-

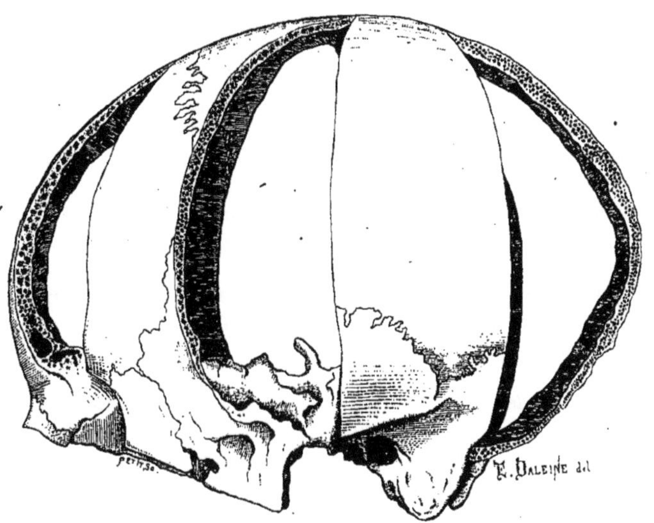

Fig. 202. — Crâne sur lequel on a enlevé par plusieurs traits de scie, la partie intermédiaire aux pièces de résistance. — Prof. Dolbeau et M. Félizet. (1873, musée Dupuytren.)

tance, supportant la région moyenne, et à la minceur de cette partie du crâne.

Kirmisson fait remarquer justement que la fréquence des chutes sur la région temporale explique aussi cette prédilection.

En *Allemagne*, la question du *mécanisme des fractures du crâne était revisée*, suivant l'expression de Kœnig. En 1876 paraissait le mémoire de *Baum*, publié dans les *Archives de Langenbeck*, et qui est confirmatif des conclusions de Trélat et de Felizet.

Pour *Otto Messerer* (1), « lorsqu'on exerce une pression sur le crâne élastique, la partie ainsi comprimée s'infléchit en dedans, tandis que les autres parties de la boîte crânienne subissent un écartement : il se produit ainsi un allongement des diamètres perpendiculaires à l'axe de la pression. Dès que le maximum de tension est atteint, le crâne éclate et il en résulte des fissures. Dans la règle, ces fissures partent du point comprimé ; mais, par exception, des parties faibles du crâne peuvent se briser à distance (*fractures indirectes*), tandis que la partie soumise à la pression reste intacte. La direction de ces fissures est celle

(1) Otto Messerer, *Experimentelle Untersuchungen über Schädelbrüche*. München, 1884.

d'un méridien de la sphère crânienne et dépend, du reste, de la direction de la violence traumatique. Si ces fissures se propagent volontiers vers la base, c'est parce que celle-ci constitue la partie la plus faible du crâne. »

Wahl (1), à Dorpat, s'appuyant sur les recherches de Hermann (2) et de Messerer (3), a émis la proposition suivante :

La direction de la fracture est déterminée par la direction de la violence traumatique ; il suffit de connaître la direction de cette dernière pour que l'on puisse en conclure la direction du trait de fracture lui-même. Par conséquent, si la violence traumatique comprime le crâne dans le sens de son plus grand diamètre, elle produira des fissures *longitudinales;* si elle agit *transversalement*, elle donnera lieu à des fissures transversales; enfin, si le choc est dirigé *obliquement*, il en résultera une fissure dont la direction sera celle d'une *diagonale* (Kœnig, p. 28).

Nous avons tenu à citer textuellement Kœnig, pour montrer que les travaux allemands de *revision* n'ont pas fait avancer la question, et qu'il serait facile de retrouver chacune de ces propositions dans les publications d'*Aran*, *Trélat*, etc.

Anatomie pathologique et mécanisme des lésions traumatiques des parties molles extra et intra-crâniennes dans les fractures du crâne. — Les fractures du crâne peuvent être *ouvertes* ou *fermées.*

Dans les fractures ouvertes, la forme, l'étendue de la plaie des parties molles, sont en rapport direct avec l'agent traumatique : le plus souvent, il s'agit d'une plaie contuse : si la brèche faite aux téguments et au crâne est suffisante, ou si la lésion est due à un corps piquant ou tranchant, il y a coexistence d'une plaie de la substance cérébrale.

Dans toute fracture du crâne, ouverte ou fermée, il y a une lésion de la dure-mère, variant depuis le simple décollement jusqu'à la piqûre ou la déchirure, avec lésion de l'artère méningée moyenne, des sinus : d'où possibilité d'*épanchement sanguin, intra ou extra-dure-mérien* (voy. *Épanchements sanguins*).

A côté de la déchirure de la dure-mère, due à l'action directe du traumatisme, il faut signaler l'ouverture par le trait de fracture de son prolongement auditif interne, avec rupture de l'arachnoïde, lésion simultanée qui nous expliquera le mécanisme de l'écoulement du liquide céphalo-rachidien.

Les fractures perpendiculaires à l'axe du rocher intéressant le conduit auditif interne, il en résulte que c'est dans cette variété de fracture que se produira l'écoulement séreux. M. Trélat a bien montré les rapports (Soc. anat., 1850) qui existent entre la nature de l'écoulement auriculaire et la variété de fracture du rocher.

Dans les fractures parallèles à l'axe du rocher, c'est du sang qui s'écoule.

Dans les fractures de l'étage antérieur avec écoulement de liquide céphalo-rachidien par les fosses nasales, la dure-mère est divisée, au niveau de la lame

(1) WAHL, *Volkmann's Sammlung klinischer Vorträge*, p. 228, 1884.

(2) HERMANN NICOLAÏ, *Experimentelle und casuistische Studien über Frakturen des Schädelbeins.* Dorpat, 1881.

(3) MESSERER, *Loc. cit.*

criblée de l'ethmoïde et le grand confluent antérieur de l'arachnoïde est ouvert.

La *contusion cérébrale directe* est presque constante dans les fractures du crâne : elle siège au point d'application du traumatisme, sous-jacente à la fracture, et l'on peut observer toutes les variétés anatomo-pathologiques, depuis le premier degré jusqu'à la destruction totale de la matière cérébrale.

La *contusion cérébrale* siège souvent aussi à l'opposite de la fracture et, dans ce cas, elle est dite *indirecte* ou par *contre-coup*. Cette coexistence de deux contusions cérébrales a été souvent notée, et, d'après Bergmann, elle s'observerait fréquemment lorsque l'agent traumatique agit sur une grande surface et avec une grande violence. Il est important, surtout au point de vue médico-légal, de ne pas confondre la *contusion cérébrale indirecte* avec un foyer de ramollissement ou d'hémorrhagie cérébrale, et de ne pas attribuer la fracture du crâne contemporaine, à la chute résultant de la perte de connaissance [1].

Symptômes des fractures du crâne. — Il faut étudier ces symptômes dans les fractures de la *voûte* et celles de la *base*.

1° SYMPTÔMES DES FRACTURES DE LA VOUTE

Dans les fractures ouvertes de la voûte du crâne, il est possible de constater une *fissure;* le plus souvent il y a *déplacement des fragments* (*chevauchement*, *enfoncement*, *esquilles*), *perceptibles* par la *vue* et le *toucher*.

Ce déplacement peut s'accompagner dans les délabrements considérables de

[1] Cette erreur a été commise, et nous avons été amené à préciser les caractères objectifs qui permettent de l'éviter (voy. Soc. anat., 1880, et thèse inaug., 1881).

La lésion corticale est toujours à l'opposite du point d'application du traumatisme. — Le tableau suivant rappelle ces principales particularités :

1° *Fracture pariéto-temporale droite. — Contusion au pourtour de la corne sphénoïdale gauche.*

2° *Fracture de la moitié droite de l'occipital. — Contusion du lobe pariétal gauche.*

3° *Fracture des deux moitiés de l'occipital. — Contusion des lobes antérieurs du cerveau.*

4° *Fracture de la voûte du crâne. — Contusion de la base.*

En cas de doute, malgré ces corrélations, un examen histologique, révélerait l'état des vaisseaux qui précède et accompagne les *foyers spontanés*.

Le diagnostic différentiel entre la *contusion traumatique du cerveau* et les *hémorrhagies spontanées* a préoccupé Kœnig, mais nous n'accordons qu'une valeur relative au signe qu'il indique, à savoir, qu'un foyer de contusion s'accompagne presque toujours d'une hémorrhagie intra-méningée. Nous avons bien présent à l'esprit un cas de *contusion indirecte*, dans lequel le foyer était caractérisé par le premier degré de la contusion, à savoir, un *état sablé du cerveau*, qui simulait, à s'y méprendre, l'*apoplexie capillaire de Cruveilhier*.

La pathogénie de cette contusion indirecte a donné lieu à plusieurs théories. Nous ne retiendrons que l'explication de Duret, pour lequel c'est le liquide céphalo-rachidien qui, comprimé au niveau *du cône de dépression* (point d'application du traumatisme, fracture du crâne et pression cérébrale), repousse la substance cérébrale qui est à l'opposite, produisant là un cône de soulèvement. C'est toujours par l'intermédiaire du liquide céphalo-rachidien que Duret explique ces déchirures interventriculaires qui peuvent porter sur les noyaux d'origine des nerfs crâniens, dans le quatrième ventricule.

Que la contusion cérébrale soit directe ou indirecte, corticale, interstitielle, ventriculaire, elle peut s'accompagner de troubles fonctionnels variables, suivant le degré de contusion et suivant son siège. La connaissance des localisations cérébrales permettra toujours de les interpréter (hémiplégie corticale du côté opposé au traumatisme ou du même côté, contractures, sucre, albuminurie, paralysie faciale). (Voy. *Contusion cérébrale.*)

la voûte, d'*écoulement de sang*, *de sérosité céphalo-rachidienne* et de *bouillie cérébrale*.

Dans les *fractures fermées* de la voûte, les symptômes sont, *par ordre d'importance*, l'*enfoncement*, la *douleur localisée*, la *tuméfaction* et l'*œdème des téguments*.

L'*enfoncement* est un signe pathognomonique, mais certaines apparences peuvent le simuler : nous avons déjà insisté sur l'illusion que peut donner un hématome du cuir chevelu et montré que, dans ces cas de dépression en godet, il était toujours possible d'arriver au diagnostic (voy. *Contusion du cuir chevelu*).

Des *malformations congénitales*, des *déformations* résultant de traumatismes anciens, seraient autant de causes d'erreur, si dans ces cas l'*œdème* et la *douleur localisée* ne faisaient pas défaut.

Platner, cité par Duplay, rapporte à cet égard un fait instructif : un homme ayant fait une chute d'un troisième étage et perdu connaissance, fut examiné par un chirurgien qui, après avoir rasé les cheveux, constata un enfoncement large et profond du crâne, sur lequel la peau n'avait pas été entamée, et se mit en devoir d'inciser les téguments ; par bonheur le blessé se réveilla et, effrayé à juste titre, raconta que cette dépression n'était pas due à sa chute, mais qu'il la portait depuis son enfance.

La *douleur localisée* a beaucoup plus d'importance, mais de même que l'*œdème*, c'est un symptôme rationnel et non de certitude ; il faut, avec la pulpe de l'index, exercer une pression sur la voûte, et si cette douleur se révèle toujours dans le même endroit, si elle arrache une exclamation de souffrance au blessé, ou le réveille de sa torpeur, si surtout elle coexiste avec une dépression de la peau, une irrégularité osseuse, elle devient un signe de première valeur.

La *tuméfaction œdémateuse* des téguments du crâne reconnaît deux origines : liée à la contusion des parties molles, sa signification est nulle, mais lorsque cet œdème est régional, diffus, qu'il a une tendance excessive, il indique une attrition profonde et les relations du foyer de contusion avec des lésions osseuses et cérébrales (voy. *Épanchements sanguins liés aux fractures du crâne, et céphalhydrocèle traumatique*).

Il manque à ce tableau l'ensemble des désordres cérébraux dont peut s'accompagner la fracture ; de cette association de troubles cérébraux et locaux découle un diagnostic évident : ce sont des signes de *commotion cérébrale*, de *contusion*, d'*épanchements*, de *paralysie corticale*, variables avec le point de la voûte qui a été atteint.

Les fractures *limitées à la table interne*, se liant le plus souvent aux coups de feu du crâne, seront étudiées dans un chapitre spécial.

2° SYMPTÔMES DES FRACTURES DE LA BASE DU CRANE

Les fractures de la base du crâne, échappant à l'examen direct, ne sont *immédiatement évidentes en clinique* que dans les *circonstances* relativement rares où il y a *écoulement de matière cérébrale* par le nez ou par l'oreille.

Dans la majorité des cas, la fracture se traduit par un ensemble de signes et de symptômes, qui ne sont pas contemporains du traumatisme, qui exigent pour se manifester quelques heures et même plusieurs jours, et qui *sont successifs;* c'est ainsi que l'écoulement du liquide *céphalo-rachidien* suit l'*otorrhagie* ou l'*épistaxis:* c'est le cas encore de l'*ecchymose sous-conjonctivale*, qui ne se révèle que trente-six ou quarante-huit heures après le traumatisme.

La *paralysie faciale* peut elle-même être tardive, comme Demoulin l'a consacré dans un bon mémoire : voilà pourquoi la fracture reste *probable* et ne devient *certaine* que par l'association de ces symptômes et leur apparition successive.

Remarque bien importante encore, aucun de ces symptômes n'a de *valeur propre;* il ne l'acquiert que par une *analyse et un contrôle diagnostique:* aussi la symptomatologie de ces fractures est-elle inséparable du diagnostic.

Cette importante étude comprend :

1° Le diagnostic de la fracture du crâne.

2° Le diagnostic du siège de la fracture : fracture orbito-ethmoïdale, fracture du rocher, fracture occipitale.

3° Le diagnostic des lésions méningo-cérébrales.

4° Le diagnostic rétrospectif d'une fracture du crâne.

Symptômes et diagnostic de la fracture de la base du crâne.

Histoire de l'accident, ou *commémoratifs*, *écoulement de matière cérébrale*, *de sang*, *de sérosité par les orifices naturels*, *ecchymoses sous-conjonctivale*, *mastoïdienne ou pharyngienne*, *paralysie des nerfs crâniens*, tels sont les différents symptômes à établir et à analyser.

Les circonstances qui ont accompagné l'accident, chute, choc ou traumatisme d'une autre nature, doivent être exactement recherchées par le chirurgien; le plus souvent, en effet, l'intensité du traumatisme commande la gravité de la blessure.

Le blessé a pu se relever, marcher, ou a dû être transporté chez lui : il est dans un état comateux et ses réponses sont nulles ou incohérentes : cet état comateux peut être dû à l'*ivresse*, succéder à une *congestion cérébrale*, ou à une *attaque d'épilepsie*, *d'urémie :* ces causes d'erreur seront toujours recherchées.

L'existence d'une plaie du cuir chevelu, mettant à nu la fracture ou permettant au doigt de sentir les irrégularités des fragments, simplifie le diagnostic des fractures ouvertes de la voûte du crâne; la connaissance du rapport anatomo-pathologique étroit qui unit les fractures de la voûte à celles de la base, fera craindre l'existence d'un trait fissurique vers la base. C'est là la fracture ouverte, irradiée de la voûte à la base.

L'absence de plaie est la règle, le diagnostic de ces fractures fermées devient alors délicat.

L'ISSUE DE MATIÈRE CÉRÉBRALE, *par le nez*, *la bouche*, *l'oreille*, *emporte le diagnostic;* mais ces faits sont exceptionnels [1].

[1] Je me rappellerai toujours que, mandé auprès d'un militaire qui s'était tiré un coup de revolver de gros calibre dans la bouche, je réfléchissais au trajet de la balle, n'admet-

L'ÉCOULEMENT DE SANG PAR LE NEZ, *les oreilles, la bouche*, a une grande valeur diagnostique : mais il faut que cet écoulement soit *persistant*, *abondant* et qu'aucune autre cause accidentelle ne vienne l'expliquer ; rien de plus fréquent qu'une *épistaxis traumatique*, de cause directe, produite par une déchirure de la muqueuse, avec ou sans fracture des os du nez : il faudra la rapporter à sa véritable origine et le gonflement nasal, la mobilité anormale, l'emphysème, l'accumulation de caillots dans le nez, seront de précieux indices de ce *traumatisme local*.

La même réserve doit s'appliquer à *l'écoulement du sang par l'oreille* (1) : ce sang peut venir de l'extérieur, d'une plaie du cuir chevelu et pénétrer dans l'oreille externe, de dehors en dedans : débarrasser le conduit auditif du sang qu'il contient, au moyen d'une série de bourdonnets de coton hydrophile, doit être le premier soin du chirurgien ; cette toilette faite et la source extérieure d'hémorrhagie tarie, il sera facile d'apprécier si le sang prend réellement sa source dans le conduit auditif.

Mais, nouvelle hésitation, ce sang qui vient évidemment de l'oreille, ne reconnaît-il pas pour cause une autre lésion qu'*une fracture du crâne?*

Dans les chutes sur le menton, le condyle du maxillaire peut déchirer le conduit auditif externe, avec ou sans fracture du conduit auditif osseux (docteur Morvan, *Archives générales de médecine*, 1856 ; docteur Sourier, *Gazette des hôpitaux*, 1869) : de là une *otorrhagie;* on retrouve alors des traces de la chute sur le menton ; les mouvements de la mâchoire sont douloureux et il existe sur la paroi inférieure du *conduit auditif une déchirure visible;* l'ouïe est intacte et la *membrane du tympan non déchirée.*

Les *fractures isolées de l'apophyse mastoïde* donnent lieu à un écoulement de sang, consécutif à la lésion des cellules mastoïdiennes : le sang, après s'être accumulé dans la caisse, trouve une issue à travers une déchirure de la membrane du tympan, ou distend et perfore cette membrane. L'otorrhagie est dans ce cas abondante et d'un diagnostic difficile (Panas, Société de chirurgie, janvier 1869. — Duplay, *Conférence de clinique chirurgicale*, 1877. — Boullet, *Lésions traumatiques de la base du crâne*, thèse 1878).

La provenance du sang est ici d'autant plus difficile à reconnaître que pour *Trélat*, *Boullet*, *l'otorrhagie dans ces fractures longitudinales du rocher*

tant guère qu'elle eût pénétré dans le crâne, en raison de l'état du malade qui, assis sur son lit, me racontait tranquillement et nettement la tentative de suicide à laquelle il s'était livré : « Regardez donc, me dit-il, sur la cheminée ces morceaux d'os que j'ai rendus par le nez » ; et je constate qu'il s'agit de lamelles de l'ethmoïde, auxquelles adhéraient des parcelles de circonvolution cérébrale.

(1) Consultez sur ce sujet : BENOIT, De l'écoulement de sang par l'oreille, considéré comme signe pronostique dans les plaies du crâne. *Gazette médic. de Strasbourg*, 1868, p. 109. — RENARD et LACH, Société médic. du Haut-Rhin, séance du 18 octobre 1868. *Gaz. méd. de Strasbourg*, 1869, p. 45. — Société de chir., séance du 6 janvier 1869. — TRIQUET, Des écoulements du sang qui ont lieu par l'oreille. *Gazette des hôpit.*, 1864, n° 7, p. 26. — MORVAN, *Arch. gén. de méd.*, 1856. — SOURIER, *Gaz. des hôp.*, 1869. — LE BAIL, Thèse inaug. de Paris, 1873. — DUPLAY, Valeur séméiologique de l'otorrhagie et de certains symptômes considérés pathognomoniques de la fracture du rocher. *Progrès médical*, 1876, p. 759; *Conférence de la Clinique chirurg.* Paris, 1877, p. 83. — GEOGHEGAN (de Dublin), *Practical observ. on aura chirurg.*, p. 324. — BOULLET, Contribution à l'étude des lésions traumatiques de la base du crâne. Plaies et fractures de la portion mastoïdienne du temporal. Thèse inaug. de Paris, 1878. — TRÉLAT, *Bull. de la Soc. anat.*, 1852, p. 212. — TILLAUX, Traité d'anatomie topographique avec application à la chirurgie, p. 151.

ne reconnaît pas d'autre source que la brisure des cellules mastoïdiennes.

La simple déchirure de la membrane du tympan fournit aussi un écoulement sanguin; cette déchirure existe forcément toutes les fois que l'otorrhagie provient d'une fracture; mais seule, isolée, elle peut fournir une hémorrhagie qu'il faut savoir distinguer, de celle qui révèle une fracture de la base du crâne.

La constatation de la déchirure tympanique par l'examen direct ou indirect (procédé de Vasalva), ne prouve rien par elle-même; il faut d'ailleurs être sobre de pareilles recherches; l'intérêt est de savoir si elle est *simple* ou si elle coexiste avec une fracture du rocher.

Ce diagnostic est souvent délicat, et Duplay a montré que cette otorrhagie tympanique peut s'accompagner de phénomènes de *compression cérébrale*, de *paralysie faciale* (*otite consécutive*) et même d'*écoulement de sérosité* (*otite séreuse*), sans qu'il existe de *fracture du crâne.*

Ce n'est pas l'abondance de l'otorrhagie qui pourra permettre de conclure à une déchirure tympanique simple, ou liée à une fracture du rocher: Duplay a raconté l'histoire de cette jeune fille dans l'oreille de laquelle un mauvais plaisant avait introduit un rouleau de papier rigide: il en résulta une piqûre de la membrane du tympan, au voisinage du manche du marteau (dans le point où les vaisseaux sont le plus volumineux), qui donna lieu à une *otorrhagie persistante, abondante et même alarmante.*

Ce fait est cependant exceptionnel, et l'otorrhagie qui provient d'une déchirure de la membrane, est moins considérable que dans les cas de fracture du rocher. Cet écoulement se différencie par sa *continuité de l'écoulement intermittent* propre aux fractures. L'état de la fonction auditive, abolie de suite et complètement dans les fractures du rocher, n'est que diminuée dans le cas de déchirure simple de la membrane.

L'écoulement de liquide céphalo-rachidien, qui suit le traumatisme et alterne avec l'otorrhagie, joint à l'intensité des symptômes cérébraux, permettront de rapporter cette otorrhagie à sa véritable cause [1]. Comme on le voit, chacun de ces symptômes doit être pesé, analysé, avant de lui donner une étiquette diagnostique définitive.

L'ÉCOULEMENT DE SÉROSITÉ a une très haute portée, surtout par sa *continuité*,

[1] Quelle est la source véritable de l'otorrhagie qui se manifeste dans les fractures du rocher? Cette hémorrhagie a été généralement attribuée à la lésion d'un des vaisseaux qui entourent le rocher, *sinus latéral, sinus pétreux supérieur et inférieur, artère méningée et ses branches. Des autopsies ont démontré la réalité de ces sources sanguines;* le sang accumulé entre la dure-mère et les os trouve une issue au dehors, par une communication que la fracture a établie entre la cavité crânienne et la caisse du tympan; mais ces cas sont l'exception. M. Trélat a, en effet, contesté que ce fût là l'origine constante des hémorrhagies dans les fractures du rocher: ces vaisseaux ont été trouvés intacts, à l'autopsie, chez des sujets qui avaient présenté une otorrhagie abondante et continue; aussi le regretté professeur admet-il que la source de ces écoulements est dans la brisure des cellules mastoïdiennes, qui accompagne ordinairement les fractures longitudinales du rocher. (TRÉLAT, Société anatomique, 1852.)

MM. Renard et Lach ont relaté des cas intéressants d'écoulement de sang par l'oreille, dans les fractures des cellules mastoïdiennes (Société médicale du Haut-Rhin, séance du 18 octobre 1858. *Gazette médicale de Strasbourg*, 1869, p. 45). M. Panas a rapporté un fait analogue. (Société de chirurgie, séance du 6 janvier 1869.)

Dans les fractures transversales, l'otorrhagie, qui peut se montrer, serait due *alors à des lésions vasculaires.* (BOULLET, *loco citato*, p. 40.)

son *abondance*, et son *apparition* après l'*hémorrhagie* : il faudra rechercher sur les draps, les oreillers, la tache rougeâtre, jaunâtre, légèrement empesée que laisse d'abord cette sérosité avant de devenir limpide. Il est possible d'en recueillir d'assez grandes quantités pour en faire l'analyse, et retrouver les qualités chimiques du liquide céphalo-rachidien, à savoir : *absence d'albumine et richesse extrême en chlorure de sodium.*

Cet écoulement se produit par le nez, le plus souvent par l'oreille, et il augmente lorsque le malade penche la tête, tousse ou mouche, ou fait un effort quelconque (1).

Ecchymoses. — Il n'est pas de signe plus trompeur que l'ecchymose, dans les fractures du crâne. Elle peut être *occipitale*, *pharyngienne*, *mastoïdienne*, *sous-conjonctivo-palpébrale*, occuper *la luette* et *sa paroi postérieure.*

L'*ecchymose occipitale* est le plus souvent liée à un traumatisme direct, et reste sans valeur.

Il ne faut pas trop compter comme élément diagnostic sur l'*ecchymose pharyngienne* (Aran, Dolbeau), que j'ai bien souvent recherchée (malgré les difficultés inhérentes à cette recherche), sans la rencontrer jamais : elle peut d'ailleurs succéder à une simple contusion de la région occipitale, sans fracture, comme le témoigne une observation du mémoire de Dolbeau.

L'*ecchymose mastoïdienne* n'a de valeur que lorsque la violence extérieure n'a pu intéresser directement la région mastoïdienne ; elle est très tardive dans son apparition, ne se montrant souvent que *le 4e ou le 5e jour*, quelquefois plus tard encore, ce que Boullet (*loco citato*, p. 69) explique par l'épaisseur des parties fibreuses, que le sang doit traverser.

Mais la signification clinique de cette ecchymose n'est pas absolue. Laissant de côté l'*épanchement sous-cutané*, qui donne lieu à une infiltration sanguine diffuse, presque contemporaine du traumatisme (*fausse ecchymose mastoïdienne*), ne nous occupons que de l'ecchymose profonde, vraie ; elle peut être engendrée par trois causes :

a. Par une fêlure de la portion mastoïdienne du temporal (*fracture isolée de l'apophyse mastoïde sans solution de continuité de la boîte crânienne*) (2) ;

(1) Béraud et Nélaton, se fondant sur les qualités cliniques de ce liquide, son abondance, sa rapidité d'écoulement, et les déchirures des méninges, trouvées à l'autopsie, ont démontré sa nature céphalo-rachidienne.

Mais il existe des écoulements de *sérosité qui peuvent simuler le liquide céphalo-rachidien :* une lésion des cavités du labyrinthe peut donner issue au liquide de Cotugno, ainsi que l'ont démontré des faits avec autopsie de Fedé et Hagen. — Marjolin et Robert avaient eu le tort de rapporter à cette cause, réelle cependant, *tous les épanchements* dans les fractures du rocher.

L'otite séreuse qui succède aux épanchements sanguins dans l'oreille moyenne, et traduit l'inflammation de la caisse avec rupture du tympan, a été bien établie par Ferri, Prescott Hewett et surtout Duplay. Après ces écoulements séreux, d'origine indirecte, il suffira de signaler les hypothèses de Laugier et de Chassaignac sur la *source de cette sérosité* : le premier de ces auteurs admettait l'*exhalation de cette sérosité* par épanchement de sang entre la dure-mère et les os, et Chassaignac *pensait que les vaisseaux restés béants à la surface de la fracture étaient la source du suintement séreux.*

(2) Cette variété de fracture, *limitée à l'apophyse mastoïde* sans ouverture du crâne, a été étudiée par Boullet, dans une thèse intéressante (Paris, 1878, *Plaies et fractures de la portion mastoïdienne du temporal*). Il a pu en résumer deux faits, l'un dû à Dupuytren, l'autre personnel. L'*otorrhagie*, la *déchirure de la membrane du tympan*, la *surdité*, la *paralysie faciale*, l'*ecchymose mastoïdienne* simulent une fracture du crâne; mais le *déplacement*

b. Par une fracture irradiée de la voûte à la base, avec division longitudinale du rocher et fracture des cellules mastoïdiennes;

c. Par la filtration à travers une fracture pariéto-temporale, du sang lié à un hématome extra-dure-mérien (voy. *Épanchements sanguins intra-crâniens*).

De ces trois causes productrices de l'*ecchymose vraie mastoïdienne*, la première est exceptionnelle : les symptômes qui l'accompagnent, dans les deux autres cas, permettent au chirurgien de discerner sa valeur diagnostique.

Les ecchymoses palpébrales et sous-conjonctivales sont les plus fréquentes; pour avoir une valeur absolue, l'ecchymose orbitaire doit réunir deux conditions :

1° *Être tardive dans son apparition* (de 48 heures à 3 jours);

2° *Progresser de la paroi osseuse vers le tégument*, être nettement sous-conjonctivale, avant d'être palpébrale inférieure (Maslieurat-Lagémard).

Il y a, en effet, de fausses ecchymoses orbitaires qu'il faut savoir dépister : 1° elles apparaissent rapidement dans les premières minutes qui suivent l'accident; 2° elles sont simultanément visibles sous la paupière supérieure, sous la conjonctive, et sous la paupière inférieure; elles sont conjointes et superposables, liées au décubitus du blessé (le plus souvent à l'angle externe de l'œil);

3° L'ecchymose sous-conjonctivale fausse a une teinte rouge vif, qui indique qu'elle est très superficiellement placée, et que le sang extravasé qui la constitue subit l'influence de l'oxygène de l'air;

4° Enfin, les ecchymoses palpébro-sous-conjonctivales, qui ont une telle similitude, reconnaissent une même source, et il est possible de retrouver sur les parois latérales du crâne un empâtement et un œdème qui constituent le foyer d'origine.

Je n'ai pas jugé inutile d'insister sur ces détails; car leur appréciation permet, dans des cas difficiles, de porter un diagnostic et un pronostic favorables [1].

Phénomènes dépendant du système nerveux. — Les troubles résultant des lésions des centres nerveux peuvent porter sur l'*intelligence* (*somnolence, coma, délire*), sur la *sensibilité* (*hyperesthésie* ou *anesthésie*), sur la *motricité* (*convulsions, paralysies*). (Terrier.)

Paralysies. — Les fractures du crâne s'accompagnent souvent de la lésion d'un ou plusieurs nerfs crâniens.

Les nerfs crâniens le plus souvent atteints seraient, par ordre de fréquence :

de l'apophyse mastoïde, entraînée par le muscle sterno-cléido-mastoïdien, la *conservation de l'appareil de perception de l'ouïe* (*révélé par le diapason*), *l'intégrité des centres cérébraux*, permettent de *penser à une fracture localisée de l'apophyse mastoïde*.

(1) Il y a quelques semaines à peine, j'ai observé à l'hôpital Lariboisière, dans le service de M. Berger, que je suppléais, une jeune femme, qui fut transportée à l'hôpital, après une chute sur la tête, d'une hauteur d'un premier étage. Elle était dans l'état suivant : demi-coma, réponses lentes et obtuses; douleurs dans la région fronto-pariétale droite, où l'on constate un empâtement œdémateux; ecchymose palpébrale supérieure, diffusant vers la commissure externe, et ecchymose sous-conjonctivale, d'un rouge vif, dans l'angle externe de l'œil; épistaxis, dans les premiers moments de l'accident, mais aucun écoulement de sérosité; pouls à 60. Je conclus à *une commotion cérébrale* sans *fracture du crâne*, car l'ecchymose n'avait pas les caractères de l'ecchymose *valable*, ni comme moment d'*apparition*, ni comme *siège*, ni comme *marche*; l'épistaxis était due au traumatisme local. Tout en répétant qu'il faut être réservé dans les cas de ce genre, je maintins mon diagnostic, que la prompte disparition des accidents démontra être le vrai.

l'olfactif, l'optique, le facial, l'auditif, puis les nerfs moteurs de l'œil (Duplay). Quant aux lésions des nerfs, qui passent par le trou déchiré postérieur, et celles du grand hypoglosse, elles seraient très rares (Larrey, Prescott Hewet).

Sans insister sur les symptômes propres à ces diverses paralysies, il est intéressant d'étudier leur mécanisme et leur valeur diagnostique.

La PARALYSIE FACIALE dans les fractures du rocher, déjà signalée par Aran en 1844, peut être *immédiate* ou *tardive*.

L'*hémiplégie faciale immédiate* est due à une *déchirure complète du nerf facial*, dans son trajet intra-osseux [1] : elle est toujours en rapport avec une fracture comminutive de la portion pierreuse du temporal. Si le blessé échappe aux dangers de la fracture, il conserve une paralysie faciale *définitive*.

La paralysie *faciale tardive*, mentionnée par Le Diberder (thèse. Paris, 1869), Chauvel (thèse. Paris, 1864), a fait l'objet d'un intéressant mémoire de Demoulin. Elle peut apparaître graduellement, n'être complète qu'au bout de quelques jours (*paralysie faciale progressive* ou bien être *franchement tardive*), et ne se montrer qu'au bout de 8 *jours* (observation I, Demoulin), de 7 *jours* (obs. VII, Demoulin), de 5 *jours* (obs. III, obs. IV, obs. V, Demoulin), de 5 *jours* (obs. VIII, Demoulin), *de 4 jours* (obs. II, Demoulin), *de 2 jours* (obs. VIII, Demoulin).

A l'autopsie du malade observé par Chauvel (obs. VIII in Demoulin) (paralysie faciale trois jours après la fracture du rocher), l'*examen macroscopique* du nerf facial fut négatif; comme c'est la seule autopsie que nous possédions sur ce sujet, on est réduit à des hypothèses sur la cause intime de la paralysie faciale tardive.

Demoulin, rejetant les explications tirées de la compression par *un épanchement sanguin*, *par un cal saillant*, admet que la cause qui paraît devoir amener la paralysie faciale tardive, réside dans une *périostite secondaire qui accompagne le travail de réparation, bien imparfait du reste, qui suit les fractures du rocher*.

Mais l'hémiplégie faciale tardive peut avoir aussi une *origine auriculaire* : il résulte, en effet, des travaux de Deleau, Roche et Troeltsch, Tilman [2], Duplay (*loc. cit.*), qu'une otite légère peut entraîner une paralysie faciale : « En certain point de son trajet dans le rocher, le nerf facial n'est séparé de la cavité de l'oreille moyenne que par une très mince lamelle osseuse, parfois criblée de trous, et par du tissu fibreux; aussi arrivera-t-il que ce soit là une barrière insuffisante pour arrêter l'inflammation qui, dans les cas d'otite, siège sur la membrane du revêtement : l'hyperplasie se propage de cette sorte au nerf lui-même, qui est alors plus ou moins profondément affecté. » (Charcot, *loc. cit.*)

En résumé la paralysie faciale tardive reconnaît pour cause une *périostite secondaire* (Demoulin), lorsqu'*une otite préexistante* ne révèle pas *son origine auriculaire*.

Les caractères cliniques de cette *hémiplégie tardive* sont des plus intéressants :

C'est une *paralysie flasque*, qui présente tous les signes de la paralysie péri-

[1] Aran, Bérard (*Gazette des hôpit.*, 1840), Reclus (Soc. de chir., 20 juillet 1887), ont cité des exemples de déchirure du nerf dans les fractures comminutives de la portion pierreuse du temporal.

[2] CHARCOT, *Sur la paralysie faciale d'origine auriculaire*. In *Mercredi méd.*, 19 févr. 1890.

phérique : elle s'installe rapidement, du jour au lendemain (le plus fréquemment le cinquième jour), sans que rien ait pu faire prévoir d'avance son début : pourtant les symptômes, peu accusés le premier jour, s'accentuent pendant les jours qui suivent.

Une fois produite, la paralysie reste stationnaire pendant une quinzaine de jours environ.

Peu à peu, on voit la contractilité volontaire reparaître dans les muscles atteints. En général, c'est au bout de quatre semaines qu'on observe la guérison complète. En effet, la guérison de la paralysie est la règle, lorsque le blessé survit à la fracture (Demoulin).

Si la *paralysie tardive*, dans les traumatismes du crâne, révèle souvent une fracture du rocher, sa valeur sémiologique n'est pas absolue, puisque *une otite simple peut l'engendrer*; nous avons déjà établi (voy. *Otorrhagie*) les éléments de ce diagnostic différentiel, par la conservation de l'ouïe, ou la destruction de son centre de perception.

Paralysies oculaires. — D'après Chevallereau (*Recherches sur les paralysies oculaires consécutives aux traumatismes cérébraux*. Thèse de Paris, 1879), ces paralysies sont assez fréquentes, et il a pu en réunir plusieurs observations.

Paralysies de la 6e paire. — La paralysie de la 6e paire (*strabisme interne*) est surtout commune ; elle peut même succéder à des traumatismes très peu graves, à une simple contusion sans fracture. Chevallereau insiste sur ce point dans la note manuscrite qu'il a bien voulu me remettre. Cette paralysie du moteur oculaire externe ne serait donc pas toujours symptomatique d'une fracture de la base, intéressant le sommet du rocher, comme le soutient Gangolphe (*Note sur la paralysie du moteur oculaire externe consécutive aux traumatismes du crâne* [*Lyon médical*, 24 juin 1888]); et dans le cas où elle reste isolée, il *faut peut-être réserver le diagnostic de fracture* du rocher. « J'ai souvent vu cette paralysie, soit à la consultation de la gare de Lyon, soit à la clinique des Quinze-Vingts : les malades pouvant ainsi se déplacer n'avaient par conséquent pas de traumatismes très graves. » (Note manuscrite.)

Dans les fractures du crâne, la paralysie succédant immédiatement au choc, peut s'accentuer les jours suivants. (Névrite irritative?) La paralysie a été persistante dans les 8 cas réunis par Chevallereau et Panas : un malade revu au bout de onze mois conservait son strabisme.

Ce pronostic, au point de vue de la durée, est d'ailleurs en rapport avec la cause intime de cette paralysie [1].

La pathogénie de cette paralysie a donné lieu à plusieurs interprétations, sur lesquelles nous ne pouvons insister.

Pour M. Panas (*De la paralysie du nerf moteur oculaire externe consécutive aux traumatismes du crâne*, 1881, p. 1 [*Archives d'ophthalmologie*]), les fractures de l'étage postérieur ne s'accompagnent jamais de paralysie du nerf moteur oculaire externe, parce que depuis son origine (bulbe) jusqu'à la face

[1] Le pronostic a été variable : j'ai vu plusieurs cas guérir; mais alors assez rapidement, en une quinzaine de jours, la paralysie étant produite, peut-être par des épanchements sanguins se résorbant assez vite; dans la plupart des cas, l'état est resté absolument stationnaire, ou même le strabisme a augmenté ultérieurement, par le fait de la rétraction du muscle antagoniste. (Note manuscrite, mai 1890.)

postérieure du rocher où il traverse la dure-mère, ce nerf *reste distant des os.*

Dans une seconde portion, il forme une anse verticale à concavité antéro-externe qui contourne le rocher et embrasse étroitement l'angle supérieur de celui-ci, près de son sommet. Dans le parcours pétreux, la dure-mère applique étroitement et fixe le nerf contre l'os : au niveau de l'arête vive du rocher, le nerf moteur oculaire externe s'insinue sous le sinus pétreux supérieur et est intimement en rapport en ce point avec le squelette (Gangolphe, *loc. cit.*, p. 46) : d'où la possibilité de sa lésion et sa fréquence.

Ces considérations ne sont pas théoriques, car, dans une relation nécroscopique (la seule que nous possédions), Jacobi [1] constate « que le trait de fracture intéressait le sommet du rocher, d'où la lésion du nerf moteur oculaire externe ».

Paralysies de la 3e paire. — Cette paralysie est *partielle* ou *totale.* Sur 6 observations réunies par Chevallereau, il y a 2 cas de paralysie totale, et 4 cas de paralysie partielle (3 fois ptosis, 1 fois mydriase).

La rareté de cette paralysie totale doit exclure l'hypothèse d'une lésion du noyau d'origine, par choc céphalo-rachidien. Il est probable que, dans toutes les paralysies partielles, il s'agit d'une lésion directe des branches du moteur oculaire commun, par fracture de l'orbite.

Sous l'influence de la trépanation appliquée au niveau du foyer cranio-encéphalique, la paralysie du moteur oculaire commun a pu disparaître.

Nystagmus. — Le nystagmus peut apparaître à la suite des traumatismes du crâne (3 observations, in thèse Chevallereau) ; mais sa pathogénie est encore très obscure.

Chevallereau n'a pu trouver aucune observation de *paralysie traumatique du nerf pathétique* (grand oblique) ; et il se demande si la difficulté du diagnostic n'est pas la cause de cette rareté.

En résumé, les paralysies des muscles de l'œil semblent directement liées aux lésions osseuses, et on peut dire que les paralysies de la 3e paire se rattachent à une lésion de l'orbite, tandis que celles de la 6e paire ont pour origine une lésion du rocher.

La paralysie *du nerf optique* entraîne la perte totale de la vision. Chez le blessé de Jacobi, *l'œil droit pouvait à peine distinguer la main d'un pied : l'examen de cet œil à l'ophthalmoscope montra autour de la papille une grande quantité de plaques blanches, et çà et là quelques petits épanchements sanguins.* A l'autopsie, on trouva un trait de fracture atteignant le trou optique avec lésion du nerf correspondant.

De cette longue étude symptomatique il résulte que le diagnostic des fractures du crâne est parfois difficile : le manque de symptômes dans quelques cas [2], l'absence de signes pathognomoniques (en dehors de l'issue de *matière*

(1) Joseph Jacobi, *Arch. für Ophth.*, 1867, Abth. I, p. 147.

(2) J'observe, en ce moment, un blessé qui, à la suite d'une chute dans un escalier, s'est fait une plaie contuse du cuir chevelu, vers l'angle supérieur du pariétal ; en examinant cette plaie qui ne mesure pas plus de 5 centimètres, j'ai constaté par la vue et vérifié par l'exploration digitale l'existence d'un trait de fracture avec chevauchement des fragments. Cette fracture *doit* s'irradier vers la base, étant donnée la *douleur* qu'une pression forte réveille dans la fosse temporale ; or, en *dehors de cette constatation directe*, il n'y a aucun autre symptôme de fracture du crâne.

cérébrale; qui appartient aux fractures graves), l'apparition échelonnée, souvent tardive de chacun des symptômes, leur *signification toujours relative*, rendent le clinicien hésitant.

Pour affirmer l'existence d'une fracture de la base du crâne, il ne faut pas s'appuyer sur *un seul phénomène morbide*, mais sur un *ensemble de symptômes;* ce critérium, que réclamait Bérenger de Carpi, ne suffit même plus, et ce groupement symptomatique peut conduire à l'erreur, si la valeur de chacun des signes n'a été *étiquetée* et *contrôlée*.

Diagnostic du siège de la fracture.

Les *fractures de l'étage antérieur* succèdent le plus habituellement à un choc sur la partie antérieure de la boîte crânienne : on pourra donc constater une plaie, une contusion de la région fronto-temporale; une épistaxis prolongée, accompagnée quelquefois d'une hémorrhagie buccale, la perte de l'odorat, plus rarement un écoulement séreux par les fosses nasales, exceptionnellement encore la sortie de la matière cérébrale, permettront de diagnostiquer, avec quelque certitude, une fracture intéressant l'ethmoïde ou le corps du sphénoïde.

Dans les mêmes circonstances, on devra penser que la solution de continuité s'étend à la *paroi supérieure de l'orbite*, lorsqu'une ecchymose sous-conjonctivale apparaît d'abord sous la conjonctive oculaire, puis sous la muqueuse palpébrale, accompagnée quelquefois d'exophthalmie [1], de paralysie de l'un des nerfs moteurs de l'œil, et aussi d'amaurose.

Les *fractures de l'étage moyen*, de la base du crâne, comprennent les diverses solutions de continuité du rocher, soit *longitudinales*, soit *transversales*.

Un choc sur la région temporale ou pariétale, en avant de l'apophyse mastoïde, suivi d'une hémorrhagie abondante et prolongée par l'oreille du même côté, avec conservation de l'ouïe, et quelquefois paralysie faciale, doit faire soupçonner une *fracture longitudinale* du rocher.

Au contraire, la fracture *perpendiculaire ou oblique du rocher* est presque constamment déterminée par un choc sur la *région occipitale;* elle donne lieu à une hémorrhagie par l'oreille, suivie d'un *écoulement séreux abondant;* quelquefois même celui-ci apparaît presque immédiatement après l'accident, exceptionnellement il y a issue de matière cérébrale par le conduit auditif. L'ouïe est plus souvent détruite, et la paralysie faciale est plus fréquente aussi que dans la fracture longitudinale.

Enfin les fractures de l'étage postérieur peuvent être soupçonnées, lorsque le choc a eu lieu dans la région occipitale, que le malade accuse de la dysphagie, et que l'on peut constater une ecchymose pharyngienne. Cette fracture s'accompagne très fréquemment, du reste, des signes de la solution de continuité du rocher (Duplay).

[1] Aran a décrit ce symptôme sous le nom de *protusion de l'œil* : c'est une saillie du globe oculaire, bien différente de l'œdème de la conjonctive, et des paupières, et qui est produite, par un épanchement de sang considérable, dans le tissu cellulaire de l'orbite.

Diagnostic des lésions méningo-encéphaliques.

Les fractures du crâne, *ouvertes ou fermées*, peuvent produire sur l'encéphale une série de lésions qui se traduisent par des troubles fonctionnels, variables suivant les zones atteintes.

Le diagnostic de ces fractures complexes repose entièrement sur nos connaissances en physiologie cérébrale. Lorsque les signes de *commotion*, de *contusion* ou de *compression cérébrale* (que nous décrirons plus loin) se montrent isolés dans le tableau de la fracture, il est possible d'établir l'existence de l'une ou l'autre de ces complications.

Les *convulsions*, l'*aphasie*, les *paralysies d'origine corticale*, dues à l'irritation ou à la destruction de la matière cérébrale; par la contusion directe ou indirecte, ou à des compressions (esquilles, épanchements sanguins, abcès), l'apparition dans les urines de sucre ou d'albumine, sont de précieux indices de la complication de la fracture. Insister sur chacun de ces symptômes, serait refaire sans profit l'histoire des complications des traumatismes crâniens.

Diagnostic rétrospectif d'une fracture du crâne.

Le diagnostic rétrospectif doit être posé lorsque, plus ou moins longtemps après un traumatisme crânien, se montrent des *phénomènes d'irritation cérébrale* (*épilepsie traumatique*), *ou de paralysie.*

Le moment d'apparition de ces phénomènes est très variable et oscille entre quelques semaines, des mois et plusieurs années; des abcès péri-méningés, résultant de transformations hématiques, ou occasionnés par des nécroses, ne se révèlent parfois qu'après quelques semaines, quelques mois, après une période d'intégrité de la santé, et alors que la notion du traumatisme crânien était pour ainsi dire oubliée. Il en est de même des abcès du cerveau, qui se forment silencieusement, et se traduisent par une apparition brusque de contractures ou de phénomènes paralytiques.

Les dépressions de la calotte crânienne n'amènent pas toujours non plus des *accidents immédiats;* des attaques épileptiformes, l'épilepsie jacksonienne, des troubles de paralysie corticale, des troubles de la mémoire, de la démence, peuvent en être la conséquence lointaine.

En présence de ces troubles divers, ne se rattachant pas à une affection spontanée, il faut toujours rechercher l'existence d'un *traumatisme ancien*, ayant nécessité les soins et le repos; le plus souvent le malade n'a pas perdu la *notion de cet accident grave*, et le signale : c'est alors au clinicien *à établir le rapport de causalité* qui existe entre l'accident du passé et les troubles actuels.

Plusieurs éléments lui permettent d'établir ce diagnostic rétrospectif :

1° *La déformation de la calotte crânienne* au niveau, ou non, d'une cicatrice ancienne.

2° *La douleur localisée spontanée ou provoquée.*

3° La relation *entre les troubles observés et la lésion constatée :* cette appréciation a pour base nos connaissances topographiques cranio-cérébrales.

1° *Déformation de la calotte crânienne.* — Par une palpation attentive, il faudra rechercher s'il existe une modification quelconque de la paroi ; c'est souvent un simple accident de terrain, une saillie hémisphérique ; dans d'autres cas, une dépression profonde dans laquelle pénètre le pulpe de l'index ; pour ne pas être trompé dans cette palpation, il faudra faire raser la tête ; ainsi seulement il sera possible de vérifier l'existence d'une cicatrice adhérente ou non du cuir chevelu, superposable à la déformation osseuse.

2° *Existence d'une douleur localisée, spontanée ou provoquée.* — La *douleur fixe, gravative, profonde* au niveau de la cicatrice, précédant sous forme d'*aura* les accidents éprouvés par le sujet en observation, est une notion précieuse ; fait non moins important, il est parfois possible par la pression digitale, ou avec le bout d'un instrument (crayon, porte-plume), de réveiller la sensibilité spéciale bien connue du patient.

3° *Relation entre les troubles observés et la lésion constatée.* — Cette appréciation est souvent incertaine ; elle exige une connaissance approfondie de la topographie cranio-cérébrale, car il faut superposer *les symptômes* et *la lésion*, ou savoir les disjoindre, lorsque la relation entre la *lésion crânienne* et le *désordre cérébral* ne peut être établie : de ce jugement résulte une intervention opératoire, la trépanation, ou une abstention complète [1].

Pronostic. — Ce pronostic est grave, au point de vue de l'existence, et les blessés qui échappent aux premiers accidents sont exposés à une série de complications ultérieures.

Il serait important, intéressant, de rechercher la proportion des guérisons relativement aux décès dans les fractures du crâne, mais nous n'avons à ce

[1] Voici deux faits personnels venant à l'appui de ces remarques :

En 1886, nous avons trépané, avec M. le docteur Trélat, un Brésilien qui six ans auparavant, et en tombant de cheval contre un arbre (mai 1880), s'était fait une blessure du cuir chevelu, accompagnée d'otorrhagie et de perte de connaissance qui dura quarante-huit heures environ. En janvier 1882 ce blessé eut une attaque épileptiforme avec aura auriculaire ; une crise semblable eut lieu en janvier 1884 et en décembre 1885. Dans l'intervalle, le malade a du vertige, des bourdonnements d'oreilles, et il est incapable de tout effort intellectuel ; aucun trouble d'hystérie. A l'examen, après avoir fait raser la tête, on trouve à droite une cicatrice cruciale, située à 8 centimètres au-dessus du conduit auditif externe et sur le trajet d'une ligne allant du vertex à ce conduit auditif externe : au-dessus de la peau et en ce point l'os fait une saillie plus appréciable que du côté opposé. M. Trélat pensa qu'il s'agissait d'une fracture ancienne du crâne et, devant ces accidents présentés par le blessé, nullement modifié par un traitement médical (bromure de potassium, douches), et du désir formel exprimé par le malade d'être délivré de ses vertiges, il conclut à l'opportunité d'une trépanation. Cette opération, qui fut pratiquée en janvier 1887, révéla une irrégularité et un épaississement considérable des os du crâne (*ostéite condensante*) : la dure-mère, quoique saine, fut incisée : le blessé guérit rapidement de cette intervention, et depuis cette époque il n'a plus eu de vertiges, et n'a présenté aucun accident épileptiforme.

En décembre 1889, j'ai été consulté par un syphilitique de vingt-neuf ans qui, six mois auparavant, avait été atteint d'hémiplégie gauche avec prédominance des troubles moteurs aux membres supérieurs : il ne restait de cette attaque qu'une impotence légère de ce membre supérieur gauche. En examinant son crâne, je constatais *à l'union du pariétal droit et du frontal*, en avant du conduit auditif, une dépression osseuse suffisamment prononcée pour y loger l'extrémité de l'index ; j'appris alors que cette déformation datait de l'enfance, qu'elle était consécutive à une chute grave. Bien qu'il ne fût pas possible d'établir au point de vue physiologique une relation entre les symptômes observés et le siège de l'enfoncement, je fis examiner le blessé par mon distingué collègue M. Ballet, qui se prononça catégoriquement pour une gomme syphilitique, et l'indépendance entre les accidents observés et la lésion ancienne.

sujet qu'une impression, à savoir que le pronostic est plus favorable qu'autrefois ([1]), où toute fracture était réputée mortelle ([2]). Ce qui fait la gravité de la fracture, c'est la *lésion cérébrale immédiate, ou la complication encéphalique consécutive* A L'INFECTION; et celle-ci est d'autant plus à craindre, qu'il existe une *plaie des téguments* ou une communication de la fracture avec *une des cavités naturelles* (nez, oreille, pharynx); aussi Kœnig a-t-il pu dire : *que le pronostic et la marche des lésions traumatiques du crâne dépendent en première ligne de l'absence ou de la présence d'une lésion concomitante des téguments, et que l'on doit toujours prendre ce fait en considération pour le traitement.* (Kœnig, *Traité de pathologie chirurgicale spéciale*, t. I, p. 39.)

Dans les fractures à *lésions étendues, à grand fracas*, que l'on pourrait appeler encore *irrémédiables*, le blessé ne sort pas de son coma, la résolution est complète, la matière cérébrale, le sang, s'écoulent par l'une ou les deux oreilles, et le dénouement fatal vient en quelques heures terminer la scène. Le blessé succombe brusquement à l'attrition de la substance cérébrale.

Dans les fractures simplement graves, la mort arrive moins rapidement; si le blessé ne succombe pas à des phénomènes de gêne croissante de la respiration, il peut être pris, du cinquième au huitième jour, quelquefois plus tardivement, de fièvre et de délire qui indiquent l'invasion d'une méningo-encéphalite, d'origine infectieuse selon toute probabilité.

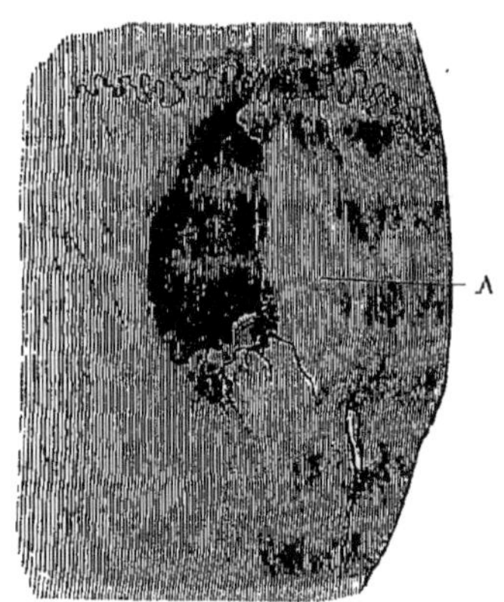

FIG. 205. — Fracture avec enfoncement consolidé.

Lorsque le blessé doit échapper aux accidents, ce n'est que progressivement que l'on voit disparaître chacun des phénomènes; les signes de la commotion et de la contusion cérébrale restent stationnaires, puis s'amendent; le malade sort de son hébétude, répond d'abord par monosyllabes aux questions qu'on lui adresse, puis peu à peu on assiste au réveil de cette intelligence.

MODE DE RÉPARATION DES FRACTURES DU CRANE. — *Les fractures de la voûte* se consolident, ainsi qu'en témoignent plusieurs pièces du musée Dupuytren, *entre autres cette fracture avec enfoncement*, dont nous donnons le dessin. Le fait de Berchon, publié dans les *Bulletins de la Société anatomique* (1865, 2e série, tome VIII), qui a trait à la cicatrisation

([1]) VÉRITÉ, *De la guérison de fractures du rocher*. Thèse de Paris, 1864.

([2]) Émile Forgue, dans son intéressant *Essai critique et clinique sur le traitement des lésions traumatiques du crâne* (*Gaz. hebd. des sciences médicales de Montpellier*, mai 1890), dit aussi « qu'actuellement la liste serait longue des fractures basales guéries. Bruns a réuni le premier 7 faits de fracture de la base guérie, et dont l'autopsie ultérieure a pu être faite. Von Bergmann y joint 20 observations analogues, avec constatation autopsique démontrant la réalité de la consolidation osseuse : ces faits concernent pour la plupart des fissures irradiées de la voûte à la base. Quant aux cas de fractures basales, cliniquement constatées et guéries, Schwartz (*Zur Statistik der Fracturen der Schädelbasis*. Dorpat, 1872), qui jusqu'en 1872 en avait réuni 49 observations, pourrait maintenant grossir sa liste de faits empruntés à toutes les cliniques ».

osseuse complète d'une fracture intéressant presque la totalité de la voûte crânienne, n'est pas moins démonstratif.

Les fractures de la base se réunissent aussi par un cal osseux; ce fait, nié par Malgaigne (*Anat. chirurg.*, t. I, p. 109), Houel (Société de chirurgie, 1857), a été surtout mis en lumière par Richet (*Traité d'anat. chirurg.*, p. 259). Une pièce empruntée à la thèse de Vérité montre la réalité de cette consolidation des fractures du rocher.

Mais quel est le mode de formation de ce cal? Le cal provient essentiellement du diploé, et le périoste ne joue en général qu'un rôle très secondaire dans ces processus réparateurs (Kœnig); il n'est pas possible cependant de nier l'action du périoste, *car c'est par un cal périostal solide* que se soudent au crâne les esquilles détachées par le traumatisme.

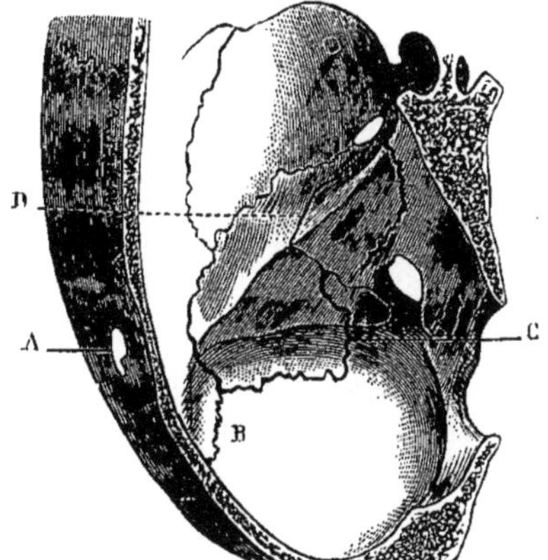

Fig. 204. — Fracture transversale du rocher par irradiation.

A, point d'application du choc. — B, écartement cicatrisé de la suture lambdoïde. — C, disjonction de la suture occipito-temporale. — D, trace de la fracture du rocher. (Thèse de Vérité.)

Le cal ainsi formé *n'est jamais exubérant, saillant;* il est même incomplet dans les véritables pertes de substance osseuse, comme celles qui succèdent à la trépanation. Dans ce cas, une cicatrice membraneuse, bientôt envahie par des stalactites osseuses, se dirigeant de la périphérie vers le centre, vient combler l'orifice. La réimplantation des rondelles du trépan et leur soudure serait incompréhensible si la formation du cal n'était pas possible.

Ces processus réparateurs souvent incomplets, si la perte de substance est large, sont lents à s'établir; le cal demande plus de temps à se former à la base qu'à la voûte; souvent aussi il est imparfait, ostéofibreux, ce qu'on explique par les conditions de nutrition des os qui sont défavorables (Kœnig), par l'interposition de liquide entre les fragments (Duplay).

Le cal se forme surtout dans les fractures fermées, mais il est encore possible *dans les fractures ouvertes, à moins qu'une ostéomyélite aiguë traumatique* ne permette pas la cicatrisation.

Traitement. — Les indications sont les mêmes, qu'il s'agisse d'une fracture de la voûte ou de la base, puisque la majorité des fractures de la base est constituée par des irradiations de la voûte à la base.

Dans les fractures ouvertes, le premier soin est de désinfecter la plaie, de la débarrasser de tous les corps septiques, après avoir soigneusement rasé les cheveux. Si la plaie des parties molles est récente, nullement contuse, on doit en faire la suture, de façon à obtenir une réunion immédiate et à transformer cette fracture, largement ouverte, en fracture fermée; il faut, en second lieu, empêcher l'infection consécutive du foyer de la fracture et recouvrir la plaie d'un pansement antiseptique; mais cette infection peut se faire dans les fractures dites fermées, par le conduit auditif, par les fosses nasales et la trompe d'Eustache, par tous les points, en un mot, mettant en contact le foyer de la fracture avec *les cavités naturelles et les germes contagieux*. On pourrait soutenir que la plupart des fractures du crâne sont des fractures ouvertes. Cette toilette doit s'étendre au conduit auditif externe et aux fosses nasales, et consistera en irrigations à l'acide borique, au sublimé, au naphtol, puis en occlusions de ces orifices, véritables voies de pénétration, avec des tampons de gaze salolée ou iodoformée. L'insufflation d'iodoforme dans la trompe d'Eustache paraît intolérable aux blessés. (Forgue, *loc. cit.*)

Un autre précepte souvent négligé, c'est d'éloigner du blessé toutes les causes de congestion capables de favoriser l'apparition de la méningo-encéphalite; une médication dérivative, le repos absolu de l'esprit et du corps sont indispensables.

Les fractures du crâne ne se présentent pas avec ce caractère de simplicité que laisserait supposer cette thérapeutique : une foule d'indications naissent de l'*état comateux*, de l'*apparition de la méningo-encéphalite trop souvent mortelle*, des *phénomènes cérébraux immédiats ou tardifs* (*aphasie, paralysie, contracture*), dus à l'irritation cérébrale par des esquilles, à la compression par des fragments, à la diminution de la capacité crânienne par du sang ou du pus, à des abcès cérébraux.

Dans l'état de congestion cérébrale, des *émissions sanguines* (*applications successives de sangsues derrière les apophyses mastoïdes*) amènent un réveil, une détente parfois inespérée; c'est un moyen, « fontaine sanglante », qui a de fervents adeptes et qu'il ne faut pas négliger.

La glace en permanence sur la tête pourra rendre aussi des services, mais il faudra se garder de s'attarder à ces moyens, lorsque des *indications précises* commanderont la nécessité de la trépanation. *Indications précises signifient ici diagnostic précis.*

Trépanation dans les fractures du crane. — La trépanation, qui a repris une grande place dans la chirurgie crânienne, trouve souvent son application dans les fractures du crâne [1].

[1] L'historique de la trépanation a été si souvent traité que nous croyons inutile de le refaire; nous renvoyons aux travaux suivants :

Léon Le Fort, Des indications de la trépanation du crâne dans les lésions traumatiques de la tête. Paris, Masson, 1867. — Sédillot, *Gazette méd. de Strasbourg*, nov. 1869, janvier-mars 1870. — Des plaies du trépan et de leurs pansements. *Comptes rendus de l'Institut*, t. LXXIX, 16 novembre 1874. — De la trépanation préventive et exploratrice dans les fractures du crâne, de la table interne ou vitrée. *Ibidem*, 12 octobre 1874. — Du trépan préventif et hâtif dans les fractures vitrées. *Ibidem*, 26 mars 1877. — Boeckel, Examen critique des doctrines de la trépanation dans les plaies de la tête. Paris, Masson, 1875. *Gazette médic. de Strasbourg*. — J. Lucas-Championnière, Étude historique et clinique sur la trépanation du crâne (la trépanation guidée par les localisations cérébrales). Paris, Delahaye, 1878. — Busch, Trépan préventif. *Arch. für clin. Chir.*, Bd. XV, Heft i, p. 37. — Bluhm, *Arch. de Langenbeck*, t. XIX, fasc. 1, 2, 3, 1876. — Kramer, Resultat der antiseptischen Wundebehandlung bei den complicirten Verletzungen des knöchernen Schädeldaches. Inaugur. Dissert. Breslau, 1880. — Bergmann, Die Lehre von den Kopfverletzungen. *Deutsche Chir.*, Lief. 30, 1880. — Demons, Ind. de la trépanation dans les traumatismes anciens avec loca-

Pour bien préciser les indications, de la trépanation, dans ces fractures du crâne, qu'elles soient limitées à la voûte ou irradiées à la base, il faut grouper les cas tels qu'on les rencontre en clinique, qu'il s'agisse de *fractures avec plaies, ou sans plaies, ouvertes ou fermées.*

FRACTURES OUVERTES. — Le chirurgien constate une simple *fissure du crâne*, sans *enfoncement* et sans symptômes localisés. Quelle conduite doit-il tenir?

L'expectation est ici permise, à la condition de faire une antisepsie rigoureuse. Si cependant il s'est écoulé un temps assez long entre le traumatisme et le pansement, si le chirurgien soupçonne une infection, il n'hésitera pas à pratiquer la trépanation, qui facilitera, ici, la désinfection, en ouvrant largement le foyer de la fracture; c'est la conduite que recommande Wiseman (*Annales of Surgery*, 1888).

Il existe une *fracture ouverte*, avec *chevauchement*, *enfoncement des fragments, sans symptômes de compression cérébrale*. Faut-il, après désinfection de la plaie, et pansement antiseptique, se croiser les bras, et attendre une indication quelconque d'intervention ou faire la trépanation *immédiate préventive?*

Il serait facile de réunir un certain nombre de faits (et nous en avons deux personnels) de guérison par l'expectation. Mais quel est le pronostic réservé à ces blessés?

Leur guérison n'est souvent qu'apparente, et, après une période de silence d'une à plusieurs années, ils peuvent être atteints d'épilepsie traumatique. Quel est l'avenir intellectuel de jeunes sujets, qui gardent une déformation définitive, au niveau de leurs centres psycho-moteurs?

Comme la trépanation antiseptiquement et prudemment pratiquée est une opération absolument inoffensive, et qu'elle seule met le sujet à l'abri des accidents *primitifs* ou *tardifs* dont nous venons de parler, l'*intervention est autorisée.*

C'est l'opinion de Sédillot (1869), de Bœckel, de Lucas-Championnière (1875), de Trélat (1875), de Quénu (1889), et à l'étranger de Bergmann, Pirogoff, Wiesmann, Drew-Seydel, de V. Horsley (Congrès de Berlin, 1890), etc., etc.

Mais tandis que la plupart des chirurgiens français trépanent pour remédier à la compression possible, les chirurgiens étrangers interviennent surtout pour désinfecter la plaie, *la trépanation n'étant qu'un préliminaire au traitement antiseptique* (1). Les résultats de cette pratique sont vraiment encourageants. Sur 83 cas de fractures du crâne compliquées de plaies, et ainsi traitées, *Wagner* (*loc. cit.*) compte 81 succès, et deux morts (*Berliner klinische Wochenschrift*, 1886). *Léser* (2), sur 35 cas de trépanation primitive à la clinique de Halle, n'observe pas un seul cas de méningite.

Le relèvement des fragments dans les fractures étendues avec chevau-

lisation. *Congrès français de chir.*, 1885-1886, p. 308. — LANNELONGUE, Histoire de la trépanation. *Bull. méd.*, 4 janvier 1886. — SEIDEL, Influence des antiseptiques sur la trépanation. *Münch. med. Woch.*, 1887, n° 44. — VASLIN, Indication du trépan dans les accidents consécutives aux traumatismes du crâne. *Congrès franç. de chirurgie*, 1886-1887, p. 514. — ANDRÉ ARCHAMBAULT, De la trépanation primitive dans les fractures de la voûte du crâne. Paris, 1888. — WAGNER (Samuel), *Klin. Vorträge*, n°s 271, 272, 1880.

(1) SEYDEL (Soc. méd. de Munich, 13 octobre 1886) dit *qu'il faut trépaner uniquement dans le but de désinfecter la fracture.* Volkmann, Mac Cormac, Nusbaum, Richter, Helferich, Kronlein furent du même avis. Voy. aussi Quénu, Soc. de chir., juin 1888.

(2) LESER, *Berl. klin. Wochenschrift*, n° 49, p. 811, et n° 50, p. 827.

chement, constitue une sérieuse difficulté de médecine opératoire. Nous connaissons 2 cas dans lesquels la coaptation fut impossible à obtenir.

Il sera donc utile d'avoir à sa portée tous les instruments qui, en pareil cas, peuvent être employés, mais il faudra relever les fragments en produisant *le minimum de lésion de la paroi osseuse;* aussi Kœnig et Roser ont-ils abandonnés le trépan, qu'ils considèrent comme nuisible dans le relèvement des fragments, et préfèrent-ils les *pinces*, l'*élévatoire*, le *ciseau*, le *maillet*, etc., etc.

Dans la fracture avec *enfoncement* et *symptômes précis*, *localisés*, l'intervention est la règle, quelle que soit la nature des accidents, comateux, convulsifs, pourvu que l'état du blessé autorise ce traitement.

En résumé, la trépanation *primitive* convient à *toutes les fractures ouvertes du crâne : mais si elle est justifiée*, dans les *fractures fissuriques*, dans les *fractures avec enfoncement sans symptômes* (fréquence des lésions septiques, facilité de de désinfection du foyer, extraction possible des esquilles), elle est *formellement* indiquée dans les *enfoncements* avec symptômes.

Pour entraîner la conviction, il suffit de citer deux statistiques récentes de *trépanation immédiate*, celle de Seydel, qui donne une mortalité de 8 pour 100, et celle de J. Bœckel, qui sur *neuf* trépanations immédiates a pu enregistrer *neuf* succès, celle de Schramm (de Breslau), qui a sauvé 21 malades sur les 25 qu'il a trépanés préventivement.

Trépanation dans les fractures fermées. — Chaque fois que le rapport entre le siège de la fracture et les troubles observés sera établi (qu'il s'agisse d'accidents immédiats, consécutifs ou tardifs), il faudra recourir à la trépanation.

Cette opération permettra de parer à tous les accidents et complications de ces traumatismes (relèvement des esquilles, ligature de l'artère méningée moyenne, et évacuation du foyer compresseur, issue donnée au sang, au pus péri ou intra-cérébral); faite tardivement contre des accidents épileptiformes, la trépanation procurera encore d'inestimables succès (voy. *Épilepsie traumatique*).

La trépanation a cependant des contre-indications : l'abstention nous semble la règle :

1° Dans les *fractures fermées du crâne*, sans localisation cérébro-méningées.

2° Dans les fractures du crâne complexes, caractérisées par des symptômes cérébraux *diffus*, *contradictoires*, et qui ne sont pas directement liés à la solution de continuité osseuse.

3° Dans les lésions traumatiques graves, intéressant le crâne sur une étendue considérable (*fractures à grands fracas*).

I. Lorsqu'une *fracture fermée du crâne* ne s'accompagne d'aucun déplacement, d'aucune localisation symptomatique, le chirurgien est autorisé à attendre jusqu'au *premier accident :* ainsi pensent Bergmann, Hutchinson, Textor, etc. La trépanation antiseptique secondaire ne donne pas cependant des résultats aussi brillants que le trépan préventif, puisque la mortalité est de 30 pour 100 (Seydel; *loc. cit.*).

II. La seconde contre-indication plus formelle, plus impérieuse, est tirée de la diffusion des troubles fonctionnels, de la contradiction qu'il y a entre le siège de la fracture et les symptômes observés.

La contusion cérébrale *directe* et *indirecte* est la règle dans les fractures du crâne consécutives à un traumatisme violent : que de fois n'a-t-on pas écrit que ces lésions multiples contre-indiquaient la trépanation, ou la rendaient aléatoire ! Il est facile de répondre que les foyers de contusion cérébrale, qui ne se traduisent par aucun symptôme spécial, peuvent parcourir leur stade de réparation sans amener de complications : ce n'est donc pas un argument devant arrêter l'action chirurgicale.

Mais lorsqu'une fracture du crâne s'accompagne de troubles diffus, qui ne cadrent plus avec le siège de la solution de continuité, la trépanation devient singulièrement hasardée ; elle pourra lever un accident, mais sera impuissante contre les autres : donc l'opération n'a pas de raison d'être[1].

III. Lorsque les désordres sont trop étendus et trop graves, lorsque le blessé est dans un état tel que toute intervention est au-dessus de ses forces, il faut savoir s'abstenir.

Reste une dernière question à envisager. Sur quel point de la calotte crânienne doit porter la trépanation dans LES FRACTURES FERMÉES ?

Dans les fractures avec *enfoncement*, sans symptômes de localisation précise, il faut se laisser guider par la *dépression*, par *le maximum* de la *douleur*, pour pratiquer en ce point *la trépanation* [2].

Dans les fractures simplement *fissuriques*, sans *déplacement appréciable* (avec symptômes de localisation) ; le chirurgien n'a plus pour se guider ni l'enfoncement ni le maximum de la douleur : il se base alors sur les symptômes localisés (aphasie, monoplégies) et les connaissances de topographie cranio-cérébrale, pour faire la trépanation. Lorsque le trait de fracture sera appréciable, il sera parfois prudent d'enlever la première rondelle osseuse, à son niveau, à la hauteur du point psycho-moteur incriminé.

[1] Voici un exemple de lésions diffuses : Un blessé entra à Lariboisière en septembre 1889, dans le service de M. Berger que je suppléais. Il porte une fracture *pariéto-temporale droite avec contracture du membre supérieur gauche, mais en même temps coexiste une hémiplégie totale droite.* Le diagnostic porté fut : contusion cérébrale droite sous-jacente à la fracture ; contusion cérébrale *indirecte* probable, avec désorganisation de la substance cérébrale, expliquant l'hémiplégie du même côté que la fracture. Ce diagnostic était en partie exact, car à l'autopsie, nous trouvâmes, du côté opposé à la fracture, un énorme foyer sanguin de contusion cérébrale, ayant pour siège la couche opto-striée. La trépanation était dans ce cas absolument contre-indiquée et frappée à l'avance d'impuissance.

[2] Tout récemment nous avons pu vérifier la valeur de ces signes chez un jeune homme de Pont-Sainte-Maxence, atteint d'une fracture de la voûte du crâne, et auprès duquel nous fûmes appelé par notre distingué confrère le docteur Mulette. L'avant-veille le blessé était tombé sur le brancard d'un haquet : il avait eu un écoulement de sang par l'oreille droite, puis était apparue une hémiplégie gauche, sans paralysie faciale. Un œdème diffus occupait la zone pariéto-temporale droite, et par l'exploration attentive, après avoir déprimé l'œdème, le doigt pénétrait dans un enfoncement des os de la voûte du crâne, siégeant vers l'angle postérieur et supérieur du pariétal, et un peu en arrière du bregma. Le blessé avait conservé d'une façon remarquable tout son intellect, et il accusait une vive douleur au moment où le doigt s'enfonçait à travers la brèche osseuse. Ces signes nous parurent suffisants, pour motiver notre intervention en ce point ; sous le cuir chevelu incisé, existait un hématome avec de la substance cérébrale, véritable bouillie cérébro-sanguine : l'issue de la matière cérébrale s'était faite à travers une fracture esquilleuse que la pression extérieure nous avait révélée : cinq couronnes de trépan furent appliquées et la branche de l'artère méningée moyenne qui donnait fut liée, en passant au-dessous d'elle, et à un demi-centimètre de la perforation, avec une aiguille de Reverdin, un fil de catgut qui fut simplement lié et serré. Voilà certes un procédé de ligature à la portée de tous les opérateurs.

II

LÉSIONS TRAUMATIQUES DU CRANE CHEZ L'ENFANT

Les désordres qui surviennent chez le nouveau-né (*bosse séro-sanguine, céphalématome*) seront étudiés à propos des tumeurs du crâne : les fractures du crâne *intra-utérines*, les dépressions et les fissures du crâne, dues à la pression de la ceinture osseuse du bassin dans le travail (promontoire), ou consécutives à l'application du forceps, à la chute du fœtus sur le sol dans les accouchements précipités, sont du domaine de l'obstétrique [1] ou de la médecine légale.

Les lésions traumatiques du crâne qui s'observent *dans les premières années de la vie* présentent certaines particularités.

Les enfants paraissent bien tolérer les profonds et même les très profonds enfoncements osseux. Volkmann raconte qu'un enfant de six mois, après une chute sur un escalier, présenta une si profonde dépression de la moitié postérieure du pariétal gauche que l'os était devenu aussi concave qu'autrefois il était convexe; cependant aucun symptôme cérébral. (Voy. Volkmann, *Bericht über die Thätigkeit der Universitätsklinik zu Halle*, 1875, p. 254. — Forgue, *loc. cit.*, p. 21.).

Grâce à l'élasticité de la voûte crânienne qui se laisse déprimer chez l'enfant, et revient sur elle-même, une *attrition grave* du cerveau peut être la conséquence du traumatisme, alors que rien à l'extérieur ne traduit, dans les premiers moments, et la fracture et l'altération encéphalique sous-jacente. La substance cérébrale peut être projetée à l'extérieur, à travers une plaie des téguments, ou même former une tumeur fluctuante du cuir chevelu. Dans ce dernier cas, l'apparition d'une tumeur immédiatement après le traumatisme, l'existence de pulsations, permettent de penser que la collection fluctuante est en communication avec l'intérieur du crâne et qu'elle est formée de débris de matière cérébrale.

1° DISJONCTION DES SUTURES DU CRANE

M. Lannelongue a communiqué au Congrès de chirurgie (2e session, 1886) une importante note sur ce point. Il a pu en réunir 3 observations portant, l'une sur *la suture médio-frontale* [2], l'autre sur la suture *occipito-pariétale gauche*, et la *temporo-pariétale droite*, la troisième enfin sur la *suture sagittale*.

Ces faits sont rares, et, en 1883, Weinlechner, dans son travail sur *les fissures*

(1) Danyau, *Journal de chirurgie*, 1843. — Delore, *Dict. encycl.*

(2) Le développement de l'os frontal explique la possibilité de ces disjonctions. La suture médio-frontale est constituée vers l'âge de trois ans et demi, mais elle est alors relativement peu solide, et elle ne s'organise, au point de vue de la résistance, que plus tard. L'enfant qui fait le sujet de l'observation, était âgé de trois ans et demi, et se trouvait dans les conditions les plus favorables à la production de cet accident.

crâniennes chez les enfants (*Jahrbuch für Kinderheilkunde*, Bd. XVIII, heft 4, p. 367), n'en a cité aucun exemple.

Un point intéressant bien mis en lumière par M. Lannelongue est de savoir ce que deviennent les fissures crâniennes chez les enfants qui échappent à la mort.

L'évolution aboutit à deux résultats opposés, tantôt elle s'élargit par le fait du développement excentrique des os du crâne, donnant lieu à une *encéphalocèle traumatique* ou à une *céphalhydrocèle traumatique*. — Weinlechner (*loc. cit.*), von Bergmann (XIIe Congrès de chirurgie allemande), en ont cité des faits. En voici un exemple bien saillant emprunté à Lannelongue (*loc. cit.*) :

Un enfant de trois ans tombe d'un troisième étage sur le pavé d'une cour; il guérit après avoir présenté des accidents graves, pour lesquels il fut soigné chez lui; six semaines après sa chute, il présentait une fissure antéro-postérieure du pariétal droit, de 3 centimètres de long, et qui n'avait pas, autant qu'on pouvait en juger, plus d'un demi-centimètre de large, à sa partie moyenne. Plus de deux ans après, la partie la plus large dépassait 1 centimètre et l'intervalle des bords était rempli par une tumeur réductible, avec battement et souffle (hernie cérébrale ou tumeur formée par le liquide céphalo-rachidien).

Pour Lannelongue, pour von Bergmann (Kœnig, p. 153), l'accroissement du cerveau comportant un développement parallèle des os du crâne est la cause principale de l'agrandissement des fissures ou des disjonctions crâniennes.

Tantôt, au contraire, les dimensions des fissures crâniennes diminuent chez les enfants, par les progrès de l'âge. Weinlechner, après avoir constaté une fissure pariétale gauche chez un enfant de dix-sept mois, l'a trouvée notablement réduite dans ses dimensions, quatre ans plus tard. Lannelongue, auquel nous empruntons ces lignes, a pu faire une remarque analogue, et constater la formation de productions osseuses nouvelles sur le bord de la fissure, trois ans après sa production.

2° CÉPHALHYDROCÈLE TRAUMATIQUE

Quelque temps après un traumatisme du crâne (fractures avec dépressions, felures, fissures, disjonctions des sutures), on peut voir se développer chez l'enfant une tumeur particulière siégeant sous le cuir chevelu, et renfermant du liquide céphalo-rachidien : c'est là le *céphalhydrocèle traumatique*.

Kappeler, dans sa dissertation (service de Kroenlein à Zurich), Vivien (1), dans une thèse (Paris, 1883), Nicalodoni (2), Smith (3), Conner (4), Kraussold (5), Tuffier (6), en ont réuni un certain nombre d'observations.

(1) Vivien, *Essai sur les tumeurs de la voûte du crâne, constituées par du liquide céphalo-rachidien consécutivement au traumatisme, ou de la céphalhydrocèle traumatique.* Thèse de Paris, 1883.

(2) Nicalodoni, *Meningocele falsa. Wiener med. Presse*, p. 41, 1885.

(3) Smith, *Traumatic cephalhydrocele. Saint-Bartholom. hosp. rep.*, t. XX, p. 233.

(4) Conner, *Traumatic cephalhydrocele with a report of two cases. Amer. Journ. of med. sciences*, juillet 1884.

(5) Kraussold, *Ueber eine durch einen Fall erworbene Cephalocele. Arch. für klin. Chir.*, t. XX, p. 828, 1877.

(6) Tuffier, *Méningocèle traumatique chez un paralytique en général. Progrès médical*, n° 8, 1884.

Anatomie et physiologie pathologique. — Il résulte des constatations anatomiques faites par Kappeler et Vivien, qu'il existe une double solution de continuité de la *voûte crânienne, de la dure-mère et de l'arachnoïde* (adhérentes à la lacune osseuse), à travers lesquelles s'établit constamment une communication, entre la tumeur sous-cutanée et le cerveau (ventricules, espaces vides pathologiques de la masse cérébrale, Vivien) : le contenu est du liquide céphalo-rachidien.

La lacune osseuse siège sur le frontal, le pariétal, l'occipital ; il est important de rappeler que, dans les fractures chez l'enfant, la solution de continuité, quelle qu'elle soit, tend à s'agrandir, sous l'influence du développement du cerveau (Lannelongue, Bergmann), ou du ramollissement rachitique du crâne (Bergmann, Kœnig).

Toutes ces conditions expliquent les particularités cliniques de ces tumeurs.

Symptômes. — Quelque temps après un traumatisme grave du crâne, on voit se former une tumeur aplatie, fluctuante, pulsatile, et augmentant de volume pendant l'expiration. La réduction est le plus souvent possible et s'accompagne non de symptômes cérébraux, mais le plus souvent de malaises (Kœnig, p. 152). Dans tous les cas où l'on a fait l'examen du liquide, il s'agissait du liquide céphalo-rachidien.

Traitement. — Contre les *céphalhydrocèles* peu volumineuses, la compression suffit pour maintenir la tumeur réduite, si la tumeur menace de se rompre, ou a acquis un volume gênant, la ponction antiseptique remédie temporairement aux accidents, mais le liquide se reproduit.

« A mon avis, dit Kœnig, du moment qu'on veut intervenir par une opération, celle-ci devrait avoir pour but de fermer la solution de continuité du crâne, soit en relevant l'os déprimé, soit en décollant le périoste, et en l'attirant au-dessus de l'orifice, pour le réunir par des fils de catgut. »

Les injections iodées, le séton doivent être proscrits.

III

FRACTURES DU CRANE PAR COUP DE FEU

I. — FRACTURES DE LA VOUTE PAR COUP DE FEU

A. — FRACTURES DE LA TABLE INTERNE

Les balles peuvent produire sur le crâne des effets très variés ; parmi les plus singuliers s'observent les *fractures isolées de la table interne*.

Un projectile venant frapper tangentiellement l'ovoïde crânien, ou une balle morte venant s'arrêter sur un os épais, résistant, à diploé solide, peut causer *une fracture de la table interne* sans que la table externe soit lésée d'une façon apparente ([1]). Barnes et Otis ont réuni 20 cas de cette variété de fracture, dans laquelle la table interne brisée forme une saillie *pyramidale ou prismatique* du côté du cerveau. Parmi les faits recueillis par von Bergmann, plus de 30 fois la table externe ne présentait aucune trace de lésion.

C'est là un fait qui n'était pas ignoré des anciens observateurs : pour l'expliquer, ils invoquaient la fragilité *plus grande de la lame vitrée* ou interne qui se brisait lorsque l'*externe*, plus résistante, ne se laissait pas entamer par le traumatisme ; ils pensaient aussi que le rayon de courbure de la table interne était moindre que celui de l'externe.

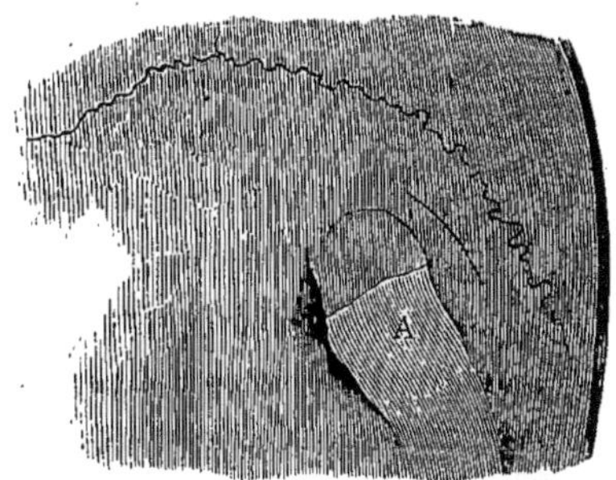

Fig. 205. — Fracture de la table interne du frontal. A, saillie anguleuse des deux fragments.

Tecvan a remplacé ces hypothèses par une loi physique : LA FRACTURE COMMENCE TOUJOURS SUR LA PARTIE QUI SUBIT L'EXTENSION ET NON SUR CELLE QUI SUBIT LA COMPRESSION, et l'on donne comme exemple de cette proposition que lorsqu'on fait un effort pour ployer un bâton de bois vert en arc, on voit la première fissure se manifester au sommet de la convexité (Chauvel et Nimier).

Le diagnostic de la fracture isolée de la table interne est *toujours difficile :* la violence du traumatisme, sa localisation en un point de la *table externe*, la dépression peu étendue, mais profonde de cette table externe, seraient, d'après Bergmann, les indices d'une fracture *étendue et comminutive de la table interne.*

Sédillot avait pensé trouver des éléments de diagnostic dans les deux signes suivants : à la percussion du foyer de la fracture, une *différence de sonorité* et, à l'auscultation, le bruit des *frottements rythmiques de la dure-mère sur les esquilles proéminentes.*

Le seul symptôme valable de ces fractures est tiré de l'action des esquilles sur les méninges et le cerveau : lorsque, chez un blessé ayant reçu un coup de feu tangentiel sur le crâne, on observe après quelques jours, des phénomènes bien localisés, de compression ou de contusion cérébrale, on peut admettre une lésion limitée du crâne et, comme il n'existe pas de signes de fracture de la *table externe*, on est conduit à soupçonner qu'il s'agit d'une *fracture de la table interne.* Trop souvent la méningo-encéphalite éclate avant qu'on ait pu porter un diagnostic, ou instituer un traitement.

Traitement. — Puisque le danger de ces lésions ([2]) réside dans l'action des

([1]) Nous ne rangeons pas dans cette étude les cas de *fractures de la table interne qui s'accompagnent* d'une fissure de la *table externe;* il s'agit alors de fractures des deux tables avec prédominance des lésions, sur la table interne.

([2]) Des 20 cas de fracture de la table interne colligés par Barnes et Otis, 4 sont sans histoire ultérieure; sur les 16 restants, 7 sont morts d'abcès du cerveau, 5 de méningite suppurée, 2 de pyohémie. En admettant que l'antisepsie, dit Forgues (*loc. cit.*, p. 37), fasse considérablement baisser ce coefficient de léthalité, cette statistique suffit à montrer l'offensivité des esquilles de la vitrée et l'opportunité de leur ablation.

esquilles sur les méninges et le cerveau, il faut intervenir au moindre signal : ce qui signifie que toute contusion, ou toute plaie contuse du crâne par arme à feu, doit être surveillée et que, lorsqu'une douleur localisée, de la fièvre, de l'agitation surviennent, il faut trépaner à l'endroit du traumatisme : le doute n'est pas permis lorsqu'il existe une dépression bien nette de l'os, et dans ce cas-là Sédillot, J. Bœckel, Lucas-Championnière, etc., ont posé en principe qu'il faut trépaner et enlever les esquilles de la table interne et prévenir ainsi les accidents ultérieurs.

Enfin cette thérapeutique s'impose lorsqu'il existe des accidents de contracture ou des symptômes de paralysie corticale.

B. — FRACTURES DES DEUX TABLES PAR COUP DE FEU

Un projectile a pénétré dans le crâne, faisant une fracture, laissant, comme traces de son passage, un orifice d'entrée et, avec la force de pénétration des nouveaux projectiles, toujours un orifice de sortie. Du sang et de la matière cérébrale viennent sourdre par ces orifices ; dans d'autres cas, c'est l'œil et le doigt qui constatent les désordres osseux. Tous ces graves traumatismes ne présentent pas d'intérêt clinique ; seule leur étude anatomo et physiologo-pathologique doit fixer notre attention : les descriptions qui suivent et la plupart des planches qui les accompagnent sont empruntées aux traités de Legouest, de Chauvel et Nimier.

Les gros projectiles produisent des fractures multiples et étendues, un véritable fracas de l'os : la figure suivante, empruntée à Legouest ([1]), est un exemple de fracture du crâne, produite par une bombe au siège de Sébastopol.

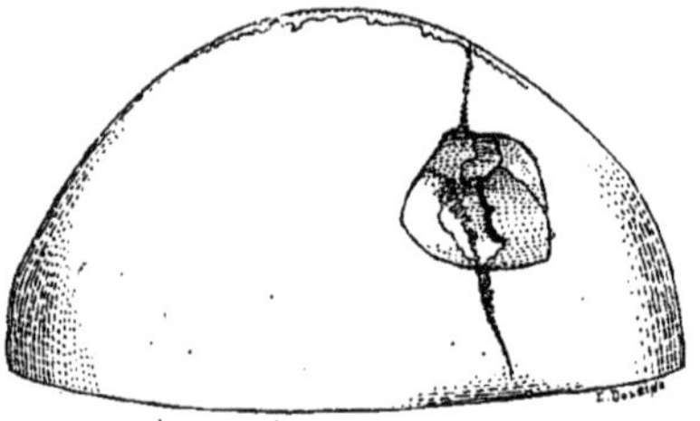

Fig. 206. — Fracture du crâne par un coup de biscaïen sur le milieu de la suture fronto-pariétale droite.

Les balles occasionnent des effets différents, suivant qu'elles frappent TANGENTIELLEMENT, ou PERPENDICULAIREMENT les os du crâne.

Voici une fracture (fig. 207) produite par un coup de feu, avec revolver d'ordonnance, à 2 mètres : le choc a agi PERPENDICULAIREMENT : il en est résulté une sorte d'*enfoncement, en forme de cône, formé* par des *esquilles triangulaires* qui, séparées par des fissures *radiées équidistantes*, ont leurs sommets concentriques et à la base sont limitées par une fissure circulaire, concentrique elle aussi au point de *contact : le tout figure une roue* (Chauvel et Nimier).

Dans les coups de feu qui frappent TANGENTIELLEMENT la voûte du crâne, le projectile a déprimé en sillon la surface crânienne ; sur la table externe deux fissures curvilignes (limites de la zone déprimée), tendent à se rejoindre par leurs extrémités et à circonscrire une esquille ovalaire, contuse en son milieu, fissurée et brisée en plusieurs éclats.

([1]) LEGOUEST, *Traité de chirurgie d'armée*, p. 282.

Sur la face interne, tantôt il n'existe qu'une fissure parallèle, à la direction suivie par la balle (fig. 208, Chauvel et Nimier); tantôt, elle aussi, participe à la subdivision de la table externe : dans ce cas encore,

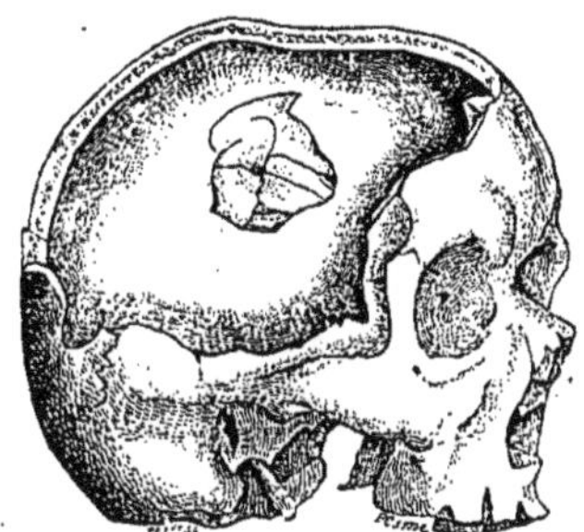

Fig. 207. — Coup de feu avec revolver d'ordonnance à 2 mètres, choc perpendiculaire. Enfoncement en forme de cône des esquilles.

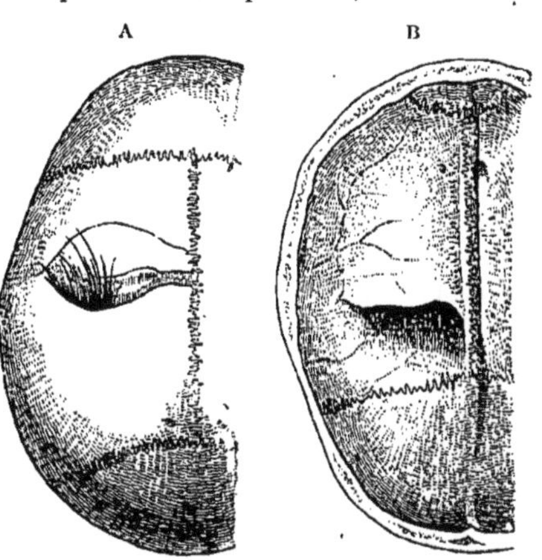

Fig. 208. — Choc tangentiel de la balle, emprisonnement de cheveux dans la fissure.
A, face externe. — B, face interne. (Kœnig.)

il est habituel que les esquilles soient déprimées, voire même déplacées dans *le sens de la course du projectile* (Chauvel et Nimier, p. 292).

L'élasticité des os du crâne a été déjà étudiée (voy. *Mode de résistance des*

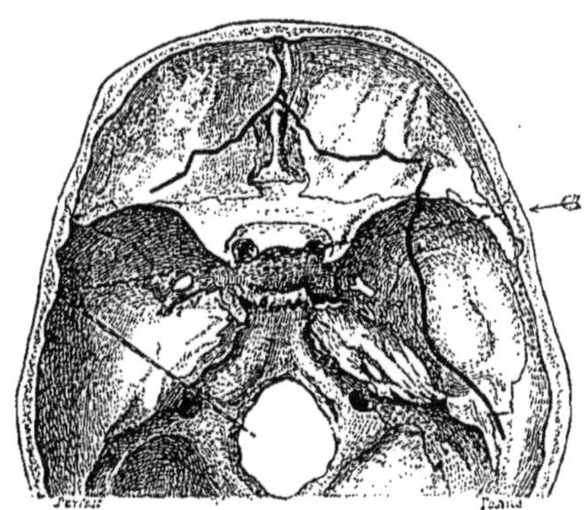

Fig. 209. — Fracture indirecte de la base du crâne par coup de feu (O. Messerer) : la ligne ponctuée indique le trajet du projectile dans le crâne avant et après sa réflexion contre la paroi opposé au trou d'entrée.

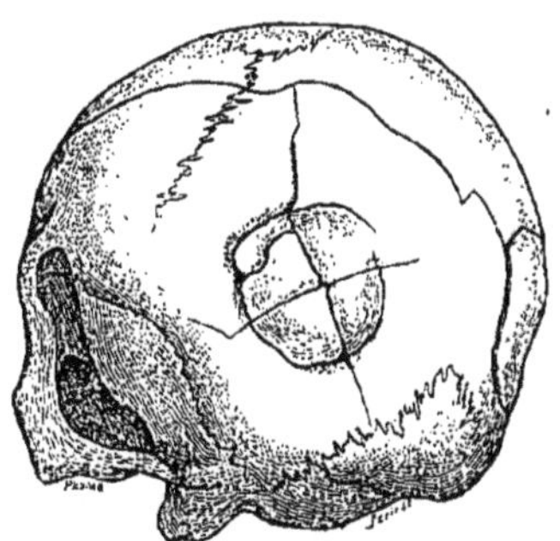

Fig. 210. — Coup de feu du crâne, avec revolver d'ordonnance, à 2 mètres. — Soulèvement extérieur en forme de cône au point d'arrêt de la balle après pénétration.

os du crâne) : certaines circonstances de la pénétration des balles dans le crâne la rendent évidente : c'est ainsi que les lèvres de la solution de continuité osseuse, un moment écartées pour laisser passage au projectile, se rapprochent, et on a de la peine à concevoir qu'une fissure si étroite ait pu livrer passage au projectile contenu dans le cerveau (Bergmann). Le plus souvent on trouve des cheveux emprisonnés dans la fissure, par le mécanisme que nous venons d'indiquer; la figure 208, empruntée à Kœnig, est très instructive, à ce point de vue.

La balle qui a pénétré dans le crâne vient buter sur la paroi opposée, tantôt directement; tantôt elle subit une réflexion, et vient se perdre quelque part, en dehors de son trajet primitif (fig. 209).

Les lésions consistent en une sorte de soulèvement en forme de cône, la table interne ayant été directement frappée, et celle-ci ayant projeté au dehors la *table externe* (fig. 210).

MM. Chauvel et Nimier pensent « qu'en raison de la vitesse plus grande de nos projectiles actuels, en raison surtout de leur enveloppe résistante, on ne verra plus, comme autrefois, les balles de plomb mou s'arrêter dans le foyer de la fracture, rester à cheval sur la lèvre osseuse; ou encore se couper sur elle en deux fragments, dont l'un pénétrait dans le cerveau, tandis que l'autre restait au dehors : on peut croire aussi que, grâce à leurs conditions balistiques, les petites balles nouvelles ne resteront plus logées dans la cavité crânienne » (p. 293).

Lorsque le crâne est traversé de part en part par un projectile, les orifices d'entrée et de sortie diffèrent : trois conditions interviennent dans le mécanisme de ces fractures, *la vitesse du projectile*, *les points du crâne* qui ont été frappés, *l'angle d'incidence du projectile*.

Au point de vue de la vitesse, voici les conclusions admises par Poulet et Bousquet, Chauvel et Nimier :

Avec une vitesse qui ne dépasse pas 200 mètres par seconde, les orifices

A

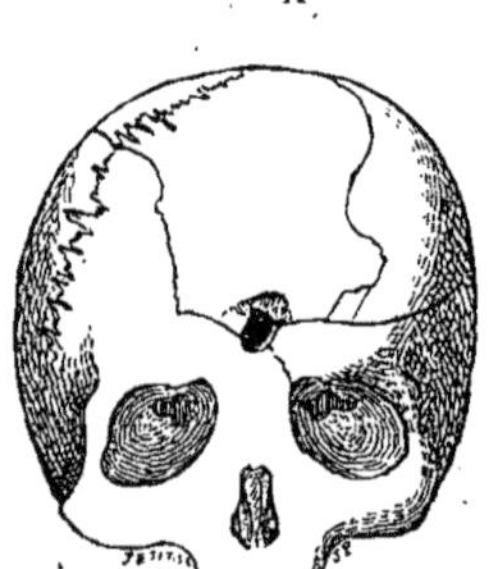

B

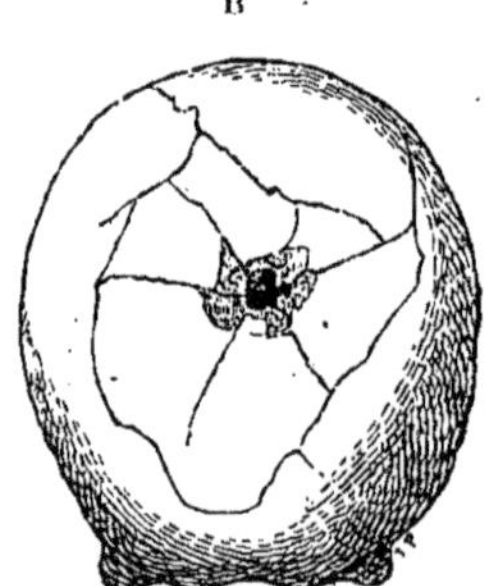

Fig. 211. — Coup de feu antéro-postérieur du crâne à 100 mètres ; balle de 8 millimètres.
A, ouverture d'entrée. — B, ouverture de sortie.

d'entrée sont réguliers, sans fissures ; avec une vitesse plus grande, le projectile produit des fissures, et de la bouillie cérébrale sort en jaillissant des orifices. Avec une vitesse de 300 à 400 mètres, on a des fractures indirectes. Les mouvements, plus considérables, provoquent ces énormes fracas de la voûte et de la base, qu'on explique par la mise en jeu de la *pression hydraulique*. Il résulte, en effet, des expériences de Busch, Heppner, Garfield, Köcher (cités par Kœnig), que ces lésions extraordinaires, ces grands fracas sont dus à un éclatement de la paroi osseuse, sous l'influence de la pression exercée par la masse de l'encéphale, qui, grâce à sa consistance molle, obéit aux lois de l'hydrostatique. Par la poussée de la balle, la masse encéphalique est projetée en tous sens vers la périphérie, et l'intensité de cette pression hydrostatique est en raison directe de la vitesse du projectile.

Dans les coups de feu *fronto-occipitaux* ou *antéro-postérieurs*, la balle frappant *perpendiculairement la surface convexe* du frontal (fig. 211 A), produit sur la table externe un trou en général nettement arrondi, d'un diamètre un peu inférieur au sien, tandis que la table interne, qui, en vertu de la *loi de Teevan*, subit le maximum d'écartement, éclate, et présente une perte de substance, moins régulière et plus étendue.

Lorsque la balle, au lieu d'atteindre *perpendiculairement* le frontal, ne le frappe pas directement par sa pointe, elle fait sauter un *éclat en coup d'ongle*, dans le sens de son mouvement.

Sur cette figure 211 A on constate, sur la lame externe, un orifice à bords nets dans son demi-ovale postérieur (par rapport à la direction du projectile) et à bords taillés en biseau dans sa moitié antérieure.

Les mêmes *particularités* s'observent, pour la sortie de la balle, à l'*occiput* : les fissures qui partent de la perforation, rappellent par leur disposition *les rayons d'une roue* (fig. 211 B).

Dans les coups de feu *temporo-pariétaux* ou *transversaux* (à la hauteur des tempes), le projectile produit exactement les mêmes lésions osseuses que celles que nous venons d'énoncer : il existe une perforation, avec esquilles périphériques, plus ou moins triangulaires, déprimées dans le sens de la direction de la balle.

Nous avons admis l'influence d'un troisième facteur, dans le mécanisme des

A

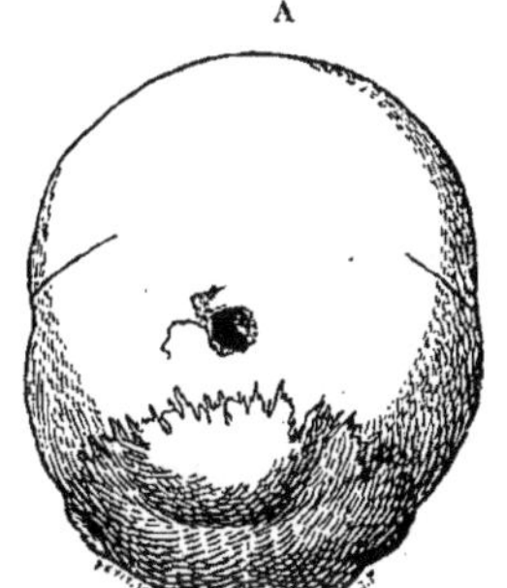

B

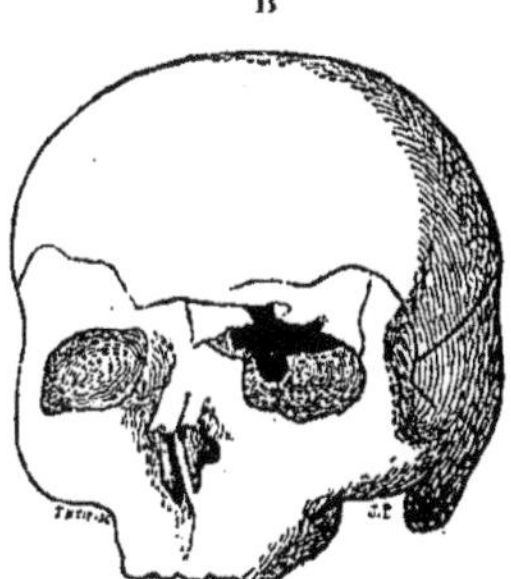

FIG. 212. — Coup de feu postéro-antérieur du crâne à 100 mètres; balle de 8 millimètres.
A. ouverture d'entrée. — B, ouverture de sortie.

fractures du crâne par coup de feu, c'est l'*angle d'incidence* du projectile. On peut dire, d'une façon générale, que plus le coup est *tangentiel, plus les désordres sont grands.*

Indépendamment des trous et des fissures en *rayons de roue*, Chauvel et Nimier décrivent des fêlures, qui, parties des *orifices*, se portent au loin, ou courent *de l'un à l'autre, coupant ou suivant* les sutures, sans que celles-ci influent en rien sur leur direction.

D'une façon générale, disent Chauvel et Nimier, ces fissures tracent l'un des méridiens de la sphère crânienne, parallèle à la direction de la violence traumatique : autrement, elles sont *antéro-postérieures* (fig. 212 B) dans les coups de feu *fronto-occipitaux, transversales* quand le projectile a passé d'une tempe à l'autre.

La régularité presque schématique de ces fissures a permis à Chauvel et Nimier de distinguer dans les *coups de feu frontaux ou occipitaux* une *fissure circulaire crânienne*, qui circonscrit l'*ovoïde crânien*, en deux moitiés, l'une *supérieure, l'autre inférieure* (fig. 212 A, B).

Dans les coups de feu *transversaux*, on retrouve une fissure, mais elle semble vouloir diviser le crâne en deux moitiés, antérieures et postérieures.

Ces dernières particularités nous paraissent très intéressantes : elles semblent la démonstration expérimentale, dans les coups de feu, des lois établies par Messerer, Hermann, Wahl de Dorpat :

1° *Que la direction particulière des fissures, dépend essentiellement de la violence traumatique, agissant sur le crâne;*

2° *Que par conséquent, si la violence traumatique comprime le crâne dans le sens de son plus grand diamètre, elle produit des fissures longitudinales; si elle agit transversalement, elle donnera lieu à des fissures transversales; enfin, si le choc est dirigé obliquement, il en résultera une fissure, dont la direction sera celle d'une diagonale.* (Voy. *Fractures du crâne*, p. 461.)

II. — FRACTURES PROPAGÉES DE LA BASE DU CRANE PAR COUP DE FEU

Les fractures par coup de feu de la base du crâne sont *directes ou indirectes :* elles peuvent aussi être propagées *de la voûte à la base.*

Les fractures directes sont celles qui succèdent à un coup de feu tiré dans l'oreille (*fracture du rocher*), *dans l'œil* (fracture de l'orbite), dans la bouche (fracture de l'ethmoïde et du sphénoïde) : nous les étudierons plus loin.

Les fractures propagées sont des fractures irradiées, de la voûte à la base dans les coups de feu de la voûte du crâne; nous connaissons les lois qui président à la propagation des fissures, et nous n'avons pas à y revenir.

Il y a encore les *fractures indirectes, appelées* aussi *à distance, par contre-coup*, pour bien montrer qu'elles se produisent loin du point d'application du traumatisme.

Nous avons déjà fait l'histoire de ces fractures indirectes, et montré que leur réalité n'est pas fictive, quoique exceptionnelle : c'est surtout à la suite des coups de feu de la voûte du crâne qu'on les observe.

Otto Messerer (*loc. cit.*) en relève 18 cas, Bergmann 6, Rucker 3, Longmoré et Otis 2, Macléod, Demme, Tilling, Huguier, Nussbaum 1; il faut y ajouter le fait de Moty, analysé par Chauvel, dans les *Bulletins de la Société de chirurgie* de 1884.

Ce sont les points relativement faibles de la base qui sont atteints :

a. Voûte orbitaire et ethmoïde (13 fois).

b. Selle turcique, et la grande aile du sphénoïde.

c. Les voûtes orbitaires, l'ethmoïde, la grande aile du sphénoïde et l'écaille du temporal.

d. Une seule fois, on a signalé la disjonction de la suture pariéto-temporale.

Nous ignorons absolument le mécanisme intime *de ces fractures indirectes*, et il est impossible d'admettre, dans ces cas, les lois déjà énoncées, reliant la direction de la fissure, au trajet suivi par la balle.

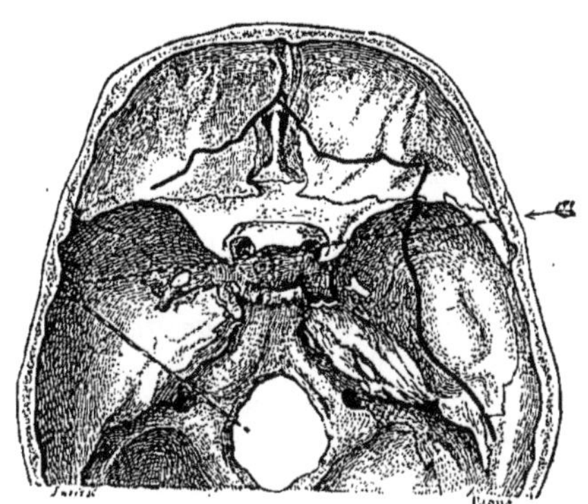

FIG. 213. — Fracture indirecte de la base du crâne par coup de feu (O. Messerer) : la ligne ponctuée indique le trajet du projectile dans le crâne avant et après sa réflexion contre la paroi opposée au trou d'entrée.

Il est probable cependant que ces lésions sont dues à l'action explosive du projectile. Rucker, pour le démontrer, a institué des expériences qui se résument en deux mots : sur un crâne vide, traversé par un projectile, ces lésions de la base ne se produisent pas; mais on les obtient, au contraire, lorsque le cerveau a été injecté d'eau.

Des objections sérieuses, tirées de l'observation clinique, ont été faites à cette théorie expérimentale. *Bergmann* n'a-t-il pas montré des cas dans lesquels il existait une fracture de la base sans que le projectile ait pénétré dans la cavité crânienne, et sans, par conséquent, que la théorie hydraulique pût être invoquée?

Moty et Chauvel, en signalant ces faits de déplacement des fragments vers l'intérieur du crâne, et de pénétration dans cette cavité de quelques lobules de la graisse orbitaire, n'ont-ils pas singulièrement affaibli la théorie du refoulement?

Nous sommes autorisé à considérer ces faits comme encore inexpliqués, et la théorie de la propagation des vibrations osseuses n'est pas plus acceptable que la *théorie hydraulique*.

Pronostic. — Pour établir ce pronostic, il faudrait passer en revue les complications des traumatismes cérébraux. Voici cependant les chiffres fournis par H.-R. Martin, et le Rapport allemand de la guerre de 1870. Comme le remarquent Chauvel et Nimier, ils se correspondent assez bien :

	I.		II.	
Fractures du frontal.	44,0	pour 100.	46,8	pour 100.
— du temporal.	»	—	32,1	—
— des pariétaux	46,5	—	47,1	—
— de l'occipital.	70,0	—	49,7	—
— de la base.	»	—	54,5	—

Au total, la mortalité des fractures du crâne aurait été de 51,3 pour 100 en 1870. En Crimée, elle se serait élevée à 73,8 pour 100, tandis qu'en Italie elle était de 86,1 pour 100.

Pour les complications et le traitement de ces fractures, nous renvoyons à l'étude des fractures du crâne.

III. — FRACTURES DIRECTES DE LA BASE DU CRANE PAR COUP DE FEU

Nous étudierons successivement : *Les coups de feu de l'oreille, les coups de feu de l'orbite, les coups de feu de la bouche,* qui se compliquent de fractures de la base du crâne ou de lésions du cerveau.

COUPS DE FEU DE L'OREILLE

Les coups de feu qui lèsent le temporal et l'appareil auditif s'observent assez rarement en chirurgie de guerre (Chenu, Otis, Rapport allemand de 1870); ils se montrent souvent, dans la pratique civile, consécutifs à des tentatives de suicide.

Les rapports anatomiques de la caisse du tympan créent la symptomatologie de ce genre de lésions, en même temps qu'ils nous en montrent toute la gravité : il est donc utile de rappeler brièvement ces rapports : en regard du tympan et séparé de lui par une distance de $1^{mm},5$ à 2 millimètres se trouve *la paroi labyrinthique de la caisse,* sur laquelle nous notons le promontoire; au-dessus de lui, la fenêtre ovale, et au-dessous, la fenêtre ronde; en arrière de la fenêtre ovale, se trouve l'aqueduc de Fallope, qui contient le nerf facial et n'est séparé de la caisse que par une simple lamelle osseuse, quelquefois criblée de trous; la corde du tympan sort au-dessous de l'aqueduc de Fallope, pour pénétrer dans la caisse et la traverser horizontalement d'arrière en avant.

La voûte de la caisse sous-jacente à la cavité crânienne, à l'union de la portion écailleuse et de la portion pétrée du temporal, mérite bien le nom de *paroi crânienne* qui lui a été donné : elle est très peu épaisse et n'a souvent guère plus de 1 millimètre; c'est à travers ce plafond qu'existent les communications vasculaires méningées entre la dure-mère et la muqueuse.

Le plancher de la caisse répond au *golfe de la veine jugulaire interne,* et aux nerfs *pneumogastriques, spinal* et *glosso-pharyngien,* qui sortent en même temps que la veine du trou déchiré postérieur.

En avant, la caisse communique avec les fosses nasales par la trompe d'Eustache; cette paroi tubaire a un rapport très important avec la carotide interne, dont elle n'est séparée que par une mince couche osseuse.

En arrière, se trouve la partie la plus interne de l'apophyse mastoïde, et sur cette paroi mastoïdienne existe l'orifice de communication de la caisse avec les cellules mastoïdiennes.

Symptômes et diagnostic. — Le projectile peut s'arrêter dans le conduit auditif externe sans produire de lésion; mais le plus souvent il pénètre dans la caisse, directement de dehors en dedans, après avoir brisé le tympan et la chaîne des osselets; lorsque, toujours dans le tir perpendiculaire, le projectile passe en arrière du conduit auditif, il vient se loger dans l'apophyse mastoïde, en produisant un enfoncement de la paroi externe des cellules mastoïdiennes : s'il pénètre au delà, il se perd dans le cerveau, après ouverture du sinus latéral. Entrant dans le rocher, le projectile le fait éclater, et, si sa vitesse est assez grande, il peut encore broyer le temporal du côté opposé, et s'échapper à l'extérieur. Dans un cas de F.-G. Dennis, cité par Chauvel et Nimier, le choc causé par la balle, sur l'un des rochers, brisa l'autre par contre-coup.

Tantôt, au contraire, le coup de feu tiré à la face, en avant de la région temporale, peut briser dans son trajet antéro-postérieur le *maxillaire supérieur*, le *malaire*, la *branche montante de la mâchoire*, avant de venir léser une des parois de la caisse, le plus souvent la paroi mastoïdienne.

Otorrhagie et paralysie faciale, tels sont les deux symptômes importants qui, immédiatement, traduisent la fracture du rocher par coup de feu : leur valeur s'efface lorsque, dans des circonstances rares, il y a issue de matière cérébrale par l'oreille. *Perte de connaissance*, *écoulement de liquide labyrinthique*, *gêne des mouvements de la mâchoire inférieure*, *désordres de l'ouïe*, *toux incessante*, tels sont les autres symptômes qui peuvent accompagner les fractures du temporal par coup de feu; nous laissons de côté les lésions cérébrales.

Parmi les symptômes consécutifs, nous avons à étudier la suppuration du *foyer de la fracture* (car il s'agit de fractures ouvertes), les *hémorrhagies secondaires*, les *paralysies faciales tardives*.

Phénomènes primitifs. — L'*hémorrhagie immédiate* est constante, mais, à l'inverse des *hémorrhagies secondaires*, elle n'est jamais assez abondante pour nécessiter une intervention immédiate. Elle s'arrête spontanément, ou cède à un tamponnement; ce qui semble prouver que, dans ce cas, l'hémorrhagie prend sa source dans les artérioles du tympan, de la caisse ou du conduit auditif externe.

La paralysie faciale est complète ou incomplète, suivant le point où le facial a été atteint : dans la paralysie complète, l'orbiculaire des paupières, la luette, sont paralysés; la corde du tympan peut être blessée, de là une perversion du goût; mais cette recherche, qui n'a qu'un intérêt physiologique, est rendue toujours difficile par l'état grave du blessé.

La perte de connaissance n'est pas constante après les coups de feu de l'oreille. Terrier et Rollin ont cité le cas de blessés pouvant se tirer deux coups de revolver successifs, ou un dans chaque oreille, avant de tomber évanouis; mais la station debout n'est plus possible, ce qu'on explique par la douleur résultant de la déchirure du tympan, par les vertiges que cause l'hémorrhagie dans le labyrinthe, enfin par la commotion cérébrale. (Chauvel et Nimier.)

Lorsque le projectile a pénétré dans le crâne, il cause des désordres de contusion, de compression cérébrale, qui interviennent dans l'état grave du blessé.

La perte de l'ouïe succède constamment aux lésions du rocher. Lorsque le projectile est logé dans l'apophyse mastoïde, l'abolition de l'ouïe n'aurait existé que 3 *fois sur* 9 *cas* (Otis), 1 fois sur 10 (Rapport allemand, 1870-1871).

L'écoulement du liquide céphalo-rachidien est un symptôme exceptionnel dans les coups de feu de l'oreille; mais on peut assister à l'écoulement du *liquide labyrinthique* et, dans un cas même, Hagen put en faire l'analyse chimique.

Chauvel et Nimier ont insisté sur *la gêne des mouvements du maxillaire infé-*

rieur qui accompagne les coups de feu de l'oreille, raideur articulaire pouvant aboutir à l'ankylose complète ou incomplète de l'articulation temporo-maxillaire; le rapport presque immédiat de la cavité glénoïde avec le conduit auditif explique cette relation pathologique; nous avons nous-même plusieurs fois constaté cette gêne, qui peut résulter soit d'une lésion directe produite dans sa cause par le projectile, soit de la crainte de la douleur (déchirure du tympan) réveillée par les mouvements, soit enfin d'une propagation inflammatoire de l'oreille moyenne ou externe à l'articulation; le mécanisme est le même que celui par lequel une otite externe ou moyenne provoque un resserrement de la mâchoire [1].

Une toux sèche, incessante, est un symptôme que nous avons souvent constaté à la suite des coups de feu de l'oreille; cherchant l'interprétation de ce phénomène, nous pensons qu'on peut le rapporter à une lésion du filet auriculaire pneumogastrique.

Phénomènes consécutifs. — *La suppuration du foyer de la fracture* est l'accident à redouter: la propagation des accidents inflammatoires aux méninges, au cerveau, peut se faire par les fissures de la fracture; même en l'absence de ces fissures, l'otite traumatique infectieuse peut retentir sur l'encéphale, suivant un processus dont l'étude serait déplacée ici.

Les *hémorrhagies secondaires* constituent une *complication fréquente et grave* des coups de feu du rocher: Otis en signale 9 cas, et le Rapport allemand de la guerre de 1870-1871 en contient 7 observations. Ces hémorrhagies reconnaissent plusieurs causes: tantôt l'extraction tardive du projectile (Reverdin, Terrier), qui formait bouchon; tantôt la blessure d'un vaisseau par l'instrument extracteur. Les *hémorrhagies secondaires* spontanées sont dues à la destruction et à l'altération des tuniques de l'artère carotide interne, ou déterminées par la suppuration.

Bien moins graves sont les paralysies *faciales tardives*, *les vertiges*, *la perte d'équilibre*, *la chute sur le côté malade*, *les mouvements de manège*. Percy expliquait ces phénomènes par une exagération de la pression intra-labyrinthique, par compression de la balle arrêtée contre le tympan.

Pour Chauvel et Nimier, cette sorte de maladie de Ménière traumatique est probablement causée par une hémorrhagie du labyrinthe.

Pour Böttche et Bergmann, l'ensemble de ces symptômes traduit, non une lésion de l'acoustique, mais une blessure concomitante du cervelet.

Pronostic. — Pour établir le pronostic de ces blessures, il faut distinguer:

1° Les coups de feu limités à l'apophyse mastoïde;

2° Les coups de feu limités au rocher;

3° Les coups de feu de l'oreille, avec lésions cérébrales.

Si, dans les deux premiers cas, on voit les trois quarts des sujets guérir, la mort rapide est la règle, dans le cas *de contusion ou de compression cérébrale concomitante*.

[1] Nous observons en ce moment, à l'hôpital Laënnec, un malade qui, à la suite d'une otite moyenne, avec carie du rocher, présente du gonflement de l'articulation temporo-maxillaire, de la douleur, et un resserrement de la mâchoire, ne permettant pas l'écartement d'un demi-centimètre.

Traitement. — *a*. Désinfection du foyer. — *b*. Extraction des projectiles. — *c*. Traitement des complications.

Telles sont les trois indications qui se posent dans les coups de feu du rocher : *la désinfection du foyer*, *le traitement des complications*, ne comportent aucune discussion.

L'extraction des projectiles, au contraire, a donné lieu à des opinions divergentes, qu'on trouvera exposées dans une thèse récente (*De la non-intervention primitive dans les plaies pénétrantes du crâne, par balles de petit calibre*, G. Esprit. Paris, 1887) : nous sommes (*voy*. Soc. anat., 1888), avec Poulet, Peyrot, Berger (*Soc. de chir*., 10 novembre 1888, n° 3, t. XIV, p. 697), partisans de l'intervention primitive, lorsque le projectile est *situé dans la paroi* (plaie non pénétrante), ou *visible* et *accessible*, à quelques centimètres de profondeur (plaie pénétrante). Si le corps étranger, longtemps toléré, devient la source d'accidents, il faut intervenir *secondairement*. La recherche du projectile par l'appareil électrique, son extraction avec les instruments spéciaux, ne peuvent trouver place ici.

COUPS DE FEU DE L'ORBITE

Les projectiles peuvent intéresser le crâne et le cerveau, en passant par la *paroi interne ou supérieure de l'orbite*.

Du côté interne, la fragilité de *l'unguis*, de l'os *planum* de l'ethmoïde, et de sa lame criblée, facilitent la pénétration dans le crâne, du corps vulnérant.

Lorsque la balle atteint la *paroi supérieure de l'orbite*, elle perfore cette voûte près de son *rebord*, ou bien près du *sommet*; de là des lésions différentes du cerveau.

Symptômes et diagnostic. — Il est toujours difficile, au début, de se prononcer sur la pénétration du projectile dans le crâne, et sur l'existence d'une lésion cérébrale : il y a en effet plus de signes de probabilité que de signes de certitude.

Lorsque, dans une plaie de la paroi interne de l'orbite, une épistaxis abondante, de l'emphysème, viennent témoigner de la lésion de l'unguis, de l'ethmoïde, il est à craindre, en raison de la minceur de cette paroi, que la balle n'ait pénétré dans le crâne [1].

Le projectile, dans son trajet encéphalique, a pu léser un centre psychomoteur; de là une paralysie révélatrice du siège du projectile : c'était le cas d'un blessé dont nous avons rapporté l'histoire à la Société clinique (*Bulletins*, 1877, p. 187) : Paralysie corticale, hémiplégie faciale et monoplégie brachiale, causée par une plaie pénétrante du crâne (balle de revolver). Mort. Trépanation *post mortem*. Autopsie.

[1] Dans le cas de suppuration du trajet et du foyer de la fracture, et communication avec les fosses nasales, nous avons constaté dans le foyer purulent des oscillations rhytmiques, liées à l'inspiration et à l'expiration : il ne faudra pas confondre ces mouvements (et c'est l'erreur que nous avons vu commettre) avec les battements, les pulsations d'une collection cérébrale.

La perte de connaissance n'a pas non plus une valeur absolue, puisqu'on ne l'observe que dans 1/4 des cas.

L'examen, avec le doigt, du rebord de l'orbite, ou de sa voûte, peut fournir d'utiles renseignements ; de même encore l'exploration avec le stylet du trajet fistuleux, de façon à connaître sa direction, sa profondeur, à sentir les fragments de l'os, rendra de réels services.

Mais cette recherche, érigée en principe par Berlin, ne devra être faite qu'avec des instruments aseptiques et une main d'une légèreté extrême.

Trop souvent, les phénomènes de compression cérébrale, de contusion ou de méningo-encéphalite viennent révéler au chirurgien toute la gravité de ces lésions; ces accidents surviennent dans les premières heures de la blessure, ou bien ils éclatent après une période plus ou moins longue de calme, pendant laquelle le blessé avait repris ses habitudes.

Pronostic. — L'incertitude du diagnostic, la possibilité d'apparition d'accidents formidables, au milieu d'une santé en apparence normale, doivent rendre le pronostic absolument réservé.

Il y a cependant une différence à établir, entre ces fractures, suivant le siège : tandis que dans les fractures de la voûte, avec lésions du rebord orbitaire, la guérison est fréquente (16 guérisons sur 19 fractures, Berlin), même lorsque le cerveau a été mis à nu ou contusionné, la mort rapide est le plus souvent la conséquence de la pénétration de la balle près du sommet de l'orbite (41 décès sur 52 cas, Berlin).

La mort rapide résulte, dans ce cas, de lésions du cerveau ou de l'hémorrhagie intra-crânienne, par les artères cérébrales antérieures, communicante antérieure, sinus circulaire.

Lorsque la mort survient tardivement, elle reconnaît pour cause une méningo-encéphalite.

COUPS DE FEU DANS LA BOUCHE, COMPLIQUÉS DE LA FRACTURE DE LA VOUTE DU CRANE

Cette lésion s'observe, le plus souvent, à la suite de tentative de suicide : elle est exceptionnelle dans la chirurgie de guerre : on a cité, cependant, des exemples de combattants, *recevant une balle dans la bouche ouverte*.

« Quand, dit Legouest, l'extrémité du canon de l'arme est placée entre les lèvres, le coup de feu agit, en même temps par le projectile et par l'explosion de la poudre : la balle suivant directement sa marche, sort de la cavité buccale pour pénétrer dans le crâne.

« En pénétrant dans le crâne avec une vitesse suffisante, le projectile le fait sauter, et en même temps il n'est pas rare que la face elle-même éclate. On voit alors, outre la destruction du palais, les maxillaires supérieurs, disjoints sur la ligne médiane, déjetés latéralement, ainsi que les malaires, grâce à la fracture du squelette et des attaches zygomatiques. » (Chauvel et Nimier, p. 351.)

Dans les tentatives de suicide avec les armes de petite pénétration, la balle peut atteindre le crâne et le cerveau dans *trois régions, suivant la direction du canon et l'inclinaison de la tête.*

Lorsque le coup est tiré dans la bouche, le canon vertical et la tête renversée en arrière, le projectile perfore la voûte palatine et se loge dans l'ethmoïde ou le sphénoïde, après avoir fracturé les cornets ou la cloison : si la force de pénétration est plus grande, la balle arrive dans le cerveau.

La balle se loge dans le sinus sphénoïdal, ou le brise pour entrer dans le crâne lorsque, dans la même position de tête, l'arme a été dirigée plus en arrière.

On observe la perforation du voile du palais, et la blessure des étages temporal ou occipital du crâne, dans les cas où, la tête droite, l'arme est horizontalement dirigée.

Les *symptômes et les complications* de ces traumatismes sont variables suivant le siège.

Dans les fractures *orbito-ethmoïdales*, une *épistaxis abondante*, l'*écoulement continu du liquide céphalo-rachidien*, du *gonflement ecchymotique* des paupières et de l'*emphysème*, viennent attester les lésions *graves des fosses nasales*, l'*ouverture du réservoir antérieur du liquide céphalo-rachidien*, et le passage de l'air des fosses nasales, dans les paupières, par la fracture de la paroi interne de l'orbite [1].

Dans *les lésions sphénoïdales*, l'hémorrhagie abondante, par les fosses nasales, l'écoulement de sérosité céphalo-rachidienne, sont les symptômes principaux. La face est indemne. Du côté du cerveau, une hémorrhagie par l'artère carotide interne ou le sinus caverneux est à redouter; enfin, si le blessé survit, le chirurgien assiste à l'évolution d'un anévrysme artério-veineux, soit que ces troncs aient été lésés par une esquille ou par la balle elle-même (voy. *Tumeurs vasculaires des méninges*) ; c'est, dans ce cas encore, que les troncs nerveux (2, 3, 4, 6 paires) peuvent être compris dans le traumatisme.

Les *symptômes* qui accompagnent les lésions de l'étage moyen de la base du crâne ne sont autres que ceux de la fracture du rocher.

La thérapeutique est malheureusement impuissante en face de telles lésions, et rarement le chirurgien pourra saisir une indication d'intervention. A ce point de vue, les coups de feu de l'*orbite* et *de la bouche* diffèrent de ceux de l'*oreille*, dans lesquels la guérison spontanée s'observe, et la thérapeutique chirurgicale peut être efficace.

[1] Nous avons déjà raconté l'histoire de cet officier qui s'était tiré un coup de revolver dans la bouche (revolver d'ordonnance) : la voûte palatine offrait une perforation des plus nettes. A la racine du nez, se prolongeant vers les paupières, existait un gonflement ecchymotique considérable; du liquide séro-sanguinolent, fortement teinté, s'écoulait par l'ouverture antérieure des fosses nasales; le malade était en pleine connaissance, tranquillement assis sur son lit, nous racontant avec calme sa tentative de suicide : il nous montra alors de la matière cérébrale qu'il avait mouchée, des fragments de cornet et des débris d'ethmoïde, auxquels adhéraient des morceaux de circonvolution cérébrale; il avait placé lui-même sur sa cheminée ces pièces à conviction diagnostique. Moins de vingt-quatre heures après sa blessure, ce malheureux jeune homme succombait dans un état comateux.

§ III. — LÉSIONS TRAUMATIQUES DE L'ENCÉPHALE ET DES MÉNINGES

I

COMMOTION DE L'ENCÉPHALE

Bien définie au point de vue clinique, la commotion de l'encéphale a donné lieu à des controverses, au point de vue anatomo-pathologique.

Historique. — Pendant une *longue période*, qui s'étend d'Hippocrate à Ambroise Paré, l'*expression de commotion* caractérise une *lésion grave du cerveau*, mais de nature indéterminée : c'est dans ce sens que l'entendent Celse, Galien, Paul d'Égine, Béranger de Carpi.

En 1677, Boirel, dans son *Traité des plaies de tête*, tend à séparer la commotion des autres lésions de l'encéphale : *C'est une contusion faible* ou *médiocre* qui se fait, lorsqu'il *n'y a rupture d'aucune partie du cerveau*.

Cette distinction importante reparaît avec les travaux de Sabouraut et de J. Petit, et est définitivement adoptée par l'Académie de chirurgie : si, à cette époque, la commotion était différenciée de la compression du cerveau par des épanchements, la *contusion cérébrale* n'existait pas encore en tant qu'entité morbide, et c'est grâce aux travaux de Dupuytren et de Boyer que cette affection prit une place à part, à côté de la commotion et de la compression cérébrale.

L'anatomie pathologique de cette lésion restait cependant mal définie, obscure, à ce point que certains auteurs auraient volontiers rayé la commotion du cadre nosologique.

Mais, grâce aux travaux remarquables de Duret sur les traumatismes cérébraux, il est possible, à l'heure actuelle, de définir anatomiquement, et de caractériser par des symptômes propres, les différents traumatismes de l'encéphale.

Boirel, Traité des plaies de tête, 1677. — Fano, Mémoire sur la commotion cérébrale. *Mém. de la Soc. de chir.*, t. III, p. 163. — Chassaignac, Rapport sur le mémoire précédent. *Ibidem*, p. 209. — Ferry de la Bellone, Commotion du cerveau, au point de vue de la médecine légale. Thèse de Paris, 1864. — Follin et Duplay, t. III, p. 491. — Duret, Traumatismes cérébraux. Thèse de Paris, 1878. — Duplay, Leçons sur les traumatismes cérébraux. Delahaye et Lecrosnier. Paris, 1883. — Consulter aussi bibliographie Terrier in *Manuel de pathol. et de clin. chir.*, p. 171, t. II.

Étiologie. — La commotion peut être *directe* ou *indirecte*. *Directe*, elle est le résultat des traumatismes variés qui peuvent s'exercer sur le crâne. *Indirecte*, elle survient à la suite de chutes, dans lesquelles la violence est propagée au crâne par la colonne vertébrale (chute sur les pieds, les genoux ou les fesses), ou par les os de la face.

Symptômes. — Il y a trois degrés dans la commotion de l'encéphale : la *forme légère*, la *forme grave*, la *forme foudroyante*.

Follin et Duplay ont bien tracé les symptômes de ces différents degrés de la commotion cérébrale. Nous leur empruntons la description suivante :

« 1. *Commotion légère.* — A la suite d'un coup, d'une chute, le blessé éprouve des éblouissements, des sensations subjectives de lumière, des tintements d'oreilles, un étourdissement ou une hébétude passagère. Pendant quelques instants, il a perdu conscience de lui-même; ses forces défaillent, ses jambes fléchissent, il est sur le point de tomber; la face pâlit subitement, la respiration s'arrête un moment. Puis, au bout de quelques secondes, de quelques minutes, plus rarement au bout d'un quart d'heure ou d'une demi-heure, le blessé revient à lui, sans garder le souvenir de l'accident dont il vient d'être victime, quelquefois même sans pouvoir se rappeler les circonstances qui l'ont immédiatement précédé. Le plus généralement, le malade revenu à lui ne conserve aucun malaise, à part un peu de lourdeur de tête, de fatigue générale, d'inaptitude au travail, phénomènes qui se dissipent au bout de quelques heures. Dans ces circonstances, on dit qu'il y a eu commotion cérébrale légère.

« 2. *Commotion foudroyante.* — De cette forme nous ne dirons que quelques mots : Le sujet tombe privé de sentiment et de mouvement, il est dans le coma, et la résolution complète, insensible à toute excitation. Le pouls est d'une faiblesse extrême; la respiration s'effectue à peine; les urines et les matières fécales sont évacuées instantanément; la peau est froide et pâle; enfin la mort arrive promptement par une sorte d'extinction graduelle de l'artère du poumon et du cœur. On a signalé, dans quelques observations, des mouvements convulsifs, mais il y avait, dans ce cas, des lésions de contusion miliaire dans l'encéphale.

« 3. *Commotion grave.* — Entre les deux degrés extrêmes qui constituent la commotion légère et la commotion foudroyante, il existe une foule d'intermédiaires qu'on peut comprendre sous le titre de commotion grave.

« Le blessé tombe sans proférer une plainte, sans pousser un cri. Il reste sans mouvement et privé de connaissance. La résolution musculaire est complète; les membres soulevés retombent lourdement. L'intelligence ne peut être éveillée par aucun excitant; la face est pâle et sans expression, mais les traits immobiles conservent leur régularité, et ne sont nullement déviés; les paupières abaissées recouvrent le globe oculaire, qui est fixe, immobile et brillant; les pupilles sont généralement dilatées et immobiles à la lumière.

« Les sensibilités générales et spéciales sont abolies; la peau est froide, l'ouïe ne perçoit aucun son; les odeurs les plus pénétrantes sont sans action sur la pituitaire; les impressions lumineuses paraissent nulles.

Les boissons qu'on introduit dans la bouche ne sont pas avalées et s'écoulent de chaque côté des commissures labiales. Une partie des matières alimentaires de l'estomac peut être rejetée au dehors, plutôt par régurgitation que par un véritable vomissement. Les sphincters du rectum et de la vessie laissent échapper les matières fécales et l'urine. Quelquefois la chemise du malade est tachée par du sperme éjaculé au moment de l'accident.

« Avec cet ensemble de symptômes, la respiration et la circulation s'exécutent régulièrement, mais les fonctions sont en quelque sorte réduites à leur minimum d'énergie. Le blessé respire si faiblement que c'est à peine si la poitrine se soulève, et la respiration est presque exclusivement diaphragmatique.

Le pouls est mou et dépressible, mais il est surtout d'une excessive lenteur; on l'a vu tomber à 20 pulsations, mais généralement il bat 40 à 60 fois par minute. Ce ralentissement du pouls dans la commotion est un symptôme très important.

« Les phénomènes de la commotion suivent une marche variable suivant les cas. Il n'est pas rare de voir, au bout de quelques heures, les accidents perdre de leur intensité. Le coma est moins profond; on peut, à l'aide d'une vigoureuse excitation, en pinçant ou secouant énergiquement le malade, le faire sortir de sa torpeur, au moins pour quelques instants. Il prononce quelques mots inarticulés, fait entendre quelques cris plaintifs, ou quelques grognements témoignant que les excitations sont perçues désagréablement, et souvent même il cherche à s'y soustraire en éloignant le membre d'un point d'où vient l'excitation, ou en repoussant avec la main l'agent de cette excitation. Mais il retombe dans le coma dès que cesse la stimulation. Boyer cite l'exemple d'une femme qui accoucha dans cet état, sans en avoir conscience. Au lieu de se manifester dans les quelques heures qui suivent l'accident, cette amélioration peut se faire de suite.

« Lorsqu'il n'existe aucune complication, telle que contusions, épanchements, etc., qui peuvent enlever le blessé, on voit revenir graduellement, mais presque toujours avec une grande lenteur, la sensibilité, la motilité et l'intelligence. Généralement, les facultés intellectuelles sont plus lentes à se rétablir que les fonctions motrices et sensitives, ce qui concorderait assez bien avec l'opinion des auteurs qui assignent comme siège de la commotion cérébrale la substance grise des hémisphères.

« Les sensibilités générales et spéciales reprennent de plus en plus leur acuité normale; les mouvements, d'abord bornés et incertains, deviennent plus étendus et mieux assurés. Le blessé, tout en restant hébété, commence à répondre lorsqu'on l'interroge, d'abord par monosyllabes, et d'une façon plus ou moins obscure; puis ses réponses sont plus intelligentes, plus complètes. La mémoire surtout semble lui faire défaut; il ne se rappelle ni son nom, ni sa demeure. Si on le presse de questions, on le voit se recueillir, contracter les traits de son visage, comme pour faire un effort, pour retrouver dans sa mémoire ce qu'on lui demande, puis, comme si cet effort lui était pénible, il abandonne presque immédiatement cette recherche, et retombe dans son état d'hébétude et de somnolence.

« La déglutition, qui était impossible dans les premières heures, commence à s'effectuer, mais il faut que les boissons soient versées au fond de la bouche, et provoquent des mouvements de déglutition par action réflexe : aux évacuations involontaires des matières fécales, succède la constipation, et à l'incontinence d'urine, la rétention, dont il faut avoir soin de rechercher l'existence dans les traumatismes de la tête, afin de vider la vessie par le cathétérisme.

« La lenteur est, avons-nous dit, l'un des caractères généraux de l'amélioration dans les symptômes de la commotion. Il faut ajouter que cette amélioration n'est nullement régulière dans sa marche, qui présente, suivant les individus, une foule d'anomalies ou de particularités curieuses.

« Certains sujets effectuent des actes dont ils n'ont pas conscience : les uns se lèvent pour satisfaire leurs besoins, et vont se recoucher dans un lit étranger, qu'ils prennent pour le leur; les autres jettent à terre un objet qu'ils croient placer sur un meuble.

« Quelques blessés, ayant recouvré à peu près complètement l'intégrité de leurs fonctions, conservent de la céphalalgie ou éprouvent, dès qu'ils sont debout, ou qu'ils se penchent en avant, des vertiges, des étourdissements tels qu'ils sont sur le point de tomber. Quelques-uns conservent une faiblesse musculaire qui ne cesse qu'au bout d'un temps assez long.

« Mais ce sont principalement les facultés intellectuelles qui présentent les troubles les plus persistants et les plus variés. La plupart des malades n'ont pas gardé la mémoire de leur accident; quelques-uns ont perdu complètement la mémoire d'une langue étrangère, ou de certains noms qu'ils remplacent par d'autres, sans s'en apercevoir. D'autres, semblables aux vieillards, ne se rappellent que les faits récents, ou ceux qui se sont passés dans leur enfance. Toutefois, on doit admettre que, à moins de complications, le retour à l'intégrité de l'intelligence est de règle pour la commotion cérébrale » (Duplay, *Traité de path. externe*, t. III, p. 494, 493 et 495.)

Diagnostic. — (Voy. *Le diagnostic des fractures du crâne, de la contusion, de la compression cérébrale.*)

Anatomie et physiologie pathologique de la commotion cérébrale. — L'incertitude qui a régné longtemps au sujet de la pathogénie de la commotion cérébrale provient de *la rareté des autopsies*, du *défaut de nos connaissances de physiologie cérébrale*, permettant de rattacher le symptôme à la lésion. Les traumatismes cérébraux sont le plus souvent associés, et pas plus en clinique que dans l'expérimentation, le type de la commotion ne se présente à l'état de pureté : de là encore, des difficultés que n'avaient pu démêler les nombreux expérimentateurs, jusqu'au jour où notre distingué compatriote Duret a substitué à toutes les hypothèses émises, une doctrine basée sur l'étude de la physiologie pathologique de l'encéphale, par l'observation et l'expérimentation.

Avant d'exposer en détail les travaux de Duret sur ce sujet, il est bon de rappeler, sous une forme concise, les nombreuses théories régnantes jusqu'à ce jour sur le mécanisme de la commotion cérébrale; on peut les classer sous cinq chefs :

1. Théorie du *tassement du cerveau* (Littre), de l'*ébranlement moléculaire* (Gama), rééditée par W. Kock et W. Filehne (*Archiv. für klin. Chirurgie*, t. XVII, 2e, f. 190), qui attribuent les phénomènes de la commotion à l'ébranlement direct de tous les centres encéphaliques, produisant la diminution et la suspension de toutes les fonctions du cerveau.

2. Théorie *de la contusion cérébrale* (apoplexie capillaire), (Blandin, Sanson, Nélaton, Chassaignac). Épanchements de la base du cerveau (Fano), et autour du bulbe.

3. Théorie de *la compression passagère du cerveau* (Stromeyer).

4. Théorie *des troubles vasculaires*, (*anémie artérielle*) suivie d'une stase veineuse (Fischer, Kœnig) ; ischémie subite de la totalité ou d'une partie du cerveau (Follin et Duplay).

5. Théorie de l'*hémorrhagie rachidienne* (Deville).

Pour M. Duret, la commotion cérébrale *est produite par le choc céphalo-rachidien, sur le plancher du 4e ventricule, dans sa portion bulbaire.*

En effet, d'expériences très bien conduites, il conclut que sous l'influence de la pression considérable subitement exercée à la surface des hémisphères cérébraux, le liquide céphalo-rachidien contenu dans les ventricules latéraux est chassé rapidement, à travers l'aqueduc de Sylvius dilaté et déchiré, dans le 4e ventricule, et que celui-ci, distendu outre mesure et ne présentant à cette invasion liquide qu'un orifice d'écoulement trop petit, *éclate.*

Or ce 4e ventricule, dans sa portion bulbaire, est le centre de la vie cardiaque et pulmonaire; c'est là que se trouvent les noyaux d'origine du nerf *pneumo-cardio-gastrique*, et que sont contenues les fibres qui mettent en relation les centres intellectuels avec le monde extérieur.

Duret ayant produit ces lésions bulbaires par l'injection d'un liquide coagulable à la surface d'un hémisphère, il fallait démontrer leur possibilité à la suite des traumatismes sur la calotte crânienne.

Le crâne étant dépressible et élastique, comme nous l'avons établi déjà, il se produit au point percuté *un cône de dépression*, tandis qu'à l'extrémité opposée de l'axe de percussion, il se produit *un cône de soulèvement.*

Cette pression osseuse se transmettant à l'encéphale, qui est incompressible, a pour effet de produire un excès de tension du liquide *céphalo-rachidien*, de le déplacer, de le refouler de la périphérie de l'encéphale vers la fente de Bichat, les ventricules latéraux, et par l'aqueduc de Sylvius, vers le 4e ventricule et le canal central de la moelle, qui sont des voies naturelles de dégagement.

Les lésions produites par le refoulement du liquide céphalo-rachidien, ne sont autres que celles de la contusion cérébrale (déchirure des capillaires, allant depuis l'état sablé, les foyers miliaires, jusqu'aux foyers hémorrhagiques à la surface et dans l'épaisseur de la substance cérébrale (surtout bulbaire) : l'intensité du choc commande le degré des lésions.

Les foyers de contusion cérébrale siègent dans des points déterminés; on les trouve au cône de dépression, au cône de soulèvement, puis, sous l'influence DU FLOT DE PERCUSSION qui fait irruption dans le 4e ventricule, il se produit des foyers hémorrhagiques à la surface et dans l'épaisseur du bulbe.

Pour rendre irréfutable cette doctrine du mécanisme de la commotion cérébrale, il fallait démontrer que les symptômes cliniques de la commotion se trouvent en correspondance exacte avec les lésions observées; cette relation étroite a pu être établie pour la perte des fonctions de l'encéphale, pour les troubles de l'intellect, des mouvements, de la sensibilité, l'arrêt brusque du pouls, de la respiration, les troubles de la calorification, etc.; mais cette démonstration d'ordre essentiellement physiologique ne saurait trouver place ici (voy. Duplay, *Leçons sur les traumatismes cérébraux*, p. 9 et 10).

Traitement. — Les indications du traitement varient suivant le degré de la commotion encéphalique. Dans la *forme légère*, le retour à la santé s'effectue rapidement et spontanément, mais il faut soumettre le blessé, pendant les jours qui suivent, à *un isolement* et à un *repos physique et cérébral absolus*; sans ces précautions, la lourdeur de tête, la fatigue intellectuelle persistent, et des phénomènes de méningo-encéphalite pourraient éclater ([1]).

Dans la *forme grave*, la perte de connaissance, la faiblesse de la respiration et le ralentissement de la circulation seront combattus par des excitants sur *la peau*, sur la *muqueuse des voies aériennes*, des *dérivatifs sur le tube intestinal*, et à l'intérieur, des *stimulants*. Si la déglutition est impossible, il faudra donner des lavements alimentaires. Les émissions sanguines nous semblent contre-indiquées.

Mais il faut convenir que cette thérapeutique est bien incertaine, et qu'elle sera presque toujours impuissante dans les lésions étendues du plancher du 4e ventricule.

II

CONTUSION DE L'ENCÉPHALE

L'attrition de l'encéphale peut être le résultat de l'introduction d'un agent vulnérant à travers un orifice naturel ou une solution de continuité osseuse ; il s'agit, dans ce cas, d'une *véritable plaie contuse de l'encéphale* qu'il ne faut pas confondre avec la *contusion de l'encéphale* qui se manifeste, sans introduction de corps étranger, dans l'*épaisseur de la pulpe cérébrale*.

Cette confusion entre la plaie contuse et la contusion simple de l'encéphale, a été faite par Bergmann, mais les pathologistes français, au contraire, se sont attachés à établir la différence qui devait séparer ces deux ordres de lésions.

Duplay fait remarquer que tandis que la commotion cérébrale est bien connue cliniquement, mais offre des obscurités anatomo-pathologiques, la contusion cérébrale a des lésions anatomiques bien définies, à côté d'une symptomatologie incertaine.

C'est à Dupuytren que revient l'honneur d'avoir séparé la contusion cérébrale de l'encéphale de la commotion et de la compression cérébrales.

L'attrition de la substance encéphalique qui constitue la contusion cérébrale, s'observe à la suite des traumatismes cérébraux, avec ou sans fracture du crâne. Cette contusion *est directe*, lorsqu'elle siège au point même qui a supporté le traumatisme ; elle est *indirecte* dans le cas contraire. Nous avons déjà montré, en étudiant les lésions anatomo-pathologiques des fractures du crâne, la fréquence de la contusion encéphalique, tant *directe qu'indirecte*, et établi les lois qui relient l'*attrition cérébrale* indirecte à la fracture.

D'après Duplay, la contusion cérébrale indirecte ne serait pas toujours localisée à l'opposite de la fracture, mais disséminée dans la presque totalité de l'encéphale ; à ce degré, la contusion est dite *générale diffuse*.

Anatomie pathologique. — A son degré le plus simple (1er degré) la contusion est caractérisée par le *sablé*, le *piqueté hémorrhagique :* il existe, à

([1]) Von Bergmann (*Transport der Kopfverletzungen. Deutsche Chir. de Billroth et Lucke*, t. XXX, p. 105), Beck, Lucke et Fischer ont bien montré le danger qu'on fait courir aux blessés de tête en les transportant ou en les évacuant.

la surface des circonvolutions, un grand nombre de petits points rouges répondant à autant de petits vaisseaux dilatés, et constituant souvent par leur réunion une tache plus ou moins étendue d'une coloration rosée ou rouge. A la coupe ces vaisseaux sont dilatés, flexueux, mais non rompus.

Cette altération, fréquente dans la substance grise, est plus rare dans la substance blanche, vu sa moindre vascularisation. La pie-mère présente dans la partie correspondante à cette hypérémie localisée une coloration plus intense, parfois même quelques ecchymoses miliaires (apoplexie capillaire).

« Lorsque la contusion a été plus violente (2e degré), les vaisseaux hypérémiques se rompent, et l'on aperçoit, disséminés au sein de la substance nerveuse et plus particulièrement dans la substance corticale, de petits caillots sanguins, gros comme des têtes d'épingle ou des grains de millet. Ces petits épanchements, généralement confluents, donnent lieu à des plaques rouges ou brunes, de forme et d'étendue variables, mais ne dépassant pas, en général, quelques centimètres de superficie. Ces plaques, d'une coloration uniforme quand les épanchements qui les forment sont très confluents, ne sont pas uniques; on peut en voir un certain nombre, voisines les unes des autres, et séparées par des portions de cerveau en apparence saines ou tachetées d'un piqueté sanguin. Ici, au microscope, les vaisseaux sont rompus, et l'on constate que l'ouverture de section est souvent oblitérée par un petit caillot rouge, derrière lequel le vaisseau présente une dilatation ampullaire assez prononcée. Entre les parois et la gaine lymphatique il y a du sang épanché. La pie-mère, à ce degré, présente des lésions plus marquées; ce sont des ecchymoses plus ou moins étendues, rappelant quelquefois la teinte du carmin, mais ayant plus souvent une coloration brune plus ou moins foncée. Au-dessous d'elle, il y a du sang dans les espaces qui séparent les circonvolutions (*rivi*).

A un degré plus intense encore (3e degré), la contusion consiste en un broiement d'une portion plus ou moins considérable de l'encéphale, réduite en une bouillie d'un rouge brun, lie de vin, mélange informe de matière cérébrale, de vaisseaux déchirés et de sang épanché. La forme et l'étendue de ces foyers de contusion varient d'une érosion superficielle au broiement de tout un lobe ou d'un hémisphère entier. Les parois de ces foyers sont irrégulières, déchiquetées, pénicillées et criblées de petits épanchements miliaires. Un filet d'eau enlève une partie du contenu des foyers, des parois desquels s'élève, sous l'eau, un chevelu composé de filaments plus ou moins longs. La paroi, à quelque distance, est ramollie et colorée en jaune. Au niveau du ou des foyers, la pie-mère, déchirée, est infiltrée de sang; au-dessous, du sang est épanché, entre les circonvolutions, sous les *flumina* et les *lacs* sous-arachnoïdiens. La dure-mère est habituellement décollée du crâne, parfois déchirée. » (Duplay, *Leçons sur les traumatismes cérébraux*, p. 15.)

Bergmann a signalé l'existence de déchirures véritables du tissu encéphalique, déchirures offrant l'aspect de fentes et de fissures plus ou moins étendues; nous avons plusieurs fois rencontré ces lésions.

Le lieu de ces lésions est important à spécifier, à la surface de l'encéphale ou dans son épaisseur.

La contusion affecte de préférence certaines parties de l'encéphale, telles que les lobes antérieurs, les cornes sphénoïdales, les parties latérales des lobes qui répondent à la région temporo-pariétale. Ces lésions siègent le plus souvent à la partie la plus convexe des circonvolutions. Elles sont superficielles en général : le piqueté et les taches vont en s'atténuant, à mesure qu'on pénètre dans l'épaisseur du cerveau ; cependant on les retrouve quelquefois dans la substance blanche, et Duplay possède un certain nombre de faits où la lésion occupait les parties profondes, le corps strié, le corps calleux, le centre ovale, etc.

Le cervelet, le bulbe et la protubérance sont rarement atteints (Fano, Prescott Hewet) ; toutefois on a noté l'existence de contusions du bulbe (Waters), de la protubérance (Boinet, Beck, etc.), du cervelet (Blandin). Dans ces circonstances, il est vrai, les lésions diffèrent un peu de celles des hémisphères, en ce sens, qu'on constate souvent l'existence d'épanchements sanguins multiples, et parfois des déchirures de la substance blanche (Waters).

Que deviennent les foyers de la contusion cérébrale?

La contusion au premier et au deuxième degré peut guérir, s'il ne coexiste pas une lésion des méninges, devant aboutir à une méningite plus ou moins généralisée.

Les foyers de contusion peuvent subir diverses transformations : tantôt ils sont résorbés comme le sont les foyers d'hémorrhagie cérébrale ; tantôt ils se transforment en kystes (Rindfleisch, Balfour), à parois lisses, tomenteuses ou aréolaires, et semblables à la surface interne de la vésicule biliaire. Ces kystes, généralement superficiels, recouverts par les méninges adhérentes au crâne, contiennent un liquide séreux, trouble, floconneux (Duplay).

Mais le plus souvent ces foyers aboutissent à une transformation purulente, avec méningo-encéphalite mortelle.

Physiologie pathologique. — Quel est le mécanisme de l'attrition encéphalique, dans la contusion directe et indirecte?

Dans la contusion directe, avec solution de continuité osseuse, l'agent vulnérant, qui produit l'enfoncement du crâne, désorganise en même temps la substance cérébrale.

Lorsqu'il n'existe pas *de fracture du crâne*, le choc paraît se transmettre directement à l'encéphale, en déprimant temporairement la paroi osseuse ; cette dépression, évidente pour les expérimentateurs, détermine, en outre, le décollement de la dure-mère sous-jacente (Terrier).

La *contusion indirecte*, plus difficile à saisir, était expliquée par un déplacement de *la totalité* de l'encéphale qui, frappée dans un point, vient heurter, en un autre point, la surface interne du crâne, jusqu'au jour où Duret *a imaginé et démontré*, dans son étude sur les traumatismes cérébraux, la théorie du *choc céphalo-rachidien*.

En étudiant la commotion cérébrale, nous avons longuement exposé les opinions de Duret ; il suffit de rappeler ici que les *foyers de contusion se trouvent là où le choc a produit un cône de dépression* (foyer direct) ; ensuite à *l'extrémité opposée de l'axe de percussion, au cône de soulèvement* (foyer indirect).

Quelle différence y a-t-il donc entre la commotion et la contusion cérébrale au point de vue du mécanisme?

Elle est nulle, car les lésions pathologiques de la commotion et de la contusion sont engendrées toutes deux par le déplacement du liquide céphalo-rachidien.

Mais les différences entre ces deux états, pourrait-on dire, sont créées par l'*intensité du choc*, et *le siège des lésions*.

Dans la commotion cérébrale, le choc n'a pas été suffisant pour amener de *lésions des circonvolutions*, mais le reflux du liquide *céphalo-rachidien* a produit des déchirures ventriculaires (plancher du 4e ventricule). La contusion cérébrale succède à un traumatisme violent et localisé, et les *foyers directs ou indirects* siègent au niveau ou dans l'épaisseur des circonvolutions : ils sont corticaux. Pour résumer notre pensée, nous dirons que *commotion* et *contusion* sont engendrées par *des foyers*, *des déchirures vasculaires grandes ou petites*, mais que dans la commotion les lésions sont *ventriculaires*, tandis qu'elles sont *corticales dans la contusion*. Voilà pourquoi ces lésions coexistent presque toujours à l'autopsie et se retrouvent cliniquement.

Duplay envisage autrement que nous le faisons la parenté entre ces deux états; pour lui, « il n'existe entre la commotion et la contusion de l'encéphale que la différence, de moins à plus, dans la violence du choc, lequel, dans le premier cas, détermine seulement une modification de calibre dans les vaisseaux, et qui les rompt, dans le second. Entre les deux, se trouvent les états intermédiaires décrits sous le nom de *commotion* ou *contusion diffuse généralisée* » ; il propose de dire que « la contusion commence, quand, par la violence du choc, une rupture vasculaire s'est produite », tandis qu'il applique le nom de commotion « à ces cas dans lesquels les vaisseaux sont simplement resserrés, puis dilatés, sans être rompus. Et ces deux états, si longtemps confondus, coexistent forcément, dans la majorité des cas dits de contusion, puisque la contusion n'est que l'exagération des effets de commotion. » (Duplay, *loc. cit.*, p. 18.)

Symptômes. — La contusion cérébrale ne se traduit par des symptômes *primitifs* que lorsque le foyer *siège dans certains points déterminés de l'encéphale* (localisations cérébrales).

En dehors de ces cas particuliers, la contusion cérébrale peut échapper cliniquement, jusqu'au quatrième ou cinquième jour; à ce moment, la méningo-encéphalite éclate, et *les phénomènes secondaires*, après une période de silence, révèlent l'existence de la contusion cérébrale.

Telle est la formule concise de la physionomie clinique de cette affection; elle met d'accord des pathologistes dont l'opinion a longtemps varié à ce sujet.

Dupuytren, qui traça le premier l'histoire symptomatique de la contusion, et Sanson, professaient qu'il n'existait pas de signes primitifs propres à l'attrition du cerveau, et qu'on ne pouvait en soupçonner l'existence que par le développement de l'encéphalite traumatique. Plus tard, Sanson revient sur sa première opinion, et admet des signes immédiats. Nélaton, les auteurs du *Compendium*, Bauchet, dans sa thèse de concours, décrivent des phénomènes primitifs : la *perte de connaissance*, *l'agitation continue*, *la respiration lente, profonde*, *non stertoreuse*, *la contraction d'une pupille*, *les mouvements spasmodiques des lèvres*, ou *des muscles de la face*, traduisaient, pour les auteurs que nous venons de citer, la symptomatologie de la contusion cérébrale.

Revenant à la formule que nous avons acceptée, quels sont les cas dans lesquels la contusion cérébrale se traduit par des phénomènes primitifs? C'est une *question de siège*.

Les travaux de Broca, les découvertes de ces dernières années sur les localisations cérébrales, et auxquels se rattachent les noms de Fritsch, Hitzig, Ferrier, Carville et Duret, Burdon Sanderson, Hughlings Jackson, Charcot, etc., ont permis de diviser l'écorce cérébrale en un certain nombre de départements, de fonctions différentes, dont la lésion se traduit par une *symptomatologie toujours la même*. Que le foyer de la contusion cérébrale siège sur un de ces centres, dont nous déterminerons la situation exacte dans le chapitre consacré *à la topographie cranio-cérébrale*, et l'on pourra constater des symptômes *primitifs*, tels que l'*aphasie* (lésion de la circonvolution de Broca), une *paralysie corticale*, une *hémiplégie faciale* (lésions destructives au voisinage de la ligne rolandique).

Si la contusion est au premier degré, si ces centres sont exaltés, excités, au lieu d'être détruits, des phénomènes de *contracture* traduisent la lésion : contractures partielles des membres, des muscles de la face, des lèvres, de la langue, déviation des yeux, nystagmus, que Sanson avait déjà bien observé.

Ainsi donc *paralysie*, *convulsion*, *contracture localisées*, manifesteront le siège de la lésion, dans la zone psycho-motrice, et traduiront même son degré : il est même permis d'espérer, avec Duplay, que, dans quelques années, grâce aux progrès qu'impriment à cette doctrine des localisations l'observation pathologique et l'expérimentation, on pourra faire le diagnostic certain et précis de la contusion de l'encéphale, dès son début, et dans la majorité des cas.

Le foyer de contusion peut siéger dans les ganglions centraux, intéresser la capsule interne ou externe, et donner lieu à un hémiplégie *sensitive* ou *motrice*, dont le siège anatomique sera précisé.

En dehors de ces localisations de la contusion encéphalique donnant lieu à des phénomènes *primitifs*, l'attrition cérébrale ne peut être soupconnée, jusqu'au quatrième ou cinquième jour, où éclatent des symptômes de méningo-encéphalite (délire, convulsion, fièvre, paralysie, qui emportent le blessé); cette complication est due à la transformation du foyer en abcès, et à la méningite consécutive.

Diagnostic. — Le diagnostic de la contusion encéphalique n'est jamais simple; elle se compliquera toujours d'un état de commotion, qui en masque les symptômes. Il ne faut pas oublier que commotion et contusion sont engendrées par la même cause génératrice; que leurs lésions sont les mêmes; qu'un rien les sépare, une question de *degré* et *de siège* du foyer de contusion.

On a cherché à faciliter le diagnostic de la contusion cérébrale, en s'appuyant sur l'examen ophthalmoscopique. Tandis que les altérations du fond de l'œil seraient nulles dans la commotion, dans la contusion, au contraire, on observerait de la congestion, de l'œdème de la papille ou de la rétine (Bouchut [1]). Ces assertions ont été contestées par Panas [2], qui, avec Schwalb, les croit liées

(1) Bouchut, Acad. des sciences, 12 juillet 1875.

(2) Panas, Académie de médecine, 22 février 1876. — « Tout ce qu'on peut affirmer dans l'état actuel de nos connaissances, c'est que la stase papillaire indique la présence d'un liquide épanché dans les méninges. »

à un épanchement séreux ou sanguin dans la gaine du nerf optique, et non à une lésion de la masse cérébrale (Terrier).

L'*irritation des nerfs de la dure-mère* peut donner lieu, dans les traumatismes du crâne, à des symptômes qui rappellent ceux de la contusion cérébrale.

L'irritation de la dure-mère entraîne des troubles réflexes, moteurs, sensitifs, vasculaires (Marshall-Hall, Dalton, Carville et Duret). Duret et Bochefontaine ont même obtenu des mouvements de tel ou tel groupe musculaire, suivant qu'ils excitaient la dure-mère dans *sa partie antérieure* (mouvements dans les paupières et les muscles de la face), dans *sa zone moyenne* (oreille et cuir chevelu), ou dans *sa partie postérieure* (muscles sous-hyoïdiens et de la nuque).

« On voit quelquefois, dans les jours qui suivent un traumatisme cérébral, quelquefois dès le lendemain, apparaître des *contractures* : ces contractures siègent tantôt du même côté que la lésion, tantôt du côté opposé; elles sont diffuses, et n'ont jamais la localisation des contractures qui apparaissent dans les traumatismes cérébraux. Il paraît résulter des expériences de Duret (résection d'une portion étendue de la dure-mère, excitation de l'écorce sous-jacente, les contractures généralisées ne surviennent plus), que les contractures sont bien dues à l'excitation des nerfs de la dure-mère.... il existe quelques observations cliniques qui ne permettent plus de doute à cet égard. » (Duplay, *Leçons sur les traumatismes cérébraux*, p. 12.)

Traitement. — Il faut prévenir la méningo-encéphalite : une médication dérivative, des applications du froid sur la tête (vessie de glace), des sangsues appliquées aux apophyses mastoïdes, et remplacées au fur et à mesure qu'elles se détachent, suivant la méthode de Sanson, trouvent ici leur application. Répétons, encore une fois, que le blessé doit garder le repos absolu et être soustrait à toutes les causes d'excitation.

V. Horsley (*Congrès médical de Berlin*, Amt. 1890) a pratiqué la trépanation dans le cas de contusion cérébrale : « Quelle soit récente, ancienne, ayant causé une cicatrice, qu'il existe une fracture et un enfoncement, la contusion expose à la paralysie, à l'épilepsie, à l'aliénation mentale : il faut, dans ces cas, ouvrir largement la dure-mère, déterger les caillots, et remettre la rondelle osseuse en place. »

Sur 3 blessés atteints de contusion cérébrale et trépanés, V. Horsley a obtenu 2 réunions immédiates et a perdu un opéré de Shock.

III

COMPRESSION CÉRÉBRALE

Une esquille osseuse, un corps étranger enfoncé dans le crâne, un épanchement sanguin intra-crânien, une tumeur cérébrale, etc., etc., rétrécissent la capacité crânienne.

La pression extérieure qui en résulte a pour objet de supprimer la circulation locale ou de la diminuer et d'aplatir la substance encéphalique (sans altération de la pulpe cérébrale sous-jacente), aux dépens de ses cavités et du liquide céphalo-rachidien; c'est la *compression cérébrale.*

L'ischémie cérébrale, le tassement des éléments nerveux, le resserrement des cavités ventriculaires et le refoulement du liquide céphalo-rachidien, constituent un ensemble d'altérations fonctionnelles qui s'accompagnent de troubles variables, suivant le degré de la compression et le point sur lequel elle porte.

Historique. — La doctrine de la compression du cerveau et des accidents consécutifs, a été établie par J.-L. Petit et l'Académie de chirurgie. Elle fut d'abord acceptée sans conteste, et on la retrouve entière dans les ouvrages classiques du commencement de ce siècle. Elle eut bientôt à subir les assauts de Serres, de Desault, de Gama. Malgaigne, se basant sur des expériences discutables, arriva à la nier. On attribua alors à la commotion, à la contusion cérébrale et à la méningo-encéphalite, l'ensemble des troubles produits par la compression cérébrale.

Une expérimentation mieux conduite, une connaissance plus approfondie des fonctions cérébrales, ont permis de conserver à la compression cérébrale sa place dans l'histoire des traumatismes de l'encéphale.

Panas, Duplay, Leyden, Pagenstecher, Dalton et Bochefontaine n'ont pas peu contribué à cette *réhabilitation.*

L'histoire de la compression cérébrale est entièrement liée à celle des épanchements sanguins intra-crâniens, mais comme on peut l'observer dans d'autres conditions (esquilles, tumeur cérébrale, corps étrangers, collections purulentes), il faut, à l'exemple de Duplay, décrire à part l'anatomie et la physiologie pathologique de cette affection.

Pour saisir l'importance des déformations encéphaliques, consécutives à la compression cérébrale, il suffit de jeter les yeux sur les planches que M. Duret a empruntées à Pagenstecher; sur deux figures qui reproduisent des compressions exercées à la surface du cerveau d'un chien, par des injections de 3 à 4 centimètres de cire entre la dure-mère et les os, on peut voir une masse ovoïde de 1 centimètre d'épaisseur « diminuant de 1 centimètre la longueur du rayon qui part du point qu'elle occupe et qui va de la voûte à la base du crâne. Cette diminution est relativement considérable, car ce rayon sur le crâne d'un chien mesure à peine 4 à 5 centimètres. Aussi trouve-t-on dans ces conditions, l'hémisphère cérébral très affaissé, la cavité des ventricules est effacée; le bulbe aplati plus ou moins sur la gouttière basilaire; l'artère basilaire et ses branches sont elles-mêmes comprimées. Dans ces conditions, la circulation dans le bulbe est gênée, non-seulement parce que la tension intra-crânienne s'est élevée par suite de la diminution de la capacité du crâne, mais encore, parce que le bulbe comprimé directement sur la gouttière basilaire reçoit moins de sang artériel » [1]. (Duret, p. 200.)

[1] Pour que ces expériences réussissent, il faut injecter des liquides coagulables, car l'absorption de l'eau, des liquides d'une faible densité, injectés entre l'os et la dure-mère, a été réellement observée : il est probable que ces liquides pénètrent alors dans la circulation générale par le sinus longitudinal supérieur, ou par le sinus latéral, dont les parois se trouvent rompues, ainsi qu'a pu le constater directement M. Duret (p. 259). Toutefois les liquides coagulables, ou d'une consistance sirupeuse (huile et cire fondue), sont difficilement absorbables; aussi doivent-ils être utilisés en injection, pour étudier les effets de la

La conséquence immédiate de cette compression est la gêne de la circulation, l'anémie cérébrale; elle se révèle expérimentalement :

1° Par la diminution notable du sang qui s'écoule par la jugulaire, aussitôt que la compression s'exerce; l'hémodynamomètre appliqué dans le bout périphérique de cette même veine accuse par sa descente rapide une diminution notable de la pression dans le sang qui revient de la tête pendant l'injection;

2° Par la pression, qui augmente considérablement dans le système artériel et qui s'accompagne d'un ralentissement exceptionnel du pouls.

Il est d'un haut intérêt de rechercher non plus d'une façon générale, mais précise, quelle est la diminution de capacité du crâne probablement nécessaire chez l'homme, pour déterminer des phénomènes de compression.

La capacité moyenne du crâne d'un Européen est de 1500 centimètres cubes environ (Topinard). Or il résulte des recherches de Pagenstecher que l'on peut diminuer la capacité du crâne, chez le chien, de 0,029 sans produire des phénomènes cérébraux. En appliquant ces résultats au crâne de l'homme, on reconnait qu'il est possible de diminuer sa capacité de 37,7 à 40,6 centimètres cubes en moyenne sans causer de troubles généraux cérébraux bulbaires.

Voici d'ailleurs le résumé des expériences de Pagenstecher.

Un corps d'un volume de 37 à 40 centimètres cubes introduit dans la cavité du crâne chez l'homme, entre la dure-mère et les os, ne donnerait lieu à aucun phénomène de compression; si l'introduction est brusque (Duret), surviennent des phénomènes de choc et des troubles vaso-réflexes consécutifs.

Un corps de 58 à 63 centimètres cubes produirait de la somnolence, de la dépression intellectuelle et de la faiblesse musculaire générale.

Un corps de volume de 67 à 72 centimètres cubes engendrerait du sopor et de la résolution générale.

Un corps de 105 à 112 centimètres cubes causerait du coma et la mort en quelques heures.

Symptômes. — Les phénomènes morbides que détermine la compression de l'encéphale, varient fatalement selon le siège, l'étendue et la nature du corps comprimant, selon que la compression est brusque ou lente, le cerveau s'habituant dans une certaine mesure aux pressions lentes.

Duplay range en deux groupes les symptômes de la compression cérébrale :

1° *Les troubles cérébraux.*

2° *Les troubles bulbo-médullaires.*

A. « *Les troubles cérébraux*, d'autant plus intenses que la pression est plus élevée, présentent plusieurs degrés. Au *premier degré*, correspondant à une *compression faible*, on observe une dépression des facultés intellectuelles, de la faiblesse musculaire, une perception moins nette des phénomènes sensoriels et sensitifs.

Le *deuxième degré* est marqué par de la somnolence, de la résolution musculaire, une obtusion de la sensibilité. Au *troisième degré*, le cerveau ne

compression cérébrale (Panas). Si Malgaigne a pu nier les graves conséquences de la compression cérébrale, c'est qu'il injectait, dans la cavité crânienne, de l'eau, laquelle, absorbée au fur et à mesure de sa pénétration, ne pouvait produire des phénomènes de compression.

fonctionne plus; plus d'intelligence, plus d'actes volontaires, plus de sensibilité, c'est le *coma*. A ce degré, les fonctions du bulbe et de la moelle persistent seules.

B. Mais avec les progrès de la compression, la sensibilité réflexe elle-même, ne tarde pas à s'affaiblir, et à disparaître de la *périphérie vers le centre*. Le *réflexe cornéen*, interrogé dans les cas où l'on soupçonne compression, répond s'il y a lieu, et même il permettra d'apprécier assez exactement, par son degré de sensibilité, l'énergie de la compression; il persiste un des derniers et, quand il vient à disparaître, on peut être à peu près certain que le bulbe est atteint par la compression.

Pouls. — Lors de la compression le pouls se ralentit, et sa diminution de fréquence est en rapport avec le degré de pression; cependant quand la pression intra-crânienne a dépassé notablement la tension artérielle, on voit dans les expériences le pouls devenir petit et incalculable. Duplay a souvent constaté la première phase de lenteur quelquefois extrême du pouls, mais il n'a pu encore vérifier l'existence du temps d'accélération.

Dans ce tableau des symptômes de la compression cérébrale, quelques points laissent à désirer ou tout au moins demandent à être confirmés par de nombreuses observations.

Modifications de la respiration. — Elles ressemblent à celles du pouls, à la phase de lenteur du pouls correspond une phase de lenteur respiratoire. Mais, tandis que le pouls devient petit et accéléré avec le progrès de la compression, la respiration diminue de plus et finalement s'arrête. Duret donne comme un signe précieux de gêne de la respiration bulbaire (chez le chien), un type particulier de respiration, caractérisé par une lenteur extrême des mouvements respiratoires, par une inspiration lente et profonde précédée d'un groupe de trois ou quatre inspirations avortées, et suivie par une expiration rapide.

Température. — Elle baisse régulièrement et sans rémission à mesure que la pression s'élève, jusqu'au moment de la mort; dans le cas où le patient survit aux effets immédiats de la compression, la température se relève quand survient la réaction inflammatoire.

Les phénomènes que nous venons de décrire se rapportent surtout à un excès de pression générale; il nous faut maintenant étudier les symptômes spéciaux qui caractérisent les *pressions localisées* à un point quelconque des centres nerveux.

Par des pressions extemporanées faites sur la surface des hémisphères par un trou pratiqué au crâne, on obtient des résultats divers suivant les points comprimés. Ces effets localisés se produisent sur le vivant, quand un corps étranger quelconque (esquille par exemple), introduit en un point de la substance cérébrale, limite à ce point la compression. Ils sont naturellement plus généralisés dans les cas où un épanchement étale plus largement la compression. Il faut rappeller encore que toujours les symptômes sont plus accusés lorsque la compression est brusque, que lorsqu'elle est lente et graduelle.

La *compression suffisante de la partie antérieure d'un hémisphère* paralyse le côté opposé du corps; si cette compression porte sur la moitié postérieure de l'hémisphère, elle peut produire l'hémi-anesthésie ou même l'anesthésie complète. On est arrivé dans certaines expériences à dissocier davantage les symptômes de la compression, je veux dire à paralyser un groupe de muscles en faisant porter la compression sur ces points, désignés sous le nom de foyers moteurs.

Dans les *compressions intra-ventriculaires*, les phénomènes bulbaires (tétanisme, pouls, respiration, température) prédominent. Remarquons encore que lorsque la compression est légère, elle paraît agir plutôt comme agent irritant et détermine une exaltation de la fonction.

Il faut bien prendre garde que ce qui est dissocié pour la clarté de l'exposition, le traumatisme le complique presque toujours, en ajoutant aux symptômes dus à la lésion locale d'autres symptômes dus au retentissement du choc sur d'autres régions de l'encéphale. Une nouvelle cause d'obscurité vient encore du fait des lésions concomitantes de la dure-mère. »

Traitement. — Le traitement consiste à faire disparaître par la trépanation la cause productrice de la *compression encéphalique* (fragments, esquilles, corps étrangers, tumeur cérébrale) : la conduite à tenir dans les cas d'épanchements sanguins ou de tumeur cérébrale sera examinée dans un autre chapitre.

§ IV. — COMPLICATIONS ENCÉPHALIQUES DES LÉSIONS TRAUMATIQUES DU CRANE

Les complications encéphaliques qui peuvent survenir plus ou moins rapidement après les traumatismes du crâne sont :

1° *La hernie du cerveau ou l'encéphalocèle traumatique.*
2° *Les épanchements sanguins intra-crâniens.*
3° *Les corps étrangers.*
4° *L'encéphalo-méningite traumatique.*
5° *Les abcès du cerveau.*

I

HERNIE DU CERVEAU OU ENCÉPHALOCÈLE TRAUMATIQUE

La hernie traumatique doit être différenciée de la hernie spontanée, ou congénitale, qui sera étudiée *avec les difformités et les vices de conformation du crâne.*

La hernie du cerveau peut apparaître à la suite d'une solution de continuité du crâne osseux, qu'elle soit le résultat d'une blessure ou d'une intervention chirurgicale comme la trépanation, ou obstétricale comme l'application du forceps (cas de Saint-Germain).

Cette hernie se produit *primitivement*, immédiatement après le traumatisme, ou quelque temps après (*hernie secondaire*).

L'encéphalocèle, étant liée au traumatisme, siège au vertex, à la voûte, et surtout aux régions frontales et pariétales : le cas de Holmes *d'encéphalocèle traumatique de la base* est exceptionnel.

Anatomie et physiologie pathologique. — La *masse cérébrale* herniée constitue un champignon rouge, turgescent, dont le volume, en rapport avec la perte de substance, peut varier entre celui d'une noix et d'un œuf de poule; le pédicule de la hernie est étranglé, et la tumeur forme une sorte de masse étalée sur la paroi crânienne.

La hernie *n'a pas de sac*, puisque la dure-mère est divisée : l'arachnoïde n'existe plus au niveau du bourgeon cérébral, et ce n'est qu'exceptionnellement qu'Heinecke a pu trouver cette enveloppe intacte ou cicatrisée.

Par suite de conditions circulatoires nouvelles, résultant de l'étranglement de son pédicule, la masse morbide est gonflée, mais molle : cet état congestif, la rend saignante au moindre contact. Les parties superficielles constituées par des bourgeons charnus suppurent et se désagrègent.

Au-dessous, le cerveau présente des lésions inflammatoires, avec tous les intermédiaires depuis la fonte purulente, jusqu'à l'induration et la sclérose résultant de ce processus inflammatoire. Lewis Lebeau, dans sa thèse, a relevé la coïncidence fréquente (35 fois sur 40 cas) d'*abcès cérébraux* qui provoquaient l'accroissement de la hernie.

Le mécanisme de l'encéphalocèle traumatique a donné lieu à plusieurs théories. D'après la *théorie physiologique*, la turgescence de la hernie serait due à l'afflux du sang artériel, et à la gêne de la circulation veineuse en retour.

Cette conception trouve un appui dans ce fait, que la hernie gonflée et saillante pendant la vie, se flétrit et s'affaisse complètement après la mort.

La *théorie inflammatoire* à laquelle se rattachent les noms de Lallemand, de Foville père, fait jouer le plus grand rôle aux processus irritatifs qui aboutissent à l'encéphalite.

La *théorie mécanique* admet le refoulement du cerveau soit par un épanchement *interstitiel* (Bruns), *ventriculaire* (Heinecke), ou même un abcès du cerveau (Houzé de l'Aulnois, Lewis Lebeau).

Toutes ces hypothèses sont acceptables : si la *théorie mécanique* ne vise que des exceptions, il faut convenir avec Terrier, que la hernie primitive n'est guère explicable, que par des phénomènes physiologiques de gêne circulatoire, tandis que dans la hernie secondaire s'ajoute un nouvel élément, le *processus inflammatoire*.

Symptômes. — La hernie traumatique du cerveau est constituée par une tumeur offrant les caractères de volume, de coloration, de vitalité, sur lesquels il a été suffisamment insisté dans l'anatomie pathologique. Cette tumeur est *molle*, étalée, animée du *double battement* du cerveau :

1° Soulèvement, dû aux artères de la base de l'encéphale et isochrone au pouls;

2° Mouvement d'expansion en rapport avec la respiration et l'effort, et réglé par la circulation intra-crânienne.

La tumeur, réductible pendant une première période, devient bientôt irréductible, étranglée et fixée, au niveau de la plaie osseuse qui lui a livré passage : c'est l'*encéphalocèle acquise*, de Bergmann.

La tentative de réduction est le plus souvent impuissante, mais est suivie de phénomènes de compression cérébrale et même d'attaques apoplectiformes (Terrier).

La masse herniée est indolente, et lorsque survient de la sensibilité, on a à redouter des phénomènes inflammatoires, la méningo-encéphalite circonscrite ou diffuse : suivant la zone cérébrale herniée se montrent des troubles convulsifs, paralytiques ou aphasiques. Le délire, le coma, appartiennent surtout aux encéphalocèles compliquées de méningo-encéphalite.

Le **diagnostic** est facile en tenant compte des commémoratifs et de l'évolution de la tumeur : privé de ces renseignements et en présence de cette masse saignante, végétante à l'extérieur, se détruisant par places, la confusion avec une *néoplasie cérébrale* est possible (A. Paré, Louis Bérard).

Pronostic. — Les blessés, ainsi atteints, peuvent guérir dans la proportion de 1/3, d'après Lebeau. Bergmann a pu citer 21 cas de guérison (1). La destruction et l'élimination de la masse morbide peuvent être suivies d'un bourgeonnement aboutissant à la cicatrisation de la substance cérébrale, qui s'affaisse peu à peu et disparaît.

La guérison est rarement totale, et si les blessés échappent à la méningo-encéphalite qui constitue la complication fréquente, ils conservent de leur grave blessure des *impotences motrices, de l'aphasie, de la cécité, des attaques d'épilepsie :* leurs facultés intellectuelles sont toujours plus ou moins compromises. Tous ces accidents ultérieurs sont moins le fait de la hernie, que de la destruction de la substance encéphalique et de la cicatrice consécutive.

Traitement. — La désinfection du bourgeon cérébral, la protection de la masse herniée avec un pansement antiseptique, iodoformé, sublimé-ouaté, constituent deux indications formelles : surveiller et favoriser l'élimination des produits sphacélés, de façon à éviter les abcès ; cautériser superficiellement et assez souvent la surface de la masse herniée, sont les meilleurs moyens d'obtenir la cicatrisation. (2) Ces actes opératoires doivent être prudents, et nous ne conseillons, en pareil cas, ni l'*excision*, ni *la ligature*, qui n'ont jamais fourni de bons résultats.

Si la hernie persiste définitivement (encéphalocèle acquise de Bergmann), on pourra imiter la pratique de Kusmin (*Saint-Petersb. med. Woch.*, 1878, n° 17), et d'Adams, qui en pareil cas se contentèrent de refaire, par des greffes à la Reverdin, une protection cicatricielle à la hernie cérébrale.

(1) Pendant la période pré-antiseptique ce pronostic était beaucoup plus grave. En Crimée, tous les blessés de Pirogoff atteints de prolapsus cérébral succombèrent. Podrazki constate qu'à l'Académie Joseph, à Vienne, on vit mourir de 1854 à 1870 presque tous les cas de prolapsus du cerveau. (*Wiener méd. Woch.*, 1871.) Demme, pendant la guerre d'Italie, n'a vu que 5 guérisons sur 21 ; pendant la guerre américaine 7 blessés seulement guérirent sur 43. (FORGUE, *loc. cit.*)

(2) Hack (*Deutsche Zeitschrift für Chir.*, 1878, B. X, S. 173) a obtenu en dix-sept jours, par l'antisepsie, la rétraction complète d'une hernie cérébrale gangrénée.

II

DES ÉPANCHEMENTS SANGUINS INTRA-CRANIENS CONSÉCUTIFS AUX TRAUMATISMES.

Les hématomes intra-crâniens s'observent assez fréquemment dans les fractures du crâne, les plaies et les contusions de l'encéphale : ils constituent une complication des traumatismes du crâne, s'accompagnent de symptômes définis et réclament, lorsqu'ils sont isolés, une thérapeutique particulière : aussi doivent-ils être étudiés à part.

Longtemps englobé dans l'histoire de la compression cérébrale, l'épanchement avait été négligé au point de vue de son origine, de son siège, de son mécanisme. Malgaigne, Gosselin, professaient même qu'il n'y a pas de symptômes spéciaux à l'épanchement, contrairement à L.-J. Sanson, Nélaton, Chassaignac, qui admettaient comme caractéristique de la compression, l'hémiplégie du côté opposé.

La thérapeutique de ces hématomes était négative, et toutes ces conditions réunies nous expliquent la place restreinte que tenait cette question dans les traités de pathologie. Mais, grâce aux travaux de Tillaux (1), Duplay (2), P. Vogt (3), de Wiesmann (4), de Formad (5), de Roberts (6), de Gross, de Jacobson (7), de Nancrede (8), et à nos publications personnelles (9), les hématomes intra-crâniens traumatiques ont été mieux connus.

Les sources de l'hémorrhagie, dans les fractures du crâne, sont multiples.

Le tableau suivant résume les nombreux vaisseaux qui peuvent être rompus, et devenir l'origine d'un épanchement intra-crânien :

I. *Vaisseaux de la paroi crânienne.* . .	Veines du diploé. Artère carotide et veine jugulaire interne.
II. *Vaisseaux contenus dans l'épaisseur de la dure-mère.*	Artères et veines méningées moyennes. Sinus de la dure-mère.
III. *Vaisseaux de la pie-mère extérieure et intérieure.*	

Tous ces vaisseaux n'ont pas une égale importance, au point de vue de la question qui nous occupe, et si on fait le relevé des 55 observations sur lesquelles

(1) Tillaux, *Anatomie médico-chir.*
(2) Duplay, *Traité de pathologie et Leçons à la Faculté.*
(3) P. Vogt, *Deutsche Zeitschr. f. Chir.*, Bd. II, 165.
(4) Wiesmann, *Deutsche Zeitschrift für Chir.*, 1884, 1885.
(5) Formad, Pathol. Soc. of Philad., 25 mars 1886. Basé sur l'analyse de 143 cas.
(6) Roberts, *Étendue du champ de la chirurgie du cerveau. Annals of Surg.*, 1885, vol. II, p. 1, 110, 214.
(7) Jacobson, *On midl meningeal hemorrhage. Guy's hosp. Reports*, 1886, t. XIV, 8147.
(8) Nancrède, *Progrès de la chirurgie du cerveau. Med. News*, 28 janvier 1888.
(9) Gérard Marchant, *Mémoire sur les déchirures de l'artère méningée moyenne. Revue de chirurgie*, 1880. — *Des épanchements sangins intra-crâniens.* Thèse inaug., 1881.

est basé le travail que j'ai publié, on voit que : *seize fois*, l'hémorrhagie était due à la rupture d'un sinus ; *trente fois*, à la rupture des vaisseaux meningés moyens ; *une fois*, aux veines du diploé ; *dans huit cas*, l'épanchement prenait sa source dans les vaisseaux de la pie-mère.

Les hématomes consécutifs aux ruptures de l'artère méningée moyenne sont donc les plus fréquents.

Les sinus les plus souvent *piqués*, *perforés* ou *déchirés*, sont les trois sinus que nous avons appelés les *sinus découverts* ou *accessibles :* le *sinus longitudinal supérieur*, *les sinus latéraux et le pressoir* d'*Hérophile*, le *sinus caverneux*.

L'épanchement sanguin consécutif est le plus souvent *extra-dure-mérien*. Dans les lésions du sinus longitudinal supérieur, il peut occuper les deux versants, c'est l'épanchement en *dos d'âne*, que visait Sanson, lorsqu'il disait, que « l'épanchement se divise en *deux parties*, qu'il faut *successivement évacuer* » (1).

Des recherches anatomiques et pathologiques que nous avons faites sur l'*artère méningée moyenne et ses branches*, on est autorisé à conclure, que ce vaisseau peut être rompu dans deux points différents :

1° Au niveau de *son tronc*, dans le trou petit rond et le canal osseux de 1 à 2 centimètres, qui le continue ;

2° Au niveau de ses *branches émergentes* (*antérieure*, *moyenne*, *postérieure*), dans les *dépressions si nombreuses* de la feuille de figuier.

De là deux *variétés d'épanchement :* la déchirure du tronc, dans les fractures avec écartement, irradiées de la voûte à la base, s'accompagne d'une plaie de la dure-mère, intimement adhérente en ce point au rocher : d'où un épanchement situé en dedans de la dure-mère, en dehors de l'arachnoïde (intra-dure-mérien).

Dans la *piqûre des troncs émergents*, ou leur rupture, l'hémorrhagie est *extra-dure-mérienne*, et occupe une zone constante, dont nous avons étudié, anatomiquement et expérimentalement, les limites, et à laquelle convient le nom de ZONE DÉCOLLABLE.

Si la dure-mère a été non-seulement décollée, mais perforée par une esquille, l'épanchement peut être à la fois *intra et extra-dure-mérien* (*à double poche*).

Les *vaisseaux de la pie-mère* peuvent être rompus dans les plaies contuses, dans la contusion cérébrale directe et indirecte (dont le mécanisme a été déjà longuement étudié) (2), et donner lieu à une série d'épanchements *pie-mériens, corticaux, interstitiels et ventriculaires*.

Ces considérations, nous ont amené a proposer une classification naturelle, des épanchements sanguins intra-crâniens, d'origine traumatique : elle comprend la variété d'épanchement, sa source, son siège, son volume et sa forme :

(1) DECRESSAC, *Contribution à l'étude de la chirurgie du cerveau*, 1890. Thèse, riche au point de vue de la bibliographie, surtout étrangère, et qui renferme 20 observations de trépanation pour des hémorrhagies intra-crâniennes.

(2) Voy. *Fractures du crâne*, p. 464.

CLASSIFICATION DES ÉPANCHEMENTS SANGUINS INTRA-CRANIENS D'ORIGINE TRAUMATIQUE CHEZ L'ADULTE ET LE VIEILLARD

Classe.	Source.		Variétés et siège.	Forme.
I. ÉPANCHEMENTS PÉRI-DURE-MÉRIENS.	1. Vaisseaux de la paroi crânienne, ou perforants la base du crâne.	Diploé. Jugulaire interne. Carotide interne.	Extra-dure-mérien. .	Circonscrit. (Zône décollable.)
			Intra-dure-mérien . .	Nappe.
	2. Vaisseaux dure-mériens.	Sinus. Vaisseaux méningés moyens.	En bissac	Clou à deux tête
II. ÉPANCHEMENTS PÉRI-PIE-MÉRIENS.	Vaisseaux de la pie-mère.		Sus-pie-mériens ou intra-dure-mériens.	Nappe.
			Sous-pie-mériens ou corticaux	Étalés.
	Vaisseaux pénétrants de la pie-mère.		Interstitiels ou intra-encéphaliques avec ou sans corps étrangers.	Enkystés.
	Vaisseaux de la pie-mère intérieure.		Ventriculaires. . . .	Cavitaires.

Mécanisme des épanchements chez l'enfant en dehors de l'accouchement. — Le mécanisme des épanchements sanguins chez l'enfant, depuis la naissance jusqu'à huit ou dix ans, n'est pas absolument comparable à celui qui crée les épanchements, chez l'adulte et le vieillard :

1° Chez l'enfant, les os sont mous, flexibles, se dépriment facilement et se relèvent souvent de même : leur jeu est facilité par les fontanelles ; par conséquent, les esquilles sont rares dans ces traumatismes et ne peuvent blesser les vaisseaux dure-mériens ou pie-mériens : les épanchements observés sont plutôt attribuables à une *contusion cérébrale intense.*

2° La dure-mère adhère fortement à la face interne du crâne ; elle ne se décolle pas, ne prépare pas de poche à l'épanchement, et, si ce dernier existe, il revêt une autre forme, un autre siège, que les épanchements péri-dure-mériens dont nous avons parlé.

3° En raison de l'adhérence de la dure-mère aux os du crâne, le traumatisme qui divise le cuir chevelu atteint du même coup la paroi osseuse et la dure-mère sous-jacente, qui ne fuit pas sous le traumatisme, c'est-à-dire ne se décolle pas, mais se déchire : le plus souvent même, il y a issue de matière cérébrale (voy. le cas de Huëter, *France médicale*, 3, 7, janvier 1880, et *Bulletin de la Société anatomique*, Nivet, 1838 ; Leudet, 1850 ; Barley, 1855).

Si une branche de l'artère méningée moyenne, (ces vaisseaux et les veines sont peu développés à cet âge), est rencontrée par l'agent vulnérant, l'hémorrhagie consécutive ne pourra pas se faire dans la zone dite décollable, mais le sang aura de la tendance à s'épancher à l'extérieur ; l'hémorrhagie sera *externe*, extra-crânienne.

Par conséquent, la plaie des parties molles, l'hémorrhagie qui est externe, la position superficielle de l'artère contenue dans l'épaisseur de la dure-mère, elle-même fixée à la surface interne des os, la section complète, mais plus ou moins nette de cette artère, créent pour l'intervention chirurgicale des conditions favorables, que nous ferons ressortir en temps opportun.

Jadis, on a distingué les épanchements en *primitifs* ou *consécutifs* : ils sont tous *primitifs*, seulement, comme le fait remarquer Duplay, ils sont plus ou moins rapides, suivant que le sang provient d'un vaisseau de gros ou de petit calibre, et qu'il trouve des conditions plus ou moins favorables à l'épanchement.

Anatomie pathologique. — Les épanchements *extra-dure-mériens*, entre la dure-mère et les os du crâne, sont les plus fréquents et les plus intéressants au point de vue anatomo-pathologique ; comme leur siège, leur volume et leur forme sont commandés par la zone décollable (1).

Volume. — L'hématome peut atteindre 500 grammes.

Les caillots qui le forment constamment, ne mesurent pas moins de 8 à 9 centimètres de hauteur, sur 6 ou 7 de large, d'après nos propres observations : il est intéressant de noter que les chirurgiens qui ont pris soin de mesurer ces caillots sont arrivés à des chiffres semblables ; les chiffres le plus souvent trouvés sont :

Hauteur du caillot	8 à 10	centimètres.
Largeur	8 à 9	—
Épaisseur	6 à 7	—

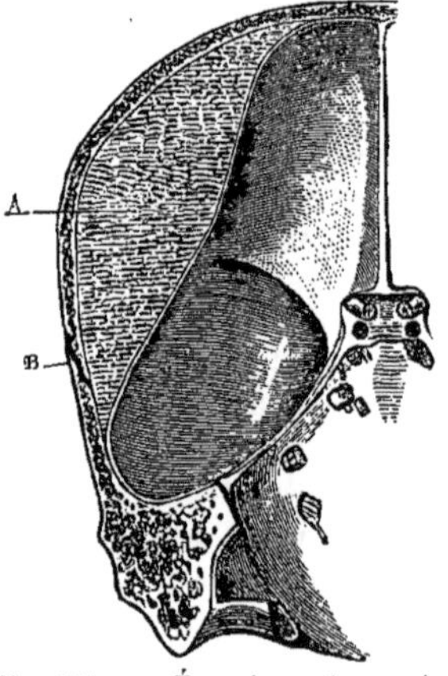

Fig. 214. — Épanchement sanguin consécutif à la déchirure de l'artère méningée moyenne.

A, épanchement décollant la dure-mère. — B, ligne de fracture.

Enfin les planches qui représentent, dans quelques ouvrages de chirurgie, la variété de l'épanchement dont il est question sont frappantes par leur similitude (fig. 214).

Forme. — Les comparaisons employées par les différents auteurs, pour dépeindre ces caillots ont une étroite parenté : on les assimile à une *brioche*, à une *galette*, à une *calotte*, à une *demi-sphère, légèrement excavée du côté encéphalique*, etc., etc.

En effet, dans ces hématomes, le sang se moule en dehors, sur la paroi interne crânienne, en dedans sur la dure-mère, et médiatement sur les circonvolutions cérébrales, qu'il déprime jusqu'à ce qu'il y ait égalité, entre la pression sanguine et la résistance offerte par ces circonvolutions aplaties ; enfin, la circonférence du caillot répond aux limites de la zone décollable.

La coagulation constante du caillot, dans le cas d'épanchement extra-duremérien, est pour nous d'ordre physique : les dépressions et empreintes de la

(1) Krönlein (*Deutsche Zeitschrift für Chir.*, t. XX, III, H. III et IV, p. 209) décrit comme type fréquent l'hématome temporo-pariétal ; comme forme rare, l'hématome postérieur ou pariéto-occipital ; comme variété exceptionnelle, l'hématome antérieur ou fronto-pariétal.

surface osseuse, l'état de dépoli, rugueux, de la dure-mère, à sa face externe, favorisent la coagulation du sang.

Il est logique d'établir entre ces deux faits un rapport de causalité que les observations signalent : la *coagulation* du *caillot et son adhérence.*

Dans les observations qui nous sont personnelles, nous avons insisté sur l'état villeux de la dure-mère, qui rappelait le chagrin à gros grains. La fibrine qui s'était déposée sur elle dans les premières heures de l'accident rendait le caillot cohérent, et nécessitait pour le détacher, même après la mort, des efforts de dilacération et de traction.

Cette masse sanguine n'est pas coagulée dans toute son étendue. Dans sa partie centrale et au niveau du point qui correspond à la plaie artérielle, il est fréquent de voir des caillots cruoriques, moins consistants, et de trouver même du sang encore liquide. La continuité de l'écoulement artériel rend suffisamment compte de cette particularité.

Si l'épanchement a son siège *en dedans de la dure-mère*, à la collection sanguine formant tumeur, fait place un épanchement en *nappe*; le caillot est, en général, moins limité, plus mou, plus diffus; il se présente sous la forme d'une gelée de groseille; au-dessus, la dure-mère est tendue, résistante, et a une teinte violacée caractéristique.

Dans les épanchements *sous pie-mériens* proprement dits, le sang est infiltré dans les mailles de la pie-mère et s'étend plus ou moins loin entre les circonvolutions et les méninges; c'est parfois une pellicule sanguine contiguë aux circonvolutions cérébrales et à la membrane vasculaire décollée.

Les épanchements encéphaliques *interstitiels* se présentent sous la forme kystique (sang liquide, ou en gelée rose), ou sont constitués par une bouilie noirâtre, assez liquide, lorsque le foyer hématique se forme dans la substance même du cerveau broyé et dilacéré. Ces derniers caractères sont les mêmes pour des épanchements siégeant dans une *cavité ventriculaire*, dont les parois sont parfois déchirées.

Ces différentes variétés peuvent coexister, et en faisant l'histoire de la contusion cérébrale, il a été établi que les foyers hématiques pouvaient être *directs*, c'est-à-dire correspondre au point du crâne frappé, ou *indirects*. La lésion cérébrale qui crée et accompagne l'épanchement, peut être assez grave pour constituer une véritable complication.

Nous serons très brefs sur les transformations possibles de ces épanchements : trop souvent ils se terminent par l'inflammation et la suppuration du foyer, le caillot devient noirâtre, diffluent, et amène une méningo-encéphalite.

La résorption est possible quand l'épanchement est minime et qu'il siège dans la pie-mère ou l'encéphale; il est plus difficile à comprendre, dirons-nous avec Terrier, lorsque le liquide sanguin est situé entre les os et la dure-mère; ces dernières collections paraissent s'enkyster et diminuer peu à peu de volume.

Nous ne nous arrêterons pas à discuter si le sang épanché dans l'intérieur du crâne, peut, sous l'influence d'une dégénérescence particulière, se transformer en tumeur fibreuse, encéphaloïde, fibrineuse, kystique (Leriche, H. Sutterland, etc.). Cette doctrine de l'organisation du sang épanché est aujourd'hui complètement abandonnée.

Symptômes et diagnostic des épanchements sanguins intra-crâniens. — 1° SYMPTÔMES COMMUNS A TOUS LES ÉPANCHEMENTS SANGUINS. « L'épanchement sanguin, soit entre la dure-mère et les os, soit entre la dure-mère et la substance grise cérébrale, a très rarement des symptômes qui lui soient propres et qui permettent nettement d'en établir le diagnostic ([1]). »

Tel est le sentiment du professeur Gosselin sur le diagnostic des épanchements intra-crâniens. Malgré la grande autorité clinique de ce chirurgien, nous croyons que beaucoup d'épanchements sanguins peuvent être reconnus sur le vivant, et nous espérons le démontrer.

Certainement, il faut s'attendre à des surprises d'autopsie : il arrive à tous les chirurgiens de constater, *post-mortem*, des épanchements sanguins dont ils ne soupçonnaient même pas l'existence, et les cliniciens les plus perspicaces peuvent méconnaître des collections sanguines intra-crâniennes; cela est indéniable, mais ces erreurs possibles prouvent-elles autre chose que la difficulté du diagnostic? Elles ne signifient pas qu'il est toujours impossible de reconnaître les épanchements sanguins intra-crâniens.

Les collections sanguines intra-crâniennes occupant des sièges variables, différentes aussi de volume, ne peuvent avoir un mode absolument uniforme de langage clinique; elles demeurent silencieuses si elles occupent une petite surface; voilà pourquoi dans les premières heures de l'accident, dans le *freie intervall*, des Allemands, alors qu'elles sont encore à l'état de développement, elles ne donnent pas lieu à des troubles fonctionnels; si elles répondent à des régions encéphaliques ([2]), dont l'altération ne compromet pas immédiatement les grandes fonctions, les collections sanguines peuvent encore passer inaperçues ; ce sont les *desiderata* communs au diagnostic de toutes les affections cérébrales : échappant à notre observation immédiate et directe, à cause de leur siège dans une cavité impénétrable, elles ne se traduisent à nous que par des troubles fonctionnels *inconstants*, car toutes les régions de l'encéphale n'ont pas de fonctions physiologiques bien définies.

Après ces réserves nous croyons pouvoir avancer qu'il y a, indépendamment de la perte de *connaissance et du sentiment*, deux symptômes communs aux épanchements sanguins intra-crâniens, quelle que soit leur variété; c'est l'*hémiplégie* d'une part, et d'autre part le trouble respiratoire connu sous le nom de *stertor :* nous ne prétendons pas que ces deux symptômes sont constants, qu'ils existent dans tous les épanchements, puisque tous les épanchements, nous l'avons établi, ne donnent pas lieu à la compression cérébrale, mais, lorsqu'ils se montrent chez un blessé, ils acquièrent une grande importance au point de vue de l'existence d'une *compression cérébrale :* il serait donc plus exact de dire qu'*hémiplégie* et *stertor* sont les deux manifestations fonctionnelles de la *compression cérébrale.*

La compression cérébrale reconnaît diverses causes : une esquille, un corps étranger, une tumeur, un abcès, en sont les principaux agents; pour rapporter à sa véritable cause la compression cérébrale, dans le cas d'épanchement san-

([1]) *Clinique chirurgicale de l'hôpital de la Charité*, 1879, 3e éd., t. I, p. 255 et 256.

([2]) Dans le cas de Berger-Klumpke (*Revue de chirurgie*, n° 2, p. 1, 1887, l'épanchement sous-dure-mérien occupait la région inférieure de l'étage moyen du crâne, et ne s'accompagnait d'aucun signe de compression cérébrale.

guin, il faudra tenir compte de deux facteurs : 1° de la notion du traumatisme; 2° de la rapidité avec laquelle l'hémiplégie et le stertor ont apparu. La notion du traumatisme céphalique fera repousser toutes les causes de compression cérébrales autres qu'une esquille, un corps étranger ou un épanchement du sang.

Sanson (art. FRACTURES, p. 448, *Dict. en* 15 *vol.*) avait déjà remarqué que lorsque la compression cérébrale dépend d'un enfoncement des fragments, les accidents sont instantanés; la perte de connaissance et l'hémiplégie arrivent brusquement à leur plus haute période.

Les troubles de la motilité qui succèdent à la compression cérébrale exercée par un épanchement sanguin, n'apparaissent pas immédiatement après l'accident, il faut quelques heures pour que les effets compressifs de l'épanchement se fassent sentir sur l'encéphale; cela ne veut pas dire que l'épanchement ne se produit que tardivement, il s'effectue *progressivement*.

Cherchant à différencier les symptômes cérébraux qui suivent les traumatismes de la tête, J.-L. Petit les avait distingués en *primitifs* et *consécutifs*. Les primitifs, qui apparaissent aussitôt que le coup a été porté, appartiennent à la commotion et à la contusion; les seconds, qui ne se montrent qu'après un intervalle plus ou moins long, indiquent une compression par un épanchement sanguin. Telle est la doctrine de J.-L. Petit, contestée par Desault et Delpech, puis vivement combattue par Malgaigne et Gama.

L'apparition tardive de phénomènes cérébraux, ont objecté ces auteurs, ou l'aggravation des symptômes existant déjà, n'indiquent pas toujours la formation d'un épanchement sanguin, et peuvent être en rapport avec le développement d'une méningo-encéphalite. Voici pour nous les éléments du diagnostic différentiel :

1° *Le moment d'apparition des accidents*;

2° *La fièvre*.

La méningo-encéphalite est une complication tardive des lésions intra-crânienne : elle ne se manifeste généralement que plusieurs jours (quelquefois quinze jours), après l'accident; les phénomènes de compression cérébrale, dus à un épanchement apparaissent dans les trente-six premières heures qui suivent le traumatisme : l'écoulement se produit sans bruit, sans phénomènes bruyants, sans fièvre au moins immédiate; son invasion est donc bien différente de celle de la méningo-encéphalite.

Une objection plus grave a été faite à l'hémiplégie : elle peut être symptomatique de la contusion cérébrale.

L'*étendue de l'hémiplégie*, si je puis parler ainsi, son association à la respiration bruyante, au stertor, sont deux notions qui doivent guider le clinicien pour distinguer l'hémiplégie symptomatique d'une contusion cérébrale, de celle qui est révélatrice d'une compression cérébrale.

L'hémiplégie qui succède à une compression cérébrale est totale; l'épanchement sanguin anéantit un lobe cérébral dans son entier; l'hémiplégie qui fait suite aux lésions de la contusion cérébrale est plutôt *partielle*, parfois *fugace;* elle participe des caractères qui ont été assignés aux hémiplégies corticales; des phénomènes de contracture (irritation cérébrale), ont souvent précédé la paralysie motrice partielle.

Ces caractères précieux manqueraient-ils, que le clinicien trouverait encore dans la coexistence du stertor, un élément diagnostique important, pour révéler l'existence d'un épanchement.

Le *stertor ou respiration stertoreuse*, est caractérisé par une respiration bruyante, une sorte de ronflement dû à la paralysie des muscles du voile du palais. « Ce phénomène, disent Follin et Duplay (p. 521, t. III), a une importance réelle et nous paraît presque toujours lié à une compression du cerveau ». Ce symptôme est presque pathognomonique de la compression cérébrale; les troubles circulatoires bulbaires, et les déformations de la masse cérébrale, sur lesquels nous avons insisté, en rendent suffisamment compte.

Pour résumer cette discussion on peut dire : les épanchements sanguins intra-crâniens ne se traduisent cliniquement, que lorsqu'ils sont assez étendus pour produire la compression cérébrale; aussi un assez grand nombre d'épanchements peuvent-ils ne donner lieu à aucun symptôme.

La *compression cérébrale* se traduit par la perte de connaissance et du sentiment, par des phénomènes hémiplégiques le plus souvent totaux, enfin par l'existence de la respiration *stertoreuse;* la coexistence de ces trois symptômes est nécessaire pour qu'ils acquièrent une valeur pathognomonique.

Ce serait une erreur de croire que ces signes apparaissent à l'état de *pureté.* Nous voulons entendre par là que d'autres troubles, dus à de la contusion cérébrale, à de la commotion, inséparables d'un traumatisme violent du crâne, viennent souvent en masquer toute la valeur.

Nous venons d'acquérir la notion de l'existence *d'un épanchement sanguin intra-crânien*, mais on ignore complètement son siège : la précision du diagnostic peut-elle être poussée plus loin? Est-il possible de reconnaître la variété de l'épanchement au point de vue de son *siège*, ou de sa *topographie* (voûte ou base)?

Nous allons nous séparer encore de l'opinion classique : nous avons établi dans un mémoire sur les ruptures de l'artère méningée moyenne, qu'il était possible de faire le diagnostic de l'épanchement qui succède aux lésions de cette artère; dans un cas même, nous avons nettement formulé ce diagnostic qui fut confirmé par l'autopsie; or, comme ces épanchements dus à des ruptures de l'artère méningée moyenne constituent la grande majorité des *épanchements extra-dure-mériens*, nous devons rechercher quels sont les symptômes par lesquels se traduit cette variété.

Ces épanchements peuvent se produire dans deux conditions différentes : 1° sans plaie des parties molles; 2° avec solution de continuité des parties molles.

2° SYMPTÔMES PROPRES AUX VARIÉTÉS D'ÉPANCHEMENT. — *Épanchements extra-dure-mériens sans solution de continuité des parties molles.* — Nous avons divisé ces signes en deux ordres (*loc. cit.*, p. 7) : locaux et généraux. Nous laissons de côté les commémoratifs, qui ont cependant une certaine importance, puisque la plupart des blessés qui ont présenté cette variété d'épanchement, et dont nous avons relevé les observations, avaient fait une chute directe sur le crâne, sur des parties saillantes; c'est donc là une condition étiologique que le chirurgien ne devra pas oublier.

Signes locaux. — Les blessés offrent un *œdème* diffus de la région temporo-pariétale; le doigt éprouve une sensation d'empâtement mou, d'infiltration, bien différente de cette sensation limitée, cupuliforme, à dépression centrale, à bords durs et nets, qu'il perçoit dans le cas de contusion de ces mêmes parties.

Toute la région est le siège d'une *douleur*, mais elle est plus vive en un point plus ou moins limité, et cette recherche réveille le blessé de sa torpeur, de son coma, lui arrache des cris, et produit ce mécontentement, ces grognements, ces mouvements brusques, qui sont propres aux malades dans l'ivresse, ou ayant subi quelque atteinte encéphalique.

Une *ecchymose franche*, ou une *teinte ecchymotique diffuse*, apparaissant tantôt dans la région mastoïdienne, tantôt dans la région faciale inférieure, au voisinage de l'apophyse zygomatique, se montre quelques heures après l'accident. Ce terme « quelques heures » est bien vague, mais il nous est impossible de préciser davantage le moment d'apparition de cette ecchymose. Dans plusieurs cas, il existait une *dilatation pupillaire* du côté de l'épanchement.

Troubles généraux. — Le *stertor* doit se retrouver, dans son expression la plus vraie, dans les épanchements extra-dure-mériens, puisque c'est un symptôme commun à tous les épanchements susceptibles de produire la compression cérébrale : il est noté dans la plupart de nos observations, et nous devons avouer que c'est ce symptôme, qui dans l'un de nos deux faits, nous mit sur la voie du diagnostic.

Les blessés sont plongés dans le *coma*, les phénomènes hémiplégiques sont rarement isolés, ils coexistent avec des phénomènes d'irritation de l'écorce cérébrale (phénomènes surajoutés résultant des complications de contusion cérébrale). Cette hémiplégie a été étudiée avec soin par le professeur P. Vogt de Greisfswald.

Tous ces symptômes sont signalés, mais ils sont isolés dans les descriptions des classiques; et pour nous, leur seul mérite est d'être *associés*, de coexister, de se prêter mutuellement un appui, pour permettre au chirurgien d'établir un diagnostic. Avant d'établir la physiologie pathologique de quelques-uns de ces symptômes, il faut montrer que, sans cette association, cette synthèse clinique, tout devient cause d'erreur.

Laissant de côté le *coma*, la *douleur*, l'*infiltration diffuse*, prenons pour exemple l'*ecchymose*. Mais cette ecchymose appartient en propre aux fractures de la région mastoïdienne; par conséquent, cette ecchymose par elle-même n'a qu'une médiocre importance ; elle doit être associée à d'autres symptômes.

C'est à tort que nous avons appelé cette ecchymose *ecchymose mastoïdienne;* l'appellation qui lui conviendrait le mieux serait celle d'*ecchymose occupant les parties déclives de la région temporo-pariétale et de la région mastoïdienne.*

Si nous ne craignions de paraître par trop minutieux, nous dirions que l'une est *circonscrite, locale, régionale;* l'autre est diffuse et aboutit à la région mastoïdienne plutôt qu'elle n'y prend naissance.

Le tableau clinique que nous venons d'esquisser n'est pas complet. — Nous avons la prétention d'avoir groupé les symptômes fondamentaux du diagnostic, ceux que notre observation non prévenue et par conséquent hâtive, nous a permis de réunir; mais il ressort de la lecture attentive de la thèse de Duret (*Étude expérimentale sur les traumatismes cérébraux*), qui a recherché avec soin les phénomènes cérébro-bulbaires produits par l'excès de pression dans la cavité du crâne (p. 205), il ressort encore du dépouillement des observations, que certains symptômes reviennent fréquemment dans la complication que nous étudions : c'est ainsi que des troubles oculaires (congestion conjonctivale), des troubles circulatoires, des désordres digestifs, le trismus (1) des troubles du côté du système nerveux, des voies urinaires, sont signalés dans beaucoup d'observations : et cependant, lorsqu'on essaye de faire la synthèse, le groupement raisonné de ces désordres comme symptomatiques de telle ou telle lésion, on arrive à l'impossibilité, et à l'incertitude. Aussi, dorénavant, l'observateur qui se trouvera en présence d'une fracture du crâne et qui aura fait le diagnostic de la rupture de l'artère méningée moyenne, devra rechercher avec soin quel est l'état des pupilles, quels sont les caractères du pouls et de la respiration (types, nombre); il devra noter avec soin les vomissements, les troubles moteurs et sensitifs; la cornée surtout devra être explorée avec soin, car son attouchement est un excellent moyen de mesurer le degré de compression cérébrale, à l'aide d'un appareil sensible (Duret, p. 285, *loc. cit.*). Plus la pression s'élève, moins les cornées réagissent.

Analysons maintenant quelques-uns des symptômes, que nous avons donnés comme caractéristiques de l'épanchement extra-dure-mérien, consécutif à une rupture de l'artère méningée moyenne.

Comment expliquer l'épanchement extra-crânien? Pour nous, l'*ecchymose temporo-pariétale* et l'infiltration sanguine peuvent être des symptômes de la rupture de l'artère méningée moyenne.

Cette ecchymose exige pour apparaître un nombre d'heures difficile à délimiter, de dix-huit à vingt heures en moyenne. On ne la trouve donc pas notée dans les cas où les blessés ont succombé quelques heures après l'accident. Il n'en est pas ainsi, pour l'empâtement dû à l'infiltration sanguine, qui se manifeste dans les premiers instants de la blesure.

L'épanchement sanguin extra-crânien varie, ainsi qu'on peut s'en convaincre par la lecture des observations, depuis la simple ecchymose, la bosse sanguine, jusqu'au décollement par le sang de tout le péricrâne. Frappé, dans les cas qui nous sont personnels, par l'abondance extrême de l'épanchement, nous avions admis que cette grande quantité de sang ne pouvait provenir que de la plaie artérielle méningée, que le sang s'était frayé un passage à travers les traits de fracture, et de *sous-osseux* était devenu *sus-osseux*, *d'intra-crânien extra-crânien*.

Une observation plus attentive ne tarda pas à nous faire rejeter cette explication pour la plupart des cas : dans une série de faits, nous ne pûmes constater cet épanchement sus-péri-crânien; l'écartement des fragments n'était pas suffisant pour permettre cette extravasation. Théoriquement même, nous ne pouvions accepter sans réserves que cet épanchement sus-péricrânien fût la cause de l'ecchymose temporo-pariétale; on sait que les aponévroses ne se

(1) L'existence du trismus, qui est noté dans plusieurs observations, est probablement en rapport avec l'état d'altération dont les fibres du muscle temporal sont presque constamment le siège.

laissent que bien difficilement, et à la longue, traverser par le sang. Par conséquent, une rupture de l'aponévrose laissant filtrer le sang devenait nécessaire.

Ainsi donc, deux conditions fondamentales sont indispensables pour que l'ecchymose et l'infiltration temporo-pariétale puissent être le reflet évident de l'épanchement sous-osseux :

1° Écartement des fragments laissant filtrer le sang;

2° Déchirure de l'aponévrose épicrânienne, permettant la diffusion du sang [1].

Il reste donc bien démontré que ces conditions existent, mais elles sont exceptionnelles, et, dans la plupart des cas, l'ecchymose est due à la rupture des vaisseaux du cuir chevelu, sous l'influence du traumatisme violent, que nous avons vu être le plus souvent l'origine de la fracture; nous comprenons ainsi pourquoi cette ecchymose peut se montrer, même dans les cas où l'épanchement est au-dessous de la dure-mère, arachnoïdien en un mot.

Cette ecchymose n'a donc pas toujours la même importance symptomatique : phénomène pour ainsi dire aléatoire, dans un cas, livré à la violence et à l'étendue du traumatisme; dans l'autre, reflet apparent de l'épanchement sous-osseux. Aussi est-ce ce signe surtout qui doit être associé à d'autres symptômes, pour acquérir une valeur diagnostique.

Épanchements extra-dure-mériens avec plaie des parties molles. — Si le traumatisme qui a créé la fracture du crâne, et consécutivement produit l'épanchement extra-dure-mérien, a intéressé les parties molles, il en résulte une plaie : si cette plaie offre une profondeur et une étendue suffisantes, le diagnostic du chirurgien est singulièrement facilité, car il peut sentir à travers cette ouverture la solution de continuité osseuse, surprendre à travers l'écartement des fragments, la filtration du sang, ou l'existence du caillot, constatations directes qui, les autres symptômes aidant, le mettront sur la voie du diagnostic de la complication.

Est-il possible, pendant la vie, d'apprécier quelle est la branche de l'artère méningée moyenne qui est la source de l'épanchement? Ce diagnostic anatomique ne repose que sur des probabilités et n'a d'ailleurs jusqu'à ce jour qu'une importance secondaire [2]. Cependant le point où a porté le traumatisme (plaie contuse ou simple contusion), le maximum de la douleur, la tendance de l'ecchymose à envahir les parties antérieures (ecchymose temporo-zygomatique) ou postérieures (ecchymose mastoïdienne) de la région faciale inférieure, ces données associées aux rapports connus des branches de l'artère méningée moyenne avec la calotte cranienne, pourront, dans quelques cas, permettre de rapporter la source de l'épanchement à la branche antérieure ou postérieure de l'artère méningée moyenne.

Est-il utile de faire observer que ce diagnostic sera beaucoup facilité par

[1] Golding Bird, dans un cas d'épanchement sus et sous-osseux, a pu, à volonté, produire des mouvements dans les masses musculaires du côté opposé par la pression sur le point contus : la pression se transmettait de la collection externe, à la collection interne, d'où augmentation de la pression sur la région motrice sous-jacente.

[2] Théoriquement, dit Krönlein (*loc. cit.*), on pourrait discuter le diagnostic différentiel de l'hématome temporo-pariétal, de l'hématome pariéto-occipital, de l'hématome fronto-temporal; pratiquement, on doit s'estimer heureux de reconnaître une hémorrhagie de la méningée, et de poser le diagnostic du côté atteint.

l'existence d'une plaie du cuir chevelu, dans le point correspondant à la lésion artérielle ?

Épanchements extra-dure-mériens dus à des lésions des sinus. — Après avoir décrit les symptômes de l'épanchement extra-dure-mérien, consécutif à une blessure des vaisseaux méningés moyens, on peut se demander s'il est possible de diagnostiquer la même variété d'épanchement produit par une lésion des *sinus découverts*.

Ce diagnostic n'est pas impossible, et les deux faits suivants, empruntés aux bulletins de la Société anatomique, en sont la meilleure preuve.

Dans l'observation de Chassaignac (1864, Soc. anat.), l'épanchement prenait sa source dans une rupture du sinus longitudinal supérieur ; il y avait une plaie, un gonflement œdémateux sur la ligne médiane, se propageant au front : le stertor avait été noté.

Le sinus latéral était rompu dans l'observation de Petit (1865, Soc. anat.), il existait un empâtement dans les parties molles de l'occipital, une fréquence extrême du pouls, des vomissements incoercibles (cervelet) ; la respiration n'était pas stertoreuse ; elle était seulement lente et profonde.

Lorsque l'hémorrhagie et l'épanchement ne se produisent qu'après avoir retiré l'instrument perforant du sinus (voy. Obs. 1 et 8, IIe groupe), on est mis sur la voie du diagnostic, par le siège de la plaie crânienne, et par l'hémorrhagie qui est souvent extra-crânienne.

Sans forcer les faits, en se basant sur l'observation attentive du siège de la blessure, sur l'os intéressé par la fracture (occipital = sinus latéraux et pressoir d'Hérophile, — pariétaux = sinus longitudinal supérieur), sur les points envahis par la tuméfaction et l'ecchymose, il sera *possible d'arriver à soupçonner* qu'on est en présence d'une hémorrhagie extra-dure-mérienne, consécutive à la blessure d'un sinus.

Diagnostic des autres variétés d'épanchements sanguins intra-crâniens. — Autant nous nous sommes montré affirmatif, pour attester la possibilité du diagnostic des épanchements sanguins extra-dure-mériens, autant nous nous montrerons réservé pour établir les symptômes des variétés d'épanchements de sang *intra-dure-mériens*. En dehors des notions générales que nous avons formulées sur la compression cérébrale, et qui s'appliquent à tous les épanchements sanguins intra-crâniens, nous ne croyons pas qu'il soit possible encore, d'étayer une symptomatologie propre aux épanchements *intra-dure-mériens*, *pie-mériens*, *interstitiels ou ventriculaires*.

MM. Follin et Duplay n'acceptent pas cette manière de voir, dans toute sa rigueur : « Dans notre opinion (t. III, p. 521), il y a au point de vue clinique une différence capitale à établir entre les épanchements qui siègent à la base, et ceux qui occupent la voûte du crâne.

« Les épanchements de la base, pour peu qu'ils soient assez considérables, déterminent la perte immédiate du sentiment, du mouvement et de l'intelligence, et présentent, en un mot, tous les signes de la commotion cérébrale foudroyante ; toutefois il est un signe qui vient s'ajouter aux symptômes connus de la commotion, c'est *le stertor*.

« Dans bon nombre de cas, les épanchements de la base se traduisent par les symptômes différents. C'est ainsi que l'on voit le coma, avec de l'agitation, des convulsions et de la contracture. Ces phénomènes d'excitation portent tantôt sur un membre, tantôt sur les deux membres supérieurs. Nous n'avons rien trouvé de fixe à cet égard. Nous ajouterons que ces symptômes d'excitation développés très rapidement après le traumatisme, nous ont paru coïncider habituellement avec les épanchements méningés, ce qui tendrait à rapprocher ces hémorrhagies traumatiques d'un certain groupe d'hémorrhagies méningées, développées spontanément.

« Les épanchements intra-cérébraux ou intra-ventriculaires donnent lieu probablement aux mêmes symptômes que les apoplexies spontanées, et le rôle de la compression dans la production des phénomènes doit s'effacer complètement devant l'existence des lésions de la substance cérébrale. Quand l'épanchement siège dans les ventricules, on remarque assez souvent une paralysie générale et complète.

« Enfin, lorsque l'épanchement sanguin occupe la convexité des hémisphères, et qu'il n'existe ni commotion, ni contusion du cerveau, on peut dire que, dans l'immense majorité des cas, il ne révèle sa présence par aucun symptôme immédiat. Lorsqu'il en est autrement, ces complications peuvent être rattachées le plus ordinairement à des complications du côté de l'encéphale, telles que : plaies, contusions, commotion. »

Le diagnostic de la *transformation purulente* d'un épanchement extra-dure-mérien, très facile à réaliser dans le cas de fracture du *crâne ouverte*, devient très problématique, lorsqu'il n'existe pas de plaie qui permette la constatation directe : en effet, les phénomènes qui caractérisent ces modifications ne sont autres que ceux d'une méningo-encéphalite. Pour Sanson (*loc. cit.*, p. 454), il y a presque toujours alors, vers l'époque où l'on sait que se manifeste ordinairement la suppuration, une aggravation des symptômes de compression qui hâte la mort du malade. (Voy. *Abcès intra-crâniens*, p. 537).

Pronostic. — Le pronostic de ces épanchements ne comporte pas de longs développements : lorsque la collection sanguine est suffisamment étendue pour donner lieu à des troubles compressifs, la mort est sinon toujours, du moins *presque toujours* la conséquence de ces effets compressifs.

La mort se produit dans les trois jours qui suivent l'accident [1] : si, au point de vue expérimental, on peut établir une distinction dans la durée de survie des animaux en expérience, entre les épanchements extra-dure-mériens, et ceux qui se produisent en dedans de cette membrane (à cause de la rapidité d'absorption de la séreuse arachnoïdienne), cette notion cesse d'être exacte dans les cas pathologiques : les épanchements intra-dure-mériens nous paraissent même plus graves que les extra-dure-mériens, car l'intervention chirurgicale est dans ces cas, moins efficace.

Dans les éléments du pronostic, il faut tenir compte de la coexistence d'une fracture du crâne, des lésions de la contusion cérébrale, corollaires presque obligés des épanchements sanguins intra-crâniens.

Traitement. — L'histoire du traitement des épanchements sanguins est liée à celle de la trépanation, et a suivi ses vicissitudes. Après les travaux de

(1) Dans 24 cas de Bergmann, le blessé mourut avant la fin du premier jour.

Boyer et de Desault, après les recherches expérimentales de Gama et de Malgaigne, il devint classique en France de rejeter dans ces cas la trépanation, malgré les tentatives de Denonvilliers et les efforts de Sedillot.

Les raisons invoquées par les non interventionnistes sont multiples :

1° L'impossibilité d'un diagnostic exact.

2° Le volume des épanchements, et la nécessité pour les évacuer d'enlever une bonne partie de la boîte crânienne (Tillaux).

3° L'adhérence du caillot à la dure-mère et l'impossibilité de le retirer sans complications septicémiques (Panas), et méningo-encéphalite.

4° Le caillot est le meilleur hémostatique, et n'est-il pas à craindre, qu'après avoir détaché le caillot, qui obturait la lumière du vaisseau déchiré, on ne se trouve en présence d'une nouvelle hémorrhagie (Tillaux).

5° Si le chirurgien peut retrouver la source hémorrhagipare, il est dans la nécessité d'opérer sur une artère, souvent refoulée avec la dure-mère décollée, à 3, 4, 5 centimètres en dedans de la paroi crânienne : cette plaie artérielle échappe d'ailleurs, en partie, aux moyens hémostatiques habituels.

6° Il y a coexistence presque constante de contusion cérébrale au troisième degré, dans un point diamétralement opposé à l'application de la cause fracturante (lésions par contre-contusion).

Chez les enfants, les conditions opératoires sont différentes, disions-nous en 1880, en commentant une observation de ligature de l'artère méningée moyenne, pratiquée avec succès, par le professeur Hueter, chez un enfant atteint de fracture du crâne, avec plaie des parties molles (*France médicale*, 1880, 3-8 janvier).

« Chez l'enfant, en raison de l'adhérence de la dure-mère aux os du crâne, de la tendance du sang à s'échapper à l'extérieur, et à constituer une hémorrhagie externe, extra-crânienne, en raison encore de la position de l'artère méningée moyenne, qui reste superficielle (dure-mère non décollée), et de sa section nette, l'intervention chirurgicale a quelques chances de succès (trépanation, ligature, thèse inaugurale, 1881). »

A l'heure actuelle, il est certainement exagéré de proscrire le trépan, dans tous ces cas : l'opération du trépan a perdu de son excessive gravité; pratiquée avec les règles de la méthode antiseptique, elle devient bénigne, et n'aggrave en rien les désordres concomitants. Cette opération s'adresse d'ailleurs à des lésions anatomiques bien définies, s'accompagnant d'un consensus clinique dont la valeur a été établie.

Le diagnostic de l'épanchement est donc possible, et, pour évacuer le sang, le chirurgien ne sera plus obligé de s'en rapporter au hasard, d'abandonner la partie après avoir enlevé plusieurs rondelles ou de faire comme Chadborn, qui finit, à la vingt-septième perforation seulement, par rencontrer un épanchement; sa constance fut récompensée, car il eut la bonne fortune de guérir son malade, Philippe de Nassau !

L'argument tiré de la difficulté de pratiquer l'hémostase a perdu beaucoup de sa valeur; une pince à forcipressure aseptique laissée à demeure, étreignant le vaisseau *et ses environs* contre la paroi osseuse (Roser), un fil de catgut ou de soie, passé au-dessous des vaisseaux méningés, avec l'aiguille courbe de Reverdin comme nous venons de le pratiquer récemment, sont deux moyens vulgaires, à la portée de tous ceux qui opèrent : ils suffisent pour permettre d'arrêter l'hémorrhagie (1).

La compression du vaisseau avec des fils de catgut enroulés, de la gaze chiffonnée salolée, etc., a rendu souvent service.

De toutes ces objections élevées contre l'intervention, une seule se dresse encore, c'est la coexistence avec l'épanchement d'une *attrition cérébrale*, qui rend tout acte opératoire inutile à cause de la mort certaine? Généraliser serait exagéré! On nous a répondu qu'il y avait des fractures simples, des félures de la base du crâne qui guérissaient : on nous a objecté quelques faits anatomo-pathologiques dans lesquels l'épanchement est la seule et mortelle complication (2).

Nous pensons donc aujourd'hui que la trépanation est indiquée dans le cas d'*épanchement sanguin intra-crânien*, surtout lorsque la conservation de l'intellect, jointe à des troubles paralytiques bien déterminés, permet d'espérer la localisation des lésions.

Reste à savoir *où il faut trépaner?*

S'il existe une plaie livrant passage au sang, le chirurgien suivra la brèche ouverte par le traumatisme, se faisant du jour à travers les parties molles, et à travers les os pour aller à la recherche du vaisseau divisé; l'absence de plaie est la règle.

Après avoir rasé le cuir chevelu, par une pression digitale attentive, suffisamment énergique pour déprimer l'œdème et l'épanchement sous-cutané, il sera possible parfois de sentir un vide, un écartement osseux au niveau duquel la pression est douloureuse; cet enfoncement répond à peu près au *trajet d'une des branches de la méningée* : les téguments seront divisés à ce niveau, et la fracture étoilée découverte, le chirurgien se trouve dans les mêmes conditions que celles qui viennent d'être établies, et les indications thérapeutiques sont les mêmes.

Mais il n'existe *pas de plaie*, l'exploration ne révèle pas le siège de la solution de continuité :

Il faut dans ce cas aller droit à l'épanchement le plus fréquent, celui de la

(1) La ligature des artères afférentes, soit de la carotide primitive (Fourneaux), soit de la carotide externe (Roser) peut trouver son indication dans les contre-indications du trépan; pendant la guerre d'Amérique, la carotide a été liée 7 fois dans des cas d'hémorrhagie par la temporale profonde ou par la méningée; sur les 7 opérés, 3 guérirent. La ligature ou la compression des vaisseaux carotidiens peuvent au reste être le complément obligé de l'hémostase insuffisante des vaisseaux méningés. Nous relevons dans le *Medical Times* (p. 348, 17 octobre 1885) un cas intéressant de Charter Symonds : trépanation pour une hémorrhagie de la méningée moyenne; ablation du caillot; on lie et tord les bouts de l'artère divisée; l'hémorrhagie continuant, on lie l'artère avec un lambeau de la pie-mère, et l'on tord le plus loin possible; les symptômes s'atténuent, mais la mort arrive cinquante heures après, causée par la méningite et surtout par la perte de sang. Symonds propose dans un cas semblable la ligature ou la compression de la carotide externe. Howse, dans un cas analogue, fut obligé de lier plusieurs branches de la méningée; puis, devant la continuation de l'hémorrhagie, de procéder, sans succès d'ailleurs, à la ligature de la carotide externe. (Forgue, *loc. cit.*, p. 44).

(2) « Notre devoir, dit Kœnig, est d'évacuer le sang, cause de la compression cérébrale, puis d'aller à la recherche de l'artère, pour tarir la source de l'hémorrhagie. Même dans le cas où on aurait la certitude qu'il existe en même temps une lésion du cerveau, l'indication que nous venons de poser n'en persiste pas moins, car c'est l'hémorrhagie qui menace la vie du blessé, bien plus que la lésion cérébrale, dont il peut guérir. »

fosse pariéto-temporale, pour mettre à nu le vaisseau le plus souvent lésé, c'est-à-dire la *branche antérieure de la méningée;* la couronne de trépan sera appliquée vers l'angle antéro-inférieur du temporal à 5 centimètres en arrière et à 12 millimètres au-dessus de l'apophyse orbitaire externe (Jacobson).

Dans le procédé Vogt-Hueter la couronne de trépan répond à la fosse temporale au sommet de l'angle formé par deux lignes, l'une horizontale passant à deux travers de doigt au-dessus de l'arcade zygomatique, l'autre verticale passant à un bon travers de doigt en arrière de l'apophyse frontale de l'os malaire.

Comme l'observe Krönlein, en trépanant à ce lieu classique, on tombera en plein foyer sanguin si l'on a affaire aux variétés médiane et antérieure d'hématome circonscrit; seule, la variété postérieure reste ainsi hors d'atteinte et nécessite une seconde couronne de trépan plus postérieure. Plus exactement suivant Krönlein, on doit placer la première couronne de trépan sur une ligne horizontale, partant du rebord supérieur de l'orbite, à 3 ou 4 centimètres en arrière de l'apophyse orbitaire du frontal; si on ne trouve rien, on fera une seconde trépanation au point de rencontre de la même ligne horizontale et d'une verticale menée immédiatement derrière l'apophyse mastoïde. Deveze, en pareil cas se tira d'affaire en décollant la dure-mère par l'ouverture du trépan, jusqu'au niveau du foyer sanguin (Forgue, *loc. cit.*, p. 47).

Grainger-Stewart (*British med. Journ.*, avril 1887) en présence d'une hémorrhagie intra-crânienne, post-traumatique, accompagnée d'hémiplégie droite et d'aphasie, se laissa guider par les localisations cérébrales, et trépana au niveau de la 3e frontale : il tomba en plein foyer hématique.

L'étude des statistiques plaide éloquemment en faveur de cette pratique.

Sur 257 cas, contenus dans le mémoire de Wiesmann, 147 ont été traités par l'expectation, et 110 par la trépanation. Les premiers ont donné 16 guérisons (10 pour 100), et 131 morts (90 pour 100); les 110 cas trépanés se décomposent en 74 guérisons (67 pour 100), et en 36 morts (33 pour 100).

Nancrède (*Progrès de la chirurgie du cerveau*, in *Med. News*, 28 janvier 1888), rapporte 40 cas d'opérations avec 24 succès et 16 morts. Bergmann, au quatorzième Congrès allemand, parle de 22 cas de trépan pour épanchement dû à une rupture de la méningée moyenne, avec 20 succès.

En résumé, dans le cas d'épanchement extra-dure-mérien après avoir découvert le caillot il sera enlevé avec une curette.

Lorsque la collection sanguine est placée sous la dure-mère, on trouve celle-ci soulevée, résistante et offrant une coloration bleuâtre, il faut alors inciser cette membrane pour donner issue au sang épanché.

Quant aux épanchements situés plus profondément, jusqu'ici ils ne paraissent pas donner lieu à des signes locaux assez nets, pour pouvoir tenter leur recherche dans la masse encéphalique (Duplay).

III

CORPS ÉTRANGERS TRAUMATIQUES

Les corps étrangers intra-crâniens sont constitués *par des débris de projectile* (grains de plomb, balles, éclats d'obus), *des morceaux d'armes résultant d'éclatement*, qui pénètrent dans le crâne, en produisant une perforation plus ou moins régulière des os : souvent encore *on retrouve des fragments d'armes blanches* (pointes de fleurets, d'épée, de poignard, etc., etc.).

Dans ce dernier cas, la lame pointue peut pénétrer à travers un orifice naturel (trou optique, fente sphénoïdale).

Les agents traumatiques détachent complètement des *esquilles*, entraînent avec eux des *morceaux de coiffure*, des *lambeaux de cuir chevelu*, qui sont autant de variétés de corps étrangers.

Si le blessé ne succombe pas à des accidents immédiats, résultant de la destruction de régions essentielles à la vie, il est exposé dans les jours qui suivent à une infection qui aboutit à la méningo-encéphalite, à un abcès : c'est la règle [1].

Exceptionnellement le corps étranger est toléré par l'organisme; il s'entoure d'une véritable poche membraneuse, il s'enkyste en un mot (Duméril) : même dans ces cas favorables, le blessé reste toujours exposé à des accidents ultérieurs (méningo-encéphalite, paralysie, accès épileptiformes).

Dans la terminaison par abcès, le pus peut se faire jour à l'extérieur et entraîner avec lui le corps irritant.

Le *diagnostic* est facile dans deux circonstances :

1° Lorsque la plaie est assez large, et assez superficielle, pour que l'examen, l'exploration simple, permettent de voir ou de sentir le corps étranger : dans ces conditions on peut l'enlever, ou il tombe de lui-même, laissant au-dessous lui une plaie contuse cérébrale.

2° Lorsque, à la suite d'un coup de feu intra-crânien, la zone psycho-motrice a été atteinte, et révèle sa lésion par une paralysie corticale.

Il faut tenir compte de la direction de la balle, reconstituer par la pensée son trajet, et s'assurer qu'aucune autre cause (épanchement sanguin, contusion cérébrale), n'est en jeu : c'est en suivant ces données qu'il nous a été permis de faire le diagnostic de la position d'un projectile, et de l'extraire par une trépanation, *post-mortem* (*Bulletin de la Société clinique*, 1877, p. 187).

Le plus souvent le diagnostic du siège de la balle est incertain; la pénétration n'indique pas fatalement une lésion cérébrale, car des balles peuvent cheminer entre la dure-mère et le crâne, sans atteinte encéphalique (Larrey).

L'*exploration pour éclairer le diagnostic* doit être faite avec une grande pru-

(1) Une statistique de H.-R. Warthon (de Philadelphie), publiée en 1879 (*Phil. med. Times*), donne les chiffres suivants : sur 316 cas de corps étrangers s'étant logés dans le cerveau, 160 furent suivis de guérison. Le corps vulnérant a été extrait dans 106 cas, dont 72 ont guéri.

dence; elle ne doit être tentée, que dans l'hypothèse d'un corps étranger superficiel, d'une extraction facile ou possible.

Les *explorateurs électriques* trouveront dans ce cas une application heureuse pour la recherche des corps métalliques : ils constituent un grand progrès sur *la sonde en aluminium de Fluhrer qui devait être exactement cylindrique* et d'*un assez fort diamètre, afin de ne pas dévier dans le trajet*, et de *progresser par son propre poids* (dans une attitude céphalique déterminée), *jusqu'à la rencontre du projectile!*

Traitement. — Il faut enlever le plus promptement possible le corps étranger, qui est une cause d'infection encéphalique; mais ce précepte, une fois énoncé et accepté, on se heurte aux difficultés de la pratique : *un corps étranger visible, superficiel, tangible*, sera facilement extrait; une pince suffira; c'est *le cas simple des corps étrangers apparents.*

Le corps étranger a été senti profondément, il se révèle par une localisation symptomatique incontestable; mais, pour arriver jusqu'à lui, il faut élargir, créer même une brèche osseuse, par la gouge ou le trépan; dans ces cas encore *de corps étrangers cachés, mais d'un siège certain*, l'intervention nous semble devoir être maintenue, car il ne faut pas oublier qu'il ressort des travaux de Warthon, de Glower Arnold, de Bryant, que la guérison s'observe plus fréquemment et est *plus durable* à la suite d'*extraction que dans la non intervention.*

Restent les corps étrangers, incertains de siège, pour lesquels *des manœuvres longues, irrégulières, étendues, seront nécessaires!* Faut-il s'abstenir ou intervenir? Chacun répondra suivant son tact, son tempérament chirurgical; nous professons, d'une façon générale, que toute opération doit être éclairée par un diagnostic, et que, sans ce guide, on s'expose dans ce cas particulier, à des mutilations inutiles ou graves [1].

Il y a d'ailleurs une remarque importante à ajouter : le corps étranger (prenons un projectile), a produit de graves désordres dans son trajet, son extraction sera dans ce cas absolument stérile, ce qui revient à dire qu'il faut, avant toute intervention, apprécier les lésions qu'a pu créer le projectile, dans son trajet intra-cérébral.

La désinfection du foyer, du trajet, doit précéder et suivre la recherche des corps étrangers. Ce drainage recommandé par Bryant sera utilisé (tubes de caoutchouc, crins de Florence) tant pour les parties molles que pour l'encéphale (voy. *Épilepsie traumatique*).

[1] « On n'ira point fourrager, dans la pulpe cérébrale, avec une sonde ou un stylet, à la poursuite d'un projectile..., les recherches de projectile ne sont plus qu'un préjugé du public, ou un cliché de la petite presse. » (Forgue, *loc. cit.*, p. 30.)

IV

MÉNINGO-ENCÉPHALITE TRAUMATIQUE

La méningo-encéphalite est la complication la plus redoutable [1] des lésions du crâne; elle est le résultat d'une infection à travers une solution de continuité osseuse, se produisant d'autant *plus facilement que les méninges et le cerveau* ont été touchés : mais on peut l'observer aussi à la suite des plaies du cuir chevelu, sans fractures, soit que l'inflammation se propage des parties molles aux méninges par la voie vasculo-nerveuse, soit qu'une périostite ou une ostéomyélite traumatique précèdent la méningo-encéphalite.

La théorie de l'infection dans la méningite septique, bien qu'inconnue encore dans son essence, a remplacé les hypothèses de l'*irritation esquilleuse*, de l'*influence de la fièvre*, *des excès de nourriture*, *des états moraux*, conditions qui certainement interviennent dans la méningo-encéphalite, mais doivent être relégués au second plan.

Anatomie pathologique. — Étant donnée cette interprétation nouvelle de la méningo-encéphalite, il est certain que cette grave affection diminuera de fréquence, grâce à l'antisepsie. Le premier résultat de l'infection est d'amener la suppuration du foyer traumatique intra-crânien, et comme ce foyer peut être un hématome intra-crânien, une contusion cérébrale corticale ou interstitielle, il en résulte que les abcès seront en dehors de la dure-mère, en dedans sous la pie-mère, dans le cerveau : c'est la méningo-encéphalite, circonscrite, qui peut rester telle, mais qui le plus souvent se propage aux méninges. — Alors, indépendamment de ces lésions primitives, on rencontre du côté des méninges, de l'hypérémie, de la sérosité louche, puis des infiltrations purulentes, sous-pie-mériennes, des exsudats dans l'arachnoïde, et des adhérences entre ses feuillets. Le pus suit les vaisseaux, et pénètre avec eux jusque dans la substance cérébrale, où il se dépose sous forme d'abcès.

Ces lésions, *secondaires* et *diffuses* de la méningo-encéphalite, existent seules dans les cas d'infection, sans foyer intra-crânien primitif : c'est alors qu'on suit la migration du pus, depuis la porte d'entrée; souvent aussi il y a *des lésions à distance*, sans continuité apparente.

L'étude complète qui sera faite des abcès traumatiques cérébraux dispense de plus longs détails. Contrairement à l'habitude classique, l'histoire de ces abcès a été séparée de celle de la méningo-encéphalite, parce que, perdus dans cette anatomie pathologique, ils ne semblaient présenter ni intérêt clinique, ni conséquences opératoires.

Symptômes. — La période d'incubation de la méningo-encéphalite varie de quelques heures à plusieurs semaines. Parfois l'affection éclate, quatre heures après le traumatisme (Bergmann), dix heures (Kœnig), plus sou-

[1] « La méningo-encéphalite, voilà l'ennemi! » a dit Ledentu.

vent du troisième au sixième jour, quelquefois seulement vers la troisième semaine. Dans le cas d'encéphalite circonscrite, la durée de l'incubation est plus grande encore[1]!

Pendant toute cette période, le blessé ne présente aucun symptôme anormal; il se croit guérit, lorsque éclatent les symptômes prodromiques de cette complication.

Que la méningite succède immédiatement au traumatisme, ou qu'elle soit précédée de cette période silencieuse d'incubation, elle se caractérise au début soit par de l'*abattement* (*somnolence, hébétude, céphalalgie*), soit par de la *surexcitation* (irritabilité, impatience, vertiges, nausées), élévation du pouls et de la température).

Du côté de la plaie on observe quelques modifications, qui dénotent l'infection; la suppuration devient abondante et sanieuse; les bourgeons charnus sont flasques et œdémateux.

L'affection va se dérouler, en conservant la *forme dépressive ou d'excitation*, qui la caractérise au début (*période d'invasion et d'état* de Duplay).

Dans une autre forme cependant, les phénomènes délirants et convulsifs, alternent avec les phénomènes comateux, et, d'après Duplay, cette succession irrégulière et ces mélanges de signes d'exaltation et de collapsus sont assez fréquents dans la méningo-encéphalite.

Que le blessé soit somnolent ou comateux, ou bien qu'il soit en proie à ce délire furieux, pendant lequel il pousse des cris et arrache son pansement, des phénomènes de paralysie apparaissent, et ce signe a une grande portée diagnostique.

Cette période de paralysie, souvent précédée par des contractures, des convulsions, se montre après vingt-quatre heures ou après quelques jours, dans les formes généralisées : elle porte sur l'ensemble de l'organisme, et alors, avec la paralysie des sens, coexiste la résolution musculaire complète; ou bien il existe des paralysies localisées, qui indiquent que l'encéphalite est limitée, et traduisent son siège (voy. *Abcès du cerveau*).

Le *diagnostic* de la méningo-encéphalite se basera surtout sur l'*élévation de température* et la *fréquence du pouls*; aucun des symptômes que nous venons d'exposer n'est, en effet, pathognomonique, et, pour apprécier la valeur des contractures, des convulsions, des paralysies (qui se montrent au cours de la contusion et de la compression cérébrale), il faudra tenir compte de leur moment d'apparition et de leur coexistence avec la fièvre et la fréquence du pouls, *qui est ralenti dans toutes les autres affections traumatiques de l'encéphale.*

Pronostic. — La mort est la terminaison ordinaire de la méningo-encéphalite. Le blessé s'éteint dans le collapsus du troisième, au quatrième, au huitième jour. « Tous les sphincters perdent leur tonicité, la peau se couvre d'une sueur visqueuse et gluante, la langue se dessèche, la respiration est irrégulière et stertoreuse; c'est le coma, qui va durer jusqu'à la mort » (Duplay).

[1] « Toutefois, tu noteras ce que les anciens ont écrit, ce que l'on voit souvent par expérience, que les fractures du crâne ne sont hors de péril jusqu'à cent jours après la blessure; surtout fais avec ton patient bon guet tant en boire, manger, repas, coït et autres choses » (Ambroise Paré).

Des rémissions, de plus ou moins longue durée, se produisent souvent au cours de la méningo-encéphalite; avec une accalmie, un retour manifeste de l'intelligence; on espère, lorsqu'éclatent de nouveaux accidents qui emportent brusquement le blessé.

Traitement. — La méningo-encéphalite étant le résultat d'une infection, il faut prévenir cette complication par tous les moyens antiseptiques ; le pansement d'une fracture du crâne, ou d'une lésion traumatique du cuir chevelu, n'est plus à négliger, et nous renvoyons aux articles *plaies contuses du cuir chevelu*, *fractures du crâne*, *plaies*, *contusions*, *compression de l'encéphale*, pour la thérapeutique à suivre, dans ces différents cas.

Contre la méningo-encéphalite diffuse, la thérapeutique est impuissante : la médication dirigée contre les symptômes d'irritation (sangsues, et à l'intérieur opium et purgatifs), ou de dépression (piqûres d'éther, potions cordiales, révulsifs et excitation cutanée), ne peut que pallier les accidents; mais le jour où l'on appliquera aux méninges le traitement accepté aujourd'hui en principe contre la péritonite septique, c'est-à-dire l'ouverture large du crâne, et la toilette des enveloppes cérébrales, peut-être pourra-t-on diminuer la gravité redoutable, de cette affection.

Il n'y a que quelques cas d'intervention heureuse en pleine méningite développée. Wegner aurait pu l'enrayer chez deux de ses blessés.

Voici comment Horsley s'est exprimé à ce sujet, au Congrès de Berlin (août 1890) : « J'admets que, dans la méningite septique, il y a indication au drainage large, et aux lavages avec solutions antiseptiques chaudes. Je ne prétends pas qu'on aura ainsi toujours des succès, mais je ferai remarquer que cette affection est considérée actuellement comme incurable. J'ai pratiqué deux opérations de ce genre et n'ai obtenu qu'une amélioration passagère : mais les deux opérés étaient déjà moribonds, quand je suis intervenu. »

Le traitement de la méningo-encéphalite circonscrite sera longuement exposé à propos des *abcès cérébraux traumatiques*.

V

ABCÈS INTRA-CRANIENS

Nous comprenons sous ce nom toutes les collections de pus, en dedans de la boîte crânienne, qu'elles aient pour siège les méninges, ou la substance encéphalique elle-même.

L'*expression d'abcès du cerveau*, consacrée par l'usage, ne peut s'appliquer qu'à la variété cérébrale de ces collections et non à la généralité.

Il y a un *grand intérêt clinique et thérapeutique* à rapprocher les abcès intra-crâniens d'origine traumatique des abcès qui reconnaissent pour cause la *pyohémie*, *la tuberculose*, *l'ostéomyélite*, *les otites* : voilà pourquoi nous n'avons pas voulu limiter la question au traumatisme.

Dans un mémoire fort étudié, paru il y a deux ans à peine, dans les

Archives de Langenbeck, Bergmann a ainsi envisagé la question; ce même esprit synthétique se retrouve dans une revue générale sur ce sujet, publiée par MM. Auguste Broca et Sébileau.

L'évacuation des abcès du cerveau n'est pas une opération moderne : Quesnay, Lapeyronie la conseillaient, et si cette intervention est restée lettre morte, malgré le retentissement du fait de Dupuytren au commencement de ce siècle[1], et le succès remarquable communiqué par P. Broca à la Société de chirurgie, en 1866, c'est que les chirurgiens étaient arrêtés par l'incertitude diagnostique et la gravité redoutable de tout acte opératoire crânio-cérébral.

Paul Broca eut le grand mérite, dès 1871, d'affirmer le principe des localisations cérébrales, et d'en faire une heureuse application diagnostique, dans un cas désormais célèbre.

Un homme semblait remis d'un coup de pied de cheval à la tête, lorsque, au quinzième jour, il fut pris d'un érysipèle qui guérit : puis, au vingt-neuvième jour, survinrent des accidents cérébraux, de l'aphasie d'abord, de la monoplégie brachiale droite ensuite, du coma enfin. Une couronne de trépan fut appliquée au niveau du centre du langage articulé (circonvolution de Broca), et du pus fut trouvé entre la dure-mère et l'os.

La grande découverte de Broca devint féconde en pratique, le jour où, grâce à l'antisepsie, il fut démontré que « l'incision des méninges, l'exploration et même la ponction du cerveau, n'aggravent pas la trépanation, à la condition qu'on respecte certaines régions à fonctions spécialement importantes. »

Mais cette thérapeutique ne devait pas *s'arrêter aux abcès des zones psycho-motrices;* elle fut étendue à des *collections purulentes* dont le siège peut être soupçonné de par l'anatomie pathologique et l'étiologie. C'est le cas des abcès encéphaliques, cérébraux ou cérébelleux liés à l'ostéite du rocher, dans les *otites moyennes.* Certainement ici la précision diagnostique et opératoire court un risque.

Sänger (A.) et Sick (C.), Aphasie durch Gehirnabcess-Trepanation : Heilung. *Deutsche med. Wochenschrift*, 6 mars 1890. Aphasie consécutive à un abcès du cerveau; trépanation; guérison. — Broca et Sébileau, De l'intervention chirurgicale dans les maladies cérébrales (abcès, reliquats de traumatismes, tuberculose, tumeur). *Gaz. des hôpit.*, 16-18 avril 1888, n° 94, p. 869 et suiv. — Hans Schmid (de Stettin), Abcès cérébral, accès épileptique, trépanation, guérison. Séance du 11 avril 1890, du XIXe congrès de la Société allemande de chirurgie. — Mac Ewen, Adress on the surgery of the brain and spinal cord. *British med. journ.*, 12 août 1888, et *Lancet*, 1888, p. 254. — Barker, Trépanation pour abcès cérébraux. *Proc. roy. medic. and chir. Soc.*, t. VIII, p. 347. London, 1885. — Abcès du cerveau. *Lancet*, 11 juin 1887. — Bergmann, Abcès cérébral. *Med. Presse and circ.* London, 1887. — Trépanation dans l'ère moderne. *Berlin. klin. Wochenschrift*, 23 septembre 1888. — Die chirurgische Behandlung der Hirnkrankheiten. Hirschwald, Berlin, 1889. — Sommerville, Analyse d'urines dans les abcès cérébraux. *Lancet*, 17 septembre 1887. — Barr, Sept cas de trépanation pour abcès du cerveau à la suite d'otite. *Berl. klin. Woch.*, 1888, p. 379. — Spitzka, *Transact. of the Amer. neurol. Assoc.*, 1887. — Keen, Trois cas d'abcès du cerveau. *Internat. journ. of the med. sc. Philad.*, 1888, p. 329, 926. — Morini, Cinq cas de trépanation pour compression et abcès. *Spallanzani*, 1887, p. 409. — Decressac, Contribution à l'étude de la chirurgie du cerveau. Thèse de Paris, 1890.

(1) En 1850, Detmold incisa au bistouri un ventricule distendu par le pus. En 1867, Renz employa l'aspiration pour évacuer les collections purulentes du cerveau. — Frenger et Lee (*On opening and drainage of abc. cavities in the brain. Amer. journ. of med. sciences*, p. 17, juillet 1885), se sont servi avec succès de la seringue exploratrice de Pravaz pour découvrir du pus, et lui donner ensuite issue par une incision.

Siège et variétés des abcès intra-crâniens. — Les abcès intra-crâniens sont :

A. *Méningés.* — *En dehors de la dure-mère ou en dedans.*

B. *Encéphaliques.* — Cerveau, cervelet, bulbe. *Et leur siège est cortical ou profond.*

Au point de vue du moment d'apparition, les abcès sont *précoces*, ou *tardifs*; leur marche est *aiguë* ou *lente*, ils sont *diffus* ou *enkystés.*

Quelle que soit leur origine, les abcès intra-crâniens sont toujours consécutifs à une infection : mais ils éclatent tantôt à la suite d'*une fracture du crâne*, simple ou compliquée (commotion, contusion, compression cérébrale), *ce sont* LES ABCÈS TRAUMATIQUES. — Tantôt cette affection est consécutive, à l'*ostéite suppurative* des os du crâne, et, dans ces cas, l'*ostéite du rocher*, *l'ostéomyélite*, la *tuberculose*, *jouent un rôle prépondérant* : CE SONT LES ABCÈS INFECTIEUX, se développant au contact du foyer d'ostéite suppurative, ou à distance.

Les CAUSES GÉNÉRALES interviennent, pour une large part, dans l'étiologie de ces abcès. On les a signalées à la suite de la *pyoémie*, des *affections pulmonaires* : *dilatation des bronches*, *bronchite fétide*. Sur 100 autopsies de ce genre, Näther, cité par Broca et Sebileau, relève 8 abcès cérébraux.

La tuberculose osseuse ou pulmonaire se termine trop souvent par un abcès cérébral; et nous avons publié, dans les *Bulletins de la Société anatomique*, l'observation d'un réséqué de la hanche qui succomba brusquement à un abcès cérébral, qui fut diagnostiqué, pendant les quelques heures que vécut encore ce malade (*Bull. de la Soc. anat.*, 1875).

Contre ces abcès de cause générale, la chirurgie restera toujours désarmée; ces collections purulentes ne sont, dans ces cas, que des épiphénomènes de la maladie principale, souvent fort grave, parfois fatale, et leur multiplicité constante, leur récidive (Bergmann), frappera d'emblée d'impuissance toute intervention.

1° ABCÈS TRAUMATIQUES

Ce pessimisme thérapeutique, partagé par Bergmann, ne s'applique heureusement pas aux deux autres variétés d'abcès que nous allons étudier.

Voici d'ailleurs des relevés statistiques de la fréquence relative de ces différentes variétés d'abcès.

Gull et Sutton (dans le *System of medecine* de Reynolds) trouvent 27 abcès consécutifs à l'otite sur un total de 76. Lebert (*Archives de Virchow*) donne un peu moins, 1/4 sur 80 cas.

Les statistiques de Rudolph Meyer et de Ogle fournissent 101 cas dont la cause a été trouvée : 27, dus à une affection de l'os temporal ou de l'oreille moyenne; 20 à des lésions du poumon ou du foie; 24, à la pyohémie; le reste, à des causes diverses.

Barker pense qu'il faut aujourd'hui changer la statistique et donner 50 pour 100 aux affections de l'oreille, car la pyohémie a beaucoup diminué : de même les abcès traumatiques sont plus rares, depuis qu'on traite antiseptiquement les fractures du crâne.

Thomas Parr (*British med. journ.*, 2 avril 1887) renchérit encore, et admet que les lésions de l'oreille produisent plus de la moitié des abcès.

Les collections purulentes consécutives aux traumatismes peuvent être liées à la méningo-encéphalite traumatique : tantôt elles succèdent à un hématome devenu purulent, à un foyer de contusion cérébrale, enfin elles accompagnent des fractures esquilleuses ouvertes (fosses nasales, rocher). Dans tous les cas, la cause première de la suppuration est l'*infection* (Mac Ewen) aboutissant à une ostéo-myélite traumatique.

Cette infection ne s'observe presque jamais, que dans les cas de plaies pénétrantes du crâne; *Bruns* a dressé la statistique des abcès survenus en dehors de toute lésion crânienne : leur nombre est très minime (Kœnig, p. 153).

Les collections purulentes sont *extra-dure-mériennes* (pachyméningite externe, que les Allemands appellent encore abcès de Pott), ou *intra-dure-mérienne* (pachyméningite interne); *circonscrites* dans le premier cas, où le pus est situé entre la dure-mère et l'os, l'épanchement devient *diffus*, en *nappe*, lorsqu'il siège dans la pie-mère; son épaisseur peut atteindre plusieurs millimètres : il existe, en outre, des adhérences entre les feuillets de l'arachnoïde, et ce mélange de pus et de fibrine, exsudé, donne naissance à une sorte de pseudo-membrane, plus épaisse au milieu des sillons qui séparent les circonvolutions (Cornil et Ranvier).

L'*abcès cortical* est donc toujours mal délimité : lié à la méningo-encéphalite, il est aigu dans son apparition.

L'*abcès profond intra-cérébral* est le résultat d'une encéphalite : les éléments cellulaires de la névroglie prolifèrent; à ces éléments nouveaux, s'ajoutent les globules blancs sortis de vaisseaux, enfin les éléments nerveux subissent la dégénérescence graisseuse (Cornil et Ranvier). Ces abcès tardifs, à développement *lent* et *progressif*, sont presque tous enkystés par une membrane fort nette, qui limite leur accroissement, et retarde le moment de la rupture de la poche, soit sous les méninges, soit sous les ventricules. Le pus est verdâtre, épais, caséeux.

Ces *abcès tardifs*, *profonds*, *intra-cérébraux*, ont une *pathogénie obscure;* en dehors des cas où ils se développent autour d'un corps étranger, la voie suivie par l'infection qui les provoque est difficile à saisir, lorsqu'ils se montrent en plein tissu cérébral, loin de la blessure, sans continuité avec elle (fractures, plaies du cuir chevelu).

Symptômes. — *Les suppurations traumatiques* intra-crâniennes se traduisent par des *phénomènes communs, et spéciaux suivant le siège* et l'*étiologie*.

Les symptômes communs sont ceux de la *suppuration* et de la *compression cérébrale*.

Les symptômes particuliers se tirent des circonstances qui ont précédé l'abcès (fracture, esquille, épanchement sanguin, etc., etc.) du *siège de l'abcès*, de son retentissement sur les *zones psycho-motrices*.

Lorsque, quelques jours, quelques semaines, quelques mois [1] après un

[1] Il y a des cas de suppuration cérébrale à très longue échéance (quatre ans dans le cas de Geschwind, Soc. de chir., 1887; trente ans après, dans le cas de Cras, Société de chir., 1887).

traumatisme de tête, un blessé est pris de *fièvre*, de *céphalalgie violente*, *de vomissements*, que le lendemain ou le surlendemain de ces accidents aigus éclatent de l'aphasie, des troubles paralytiques, ou de contractures limitées, il y a tout lieu de craindre une suppuration intra-crânienne : le plus souvent ce blessé a quitté l'hôpital avec une fistulette intarie, un point non réuni.

Les symptômes particuliers varient suivant que l'épanchement est *extra-dure-mérien*, et lié à une fracture avec esquilles et hématome, suivant que l'épanchement est cortical, pié-mérien et lié à une méningo-encéphalite (voy. *Histoire de la méningo-encéphalite, et des épanchements sanguins intracrâniens*).

L'indépendance souvent constatée entre la blessure de tête et les abcès du cerveau en rend le *diagnostic* toujours incertain, et, trop souvent, ces poches purulentes ne se révèlent que par des accidents brusques, dus à leur rupture, soit dans les ventricules, soit sous les méninges.

Cependant lorsqu'ils sont situés dans la zone psycho-motrice ou *sur le trajet des fibres qui en partent*, ils se traduisent par des symptômes localisés qui en facilitent le diagnostic (aphasie, paralysie faciale, accès convulsifs, épilepsie, ptosis, monoplégie brachiale).

Traitement. — Donner issue au pus dès qu'il est soupçonné ou reconnu, est la règle formelle.

S'il y a une fistule, il faut après l'exploration la débrider : elle conduit tantôt sur une fracture esquilleuse dont le relèvement suffit à l'issue du pus [1], tantôt sur un point dénudé et nécrosé : il est indispensable alors d'appliquer, à ce niveau, une couronne de trépan, et si le pus ne s'écoule pas par cette brèche osseuse, d'inciser la dure-mère.

La plupart des interventions opératoires sont guidées par ces circonstances locales : bien plus délicats, mais exceptionnels, heureusement, sont les cas, où l'opérateur pratique, sans aucun jalon extérieur, *la mise en perce du crâne*, comme dit Bergmann, pour poursuivre un abcès profond, cérébral.

Ces abcès cérébraux sont-ils justiciables d'une opération ? Voici les objections qui ont été adressées à cette thérapeutique.

a. C'est d'abord Rose qui conteste l'utilité de cette intervention, puisque ces abcès corticaux sont entourés, dit-il, d'une large zone ramollie, qui continue à s'étendre malgré l'issue du pus. Mais Bergmann a fait remarquer que seuls les *abcès aigus liés à la méningo-encéphalite, présentaient cette disposition* : malheureusement l'affection méningitique n'est jamais limitée, et l'évacuation d'un foyer cortical n'arrête pas sa marche diffuse.

Jusqu'au jour où l'on pourra appliquer aux méninges la thérapeutique de la chirurgie abdominale contre les inflammations péritonéales, il est à craindre que la cure des abcès liés à la méningo-encéphalite ne soit illusoire.

b. Ces abcès sont multiples, et à côté de la collection principale, il peut y avoir des foyers purulents secondaires, séparés par des cloisons mitoyennes de tissu cérébral (Rose, *Ueber Trépanation beim Hirnabscesses. Arch. f. klin. Chir.*,

(1) Dans un cas tout à fait récent (11 avril 1890) Hans Smid (de Stettin), (10e Congrès de chirurgie allemande), profita d'une fistule étroite existant sur la région pariétale, pour arriver par la trépanation jusque sur le cerveau, où il trouva un abcès, dont l'ouverture fit cesser les accès d'épilepsie.

t. XXVII, p. 530, 1881) ou une collection purulente binoculaire (Alexander, *The Lancet*, vol. II, p. 426, 1877).

C'est dans ces cas que les ponctions exploratrices de Renz, de Ch. Frenger et W. Lee, de Spitzka(1) trouvent leur application.

Une objection plus impérieuse est celle de la difficulté du diagnostic : en effet, les abcès profonds, intra-cérébraux, échappent au diagnostic, lorsqu'ils n'intéressent pas la zone psycho-motrice. « De là cette conséquence, que, en dehors des cas où un symptôme spécial fera diagnostiquer le siège de l'abcès en un point déterminé de l'écorce, on ne pourra pas se diriger à coup sûr, et l'on devra se borner à trépaner, au niveau de la cicatrice cutanée, et à explorer un peu au hasard les profondeurs de l'hémisphère, à l'aide de l'aiguille exploratrice. »

Y a-t-il des signes qui facilitent la découverte du pus, une fois la dure-mère mise à nue?

H. Braun (*Arch. für klin. Chir.*, XXI, fasc. II, p. 552, 1877), après Rose, a insisté, dans ces dernières années, sur la *proéminence locale de la dure-mère avec absence de pulsations cérébrales, qui indique un abcès du cerveau*; il résulte des recherches de cet auteur, que l'absence de pulsations révèle le plus souvent une accumulation de pus au-dessous de la dure-mère mise à nu, ou dans son voisinage.

Hasse a pu colliger un grand nombre de cas où se trouve noté le signe de Roser : ils sont dus à Bilguer, à Schnücker, à Chélius, à Guthrie, à Krauss, à Bruns, à König, à Giacomini et Masso, à Moritz, à Detmold, à Baum, à Schmidt, à Mass, etc. Toutefois, ce signe peut être en défaut et Braun a réuni 5 cas, dans lesquels les pulsations semblaient fortes au fond du trou du trépan, et où cependant dans la profondeur un gros abcès était collecté (Forgue, *loc. cit.*, p. 53).

En résumé, le chirurgien aura, pour se guider dans la recherche du pus, tantôt une fistule, une esquille, un os dénudé; tantôt avec ou sans cicatrice du cuir chevelu, des phénomènes indiquant la participation de la zone motrice, au niveau de laquelle il trépanera : il recherchera le signe de Roser-Braun qui lui dénoncera l'imminence du pus; la dure-mère une fois fendue, il examinera avec grand soin la surface cérébrale mise à nu, et il ira à la recherche du foyer par des ponctions prudentes dont l'innocuité, après avoir été expérimentalement démontrée chez les animaux, a été appliquée à l'homme avec succès.

Voici d'autres règles sur lesquelles tous les auteurs insistent : quels que soient le procédé opératoire et la situation du foyer purulent, il est absolument nécessaire d'en assurer le drainage, et l'antisepsie en permanence. Un tube fenêtré

(1) Spitzka, (de New-York), (13e congrès de neurologie, 1888), a pratiqué sur le cerveau du chien des ponctions, des incisions, des injections mêmes, avec de la boue : l'animal supporte le tout à merveille, et la boue s'enkyste, le cerveau s'habitue à ces opérations graves, à ces lésions, et plus elles se répètent moins il réagit. Pour que ces opérations demeurent innocentes, il ne faut pas enfoncer d'aiguille dans la capsule interne, dans les ganglions gris centraux, dans les ventricules latéraux, dans les parties qui remplissent des fonctions importantes ou indispensables à la vie.

Spitzka, ayant trépané un jeune homme qui présentait des symptômes de tumeur cérébrale, fit des ponctions exploratrices pour trouver le néoplasme ; le malade guérit fort bien de ces opérations; mais, trois mois après, ayant succombé aux progrès de sa tumeur cérébrale, Spitzka trouva à l'autopsie, trois petites lignes bleuâtres, sans traces d'inflammation, qui marquaient seules le passage de l'aiguille exploratrice.

court sera introduit dans la cavité de l'abcès, qu'on lavera à la solution boriquée ou thymolée, comme l'a fait Obalinski (*Wien. med. Woch.*, n° 44, 1882), ou phéniquée faible, ou même phéniquée forte (Odilo Maher, *British med. Journal*, février 1886). Le drain ne doit être supprimé que quand il n'y a plus aucune sécrétion purulente.

Il faut se garder de fermer trop tôt, comme le recommande Bergmann, ces plaies osseuses, car rien n'est aussi fréquent et aussi dangereux que la rétention du pus, dans la convalescence de ces abcès (voy. *Société de chir.*, séance du 26 septembre 1887).

Ainsi traité, le blessé échappe aux accidents mortels de la méningo-encéphalite ; il est certain qu'il guérit avec une paralysie, si la zone psycho-motrice a été détruite, mais on voit disparaître les attaques épileptiformes et tous les accidents de somnolence, de coma, qui menaçaient son existence.

Malheureusement le chirurgien n'arrive pas toujours à découvrir l'abcès du cerveau, et même lorsque la collection purulente a été incisée et drainée convenablement et que l'opéré semble guéri, il est exposé au retour d'accidents mortels.

L'observation suivante, empruntée à Guttenbauer, en est un exemple :

« Un homme, assez bien remis d'un coup de revolver au front, fut trépané sur la cicatrice au bout de quelques semaines pour des phénomènes faisant soupçonner un abcès ; l'abcès fut trouvé, incisé, drainé, et le sujet guérit. Mais, au bout de six mois, reviennent la céphalagie fixe, les accès épileptiques, limités au facial et au membre supérieur droit. Ils se renouvelèrent à intervalles variables, et finalement le malade mourut ; or l'autopsie ne révéla pas de traces d'abcès dans le cerveau, il existait une simple cicatrice. »

La pathogénie de ces accidents reste obscure, mais les relations qui unissent ces cicatrices avec les accès convulsifs doivent être bien connues pour réserver le pronostic chez ces opérés.

Les résultats opératoires dans la cure des abcès cérébraux traumatiques sont encourageants. Bluhm, dont la statistique s'arrête à 1875, c'est-à-dire avant la période antiseptique, arrive à une moyenne de 50 pour 100 de mortalité, après l'intervention. Forgue a réuni 8 observations d'abcès cérébraux traumatiques de l'ère antiseptique : elles sont dues à Wagner, Kappeler, Airkmann, Frenger et Lee, Obalinski, Odilo-Mayer, Mackay : elles se divisent en 3 guérisons et 5 insuccès : mortalité 62 pour 100. C'est inférieur à la moyenne de Bluhm comme chiffre de succès; mais il faut considérer que 2 cas se rapportent à des abcès cérébraux incisés en pleine masse encéphalique, et il est manifeste qu'une incision cérébrale de propos délibéré ne peut entrer en comparaison de gravité, avec les évacuations de foyer purulent auxquelles suffit l'extraction d'esquilles ou de débridement de la dure-mère.

2° ABCÈS INTRA-CRANIENS D'ORIGINE MICROBIENNE (OSTÉITE SUPPURATIVE DES OS DU CRANE)

Dans cette catégorie rentrent les abcès liés à l'*ostéomyélite*, à *la tuberculose*, à *la carie du rocher*. Les suppurations intra-crâniennes consécutives *aux opé-*

rations pratiquées sur les os du crâne ou à leur voisinage, surtout fréquentes avant l'antisepsie, ne sauraient être que signalées.

Dans les chapitres consacrés à l'*ostéomyélite* et à la *tuberculose des os du crâne*, les suppurations seront longuement étudiées au point de vue de leur siège et de leur traitement.

Il reste à décrire les abcès reliés aux *suppurations de l'oreille moyenne* : l'étiologie, la pathogénie de ces abcès [1], leur nature tuberculeuse ou non, se rattachent à l'histoire des otites, et ne sauraient trouver place ici.

La question intéressante est de savoir :

1° Si ces abcès ont un siège assez constant pour être justiciables d'une intervention.

2° Si leur diagnostic est possible.

3° Quelle est la thérapeutique qui leur convient.

Le siège de ces *abcès* est *temporal* ou *cérébelleux*.

Cette donnée résulte de la lecture du mémoire de M. Brouardel, et des nombreuses observations publiées à ce sujet. Dans une statistique récente, Parr réunit 76 observations comprenant 55 abcès temporaux, 13 cérébelleux, 4 dans les 2 endroits à la fois, 2 dans la protubérance, 1 dans le pédoncule cérébral, *et tous ces abcès sont du même côté que la lésion auriculaire*. On peut aller plus loin, et constater que la carie de la face supérieure du rocher cause, dans la majorité des cas, un *abcès temporal*, que celle des cellules *mastoïdiennes* est la plupart du temps liée à l'*abcès cérébelleux*, ou *temporal postérieur* ; chez l'enfant enfin, par suite de l'évolution bien connue de l'apophyse mastoïdienne, l'abcès temporal existe à peu près seul, tandis que chez l'adulte, la fréquence de l'abcès cérébelleux augmente (Broca et Sébileau).

Ces données anatomiques sont-elles éclairées par la clinique, *et le diagnostic de ces abcès est-il possible?*

Chez un malade atteint d'otorrhée ancienne, *on peut soupçonner un abcès cérébral*, lorsqu'il existe de la *fièvre*, des *frissons répétés*, une *céphalalgie fixe, intolérable, rendant impossible tout mouvement* et *tout travail*. La pression douloureuse en un point avec hyperthermie locale, sont des signes de moindre valeur, et d'une appréciation toujours délicate. Pour Bergmann, la céphalalgie occipitale, les vomissements particulièrement intenses, les vertiges, la marche hésitante, traduisent l'*abcès cérébelleux*.

Aucun de ces symptômes n'est pathognomonique ; aussi, avant d'admettre un abcès cérébral, faut-il bien s'assurer que la fièvre, la douleur névralgique, n'appartiennent pas à *une ostéite ou à une périostite mastoïdienne* : il sera même sage de pratiquer toujours la trépanation de l'apophyse mastoïde, et d'observer pendant quelque temps les effets de cette opération ; et même après la trépanation mastoïdienne, la persistance de la douleur vive, revenant sous forme d'accès pénible, peut être reliée à une simple névralgie [2].

[1] D'après Barker la propagation de ces abcès se fait par deux voies différentes : 1° *par phlébite septique* venant de la cavité du tympan, et gagnant le cerveau ; 2° *par extension* de l'inflammation de l'oreille moyenne à la dure-mère, et de là à l'écorce cérébrale. Alexander Adams prétend qu'il y a transport de bactéries par les veines.

[2] C'était le cas de l'une de nos trépanées de l'apophyse mastoïde, et chez laquelle les accidents douloureux cessèrent en quarante-huit heures, par l'usage de doses élevées de sulfate de quinine.

La méningite, la thrombose des sinus si souvent liées aux caries mastoïdiennes, peuvent aussi simuler un abcès cérébral. La fièvre vive, la brusquerie de l'attaque, dans la méningite et la thrombose des sinus, la dilatation des veines auriculaires postérieures, la douleur à la pression sur le trajet de la jugulaire externe, l'*œdème d'une moitié de la face,* seront des *éléments précieux* d'appréciation diagnostique.

L'existence d'un abcès cérébral est donc souvent problématique : il n'existe aucune donnée clinique révélant son siège ; seule *la fixité des résultats* anatomo-pathologiques permet de supposer un abcès *cérébral* ou *cérébelleux*.

Traitement. — La gravité fatale de l'abcès cérébral autorise toutes les hardiesses opératoires ; mais le chirurgien ne doit les tenter que lorsque, par une observation attentive, il a de sérieuses présomptions de l'existence d'une collection cérébrale. Le tact, une prudence extrême, sont de rigueur dans ces cas.

La voie pour arriver au siège des abcès varie suivant les chirurgiens. Broca et Sébileau ont bien résumé la pratique des différents opérateurs :

« *Mac Ewen* conseille de faire une ouverture à 6 centimètres au-dessus du conduit auditif externe, et une contre-ouverture déclive. *Wheeler* perfore le crâne à la hauteur du méat auditif, en avant d'une ligne verticale divisant en deux parties égales l'apophyse mastoïde. *Bergmann* préfère trépaner en avant un peu au-dessus de l'angle postéro-inférieur pariétal, il trace une ligne allant du méat auditif à la protubérance occipitale externe, et, à 4 centimètres en arrière du méat, il élève sur elle une perpendiculaire de 1 à 5 centimètres. *Barker* recommande de mettre à nu le trou mastoïdien, car cela peut faire reconnaître si l'abcès est temporal ou cérébelleux : si l'on voit une gouttelette de pus autour de la veinule qui sort de ce trou ou sous le périoste, c'est que l'inflammation s'est déjà propagée à l'étage de la base du crâne, et qu'il y a abcès du cervelet ; on trépanera alors plus ou moins haut, suivant les cas. »

Reste à trouver l'abcès. — La trépanation une fois faite, on cherche le foyer à l'aide d'un trocart explorateur, qui, lorsque le pus a été trouvé, sert de conducteur au bistouri. L'abcès largement ouvert est drainé avec soin, et ce drainage sera prolongé ; c'est là un principe général, essentiel pour le traitement chirurgical de tous les abcès du cerveau. On croit aisément, tant la suppuration devient vite minime, qu'on peut enlever le drain au bout de huit à dix jours, mais l'orifice extérieur se ferme trop vite et l'abcès se reforme ; il faut alors une seconde intervention qu'on évite, au contraire, par le drainage prolongé.

Les résultats qu'on obtient par cette thérapeutique sont bons, si l'on songe qu'on s'attaque à une lésion dont l'évolution naturelle conduit à peu près fatalement à la mort. Une observation de Barr et Mac Ewen fera mieux retenir combien la chirurgie a le droit d'espérer.

« Un enfant de neuf ans souffrait, à la suite d'une maladie aiguë, d'une otite moyenne, avec otorrhée, pour laquelle Barr trépane l'apophyse mastoïde. Il sortit du pus caséeux, mais l'amélioration ne fut pas bien sensible, et bientôt se déclaraient des frissons, de la somnolence, des irrégularités du pouls. Au trentième jour, Mac Ewen vit l'enfant très déprimé, atteint de parésie faciale et de ptosis : le trépan fut appliqué à un pouce au-dessus, et à un demi-pouce en arrière du conduit auditif externe. Sous la dure-mère incisée, apparut la pie-mère fortement injectée, et enfin une ponction faite dans la direction du rocher, fit trouver le foyer. »

Le bistouri donna issue à du pus fétide et à des morceaux de cerveau sphacélés : une contre-ouverture fut pratiquée à la base, immédiatement au-dessus du cercle tympanique ; ainsi fut établi un double drainage. D'abord très abattu, l'opéré allait bien au bout de huit jours ; au bout de six semaines, il sortait guéri.

Ce fait n'est pas une exception. En 1887, au Congrès de l'Association médicale britannique, Pratt disait avoir sauvé, par le trépan, 6 opérés sur 8. Plus heureux encore, Wheeler a vu se rétablir 14 de ses 16 opérés.

Blum, dans les *Archives de Langenbeck*, a fait un relevé de 44 cas traités antiseptiquement avec 22 guérisons ; tandis qu'il admet que, livrés à eux-mêmes, les abcès donnent 90 pour 100 de mortalité.

§ V. — DE QUELQUES ACCIDENTS CONSÉCUTIFS AUX LÉSIONS TRAUMATIQUES DU CRANE ET DE L'ENCÉPHALE

Les traumatismes du crâne peuvent être suivis d'accidents variables, comme lésion, comme espèce, mais ayant une *origine commune traumatique.*

Nous étudierons successivement :

I. — Les *troubles de l'intelligence* (amnésie, somnambulisme traumatique, folie traumatique).

II. — Les *troubles paralytiques.*

III. — L'*épilepsie traumatique.*

IV. — Les *troubles de la sensibilité générale et spéciale.*

V. — Les *troubles urinaires d'origine bulbaire.*

Ces phénomènes morbides présentent un grand intérêt, car quelques-uns sont souvent justiciables d'une intervention heureuse, la trépanation.

I

TROUBLES DE L'INTELLIGENCE

Il fut un temps où les coups, les blessures graves à la tête, pouvaient développer des aptitudes nouvelles, changer en facultés supérieures des facultés qui, jusque-là, étaient restées au-dessous de la moyenne : ce temps-là n'est plus, et quand nous observons des traumatismes du crâne «, ils ne produisent plus ni mathématiciens (Mabillon?), ni musiciens (Grétry), ni facultés hors ligne, mais souvent, au contraire, des imbéciles, des idiots, des épileptiques, des déments, des aliénés » (Christian ([1]))!

Les troubles intellectuels peuvent varier, du simple vertige ou de l'étourdissement, jusqu'à la perte de connaissance complète. Mais le blessé recouvre, en général, plus ou moins rapidement, l'intégrité de ses facultés. Un symptôme qui persiste souvent pendant plusieurs heures ou plusieurs jours, c'est l'*amnésie traumatique*.

La perte de la mémoire se borne d'ordinaire aux faits contemporains, mais elle peut s'étendre à tout ce qui s'est passé antérieurement à l'accident, c'est l'*amnésie rétrograde :* Calmeil (*De la folie*, t. I, p. 363), Kæmfen (Ac. de médecine, 1835), Motet (*Annales médico-psych.*, 1886, t. III, p. 27), Maudsley (*Pathologie de l'esprit*. Paris, 1883, p. 9, note), Mosso (*De la peur*. Paris, 1886), ont cité des exemples de ces variétés d'*amnésie*.

A cette amnésie se joint souvent un état d'*automatisme inconscient*, pendant lequel le blessé continue à agir, à accomplir des actes, souvent très compliqués, à terminer ce qu'il avait projeté avant l'accident, tout cela dans une sorte de demi-stupeur, et sans qu'il reste aucun souvenir des actes ainsi accomplis (Christian) ([2]).

Parmi les observations curieuses de cet automatisme inconscient dont Vibert, Motet, Christian, ont rapporté des cas probants, nous citerons le fait suivant :

Rouillard a raconté à la Société médico-psychologique (*Annales*, 1886, p. 39), la curieuse histoire d'une sage-femme, qui, appelée la nuit, pour faire un accouchement, tombe dans son escalier, se fait une forte contusion à la tête, et perd connaissance pendant près d'un quart d'heure; puis elle se remet, va chez sa cliente, fait l'accouchement (au bout de deux heures), emmaillotte l'enfant, pratique la délivrance, etc., etc., tout cela avec la dextérité d'une vieille praticienne, et cependant elle n'avait aucune conscience de ce qu'elle faisait : elle agissait automatiquement, et elle n'avait ni le souvenir de sa chute, ni celui des événements qui l'avaient suivie (Christian, *loc. cit.*, p. 16).

Tous ces troubles intellectuels qu'on pourrait, avec Christian, appeler *primaires*, sont de courte durée : ils disparaissent sans laisser de traces apparentes ([3]).

La *folie traumatique* existe-t-elle? Bayle, Calmeil, Morel, avaient attiré l'attention sur les rapports entre le traumatisme et l'aliénation mentale, mais c'est de nos jours surtout que cette relation a été établie. Pour Griesinger (*Traité des maladies mentales*. Paris, 1865, p. 211), *toutes les plaies de la tête, graves, ont une influence sur le développement de la folie*.

Avec Schläger (de Vienne) ([4]), et Skae ([5]), nous avons dans ce débat, quelques données précises : sur 500 aliénés, Schläger relève 49 cas de folie traumatique (42 hommes et 7 femmes). Dans 19 cas, la maladie mentale éclata moins d'un

([1]) Christian, *Arch. de neurologie*, n° 52 et 53, 1889.

([2]) Ce *somnambulisme traumatique*, qui peut durer plusieurs heures, et plusieurs jours, doit être bien connu des médecins légistes.

([3]) La *frayeur*, l'*émotion morale* ne jouent aucun rôle dans ces accidents; car le blessé, frappé à l'improviste, perd connaissance, sans voir et prévoir le danger.

([4]) Schläger, *Zeitschrift der Gesellschaft der Wiener Aerzte*, VIII, p. 454.

([5]) Skae, *Annales médico-psychologiques*, 1867, X, p. 568. (Dumesnil.)

an après l'accident, mais très souvent beaucoup plus tard, et quatre fois après plus de dix ans. Sept fois la folie se manifesta sous forme de paralysie générale. Dans 10 autopsies qu'il put pratiquer, Schläger constata l'existence de cicatrices osseuses, d'adhérence de la dure-mère au crâne, etc., etc.

Dans un intéressant mémoire, Kraft-Ebing a porté la question sur le terrain clinique (*Ueber die durch Gehirnerschütterung und Kopfverletzung herforgerufenen psychischen Krankheiten.* Erlangen, 1868). Il distingue trois cas : ceux dans lesquels la folie suit immédiatement le traumatisme; ceux dans lesquels elle survient après une période prodromique plus ou moins longue; ceux enfin dans lesquels le traumatisme ne crée qu'une prédisposition à la folie; celle-ci n'éclate que plus tard sous l'influence d'une cause occasionnelle.

Christian, dans son important mémoire, auquel nous avons emprunté toutes ces citations [1], a pu réunir *cent cas des plus probants d'aliénation mentale consécutive au traumatisme :* tous ces faits observés par *le docteur Christian lui-même, se répartissent ainsi :*

1° AU POINT DE VUE DU TRAUMATISME ET DU GENRE D'ALIÉNATION MENTALE

	Folie.	Paralysie générale.	Démence.	Épilepsie.	Total.
Chute de cheval	1	10	1	»	12
Chute d'un lieu élevé	17	18	4	5	44
Coups de feu, éclat d'obus	»	2	3	1	6
Instrument contondant	8	8	7	6	29
Instrument tranchant	3	4	1	»	8
Contre-coup, chute sur les pieds	»	1	»	»	1
	29	43	16	12	100

2° AU POINT DE VUE DE L'AGE AUQUEL SURVIENT L'ACCIDENT

	Folie.	Paralysie générale.	Démence.	Épilepsie.	Total.
Première enfance	2	2	»	1	5
Enfance	10	3	3	4	20
Adolescence	2	1	1	»	4
Age adulte	15	37	12	7	75
	29	43	16	12	100

3° AU POINT DE VUE DU TEMPS ÉCOULÉ ENTRE L'EXPLOSION DE LA FOLIE ET L'ACCIDENT

	Folie.	Paralysie générale.	Démence.	Épilepsie.	Total.
1 à 5 ans	17	23	8	6	54
5 à 10 ans	6	7	4	4	21
10 à 20 ans	3	4	2	2	11
20 à 30 ans	2	4	1	»	7
Plus de 30 ans	1	5	1	»	7
	29	43	16	12	100

Pour Christian, il n'existe pas de folie traumatique, c'est-à-dire une forme

(1) LASÈGUE, Thèse d'agrég., 1853. — AZAM, *Arch. de méd.*, février, mars, avril 1881. — VALLON, *De la paralysie générale et du traumatisme dans leurs rapports réciproques.* Paris, 1882. — VIBERT, *Études médico-légales sur les blessures produites par les accidents de chemins de fer*, 1888. — DUBUISSON, *De la folie traumatique* (Congrès de Rouen, pour l'avancement des sciences, août 1890.)

particulière de folie, avec des caractères spéciaux, reconnaissables : le traumatisme n'agit qu'en lésant plus ou moins gravement le cerveau dont il fait l'organe *minoris resistentiæ*, quand il n'existait aucune prédisposition antérieure, ou tout, au contraire, il met en jeu les prédispositions latentes. Et c'est ainsi qu'on peut voir survenir l'une ou l'autre des *maladies mentales;* manie, délire des persécutions, folie circulaire ou démence, épilepsie, paralysie générale, non pas indifféremment, mais suivant la nature et le mode d'action des autres causes qui sont intervenues.

Un éminent aliéniste, M. Blanche, a bien voulu formuler son opinion, sur ce point dans la note suivante :

« Les traumatismes crâniens ou crânio-cérébraux sont notés parmi les causes physiques de l'aliénation mentale, de même que les émotions profondes, joie ou chagrin, sont classées parmi les causes morales.

« Je pense que traumatismes et émotions ne sont que des causes occasionnelles, déterminantes. Combien de gens reçoivent de graves blessures à la tête, ou éprouvent de grandes douleurs, qui ne perdent pas la raison! Il est donc logique d'en conclure que ces causes ne suffisent pas pour produire la folie, et qu'elles ne font que développer un germe resté jusque là à l'état latent, et donner à une prédisposition héréditaire l'occasion de se manifester. Cette doctrine me semble appliquable à toutes les formes de la folie, comme d'ailleurs à toutes les maladies.

« La syphilis est-elle seule responsable de la paralysie générale, dite syphilitique? S'il en était ainsi, cette forme de paralysie générale devrait être infiniment plus fréquente qu'elle ne l'est, car elle est relativement assez rare, tandis que les cas de syphilis sont extrêmement nombreux.

« Et les rhumes négligés? Leur attribue-t-on assez de phthisies pulmonaires? La vérité est que chez les tuberculeux, un rhume développe les tubercules, et détermine la phthisie.

« De même pour les refroidissements. Placez trois individus dans des conditions objectives, extérieures, absolument identiques. L'un n'éprouvera aucun malaise; le second aura un rhume; le troisième une pneumonie ou une pleurésie.

« Voilà une même cause matérielle produisant trois effets différents.

« Comment expliquer cette différence d'action, sinon par la différence des conditions subjectives de chaque individu? »

Le pronostic est toujours grave, tous les auteurs sont d'accord sur ce point.

Traitement. — Nous verrons combien l'épilepsie traumatique bénéficie de la trépanation; il y a peut-être aussi des cas de *folie traumatique* qui deviendront justiciables de cette opération, et cet espoir est d'autant plus fondé, qu'il est partagé par un aliéniste de grand talent, M. Christian : *même quand l'affection cérébrale a terminé son évolution, et a abouti à la folie, quelle qu'en soit d'ailleurs la forme symptomatique, même alors, je crois qu'il y a lieu d'examiner, et de peser mûrement les chances d'une opération; si minimes qu'elles puissent être, j'estime que l'on peut, et même que l'on doit y revenir* (*loc. cit.*, 46).

II

TROUBLES PARALYTIQUES

Ces troubles portant sur divers centres psycho-moteurs (hémiplégies, monoplégies, aphasie), peuvent se produire à l'occasion de toutes les lésions cérébrales; ils ont été étudiés à propos des fractures, des épanchements sanguins, de la méningo-encéphalite, des abcès du cerveau, etc., etc. Leur manifestation est toujours en rapport avec une lésion localisée (voy. *Topographie crânio-cérébrale*), et donne lieu à des indications précises, au point de vue de la trépanation.

III

ÉPILEPSIE TRAUMATIQUE

Lorsque, à la suite d'un traumatisme du crâne, surviennent des phénomènes convulsifs, limités, qui se répètent sous forme d'accès, on désigne cet état sous le nom d'*épilepsie traumatique*.

Les lésions les plus variées peuvent donner lieu à ces symptômes, car ce qui commande l'épilepsie, ce n'est pas la nature de la lésion, mais bien son siège au niveau des centres corticaux : c'est ainsi que les fractures, les fragments osseux, les exostoses traumatiques, les épanchements sanguins intra-crâniens, les abcès, les plaques de méningo-encéphalite, les adhérences de la dure-mère aux os (Routier), pour n'envisager que les causes traumatiques, peuvent engendrer les phénomènes convulsifs.

L'épilepsie traumatique, reconnaissant pour cause une lésion limitée de l'écorce, se caractérise par des *convulsions épileptiformes partielles* : elle rentre dans la classe des *épilepsies jacksonniennes*. Ces convulsions peuvent être limitées à la *face*, au *bras*, à la *jambe*, à *une moitié du corps*.

M. *Berbez*, dans un intéressant article [1], a donné les symptômes de l'épilepsie jacksonnienne, et décrit les auras (*sensitifs*, *sensoriels*, *psychiques*, *vaso-moteurs*, *moteurs*), qui précèdent les phénomènes convulsifs.

Les accès éclatent le jour ou la nuit, à l'occasion souvent d'une émotion morale, ou d'une fatigue cérébrale. La pression au niveau de la zone traumatisée peut provoquer une crise.

Il importe de savoir que ces accès se reproduisent avec une similitude souvent parfaite, que les troubles convulsifs peuvent débuter dans un groupe musculaire souvent déterminé, avant de gagner le reste du membre, et que la connaissance de ce *signal symptôme* (Séguin) peut avoir, au point de vue de la localisation, une *importance extrême*. Le blessé peut d'autant mieux renseigner le chirurgien sur le début de la crise, *qu'il assiste à son attaque, et que la perte de connaissance n'est pas primitive*, comme dans l'*épilepsie essentielle*.

[1] Berbez, *Gaz. des hôp.*, 1888.

Des troubles de la sensibilité générale (anesthésie, hyperesthésie), et spéciale (diplopie) peuvent accompagner ces convulsions épileptiformes.

Des contractures, des paralysies transitoires, peuvent suivre les accès : le plus souvent c'est le membre qui a été le plus éprouvé dans l'attaque qui devient faible, et enfin se paralyse dans un grand nombre de cas.

La physiologie pathologique de ces phénomènes (voy. Berbez) ne saurait trouver place ici.

Diagnostic. — L'*épilepsie jacksonnienne* limitée à la face, à la jambe, au bras, ou même à une moitié du corps, se distingue de l'épilepsie essentielle.

Reconnaissant pour cause une altération limitée des circonvolutions cérébrales, il est possible aujourd'hui, grâce à nos connaissances de physiologie cérébrale, de localiser la lésion au niveau d'un des centres psycho-moteurs (voy. *Topographie crânio-cérébrale*).

Mais l'*origine traumatique* de l'épilepsie jacksonnienne est parfois difficile à diagnostiquer. Des *tumeurs cérébrales*, (*tubercules*) (¹), ont pu évoluer sans symptômes, jusqu'au moment où un traumatisme crânien attirait l'attention sur des phénomènes qu'on pouvait attribuer légitimement à ce traumatisme. A l'autopsie, on trouvait une tumeur volumineuse et ancienne que rien n'avait fait soupçonner.

N'avons-nous pas déjà raconté l'histoire de ce syphilitique atteint de convulsions épileptiformes consécutives à une gomme du cerveau, et qui présentait *un enfoncement évident du crâne datant de l'enfance*, mais sans relation physiologique avec l'épilepsie jacksonnienne?

Il est cependant absolument nécessaire d'établir ce rapport de causalité entre le traumatisme et les troubles observés, avant d'entreprendre la cure chirurgicale.

Il est utile de distinguer plusieurs variétés cliniques.

Dans les cas évidents, l'épilepsie jacksonnienne *a succédé au traumatisme*, et la lésion nettement apparente de la paroi crânienne répond à un centre moteur : il y a ici accord parfait entre les lésions et les symptômes.

Dans d'autres circonstances, l'origine traumatique de l'épilepsie n'est que *probable*, et les lésions et les phénomènes convulsifs ne sont pas superposables.

Il reste enfin les cas douteux : nous observons, en ce moment, un enfant de quatorze ans qui est manifestement atteint d'épilepsie essentielle depuis l'âge de dix ans; mais, à sept ans, cet enfant s'est fait à la tête une blessure grave, dont il porte les traces sur le pariétal droit, sur le trajet de la ligne bi-auriculaire. A ce niveau, comme d'ailleurs, en deux autres points de la surface du crâne, il existe des irrégularités de la surface de l'os. Cette observation sera précieusement enregistrée par les auteurs qui admettent que l'épilepsie est presque toujours symptomatique!

Nous avons déjà énuméré les lésions qui peuvent produire l'épilepsie traumatique; les phénomènes convulsifs peuvent être distingués en *hâtifs, précoces, ou tardifs*, suivant le moment de leur apparition; au début du traumatisme, avant la réparation totale du *foyer traumatique*, ou longtemps après.

(¹) Kirmisson, Société de chirurgie, 1884.

Le pronostic est toujours grave, mais la trépanation appliquée à l'épilepsie symptomatique a déjà donné, comme nous allons le voir, les résultats les plus encourageants.

Traitement. — La trépanation appliquée à l'épilepsie traumatique donne des résultats remarquables.

Ce n'est pas de nos jours seulement que l'on a tenté de remédier aux accidents épileptiformes par cette opération : il est probable qu'à l'*époque néolithique*, elle était déjà pratiquée en vue de remédier à l'épilepsie, car plusieurs des crânes opérés étaient asymétriques, et l'on sait la fréquence de l'asymétrie chez les épileptiques (Broca).

En 1806, Coates pratiqua une des premières opérations de ce siècle, contre l'épilepsie symptomatique; les troubles cérébraux, avec perte de connaissance, et engourdissement du côté gauche, que présentaient le blessé, étaient consécutifs à un traumatisme.

Mais ce fait resta isolé, car pour acclimater cette opération, il fallait la rendre *inoffensive;* ce fut là le bénéfice de pansements antiseptiques ; aussi malgré le remarquable succès de *Broca* (1866), malgré le plaidoyer éloquent de *Sédillot* (*Gaz. méd. de Strasbourg*, 1869, janvier et mai 1870), la trépanation resta une opération d'exception jusqu'au jour où, *Jules Bœckel* (*Examen critique des doctrines de la trépanation dans les blessures de la tête.* Paris, Masson, 1873), et surtout *Lucas-Championnière*, démontrèrent qu'avec l'antisepsie elle était suivie de succès opératoires et thérapeutiques.

Le 22 novembre 1874, Lucas-Championnière trépanait à Lariboisière, un blessé atteint de fracture du crâne; une esquille détachée, implantée dans la dure-mère fut extraite avec difficulté; immédiatement les accidents épileptiformes cessèrent et le blessé guérit [1]. (*Étude historique et clinique sur la trépanation*, etc., Delahaye. Paris, 1878, p. 29).

En 1875, M. Charrier soutient sa thèse *sur l'épilepsie consécutive aux plaies de la tête et la trépanation comme mode de traitement.*

L'année 1878 voit paraître le travail de Lucas-Championnière (*loc. cit.*), qui fait époque et acclimate définitivement en France la trépanation, et un mémoire de M. Echeverria, *sur la trépanation dans l'épilepsie par traumatisme du crâne* (*Arch. gén. de méd.*, 9 décembre 1878).

En 1883 paraît l'observation importante de Pitres et Demons (*Bulletin de la Soc. de chir.*), que reproduit avec plusieurs autres (Horsley, Bennet et Godle, Durante et Cusselli, Cocherelli) la thèse de M. E. Rolland, *sur l'épilepsie jacksonnienne.* Paris, 1888.

Dans une thèse toute récente faite avec soin (*De la trépanation dans l'épilepsie*, 1890), M. Henri Dumas donne une large place à l'épilepsie traumatique et réunit des observations très concluantes, empruntées pour la plupart à la pratique de M. Lucas-Championnière et à la chirurgie étrangère.

M. Feré, dans une monographie importante sur les épilepsies et les épileptiques (Paris, Félix Alcan, 1890), aborde la question de l'épilepsie traumatique et de son traitement.

(1) Ch. Perier (1875), et Terrillon (1876), obtinrent aussi deux succès à la suite de trépanation.

A l'étranger, sans remonter au travail déjà ancien de Sir James Boutelle (*British medic. and Surg. Journ.*, 1872, p. 121, *Trephining in epilepsy*), il faut signaler quelques observations récentes de Bergmann (1), de Mac Ewen (2), de Céci, d'Algai, de Bennett (3), de Horsley (4), de Oppenheim et Sonnenburg (5).

Il était intéressant de parcourir rapidement les étapes de la question et de montrer la part qui revient à la chirurgie française dans la trépanation, appliquée à l'épilepsie traumatique.

Quelles sont maintenant les indications de la trépanation?

Il faut d'abord rappeler, avec Feré (*loc. cit.*, p. 506), que lorsque l'épilepsie *succède à une lésion superficielle du cuir chevelu* (*épilepsie par irritation réflexe*), sans lésion osseuse, il ne faut pas de suite recourir à la trépanation, mais à la *révulsion* sous toutes ses formes (*vésicatoires, pointes de feu répétées*), « car il peut se faire, dit Feré, qu'une simple irritation superficielle appliquée sur le cuir chevelu réussisse à calmer les accidents ou même à les faire disparaître ».

L'excision de la cicatrice, point de départ de l'accès donne aussi des résultats. Koepper a relaté des observations démonstratives à ce sujet : il a même suffi à quelques auteurs, à Wendt, à Schüle d'insensibiliser d'une façon prolongée a région cicatricielle épileptogène, au moyen d'injections morphiniques pour couper court à ces attaques convulsives sympathiques.

La *trépanation est indiquée :*

1° Dans le cas où un traumatisme céphalique a déterminé d'emblée, en même temps que des manifestations épileptiques immédiates, des phénomènes de compression. Le trépan primitif, appliqué au point d'application du choc révèle un enfoncement, une esquille, un épanchement sanguin.

2° Dans le cas d'épilepsie traumatique, *précoce ou tardive, survenant après la guérison du traumatisme*, et caractérisée par une douleur fixe, et symptômes en rapport, avec la localisation cérébrale du traumatisme. Une dépression du crâne, une exostose, un épanchement sanguin, une production inflammatoire, des adhérences des méninges au crâne, des plaques de méningo-encéphalite, un abcès cérébral, sont la cause des accidents et doivent être recherchés par l'opérateur, au niveau des zones psycho-motrices.

Restent les *cas douteux*, dans lesquels *il y a coïncidence de l'épilepsie avec un traumatisme*, sans qu'il soit possible de rattacher physiologiquement, les troubles vertigineux, les spasmes, à la lésion.

Pour Feré, l'intervention chirurgicale se trouve justifiée, par le *seul fait de cette coexistence*, et il étaye son opinion sur un fait de trépanation des plus remarquables, pratiqué dans son service par M. le docteur Reclus (p. 507).

Puisqu'il n'existe plus de *localisation apparente, de douleur fixe du côté opposé au traumatisme* (signe précieux), il faut se laisser guider ici :

a. *Par les dépressions du crâne;*

b. *Par les cicatrices du cuir chevelu;*

c. *Par les commémoratifs, relatifs à la région qui a subi le choc.*

(1) Bergmann, *Bulletin médical*, 1888, p. 1307.
(2) Mac-Ewen, *Douze observations de trépanation. Bulletin médical*, 1888, p. 1055.
(3) Bennet, *British med. journ.*, avril 1887.
(4) Horsley (Victor), *Remark on ten consecutives cases of operations upon the brain. Brit. med. journ.*, 1887, p. 863, et Congrès médical de Berlin, 1890.
(5) Oppenheim et Sonnenburg, Société de méd. de Berlin, 1890.

Étant donnée l'innocuité absolue de la trépanation antiseptiquement pratiquée [1], nous adhérons à l'opinion de Feré [2] en formulant des réserves sur le résultat thérapeutique.

L'ancienneté des accidents constitue une condition défavorable, mais n'est pas pourtant une contre-indication. Larrey a cité une épilepsie traumatique guérie, au bout de trente-trois ans, par l'extraction d'une esquille.

Reste une dernière question à envisager : la trépanation exécutée dans un des points indiqués, comment le chirurgien doit-il se comporter contre le foyer pathologique qui engendre l'épilepsie traumatique?

Pour tout ce qui a trait aux précautions antiseptiques, au manuel opératoire, aux instruments, nous renvoyons au travail de Horsley (*Brit. med. Journ.*, p. 670, 1886), au mémoire de M. Lucas-Championnière, et à la thèse de Dumas : on trouvera figurée dans ce dernier travail la *pince-trépan* de Farabeuf, qui met l'acte opératoire à la portée de tous.

La conduite à tenir dans les fractures esquilleuses du crâne, dans les épanchements sanguins, dans les abcès du cerveau, a déjà été examinée (voy. *Complications encéphaliques des lésions traumatiques du crâne*), mais nous savons que des *enclavements de la dure-mère* dans l'os, au niveau de la fracture, des *plaques de méningo-encéphalite*, constituent souvent la lésion de l'épilepsie symptomatique.

On ne se contentera pas toujours de la simple ablation de la ou des rondelles osseuses épaissies, mais il est indiqué d'inciser la dure-mère pour inspecter les méninges sous-jacentes, et la surface encéphalique (Wiesmann).

Dans deux observations intéressantes d'épilepsie symptomatique que notre collègue Routier a bien voulu nous communiquer, *la guérison fut obtenue par la libération de la dure-mère au pourtour du trou de la fracture.* Dans l'un de ces faits, *une balle de revolver* avait pénétré le crâne de part en part, à gauche, du frontal à l'occipital; il en résulta des troubles de la parole et des accès épileptiformes. Comme les crises étaient précédées par des douleurs qui partaient de la cicatrice postérieure occipitale, à gauche de la protubérance, M. Routier pensa que la dure-mère adhérait en ce point, et pratiqua la trépanation : il existait une adhérence de la dure-mère au niveau d'une exostose aplatie; adhérence tellement intime que l'extraction de la rondelle fut suivie de l'ouverture du sinus latéral qui céda à un tamponnement de gaze iodoformée, que M. Routier laissa en place quarante-huit heures : les deux opérés de M. Routier sont absolument guéris.

La dilacération cérébrale consécutive au traumatisme aboutit à la produc-

[1] Echeverria a réuni 145 cas d'épilepsie traumatique; sur ce nombre il note 93 guérisons et 18 améliorations, par la trépanation. Walsham (*On trephining the skull in traumatic epilepsy. Saint-Barth. Report*, t. XIX, p. 127) a fait un relevé analytique de 82 observations de trépanation pour épilepsie traumatique. Sur les 82 trépanés de Walsham, 17 moururent (20,7), 65 guérirent de l'opération. Sur ces 65, 47 n'ont plus eu d'accès, 13 virent leurs attaques s'éloigner, 4 furent manifestement moins bien après l'opération. Les chiffres de Seydel, de Briggs sont plus favorables encore, puisque sur 30 opérations Briggs a obtenu 26 guérisons, 3 améliorations et 1 mort. (Briggs, *Trans. of the Americ. surg. Assoc.*, 1885, t. II, p. 101.) Horsley a de son côté trépané, avec succès, un grand nombre de malades, atteints d'épilepsie symptomatique. La statistique de M. Lucas-Championnière est aussi des plus satisfaisantes.

[2] Il est indispensable d'établir, cliniquement, que les phénomènes observés ne sont pas dus à une cause étrangère au traumatisme (syphilis-tuberculose).

tion d'un tissu cicatriciel; ces *plaques de méningo-encéphalite* donnent naissance elles-mêmes à l'épilepsie symptomatique.

Ces scléroses sont si peu apparentes quelquefois qu'elles échappent à l'œil nu; cela n'empêcha par Horsley et Lloyd d'intervenir, d'enlever au bistouri un centre moteur incriminé et ils eurent le bonheur de voir guérir leurs opérés ([1]). Après ces excisions de la substance cérébrale, la régénération peut-elle se faire?

Oui, répond Snitzine (3e Congrès des médecins russes, janvier 1889).

Non, répond Spyarny, en s'appuyant sur l'opinion de Bouthe et de Bergmann (*Die chirurgische Behandlung der Hirnkrankheiten hirschwald.* Berlin, 1889).

Horsley a constaté que l'excision d'un fragment de matière cérébrale, sur 1 centimètre de profondeur, est immédiatement comblé en vertu de l'élasticité de la substance cérébrale qui remplit le vide.

Cette excision n'entraîne pas non plus la perte du fonctionnement du centre, et la suppléance s'établit rapidement (Horsley).

Cette pratique opératoire n'est cependant pas encore adoptée par la majorité des chirurgiens, et Hendrie-Lloyd se demande si la cicatrice qui succède à ces excisions, ne peut pas reproduire les mêmes symptômes que ceux pour lesquels le chirurgien a déjà pratiqué une première extirpation.

IV

TROUBLES DE LA SENSIBILITÉ GÉNÉRALE ET SPÉCIALE

A. — TROUBLES DE LA SENSIBILITÉ GÉNÉRALE

Il n'est pas rare d'observer, après les traumatismes de la tête, des *douleurs continues, avec exacerbation, ou intermittentes;* leur siège est *tantôt fixe, tantôt irradié* comme dans les névralgies; elles affectent généralement les branches du trijumeau.

L'acuité de ces douleurs est quelquefois telle que le malade perd l'appétit, le sommeil et réclame une intervention : c'était le cas de cet officier, dont Terrillon a raconté l'histoire à la Société de chirurgie (23 avril 1890), et qu'il a guéri par la trépanation, d'une *céphalalgie persistante*, consécutive à une contusion ancienne du crâne.

([1]) L'examen histologique des fragments corticaux fut fait par le docteur Smith; il existait au niveau des centres corticaux de la face et du bras, une dégénérescence très nette, des grandes cellules pyramidales multipolaires avec des foyers d'hémorrhagie, etc. (*Internat. journ. of the med. science*, nov. 1888.) Von Bergmann, chez un malade de vingt ans, atteint deux ans après une fracture compliquée du crâne, de crampes épileptiques, commençant par une extension tétanique de la main droite et des doigts, s'étendant au bras, à la jambe, à tout le corps, ne craignit pas d'exciser, au niveau de la cicatrice cérébrale, un morceau de l'écorce d'un centimètre carré de longueur, correspondant au *centre extenseur de la main.* — La guérison opératoire se fit en trois semaines. Aussi Bergmann recommande-t-il l'ablation de ces champs corticaux moteurs eux-mêmes, enlevant ainsi, dit-il, le siège et la cause du mal.

Lucas Championnière (*Bull. de la Société de chirurgie*, 1888, p. 512) est intervenu lui aussi chez quatre anciens blessés de tête, pour remédier par le trépan à des céphalalgies localisées. Les résultats obtenus sont d'autant plus brillants que les accidents sont moins anciens. « Il est bien remarquable que dans ces cas, même si l'on ne constate aucune lésion, la trépanation peut amener la disparition de tous les accidents. Ces interventions sont encore évidemment très empiriques. Il est difficile de déterminer exactement la cause de leur succès : il est probable qu'elles suppriment une irritation locale méningée ou qu'elles amènent une décompression du cerveau, un *desserrement* de cet organe *à l'étroit.* » (Championnière.)

L'origine de ces céphalées est le plus souvent une contusion, avec ou sans plaie du cuir chevelu, mais leur pathogénie n'est pas encore établie et reste incertaine dans bien des cas (fait de Peyrot, Soc. de chir., 23 avril 1890). Des *névromes du cuir chevelu, des névrites du tronc nerveux*, ont été invoqués sans preuves; l'*ostéite condensante* est plus probable, lorsque surtout on *trouve au cours de l'intervention* un *épaississement de l'os* (¹) : les *nerfs de la dure-mère, sous-jacente à l'ostéite*, joueraient un *certain rôle* dans la production de ces crises douloureuses (Tillaux, Soc. de chir., observation de Dupuytren). Dans certains cas, une *lésion méningée* ou *encéphalique* cause les accidents.

Duplay signale aussi des fourmillements, des engourdissements dans un ou plusieurs membres, une analgésie plus ou moins étendue, à la suite des plaies de la tête.

Avant d'entreprendre une opération, il faudra épuiser toutes les ressources médicales dirigées contre les névralgies rebelles ; s'assurer que le sujet en observation n'est pas un hystérique, dont la céphalée s'est développée à l'occasion d'un traumatisme (cas d'hystéro-traumatisme) (²). L'examen des fosses nasales, de l'œil, de l'oreille, ne sera jamais négligé.

Si la pathogénie reste obscure, si l'affection résiste à tous les moyens médicaux employés avec persévérance et discernement, on est autorisé à recourir à une intervention.

Elle peut se borner tout d'abord à l'incision des téguments jusqu'à l'os, opération autant curative qu'exploratrice. L'incision simple ou combinée avec l'excision de la cicatrice du cuir chevelu a quelquefois fait cesser les crises.

La trépanation sera la dernière ressource à tenter et on n'hésitera pas à y recourir, car cette opération a amené des guérisons inespérées. Le siège de la douleur guidera l'opérateur.

(¹) V. Horsley a insisté au Congrès de Berlin (1890) sur ces cas, où après un trauma sur le crâne, sans qu'une lésion organique soit constatée, il persiste une céphalalgie, intolérable, empêchant tout travail, rebelle à tous les médicaments. « Je crois, dit-il, que la cause anatomique en est dans une altération de l'os. J'y insiste, parce que malgré d'assez nombreux faits publiés depuis une quinzaine d'années, je ne pense pas qu'on prête une attention suffisante aux cas de ce genre. Je ferai remarquer qu'ici, il n'y a souvent aucun des troubles sensitifs ou moteurs comme on en observe dans la neuresthénie traumatique ou l'hystéro-traumatisme; que d'autre part l'opération ne modifie pas seulement la douleur, mais aussi l'état mental du patient.

Horsley cite à l'appui de sa thèse, quatre observations des plus probantes que nous ne pouvons que signaler : dans le premier fait, il trouva comme lésion, le crâne érodé par un corpuscule de Pacchioni.

(²) P. Berbez, *De l'hystéro-traumatisme*. Revue générale in *Gaz. des hôp.*, 6 avril 1887, et Thèse de Paris.

B. — TROUBLES DES ORGANES DES SENS

A. Troubles de la vision dans les plaies de la tête. — « Ils résultent de lésions soit du cerveau, soit de la portion intra-crânienne des nerfs optiques. Dans la pratique même, ces lésions, en l'absence de désordres cérébraux immédiatement mortels, surviennent par suite de l'action directe d'un projectile sur l'écorce des lobes occipitaux, exceptionnellement sur le chiasma et les parties voisines des bandelettes ou des nerfs optiques. Ces derniers organes seront plus souvent comprimés par un épanchement de sang à leur base, ou intéressés par une méningite basilaire, et c'est là le mécanisme habituel de production des troubles visuels qui nous occupent. Quant aux autres parties des voies optiques (racine des bandelettes optiques, corps genouillés externe, pulvinar, tubercules quadrijumeaux antérieurs, expansions cérébrales optiques), elles participent à des lésions cérébrales, dont les manifestations symptomatiques masquent souvent leur existence.

Ces désordres de l'appareil optique, dans sa portion intra-crânienne, retentissent sur l'œil, et s'y traduisent à la longue, d'ordinaire par la venue d'une atrophie papillaire, indice de la dégénération centrifuge du nerf, atteint dans son centre d'origine ou dans ses racines. Mais d'emblée, dès que les symptômes cérébraux provoqués par le traumatisme permettent l'examen subjectif de l'acuité visuelle du blessé, on constate soit une hémianopie, soit une amblyopie, parfois même une amaurose.

L'*hémianopie homonyme* résulte d'une lésion du lobe occipital ou de la bandelette optique du côté opposé à la lacune du champ visuel. Pratiquement il est possible dans certains cas, au moins, de préciser la partie atteinte, abstraction faite des données fournies par le siège même de la blessure. L'hémianopie due à la lésion de l'hémisphère n'est pas absolument typique; elle consiste plutôt en des scotomes symétriques où existe encore un certain degré de vision; de plus la pupille a conservé ses réactions. Dans l'hémianopie liée à l'altération d'une bandelette optique, le trouble visuel est typique et complet; de plus la lésion a coupé la voie du réflexe pupillaire, en supprimant la communication de l'œil avec le tubercule quadrijumeau antérieur; la mydriase persiste complète. En outre, l'atrophie de la pupille est alors plus rapide.

En raison aussi de la participation possible des nerfs basilaires à la lésion de la bandelette optique, on constate parfois des paralysies de ces nerfs du côté opposé à l'hémianopie, tandis que si le lobe occipital est atteint, il est possible d'observer de l'hémianesthésie, ou de l'hémiplégie du côté correspondant à la lacune du champ visuel. Comme exemple d'hémianopie homonyme typique d'origine cérébrale, nous connaissons un cas de Keen et Thompson, et le rapport allemand donne deux observations (Cohn-Berthold), où le désordre visuel fut attribué à une lésion du chiasma. Dans ces cas, il ne s'agissait pas d'hémianopie homonyme typique, et l'on comprend qu'alors il soit difficile de préciser le siège de la lésion intra-crânienne, qui chez l'un des blessés aurait été une fracture de la base, et chez l'autre un épanchement de sang.

En l'absence d'observations cliniques, nous nous bornerons à rappeler qu'en présence d'une hémianopie hétéronyme on devra admettre que le chiasma est altéré ou encore les nerfs optiques, et, dans ces cas, la suppression du champ visuel ne saurait même être typique.

Il est bien avéré aujourd'hui qu'une amaurose complète peut être la conséquence directe d'une lésion du cerveau lui-même, des bandelettes optiques ou du chiasma, sans que l'examen ophthalmoscopique fournisse aucune indication du désordre anatomique; les amauroses par lésion cérébrale ne sauraient jamais être bornées à un seul œil, c'est-à-dire que la vision du second œil n'est, dans ces cas, jamais tout à fait intacte. Une amaurose typique d'un seul œil est toujours le signe d'une lésion d'un nerf optique (Nuel).

Une lésion des deux lobes occipitaux par un coup de feu (Pflüger) provoquera une cécité subite avec pupilles assez larges, et réagissant lentement sous l'influence de la lumière, et ultérieurement sera suivie de névrite optique double.

Une lésion du chiasma d'emblée peut produire une cécité double avec pupilles larges, ne réagissant plus à la lumière, ou plus souvent encore, elle se traduit d'abord par une hémianopie qui, la lésion progressant, aboutit à la cécité complète d'un ou des deux yeux.

Enfin, on pourra constater la cécité complète d'un œil après la section du nerf optique par une balle, avant son entrée dans le canal optique. Tel était le cas chez le blessé de Smith, qui, moins d'un an après l'accident, succomba à une méningite de la base après avoir présenté une atrophie de la papille du côté blessé, et plus tard une névrite optique de l'autre œil » (Chauvel et Nimier, *loc. cit.*, p. 345).

B. Troubles de l'ouïe. — Les troubles de l'ouïe consécutifs aux lésions traumatiques du crâne consistent quelquefois seulement en phénomènes subjectifs, tels que bourdonnements, sifflements, etc. Ils offrent souvent une remarquable intensité et persistent fort longtemps. Dans quelques cas Duplay a constaté l'existence d'une congestion intense du côté de la muqueuse de la caisse, se traduisant par l'injection des vaisseaux de la membrane du tympan. Dans d'autres cas, l'oreille moyenne paraît absolument saine, et l'on doit rapporter les troubles subjectifs de l'ouïe à des lésions du labyrinthe ou du cerveau. Ces troubles s'accompagnent généralement de vertiges, d'étourdissements, de céphalalgie, qui peuvent, il est vrai, reconnaître pour unique cause une lésion labyrinthique, mais qui tient, plus probablement, à une congestion cérébrale concomitante.

Le plus ordinairement les troubles subjectifs de l'ouïe s'accompagnent d'une surdité plus ou moins complète. Celle-ci reconnaît des causes diverses. Elle peut tenir à une lésion de la caisse, dont le processus a été, jusqu'à présent, mal déterminé.

A la suite d'une rupture de la membrane du tympan, avec ou sans fracture de la base du crâne, il n'est pas rare de voir survenir une otite moyenne qui se termine par suppuration, et amène à sa suite la destruction totale de la membrane et l'élimination des osselets (voy. *Paralysie faciale tardive dans les fractures du crâne*).

Dans d'autres cas de surdité plus ou moins prononcée, et s'accompagnant de bourdonnements, l'oreille moyenne présente seulement de la congestion, et la cause des troubles fonctionnels doit être recherchée, dans une lésion du labyrinthe, et probablement dans des épanchements sanguins plus ou moins étendus, dans des déchirures des parties membraneuses résultant d'un violent ébranlement. Ce qui prouve que le siège de la lésion est bien dans le labyrinthe, c'est que, dans certains cas, la surdité n'est que partielle, c'est-à-dire n'existe que pour certains sons, tandis que la perception d'autres sons est conservée. Duplay a eu l'occasion d'observer ce curieux phénomène. Enfin, quelquefois, la surdité est absolue, et dépend d'une lésion matérielle du nerf acoustique, à la suite d'une fracture du rocher (Duplay).

C. ODORAT. — Une chute violente sur la tête a pu déterminer la perte de l'odorat, surtout lorsqu'il en est résulté une fracture de l'ethmoïde, et une déchirure des filets du nerf olfactif.

V

TROUBLES DE CERTAINS APPAREILS

APPAREIL URINAIRE

La *polyurie*, la *polydipsie* et la *glycosurie* ont été signalées comme conséquences d'un traumatisme de la tête. Ces accidents, passés sous silence par les anciens auteurs, ne sont bien connus que depuis les expériences de Claude Bernard, sur le centre nerveux glycogénique. Depuis cette époque, le diabète traumatique a été signalé par divers auteurs, et étudié d'une manière spéciale par P. Fischer, qui en a rassemblé une vingtaine d'observations. On en compterait aujourd'hui un bien plus grand nombre.

Le principal caractère du diabète traumatique est de se montrer généralement peu de temps après l'accident, et de disparaître également assez vite, après une durée qui varie entre huit ou dix jours et deux ou trois mois. Ce n'est qu'exceptionnellement que la maladie persiste.

La glycosurie est plus fréquente que la polyurie simple, à laquelle elle peut succéder. La quantité de sucre est généralement peu considérable.

Comment expliquer le développement de ce diabète traumatique? Szokalski attribue cet accident à la commotion par contre-coup du plancher du 4e ventricule; centre glycogénique, suivant les expériences de Cl. Bernard. Reynoso pense que le sucre se produit par le défaut d'oxygénation de sang et la destruction insuffisante de la matière sucrée, sous l'influence de la commotion cérébrale et du ralentissement de la respiration et de la circulation. Enfin, d'après Claude Bernard, la circulation abdominale serait augmentée par la lésion du bulbe près de l'origine du pneumogastrique, et l'excès de sucre versé dans le sang par le foie surexcité passerait dans l'urine.

Mais il faut bien avouer qu'aucune de ces théories n'est à l'abri de la critique. La coexistence du diabète simple ou sucré avec les lésions cérébrales ne permet d'adopter aucune des explications précédentes.

D'ailleurs, on ignore si l'existence de cet accident présente quelque valeur au point de vue du pronostic de la lésion cérébrale. Disparaissant généralement en même temps que cette dernière, il n'y a lieu de lui appliquer aucun traitement spécial.

CHAPITRE II

LÉSIONS VITALES ET ORGANIQUES DES TÉGUMENTS ET DES OS DU CRANE

§ I. — LÉSIONS INFLAMMATOIRES

1° LÉSIONS INFLAMMATOIRES DES TÉGUMENTS DU CRANE

Les nombreuses lésions vitales dont les téguments du crâne peuvent être le siège, sont suffisamment connues par les descriptions antérieures, pour qu'il soit utile d'y revenir.

Le FURONCLE, l'ANTHRAX, ne présentent rien de spécial, en dehors de la gravité que leur imprime le voisinage de la zone *cervico-faciale*.

L'ÉRYSIPÈLE DU CUIR CHEVELU était autrefois un des accidents les plus fréquents des plaies du crâne; avec les habitudes chirurgicales nouvelles (toilette des plaies, méthodes de pansement), cette complication est exceptionnelle; elle n'offre d'ailleurs aucun intérêt particulier [1].

A l'époque, encore récente, où le PHLEGMON DIFFUS régnait en maître redouté, le *phlegmon diffus* du cuir chevelu méritait une étude à part : aussi Dupuytren, dans ses *Leçons orales*, Chassaignac dans son *Traité de la suppuration*, lui consacrèrent-ils une description complète. Plus près de nous, en 1869, Guibal écrivait sa thèse sur ce sujet.

Le phlegmon diffus du cuir chevelu a aujourd'hui disparu des salles de chirurgie, et s'il se montre encore dans des conditions bien rares, il est vite enrayé, grâce à nos puissants moyens de désinfection. Cette affection ne comportant plus ni la même allure clinique, ni la même gravité qu'autrefois, nous renvoyons à l'étude générale du phlegmon diffus (t. I de cet ouvrage).

Les ABCÈS DU CUIR CHEVELU ont été classés d'après leur siège en *abcès sous-cutanés, sous-aponévrotiques* et *sous-périostiques*.

Il nous semble préférable de considérer leur étiologie et de distinguer :

1° *Des abcès lymphangitiques;*

2° *Des abcès tuberculeux;*

3° *Des abcès hématiques;*

4° *Des abcès périostiques* (*ostéite simple, ostéomyélite*).

Les *abcès hématiques* se rattachent à l'histoire des hématomes du cuir chevelu (voy. *Contusion du cuir chevelu*).

Les *abcès périostiques* peuvent être la conséquence d'une ostéite du crâne, ou succéder à une ostéomyélite; ils sont liés à l'histoire de ces affections (voy. *Contusion du cuir chevelu avec lésion du squelette*, et *Ostéomyélite des os du crâne*).

Les *abcès tuberculeux* se présentent assez fréquemment, au cuir chevelu,

[1] VERNEUIL, *Microbisme latent*. Société de chirurgie, 14 octobre 1885, et Thèse de Joubert, 1886.

chez les enfants. Cette localisation ne leur imprime aucun caractère particulier; on rencontre toutes les variétés anatomo-pathologiques des abcès tuberculeux (*transformation kystique*, *sérosité granuleuse*, *sérosité purulente*, *matière caséeuse*).

Les abcès évoluent en deux périodes : après avoir formé pendant des semaines et quelquefois des mois, une masse dure, résistante, la tumeur s'enflamme et aboutit à un abcès (pour l'histoire de ces abcès tuberculeux, voy. *Abcès froid*, t. I, p. 314).

Les *abcès lymphangitiques* s'observent à la suite de toutes les effractions du cuir chevelu, suivies d'*infection particulière* (voy. t. I, p. 653), qu'il s'agisse d'une ulcération de gomme (très fréquente chez les enfants), ou qu'il existe une excoriation résultant d'une blessure (chute, choc, coupure).

Quelle que soit la porte d'entrée, la lymphangite aboutit à un abcès le plus souvent volumineux, qui soulève le cuir chevelu dans une assez grande étendue; la poche médiane ou latérale qui en résulte est mal tendue, nettement fluctuante, etc.

Il est inutile d'ouvrir un abcès dans une large étendue : nous avons souvent employé, à l'hôpital Trousseau, chez des enfants, un procédé qui abrège singulièrement la durée de la guérison. — Après avoir rasé les cheveux, bien au delà des limites de l'abcès, et procédé à une toilette soignée du champ opératoire, on fait avec la pointe d'un bistouri, une double ponction sur la circonférence de la poche. — L'une des ponctions doit occuper le point déclive de l'abcès, l'autre le point diamétralement opposé. Ces incisions sont suffisantes pour permettre l'introduction dans la poche, d'une curette, avec laquelle on gratte en dedans la paroi de l'abcès. Une irrigation avec du sublimé au 1000e, ou de l'eau naphtolée, nettoie et désinfecte la poche. Par excès de précaution, un bout de tube est placé dans l'incision déclive : un pansement au salol, ouaté-compressif, favorise et assure le recollement des parois abcédées. Ce procédé de la *double ponction antiseptique* permet la guérison de ces abcès, en huit à dix jours.

2° LÉSIONS INFLAMMATOIRES DES OS DU CRANE

Les classiques décrivent l'*ostéopériostite des os du crâne*, la *carie des os du crâne*, et la *nécrose*.

Toutes ces affections, ne surviennent qu'à l'occasion des *contusions*, de l'*ostéomyélite*, de la *tuberculose*, de la *syphilis des os du crâne* : nous renvoyons donc le lecteur à chacun de ces chapitres.

§ II. — INFLAMMATIONS INFECTIEUSES DES TÉGUMENTS ET DES OS DU CRANE

Dans ce chapitre nous étudierons la tuberculose, l'ostéomyélite et la syphilis crâniennes, affections qui nous semblent devoir être rapprochées, au point de vue de leur origine infectieuse.

I

TUBERCULOSE DES OS DU CRANE

Les caractères anatomo-pathologiques de cette affection sont assez constants, assez définis, pour se retrouver dans la plupart des observations : le docteur Gangolphe, s'inspirant des travaux antérieurs, dont nous donnons l'indication ([1]), et d'une observation recueillie à la Charité de Lyon, les a bien mis en lumière, dans un article du *Lyon médical*, paru en 1887 : tous les détails qui suivent sont empruntés à ce travail.

Anatomie pathologique. — Les *noyaux tuberculeux* siègent de préférence sur les frontaux, pariétaux et les temporaux; la base du crâne est rarement atteinte : dans une observation d'*Israël*, la perforation de l'écaille siégeait en arrière du trou de l'occiput.

La *perforation* est arrondie, ovalaire, dans la plupart des cas; on l'a vue cependant affecter la forme d'un quadrilatère, dont les angles seraient émoussés : les dimensions peuvent varier depuis quelques millimètres jusqu'à 1 pouce de diamètre (Gangolphe), depuis celui d'une fève jusqu'à l'étendue d'une pièce de 1 franc et même de 5 francs (Kœnig).

Contrairement à l'opinion de Volkmann, qui admettait que les foyers tuberculeux étaient uniques, ceux-ci peuvent affecter simultanément plusieurs points de la boîte crânienne, et, comme le fait remarquer Gangolphe, c'est surtout dans ces cas, que l'on peut le plus facilement se rendre compte de la pathogénie et de l'évolution du processus pathologique.

Quels sont les caractères anatomo-pathologiques qui permettent de reconnaître cette tuberculose?

A. *Présence constante d'un séquestre.*

B. *Élimination de ce séquestre spontanée ou provoquée*, et *perforation de la paroi crânienne.*

Ce caractère appartient à la pluralité des observations, aussi *Volkmann*, voulant le rappeler, a-t-il désigné cette affection sous le nom de *tuberculose perforante*, dénomination qui peut être conservée.

Il faut se souvenir, cependant, qu'on a cité des *nécroses tuberculeuses non pénétrantes*. Kœnig admet même une troisième forme, exceptionnelle aussi : c'est la *tuberculose infiltrée progressive*, à laquelle il assigne comme caractères :

1° Une tendance particulière à envahir le crâne sur une étendue illimitée.

([1]) Ried (d'Erlangen), *Med. Corr. baier. Aerzte*, 1842, n° 33-43. — *Ann. de la chirurgie française et étrangère*, 1843, t. VII, p. 480-489. — Volkmann, *Centralblatt f. Chirurgie*, 1880, p. 3. — *Beiträge für Chirurgie*, 1880, p. 257. — Kraske, *Centralblatt für Chirurgie*, 1880, p. 305. — Coupard, *Tuberculose de la voûte crânienne, et tuberculose osseuse*. Thèse de Paris, 1882. — Poulet, *Notes sur les ostéites tuberculeuses et syphilitiques de la voûte crânienne. Bull. de la Soc. de chir.*, 1884, t. X, p. 621. — Walter Edmunds, *Brain*, p. 88, avril 1885. — Israël, *Deutsche medic. Wochenschrift*, 1886, p. 85. — Kœnig, *Traité de pathologie chirurgicale spéciale*, 1888, 4e éd., t. I, p. 184.

2° La formation, entre la dure-mère et l'os, de vastes foyers de granulations tuberculeuses.

Ce travail nécrosique, par ostéite raréfiante, n'amène jamais de réaction périphérique, c'est-à-dire d'ostéite proliférante, aussi a-t-on pu dire « qu'il n'y a jamais d'*hyperostose*, d'*ostéophytes*, et la *voûte crânienne* paraît *aussi lisse* et unie à 2 *millimètres* de la lésion qu'à 5 *centimètres* plus loin. »

L'*ostéite syphilitique des os du crâne* a des caractères complètement différents de l'ostéite tuberculeuse, et, pour permettre d'éviter la méprise, nous ne saurions mieux faire que d'emprunter au regretté docteur Poulet la description de l'ostéite syphilitique (*Bulletin de la Société de chirurgie*, 1884).

« Un premier fait qui frappe est l'extrême irrégularité de la surface, la présence de ces petits rognons durs, condensés, travaillés à jour par les bourgeons gommeux; il semble que quelque insecte a rongé l'os en tous sens. Vient-on à pratiquer une coupe, on est frappé du contraste qu'offre l'association de la condensation et de la raréfaction; un grand nombre de petits trous, gros comme une tête d'épingle, sont entourés d'une zone d'ostéite condensante, aussi dure que l'ivoire. C'est pourquoi, comme l'ont remarqué MM. *Terrier* et *Luc*, ces crânes, quoique ravagés par la syphilis, sont cependant plus lourds que les autres. Le bourgeon gommeux, parti du périoste, s'enfonce directement dans l'os à travers un pertuis étroit, dont les dimensions ne dépassent pas celles d'une tête d'épingle; il décrit ensuite dans le tissu spongieux une véritable hélice, dont les tours de spire deviennent de plus en plus grands à mesure que le bourgeon s'éloigne de son point d'entrée. La raréfaction osseuse est absolument limitée au trajet du bourgeon, tandis que les parois sont le siège d'une ostéite condensante très intense. Dans les points confluents, ces rampes hélicoïdales empiètent les unes sur les autres, s'enchevêtrent, et ne laissent plus subsister que les saillies stalactiformes plus ou moins arrondies. La table interne oppose toujours une résistance notable ; ce n'est que dans les formes les plus graves qu'on voit à la surface du frontal, par suite de la résorption de toutes les petites saillies secondaires, une large perte de substance superficielle, et çà et là quelques colonnes saillantes en forme de champignon, et formées de tissu éburné. Quant aux perforations, elles sont essentiellement partielles, étroites dans la plupart des cas. »

Comme on voit, il n'est pas possible de confondre ces crânes syphilitiques lourds, éburnés, vermoulus, à perforations étroites, à surface irrégulière, végétante, ostéophytique, avec les crânes tuberculeux lisses, unis, simplement et régulièrement troués, comme à l'emporte-pièce.

Physiologie pathologique. — La mortification du tissu osseux, dans la tuberculose du crâne, reconnaît pour origine la présence d'un noyau tuberculeux dans un point de l'os ; sous l'influence de cet agent, se déclare un travail d'ostéite raréfiante qui crée un séquestre arrondi, l'isole des parties voisines par un sillon périphérique : le séquestre, infiltré de matière tuberculeuse, ne tarde pas à se mobiliser. Il est tantôt détruit par la suppuration et éliminé sous forme parcellaire, tantôt, au contraire, il constitue une rondelle qui peut être extraite en bloc.

Le sillon d'élimination n'intéresse pas toujours également les deux tables de l'os; c'est le cas de l'observation curieuse que nous rapporte le docteur Gangolphe (fig. 215 et 216). *Le sillon qui limitait la nécrose, offrait un biseau taillé aux dépens de la face interne : dès lors le séquestre, plus large que le trou à travers lequel on l'apercevait, ne pouvait sortir spontanément, ou être facilement attiré au dehors.*

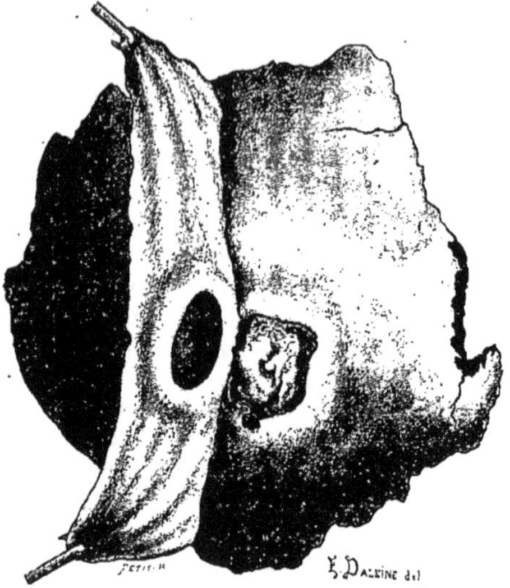

Fig. 215. — Face externe du pariétal. Le péricrâne a été érigné et relevé pour montrer la perforation et le séquestre.

Dans ce cas, l'élimination ne saurait être spontanée, et nécessite une trépanation.

Mais la tuberculose crânienne est-elle toujours *primitivement osseuse*, comme *nous venons de l'admettre*, ou n'est-elle pas secondaire à des *altérations méningées*, qui coexistent si souvent avec elle, et jouent le rôle important dans les accidents d'évolution de la maladie?

Nous pensons, avec Gangolphe, qu'il suffit de considérer la perforation crânienne, les désordres étendus du péricrâne (épanchement, infiltration de granulations tuberculeuses, perforation), et de les opposer à celles si discrètes de la dure-mère, qui est à peine adhérente, et cependant infiltrée de très fines granulations tuberculeuses, disposées en couronne, répondant au sillon circulaire du séquestre; il suffit, dis-je, de faire cette comparaison pour conclure que la lésion de la dure-mère est absolument secondaire.

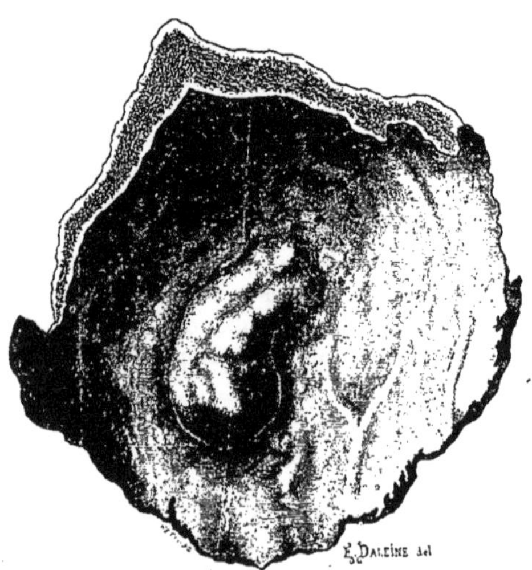

Fig. 216. — Face interne du pariétal. Fongosités tuberculeuses autour du séquestre et sous la dure-mère.

Si nous avons poursuivi cette discussion sur l'origine primitivement osseuse de la tuberculose crânienne, c'est que nous tenons à l'opposer à l'ostéite syphilitique dont le processus est absolument différent : la gomme syphilitique naît dans la dure-mère ou le péricrâne, et n'envahit l'os que secondairement. Pour conclure, nous dirons, avec Gangolphe [1] : *le bourgeon gommeux émané du péricrâne et de la dure-mère peut pénétrer dans le diploé : la tuberculose frappe d'emblée le tissu osseux, et secondairement les enveloppes fibreuses avoisinantes.*

Symptômes. — Cette affection, spéciale à l'enfance et à la jeunesse, s'observe presque exclusivement chez des individus affectés de tuberculose d'autres organes : dans la grande majorité des cas, ainsi que Volkmann le fait remarquer, il s'agit d'une tuberculose grave, généralisée (Kœnig, page 184).

Période latente, période d'abcès, période de perforation crânienne et de fistulisation, telles sont les étapes cliniques que présente la tuberculose du crâne.

Après une période latente, à peine indiquée par de la céphalalgie, une douleur en un point limité, il se forme des collections péricrâniennes molles, flasques, le plus souvent fluctuantes. Ces abcès peuvent être *pulsatiles*, mais ce phénomène ne se produit que lorsque la perforation est nettement établie.

La collection purulente ne tarde pas à s'ouvrir à l'extérieur, et il en résulte des fistules tuberculeuses caractéristiques, et, dans la suite, un abcès tuberculeux, conséquence de la destruction des parties molles.

Le tableau clinique est tout différent lorsque l'abcès est logé entre la dure-mère et le crâne : dans ces cas exceptionnels, on observe des phénomènes d'*irritation cérébrale* (perte de connaissance, paralysies limitées, convulsions, strabisme) (Gangolphe).

Pronostic. — Ce qui aggrave singulièrement le pronostic de la tuberculose crânienne, c'est qu'il s'agit de tuberculeux avérés, chez lesquels ce symptôme de la localisation crânienne de la tuberculose n'est souvent qu'un phénomène ultime, tardif. Cependant ces malades, porteurs de lésions tuberculeuses osseuses, articulaires et même viscérales, peuvent guérir. Israël nous donne l'histoire d'un malade qui guérit, après sept années de traitement, et après avoir subi 55 opérations.

Lorsque la guérison locale survient après l'ouverture des abcès, l'élimination des séquestres, une cicatrice formée par l'adossement de la dure-mère et du péricrâne, au niveau de la perte de substance osseuse, vient alors témoigner d'une façon indélébile de la lésion.

C'est un fait presque constant dans l'histoire des nécroses du crâne, que l'absence d'une coque osseuse de nouvelle formation : cependant cette règle offre quelques exceptions. Telle est l'observation de Kuster : il s'agit d'une femme à laquelle on avait enlevé un fragment de frontal d'une longueur de 10 centimètres et d'une largeur de 8 centimètres ; la perte de substance fut comblée dans toute son étendue par un os de nouvelle formation, d'une épaisseur considérable. Le séquestre n'avait été enlevé qu'au bout de plusieurs années, et peut-être cette circonstance a-t-elle contribué à la reproduction de l'os (Kœnig, *loco citato,* page 184).

Traitement. — Ouvrir largement la collection fluctuante, de façon à bien mettre à nu la zone malade, enlever ensuite les parties osseuses nécrosées,

[1] Sur la pièce que nous devons au docteur Gangolphe, dessiné en fig. 215 et 216, ce processus est évident.

poursuivre les abcès et les foyers tuberculeux jusque sur la dure-mère, telles sont les indications locales du traitement.

La toilette des parties molles se fera avec la curette tranchante. L'extraction des séquestres est le plus souvent facile, mais, lorsqu'il s'agit de séquestres encore adhérents ou trop volumineux pour passer à travers la perforation du crâne, il faudra se servir du trépan ou du ciseau. Il est indispensable de faire à la paroi crânienne une brèche suffisante, non seulement pour enlever les parties nécrosées, mais pour pouvoir poursuivre les granulations tuberculeuses et les collections purulentes extra-duremériennes. L'opération doit être largement faite, qu'il s'agisse de foyers de tuberculose perforante ou de tuberculose infiltrée.

Grâce à la méthode antiseptique (iodoforme), ces opérations ne présentent aucun danger.

L'état général sera l'objet de l'attention du chirurgien ; l'huile de foie de morue, l'iodoforme à l'intérieur, les aliments gras, seront utilement prescrits, pour relever les forces et combattre la tuberculose.

II

OSTÉOMYÉLITE DES OS DU CRANE

L'histoire de l'ostéomyélite des os du crâne est encore imparfaitement connue, et elle est passée sous silence par beaucoup de pathologistes : faut-il s'en étonner, en réfléchissant à la rareté de cette affection, propre à l'enfance, à l'incertitude et aux difficultés de son diagnostic, et, enfin, à l'opinion erronée que l'on a professée longtemps au sujet de l'ostéomyélite, qui était considérée comme appartenant *exclusivement aux os longs*.

Le professeur Lannelongue a montré, en quelques lignes, dans son *travail si important sur l'ostéomyélite*, les particularités de l'ostéomyélite des os du crâne, et sa gravité : c'est en nous basant sur ses travaux, sur la thèse qu'il a inspirée à Jaymes, et enfin sur une publication personnelle, que nous allons tracer cette histoire [1].

Toutes les observations d'ostéomyélite qui ont été publiées, n'ont pas un caractère d'authenticité absolue, et, en commençant l'histoire de cette affection, il faut se mettre en garde contre les confusions regrettables qui ont été faites. Une otite chronique amène une carie du rocher, et un abcès péricrânien consécutif : à l'autopsie, on trouve une nécrose du temporal, une altération des méninges, de l'encéphale ; ces faits nombreux rentrent dans l'histoire de la carie du rocher, et n'ont aucun rapport avec l'ostéomyélite : l'*otorrhée déjà ancienne, la surdité concomitante, la longue évolution du mal*, qui n'a d'aigu que les accidents ultimes, doivent permettre d'éviter la confusion.

A la suite d'un choc sur la tête (chez une femme de trente-deux ans), il se

[1] CHASSAIGNAC, *Mém. de la Soc. de chir.*, t. IV, p. 280. Soc. anat. — LANNELONGUE, *De l'ostéomyélite aiguë*. — JAYMES, *De l'ostéomyélite des os du crâne*. Thèse de doct., 1887. — GÉRARD-MARCHANT, *Des résections dans l'ostéomyélyte*. Soc. anat., 1888.

forme une tuméfaction : au bout de plusieurs mois, cette tuméfaction s'abcède, et la trépanation permet de reconnaître une nécrose, avec abcès sus et sous-frontal. Nous admettrons volontiers qu'il y a eu une périostite, mais donner, avec M. Jaymes, cette observation comme une ostéomyélite des os du crâne, c'est forcer les analogies. Nous pourrions poursuivre ce travail de déblaiement, et montrer que des cas de tuberculose crânienne ont été confondus aussi avec l'ostéomyélite.

Quelles sont donc les conditions de validité que nous exigeons d'une observation d'ostéomyélite des os du crâne?

1° Il s'agit de sujets jeunes, blessés, surmenés ou convalescents.

2° Le processus infectieux frappe brutalement le sujet, amenant rapidement des accidents généraux et locaux de la plus haute intensité : les poussées d'ostéomyélite peuvent ne pas être limitées au crâne.

3° L'évolution de la maladie est rapide, se terminant le plus souvent par la mort, à moins d'une intervention prompte et *efficace*.

Le jour où les *recherches bactériologiques* seront plus répandues, il y aura un critérium de la maladie, plus certain encore que ces données cliniques : c'est la présence, *dans les produits septiques, du staphylococcus aureus* (1).

Étiologie. — L'ostéomyélite des os du crâne survient chez de jeunes sujets : d'après le dépouillement des observations reconnues valables par nous, les enfants avaient de deux à quatorze ans.

La nature microbienne de l'ostéomyélite étant aujourd'hui parfaitement démontrée, on doit toujours chercher la porte d'entrée du *staphylococcus aureus*. Quelques-uns de nos blessés avaient reçu un coup, ou avaient fait une chute sur la tête : une plaie insignifiante a été relevée chez un certain nombre ; le plus souvent, c'est sans cause locale appréciable que l'ostéomyélite est apparue.

A côté de ces conditions locales, qui devront, à l'avenir, appeler l'examen attentif des observateurs, il faut rappeler l'influence du froid, du surmenage, qui interviennent ici au même titre que dans l'ostéomyélite des os longs.

Jaymes (*loc. cit.*, p. 12) fait jouer un rôle à l'otorrhée, *qui, existant depuis plusieurs années*, a pu affaiblir l'organisme et le mettre dans l'impossibilité de résister à l'ostéomyélite : nous nous sommes déjà expliqué à ce sujet, et croyons avoir démontré, que *la carie du rocher a été consécutive à ces otites chroniques, et qu'il ne peut être question ici d'ostéomyélite*.

On ne saurait nier l'influence débilitante des fièvres graves et la prédisposition que crée cette convalescence, pour l'ostéomyélite. Cette proposition est aussi défendable pour l'ostéomyélite des os du crâne que pour celle des os longs, mais nous demandons à faire remarquer, *que cette prétendue fièvre typhoïde*, dans la convalescence de laquelle s'est déclarée l'ostéomyélite, n'est autre que la physionomie trompeuse de l'ostéomyélite elle-même (2).

(1) Ces lignes étaient écrites, lorsque M. le professeur Lannelongue nous a montré dans son laboratoire une culture de staphilococcus, provenant du pus d'une ostéomyélite du temporal.

(2) Je ne puis oublier le cas de cet enfant, qui est envoyé d'un service de médecine, dans le service du professeur Lannelongue, que je suppléais à Trousseau : il s'agit, me dit-on, d'un malade convalescent d'une fièvre typhoïde, et qui a de l'otite, avec un abcès mastoï-

La rougeole et la grossesse ont été incriminées aussi, comme pouvant prédisposer à l'ostéomyélite des os du crâne.

L'observation probante de Chipault (*Bulletin de la Société anatomique*, 1863, page 34), nous montre un enfant de quatorze ans, qui, à la suite d'*une rougeole*, eut une ostéomyélite du frontal, un abcès sus et sous-duremérien.

Mais nous ne saurions accepter, sans faire des réserves expresses, *le fait de Jacoby* (*Arch. für Ohrenh.*, 21 avril 1884), cité par Jaymes, comme un exemple d'ostéomyélite du temporal après une grossesse. L'âge de la malade, l'écoulement du pus par l'oreille, la perforation du tympan, la guérison après une trépanation de l'apophyse mastoïde, rattachent cette observation à l'histoire des otites, avec complications mastoïdiennes.

Les os du crâne, le plus souvent le siège de l'ostéomyélite, sont, par ordre de fréquence, le *frontal*, le *pariétal*, le *temporal*.

Anatomie pathologique. — L'anatomie pathologique de l'ostéomyélite des os du crâne ne présente rien de spécial. La genèse des accidents a lieu dans le diploé, et, en quelques jours, en quelques heures, il se produit du pus à la surface externe et interne de l'os : ce pus décolle la dure-mère d'une part, le péricrâne d'autre part, et c'est un fait constant dans l'histoire de l'ostéomyélite, que la dure-mère et les méninges subissent cette répercussion de l'abcès extérieur à l'os.

Si les phénomènes de suppuration ne sont pas suraigus, l'arachnoïde devient le siège d'un travail adhésif, qui limite la méningite, et protège le cerveau contre l'encéphalite.

Le pus qui est au contact de l'os est épais, verdâtre, poisseux, parsemé parfois de gouttelettes huileuses. Un examen bactériologique de ce pus a démontré à M. Lannelongue la présence du *staphylococcus aureus*. C'est là un critérium absolu de la nature de l'ostéite en présence de laquelle on se trouve.

L'os, infiltré de pus et qui baigne dans une nappe purulente, se nécrose ; le séquestre, résultant de ce processus infectieux, présente deux aspects : il est blanc, comme lavé, lorsqu'on l'observe peu de temps après les accidents, mais, lorsque quelques jours se sont déjà écoulés, il devient *noirâtre;* il est le siège d'une série de pertuis, consécutifs à l'ostéite raréfiante. Dans ces conditions, *il exhale une odeur infecte*, de nature cadavérique, *sui generis*, qui nous semble propre à l'ostéomyélite. Le pus est alors très odorant.

Le séquestre n'a rien de régulier, ni comme forme, ni comme étendue, et la marche des accidents est si rapide, que la séquestration n'est jamais faite au moment de l'intervention, ou de l'autopsie. Si le sillon qui sépare le mort du vif n'existe pas, les contours irréguliers, brisés, du séquestre, tranchent sur la

dien; j'accepte le diagnostic, et fais la *trépanation* (avec le ciseau et le maillet), *de l'apophyse mastoïde.* Cette apophyse ne me semble pas malade, et ayant pénétré dans les cellules mastoïdiennes, je ne puis pas faire passer de liquide dans l'oreille moyenne et externe. C'est alors que j'agrandis mon incision, que je trouve une nécrose du temporal...; j'avais fait une erreur de diagnostic : il s'agissait d'une ostéomyélite! Après une enquête dans le service de médecine, en m'entourant de tous les renseignements précis, j'apprends que la prétendue fièvre typhoïde n'a pas eu de caractères classiques (irrégularité de la courbe thermique, absence d'épistaxis, de diarrhée), et, constatation bien plus précieuse encore, *personne n'a jamais constaté d'écoulement par l'oreille.*

partie encore vivante, et permettent à l'opérateur d'enlever toute la zone malade.

Symptômes. — « Un malade se plaint de violente céphalalgie, d'abord avec des intermittences notables et augmentant surtout vers le soir. La tête paraît extrêmement lourde, les yeux sont larmoyants et pesants, ils ont perdu leur vivacité ordinaire. Le malade paraît très abattu, il ne peut désigner exactement la partie de la tête où il ressent la douleur; quelquefois il indique le front, d'autres fois un des côtés de la tête. On ne trouve ni dureté, ni tuméfaction, sur aucun point du cuir chevelu. Cet état dure ainsi pendant quelque temps, puis le malade commence à perdre le repos, les rémissions deviennent plus courtes et moins complètes, et la douleur va en augmentant. Pendant le jour elle est supportable, mais le soir elle devient intolérable, et ne lui permet pas de prendre une heure de repos, pendant les vingt-quatre heures. Les doses les plus fortes d'opium et des autres narcotiques sont sans efficacité. Le séjour au lit, les bains, les lotions froides, les lavements narcotiques, les sangsues et même la saignée, ne procurent que très peu de soulagement, et, après que vous avez épuisé toutes vos ressources, vous trouvez encore que le malade échappe à vos efforts. Dès la première visite, d'après l'état du malade, vous êtes porté à soupçonner une affection du cerveau : vous employez le traitement antiphlogistique, et son inefficacité vous fait douter de l'exactitude de votre diagnostic ; en outre, dans les cas de cette espèce (où l'on trouve de la sensibilité dans les téguments, où la douleur est bornée à un seul côté), il y a quelquefois un ptosis partiel d'une des paupières, ce qui jette l'alarme, et fait croire parfois à une altération du cerveau lui-même. Le ptosis, ou la chute de la paupière supérieure, est un symptôme fréquent des maladies cérébrales ; et conséquemment, dans les congestions à la tête, dans les fièvres, et plusieurs autres maladies, on considère comme un signe fâcheux la petitesse relative de l'un des deux yeux produite par une espèce de ptosis. Dans ce cas, il y a bien certainement une espèce de paralysie, mais elle n'est que secondaire et ne dépend pas du cerveau, mais de la lésion des nerfs eux-mêmes. Ainsi ce symptôme, qui est en général peu connu, ne doit pas inspirer des craintes dans les cas dont nous parlons ici. Mais si cette affection est difficile à reconnaître, et si l'os offre si rarement de la sensibilité au toucher, c'est parce que la maladie est fixée sur la surface interne, et ne peut devenir manifeste qu'après quelque temps. En effet, ce n'est qu'après huit ou dix jours, quand on a tenté des moyens divers sans presque aucun soulagement, que l'on découvre la sensibilité du cuir chevelu, sur un point, à la pression (1). »

Tel est le tableau clinique que Graves consacrait à la périostite du crâne, et qui s'applique, avec quelque vérité, à l'ostéomyélite des os qui le composent. En effet, le début de la maladie est presque toujours brusque. Rien, ou presque rien, ne fait prévoir aux personnes de l'entourage du malade, les accidents qui vont suivre, quand tout à coup une céphalalgie intense survient. Les douleurs sont atroces, lancinantes, rien ne peut les calmer. Comme dans la syphilis, la céphalalgie redouble le soir; mais cela ne doit pas surprendre, car les douleurs de la syphilis sont osseuses, et les douleurs osseuses ont le privi-

(1) Graves, *Loco citato.*

lège de redoubler de violence pendant la nuit. A la céphalalgie fait suite, presque subitement, une fièvre qui s'élève souvent d'emblée à 39 ou 40 degrés. L'état général devient alors grave, les épistaxis surviennent, les frissons se répètent souvent dans la journée. Le malade a des vertiges; indifférent à ce qui se passe autour de lui, il est plongé dans un état de somnolence et de stupeur. Parfois les douleurs atroces qu'il ressent, soit à la nuque, soit au sommet de la tête, lui arrachent des cris, et bientôt après il retombe dans un état de subdélirium, caractérisé surtout par des rêvasseries, accompagnées d'agitation et de paroles incohérentes. Cet état de somnolence se retrouve dans presque toutes nos observations. Il en est une, cependant, où le petit malade présenta du vrai délire avec phénomènes d'ataxo-adynamie, secousses dans les bras et les jambes, mouvements de carphologie, agitation extrême, qui le poussait à sortir de son lit. Si nous ajoutons, que la langue est sèche, souvent saburrale, que l'appétit est nul, que les malades ont des alternatives de diarrhée et de constipation, que d'autre part le pouls est irrégulier, fréquent, dépressible, que souvent les poumons présentent à l'auscultation des râles disséminés dans toute la poitrine, nous aurons le tableau clinique de la fièvre typhoïde, ou mieux des maladies *typhiques* et *septicémiques*. Enfin, pour compléter la ressemblance, les malades atteints d'ostéomyélite des os du crâne ne tardent pas, si une intervention active ne survient, à tomber dans le coma : leur respiration devient stertoreuse; leurs pupilles largement dilatées ne réagissent plus à la lumière, et la mort arrive.

Voici les phénomènes généraux que présente l'ostéomyélite du crâne, phénomènes dont le développement constitue à lui seul presque toute la maladie. Cependant, il ne faut pas oublier que le point de départ de tous ces terribles accidents est local. Rien, ou presque rien, ne vient en révéler l'origine, du moins au début. La *douleur* sur le crâne est *diffuse*, se localisant plus particulièrement au sommet, ou sur la nuque. La température a déjà atteint 39 degrés, et il n'y a pas de traces de rougeur. Trois ou quatre jours peuvent se passer ainsi; mais, après ce laps de temps, quelquefois même plus tôt, surtout si l'os atteint est un os superficiel, un gonflement pâteux s'étale, la peau, qui n'avait pas changée d'aspect, rougit un peu, et la fluctuation devient manifeste. Bientôt cet abcès s'ouvre, du pus fétide s'en écoule, pus le plus souvent mêlé à des gouttelettes huileuses, et si en ce moment on enfonce dans l'abcès un stylet, on soupçonne que l'os, dénudé dans une certaine étendue, est nécrosé; en un mot il y a déjà un séquestre. La rapidité avec laquelle l'os se nécrose, est tellement remarquable, que certains auteurs anglais indiquent ces cas sous le nom de *nécrose aiguë du crâne* (1).

Cette maladie évolue rapidement : huit jours, quinze jours, un mois, telle est sa durée, dans la plus grande majorité des cas. C'est donc une maladie aiguë et qui, une fois déclarée, ne peut plus être arrêtée que par une intervention active. En est-il toujours ainsi? nous ne le pensons pas. Il est fort probable qu'il existe pour les os plats et pour le crâne en particulier, de même que pour les os longs, une *ostéomyélite à récidive* (Lannelongue), dont les accidents se calment, pour reparaître longtemps après (2). »

(1) PEARSON, *British med. journ.*, mars 1888.
(2) JAYMES, *Loc. cit.*

Complications. — Les complications générales qui appartiennent à l'ostéomyélite des os longs peuvent apparaître dans le cours de l'ostéomyélite des os du crâne : elles relèvent de l'infection de l'organisme, et il nous suffira de citer les *pneumonies infectieuses*, les *épanchements pleuraux*, l'*endocardite*, les *embolies graisseuses* (dans le poumon), et enfin la *pyohémie*, à laquelle succombent presque tous les malades (Lannelongue).

Les complications locales sont de beaucoup les plus fréquentes : la méningite, la phlébite des sinus, sont toujours à redouter, dans le cours de l'ostéomyélite des os du crâne.

Diagnostic. — « L'ostéomyélite des os du crâne est une affection bien souvent méconnue, et bien des fois ce n'est qu'à l'amphithéâtre, ou sur la table d'autopsie, qu'il a été possible de porter un diagnostic » (Lannelongue).

Chez un enfant atteint d'une affection aiguë, et de phénomènes typhiques, ou douloureux, qui rappellent plus ou moins la fièvre typhoïde, la méningite, ou le rhumatisme, *il faut toujours songer à l'ostéomyélite* et la *rechercher*. Ce précepte, qui n'a rien de bien défini, nous a souvent éclairé, lorsque nous avons fait de la chirurgie infantile. Ne négliger aucun détail, savoir s'il y a eu chute, plaie, s'attacher à tous les symptômes qui paraissent contradictoires, n'accepter un diagnostic que lorsque tous les éléments cadrent ensemble, tels sont les principes qui, observés dans ces cas particuliers, réservent au clinicien d'incontestables succès.

Est-il possible de confondre cette affection aiguë, sidérante, avec d'autres localisations inflammatoires, du côté des os du crâne, comme l'ostéite tuberculeuse ou l'ostéite syphilitique? Nous ne le pensons pas.

L'*ostéite tuberculeuse* est de tous les âges ; elle survient, le plus souvent, chez des phthisiques avérés et couturés de lésions : elle est au premier chef une affection chronique subaiguë. L'abcès qui lui succède a une évolution lente, et le pus qui s'écoule par une ou plusieurs fistules est du pus caséeux : si vous avez des doutes, regardez le séquestre, sa forme, sa mobilité, puisque la tuberculose est perforante, voyez les fongosités qui le recouvrent.

Beaucoup de ces remarques s'appliquent à l'ostéite syphilitique. Sujet âgé, ou d'un âge mûr, multiplicité des lésions et des gommes, stigmates syphilitiques sur d'autres parties du corps, marche essentiellement chronique de l'affection, apyrexie : tels sont les caractères grossiers, qui permettent d'éviter la confusion.

Le diagnostic des complications est parfois difficile. *Chez le malade auquel nous avons réséqué avec succès le temporal, pour une ostéomyélite, la température remonta à 40 degrés, trois jours après notre opération ; la céphalalgie et les vomissements reparurent. Croyant à une continuations locale de la maladie, la plaie opératoire est inspectée sous le chloroforme : ne trouvant pas là la cause des accidents, j'incise la dure-mère, j'ouvre même, par mégarde, le sinus latéral. Rien d'anormal encore : la plaie est refermée, et je reste très perplexe sur l'issue de mon intervention, lorsque, après une température de 41°,5 je découvre un foyer ostéomyélitique au niveau du péroné ! Après l'incision et la trépanation de l'os, tout rentra dans l'ordre.*

La conclusion à tirer de ce fait, c'est que, en présence de la persistance de la fièvre, dans le cours d'une ostéomyélite des os du crâne et alors que l'état local n'explique plus cette hyperthermie, il faudra rechercher s'il n'existe pas une localisation nouvelle de l'ostéomyélite.

Pronostic et traitement. — Le pronostic de cette affection est si grave, que M. le professeur Lannelongue a pu écrire : *au crâne; l'affection n'a d'autres terminaisons qu'une mort promptement survenue*. Ce qu'il explique, par la répercussion des phénomènes de l'extérieur du crâne à l'intérieur.

Jaymes donne 4 guérisons sur 15 observations.

Pour arriver à diminuer cette excessive mortalité, deux conditions sont indispensables :

1° Un diagnostic précoce.

2° Une intervention prompte et large.

Dans notre travail sur la résection dans l'ostéomyélite, nous avons préconisé l'ablation de l'os nécrosé, pour évacuer promptement le foyer purulent qui est au contact de la dure-mère. *La résection, avec la gouge et le maillet, nous a semblé supérieure à la trépanation, qui, à cause du décollement étendu de la dure-mère, ne permet guère la désinfection, même après un large débridement cutané*. Plusieurs couronnes de trépan, très rapprochées les unes des autres, créeront une plus large voie pour évacuer le pus concret; mais à supposer que, par le lavage antiseptique de la plaie opératoire, on soit arrivé à la désinfection, n'a-t-on pas à craindre que les points intermédiaires aux rondelles de trépan, et formés par de l'os nécrosé, infiltré d'un *pus odorant*, ne soient pour les méninges, un voisinage dangereux et ne deviennent une cause d'infection?

Aussi nous concluons, que la *résection par la gouge et le maillet* de toutes les parties malades est encore la méthode de choix. Ainsi est assurée l'*opération totale*, la *désinfection du foyer*, la *mise à l'abri des complications cérébrales*, et leur poursuite possible, si elles existent au moment de l'intervention, ou si elles apparaissent.

Nous pensons que cette conduite opératoire permettra le succès dans les formes graves de l'ostéomyélite du crâne.

III

SYPHILIS CRANIENNE

Nous étudierons la syphilis acquise, et la syphilis héréditaire.

1° SYPHILIS ACQUISE

Les manifestations de la syphilis sont fréquentes au niveau de la voute crânienne, et peuvent siéger dans les parties molles ou dans les os.

I. Gommes cutanées. — Les lésions cutanées, les *gommes*, s'observent surtout au niveau du front, où l'on voit apparaître de petits tubercules plus ou moins saillants. La peau qui les recouvre est violacée, finit même assez souvent par s'ulcérer; mais généralement la guérison complète est la règle. Dans quelques cas, cependant, l'ulcération reste rebelle à tout traitement; elle est hérissée de granulations présentant une grande tendance à l'hémorrhagie, et peut durer fort longtemps sans que le périoste soit atteint, bien qu'on ait vu quelquefois des gommes osseuses succéder aux gommes des parties molles.

II. Gommes périostiques. — Mais les lésions de la peau et des parties molles sont relativement rares et peu importantes, surtout si on les compare aux lésions des os de la voûte du crâne, qui constituent un des chapitres les plus intéressants de l'histoire de la syphilis osseuse. On peut les voir apparaître dès la période secondaire, elles sont fréquentes à la période tertiaire, et peuvent même se montrer comme manifestation de la syphilis héréditaire.

Les manifestations osseuses peuvent se montrer dès le début de la période secondaire, et on les a vues précéder les accidents cutanés. Elles apparaissent 15, 20, 30, 120 jours après le début du chancre, et siègent généralement sur les parties antérieures du crâne, de préférence sur le frontal. Mais elles peuvent exister ailleurs, au niveau du pariétal, par exemple, et dans certains cas c'est un traumatisme qui a amené la localisation, en tel ou tel point, de la boîte crânienne. Quant au siège exact de la lésion, il paraît être uniquement au niveau du périoste, et les lésions hypérémiques du tissu osseux ne sont qu'accessoires [1].

A la palpation, on constate sur la partie antérieure du crâne, des petites tumeurs aplaties, de la largeur d'une pièce de 50 centimes, très résistantes au centre, et présentant quelquefois une consistance osseuse. Leur nombre est très variable; elles sont discrètes ou confluentes. Elles sont le siège de douleurs spontanées, surtout violentes la nuit, et présentant des irradiations multiples. La pression, même très légère, augmente la douleur, et, dans certains cas, le contact seul du chapeau est intolérable.

Le pronostic est des plus bénins, et la guérison spontanée est la règle au bout de 6 à 7 semaines, plus tôt même, si l'on institue le traitement. Dans certains cas cependant, on voit survenir des symptômes plus graves, et l'on peut se demander, avec Jullien, si certains troubles nerveux précoces, tels que *spasmes*, *convulsions*, dont *Perpes* donne quelques exemples dans sa thèse, ne devraient pas être rattachés à une lésion de ce genre.

III. Gommes des os (*ostéite syphilitique crânienne*). — Les accidents de la période tertiaire méritent de nous arrêter plus longtemps, car ils ont moins de tendance à la guérison que ceux de la période secondaire, et entraînent souvent à leur suite des troubles très graves, qui s'expliquent et par l'étendue des lésions, et par le voisinage des centres encéphaliques. C'est surtout dans la seconde année de l'affection syphilitique qu'ils apparaîtraient, d'après Sigmund, mais on peut en observer à une époque plus éloignée, 5, 10, 20, 30 et 40 ans après. Le frontal est le plus souvent atteint, parmi les os de la voûte

(1) Jullien, *Mal. vénériennes.* — Kœnig. — Crane, Syphilis du *Dict. Dechambre.* — Lancereaux, *Syphilis.* — Poulet, Soc. de chir., 1884. — Parrot.

crânienne, mais il l'est plus rarement que les os du nez, de la voûte palatine, ou même que les tibias ou les clavicules.

Les gommes des os du crâne ne présentent rien de bien spécial, au point de vue des lésions anatomiques, et, comme dans les autres os, elles peuvent apparaître sous forme diffuse ou circonscrite; mais, par suite de la participation moindre du périoste crânien, c'est à ce niveau qu'on peut observer le plus nettement les lésions de l'ostéite syphilitique, ainsi que l'a bien montré Poulet.

Les os du crâne atteints de syphilis ont un aspect vermoulu, semblent avoir été rongés par des insectes (fig. 217), et certains auteurs, frappés de la disposition festonnée des lésions, l'ont rapprochée de l'aspect circiné des lésions cutanées. Mais, à côté de ces pertes de substance de l'os, on voit des parties osseuses qui sont le siège d'une ostéite condensante, de sorte que sur une coupe on aperçoit un grand nombre de petits trous, grands comme une tête d'épingle, entourés par une zone d'ostéite condensante, ce qui explique que les crânes syphilitiques, bien que percés à jour, soient plus lourds que des crânes nus.

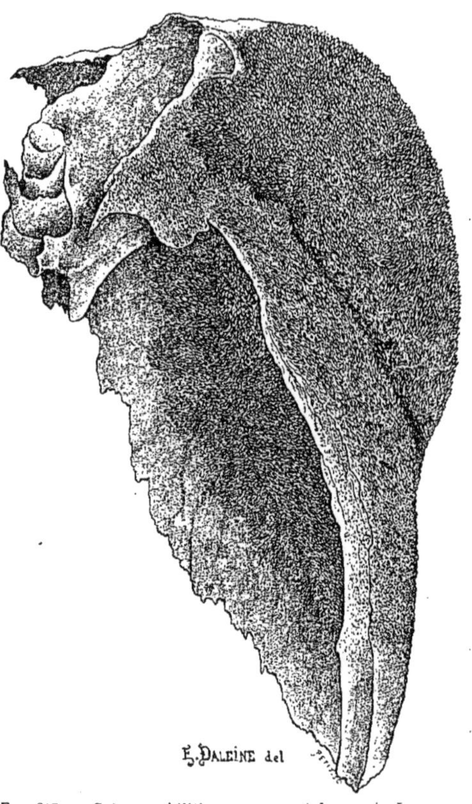

Fig. 217. — Crâne syphilitique provenant du musée Laennec (service du docteur Nicaise).

En examinant de plus près les lésions, on voit que la gomme se développe aux dépens *de la couche interne du périoste*. Elle est d'abord constituée par des cellules rondes et fusiformes; mais le tissu dont elle est formée au début devient plus tard ferme et lardacé, et sa structure se rapproche de celle du tissu conjonctif jeune. Le bourgeon gommeux, parti du périoste, s'enfonce dans l'os, à travers un pertuis étroit, qui n'excède pas une tête d'épingle, et décrit une véritable hélice. La raréfaction osseuse est uniquement limitée au trajet du bourgeon, tandis que les parois sont le siège d'une ostéite condensante. Cette disposition du bourgeon gommeux n'a rien de spécial aux os du crâne; mais ici l'hélice qu'ils décrivent est en surface, tandis que dans les autres os elle est plus en hauteur; de sorte que, suivant Poulet, on peut comparer l'hélice des os du crâne à un ressort de montre, et celle des autres os, à un tire-bouchon. Cette disposition hélicoïdale est plus difficile à reconnaître, quand les bourgeons sont multiples; les spirales empiètent alors les unes sur les autres, détruisant l'os d'une façon très irrégulière et ne faisant entre elles qu'une multitude de petites saillies stalactiformes, qui émergent au milieu de la perte de substance de l'os, et représentent les derniers vestiges de l'os ancien. Quand la lésion débute par le péricrâne, elle s'arrête généralement au niveau de la table interne, qui oppose une résistance notable ; aussi les perforations dans ce cas sont-elles très rares, et étroites quand elle existent (Voy. p. 562, *Tuberculose des os du crâne*).

La gomme, au lieu de débuter au niveau du péricrâne, peut se développer à la *face externe de la dure-mère*. Elle chemine alors sur la périphérie, et dans les cas où les lésions gommeuses se montrent, en même temps, sur le péricrâne et la dure-mère, l'altération de l'os est beaucoup plus rapide, et, quand les deux gommes se rencontrent dans le tissu diploïque, il se produit de véritables perforations.

La nodosité gommeuse, quel qu'en soit le siège, peut subir diverses altérations. La guérison peut se produire par résorption de la petite tumeur, laissant une cicatrice déprimée au niveau du front, point où la substance osseuse a été détruite. Elle peut aboutir à la suppuration, amenant avec la perforation de la peau une ulcération plus ou moins profonde, à bords décollés, et une nécrose plus ou moins étendue des os. Ce qui caractérise cette nécrose, c'est que le séquestre, au lieu d'être lisse et poli comme d'ordinaire, est au contraire vermoulu, troué, et porte les traces des gommes qu'il a contenues. Dans certains cas, on a vu la nécrose survenir sans supuration, et sans modifications des téguments. Dans le voisinage des parties malades, on constate une prolifération purement inflammatoire, du tissu osseux, qui aboutit à la formation d'exostoses plus ou moins saillantes, et d'hyperostose, qui donne souvent aux os du crâne une épaisseur considérable.

Ce qui caractérise toutes les lésions osseuses, c'est qu'elles ne sont pas réparables par du tissu osseux, et aux points où l'os a été détruit on trouve une cicatrice formée par une masse blanchâtre, compacte, peu vasculaire, qui, par suite de ses propriétés rétractiles, amène des dépressions plus ou moins accentuées. Il existe cependant des exceptions, et Kuster a signalé un cas où une large perte de substance du frontal, de 10 centimètres de long sur 8 de large, fut comblée par du tissu osseux présentant une grande épaisseur.

Telles sont les manifestations immédiates de la syphilis osseuse du crâne, et c'est à tort que certains auteurs ont voulu y rattacher le *ramollissement des os du crâne*, et ont décrit une *ostéomalacie syphilitique*.

Nous n'avons pas à décrire les lésions des méninges, ou de l'encéphale, qui accompagnent souvent les lésions osseuses, dont elles dérivent quelquefois, mais qui peuvent également évoluer indépendamment.

Symptômes. — Un des plus importants *est la douleur*, *symptôme* qui ne manque presque jamais et précède tous les autres. La *céphalée* est *atroce*, augmente la nuit, de sorte que tout sommeil est rendu impossible. Elle est souvent en rapport avec le siège exact de la lésion osseuse, d'où sa fréquence dans la région frontale; mais, assez souvent, elle est diffuse, et ne peut nullement servir à localiser le siège précis de la lésion osseuse.

En même temps que la céphalée, on peut constater un certain nombre d'autres symptômes, qui varient suivant que la lésion osseuse a débuté par le péricrâne, ou au contraire par la dure-mère. Dans le dernier cas, en même temps que la céphalée, on voit survenir des troubles nerveux graves. Il existe des crises épileptiformes, avec convulsions plus accentuées d'un côté, et suivies de paralysies, généralement incomplètes, qui sont le résultat de la compression exercée sur l'encéphale. Graves cite un cas de ce genre, où les troubles nerveux étaient bien sous la dépendance d'une lésion osseuse, ainsi que le démontra l'autopsie.

Quand la lésion débute par le péricrâne, ces troubles font généralement défaut; mais on constate alors, par la palpation, la présence de petites tumeurs en nombre variable. Elles sont très dures au centre, et la peau qui les recouvre est mobile sur elles, et ne décèle aucune modification, au moins au début. Plus tard, le centre de la tumeur se ramollit et, sous l'influence du traitement, on peut la voir se résorber entièrement. Mais, même dans ce cas, on constate, après la disparition de la tumeur, de larges pertes de substance. L'os peut avoir été détruit dans une grande étendue, ainsi que Morgagni, Virchow, Novesi, en signalent de nombreux exemples, et l'on a vu de véritables perforations traversant l'os de part en part. Le tissu cicatriciel qui remplace l'os est déprimé et l'on remarque au niveau du point lésé un infundibulum, en entonnoir, dont le centre est formé par le tissu cicatriciel, et dont la circonférence est constituée par l'os hypertrophié. L'absence complète de réaction, du côté de la peau, pendant qu'évoluent ces symptômes, les a fait désigner par Virchow sous le nom de *carie sèche*.

Au lieu de se terminer par la résolution, la gomme peut aboutir à la suppuration. La peau qui recouvre la tumeur lui devient adhérente, elle rougit et finit par s'ulcérer, en donnant issue à un pus floconneux, grisâtre, mal lié. L'ulcération qui en résulte est profonde, anfractueuse, à bords décollés. L'os est presque toujours, dans ce cas, nécrosé, et l'on constate facilement l'existence d'un séquestre plus ou moins volumineux, qui parfois est formé par un os tout entier. La suppuration établie, on peut la voir durer fort longtemps, des mois, des années, tant que le séquestre ne sera pas éliminé. Le malade, pendant ce temps, est exposé aux troubles nerveux les plus graves, bien que dans certains cas exceptionnels on ait vu la dure-mère mise à nu ne présenter aucune réaction.

Les troubles nerveux apparaissent surtout quand la suppuration se produit dans une gomme développée dans la dure-mère. On constate alors des vertiges, des convulsions, de l'assoupissement, sans que l'examen direct révèle la cause des accidents. Ce n'est que plus tard, au bout d'un temps variable, qu'on verra apparaître une tumeur extérieure. Elle est généralement fluctuante, et souvent réductible par la pression, ce qui augmente les troubles cérébraux. Elle donne issue à une quantité considérable de pus, nullement en rapport avec les dimensions extérieures de l'abcès. Après l'ouverture, on voit persister des trajets fistuleux, souvent fort étroits, à travers lesquels il est quelquefois difficile d'arriver jusqu'au séquestre. On comprend que les lésions des méninges et de l'encéphale soient fréquentes dans de telles circonstances, et il est inutile d'insister longuement sur la gravité du pronostic.

IV. Exostoses. — Il nous reste maintenant à étudier les symptômes qui appartiennent aux exostoses syphilitiques du crâne. Les exostoses proprement dites, développées à la face externe (fig. 218), consistent en saillies plus ou moins volumineuses, de consistance osseuse, ce qui les distingue des gommes, et n'adhèrent pas à la peau. Elles ne déterminent pas généralement de douleurs très violentes, et sont d'un pronostic bénin.

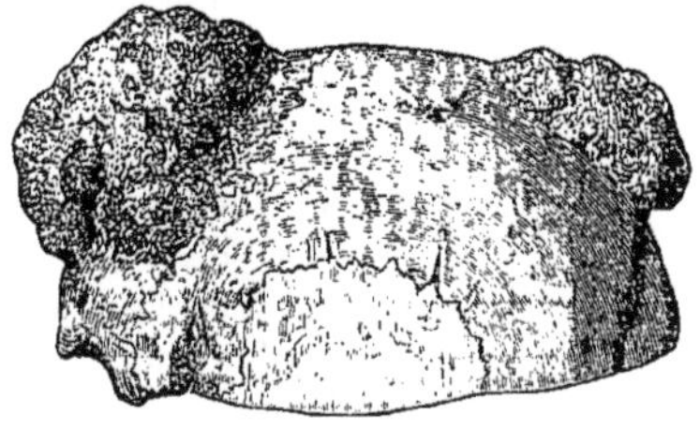

Fig. 218. — Exostose proprement dite du crâne. (Musée Dupuytren.)

Les exostoses développées à la face interne (enostoses) (fig. 219) ou les exostoses parenchymateuses (fig. 220) qui atteignent les deux tables de l'os, sont beaucoup plus graves. Elles déterminent une douleur fixe, le clou, et s'accompagnent de troubles nerveux, crises épileptiformes, paralysies incomplètes. Exceptionnellement on a vu des exostoses, même considérables, ne déterminer aucun trouble appréciable; enfin, dans certains cas, les troubles nerveux sont moins nets, ils simulent ceux d'une méningite, d'une hémorrhagie cérébrale, et si une exostose superficielle ne vient pas donner l'éveil, on ne saurait les rapporter à une compression exercée par une enostose.

Tels sont les symptômes auxquels donnent lieu les diverses manifestations de la syphilis crânienne. Le diagnostic ne présente généralement pas de

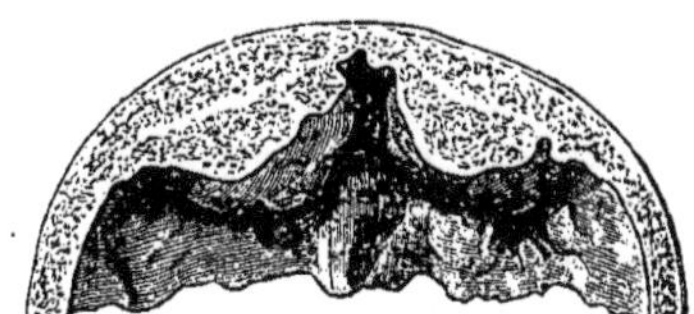

Fig. 219. — Énostose du crâne, (Musée Dupuytren.)

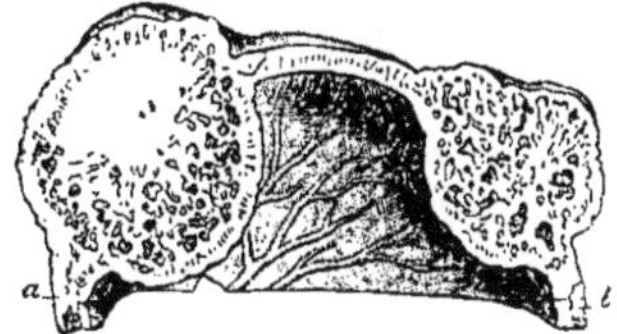

Fig. 220. — Exostose parenchymateuse. (Musée Dupuytren.)

difficulté quand les lésions se développent dans le péricrâne. Quand elles siègent à la face interne, l'apparition de crises épileptiformes doit de suite éveiller l'idée de compression, mais il est souvent impossible en présence de ce symptôme de dire s'il est sous la dépendance d'une lésion uniquement osseuse agissant sur l'encéphale, ou s'il dépend d'une lésion de l'encéphale lui-même.

Quant au pronostic, il dépend essentiellement du siège et de l'étendue des lésions, et se trouve adouci par l'efficacité presque constante du traitement spécifique, qui, institué à temps, prévient les lésions, et, plus tard, arrête leur évolution.

2° SYPHILIS HÉRÉDITAIRE

Les lésions du crâne comptent parmi les plus fréquentes des lésions osseuses de la syphilis héréditaire et existent à peu près dans les trois quarts des cas. Elles revêtent deux formes : ULCÉREUSE et OSTÉOPHYTIQUE.

La forme ULCÉREUSE, la plus commune, se montre surtout sur les enfants très jeunes. Le frontal et les pariétaux sont les os les plus souvent atteints, l'occipital l'est très rarement. Les lésions siègent autour du bregma, du côté opposé au décubitus, et débutent plus souvent par la table externe que par la table interne. L'ulcération est tantôt régulière, taillée comme à l'emporte-pièce, tantôt, au contraire, ses bords sont très déchiquetés ; son étendue est généralement en raison inverse de sa profondeur, et celles qui perforent l'os dans toute son épaisseur sont les plus étroites. On a signalé, chez l'enfant, des perforations d'un autre ordre, qui débutent par la table interne, amènent un amincissement considérable de la table externe, qui n'est réellement perforée que dans une très petite étendue, 1 millimètre à peine. Ces lésions sont regardées par Parrot, comme une manifestation de la syphilis héréditaire, mais la plupart des auteurs les considèrent comme absolument indépendantes. Pour Parrot, les os du crâne sont beaucoup moins résistants chez un syphilitique héréditaire, et la pression seule du cerveau amènerait une usure de l'os, analogue à celle que produit l'anévrysme. Ainsi s'explique la fréquence de ces perforations à la partie postérieure du crâne, au niveau de l'occipital, qui supporte le poids du cerveau, dans le décubitus dorsal. Contrairement à Elssässer, Parrot pense que ces lésions pourraient être congénitales, et siègeraient alors au niveau du bregma.

La FORME OSTÉOPHYTIQUE se rencontre chez des enfants plus âgés, et ici encore c'est à la table externe que les lésions sont le plus accentuées, bien que, surtout chez les jeunes enfants, la table interne puisse être atteinte. Les *ostéophytes* représentent des *plaques lenticulaires*, plus épaisses au centre qu'à la périphérie, formées par un tissu spongieux, très vasculaire, contenant des trabécules osseuses, et s'incrustant quelquefois de sels calcaires, qui lui donnent une grande dureté. Ces ostéophytes ne se montrent jamais sur l'occipital ; ils siègent surtout au niveau du frontal et des pariétaux et forment quatre saillies symétriques, séparées par des sillons, qui donnent au crâne un aspect spécial, que Parrot a désigné sous le nom de CRANE NATIFORME.

En même temps que se produisent ces ostéophytes, on peut voir des *sutures précoces* s'établir entre les différents os. Ces *sutures précoces* n'existent généralement qu'en certains points, mais quand elles sont nombreuses, elles amènent une diminution considérable de la capacité crânienne, qui s'oppose au complet développement du cerveau, et aboutit souvent à l'idiotie [1].

Parrot a de plus remarqué, dans certains cas, de véritables *segmentations des os*, auxquelles la syphilis ne serait peut être pas étrangère.

[1] Dans ces cas de suture précoce, on sera autorisé à tenter l'opération pratiquée cette année par M. Lannelongue, la *crâniectomie dans la microcéphalie* (Acad. des sciences, 1890).

Ces lésions crâniennes de la syphilis héréditaire sont tellement caractéristiques, que la constatation seule de la déformation du crâne a permis de diagnostiquer la syphilis, à la vue de certains crânes péruviens, antérieurs à l'arrivée des Espagnols dans le nouveau monde.

Ces lésions crâniennes de la syphilis héréditaire présentent une grande gravité, surtout à cause de l'obstacle qu'elles mettent souvent au développement de l'encéphale. Heureusement, le traitement les modifie sensiblement, aussi doit-il être appliqué rigoureusement, même chez le nouveau-né, auquel on peut sans inconvénient, d'après Parrot, faire prendre 2 grammes de liqueur de Van Swieten par jour.

§ III. — TUMEURS DES TÉGUMENTS DES OS DU CRANE, DES MÉNINGES ET DU CERVEAU

Nous décrirons successivement :

I. Les tumeurs de parties molles ou des téguments du crâne ;

II. Les tumeurs des os du crâne ;

III. Les tumeurs vasculaires des méninges ;

IV. Les tumeurs cranio-méningo-cérébrales, et cérébrales proprement dites.

I

TUMEURS DES TÉGUMENTS DU CRANE

Tous les tissus ou les éléments, qui entrent dans la composition du cuir chevelu, peuvent être le point de départ de tumeurs. Ces tumeurs pourraient être classées, suivant leur siège, *dans la peau*, *dans le tissu cellulaire sous-cutané ou sous-aponévrotique*. Cette classification clinique facilite la description de ces tumeurs. Il nous semble plus scientifique de les envisager d'après leur origine et de les ranger en trois catégories :

Tumeurs dérivées du tissu conjonctif.

Tumeurs provenant de l'épithélium.

Tumeurs vasculaires.

Cette classification, dont les éléments sont empruntés à Terrier et à Kœnig, n'est cependant pas irréprochable, car elle ne sépare pas les *tumeurs bénignes des tumeurs malignes*.

A. — TUMEURS DÉRIVÉES DU TISSU CONJONCTIF

a. Hypertrophie de la peau (éléphantiasis). — La région occipitale est quelquefois le siège d'une sorte d'hypertrophie de la peau et du tissu cellulaire sous-cutané, pouvant acquérir un volume énorme.

Cette affection est rare; Böhm, Al. Auvert, Robert (de Chaumont), Thirion, en ont rapporté des exemples. Bœckel lui donne le nom d'*éléphantiasis du cuir chevelu*.

ROBERT (de Chaumont), Hypertrophie du cuir chevelu. *Journal de chirurgie*, 1845, p. 125. — THIRION, Tumeur formée chez la femme, etc. *Medico-chirurgie*, 1852, t. XI, p. 100. — BÖHM, Bruns Hypert. der Kopfhaut. *Handb. der prakt. Chir.*, Bd. I, S. 90. Tubingue, 1854. — FOLLIN et DUPLAY, Traité, t. III, p. 569.— W. HEINECKE, Jäsergeschwüls, Fibrome. *Handbuch der allgem. u. spec. Chir. von Pitha u. Billroth*, Bd. III, Abth. 41, H. II, S. 53. Erlangen, 1873. — TERRIER, Manuel de pathologie et de clinique, p. 218. — KOENIG, Traité de pathologie chir. spéciale, 1888, t. I, p. 172.

Pour Kœnig, sa lésion initiale consisterait, tantôt en un *œdème du tissu souscutané* avec allongement des *téguments*, tantôt principalement en une *dégénérescence éléphantiasiforme de la peau*; cette hypertrophie s'observe *surtout chez la femme*, et le poids de la chevelure, les manipulations de la frisure ont été invoqués (Kœnig).

« La maladie débute ordinairement à la région occipitale par une tuméfaction des téguments, qui augmente graduellement, de manière à former un espèce de bourrelet divisé par des plis transversaux, se continuant insensiblement en avant et latéralement avec la peau du cuir chevelu, et retombant en arrière, comme une sorte de besace, sur la peau environnante. Cette tumeur est molle, pâteuse, elle est mobile et peut être prise à pleines mains. Elle est complètement indolente et ne gêne que par son volume, et par la difformité qu'elle occasionne » (Duplay).

Le traitement consiste à exciser transversalement un large lambeau de la tumeur, et à réunir les bords de la plaie; cette opération, qui devint nécessaire dans les cas de Böhm et de Robert (de Chaumont), nous semble supérieure, surtout avec l'antisepsie, aux injections de teinture d'iode, à la compression, qui cependant a donné un succès entre les mains de Thirion.

b. PRODUCTIONS CORNÉES. — FIBROMES. — LIPOMES. — Ces tumeurs ont été décrites dans une autre partie de cet ouvrage; il suffit de faire ressortir les particularités inhérentes à leur siège crânien.

Les FIBROMES sont très rares, cependant Tilmans a présenté au dix-neuvième Congrès de la Société allemande de chirurgie tenu à Berlin (séance du 12 avril 1890) les pièces anatomo-physiologiques d'un fibrome du cuir chevelu, diffus, qu'il a incisé en une seule séance; après l'opération l'os était à nu dans presque toute l'étendue du crâne; près du front seulement, existait une petite couronne de cheveux. Tilmans fit des transplantations d'épiderme, après avoir attendu que l'os dénudé eût granulé, et, en quelques semaines, il obtint la cicatrisation de cette énorme perte de substance.

Les VERRUES du cuir chevelu s'observent surtout chez les gens âgés : ce sont de vrais papillomes, qui tantôt revêtent la forme de *verrues molles et saignant très facilement*, tantôt présentent à leur surface *des excroissances en forme de corne*, dues à une hypertrophie de l'épithélium ; ces papillomes sont parfois le point de départ de tumeurs volumineuses (Kœnig, Virchow).

Les LIPOMES sont *pédiculés* ou *étalés* : le premier est rare; *le lipome étalé* s'observe sous l'*aponévrose temporale* ou *dans la région frontale* : dans ce dernier cas, il occupe la partie la plus élevée et externe de la bosse frontale, et la pression du chapeau a été incriminée, comme favorisant son apparition (lipome du chapeau).

Lorsqu'il occupe la région temporale, le lipome se présente sous la forme d'une tumeur large qui, grâce à l'aponévrose fortement tendue qui la recouvre, est très élastique, et peut même donner la sensation de fluctuation (Kœnig).

B. — TUMEURS PROVENANT DE L'ÉPITHÉLIUM

1. Kystes du cuir chevelu. — Sous ce nom, les auteurs classiques distinguent les *kystes séreux*, les *kystes dermoïdes* et les *kystes sébacés ou loupes*. Dans ce chapitre nous n'étudierons que les loupes. En voici les raisons :

Les kystes séreux se rattachent pour la plupart à l'histoire de la méningocèle : le fait rapporté par Billroth d'un *kyste séreux* occupant l'occiput d'un nouveau-né, et situé dans le tissu cellulaire sous-cutané, sans connexion avec les os (qui n'étaient ni perforés ni amincis), *reste toujours comme une exception*, et nous sommes disposé à accepter l'hypothèse de Terrier, qui considère ce cas comme un épanchement traumatique de sérosité, peut-être en rapport avec le traumatisme de l'accouchement.

Les kystes dermoïdes, étant liés à l'évolution de la paroi crânienne, et présentant des adhérences plus ou moins étendues avec les os, rentrent pour nous dans la catégorie des tumeurs des os du crâne.

Les kystes glandulaires du cuir chevelu ou loupes sont produits par l'oblitération du conduit excréteur des glandes sébacées, et par l'accumulation dans la cavité de la glande du produit de sécrétion. Sous l'influence de cet apport incessant de matériaux épidermiques, le kyste sébacé se développe et peut acquérir de grandes dimensions. Rien de plus divers que le volume de ces kystes, qui varie depuis celui d'un pois jusqu'à celui d'un gros œuf de poule.

Les dimensions sont en rapport avec l'âge du kyste, et il est de règle, dans les cas de kystes multiples, de rencontrer de petites tumeurs, à côté de tumeurs moyennes et de loupes volumineuses. Le nombre de ces kystes est très variable : nous en avons enlevé 28 sur une même malade. Il résulte de nos observations que ces loupes sont surtout fréquentes chez la femme.

Toutes les questions relatives à l'anatomie et à la physiologie pathologique de ces tumeurs, à leurs transformations, à leurs symptômes et à leur diagnostic, ont été étudiées par notre collègue Broca. Nous renvoyons donc au tome I, page 603.

Un seul mot sur le traitement. Avant l'avènement de la méthode antiseptique, la crainte de l'érisypèle arrêtait les chirurgiens, et ces tumeurs étaient ouvertes au moyen de caustiques (acide nitrique, pâte de Vienne, etc., etc.). Ces procédés sont abandonnés aujourd'hui, et l'énucléation après incision, est devenue la méthode courante. *Ne laisser dans la plaie aucun débris du sac est une règle absolue.*

Dans les kystes non enflammés, il n'existe pas d'adhérence, et, avec une spatule ou une curette, il est aisé de circonscrire la tumeur, de la séparer du tissu cellulaire lâche qui l'entoure, et de l'enlever sans l'ouvrir; une dissection minutieuse est nécessaire dans les kystes adhérents.

Un procédé rapide consiste à plonger un bistouri à la base de la tumeur, à la transpercer, et à la diviser en deux moitiés (des parties profondes vers la peau), qui sont successivement énucléées; l'inconvénient de ce procédé est de souiller le lit du kyste par des produits de rétention et de nécessiter un lavage soigné.

Dans les kystes volumineux, il est bon de circonscrire, dans deux incisions elliptiques, un lambeau de peau qui restera adhérent au sac enlevé ; de cette façon, on supprime l'excès de tégument qui, par suite de la distension qu'il a subie, se froisse, se ride et laisse après la suture une poche. Il ne faut pas ignorer cependant, que cette peau qui paraît si lâche revient peu à peu sur elle-même, se rétracte et s'affronte définitivement bien.

La suture au catgut convient dans la plupart des cas.

Le pansement sera *occlusif* ou *contentif*. L'*occlusion* par du *collodion iodoformé* ou *salolé* suffit dans les cas de kystes isolés, de petit ou de moyen volume, c'est-à-dire permettant un affrontement exact de la peau, sans vide sous-jacent. Dans les conditions contraires, un pansement antiseptique compressif est nécessaire; l'iodoforme appliqué à proximité des fosses nasales gêne souvent les malades par son odeur, et une de nos opérées ne put supporter que le pansement au salol.

2. Épithélioma ou cancroïde du cuir chevelu. — L'épithélioma primitif des téguments du crâne est rare, comparé à sa fréquence sur la face; il succède le plus souvent à un papillome ou bien à une loupe qui, sous l'influence de l'irritation (dents du peigne), se transforme en cancroïde.

Le cancroïde s'observe chez *des personnes agées, bien que Lossen* en ait rapporté un exemple chez une jeune fille de dix-huit ans.

L'ulcération ne reste pas toujours limitée aux téguments, et peut se propager à l'os sous-jacent, amenant plus ou moins rapidement une perforation de la paroi crânienne.

Le docteur Alfred Pousson, agrégé de la Faculté de Bordeaux, a rapporté une observation intéressante d'*épithélioma perforant du pariétal gauche*, chez une femme de soixante et onze ans (Soc. de chir., 1889); l'os était perforé dans toute son épaisseur, mais la dure-mère était saine au-dessous de la tumeur [1].

Pour l'anatomie pathologique, les symptômes, le diagnostic, le pronostic de ces tumeurs, nous renvoyons au tome I de cet ouvrage (*Épithélioma*, p. 361).

C. — TUMEURS VASCULAIRES DES TÉGUMENTS DU CRANE

Anévrysmes vrais, *anévrysmes artério-veineux*, *anévrysmes cirsoïdes*, *angiomes*, constituent la série complète des tumeurs vasculaires et pulsatiles des téguments du crâne. La circulation si riche de cette région, ses sources multiples et ses anastomoses, les changements si complets qu'elle subit durant la vie embryonnaire, les traumatismes enfin, dont elle est si souvent l'objet, expliquent suffisamment la fréquence de ces affections. Et, pour certains, les

[1] Il y avait chez cette malade coexistence de cette tumeur du cuir chevelu, greffée sur une loupe, avec un épithélioma du sein; elle guérit de l'ablation de ces deux tumeurs.

quatre cinquièmes des tumeurs pulsatiles s'observeraient à l'extrémité céphalique. L'intérêt de leur étude a séduit de nombreux auteurs, parmi lesquels nous citerons :

BALLINGALL, Clin. lectures. Edimburgh, 1829. — CARLSWELL, *The Lancet*, 1836. — HOUSTON, *Gaz. méd. de Paris*, 1839. — PÉTREQUIN, Acad. des sc., 1845. — CHASSAIGNAC, Tumeurs de la voûte du crâne. Thèse de concours, 1848. — ROBERT, Thèse de Paris, 1851. — F.-M. VERNEUIL, Thèse de Montpellier, 1851. — DECÈS, Thèse de Paris, 1857. — BROCA, *Traité des tumeurs*, t. II, p. 531. — HEINE, *Vierteljahrschrift für pract. Heilkunde*, 1869. — TERRIER, Thèse d'agr. de Paris, 1872. — ROTH, Angioma arteriale racemosum am Kopf. Francfort, 1873. — HÉINECKE, *Handb. der allg. und spec. Chir. von Pitha u. Billroth*. Bd. III, A. I, L. 1, H. II, S. 22, bibliogr. Erlangen, 1873. — RIZET, *Gaz. des hôp.*, 1878. — POINSOT, *Bull. de la Soc. de chir.*, 1879. — RICHELOT, *Bull. de la Soc. de chir.*, 1881. — DE SCHUTTELÆRE, Thèse de Paris, 1881. — LE FORT, *Dict. encycl. des sc. méd.*, 1re série, t. XVII. — DU MÊME, art. CIRSOÏDES (tum. anévr.) du *Dictionn. encycl. des sc. méd.*, 1re série, t. XXVII. — DE SANTI, Des tumeurs anévrysmales de la région temporale. *Arch. gén. de méd.*, novembre et décembre 1881. — FRANZ KOENIG, Traité pratique de chirurgie. — POULET et BOUSQUET, Traité de pathologie externe, 1885. — TERRIER, *Rev. de chir.*, 10 janv. 1890.

1° ANÉVRYSMES ARTÉRIELS

C'est, dans l'immense majorité des cas, à la suite d'un traumatisme, qu'on voit se développer les anévrysmes artériels proprement dits; cependant on pourrait en observer de spontanés, et de Santi en a cité trois exemples, dans son mémoire. Chute sur la tête, coup de pierre, coup de bâton, ou coup de poing, contusions multiples, en sont les causes les plus habituelles. Autrefois la saignée de l'artère temporale, aujourd'hui sortie de la pratique, en était fréquemment le point de départ.

Par son réseau vasculaire si étendu, la temporale l'emporte sur les artères voisines; aussi est-elle le siège ordinaire des tumeurs anévrysmales (Pétrequin, Decès, Malgaigne, Frestel, Ravet, Fisher, Fontagnères, de Santi (56 cas)).

Plus rarement la lésion occupe la temporale profonde (Orioli, Dupuytren, Velpeau, Vidal), mais ces cas paraissent douteux à de Santi. Deslongchamps a vu un anévrysme de l'artère sus-orbitaire; Boyer et Laugier, de l'auriculaire postérieure; Malgaigne, Servier, Richelot, Poulet et Bousquet, de l'artère frontale; enfin l'occipitale n'en serait point exempte (Gichel, Willet, Poinsot, Lane, Lombard, Cisset, Olivarès, Rizzoli).

Symptômes. — Les anévrysmes présentent d'ailleurs peu de particularités: leur siège au niveau d'une cicatrice, leur volume qui peut égaler celui d'une noix, d'un œuf de poule et même d'une orange, surtout leur multiplicité. Cloquet et Malgaigne avaient déjà insisté sur ce fait; l'artère peut revêtir un aspect uniforme, et ses deux bouts présentent souvent une dilatation cylindrique très marquée.

Tantôt la tumeur peut guérir spontanément, par le dépôt sur les parois du sac, de caillots actifs; tantôt, et le plus souvent, elle s'accroît lentement; le sac contracte des adhérences avec la peau, et l'on a pu observer sa rupture, généralement bénigne, car la compression en est facile (Paletta, Bryant, Kœnig).

Diagnostic. — Les antécédents, le siège de la tumeur, ses caractères au toucher et à l'auscultation en rendront le *diagnostic* aisé. Cependant un anévrysme de la temporale profonde, dont les battements sont amoindris et masqués par l'aponévrose temporale, pourrait être confondu avec un anévrysme de l'artère méningée moyenne, après perforation de la boîte osseuse. Mais ici on constatera, au contraire, l'absence de lésions osseuses derrière la tumeur, dont le volume s'affaissera par la compression de la temporale. A rapprocher de ce cas, le fait plus rare d'un fongus de la dure-mère, que les mêmes remarques permettront facilement d'écarter; malgré la confusion commise en pareil cas pour de Santi, par les auteurs qui ont rapporté des exemples d'anévrysmes de la temporale profonde, l'anévrysme artério-veineux aura pour lui son souffle continu avec renforcement, et thrill caractéristique. L'angiome s'accompagnera le plus souvent d'un nævus nettement reconnaissable; d'ailleurs, il n'aura ni souffle, ni battements aussi marqués. Signalons enfin l'erreur de Fretel, Halb, Barbette, March, Willet, qui prirent pour un kyste un anévrysme artériel spontanément oblitéré, et dont les battements avaient disparu.

Traitement. — Diagnostic aisé, pronostic bénin, traitement facile aussi pour Broca, car ces tumeurs sont superficielles, d'un petit volume, et voisines d'une surface osseuse, où l'on peut les comprimer. Cependant nombreux sont les moyens de guérison proposés. Deslongchamps a obtenu un succès avec le perchlorure de fer, employé par la méthode endermique. Parezi et Rizet se sont utilement servis des injections coagulantes, dans le sac. Pétrequin a essayé de la galvano-puncture; Murat et Fontagnères, de la cautérisation du sac avec la pâte de Canquoin. La suture entortillée, pratiquée sur deux épingles passées en croix sous le tronc de l'artère, a réussi dans les mains de Fleming et de Malgaigne. Mentionnons, pour la déconseiller, la compression indirecte, douloureuse, souvent dangereuse et presque toujours inefficace; même observation pour la ligature de la carotide primitive, malgré l'exemple de Barrier.

Restent les méthodes qui paraissent les plus rationnelles : la compression directe; la ligature de l'artère, à la manière d'Anel, très près de la tumeur, conseillée par Broca, mais dont l'efficacité a été mise en doute; enfin et surtout la ligature médiate à travers la peau, vantée par Kœnig, et l'incision du sac avec ligature du tronc. C'est à ce dernier procédé qu'on devra recourir le plus souvent.

2° ANÉVRYSMES ARTÉRIO-VEINEUX

Leur rareté a été mise sur le compte de la direction des veines collatérales, qui s'écarteraient de leurs artères, et n'en épouseraient point les nombreuses flexuosités. Pour certains auteurs cependant, la veine temporale serait intimement accollée à l'artère du même nom, qui lui serait sus-jacente. Quoi qu'il en soit, on connaît 3 cas d'anévrysme artério-veineux de l'auriculaire postérieur rapportés par Kœnig, Laugier et Broca, et 11 cas d'anévrysme de la temporale, dont 7 seulement doivent être sûrement acceptés (Bush, Green, Rufz, Moore, Gabe de Mazarellos, Lister et Czerny).

Comme pour l'anévrysme artériel, c'est à un traumatisme qu'il faut les rapporter : saignée, plaies diverses ; application de ventouses scarifiées dans un cas de Green.

Symptômes. — C'est insidieusement, et peu de temps après la lésion initiale, que se développe une tumeur d'abord insignifiante, puis bosselée, bleuâtre, et rameuse ; le palper révèle des pulsations isochrones à celles du pouls, et un frémissement vibratoire parfois intense ; l'auscultation, un bruissement et un souffle continu, qui se propage dans les veines, et pouvant être assez intense pour incommoder le malade.

La tumeur, avons-nous dit, est rameuse ; elle s'accompagne, en effet d'une dilatation très étendue des veines voisines ; celles-ci peuvent même présenter des bosselures irrégulières, molles et fluctuantes, parfois aussi des battements et un bruit de souffle affaibli. Cette ectasie peut s'étendre en superficie, à une grande partie du cuir chevelu et même du cou. C'est ainsi que Moore a vu deux grosses veines dilatées accompagner la jugulaire externe, et que, dans le cas rapporté par Rufz, les veines frontales, très flexueuses, dépassaient le volume d'un petit doigt.

Peu de symptômes fonctionnels accompagnent l'anévrysme artério-veineux ; rares, les étourdissements et les douleurs, signalés par quelques auteurs ; plus fréquente, et souvent la seule, une sensation pénible de bruissement due à l'intensité du souffle et du thrill anévrysmaux.

La marche habituellement progressive et lente de la tumeur peut être interrompue par deux complications : la rupture de l'anévrysme, non observée, et l'inflammation de la poche, avec formation d'un abcès entre la peau et le sac, d'où rupture, comme l'a vu Moore.

Diagnostic. — On peut facilement confondre l'anévrysme artério-veineux avec les anévrysmes cirsoïdes (Robert) ; ces derniers peuvent présenter, en effet, des battements rhythmiques, le phénomène du thrill, et s'accompagner de dilatations vasculaires qui augmentent les chances d'erreur. Mais les anévrysmes artério-veineux sont rares, leur siège est spécial, et leur origine traumatique, tandis que les anévrysmes cirsoïdes apparaissent le plus souvent sans lésion initiale, malgré les 5 faits qu'Heine a relevés sur 45 cas d'anévrysmes cirsoïdes. Dans ces derniers, la peau est altérée, tantôt simplement colorée, rose, rouge, tantôt altérée plus profondément, rugueuse, pigmentée, difficile à plisser ; la douleur est plus fréquente et plus vive ; les lésions des vaisseaux voisins plus étendues en surface et en profondeur, et leur volume plus considérable. Ce dernier signe n'aurait pas grande valeur pour Terrier ; cet auteur insiste surtout sur un fait indiqué par Follin ; au centre des anévrysmes artério-veineux, la compression d'un point limité éteint tout bruit morbide.

L'anévrysme artériel avec sa tumeur arrondie, limitée, élastique et son souffle léger, intermittent, sera sûrement reconnu.

Traitement. — Le traitement le plus efficace de l'anévrysme artério-veineux sera l'extirpation, après ligature au-dessus et au-dessous de la tumeur

(Lefort, Czerny). On préférera cette méthode à la compression souvent inefficace, à la ligature du tronc et de ses branches, proposée par Follin et Bérard, et à l'incision de Stromeyer.

3° ANÉVRYSMES CIRSOÏDES

Désignés aussi sous le nom de varices artérielles ou d'*angioma racemosum*, les anévrysmes cirsoïdes ont donné lieu à de nombreux travaux. Rappelons les noms de Virchow, Heine, Broca, l'article du professeur Lefort dans le *Dictionnaire encyclopédique*, et la remarquable thèse d'agrégation de M. Terrier.

Anatomie et physiologie pathologique. — L'influence du traumatisme dans la production de ces tumeurs a été fort discutée; tantôt il créerait l'anévrysme de toutes pièces, et de là les divergences abondent : Virchow invoque un processus irritatif, avec néoplasie diffuse du tissu conjonctif des parois artérielles; Cowfoot rapporte la lésion à une périartérite avec oblitération des *vasa-vasorum;* Billroth, à une paralysie vaso-motrice; Heine enfin, à une ectasie des artères du tissu cicatriciel, très riche en vaisseaux. Tantôt, et c'est l'opinion de Broca, le trauma aurait seulement pour effet de hâter le développement, l'éclosion, pourrait-on dire, d'un nœvus inaperçu pendant l'enfance. La fréquence de ce nævus primitif, très grande pour Broca, a été contestée par Gosselin. Cependant, il n'est pas douteux que la grossesse, les couches, les affections du cœur, les émotions, les efforts, les traumatismes, n'aient une influence fâcheuse sur l'accroissement des nævi.

Ce fait nous fournit un trait d'union, entre les anévrysmes cirsoïdes purement traumatiques, et les anévrysmes cirsoïdes congénitaux. Ceux-ci sont très fréquents; on a invoqué en leur faveur leur prédilection pour les régions fronto-nasale et auriculo-temporale; Heine nous montre en effet que sur 48 cas, 12 fois la tumeur siégeait à l'oreille, 12 fois à la région temporale, 12 fois à la région frontale, 6 fois à la région pariétale et 4 fois à la région occipitale. Cette sélection pour des régions essentiellement *embryonnaires* avait été remarquée par Virchow, qui, le premier (*Angioma fissurale die Krankaften Geschwülste*, 1867), a insisté sur cette particularité. Heine a repris cette idée et l'a développée : les anévrysmes cirsoïdes résulteraient de la dilatation des artères avoisinant les fentes branchiales. On sait qu'à la partie antérieure de l'extrémité céphalique de l'embryon on trouve de haut en bas le bourgeon fronto-nasal et les arcs branchiaux, dont le premier ou arc facial donne le cartilage de Meckel; le deuxième, les osselets de l'ouïe et le stythyal; le troisième, la grande corne de l'os hyoïde, et le dernier le larynx. Entre le bourgeon fronto-nasal et le premier arc, se trouve une cavité qui deviendra la bouche, entre les autres arcs, les fentes branchiales. Vers la fin du deuxième mois, ces fentes s'oblitèrent, sauf la première, dans sa partie postérieure qui formera l'oreille externe et moyenne. Au niveau de cette soudure se ferait aussi la fusion des ramifications vasculaires nombreuses des arcs, d'où production d'un véritable lacis vasculaire, prédominant soit à la région frontale (proximité du bourgeon frontal), soit à la région pariétale (extrémité de la première fente branchiale). On aurait donc affaire à une exagération persistante de la vascularisation excessive, qui accompagne le développement des arcs, et disparait d'ordinaire, après la réunion des fentes branchiales, ainsi que paraissent le confirmer les faits de Léc et de Dupuytren.

Des causes secondaires viendraient aussi apporter leur concours. Heine voit un afflux plus direct du sang dans les vaisseaux ainsi transformés; Robert, Robin, Verneuil, ont cherché une explication dans la structure spéciale des artères du crâne, et Gimbert (thèse de Paris, 1866) a démontré que ces artères possèdent une tunique musculaire plus considérable; si elle est altérée par des lésions chroniques diverses ou vaso-motrices, l'artère se laisse distendre.

Et, en effet, on a trouvé des lésions manifestes de la tunique moyenne, tantôt hypertrophiée, tantôt et plus souvent atrophiée, remplacée par un tissu conjonctif abondant. Cette altération vasculaire serait primitive pour Terrier et Malassez (*Revue de chir.*, janvier 1890), due soit au traumatisme, soit à un vice de nutrition, intoxication saturnine dans le cas de ces auteurs.

La tumeur anévrysmale elle-même est formée par la dilatation des veines, veinules et capillaires veineux, avec participation des capillaires proprement dits; il n'existerait donc pas de néoformation vasculaire dans le sens strict du mot, ou cette néoformation serait accessoire (Malassez).

Symptômes. — Les conditions étiologiques que nous avons vues plus haut indiquent le début le plus habituel de l'anévrysme cirsoïde. Souvent les malades, dans leurs dix premières années, ont subi un traumatisme sans suites apparentes, et c'est vers l'âge de dix-neuf à vingt ans qu'ils s'aperçoivent de leur mal. A la région temporale ou frontale apparaît un soulèvement de la peau, avec une tache violacée, soulèvement qui va bientôt jusqu'à la tumeur. Parfois nettement circonscrite, et même à contours apparents, le plus souvent diffuse, sans arête limitante, cette tumeur offre une surface tourmentée, inégale, bosselée, soulevée çà et là par des cordes saillantes et flexueuses, que l'on peut rapprocher des paquets variqueux. A la circonférence, ces flexuosités s'isolent, deviennent plus distinctes, leurs replis se dégagent les uns des autres, et constituent autant de troncs vasculaires, qui s'éloignent en divergeant. Au centre, au contraire, ces anses se confondent pour constituer une vraie tumeur.

A son niveau, la peau peut être normale, mais sa couleur ordinaire est rougeâtre ou bleu foncé, véritable « état nævoïde », dû soit au nævus primitif, origine du mal, soit au développement des vaisseaux sous-jacents. Cette altération n'est pas la seule; elle peut s'étendre à la texture même de la peau, amincie par places, mais surtout épaissie, hypertrophiée, rugueuse, difficile à plisser.

Au toucher, une sensation de mollesse très nette, mais sans homogénéité; la consistance de la tumeur est aussi peu uniforme que sa surface, et, si on essaie de prendre la masse entre les deux doigts, on pourra sentir de nombreux vaisseaux accolés et, suivant l'expression consacrée, donnant l'illusion d'un paquet de ficelles, ou d'intestin de poulet.

Une pression continue sur la tumeur permettra d'en diminuer le volume, mais cette réductibilité ne sera le plus souvent que partielle; trop de vaisseaux alimentent la masse, pour qu'on puisse les oblitérer tous efficacement.

La pression pourra porter non plus sur la tumeur, mais sur les gros vaisseaux de la région; appliquée sur la carotide, ou les grosses artères afférentes, elle provoquera l'affaissement de l'anévrysme; appliquée sur les veines, elle en augmentera au contraire l'extumescence.

Les doigts enfin pourront percevoir des battements isochrones à ceux du pouls, avec un véritable soulèvement, perceptible aussi à la vue, et parfois un frémissement, plus accusé à l'auscultation.

Si l'on applique le stéthoscope sur la tumeur, on constatera l'existence d'un frémissement constant, continu, vibrant, le *thrill murmur* de Hunter, avec renforcements systoliques, accompagné d'un bruit de rouet, ou d'un bourdonnement spécial. Au thrill se joint un souffle, parfois intermittent, ordinairement continu avec redoublements rhythmiques, que la pression du stéthoscope peut légèrement modifier. Ces phénomènes morbides se propagent dans les vaisseaux environnants, et on les a parfois suivis jusqu'à la carotide, dont la compression peut aussi réagir sur eux.

Letenneur et Coyne ont signalé une hyperthermie locale, oscillant de quelques dixièmes à 1 degré, et, dans un cas de Léon Labbé, le côté malade était à 37°,6, le côté sain à 36°,8.

Si le murmure constant et le souffle anévrysmal sont trop intenses, ils peuvent être perçus par le malade, et l'incommoder soit pendant le sommeil, soit pendant les efforts qui les exagèrent. Il peut exister aussi des bourdonnements, des vertiges, des éblouissements, de la céphalée et parfois des douleurs névralgiques tenaces.

La puberté, les règles, la grossesse, les efforts, l'alimentation même (Gibson, Decès), exercent une influence incontestable sur la marche de l'anévrysme cirsoïde. Sous l'influence d'une hygiène patiente et bien comprise, la tumeur peut rester stationnaire (Crawfort); Cloquet, Chevalier, Decès, Gibson, Krakowitzer, ont même rapporté des cas de guérison spontanée. Mais le plus souvent, à la suite d'excès, ou d'une violence quelconque, parfois sans cause aucune, l'anévrysme grossit lentement, et gagne les parties environnantes. On l'a vu atteindre la plus grande partie du cuir chevelu, les artères du côté opposé, et même la carotide fortement dilatée (L. Labbé). Bureau et Lefort ont cité un fait de généralisation à toutes les artères du corps, véritable *diathèse anévrysmale*.

Sous l'influence de cette augmentation continue, les téguments, tiraillés outre mesure, s'enflamment, adhèrent et s'ulcèrent rapidement, avec production d'hémorrhagies, graves par leur fréquence. La boîte crânienne elle-même n'est pas à l'abri de complications; les artères peuvent se creuser de véritables gouttières osseuses; Guérin a vu un aplatissement des aspérités occipitales, Robert, Desprès, et nous-même, une érosion profonde du frontal; Bruns, Lefort et Bureau ont signalé des lésions identiques, mais le fait le plus remarquable est celui du malade de Clemot, rapporté par F.-M. Verneuil (de Montpellier), dans sa thèse inaugurale, où le crâne présentait une double ouverture, par laquelle le sang infiltré put comprimer le cerveau, et tuer le malade.

Ces complications, et la marche ordinairement progressive de la maladie, en rendent le pronostic assez grave.

Diagnostic. — Il serait difficile de confondre les anévrysmes cirsoïdes avec la tumeur arrondie, élastique et nettement limitée de l'anévrysme artériel, où le thrill fait toujours défaut. L'encéphalocèle n'a pas de varicosités, son contour est plus accusé, et la compression des deux carotides est nécessaire pour en arrêter les battements (Gosselin). Les tumeurs pulsatiles malignes sont très peu réductibles, et sans dilatation des vaisseaux voisins. Les angiomes sont souvent le point de départ de l'anévrysme cirsoïde ; il est donc difficile de les séparer nettement; cependant l'expansion, le souffle, le thrill présentent en général dans l'anévrysme cirsoïde une intensité beaucoup plus grande. Nous avons déjà insisté à propos de l'anévrysme artério-veineux sur les moyens d'éviter toute confusion, en reconnaissant aussi la difficulté que présente souvent ce diagnostic.

Traitement. — Multiples sont les méthodes employées pour arriver à la cure des anévrysmes cirsoïdes. Une classification est ici nécessaire, et nous ne saurions mieux faire que de l'emprunter à la thèse d'agrégation de Terrier, nous réservant de discuter ensuite la valeur et l'opportunité des procédés réellement efficaces.

La temporisation et l'abstention ne peuvent s'expliquer qu'aux périodes extrêmes de l'évolution des anévrysmes cirsoïdes, lorsque leur volume est peu considérable et stationnaire, lorsque, surtout, par leur trop grand développement, ils dépassent les limites de l'intervention chirurgicale (Fallope, Dubreuil, Gensoul).

La compression est un mauvais traitement, inefficace, — Bonnet (de Lyon) l'a continuée pendant un an sans résultats, — douloureuse et périlleuse. Elle semble, en effet, favoriser les lésions osseuses dans la profondeur, et le malade de Clemot l'avait longtemps supportée.

On peut ranger sous quatre chefs les véritables méthodes curatives (Terrier) :

a. *Procédés supprimant la circulation dans l'anévrysme cirsoïde, portant sur le tronc principal, les troncs secondaires ou les rameaux.* — La ligature du tronc brachio-céphalique a été pratiquée une fois et avec succès (Peixotto) ; celle de la carotide primitive 41 fois, dont 7 guérisons, 6 récidives, 5 morts et 23 cas stationnaires ; à neuf reprises, on a lié simultanément les deux carotides primitives; il y eut seulement deux morts, mais aussi 3 améliorations, dont 1 seule guérison complète (Bunger). La mortalité immédiate serait pour Wyeth de 30 pour 100 dans cette opération. Moins recommandable encore est la ligature de la carotide externe; elle doit, en effet, être double (Burns), et s'accompagne souvent d'hémorrhagies secondaires redoutables. Il existe 21 cas de ligature ou d'oblitération des branches afférentes, sur lesquels 3 guérisons seulement, que Gosselin considère même comme problématiques.

b. *Procédés détruisant la tumeur.* — La cautérisation avec le nitrate d'argent, le chlorure de zinc, le cautère actuel, l'anse galvanique a été employée. Fauvel a essayé l'écrasement linéaire, d'autres la ligature de la tumeur soit en masse, soit par parties, au moyen de la suture entortillée sur des épingles en X.

L'extirpation, avec ou sans ligatures préalables, est un procédé vraiment chirurgical. Déjà dans sa thèse, Decès en rapporte 12 cas, tous suivis de guérison, et ces succès se sont multipliés aujourd'hui ; les bulletins de la Société de chirurgie sont fertiles en pareilles interventions ; Terrier rapporte deux nouvelles guérisons par cette méthode. Elle n'est malheureusement pas toujours applicable, et si les moyens d'hémostase que nous possédons aujourd'hui peuvent nous rendre maîtres des hémorrhagies, que redoutaient Guéniot et Mussey, les limites de la tumeur obligeraient parfois à des pertes de substance trop étendues.

c. *Procédés amenant la coagulation du sang.* — L'électro-puncture compte quelques succès, mais les hémorrhagies ne sont pas rares à la suite de l'inflammation du sac. Le séton, l'incision avec compression immédiate ont été employés. Broca, étendant au cuir chevelu et aux anévrysmes cirsoïdes le procédé de Thierry pour la cure des varices, a obtenu quelques succès, avec des applications extérieures de perchlorure de fer sur la tumeur. Mais il a surtout vanté les injections de ce même liquide, dans l'intérieur du sac.

On devra se servir de perchlorure à 15 ou 20 degrés et même au-dessous, s'assurer que la canule est bien dans le sac ou dans un vaisseau, en constatant la liberté relative de la canule et le retour du sang dans la seringue ; on évitera ainsi, autant que faire se peut, l'injection du liquide dans le tissu cellulaire. On arrêtera par la compression la circulation dans la tumeur pendant une dizaine de minutes, et l'on injectera 3 ou 4 gouttes seulement. La canule sera laissée en place après l'opération pendant quelques minutes, durant lesquelles on malaxera doucement la tumeur. Ces injections pourront être répétées tous les dix ou quinze jours.

Elles sont habituellement suivies d'un léger gonflement, et d'une douleur assez vive, qui disparaît au bout de cinq ou six heures.

Mais parfois des complications peuvent survenir ; on a signalé quelques embolies, et surtout des phénomènes inflammatoires, avec abcès, ulcérations, hémorrhagies. L. Labbé a même rapporté un cas d'infection purulente. Enfin et surtout, le procédé reste sans effet, malgré sa répétition.

d. *Procédés mixtes.* — Déjà conseillés par Malgaigne et les auteurs du *Compendium*, ils comprennent deux actions distinctes : *a.* lier d'abord le tronc principal et les vaisseaux afférents (la carotide primitive de préférence à la carotide externe), pour diminuer l'afflux sanguin ; *b.* compléter ensuite l'intervention, soit par les injections coagulantes, soit par l'excision.

Si nous passons en revue toutes ces méthodes, nous constaterons, avec Terrier et Lefort, que celles du premier groupe sont à rejeter ; tous les procédés pour arrêter le courant sanguin sont inefficaces, et l'on doit agir sur la tumeur et non sur ses branches afférentes. Les divers procédés de destruction sont bons ; les injections de perchlorure de fer, abandonnées par certains, trouvent leurs indications précises dans le volume de la tumeur. Aujourd'hui, avec l'antisepsie qui supprime les chances d'infection et diminue les cas d'hémorrhagies secondaires, avec les nouvelles méthodes d'hémostase, la forcipressure et la bande élastique, l'excision est la méthode de choix, dans la grande majorité des cas. Pour le professeur Lefort, si l'élément tumeur l'emporte sur l'élément vasculaire périphérique, l'extirpation s'impose; dans le cas contraire, on doit recourir aux injections de perchlorure de fer; c'est aussi à ces dernières qu'il faudra confier la guérison des anévrysmes cirsoïdes trop étendus où, suivant une heureuse expression, on devrait scalper le malade pour espérer le succès.

4° ANGIOMES

Les angiomes sont moins fréquents au crâne qu'à la face. Un traumatisme, contusion, éclat de capsule (Porta), coup de pierre, etc., peuvent leur donner naissance; le plus souvent ils sont congénitaux. Dans ce cas, leur siège présente une prédilection remarquable pour le voisinage des sutures crâniennes, et en particulier pour la région temporo-frontale. C'est qu'en effet, pour de nombreux auteurs, ces angiomes que Virchow avait qualifiés de *fissuraux* se rattacheraient à l'évolution complexe des arcs branchiaux, et de leurs zones vasculaires. Nous avons suffisamment insisté sur ce point à propos des anévrysmes cirsoïdes. A cette cause, se joindrait pour Bœckel, l'influence des manœuvres de l'accouchement, qui agiraient comme traumatisme. Broca a montré que le sexe féminin était un peu plus atteint, 62 femmes pour 58 hommes. Et, malgré leur fréquence dans le jeune âge, le même auteur a rencontré à la Salpêtrière, chez des vieillards, des angiomes en voie d'évolution. Mais ils présentent alors peu de gravité et, au delà de quarante ans, un angiome ne devient jamais chirurgical.

Symptômes. — Distingués en simples ou caverneux, au point de vue anatomo-pathologique, les angiomes affectent deux formes distinctes, périodes successives d'une même évolution. Au début et quelquefois toujours, c'est une tache cutanée ou nævus, siégeant le plus souvent sur les bosses nasales du frontal (Kœnig). Habituellement diffuse, étalée, cette tache varie du rose au rouge foncé et au bleu violacé; une pression de quelques instants la fait disparaître; les cris et les efforts l'augmentent au contraire, surtout si elle appartient à la catégorie des angiomes artériels.

D'autres fois, on a affaire à une véritable tumeur, cutanée proprement dite ou sous-cutanée. Les tumeurs cutanées sont parfois diffuses, souvent nettement circonscrites, polypeuses ou pédiculées. Leur forme, leur couleur rouge vif ou bleuâtre, leur donne alors l'aspect d'une mûre, d'une fraise ou d'une cerise. Les tumeurs sous-cutanées sont le plus souvent diffuses. C'est une véritable néoplasie vasculaire comprenant des artères et des veines, accompagnée de la dilatation des vaisseaux voisins, et formant transition entre les angiomes vrais et les anévrysmes cirsoïdes. Elles sont molles, homogènes, recouvertes d'une peau souvent altérée et rugueuse. Peu réductibles à la pression, elles donnent au toucher la sensation d'un paquet variqueux; si l'élément artériel l'emporte sur l'élément veineux, on peut constater un mouvement d'expansion et un souffle doux; dans les cas contraire, ces signes font défaut, mais la réductibilité est plus complète.

L'angiome superficiel et circonscrit a peu de tendance à s'accroître; souvent stationnaire, il peut même diminuer spontanément. Cette heureuse terminaison serait fréquente, si l'on en croit la statistique de Depaul, pour qui 50 nouveau-nés sur 100 seraient porteurs d'angiomes, à leur naissance.

L'angiome néoplasique, au contraire, croît lentement et s'étend peu à peu à toute une région du cuir chevelu; il peut, s'il est cutané, envahir les couches sous-jacentes, surtout dans la variété caverneuse. Cette marche offensive est d'ailleurs accélérée par les traumatismes, la grossesse, l'allaitement, les troubles menstruels, comme Broca et Wardrop l'avaient constaté.

Mais jamais l'angiome ne se généralise; les récidives elles-mêmes, après opération ou disparition spontanée, n'ont pas été observées.

Exceptionnellement, dans leur mouvement régressif, on a vu des angiomes se transformer en kystes séreux ou en lipomes. Plus fréquemment la peau s'ulcère, se couvre de bourgeons charnus, d'où un tissu de cicatrice qui étouffe les capillaires dans sa rétraction scléreuse, et peut améliorer le pronostic.

Enfin, dans certains cas, on a vu un angiome se transformer en anévrysme cirsoïde. Pour Decès, Broca, Virchow, celui-ci serait assez souvent précédé par un angiome.

Cette particularité explique la difficulté qu'on peut éprouver à différencier un angiome d'un anévrysme cirsoïde. Mais ce dernier est plus artériel, ses bruits morbides plus accentués, son évolution plus rapide; il débute non par les capillaires, mais par les gros troncs, et s'accompagne rarement des altérations cutanées, si fréquentes dans l'angiome. On a constaté la coexistence de l'angiome avec l'encéphalocèle.

Traitement — Les indications du traitement doivent se tirer du volume et de l'étendue de la tumeur. L'angiome accessible doit être extirpé au bistouri, au thermo-cautère, ou à l'anse galvanique (Poulet, *Soc. de chir.*, 1883). Une pareille intervention ne s'applique plus, aussi bien, aux angiomes fissuraux; leur siège spécial nécessiterait souvent une autoplastie pour réparer la brèche produite par l'excision. Les ponctions ignées, et les divers moyens d'amener la thrombose, injections coagulantes, acide acétique, alcool, tannin, chloral, les caustiques, pourront s'employer avec fruit. Les pommades irritantes, l'iode, l'huile de croton, le nitrate de potasse, le vaccin, le cautère en bouton, rapproché de la peau sans la toucher, ont aussi donné des succès.

Si l'angiome est simple et étendu, on pourra en pratiquer l'extirpation antiseptique en plusieurs temps, procédant par lambeaux ovalaires, et avec l'aide de la bande élastique et de la forcipressure, sans recourir, comme Bertherand et Bushe, à la ligature de la carotide primitive ou de la carotide externe.

L'angiome est-il caverneux? le galvano-cautère (Maas), les ponctions ignées avec des aiguilles rougies (Nussbaum) pourront modifier heureusement son évolution. On essayera de pédiculiser la tumeur en la comprimant avec un fil sur des aiguilles passées en X, et, la pédiculisation faite, s'aider de l'anse galvanique du thermo-cautère pour la détacher complètement.

II

TUMEURS DES OS DU CRANE

Les exostoses, l'hyperostose, les tumeurs malignes, forment dans les traités classiques le chapitre consacré aux tumeurs des os du crâne. Mais, à côté de ces lésions, doivent prendre place les *kystes hydatiques*, la *pneumatocèle, et deux affections congénitales*, le *céphalématome* et les *kystes dermoïdes*, qui sont des tumeurs *dérivées des os du crâne*, et liées à une altération de la paroi.

Il y avait quelque intérêt à ne pas scinder l'histoire de la *syphilis crânienne*; aussi avons-nous étudié déjà les exostoses, avec les autres manifestations syphilitiques (voy. *Inflammations infectieuses des os du crâne*).

TUMEURS DÉRIVÉES DES OS DU CRANE

Nous étudierons successivement : les *kystes hydatiques;* la *pneumatocèle spontanée;* les *kystes dermoïdes;* le *céphalématome*.

I. — KYSTES HYDATIQUES

Sur 52 cas de kystes hydatiques des os, que Gangolphe a réunis dans sa thèse d'agrégation, le crâne a été atteint quatre fois. Trois fois le kyste occupait le frontal, une fois il avait pour siège le sphénoïde. L'origine probable de ces kystes, aux dépens de la muqueuse du sinus frontal ou sphénoïdal, pourrait nous autoriser à les décrire avec les affections des sinus, si, par l'anatomie pathologique, les symptômes et les difficultés opératoires, ils n'appartenaient au crâne.

Dans l'histoire de kystes hydatiques des *os du crâne*, il ne faut pas comprendre les kystes développés aux dépens des muscles crâniens, ou même des méninges; ainsi l'observation de Dupuytren, souvent citée par les auteurs et donnée par Heinecke comme un kyste des os du crâne, s'applique *à une hydatide qui s'était développée dans le corps du muscle temporal.*

De même encore les *kystes hydatiques de la base du crâne*, étudiés par Odile, qui ne semblent pas s'être développés dans le squelette de cette base, et qui ne donnent lieu à aucune indication chirurgicale, ne sauraient trouver place dans cette description.

ESCARRAGUEL, Des hydatides du tissu osseux. Thèse de Montpellier, 1838. — DUPUYTREN, Clinique chirurgicale, t. I, 2e éd. Paris, 1839. — HEINECKE, *Deutsche Chirurgie von Billroth und Lüke*, 1882, Bd. XXI, p. 200. — LANGENBECK, Traité des entozoaires. Davaine, 1877, p. 584. *Neue Bibliothek für die Chir. u. Opht.*, t. II, p. 365-372. — R. KEATE, Traité des entozoaires et des maladies vermineuses de l'homme et des animaux. Davaine. *Med. chir. Transaction*, t. X, p. II. — ODILE, Des kystes hydatiques de la base du crâne. Thèse de Paris, 1883-1884. — GUESNARD, BAUDELOCQUE, *Journ. hebd.*, 1836, t. I, p. 27. — GANGOLPHE, Kystes hydatiques des os. Thèse d'agr. en chir., 1886, p, 23, 27, 49, 84, 107.

Anatomie pathologique. — Les observations de kystes hydatiques du crâne, que nous connaissons, appartiennent à la variété *uniloculaire :* c'est ainsi que dans l'observation de Langenbeck, après la trépanation de la table externe du frontal et l'ouverture du sinus, « il s'écoula une humeur lymphatique claire et visqueuse, et l'on vit une vessie à parois brillantes qui remplissait tout le sinus, et d'où s'écoulait une humeur lymphatique, car elle avait été déchirée lors de l'ouverture de la cavité osseuse; l'hydatide fut saisie avec des pinces et arrachée par lambeaux.

La cavité avait 3 pouces de diamètre dans un sens, et 3 pouces 1/2 dans un autre sens; on reconnaissait facilement avec le doigt la paroi postérieure du sinus frontal; la paroi antérieure était très spongieuse et mince. En examinant les parois du kyste qu'on avait retiré, on les trouva épaisses et presque cartilagineuses à sa base; à l'intérieur, il était partagé en un grand nombre de cellules qui contenaient un pus fluide et jaunâtre. »

R. Keate découvrit aussi au cours de l'opération « une vessie à parois minces qui se déchira et laissa écouler un liquide incolore ».

C'est par un travail d'écartement, d'amincissement, et même de destruction des parois du sinus que les kystes se développent : les parois de la cavité ainsi distendue sont *raboteuses* et *irrégulières*, sans nécrose.

La table externe peut être perforée : chez le malade de Verdalle il existait un orifice osseux, à bords *nettement* taillés à l'emporte-pièce. Le liquide contenu dans ces poches était clair et limpide.

Sous l'influence de l'accroissement de ces kystes, le cerveau est comprimé mécaniquement, mais sans nulle altération de sa texture. Guesnard dit explicitement dans son observation : « La substance cérébrale n'est ramollie dans aucun point; sa consistance, sa couleur sont normales; l'hémisphère droit est remarquable par la compression qu'il a éprouvée, fortement excavé à sa base et sur les côtés de son lobe moyen; ses circonvolutions ont en partie disparu, et ses anfractuosités sont bien moins étendues. Le plancher du ventricule latéral droit s'élève 1 pouce plus haut que celui du côté opposé et touche au plafond du même ventricule. La couche optique et les corps striés sont légèrement aplatis. Du reste, aucun liquide n'existe dans les cavités du cerveau. »

Symptômes. — Cette affection s'observe chez de jeunes sujets : c'est à sept ans (Guesnard), à dix-huit ans (R. Keate, Verdalle, Denucé), à dix-sept ans (Langenbeck), que les malades se sont présentés à l'observation du chirurgien; mais comme il y a dans le développement de ces kystes une *période latente prolongée*, on est autorisé à admettre que leur début remontait à l'extrême jeunesse.

Le kyste hydatique étant une affection essentiellement indolente, ne donne lieu à aucun signe appréciable, jusqu'au jour où la *tuméfaction osseuse se produit :* d'après les faits connus, c'est au niveau du sinus frontal que la tuméfaction s'est d'abord manifestée.

Il existe alors une tumeur arrondie, profondément fluctuante, à paroi osseuse amincie, quelquefois dépressible « comme le couvercle d'une boîte de fer-blanc » (Langenbeck), d'autres fois très dure (Keate).

Cette tumeur offre ce caractère essentiel qu'elle est animée d'un double battement; mais il ne s'agit pas d'un mouvement d'expansion : c'est un mouvement de soulèvement et, en l'analysant, on constate qu'il est double, isochrone d'une part aux mouvements artériels, et d'autre part au rythme respiratoire.

Le volume de cette tumeur est variable, mais notable cependant : le kyste a été comparé aux trois quarts d'une orange (Keate). Il était « considérable » dans le cas de Langenbeck (puisque la cavité avait 3 pouces de diamètre dans un sens et 3 pouces 1/2 dans un autre).

Sous l'influence de l'accroissement, et probablement de circonstances extérieures nocives, le kyste peut finir par s'abcéder, et donne lieu à un trajet fistuleux.

Le jeune berger observé par Verdalle et Denucé portait depuis trois ans un trajet fistuleux : *le stylet pénétrait par la fistule jusque dans une cavité fongueuse.*

L'exploration, rendue plus facile, en raison de l'affaissement de la poche, permit, dans ce même cas, de constater l'*existence d'un orifice osseux, à bords nettement taillés à l'emporte-pièce.*

Les phénomènes cérébraux sont peu accusés (Keate), ou nuls (Langenbeck, Verdalle) ; la compression cérébrale s'établissant lentement, sans réaction périphérique sur les méninges ou le cerveau, on peut s'expliquer ce silence du cerveau.

Cependant le malade de Keate présentait des vertiges, des tintements d'oreilles et de violents maux de tête.

Les troubles du côté de l'appareil de la vision sont beaucoup plus graves : la vision était totalement abolie, et dans un cas, l'orbite et le globe de l'œil étaient simultanément repoussés en bas et en dehors, de sorte que l'œil était presque au niveau de la pointe du nez.

En résumant ces symptômes, on arrive à cette conclusion décourageante, qu'il est impossible de faire le diagnostic de pareilles tumeurs : ni l'âge du sujet, ni l'indolence de la tumeur, ni sa forme, ni son développement extrêmement lent, ni les signes locaux sur lesquels nous venons d'insister, ne guident le clinicien.

C'est au cours de l'opération que les chirurgiens que nous avons cités ont reconnu la nature hydatique du kyste ; seule la ponction exploratrice, en révélant la clarté, la transparence du liquide, la présence de crochets, permettra de conclure à l'existence d'un kyste hydatique.

Pronostic. — Les hydatides du crâne ne mettent pas l'existence en jeu, mais ils sont surtout graves par les troubles qu'ils produisent sur l'appareil de la vision.

Traitement. — L'ablation des kystes hydatiques, accessibles, des os du crâne, est le seul traitement à préconiser. Nous ne ferons en cela qu'imiter les bergers dont parle Escarraguel : « sur les dunes qui servent de digues à l'océan, nous avons appris des bergers que lorsque leurs moutons présentaient des cas d'hydatides des os du crâne, et que ces derniers, usés, amincis, bombaient en tumeur, ils brisaient tranquillement cette portion de la boîte épicrânienne, vidaient les hydatides, et par cette opération guérissaient leurs animaux.

Cette ablation comprend :

1. L'incision cruciale des téguments ;
2. L'ouverture de la cavité osseuse par le trépan, ou le ciseau et le maillet ;
3. L'extirpation complète de la *vésicule hydatique* ;
4. Le grattage de la paroi irrégulière, raboteuse, de la cavité osseuse.

Gangolphe conseille la résection sous-périostée de la paroi antérieure du sinus, le drainage de la partie découverte de la cavité, et dans certains cas d'abaissement notable du sinus, il propose de donner un libre écoulement au liquide, du côté des fosses nasales.

Ce procédé ingénieux peut convenir à certains cas : il nous semble préférable, après l'évidement osseux, de bourrer la cavité de gaze iodoformée ou salolée, et d'obtenir la granulation de la loge osseuse.

En pratiquant une intervention large, on évitera la récidive, qui survint un an après la première opération chez le malade de Langenbeck, et dix mois après chez l'opéré de Keate.

Le voisinage *des méninges*, la fragilité de la table interne, commandent l'antisepsie la plus rigoureuse.

II. — PNEUMATOCÈLE DU CRANE.

Il faut entendre sous ce nom l'*épanchement d'air* qui se fait entre les os du crâne et le périoste, consécutivement à une perforation *traumatique* ou *spontanée* des cavités aériennes du crâne (sinus frontaux et cellules mastoïdiennes).

Cette affection est connue depuis bien peu de temps : c'est au professeur Costes (de Bordeaux) qu'on doit le premier mémoire sur ce sujet (1859). Plus tard Louis Thomas, ayant observé dans le service de Denonvilliers un bel exemple de pneumatocèle du crâne, groupa tous les faits connus, dans une monographie intéressante (1865). Depuis, plusieurs autres cas ont été consignés dans les travaux de Voisin, Grabinsky et Wernher. C'est une affection rare, car la science n'en possède qu'un petit nombre d'observations, dont deux suivies d'autopsie (Lecat, Fleury).

La solution de continuité des parois des cellules mastoïdiennes, qui est la première condition de ce phénomène, peut tenir soit à un travail lent de résorption et d'atrophie osseuse, soit à une lésion traumatique, soit à une lésion inflammatoire, d'où la distinction en *pneumatocèle spontanée*, en *pneumatocèle traumatique*, en pneumatocèle par *lésion osseuse inflammatoire*.

Classiques. Compendium de chirurgie. — DUPLAY, TERRIER, KIRMISSON, *Manuel de pathol. externe*. — COSTES (de Bordeaux), Tumeurs emphysémateuses du crâne. *Moniteur des hôp.*, 1859, 1re série, t. VII, nos 21, 22, 23, 24. — LOUIS THOMAS, Thèse inaugur. de Paris, 1865. — VOISIN, Thèse inaug. de Paris, 1860, n° 209. — GRABINSKY, Thèse de Montpellier, 1869. — WERNHER, *Archive für Chirurgie*, t. III, p. 5 et 6, 1873. — DEMARQUAY, Essai de pneumatologie médicale, p. 166. Paris, 1866. — CHEVANCE (de Wassy), Pneumatocèle traumatique du crâne consécutive à une fracture du rocher au niveau de la caisse du tympan. *Union méd.*, t. VI, 19 octobre 1852. — BOULLET, Plaies et fractures de la portion mastoïdienne du temporal. Thèse de Paris, 1878, p. 26 et suiv. — FLEURY, *Gaz. des hôpit.*, 1868, p. 66, et *Bull. de la Soc. de chir.*, 1867, 2e série, t. VIII, p. 520. — HYRTL, De la déhiscence spontanée de la voûte du tympan et des cellules mastoïdiennes. *Comptes rendus de l'Acad. des sciences de Vienne*, t. XXX, n° 10, 1858. — ASTRUC, Traité des tumeurs et des ulcères, t. II, p. 233. Paris, 1759. — DOLBEAU, De l'emphysème traumatique. Thèse d'agrégation, 1860, p. 25. — E. GAYRAUD, art. CRANE du *Diction. encyclop.*, t. XXII, 1re série, p. 534. — BALASSA, Tumeur emphysémateuse du crâne. *Revue médico-chir.*, 1854. — RIBEIRO VIANNA, Tumeurs emphysémateuses du crâne. *Gazette médicale de Lisboa*, 3e série, t. I, déc. 1862. — LECAT, Tumeur venteuse du crâne. *Recueil des actes de la Société de méd. de Lyon*, 1798, t. I, p. 31. — PINET (de la Rochelle), *Recueil des travaux de la Société médic. du départ. d'Indre-et-Loire*, 2e série, 1838, p. 38. — W. HEINECKE, Luftgeschw. der Schädeldecken, etc. *Handb. der allg. und spec. Chir. von Pitha und Billroth*, Bd. III, A. I, L. 1, H. II, S. 11.

La *pneumatocèle traumatique*, celle qui survient à la suite d'une fracture des sinus frontaux et de l'apophyse mastoïde, a été admise par Demarquay, Grabinsky, Duplay, Boullet.

Chevance (de Vassy) en a publié un cas remarquable, qu'il attribue à une fracture du rocher. L. Thomas, commentant cette observation, nie l'existence de cette fracture : nous lui concéderons que peut-être la fracture siégeait au niveau des cellules mastoïdiennes, non sur le rocher, mais le traumatisme n'est pas discutable.

Un autre exemple de tumeur gazeuse du crâne consécutive à une fracture des cellules aérifères, est celui de Morel-Lavallée, reproduit par Demarquay : cette pneumatocèle reconnaissait pour origine une fracture des sinus frontaux (1).

La *pneumatocèle par lésion osseuse inflammatoire* a été observée au niveau du sinus frontal : le mémoire de L. Thomas renferme deux observations (Duvernet et Igounet), de pneumatocèle se rapportant à cette variété de lésion.

La *pneumatocèle spontanée* qui doit surtout nous occuper, résulte d'une sorte d'*atrophie progressive*, entraînant la perforation des parois externes des sinus frontaux ou des cellules mastoïdiennes (Duplay). La déhiscence de ces cavités est véritablement *spontanée*, ou apparaît à la suite d'un traumatisme léger. Ainsi, dans un cas que Wernher a observé, la pneumatocèle a succédé à un violent éternument ; dans un autre cas, cité par le même auteur, l'affection a débuté subitement, à la suite de l'application du procédé de Politzer.

Duplay admet que la pression de l'air doit avoir une *influence secondaire* dans la production de la pneumatocèle, et il incrimine un violent effort expiratoire dans le cas de Chevance !

Anatomie pathologique. — Il faut envisager le siège anatomique de l'épanchement gazeux, sa composition chimique, la voie qu'il a suivie pour pénétrer sous le cuir chevelu.

Siège. — Les auteurs ne sont pas d'accord sur ce point ; tandis que pour Thomas la tumeur gazeuse siège entre le péricrâne et les os du crâne, Costes et Wernher la localisent entre le péricrâne et l'aponévrose épicrânienne.

Grabinsky adopte une opinion éclectique, et place la collection gazeuse, tantôt entre l'os et le péricrâne, tantôt entre le péricrâne et l'aponévrose épicrânienne. Tous les chirurgiens sont d'accord pour repousser l'idée d'un épan-

(1) Dupuytren, dans ses *Leçons orales*, t. I, p. 129, rapporte un cas dans lequel il se produisit une tumeur emphysémateuse, à la suite d'une fracture du sinus frontal.

chement sous-cutané, qui ne serait autre chose qu'un véritable *emphysème du cuir chevelu.*

Ces divergences doivent cesser, car il y a de sérieuses raisons d'ordre anatomique et clinique pour admettre, avec Thomas, que le gaz est au contact direct des os du crâne, entre eux et le périoste.

Il existe, en effet, un certain nombre d'observations dans lesquelles l'incision des parties a permis de constater que le péricrâne était décollé des os du crâne, dans une étendue correspondante à celle de la tumeur (Duplay). La tumeur gazeuse est toujours circonscrite, arrêtée dans son extension par les sutures, et ce signe clinique ne peut s'expliquer que par les adhérences du péricrâne aux os, aux sutures : si l'air était infiltré dans la couche celluleuse, lâche, sus-jacente au périoste, aucun obtacle ne s'opposerait à sa diffusion.

Les altérations que présentent les os au contact de la tumeur, consistant en *saillies* et en *dépressions* irrégulièrement disposées (1), ne sauraient s'expliquer sans ce contact intime du gaz et de la paroi osseuse; les dépressions osseuses peuvent aller jusqu'à la perforation, ainsi que le témoignent les examens anatomo-pathologiques faits par *Lecat* et *Fleury* (de Clermont) (2).

Thomas établit un rapport entre ces inégalités d'épaisseur des os et le décollement irrégulier du périoste : cessation de nutrition dans les points où le péricrâne ne recouvre plus l'os, d'où son amincissement; ostéite productive, au contraire, avec dépôts cartilagineux, au niveau des insertions conservées, d'où épaississement et exostoses, telle est en deux mots la pathogénie admise par cet auteur.

Cette hypothèse ingénieuse ne rend pas compte des perforations trouvées à l'autopsie; aussi sommes-nous disposés avec Duplay « à voir dans ces dernières lésions le résultat de la même cause minime qui a produit la perforation spontanée des cellules mastoïdiennes ou des sinus frontaux ».

Composition chimique du gaz. — C'est de l'air atmosphérique, ainsi que cela résulte de l'analyse faite chez le malade de Denonvilliers. Fordos, pharmacien de la Charité, qui fit cette recherche, rencontra tous *les éléments* de l'air atmosphérique, mais avec des proportions différentes; c'est ainsi que le gaz soumis à l'expérience renfermait 10 pour 100 d'*oxygène*, au lieu de 21 pour 100; — 87 pour 100 d'azote au lieu de 79, et 1 pour 100 d'acide carbonique (3).

Il existe bien deux autres analyses (cas de Pinet et de Chevance), mais elles ne sont pas concluantes.

Voie suivie par l'air. — D'où vient cet air atmosphérique? Il ne peut venir

(1) Ces altérations osseuses sont constantes. Balassa dit que de nombreuses ostéophyses rendaient la surface de l'os inégale, onduleuse, et pleine de gerçures. Jarjavay parle de pointes osseuses, séparées les unes des autres par des espaces anguleux, ressemblant assez bien à des apophyses coronoïdes.

Dans leurs observations, Chevance, Voisin, Thomas, insistent sur la description de ces saillies, les unes mousses, les autres longues, à base plus ou moins large, présentant une *hauteur de 3 à 4 centimètres.*

(2) En présence de ces lésions, les premiers observateurs, Lloyd, Lecat et Pinet, crurent avoir affaire à une *carie particulière des os du crâne;* mais l'absence de caractères inflammatoires, d'ostéite suppurative, suffit pour faire rejeter cette hypothèse.

(3) Ces différences de quantité ne doivent pas faire rejeter l'origine atmosphérique du gaz collecté. Demarquay, dans son *Traité de pneumatologie médicale*, a montré que l'air infiltré dans les mailles du tissu vivant, subit des variations sensiblement parallèles à celles que nous venons d'indiquer.

que des cavités aériennes du *crâne*, puisque c'est à leur voisinage que la collection a été constamment observée : sept fois la pneumatocèle était d'origine mastoïdienne, et trois fois elle avait eu le sinus frontal pour point de départ.

Hyrtl a fait connaître le travail d'atrophie, de résorption spontanée, dont la paroi externe de ces cavités aériennes peut être le siège; la raréfaction peut aller jusqu'à la perforation et la déhiscence, sans qu'il soit possible de saisir la cause intime de ce phénomène; mais ce n'est là qu'une hypothèse pour expliquer l'issue sous le périoste de l'air que contiennent ces cavités; car jamais on n'a pu constater directement sur le vivant la perforation de l'une ou l'autre de ces cavités : le seul fait probant est celui de Jarjavay, dont l'opéré présenta, après guérison, une fistule des sinus frontaux.

Il est donc impossible, à l'heure actuelle, d'affirmer quelle est la voie suivie par l'air pour pénétrer sous le péricrâne, mais à défaut de preuves anatomiques, on peut s'appuyer sur les caractères cliniques de la tumeur; sa réductibilité, son augmentation de volume, pendant les efforts et les expirations prolongées, sont des phénomènes impossibles à interpréter, sans admettre une communication entre la poche et les cavités aériennes du crâne (Kirmisson, *Manuel de pathol. externe*, p. 48).

Symptomatologie. — La tumeur gazeuse limitée, caractéristique des pneumatocèles, peut apparaître brusquement (cas de Wernher), ou s'établir insensiblement, précédée par une douleur fixe, qui a pour siège le point où se montrera la tumeur (cas de Chevance).

La tuméfaction gazeuse *mastoïdienne*, apparaît en arrière et au-dessus du conduit auditif : le siège *temporal* est exceptionnel : elle est placée latéralement au niveau du frontal, à prolongement vers l'apophyse orbitaire externe, dans les cas de *pneumatocèle frontale*.

Mastoïdienne ou frontale, la pneumatocèle offre, au début, des dimensions qui varient entre le volume d'une noisette et celui d'un œuf de pigeon.

La peau lisse, sans aucun changement de coloration, est uniformément soulevée par une tumeur arrondie, dont les caractères pathognomoniques sont la *sonorité*, la *réductibilité* par la compression, enfin la *réapparition* et l'*augmentation* de volume sous l'influence des *efforts*, de l'*action de se moucher*, etc.

La réduction de la pneumatocèle s'accompagne de phénomènes intéressants. Est-elle *mastoïdienne*, le malade perçoit dans l'oreille correspondante un bruissement (*sic*), un bruit de claquement (*sic*), un bruit de sifflement, que le chirurgien lui-même a pu quelquefois entendre par l'auscultation de la région ; le jeune sujet dont Wernher nous a rapporté l'histoire, accusait au moment de la réduction *un courant d'air dans le pharynx*.

La réduction de la *pneumatocèle frontale* est suivie d'une sensation particulière que le malade de Jarjavay définissait ainsi : « il lui semblait sentir quelque chose qui courait dans l'apophyse orbitaire externe, puis profondément dans la face, au niveau de l'os malaire du côté droit; de là ce courant gagnait la partie antérieure du cou, où il causait un certain chatouillement aussitôt suivi de suffocation, toux violente. » L'auscultation à la racine du nez *révélait un sifflement* qui accompagnait la réduction de la tumeur, sa réapparition dans les efforts pour se moucher.

La tumeur peut être limitée par un rebord résistant formé par les parties molles, conservant l'empreinte du doigt, présentant quelque analogie avec le rebord osseux qui accompagne certaines collections sanguines de la voûte du crâne : cette disposition était fort nette dans l'observation de Denonvilliers, et s'explique peut-être par la présence des ostéophytes, plus nombreux au niveau des limites de la tumeur ; la disparition du gaz, soit par la compression, soit par l'évacuation avec un trocart, facilite l'exploration de la calotte crânienne, et rend apparentes les ondulations, les irrégularités, les gerçures de la surface de l'os.

La pneumatocèle peut être *intermittente*, c'est-à-dire disparaître spontanément, pour reparaître au bout de quelques jours.

Son accroissement est *lent*, cependant du jour au lendemain la tumeur peut tripler de volume (cas de Lloyd) : les sutures limitent parfois son extension : c'est ainsi que dans la *pneumatocèle mastoïdienne*, le gonflement étant arrêté par la suture sagittale, le cheminement se fait par la partie postérieure, de sorte qu'il existe un sillon *médian*, assez profond, étendu de la protubérance occipitale externe au milieu de la hauteur du front. Développée ainsi, la tumeur semble divisée en deux parties inégales, et, d'après Voisin, elle présente la forme d'un turban incliné sur l'une ou l'autre oreille. Ses limites inférieures sont celles des insertions du péricrâne, c'est-à-dire la ligne courbe supérieure de l'occipital, les apophyses mastoïdes, les arcades zygomatiques et sourcilières.

Dans un fait unique dû à Jarjavay, le périoste de la voûte orbitaire a été décollé et la collection gazeuse, développée en ce point, a repoussé en bas le globe oculaire, en produisant un léger degré d'exophthalmie.

L'état général des sujets atteints de pneumatocèle ne subit aucune atteinte ; cependant les malades, observés par Voisin et Fleury, étaient sujets à de violents maux de tête et à des étourdissements passagers.

Il n'y a pas d'altération de l'ouïe ; la surdité, dans le cas de Chevance, était due à une rupture de la membrane du tympan, contemporaine d'une chute faite du haut d'un arbre, six semaines avant l'apparition de la pneumatocèle mastoïdienne.

Le malade de Jarjavay (*pneumatocèle frontale*) avait de l'*anosmie* avec intégrité de la sensibilité tactile de la muqueuse pituitaire : ici encore cette perte de l'odorat remontait à l'époque de la chute, c'est-à-dire à six mois avant l'apparition de la pneumatocèle.

La durée de la pneumatocèle est très longue.

Diagnostic. — Il semble que cette singulière affection a des caractères suffisamment nets pour éviter l'erreur : nous ne connaissons, en effet, aucune autre tumeur du crâne présentant ce triple caractère : *sonorité* tympanique, *réductibilité*, et *réapparition* de la tuméfaction sous l'influence des efforts. Ce siège si particulier, *mastoïdien ou frontal*, a aussi de l'importance.

L'emphysème traumatique du cuir chevelu dont *Astruc*, *Dolbeau*, nous ont cité des exemples, se distinguera par sa diffusion, sa crépitation *fine* et *à répétition*.

Certains *angiomes*, réductibles, subissent eux aussi l'influence de l'effort, mais leur coloration, les phénomènes vasculaires révélés par la palpation et l'auscultation, l'absence de *sonorité*, la persistance après réduction de l'élément fibro-vasculaire, établissent une ligne de démarcation suffisante, entre eux et la pneumatocèle.

La pneumatocèle est-elle *mastoïdienne ou frontale?* Cette réponse est toujours facile lorsque la tumeur est encore limitée et n'a pas franchi le territoire d'origine; mais plus tard, par suite de son extension, il faut recourir aux commémoratifs, pour savoir par quel point elle a débuté : les sensations perçues par le sujet au moment de la réduction, renseigneront mieux encore que l'auscultation (souvent muette), sur les connexions de la collection, avec l'appareil *auriculo-salpingo-pharyngé* ou *naso-orbitaire*.

Pronostic. — Cette affection n'est pas grave, puisque aucun des sujets observés n'est mort de la pneumatocèle, abandonné à lui-même. Mais cependant une affection qui perfore les os du crâne (occipital, cas de Fleury), qui donne lieu à des *éminences saillantes pénétrant dans le crâne* (Lecat), n'est pas sans inspirer des réserves pronostiques : d'ailleurs ces dispositions anatomiques nous expliquent les accidents encourus par les opérés de la pneumatocèle : sur un relevé de 10 cas, on note 2 morts, et 7 fois des accidents graves (hémorrhagie ou suppuration).

Traitement. — La tumeur gazeuse est assez gênante pour que tous les malades aient réclamé l'intervention chirurgicale; parmi les moyens de traitement employé, il faut rejeter l'*incision*, le *séton* et la *rugination des os*.

L'incision compte à son actif deux hémorrhagies graves, dont une mortelle (cas de Fleury), et des accidents suppuratifs, parfois fort alarmants; aujourd'hui, avec l'antisepsie et la forcipressure, de pareils accidents ne sont plus à redouter, et on serait autorisé à y recourir, si le traitement de Denonvilliers (ponction et compression) restait en échec.

Lecat préférait les mèches (auxquelles Gayraud attribue la mort de son malade, cent trente-trois jours après l'opération); Pinet et Chevance firent usage du séton, procédés, à l'heure présente, irrationnels!

Ribeirio Vianna avait surtout en vue les irrégularités des os du crâne, lorsqu'il les *rugina;* son opéré échappa à un érysipèle, à la gangrène des lambeaux, et à la nécrose superficielle des os du crâne.

Le traitement efficace, en même temps que simple et inoffensif, à diriger contre la pneumatocèle, comprend trois indications :

1° Évacuer la collection gazeuse.

2° Favoriser le recollement du péricrâne à l'os.

3° Rendre cette adhérence persistante, pour s'opposer aux récidives.

Pour faire disparaître la collection gazeuse, le refoulement suffit dans les cas de tumeur *limitée* et réductible; chez l'un des malades de Ribeirio Vianna, la compression brusque avec les doigts fit disparaître définitivement une tumeur du volume d'une noix.

Il faut évacuer avec l'*aspirateur* les collections gazeuses plus étendues et moins réductibles. Mais comme l'air se reproduit *in situ*, ou plus loin (cas de Pinet), il est indispensable d'assurer le recollement du péricrâne à l'os, et à l'exemple de *Denonvilliers*, qui guérit son malade en trois ou quatre semaines, il faut exercer une *compression énergique et uniforme*, à l'aide d'une bande de *caoutchouc*, et d'ouate *destinée à répartir* la pression.

La récidive est à craindre tant que la voie de communication entre le sinus et l'espace *sous-péricrânien* n'est pas oblitérée, et c'est pour arriver à cette occlusion, que les *injections iodées*, au voisinage de l'origine présumée de la lésion, ont été préconisées à ce *stade* du traitement; lorsque la poche est réduite à de minimes proportions, ce traitement reste inoffensif (1).

Thomas, s'inspirant surtout de la pathogénie de la pneumatocèle, a proposé, après incision des téguments, d'aller droit au but, c'est-à-dire à la *perforation*, et d'obtenir son oblitération par un travail d'*ostéite proliférante* (mèches, cautérisations). Cela serait rationnel, mais c'est s'illusionner, que de croire qu'il sera facile, au cours d'*une opération*, de trouver *une perforation* qu'il n'a pas été possible de déceler dans deux autopsies! et trouvât-on cette communication, comment la combler? Favoriser l'ostéite suppurative, c'est ouvrir la porte à toutes les infections, que le voisinage immédiat des méninges rendrait mortelles!

III. — KYSTES DERMOIDES DU CRANE (KYSTES FONTANELLAIRES — KYSTES BREGMATIQUES)

Le siège d'élection de ces kystes est la fontanelle antérieure; ils ont été étudiés par M. le professeur Lannelongue, dans son *Traité des kystes congénitaux*, et dans un travail remarquable, communiqué au Congrès français de chirurgie (3e session, séance du 13 mars 1889). M. Lannelongue a pu réunir 12 observations de ces kystes, et édifier une histoire complète de ces tumeurs. MM. Folet et Ollier ont communiqué quatre nouvelles observations, ce qui porte à 16 les faits publiés jusqu'à ce jour.

PICARD, *Bull. de la Soc. anat.*, 1840, p. 304. — PRESCOTT HEWET, Sebaceous tumours of the region. *St.-George's hospital*, 1869, t. IV, p. 91. Ce travail renferme les observations de Lenoir, de Gérard, de Cæsar Hawkins, de Spring, de Athol Johnson. — GIRALDÈS, Leçons sur les maladies chirurgicales des enfants, 1869, p. 342. *Bull. de la Soc. anat.*, 12e année, 1866, 2e série, t. XI, p. 297. — WRANG et NEURENTER, *Oester. Jahrb. f. Pædiatrik, M. T. l.*, et *Revue des sc. médic.*, 1873, t. I, p. 228. — H. ARNOTT, Dermoid cyst of the scalp simulating méningocèle. *Trans. of the path. Soc. of London*, t. XXV, 1874, p. 228. — HEURTEAUX, art. KYSTES du *Dict. Jaccoud*, t. XIX, p. 754, et *Gaz. des hôpit.*, 1874, n° 69, p. 547. — R. CONDAMIN, *Lyon médical*, 27 mars 1887, t. LIV, p. 427. — LANNELONGUE et ACHARD, Traité des kystes congénitaux, 1886, p. 190. — DU MÊME, Des kystes dermoïdes de la fontanelle antérieure. *Mémoire du Congrès français de chirurgie*, 1888, p. 313, auquel nous empruntons une partie de cette bibliographie. — FOLET (de Lille), Congrès de chirurgie, 3e session, 1888, p. 316. — OLLIER, Congrès de chirurgie, 3e session, 1888, p. 332, en relate oralement trois observations. — LANNELONGUE, Sur les kystes dermoïdes intra-crâniens, au double point de vue de l'anatomie et de la physiologie pathologique. *Archives de physiol.*, juillet 1889.

Nous laisserons de côté les caractères *communs* aux *kystes dermoïdes* des autres régions, comme *structure* de la paroi, *contenu du kyste* (voy. *Kystes dermoïdes*, t. I).

(1) Costes (de Bordeaux) a préconisé les injections iodées primitives dans la *vaste poche de la pneumatocèle;* c'est là un moyen aveugle et dangereux.

Cependant il est important de noter que *trois fois sur seize cas*, le kyste, d'une transparence parfaite, contenait un liquide comme de l'eau de roche, dépourvu d'albumine et très riche en chlorure de sodium : cette composition chimique, qui rappelle de tous points celle du liquide céphalo-rachidien, fit croire à Giraldès à une méningocèle, alors qu'il s'agissait d'un kyste dermoïde.

Ces kystes, indépendants de la peau, sont situés sous l'aponévrose *épicrânienne*, c'est-à-dire directement adhérents au périoste crânien.

La paroi osseuse présente une dépression qui a plusieurs millimètres de profondeur, et un orifice mettant le kyste en contact direct avec la dure-mère : cet orifice est signalé dans 8 observations; ses dimensions sont variables; il avait 2 centimètres de diamètre dans le cas de Heurteaux; la largeur d'une pièce de 50 centimes (Picard, Lannelongue), d'un grain de chènevis (Spring).

Comme cette solution de continuité se retrouve dans 8 des observations, quel que soit l'âge des sujets, qu'elle existe au niveau de la fontanelle antérieure, dont elle a même les dimensions, il est logique de l'attribuer à un défaut d'ossification de cette fontanelle, et non à une usure secondaire, produite par une compression de la tumeur, sur un crâne complètement fermé ; aussi M. Lannelongue désigne-t-il heureusement ces kystes sous le nom de *kystes fontanellaires*, ou *kystes bregmatiques*.

L'adhérence au squelette est un caractère commun à tous les kystes dermoïdes; mais cette adhérence, au lieu de se faire par un pédicule ou un filament fibreux, étroit, a lieu au crâne par une *large base d'implantation, au contact de la dure-mère*.

Il est très intéressant de montrer que les kystes bregmatiques doivent être rapprochés, au point de vue de leur connexion avec la dure-mère, des kystes endo-crâniens (¹); ces analogies ont été bien établies par M. Lannelongue, pour lequel kystes *extra-crâniens* et *intra-crâniens*, adhérents à la *dure-mère*, sont le résultat d'un développement anormal de la paroi crânienne.

La pathogénie de ces kystes, a fixé aussi l'attention de M. Lannelongue, et il leur applique la théorie de l'enclavement d'un îlot ectodermique, OUBLIÉ dans le tissu vasculaire. « Dans le travail d'évolution, qui réunit les deux lèvres de la gouttière dorsale de l'embryon pour enfermer le cordon ecto

(¹) LANNELONGUE, *Sur les kystes dermoïdes intra-crâniens au double point de vue de l'anatomie et de la physiologie pathologique*. *Archives de physiol.*, juillet 1889, n° 3. — Dans ce mémoire des plus intéressants, M. Lannelongue a réuni toutes les observations de *kystes dermoïdes intra-crâniens*.

Ces kystes sont toujours *en continuité de tissu avec la dure-mère*, tantôt extra-duremériens, tantôt intra-dure-mériens, mais séparés des parties molles par la paroi osseuse. Ils sont d'abord *extra-crâniens*, mais, par suite du développement du crâne osseux, le kyste est isolé de ses attaches au tégument, et enfermé dans le crâne. Cette théorie s'appuie sur l'existence d'adhérences, reliant d'une part la paroi du kyste aux os (occipital), et d'autre part l'occipital au cuir chevelu. Lorsque le travail d'ossification, qui sépare le kyste extra-crânien de ses attaches au tégument, est incomplet, on se trouve en présence de deux tumeurs, l'une extra, l'autre intra-crânienne, reliées entre elles par un canal perméable, ou par un cordon fibreux intermédiaire.

Sur la pièce ci-jointe (fig. 221), empruntée au mémoire de Lannelongue, ces détails de développement apparaissent avec netteté. Nous regrettons de ne pouvoir suivre M. Lannelongue dans les détails intéressants qu'il consacre à la symptomatologie, au diagnostic, et au traitement de ces kystes.

mique, rudiment des centres nerveux, un groupe de cellules appartenant au revêtement épithélial de la gouttière, c'est-à-dire l'ectoderme reste enclavé, au milieu du feuillet moyen, dans le plan de soudure. C'est lui qui, en se développant, forme la tumeur dermoïde, de la même manière que l'îlot, resté anormalement dans le trajet d'une fissure embryonnaire de la face, produit le kyste branchial. A cette origine appartiennent non-seulement les kystes du bregma qui nous occupent, mais aussi ceux de la glabelle et de l'inion, et même ceux qui sont situés à la face interne de la dure-mère. Tous ces kystes sont situés sur la ligne médiane, particularité qui est en rapport avec leur pathogénie. » (Lannelongue, *loco cit.*, p. 329.)

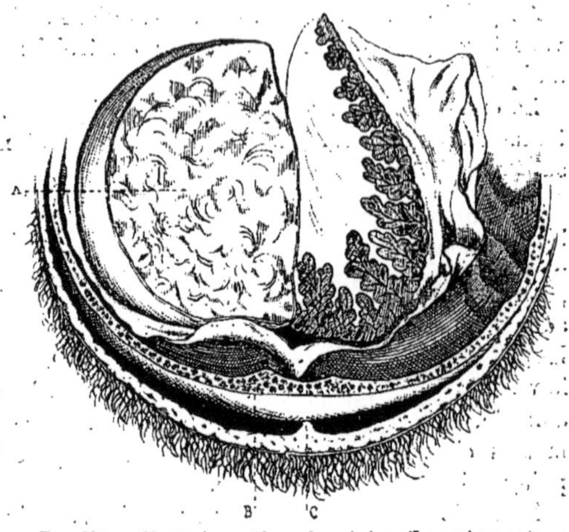

FIG. 221. — Kyste dermoïde endo-crânien. (Lannelongue.)

A, kyste dermoïde. — B, occipital. — C, pédicule médian qui relie le kyste endo-crânien aux os, et l'occipital au cuir chevelu.

M. Lannelongue a cherché aussi à expliquer, pourquoi les kystes dermoïdes médians de la voûte du crâne se montrent de préférence en certains points sur le bregma, l'inion et la glabelle, et pourquoi les kystes extra-crâniens siègent le plus souvent au voisinage du pressoir d'Hérophile, c'est-à-dire en face de l'inion.

Les trois régions indiquées correspondent aux points de rencontre des pièces osseuses du crâne, aux points de la ligne médiane, dont l'ossification se fait plus tardivement ; il repousse l'hypothèse d'après laquelle on suppose que ces îlots ectodermiques, enclavés sur la ligne médiane, sont étouffés, pour ainsi dire, là où l'ossification est précoce, et qu'ils rencontrent, au contraire, des conditions plus favorables à leur développement dans les régions fontanellaires dont l'ossification est plus tardive. « Nous croyons plutôt que le travail de formation des os a pour résultat de repousser les îlots enclavés, et de les reporter vers les espaces fontanellaires », opinion, que M. Lannelongue appuie sur la disposition d'une pièce anatomique de *kyste dermoïde intra-crânien.*

Symptômes. — Il s'agit d'une affection congénitale, mais qui, à l'exemple des kystes congénitaux, des autres régions, peut ne se révéler et ne s'accroître qu'à un âge très avancé, puisque la malade observée par Picard avait soixante et onze ans ! Mais c'est là un exception ; dans ce tableau est relevé l'âge des malades, d'après :

Giraldès	3 mois.
Arnolt	8 —
Lannelongue	10 —

Ollier	4 ans.
Lannelongue	5 —
Wrang et Neurenter, Folet	6 —
Lenoir	17 —
Condamin	26 —
Heurteaux	36 —
Ollier	adulte

Au point de vue du sexe, ces observations se balancent, puisque nous trouvons 8 garçons et 7 filles; le sexe du troisième malade d'Ollier n'est pas indiqué.

Le caractère le plus important de ces kystes est leur siège constant, sur la fontanelle antérieure, à la partie supérieure et médiane du front, près de la suture sagittale.

Nous n'insisterons pas sur les particularités d'évolution de ces kystes, qu'ils partagent avec toutes les tumeurs congénitales; petit volume à la naissance, ne se révélant souvent que plus tard à l'occasion d'un traumatisme, auquel les parents attribuent le méfait, accroissement lent, graduel, ou par poussées actives (influence quelquefois réelle de la première enfance ou de la puberté, Heurteaux). Mais il y a cependant un rapport à établir entre l'âge du sujet et le volume de la tumeur; si, chez les enfants, la tumeur a la dimension d'une amande, d'une noix, d'un œuf de pigeon, les comparaisons ne sont plus les mêmes chez l'adulte, où le kyste est comparé à une grenade (Spring), au poing (Picard), à un œuf d'oie.

Le kyste forme une tumeur arrondie, sphérique ou ovoïde, à surface uniforme, caractère commun à toutes les productions de ce genre. Ce kyste, libre dans ses deux tiers, s'applique par son troisième tiers sur la calotte crânienne à laquelle il adhère sans mobilité latérale, et dans laquelle il semble s'enfoncer, sans avoir aucune tendance à se pédiculiser (Lannelongue).

En explorant avec le doigt cette base adhérente, on sent au pourtour un bourrelet osseux.

Cette tumeur, sur laquelle la peau normale glisse facilement, est de consistance molle, tantôt fluctuante, tantôt rénitente, suivant la distension plus ou moins grande de la poche; *transparente* lorsque son contenu est liquide, *plus souvent opaque* (7 fois sur 12), — elle est *constamment et complètement irréductible*, et il faudra rechercher ce caractère avec d'autant plus de soin, qu'il servira à séparer les *kystes dermoïdes*, tumeurs indépendantes des méninges, des *méningocèles*.

Les kystes dermoïdes ne présentent pas de *pulsations* APRÈS DIX MOIS, c'est-à-dire après le *rétrécissement* ou la *fermeture de la fontanelle antérieure*, qui les isole de la dure-mère. Avant cette période, ils peuvent être soulevés par les pulsations de la fontanelle antérieure (cas d'Arnolt, de Lannelongue), qui sont la règle dans les premiers temps qui suivent la naissance.

Cette interprétation judicieuse appartient à M. le professeur Lannelongue.

Ces kystes n'occasionnent jamais de troubles cérébraux, et les douleurs locales ne se montrent qu'au moment des poussées d'accroissement, ou à l'occasion de complications inflammatoires.

Diagnostic. — Il faut éviter de confondre un kyste dermoïde avec une méningocèle; les principaux éléments du diagnostic se tirent :

a. *Du siège de la tumeur :* les encéphalocèles et les méningocèles s'observent sur la ligne médiane, en arrière depuis l'inion, jusqu'au trou occipital, et assez souvent en avant, au niveau de la racine du nez : mais ils *sont exceptionnels au vertex*, soit sur la *suture sagittale*, soit au niveau du *bregma* et à la partie *supérieure du frontal, siège d'élection* des kystes dermoïdes.

b. *De l'irréductibilité absolue de la tumeur et de l'absence complète de phénomènes cérébraux, sous l'influence de la compression*, caractères propres, au contraire, aux tumeurs en communication avec la cavité crânienne.

c. *Du volume de la tumeur au moment de la naissance.* — Les kystes dermoïdes peuvent passer inaperçus pendant longtemps, tandis que la méningo-encéphalocèle est *presque toujours évidente chez le nouveau-né*, et s'accompagne d'*adhérences et d'amincissement cutané.*

d. *De la ponction exploratrice.* — Heurteaux put reconnaître, par ce moyen, le contenu sébacé du kyste; mais Giraldès, retirant d'une tumeur crânienne un liquide limpide contenant une quantité notable de chlorure de sodium, conclut à l'existence d'une méningocèle, alors qu'il se trouvait en *présence d'un kyste.*

La ponction exploratrice est donc ici un moyen infidèle, et qui en cas de *méningocèle* n'est pas inoffensive.

Traitement. — Le seul traitement à appliquer à ces kystes est leur ablation totale.

A quel moment faut-il intervenir?

Il y a tout avantage à attendre la diminution de l'espace fontanellaire, et que l'enfant se soit développé; Giraldès a opéré son malade à six mois, sans aucun accident; M. Lannelongue a opéré à dix mois, sans aucun inconvénient; nous dirons donc que le kyste peut être enlevé de très bonne heure, mais qu'il vaut mieux attendre, pour intervenir, que l'enfant ait *un an* environ.

Nous n'avons qu'une remarque à faire au point de vue opératoire : il faut enlever toute la poche, et ne pas imiter Athol Johnson, qui, par crainte de blesser la dure-mère, qui était à nu et adhérente au kyste, laissa une petite partie de la paroi au centre de la dépression crânienne.

Agir ainsi, c'est ne pas se rappeler la puissance végétante d'une parcelle de la paroi des kystes dermoïdes, et c'est courir au-devant d'une récidive. Les précautions antiseptiques sont dans ce cas rigoureuses.

IV. — CÉPHALÉMATOME

Définition. — Le *céphalématome* est une tumeur constituée par un épanchement de sang, entre les os du crâne et leur périoste (Féré). Nous n'ajoutons pas, dans cette définition, que c'est une maladie du nouveau-né, car on a étudié un *céphalématome tardif*, dont le siège et la nature sont exactement les mêmes, que pour celui qu'on remarque dans les premiers jours de la vie.

Historique. — Au commencement du siècle, la plupart des auteurs ne distinguaient pas le céphalématome des autres épanchements sanguins, dont la tête du nouveau-né peut être le siège; Baudéloque les appelait du nom générique de tumeurs sanguines; Dugès et Célis les nommaient thrombus neonatorum. Zeller, le premier, se servit du mot « céphalématome », dans un sens limité. Depuis cette époque, les auteurs français, Pigné, P. Dubois, Valleix, Barrier, Bouchut, et surtout V. Seux de Marseille, s'occupent de la question. Valleix en fait trois variétés : le céphalématome sous-aponévrotique, sous-péricrânien, et sus-méningitique ou interne. Seux, dans son mémoire, admet cette division, mais, pour être plus précis, donne au céphalématome sous-péri-crânien le nom de péricranéotome.

Nous pensons, avec le professeur Tarnier, que cette division fut admise à tort; et que désigner les divers épanchements sanguins de la tête par le même nom, c'est confondre plusieurs affections différentes en tous points par le siège, par les signes, et par la cause.

Nous laisserons donc absolument de côté l'étude des épanchements sanguins, superficiels et sous-aponévrotiques, ainsi que l'hématome sous-méningitique, qu'on a encore appelé céphalématome interne. Cependant nous devions dire que l'épanchement sous-péricrânien communique quelquefois avec l'intérieur du crâne, dans certains cas de fractures considérables.

Si la nature et le siège du céphalématome sont connus depuis longtemps, il n'en est pas de même de sa pathogénie. En effet, c'est depuis quelques années seulement, c'est-à-dire depuis les travaux de Broca et le mémoire de Féré, que les auteurs sont d'accord sur sa formation et son mode de guérison.

Berthelot, *Gaz. des hôpit.*, 1864, p. 454. — Betschler, Klin. Beiträge zur Gynäkol, Bd. I, S. 210. Breslau, 1862. — Bouchacourt, art. Céphalématome du *Dict. des sciences médic.* — Broca, Sur les trous pariétaux, et la perforation congénitale double et symétrique des pariétaux. *Bull. de la Soc. anthrop.*, 1875, p. 326. — Budin, Extensibilité des membranes de l'œuf; formation de la bosse séro-sanguine avant la rupture de la poche des eaux. *Progrès médical*, 1878, p. 58. — Burckhardt, De tumore cranii recens natorum sanguines symbolæ. Vratislaviæ, in-4°. Traduit dans l'*Expérience*, 1838, t. II, p. 224, 251, 289, 328. — Chaboux, Enfoncement du crâne pendant l'accouchement. Épanchement sanguin. *Lyon médical*, 1873, p. 448. — Chadynski, Du céphalématome. Thèse de Paris, 1865, n° 74. — Charnay, Du céphalématome. Thèse de Paris, 1864. — Doepp, Sur le céphalématome. *Ann. de la chir.*, 1844, t. X, p. 176. — Du même, *British and foreign med. review*, t. XVII, p. 549, 1844. — Dubois (P.), art. Céphalématome du *Dict. de méd. en 30 volumes*, t. VII, p. 88. Paris, 1834. — Dubosq, Du céphalématome. Thèse de Paris, 1866, n° 244. — Duplay, Traité de pathologie externe. — Fehling, De la compression du crâne pendant l'accouchement. *Arch. für Gynäkol.*, VII, fasc. 1, 1873. — Féré (Ch.), *Bulletin de la Soc. anatomique*, 1878, p. 545. — Du même, *Ibidem*, 1876, p. 485. — Du même, Note sur la pathogénie du céphalématome. *Bulletin de la Soc. anat.*, 1878, p. 161. — Du même, Anomalie du développement d'un pariétal; déformation oblique ovalaire et déformation latérale particulière du crâne. *Bull. de la Soc. anat.*, 1877, p. 605. — Du même, Note sur le développement du cerveau dans ses rapports avec le crâne. *Revue d'anthrop.*, oct. 1879. — Du même, *Bull. de la Soc. anat.*, 1876, p. 488. — Du même, *Ibidem*, 1878, p. 430. — Du même, *Revue mensuelle de méd. et de chir.*, février 1880. — Gassner, Traitement du céphalématome des nouveau-nés. *Bayer. Ærzte Intell.-Blatt*, XXII, 32, 1875. — Du même, *Centralblatt für Chirurgie*, 1886, p. 461. — Gaussail, Note sur un céphalématome sous-péricrânien, qui a disparu après une hémorrhagie nasale. *Presse médicale*, 1877, p. 429. — Gosselin, Céphalématome tardif expliqué par une ostéite raréfiante du pariétal. *Arch. méd.*, nov. 1882. — Hamon, Contribution à l'étude du céphalématome. Thèse de Paris, 1887. — Hersent, *Bull. de la Soc. anat.*, 1843, p. 70. — Hoere, De tumore cranii recens natorum sanguinis et externo et interno. Berolini, 1824. — Hoffmann, *British and foreign med. review*, 1845, t. XX, p. 552. — Du même, *Revue des sciences médicales*, t. IV, p. 602. — Holmes, Thérapie des maladies chirurg. des enfants nouveau-nés (trad. franç. Paris, 1870, p. 92). — Hüter, *Neue Zeitschrift für Geburtskunde*, 1845, VI. — Jamain et Terrier, *Pathologie chirurgicale*,

t. II, p. 200. — JOUSLAIN, Des enfoncements et fractures du crâne, produits chez les nouveau-nés pendant l'accouchement. Thèse de Paris, 1865. — KIRMISSON, Eléments de pathologie externe. — KLEIN, Bemerkungen über die bisher agenom., etc. Stuttgard, 1817, S. 21. — KOMBLUM, Étiologie et traitement du céphalématome. *Revue de Hayem*, t. XII, p. 747. — KURZ et WEBER, Traitement du céphalématome. *Revue des sciences médic.*; t. IX, p. 789, et t. XI, p. 704. — *The Lancet*, Céphalématome double disparu spontanément. *Union méd.*, avril 1858; *Bull. génér. de thérapeutique*, 20 mai 1858, t. LIV, p. 463. — LANNELONGUE, Note sur les tumeurs sanguines du crâne communiquant avec le simis longit. supér. *Revue chir.*, novembre 1886. — LAROYENNE, Du traitement du céphalématome par la ponction capillaire, etc. *Lyon médical*, t. XIV, p. 344, 1874. — LEBRETON, Du céphalématome. Thèse de Paris, 1860, n° 98. — LE COURTOIS, Notes sur l'anatomie de la voûte du crâne de l'embryon, du fœtus, et de l'enfant. Extr. du *Bull de la Soc. anat.*, p. 35, 1872. — DU MÊME, Des modifications crâniennes morphologiques attribuées au rachitisme. Extr. du *Bull. de la Soc. anthrop.*, p. 15, 1872. — LEFOUR, Un cas de céphalématome double, avec épanchement sanguin sous-épicrânien. Bordeaux, 1881. — MAURICEAU, Traité des femmes grosses, etc. — MAUTHNER, Die Krankheiten des Gehirns und Rückenmarkes bei Kindern. Wien, 1844, p. 42. — MEYER, Du céphalématome. *Revue de Hayem*, t. II, p. 784. — MICHOU, *Bull. de la Soc. anat.*, 1859, p. 265. — MIGNOT, *Bull. de la Soc. anat.*, 1848, p. 101. — MONTI, Traitement du céphalématome. *Revue de Hayem*, t. VIII, p. 802. — MOUGEOT, *Comptes rendus de l'Acad. des sc.*, 1857, p. 621. — NÆGELE, Sur l'encéphalocèle congéniale et les tumeurs sanguines à la tête des enfants nouveau-nés, considérées sous le rapport du diagnostic. *Journ. complémentaire du Dict. des sc. méd.*, t. XIII, p. 227. Paris, 1822. — NAUDEAU, *Bull. de la Soc. anat.*, 1839, p. 114. — OSIANDER, *Zeitschrift für die gesammte Medicine*, 1840. — PAJOT, Des lésions traumatiques que le fœtus peut éprouver pendant l'accouchement. Thèse d'agrég., 1853, p. 35. — PARROT, Des déformations crâniennes causées par la syphilis héréditaire. Assoc. pour l'avancement des sciences, congrès du Havre, 1877. — DU MÊME, De la syphilis héréditaire. — PIGNÉ, Mémoire sur les céphalématomes ou tumeurs sanguines des enfants nouveau-nés. *Journ. hebdom. de méd. et de chir. prat.*, t. XII, p. 461. Paris, sept. 1833. — PUECH, Lésions du crâne dans les accouchements précipités. *Gazette de Joulain*, 1874. — RUGE, Céphalématome des deux pariétaux. Société gynécol. de Berlin, 15 juin 1875. — SANDEAU, *Bull. de la Soc. anat.*, 1878, p. 114. — SEUX, Recherches sur les maladies des enfants nouveau-nés (céphalématome). Paris, 1863, in-8°. — SIMPSON, Obstetrics memors and contributions. Edinburgh, 1856, vol. II, p. 463. — STREWE, De cephalemat. seu sanguinis, etc. Giessen, 1828. — TARNIER, art. CÉPHALÆMATOME du *Nouveau Dict. de méd. et de chir. prat.*, t. VI, p. 665. — TAVIGNOT, *Bull. de la Soc. anat.*, 1841, p. 207. — TROUSSEAU, *Gaz. des hôp.*, 1848, p. 57. — VALLEIX, Du développement des os du crâne après la naissance. *Bull. de la Soc. anat.*, oct. 1835, p. 41. — DU MÊME, Clinique des maladies des enfants nouveau-nés. Paris, 1838, p. 494 et suiv. — DU MÊME, Des céphalématomes. *Journ. hebd. des progrès, etc.*, 1835, t. IV, p. 321 et 389, et 1836, t. I, p. 5. — VEIT, Fissure du crâne par le seigle ergoté. *Revue de Hayem*, t. XVII, p. 641. — VIRCHOW, Pathologie des tumeurs; traduction française par Aronssohn. Paris, 1867, t. I, 7ᵉ leçon. Les tumeurs sanguines. — VOGEL, Traité élémentaire des maladies de l'enfance. Traduction de Calman et Ch. Lengel. Paris, 1872. — VOISIN, Du céphalématome. Thèse de Paris, 1864, n° 166. — WEST, Leçons sur les maladies des enfants; trad. Archambault, 1875, p. 69. — DU MÊME, *London medic.-chir. Transact.*, 1845, t. XXVIII, p. 297. — Vingt-sept cas de fracture du crâne par forceps. *Berliner klin. Wochenschrift*, et *Revue des sc. méd.*, t. XXVII, p. 227. — ZEBALA Y HERMOSO, Étude sur le céphalématome. Thèse de Paris, 1883, n° 264. — ZELLER, De cephalæmatomate. Heidelberg, 1822.

Fréquence. — En consultant les statistiques des auteurs sur cette lésion, on constate d'énormes divergences : Nægele n'en avait vu que 17 cas en vingt ans; Paul Dubois 6, à la Maternité de Paris; Baron dit l'avoir observée 1 fois sur 600; Hoere pense qu'elle existe 1 fois sur 100.

Il est probable que ces différences sont dues à ce que les auteurs n'étaient pas d'accord sur la valeur du mot céphalématome. Si l'on appelle de ce nom les ecchymoses du crâne, les épanchements séro-sanguins qui existent chez un nombre si considérable d'enfants, il est certain qu'on aura des proportions énormes. La statistique la mieux établie est celle de Seux, qui a observé 26 céphalématomes sur 5674 enfants, c'est-à-dire 1 sur 290 naissances.

Il est difficile d'observer tous les enfants d'une grande maternité, et surtout de les observer assez longtemps, pour être sûr qu'ils ne présenteront rien après leur sortie. Du reste, cette affection n'ayant aucune gravité, et le traitement consistant en général dans l'expectation, on comprend que le médecin ne se préoccupe pas outre mesure de la rechercher, et par conséquent quelques cas ont dû échapper à l'observation.

Étiologie. — Le sexe de l'enfant ne semble pas avoir une grande influence dans la question qui nous occupe; cependant il paraît y avoir une plus grande quantité de ces tumeurs chez les garçons. Simpson est très affirmatif sur ce point, mais il est probable que la proportion varie suivant les statistiques.

Nous avons vu que le céphalématome était surtout une maladie du nouveau-né; cependant certaines de ces tumeurs peuvent être produites plus tard par des lésions osseuses, ainsi que M. Gosselin en a publié un cas, en avril 1882, dans les *Archives de médecine.*

M. Tarnier raconte l'histoire d'un enfant de treize mois, qui présenta sur le pariétal droit une tumeur fluctuante, avec bourrelet osseux, d'où l'on retira du sang par une ponction.

Ces faits sont évidemment l'exception. Toute notre description s'applique à la maladie du nouveau-né.

Il faut donc se demander pourquoi le nouveau-né en est spécialement atteint? Avant de répondre à cette question, et aborder ce point si important et parfaitement élucidé aujourd'hui, il est nécessaire d'indiquer le siège ordinaire de cette tumeur.

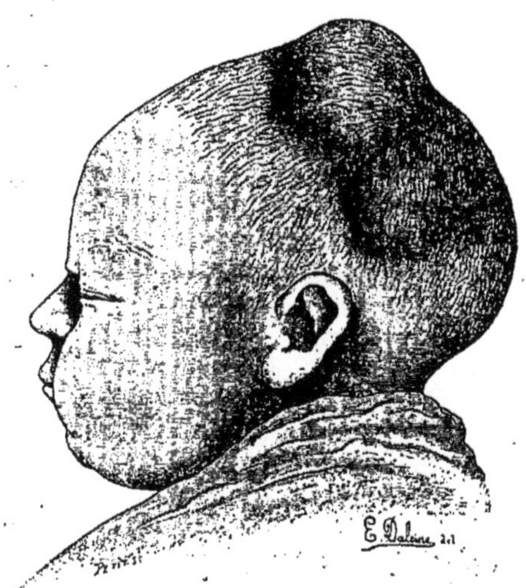

FIG. 222. — Céphalématome double, observé à la Maternité par Baudelocque. (Dû à l'obligeance du professeur Pinard.)

Siège. — Elle pourrait occuper, d'après Virchow, toutes les parties de la convexité du crâne qui ne sont pas recouvertes de muscles; on la rencontre sur le frontal (Burkhardt); sur le temporal (Siebold, Hoere), sur l'occipital au-dessous de l'inion, comme M. Féré en a montré un exemple (*Bull. de la Soc. anatom.* 1878, p. 545).

Toutefois presque toujours elle occupe les pariétaux (Seux, Dœpp), et Burkhardt, le premier, a remarqué la prédilection qu'a cette affection pour le pariétal droit.

Le céphalématome est généralement unique, cependant on cite 9 cas doubles, et 3 triples, sur 70 observations.

Il ne se rencontre jamais sur la ligne médiane, sauf quand il siège sur l'occipital. Sur le pariétal, il est toujours situé le long du bord supérieur de l'os; s'il existe simultanément sur les deux pariétaux, il respecte toujours la suture sagittale, au niveau de laquelle le péricrâne et la dure-mère sont confondus.

La maladie reste toujours à la surface des os, et sur les pariétaux, elle siège, dans presque tous les cas, vers l'angle postéro-supérieur de l'os (Féré).

Si l'on examine attentivement un crâne de nouveau-né, il est intéressant de remarquer que ces points, sur lesquels se développe de préférence la tumeur, sont précisément les points où le périoste se décolle le plus facilement; et toutes ces particularités présentent un grand intérêt au point de vue de la pathogénie de l'affection.

Pathogénie. — A la question posée tout à l'heure : pourquoi le céphalématome est-il surtout une maladie du nouveau-né? il vient naturellement à l'esprit une réponse très simple : le crâne du fœtus a subi, pendant l'accouchement, des pressions plus ou moins énergiques, suivant sa grosseur, suivant la dimension des diamètres du bassin, le plus ou moins de flexion de la tête, suivant, en un mot, toutes les causes qui rendent un accouchement pénible ou facile. Il est donc naturel de penser que ce traumatisme prolongé, doit être pour quelque chose dans la production de l'hématome, surtout si nous rappelons qu'à la naissance le diploé est à l'état rudimentaire, que la table externe des os manque en plusieurs points, que les vaisseaux sont partout très abondants, et à parois ténues. La moindre pression peut donner lieu à une hémorrhagie, entre les os et leur périoste. Tel était l'avis de Levret, Mauriceau, Capuron, Velpeau, etc.

En effet, dans la grande majorité des cas, le céphalématome apparaît à la naissance, ou bien deux ou trois jours après. Osiander disait que la tumeur devait exister quand la tête était restée longtemps dans l'excavation pelvienne, et surtout quand le forceps était intervenu; Ambroise Paré accusait les violences extérieures, les contusions; Mauriceau l'obstacle, apporté à la circulation veineuse, dans la partie qui se présente à l'orifice utérin dilaté.

M. Tarnier fait remarquer, que même dans un accouchement facile, une partie du crâne répond toujours, à un moment donné, à l'orifice utérin, et qu'il se produit alors sur le cuir-chevelu une bosse séro-sanguine, en premier lieu sur le pariétal droit, puis sur le pariétal gauche. Les deux lésions céphalématome, et bosse séro-sanguine se ressemblent donc beaucoup, et l'on peut leur donner la même origine. C'est aussi l'avis de P. Dubois et de Stoltz.

Mais, comme le dit Féré, ce n'est ici qu'une analogie, et s'il existe entre elles certains rapports, de forme et de situation, elles sont séparées par des signes d'une valeur considérable : la nature de l'épanchement, leur siège, leur fréquence, leur mode d'apparition et leur limitation. Si l'on admet qu'elles peuvent être causées par la même action mécanique, il faut leur reconnaître des causes anatomiques prédisposantes toutes différentes.

D'autres auteurs, Siebold, Michaelis, Nœgele, Schmith, Paletta, Klein, Zeller, et Hoere, ont nié l'influence du travail de l'accouchement sur la production du céphalématome. Ils basaient leur opinion sur ce qu'on l'observe surtout après des accouchements faciles. Nœgele et Meissner disaient l'avoir rencontré chez des enfants nés par les pieds; il aurait même été reconnu avant la rupture des membranes.

Aussi ces auteurs ont-ils cherché une disposition anatomique particulière, capable de produire le céphalématome, en excluant tout traumatisme. Haller, P. Dubois, et surtout Valleix avaient remarqué que, chez le fœtus, la table interne des os du crâne se développe la première, que le diploé est rudimentaire, et que la table externe est incomplète en quelques endroits. De là devait résulter une grande disposition à la formation d'épanchements sanguins, entre le crâne et le périoste.

Michaelis émit pour la première fois une autre hypothèse : le céphalématome serait toujours consécutif à une altération de l'os, qui consisterait en une absence ou une destruction de sa surface externe, avec dénudation du diploé et déchirure des vaisseaux. Il est certain que cette lésion peut exister, mais elle n'est pas constante, par conséquent elle n'explique rien. Nœgele n'a jamais trouvé l'os malade, quand il incisait la tumeur au début.

Après avoir parlé de ces différentes théories, M. Tarnier conclut en disant qu'une obscurité environne encore l'étiologie du céphalématome, et que toutes les questions relatives à son origine sont loin d'être élucidées.

Depuis cette époque parut, en 1880, un travail très intéressant de Féré, qui, reprenant les observations de Valleix et de Gerdy, sur la structure du crâne des nouveau-nés, et les études de Broca sur les fissures de la région sagittale, fixe définitivement la pathogénie de l'affection qui nous occupe. Ce sont les idées de cet auteur que nous allons exposer rapidement.

Au 45ᵉ jour de la vie intra-utérine, apparaît un point d'ossification situé au niveau des bosses pariétales. De ce point partent, en rayonnant, des fibres osseuses, formant deux couches ou tables, une superficielle et une profonde. La première se développe plus lentement que la seconde; ce qui fait qu'elle manque, en partie, à la naissance. Entre les travées osseuses, sont des fissures qui n'occupent pas toute l'épaisseur de l'os, la table interne étant déjà formée; ni toute sa largeur, les fibres osseuses de la table externe étant plus serrées vers le point d'ossification d'où elles rayonnent qu'à la périphérie où elles vont en divergeant. De plus le travail d'ossification est moins avancé vers l'angle postéro-supérieur, vers l'obélion, qu'en tout autre endroit; le bourrelet qui se forme à la rencontre des fibres externes avec les internes y apparaît en dernier lieu. Ces fissures incomplètes, qui existent vers les bords du pariétal, peuvent devenir complètes, à un moindre degré d'ossification, et intéresser toute l'épaisseur de l'os :

« La plus fréquente de ces fissures est située dans une petite région qui correspond à l'union des trois cinquièmes antérieurs avec le cinquième postérieur de la suture sagittale; cette fissure est parfois si considérable qu'elle forme, avec la fissure symétrique du côté opposé, une fontanelle connue sous le nom de fontanelle de Gerdy.

« En outre sur le milieu du bord postérieur de l'os, on rencontre très fréquemment une autre fissure que l'on pourrait appeler lambdoïdienne; on peut encore trouver de petites incisions secondaires, surtout dans l'étendue comprise entre les fissures sagittale et lambdoïdienne; c'est-à-dire sur tout le pourtour de l'angle postéro-supérieur du sagittal » (Féré, *Bull. de la Soc. anat.* 1878, p. 160).

Toutes ces petites cavités osseuses sont remplies de vaisseaux volumineux, à tel point que l'os, suivant la comparaison de Féré, ressemble à une éponge, gorgée de sang.

Chez le nouveau-né les canaux veineux du diploé, qui plus tard protégeront les vaisseaux, ne sont pas encore formés.

C'est ainsi que, sous l'influence de la moindre pression, il se produit un épanchement sanguin, soit par l'écartement pur et simple de la fente, soit par une fracture qui se prolonge suivant la direction de la fissure préexistante. Il se forme une tumeur sanguine, qui s'avance plus ou moins sur la bosse pariétale grâce à la facilité avec laquelle le péricrâné se laisse décoller.

L'origine fissurale du céphalématome est prouvée par les observations, où il existe en même temps un hématome sous-péricrânien, et un épanchement sur la dure-mère, communiquant par une fissure ou une fracture. M. Guéniot possède une pièce de ce genre

La présence de ces fissures est la seule cause capable d'expliquer le céphalématome et ses particularités; le traumatisme de l'accouchement seul ne peut être invoqué dans les cas de céphalématomes multiples; il n'est ici que la cause déterminante. Car il est certain que, dans quelques accouchements, et surtout pendant l'application du forceps, il peut se produire des fractures dont le siège et la direction sont ceux de la fissure; ces fractures amèneront également des ruptures vasculaires. Veit cite même une fracture du crâne, produite dans l'utérus, après administration de seigle ergoté.

Enfin le même fait peut se produire dans le cas de traumatisme extérieur.

Si le céphalématome est plus fréquent à droite, c'est probablement parce que le pariétal droit est plus exposé à la cause déterminante, dans la position habituelle du fœtus, pendant l'accouchement normal.

Comme ces fissures peuvent exister sur tous les os du crâne, le siège multiple de la tumeur est ainsi expliqué. Il est vrai que toutes les fractures du crâne ne s'accompagnent pas de céphalématomes. Mais cela n'arrive que quand l'enfant meurt de sa fracture, et nous avons vu que l'affection n'apparaît que deux ou trois jours après la naissance.

Enfin cette théorie s'applique également aux cas où l'accouchement a été simple, car la compression peut n'être que très minime pour qu'il y ait rupture vasculaire.

Disons un mot, en terminant, du *céphalématome tardif*. M. Gosselin rapporte une observation, où la table externe d'un des os du crâne fut d'abord détruite par de l'ostéite; par suite, certains vaisseaux anormaux du diploé se rompirent, et produisirent un épanchement de sang. Puis la table interne se prit à son tour, et il survint une perforation. Cette ostéite raréfiante était condensante, à la périphérie, d'où la production d'un bourrelet circulaire très net. Il est évident qu'ici le crâne n'est pas dans les mêmes conditions que chez le fœtus. Le mécanisme de l'épanchement est cependant le même que dans les cas que nous avons étudiés précédemment.

Anatomie pathologique. — Dès que le vaisseau est rompu, il se produit un épanchement de sang. D'après Cruveilhier, cet épanchement pourrait présenter trois formes : infiltration simple du périoste, décollement de cette membrane par points isolés, épanchement en foyer. Cette division doit être gardée pour la description macroscopique.

L'épanchement, d'abord en nappe, augmente peu à peu, et finit par former une tumeur d'un volume variable ; celui d'une noisette, d'un œuf de pigeon ou de poule. La lésion n'atteint jamais la bosse pariétale, et s'arrête à 4 ou 5 millimètres du bord de l'os. La tumeur est arrondie ou ovalaire ; quelquefois aussi elle est triangulaire, ou en fer à cheval, suivant la forme de l'os.

Les parties molles sus-jacentes sont imbibées de sang, mais pas suffisamment pour colorer la peau. Le péricrâne est lisse, d'abord rouge, puis violet, puis de plus en plus noir, à mesure que la tumeur s'affaisse.

Après huit ou dix jours, on voit se former contre le périoste des noyaux calcaires transparents ; ces noyaux forment bientôt des plaques, ou plutôt des sortes de travées parallèles aux fibres de l'os. Comme ces fibrilles osseuses apparaissent d'abord à la périphérie, et que le sang se condense contre elles, il en résulte une sorte de bourrelet saillant, qui limite une partie fluctuante ; cette fluctuation est même accompagnée d'une crépitation parcheminée, quand des plaques de tissu osseux nouveau, se sont formées sous le péricrâne soulevé.

Dans les premiers jours, la surface interne de la poche est presque lisse, puis elle devient tomenteuse, et enfin on y voit les lamelles osseuses dont nous venons de parler.

L'épanchement, d'abord rouge et liquide, s'épaissit bientôt, devient noir et se rétracte ; les dépôts osséiformes augmentent ; le caillot, entouré de toute part, se résorbe et ne laisse après lui qu'un léger épaississement de l'os, qui persiste quelque temps. Après six semaines environ, la tumeur a complètement disparu. Virchow, Féré ont encore vu tous les deux, à ce moment, des globules sanguins intacts au centre du caillot fibrineux.

Jusqu'ici tous les auteurs sont d'accord, mais les opinions divergent sur l'état particulier de l'os sous-jacent. Les uns le croient sain, d'autres prétendent que ses lésions sont la condition *sine quâ non* de la maladie, d'autres enfin qu'il n'est attaqué que secondairement.

Comme presque toujours, la vérité est dans la fusion de toutes ces opinions, et cela s'explique facilement : les auteurs ont examiné leurs pièces à différents âges de l'affection ; et surtout la lésion primitive peut avoir une plus ou moins grande gravité.

Celle-ci peut être si bénigne qu'elle passe inaperçue, s'il s'agit d'une simple fissure de développement, dont les bords ont chevauché momentanément, d'une fêlure de l'os, ou d'une rupture de la membrane obéliale. Mais il peut y avoir, au contraire, une fracture complète, et alors la lésion persiste longtemps. Ces fractures sont toujours parallèles aux fibrilles d'ossification ; il peut même y avoir de l'écartement, et la collection sanguine extra-crânienne peut communiquer avec une autre collection interne ; c'est ce que certains auteurs ont appelé le céphalématome interne. Quand la communication est large, on peut avoir des battements de la tumeur, et celle-ci ressemble alors à l'encéphalocèle. Tout autour de ces fissures, l'os est absolument sain. La lésion secondaire est toujours la même : la surface de coupe devient poreuse, l'os présente des rugosités de sa face externe, que Plenck a attribuées à la carie; c'est simplement de l'ostéite raréfiante. Sur une coupe microscopique, à la période de réparation, on trouve sur le périoste, une couche ossiforme, ou quelques noyaux osseux qui recouvrent le caillot sanguin; au-dessous, l'os paraît poreux et gorgé de sang, épaissi sur le bord de la lésion, et au centre plutôt aminci. Cet état anatomique que quelques auteurs considéraient comme la lésion primitive est bien évidemment consécutif à la fracture; car on ne l'a jamais vu au début.

Plus tard, vers le dixième jour, quand on a enlevé le caillot, on trouve l'os recouvert d'une mince pellicule, à surface tomenteuse, à l'aspect fibrineux et imbibée de sang; c'est cette membrane que Valleix, Burkhardt, Depaul, Hersent, Chassaignac, etc., appelaient le sac fibrineux de la collection sanguine. Ces auteurs ne sont pas d'accord sur son mode de production; les uns l'expliquent par une stratification du caillot, d'autres la considèrent comme une lamelle altérée de l'os ancien : ces divergences d'opinion tiennent, comme tout à l'heure, au moment plus ou moins rapproché du début, pendant lequel les pièces ont été examinées. Sur des coupes microscopiques, on voit que l'épanchement est limité extérieurement par le périoste, dont la couche profonde a pu être décrite comme une membrane distincte.

C'est dans cette couche qu'apparaissent les fibrilles osseuses, et elle se réunit sur les bords de l'épanchement, avec la membrane profonde qui la sépare de l'os. Ch. Robin avait trouvé, dans cette dernière couche, des éléments fibro-plastiques; elle est appliquée directement sur l'os, et paraît être le résultat de la sclérose de la couche médullaire, restée entre l'épanchement et le tissu osseux sous-jacent. Au trente-sixième jour, on trouve sous le péricrâne une couche de tissu conjonctif nouveau, dans laquelle se sont développées quelques masses osseuses. Le caillot est ainsi complètement entouré de tissu osseux récent, relié au tissu aminci sur les bords de la tumeur. Puis il se résorbe, après que la lame conjonctive a disparu; l'os nouveau se réunit à l'os ancien et tout rentre dans l'ordre.

Pendant cette régénération, les canaux de Havers sont très élargis, et déformés par des érosions latérales, et des échancrures remplies de cellules embryonnaires. Sur le bord de celles-ci, on aperçoit des corpuscules osseux ouverts : ce sont les lésions de l'ostéite raréfiante.

Symptômes. — Quand un épanchement sanguin s'est effectué sous l'un des points du périoste, il ne devient pas immédiatement apparent. Ce n'est en général que vingt-quatre heures, et même deux ou trois jours après la naissance, qu'il survient une tuméfaction. Il est probable que l'établissement de la respiration et de la circulation favorisent son développement. Comme le fait remarquer M. Tarnier, il y a une grande analogie entre le céphalématome et le thrombus de la vulve et du vagin, qui naît pendant le travail de l'accouchement, mais ne se développe que dans les jours suivants. Quand l'attention est pour la première fois attirée sur cette maladie, on perçoit, dans l'un des points que nous avons étudiés, une tumeur de forme variable, le plus souvent arrondie, molle, fluctuante, modérément tendue, puisque la main, en la déprimant, peut sentir l'os qui en forme le fond. La pression ne paraît causer aucune douleur.

La peau n'est nullement altérée; on remarque seulement, dans certains cas très rares, un peu de rougeur.

Deux ou trois jours après, la tumeur est devenue plus convexe, plus tendue, car on ne peut plus la déprimer jusqu'au fond, et il est apparu un signe important: c'est un rebord saillant, circonscrivant toute la tuméfaction, dans ses parties les plus externes, et qu'on appelle le bourrelet osseux. Ce bourrelet ne se complète que petit à petit; en général après trois jours, on le sent sur toute la périphérie, et le centre paraît déprimé. C'est ce qui faisait croire aux auteurs qu'il y avait là une perte de substance; nous savons déjà qu'il n'en est rien. Ce bourrelet s'observe également sur certaines tumeurs sanguines du crâne des adultes, sur certains kystes enflammés de la même région.

Quand ce bourrelet s'est complété, la tumeur se met à décroître lentement, le bourrelet s'avance de dehors en dedans; comme nous l'avons établi, le caillot sanguin, s'entoure petit à petit d'une lame osseuse, qui va continuellement en s'épaississant, et donne quelquefois lieu à une sensation de crépitation. Cette sensation est analogue à celle qu'on éprouve, en déprimant une feuille de parchemin très sec.

Puis, le feuillet osseux, de nouvelle formation, arrive en contact avec l'os ancien et y adhère. A ce moment la guérison est théoriquement complète. Cependant il persiste, encore quelque temps, un épaississement de l'os qui finit par disparaître complètement, six semaines environ après le début.

Quand le céphalématome se présente après un traumatisme considérable des os, comme cela peut arriver, après une application de forceps irrégulière, dans un bassin très vicié, il présente plus de gravité et certains signes importants viennent s'ajouter aux précédents. Quelquefois après la naissance il existe, à l'endroit où étaient placées les cuillers, une plaie plus ou moins étendue. Il est même parfois possible de percevoir de la crépitation osseuse, et de sentir les fragments chevaucher l'un sur l'autre.

Après quelque temps, la tumeur, au lieu de s'étendre, s'efface prématurément, même avant qu'il se soit formé un bourrelet osseux; en même temps il survient des signes cérébraux: cris, convulsions, contractures, paralysies, en un mot tous les symptômes d'une compression, due au passage à travers la fracture du sang épanché, et à la communication de la tumeur externe avec la cavité crânienne.

En dehors de ces cas très graves, le céphalématome se termine toujours par résolution, quand on le laisse livré à lui-même. Quand on pratique une ponction ou une incision, l'épanchement se reproduit presque toujours, mais en moindre quantité; quelquefois même, il se reproduit avec persistance: Sandeau cite un cas dans lequel l'épanchement se reproduisit après trois incisions successives. Passons rapidement sur un mode de terminaison cité par Gaussail : ce céphalématome guérit à la suite d'épistaxis abondantes.

Enfin, dans quelques cas d'incision faite sans précaution antiseptique, la poche peut suppurer, et alors on est le témoin de tous les accidents ordinaires de la suppuration, et même de la mort du petit malade.

Pronostic. — Les opinions des auteurs varient sur la gravité du céphalématome. Michælis le regarde comme très dangereux. Nœgele et Hoere pensent que l'on hâterait sa guérison en ouvrant la poche de bonne heure. Seux déclare que ne rien faire est une garantie presque certaine de guérison : une seule fois, sur 19 observations, l'enfant mourut d'entérite aiguë avec muguet; les autres ont guéri en moins de quarante jours. M. Tarnier est de cet avis : « Le céphalématome, dit-il, est une maladie peu dangereuse; la divergence des auteurs sur ce point ne peut s'expliquer que par les idées préconçues que chacun d'eux avait adoptées sur les causes de la maladie, et par le traitement souvent dangereux qu'on employait pour la combattre. »

Nous partageons absolument cet avis, s'il s'agit du céphalématome ordinaire; mais quand il est consécutif à une fracture plus ou moins étendue, surtout quand, à travers le foyer de cette fracture, l'épanchement vient comprimer l'encéphale, cette opinion favorable change absolument. D'autant plus que très souvent, il existe dans ce cas une petite plaie, qui peut être contaminée par des produits septiques. La terminaison est ici fréquemment la mort par méningo-encéphalite.

On a même vu des fragments osseux pénétrer dans la masse cérébrale; il est inutile d'insister sur la gravité de cette complication.

Diagnostic. — Il suffit d'avoir été témoin de l'inquiétude des parents, en présence de cette difformité, pour comprendre combien il est important de faire immédiatement un diagnostic ferme. Ce diagnostic est généralement facile.

Il faut d'abord éliminer l'hydrocéphalie, les tumeurs fongueuses, les tumeurs érectiles, qu'il nous paraît impossible de confondre avec le céphalématome. Une bosse séro-sanguine pourrait donner lieu à une erreur. Mais, dans ce cas, la tumeur fait suite à un accouchement laborieux; on constate sa formation pendant le travail, et elle décroît à partir de la naissance. Elle n'est pas nettement circonscrite par les sutures; l'épanchement passe au-dessus d'elles. Le cuir chevelu est violacé. La tumeur est œdémateuse, non fluctuante et conserve l'empreinte des doigts. Enfin elle a généralement disparu au bout de quarante-huit heures, et il n'existe jamais de bourrelet osseux.

Les épanchements sous-aponévrotiques lui ressemblent davantage, car ils donnent lieu à de la fluctuation; cependant il ne peuvent exister qu'après un accouchement ou une application de forceps, exceptionnellement laborieux; il ne respecte pas non plus les sutures et les fontanelles. La peau est ecchymotique, et il n'y a jamais de rebord saillant.

P. Dubois a signalé, et très bien décrit, la coexistence possible d'un céphalématome, et d'une collection sanguine sous-aponévrotique. M. Lefour (de Bordeaux), en a publié également une observation très intéressante (céphalématome double avec épanchement sanguin sous-épicrânien).

« L'illusion, dit-il, était d'autant plus complète, que la peau qui réunissait les deux tumeurs ne présentait aucun changement de coloration, passait de l'une à l'autre, sans offrir le moindre petit sillon, qui pût faire soupçonner leur indépendance; la convexité de la masse totale était absolument uniforme. Dès que mon attention fut éveillée par ce fait, que la bosse pariétale était intéressée, je n'eus aucune peine à faire un diagnostic complet. Je recherchai, en un point de la limite postérieure de la tumeur, le bourrelet osseux caractéristique du céphalématome, et je le parcourus dans toute son étendue. Je fus ainsi conduit non pas en avant de la bosse pariétale où était la limite postérieure de la masse totale, mais en arrière de cette bosse, suivant une légère courbe concave en avant. Cette exploration me fournit un autre renseignement, c'est que la tumeur la plus volumineuse était la plus dépressible, car elle me permettait de suivre le bourrelet osseux qui masquait la séparation des deux tumeurs. La tumeur développée sur la bosse pariétale, extrêmement souple, n'était pas nettement fluctuante, et ne présentait pas la moindre trace de bourrelet osseux à sa base. Enfin plaçant un doigt sur cette dernière tumeur, et déprimant brusquement la première avec quelques doigts de l'autre main, il me fut impossible d'obtenir la moindre sensation qui permît de songer à une communication entre les deux poches. Il était dès lors établi pour moi que j'avais affaire à deux tumeurs parfaitement distinctes, et que la plus volumineuse était un céphalématome. »

Les abcès du cuir chevelu ont aussi une grande ressemblance avec le céphalématome. Valleix en rapporte un cas où il existait tous les signes de cette tumeur : fluctuation, peau intacte, bourrelet osseux : l'ouverture donna issue à du pus. Il est possible d'éviter l'erreur en remarquant que l'abcès peut siéger au-dessus d'une suture; la peau est généralement rouge et chaude; toujours la pression est douloureuse.

Les tumeurs qui sont encore susceptibles d'amener une erreur de diagnostic, sont les encéphalocèles et les méningocèles. Cependant la hernie du cerveau et des méninges existe au moment de la naissance, pour augmenter ensuite; elle correspond toujours à une suture ou à une fontanelle; elle sort d'une véritable ouverture, qui la limite et l'embrasse, à sa sortie du crâne. La compression donne lieu à des phénomènes cérébraux. La tumeur est le siège de soulèvements et d'abaissements alternatifs, et elle augmente de volume, par les cris et les efforts de toux. Enfin, elle est généralement réductible.

Médecine légale. — L'étude du céphalématome peut être mêlée à certaines questions médico-légales. En effet, si un enfant nouveau-né succombe aux suites d'un épanchement sanguin, communiquant avec la cavité crânienne par une fracture, le juge d'instruction pourra poser cette question : la fracture du crâne et l'épanchement de sang consécutif, sont-ils le résultat de manœuvres criminelles? Il faut donc savoir que le crâne peut être fracturé pendant l'accouchement, ou par une application de forceps, ou même, comme Veit en rapporte un cas, à la suite de l'administration du seigle ergoté. Dans ces différents cas, la fracture existe toujours là où il y avait une fissure osseuse.

Dans certains accouchements précipités, l'enfant peut tomber sur le sol, et se fracturer la voûte. Le docteur Albert prétend que, dans ce cas, même, quand l'accouchement a eu lieu par le sommet, c'est toujours le tronc qui touche le premier. Il nie par conséquent la possibilité de lésions des os, non criminelles.

M. Puech rapporte une observation concluante, dans laquelle le pariétal gauche a été enfoncé, dans son angle postéro-supérieur; à cet endroit il survint un céphalématome qui guérit. Olshausen raconte qu'un enfant fut expulsé ainsi très rapidement, et que le bruit de la tête tombant sur une marche, fut entendu d'une pièce voisine. Cette chute produisit une fissure atteignant toute l'épaisseur de la paroi crânienne.

Enfin l'état dans lequel on trouve un céphalématome peut servir à indiquer l'âge d'un enfant.

Traitement. — Ce chapitre est peut-être celui sur lequel les auteurs ont le plus varié d'opinion. Actuellement tout le monde s'accorde à dire que le pronostic est favorable, et la guérison spontanée la règle; il faut par conséquent éviter tout traitement violent. L'expectation, accompagnée de quelques topiques ou de compresses résolutives, est la conduite la plus prudente. Ces substances seront le vin, l'eau-de-vie, le vinaigre, le chlorhydrate d'ammoniaque, l'eau boriquée ou chloratée, etc.

Certains médecins conseillent aussi la compression, mais elle gêne l'enfant, effraye les parents et de plus est très difficile à faire. P. Dubois préconisait l'emploi d'un bonnet étroit avec mentonnière. Dumas (de Montpellier) s'est bien trouvé d'applications de collodion élastique.

Telle est la conduite conseillée par Simpson, Betschler, Seux, Tarnier, Bouchacourt; Weber rapporte 28 observations, où il s'est contenté d'appliquer des compresses résolutives; la guérison eut lieu après deux ou trois semaines. Mais dans cette statistique figurent des épanchements sous-aponévrotiques, qui guérirent plus vite.

Kürz cite deux cas traités par l'incision antiseptique et la compression; ils guérirent l'un en trois jours, l'autre en vingt-quatre heures.

Ce traitement est conseillé par Michaelis, Siebold, Osiander, Nœgele, etc. On n'est autorisé aujourd'hui à y recourir que s'il s'agit d'un céphalématome très volumineux ou enflammé.

Le séton préconisé par Mascati, Paletta, la cautérisation de Gœlis, les injections irritantes de Velpeau, ne sont pas exempts de dangers; ils doivent donc être rejetés. Gœlis a même perdu deux enfants, par son procédé à la potasse caustique.

Les auteurs du *Compendium de chirurgie* pratiquaient la ponction simple, suivie d'une légère compression et d'applications résolutives. Gassner raconte l'histoire d'un céphalématome, d'où il retira 100 grammes de sang par l'aspiration, et qui guérit en neuf jours. Laroyenne conseille de n'employer ce procédé que tout à fait au début. Du reste, nous avons dit plus haut que, après ce traitement, l'épanchement se reproduit fréquemment. Il ne faut donc se servir de ce moyen que dans le cas où il y aurait communication de la tumeur avec l'intérieur du crâne, et où il existerait des phénomènes de compression inquiétants.

Quoi qu'il en soit, notre conclusion est celle-ci : nous avons affaire à une affection bénigne qui guérit toujours, qui n'expose en général l'enfant à aucun accident; pourquoi ne pas la laisser disparaître tranquillement en prévenant les parents que cette résorption sera lente, mais que la maladie ne laissera aucune trace?

Tous les procédés que l'on emploiera seront dangereux ou gênants; préférons-leur la guérison spontanée plus lente, mais certaine.

III

TUMEURS VASCULAIRES DES MÉNINGES

Ce chapitre comprend les *anévrysmes intra-crâniens*, et les *tumeurs sanguines communiquant avec les sinus crâniens.*

ANÉVRYSMES INTRA-CRANIENS

Nous étudierons les anévrysmes de l'artère carotide interne, les anévrysmes artério-veineux de la carotide interne et du sinus caverneux, les anévrysmes de l'artère méningée moyenne dans sa portion intra-crânienne.

I. — ANÉVRYSMES DE LA CAROTIDE INTERNE

« Ils sont situés sur les parties latérales de la selle turcique, au niveau du sinus caverneux, et peuvent faire saillie dans la fosse moyenne du crâne, comme l'a observé Jonathan Hutchinson. Leur volume est parfois assez considérable pour être comparé à celui d'une noisette (Holmes), d'un œuf de pigeon; dans beaucoup de cas, ils refoulent et altèrent les nerfs moteurs oculaires qui passent soit dans la paroi, soit dans l'intérieur même du sinus caverneux; cette altération peut atteindre aussi la branche ophthalmique de Willis, et même le ganglion de Gasser (J. Hutchinson). Le nerf optique est souvent intact, d'où l'absence de névrite.

Les symptômes apparaissent brusquement, soit après un traumatisme, soit spontanément : le malade perçoit un craquement, ressent une vive douleur de tête, douleur souvent pulsatile; il entend un bruit de soufflet, de scie, de râpe, isochrone aux battements du pouls; ce bruit n'est ordinairement perçu que d'un seul côté. En même temps apparaissent des troubles dans le jeu des muscles moteurs de la paupière supérieure, et du globe oculaire (prolapsus palpébral, strabisme interne ou externe, diplopie, dilatation de la pupille, etc.). Quelquefois les parties cutanées, correspondant à la distribution de la branche ophthalmique, sont anesthésiées (Hutchinson).

L'auscultation de la tête permet de reconnaître l'existence d'un souffle intermittent, parfois très intense, correspondant à la diastole artérielle, et qui cesse par la compression de la carotide primitive du côté malade.

Enfin, le trouble de la circulation cérébrale produit de la céphalalgie, des vertiges, des étourdissements, etc. (S. Duplay).

L'anévrysme peut se rompre et déterminer alors une mort très rapide; toutefois, on a observé des guérisons spontanées (J. Hutchinson, W.-E. Humble) caractérisées par la diminution, parfois bien rapide du bruit de souffle, bruit qui peut être assez intense pour priver les malades de sommeil » (Terrier) (*Pathologie externe*, t. II, p. 222; voy. Bibliographie).

Le *diagnostic* est facile; il est plus difficile de préciser exactement le siège de la lésion.

Ces anévrysmes ne s'accompagnent jamais de *phénomènes d'exophthalmie*, ce qui les différencie des anévrysmes artério-veineux de la carotide interne et du sinus caverneux, que nous allons étudier.

Traitement. — On emploiera tout d'abord un traitement médical, et en particulier l'iodure de potassium qui a donné des résultats à W.-E. Humble. Dans les cas rebelles, on essayera la compression de la carotide primitive du même côté; si elle est inefficace, on fera la ligature de cette artère, à l'exemple de Coe (de Bristol).

II. — ANÉVRYSMES ARTÉRIO-VEINEUX DE LA CAROTIDE INTERNE ET DU SINUS CAVERNEUX

Dans deux thèses inspirées par Nélaton, Henry [1], et Delens [2] ont étudié ces anévrysmes.

Étiologie. — La solution de continuité est due le plus souvent, sinon toujours, à un *traumatisme* : c'est tantôt une fracture du crâne avec esquille qui perfore l'artère à son passage dans le sinus caverneux; le plus souvent, il s'agit d'un mécanisme direct, d'une déchirure produite par un corps vulnérant, venu du dehors et pénétrant dans l'orbite, et de là dans le crâne (coup de parapluie, grains de plomb).

Delens admet aussi un anévrysme spontané, dû à la rupture d'un sac anévrysmal préexistant, ou d'une paroi athéromateuse. Mais le fait n'a pas encore été prouvé anatomiquement, malgré l'observation de Gendrin; aussi Terrier [3] rejette-t-il cette étiologie.

Anatomie pathologique. — La lésion principale est constituée par une perforation simple de l'artère, ou par une division complète, ou à peu près complète, avec écartement des deux bouts. Elle a pour résultat immédiat le mélange du sang artériel au sang veineux du sinus (Delens).

La dure-mère, qui constitue la paroi externe du sinus caverneux, est distendue et soutenue.

Il existe le plus souvent une ectasie de la veine ophthalmique (fig. 213), qui décrit des flexuosités nombreuses, et dont les parois s'hypertrophient. Les nerfs moteurs oculaires sont comprimés, leur névrilème peut être infiltré de sérosité (Henry). Le nerf optique est généralement intact.

Symptômes. — Le début est variable avec la cause : brusque dans les cas de traumatisme, mais souvent masqué par les lésions encéphaliques contemporaines (commotion, contusion cérébrale). Il est plus facilement appréciable dans les anévrysmes spontanés. Une sensation subite de craquement

(1) Henry, *Considérations sur l'anévrysme artério-veineux*. Thèse de Paris, 1856.

(2) Delens, *De la communication de la carotide interne et du sinus caverneux (anévrysme artério-veineux)*. Thèse de Paris, 1870. — Ce travail remarquable contient une bibliographie complète.

(3) Terrier, *Des tumeurs pulsatiles ou anévrysmoïdes de l'orbite. Archives génér. de méd.*, t. II, p. 174. — *Traité de pathologie externe*, p. 224, t. II.

dans la tête, un bruit analogue à la détonation d'une arme à feu, suivis aussitôt du bruit de rouet entendu par le malade, marquent le moment de la rupture et l'établissement de la communication anévrysmale (Delens, *loc. cit.*, p. 30).

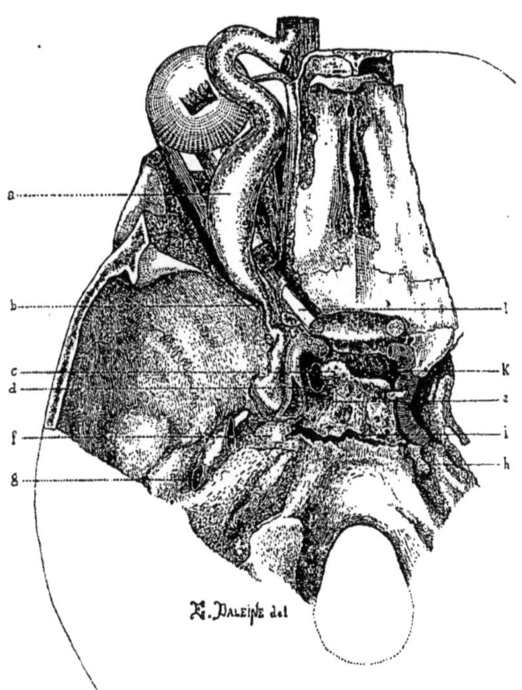

FIG. 225. — Anévrysme de la carotide interne et du sinus caverneux (thèse de Delens.)

a, Veine ophtalmique dilatée et flexueuse. — *b*, Fente sphénoïdale. — *c*, Apophyse clinoïde postérieure gauche. — *d*, Orifice du sinus coronaire. — *e*, Perforation de la carotide interne. (La paroi supérieure de l'artère a été incisée pour montrer l'orifice de communication.) — *f*, Esquille pointue du sommet du rocher gauche, ayant déterminé la perforation de l'artère. — *g*, sinus pétreux supérieur gauche. — *h*, Esquille du sommet du rocher droit. — *i*, Fracture transversale du sphénoïde immédiatement au-devant de l'apophyse basilaire. — *k*, Carotide interne du côté droit. — *l*, Nerf optique gauche pénétrant dans l'orbite avec l'artère ophtalmique.

A la période d'état on constate des *dilatations veineuses;* ces symptômes se développent du côté de l'orbite, où ils produisent de l'exophthalmie, des pulsations isochrones aux battements artériels, un bruit de souffle continu (*piaulement*), avec redoublement, et plus tard une tumeur pulsatile à la partie supérieure et interne de l'orbite. Cette tumeur est formée par la *dilatation de la veine ophthalmique*, qui est le phénomène caractéristique de l'affection (Delens).

Les douleurs sont parfois assez vives; on a signalé un engourdissement au niveau de l'orbite, de l'anesthésie des téguments de l'aile du nez et du front (Hirschfeld).

Les malades se plaignent d'entendre du côté de la lésion un bruit de rouet, un bourdonnement, quelquefois assez fort, pour troubler le sommeil (Delens).

Les complications les plus ordinaires, consistent en lésions des nerfs moteurs des muscles de l'œil (paralysie de la 3e et de la 6e paire). La vision est généralement respectée.

Le développement des symptômes est graduel : la tumeur veineuse pulsatile n'apparaît qu'au bout d'un certain temps, mais la durée et la terminaison naturelles de l'affection ne nous sont pas connues (Delens).

Diagnostic. — Lorsque les symptômes que nous venons d'exposer succèdent à un traumatisme, ils sont caractéristiques de l'anévrysme artério-veineux.

Dans les cas où la lésion est spontanée, et lorsque le symptôme morbide principal, se traduit par une tumeur pulsatile du côté de l'orbite, le diagnostic devient incertain. Faut-il rapporter cette tumeur anévrysmoïde de l'orbite à un anévrysme intra-orbitaire, à un anévrysme cirsoïde de l'ophthalmique, soit à une communication artério-veineuse du sinus, soit enfin à une simple dilatation de la veine ophthalmique? (Terrier, *Pathologie externe*, p. 236). Le diagnostic différentiel sera mieux placé à l'histoire des *tumeurs pulsatiles de l'orbite.*

Le *pronostic* est grave, mais Delens pense que la guérison peut être et a été obtenue, dans un certain nombre de cas.

Traitement. — « Il est médical ou chirurgical. Le traitement médical n'a jamais été employé que pour des tumeurs pulsatiles de l'orbite, c'est-à-dire que nous le croyons insuffisant dans les cas d'anévrysme artério-veineux, cependant on peut essayer la méthode de Valsalva (Langenbeck), le traitement débilitant (Collard), l'ergot de seigle (Holmes). »

« Le traitement chirurgical, utilisé dans les anévrysmes traumatiques, a été la ligature de la carotide primitive (Nélaton); on a même conseillé de lier en même temps la carotide externe, pour éviter le rétablissement trop rapide de la circulation artérielle (Legouest). Toutefois, avant d'arriver à pratiquer cette grave opération, on pourrait conseiller la compression digitale intermittente (Nélaton). »

III. — ANÉVRYSMES DE L'ARTÈRE MÉNINGÉE MOYENNE DANS SA PORTION INTRA-CRANIENNE (1)

Les observations sur ce sujet sont rares, et, d'après un intéressant mémoire de de Santi (*Des tumeurs anévrysmales de la région temporale*, in *Archives générales de médecine*, novembre et décembre, 1885), il n'en existerait que 7 observations dans la littérature médicale (2) : or sur ces 7 observations 1 seule serait valable, l'observation de Gairdner.

Gairdner rencontra un gros anévrysme de la méningée moyenne développé dans l'épaisseur même de la dure-mère, et dont la rupture avait provoqué une hémorrhagie intra-crânienne mortelle. Or la tumeur s'était développée tout entière du côté de la cavité crânienne, refoulant et comprimant le cerveau, sans qu'on pût constater la *moindre trace d'érosion à la paroi osseuse.*

Ces anévrysmes sont *spontanés* (Gairdner), ou peuvent succéder au traumatisme : il s'agit, dans ce dernier cas, d'anévrysmes faux, qui viennent faire saillie à l'extérieur, à travers une fracture préalable (Consolini, Gamgee).

(1) Nous signalerons simplement, une observation douteuse *d'anévrysme de l'artère méningée moyenne dans sa portion extra-crânienne.* Voy. l'observ. de A. Spencer, *Transact. of the American otological Society*, 21 juillet 1886, et *Ann. des maladies de l'oreille, du larynx*, etc., mars 1881, p. 61.

(2) Ces observations appartiennent à Bertrandi, à Krimer, à Kremnitz, à Lebert, à Gairdner, à Consolini, à Gamgee. Les faits attribués à Begin et à Stephen Smith, par Kremnitz et Heinecke, ne sont que la réédition de l'observation de Krimer : ce qui réduit de 9 à 7 les cas d'anévrysmes de l'artère méningée moyenne (de Santi).

C'est à tort qu'on a pensé que ces tumeurs pouvaient *perforer les os du crâne*, et venir faire saillie à la région temporale. « L'existence des anévrysmes perforants de la méningée moyenne, doit être sinon niée, du moins mise en doute, jusqu'à ce que de nouvelles observations, suivies d'autopsie, en démontrent la réalité » (de Santi, *loc. cit.*).

IV

TUMEURS SANGUINES COMMUNIQUANT AVEC LES SINUS CRANIENS

Synonymie. — Tumeurs variqueuses veineuses (Chassaignac), tumeurs sanguines réductibles (Azam), hernies sanguines de la voûte du crâne, etc. (Dufour), céphalæmatocèle (Stromeyer, Heinecke), varices traumatiques simples, varices vraies circonscrites (Bruns), kystes sanguins extra-crâniens communiquant avec le sinus de la dure-mère (Demme), tumeurs veineuses en communication avec la circulation intra-crânienne (Duplay, Mastin), hématomes communiquants ou anévrysmes veineux, et angiomes proprement dits (Lannelongue), tumeurs pulsatiles de la tête (Treves).

Définition. — Tumeurs de nature veineuse siégeant entre les différentes couches de la voûte du crâne, et communiquant directement ou indirectement avec les sinus de la dure-mère, presque toujours avec le longitudinal supérieur.

Historique. — Nous diviserons l'histoire de ces tumeurs en deux périodes. La première débute en 1760 pour finir en 1858, époque à laquelle paraît la première monographie sérieuse sur ce sujet, la thèse de doctorat de E. Dupont. La deuxième période commence à cette date. Dans la première, nous ne trouverons que des cas épars plus ou moins bien interprétés; dans la deuxième, des monographies basées sur des faits minutieusement étudiés.

Première période. — C'est en 1760 que Percival Pott publia la première observation indiscutable. Pelletan (1810) décrit un cas trouvé dans le service de Moreau. Chassaignac (1848), dans sa thèse de concours, réunit 3 cas, de Bérard, de Busch et de Flint, sous le nom de tumeurs variqueuses veineuses du crâne. G. Dufour (1851) présente à la Société de biologie « une variété nouvelle de tumeur sanguine de la voûte du crâne »; c'est un cas des plus nets. Bruns (1854) rapporte plusieurs observations de ce genre, de Hecker et Stromeyer; varices traumatiques simples, et trois cas de tumeurs veineuses spontanées. Ce sont des faits de tumeurs veineuses en communication avec les sinus. La même année (1854), Azam (de Bordeaux), le professeur Verneuil, Hutin, chirurgien en chef des Invalides, publient chaçun un cas. Enfin Azam, en 1857, décrit un autre cas personnel.

Deuxième période. — En 1858, E. Dupont ayant eu l'occasion de voir un cas de tumeur de ce genre dans le service de Nélaton, cas que A. Michaud présenta à la Société de chirurgie, en fit l'objet de sa thèse inaugurale; c'est, comme nous l'avons dit, le premier travail d'ensemble. Basée sur° 13 observations, dont quelques-unes inédites (A. Michaud, H. Larrey, Middeldorff), sa description est aussi détaillée qu'intéressante. Comme nos prédécesseurs, nous la mettrons largement à contribution.

A partir de cette époque, ces tumeurs attirent l'attention des chirurgiens; des faits nouveaux sont publiés (ceux de J. Dubois, d'Abberville, de Giraldès, de Duplay, de J. Rex, etc.), et elles font l'objet de plusieurs travaux, dont deux parus dernièrement (1886), remarquables à plus d'un titre, dûs au professeur Lannelongue et à Mastin. Citons encore le travail de Demme (1861), l'article que Heinecke leur consacre dans la *Deutsch Chirurgie* de Billroth et Lucke (1882); l'article de Gayraud dans le *Dictionnaire encyclopédique* (1879); la courte, mais excellente description qu'en donne M. Duplay dans son *Traité de pathologie externe*; enfin le récent travail de Treves (1886).

Tous les travaux que nous venons de citer cherchent surtout à préciser la pathogénie de ces tumeurs, point à peine effleuré par Dupont. Aujourd'hui encore, malgré les efforts de Duplay, Heinecke, Lannelongue, Mastin et Treves la pathogénie de ces tumeurs est loin d'être complètement élucidée.

PERCEVAL POTT, Œuvres chirurgicales, trad. franç., t. I, p. 151, obs. 27, 1760. — BUSCH, *Heidelberger klinische Annalen*, t. II, p. 249, 1826. — PELLETAN, *Clinique chir.*, t. II, p. 76, 1810. — CHASSAIGNAC, Sur les tumeurs de la voûte du crâne. Thèse de concours de Clinique chirurgicale, Paris, 1848. — G. DUFOUR, Mém. sur une variété nouv. de tum. sang. de la voûte du crâne. *Mém. de la Soc. biol.*, 1re série, t. III, p. 155, 1851. — VERNEUIL, *Bull. de la Soc. de chirurgie*, t. IV, p. 412 et 430, 1853-1854. (Présentation du malade et discussion.) — BRUNS, *Handbuch der prakt. Chir.*, 1854, I, 188. — HUTIN, *Mém. de méd. et de pharm. milit.*, 2e série, t. XIV, 1854. — AZAM, Obs. d'une variété nouvelle de tumeur sanguine, etc. *Gaz. méd. de Paris*, p. 411, 1854. — DU MÊME, *Bull. de la Soc. de chirurgie*, 2e obs. et discussion, t. VIII, p. 246, 263, 1857-1858. — E. DUPONT, Essai sur un nouveau genre de tumeurs de la voûte du crâne, etc. Thèse de Paris, 1858, n° 78. — DEMME, Ueber extra-cranielle mit den sinus duræ matris communicirende Blutcysten. *Virchow's Arch.*, 1861, Bd. XXIII, S. 48. — GIRALDÈS, *Bull. de la Soc. de chir.*, 2e série, t. V, 1864, p. 557. — J. REX, Ektasie einer diploœtischen Vene. *Bœhm ärztl. Corr.-Blatt*, Bd. II, n° 21, S. 420, 1874. — E. GAYRAUD, art. CRANE *Dict. encyclop. des sc. méd.*, 1879, p. 544. — HEINEKE, Die chirurgischen Krankheiten des Kopfes. *Deutsche Chirurgie*, 1886, liv. XXXI, p. 56. — W.-M. MASTIN, Venous blood tumours of the cranium in communication with the intra-cranial circulation. *Journal of Americ. med. Assoc.*, VII, n° 12, 1886. — F. TREVES, A case of pulsating tumour of the head. *British Med. Journ.*, p. 721, octobre 1886. — LANNELONGUE, Tumeurs sanguines du crâne communiquant avec le sinus longitudinal supérieur, etc. *Congrès français de chirurgie*, 2e session, 1886, p. 411.

Anatomie pathologique. — Le *siège* le plus fréquent de ces tumeurs est la région occipitale, au voisinage des pariétaux (Stromeyer, Rex, Duplay, Flint, Ogle, Lannelongue, Treves); dans quelques cas, elles occupaient la région frontale (Hecker). Marcacci et Trèves signalent des tumeurs de ce genre au niveau de la région mastoïdienne. Le siège occipital serait plutôt l'apanage des tumeurs congénitales; à la région frontale, on rencontrerait plutôt les traumatiques (Lannelongue). D'après Mastin, il n'y aurait pas d'exemple d'une semblable tumeur (traumatique), occupant la région occipitale.

Entre quels éléments anatomiques de la voûte du crâne le sang vient-il se placer? D'après Dupont, le plus souvent la tumeur siège entre le péricrâne et la couche fibro-musculaire (aponévrose épicrânienne); pour le professeur Duplay, le sang se trouve placé constamment, du moins au début. entre l'os et le périoste; Gayraud partage l'avis de cet auteur, tandis que Lannelongue admet l'opinion de Dupont. Nous dirons que tout dépend de la période à laquelle on a observé la tumeur : profonde, sous-péricrânienne d'abord (Hutin,

Busch, Duplay, Treves), la tumeur deviendra de plus en plus superficielle, se placera entre le péricrâne et l'épicrâne (Hutin, P. Pott, Lannelongue), et enfin elle pourrait devenir sous-cutanée. Souvent aussi le début est superficiel, forme veineuse érectile (Mastin), ou angiome épicrânien congénital (Lannelongue).

La cavité sanguine est limitée par *deux parois :* une superficielle, externe, molle ; l'autre profonde, interne, osseuse ou dure.

La *paroi externe ou superficielle*, formée par les parties molles épicrâniennes, est constituée, tantôt par les différentes couches, périoste, aponévrose épicrânienne et peau, absolument saines et pouvant être séparées les unes des autres : tantôt ces différents plans sont soudés ensemble, amincis. Dans ce dernier cas, « une section de la peau qui recouvre la tumeur ne permet plus de distinguer ni coussinet graisseux, ni fibres musculaires ; le derme raréfié est renforcé par une sorte de feutrage de tissu fibreux lamellaire, très fin, très délié. De la couche fibro-musculaire, partent des prolongements fibreux très ténus, des trabécules, des filaments assez analogues aux petits cordages des valvules du cœur ; ces filaments se fixent circulairement au périoste ». La peau livide, amincie, « semblait prête à laisser exsuder le sang qu'elle recouvrait » (Hutin). Dans le cas de M. Lannelongue, « une coupe de la tumeur montre la peau de sa surface très amincie et extrêmement vasculaire. On y voit de nombreux vaisseaux tortueux, sinueux, disposés en faisceaux et séparés les uns des autres par un tissu mou, muqueux, qui se confond avec la face profonde du derme ». Ces deux citations nous montrent la structure de la paroi externe, dans deux cas différents. Dans celui de Hutin, il s'agissait d'une tumeur traumatique, il y avait une cavité centrale remplie de sang ; dans celui de M. Lannelongue, il s'agissait d'une tumeur congénitale, un véritable angiome, dépourvu de cavité centrale. Nous reviendrons sur ce point.

La *paroi interne, profonde* ou *osseuse*, est formée tantôt par l'os seul, tantôt par ce dernier revêtu encore de son périoste. A ce niveau, l'os présente quelquefois un *orifice unique* (P. Pott, Hutin, Larey, Giraldès, Duplay), une fente due à une ancienne fracture (P. Pott, Hutin), orifice circulaire ou irrégulièrement étoilé (H. Larrey) ; un petit pertuis donnant passage à une veine émissaire de Santorini ou à une veine diploïque dilatée (Bérard, Stromeyer, J. Rex). Le plus souvent, les *orifices* sont *multiples* ; tantôt si ténus qu'on ne put, même à l'autopsie, les constater d'une manière bien évidente, et qu'il fallut recourir à l'injection de liquide et de gaz, dans le sinus longitudinal supérieur, pour s'assurer que l'os était criblé de pertuis osseux très fins (G. Dufour). D'autres fois, les trous osseux paraissent beaucoup plus développés, et peuvent même être appréciés avec le doigt (Dupont). C'est à travers ces orifices, uniques ou multiples de la voûte osseuse, que s'établit la communication entre la tumeur extra-crânienne et le sinus. Nous y reviendrons tout à l'heure.

L'os sous-jacent à la tumeur peut être normal ou présenter une dépression, limitée quelquefois par un rebord saillant plus ou moins analogue à celui qu'on observe dans le céphalæmatome (Verneuil).

Dans quelques cas, les véritables parois de la tumeur n'étaient autres que celles d'une veine ectasiée : une veine émissaire de Santorini (Bérard, Flint), une veine diploïque (Stromeyer, J. Rex).

Enfin, à la poche extra-crânienne peut s'ajouter une deuxième, siégeant entre la dure-mère et la concavité de la voûte osseuse : c'est une véritable tumeur en bissac (Hutin).

La *cavité* de la tumeur est tantôt uniloculaire, tantôt aréolaire, cloisonnée en différents sens par des éléments fibreux ou vasculaires, de manière à être formée de cellules de dimensions variables, et communiquant entre elles plus ou moins facilement. Les éléments solides qui cloisonnent ainsi la poche sont, ou des fibres de tissu conjonctif condensé, ou même des veinules traversant les os du crâne, et reliant ensemble les parois osseuse et cutanée de la tumeur sanguine (Dupont). Quelquefois il s'agit d'un véritable angiome, toute cavité centrale manque (Mastin, Lannelongue). Tout ceci explique la lenteur de la réduction de la tumeur, observée dans quelques cas (Azam, Lannelongue).

A part ces travées fibreuses et vasculaires, le *contenu* de la tumeur est formé par du sang veineux, le plus souvent fluide (dans les ponctions sur le vivant); sur le cadavre, Busch trouva du sang veineux altéré, visqueux, fétide ; dans un cas de Hutin, la poche intra-crânienne était remplie de caillots; dans un autre cas du même auteur, à l'autopsie, toute trace du liquide qui distendait la tumeur pendant la vie avait disparu ; il s'était fait une réduction spontanée au moment de la mort, et il fut impossible de remplir de nouveau la poche, quelle que fût la position donnée à la tête.

Dans quelques cas enfin, la tumeur avait l'apparence d'une agglomération de veines ou de veinules dilatées et variqueuses (Pelletan, Andrews, Middeldorpf, Rose, Marcacci).

La communication de la cavité de la tumeur avec le sinus se ferait, d'après Dupont, de deux manières : l'une *directe*, l'autre *indirecte*. Dans le premier cas (P. Pott, Hutin, etc.), la communication se fait par une fente béante plus ou moins large du sinus longitudinal supérieur. La communication indirecte s'établit, soit par l'intermédiaire des veines méningées qui, partant du sinus, s'accolent à l'os, et présentent au niveau des orifices de ce dernier des solutions de continuité de sa paroi adhérente (G. Dufour); soit par l'intermédiaire des veines émissaires de Santorini (Bérard, Flint), ou des veines du diploé (Stromeyer, Rex). Directe ou indirecte, la communication avec la circulation intracrânienne se fait par le sinus longitudinal supérieur, à ses parties moyenne et postérieure (Mastin).

Dans le cas de double poche, l'intra-crânienne communique directement avec le sinus (Hutin), et sert ainsi de trait d'union entre ce dernier et la poche externe.

M. Lannelongue a décrit, avec beaucoup de précision, le mode de communication dans son cas personnel. « Quand on examine le crâne par sa face interne, dit M. Lannelongue, on ne voit pas de communication manifeste entre l'intérieur et l'extérieur du crâne. En disséquant la peau sur le crâne, on trouve un pédicule par lequel la tumeur adhère à la membrane fibreuse qui sépare les deux moitiés du pariétal. Ce pédicule paraît très vasculaire; il est vertical, adhérent et confondu avec la membrane; il a environ 1 millimètre 1/2 de diamètre. Lorsqu'on exerce une traction sur la dure-mère, au niveau du sinus longitudinal, on entraîne le pédicule et la tumeur. Au milieu du tissu fibreux du pédicule ainsi qu'à sa surface, existent de petites veines dilatées; on en suit aisément deux jusque dans la cavité du sinus, depuis leur origine dans la tumeur épicrânienne ».

Étiologie et pathogénie. — La rareté des autopsies explique le nombre des théories émises à propos de la pathogénie de ces tumeurs.

Dupont, d'après leur développement, les divise en trois variétés : 1° tumeur formée par la varice d'une veine émissaire du crâne (Bérard, Stromeyer, J. Rex) ; 2° tumeur constituée par une hernie des sinus méningiens (Velpeau); enfin, 3° tumeur résultant d'une perte de substance des os et d'un sinus, ou des canaux veineux, qui se rendent dans les sinus de la dure-mère. Cette dernière espèce comprend deux variétés, l'une formée par une plaie de l'os et du sinus; l'autre constituée par une fistule ostéo-vasculaire (G. Dufour) de l'os et d'un conduit veineux appartenant à la circulation intra-crânienne.

D'après Mastin, qui a réuni trente faits de ce genre, on doit diviser ces tumeurs en : *congénitales*, *spontanées* et *traumatiques*. Dans chaque classe, l'auteur distingue deux formes : 1° *forme diffuse*, produite par la perforation de la paroi crânienne et de la paroi du sinus sous-jacent, formant une extravasation limitée de sang au-dessus de la voûte et un kyste sanguin en communication directe ou immédiate avec le sinus; cette forme, la plus rare, est la caractéristique des tumeurs spontanées ou traumatiques ; 2° *forme veineuse* ou *vasculaire*, dans laquelle la tumeur se développe aux dépens des parois veineuses du sinus, des veines émissaires, des vaisseaux diploïques : le cas le plus ordinaire est le développement variqueux des veines émissaires ; ce type, très fréquent dans la forme congénitale, s'observe souvent aussi dans la forme spontanée.

Dans sa forme diffuse, la tumeur est en communication avec le sinus par une perforation de production ou formation anormale, unique, de volume modéré, à contour irrégulier et directe ; dans la forme veineuse, érectile, la communication se fait très souvent par une ouverture normale du crâne, variable de volume et de nombre, de forme définie, à trajet indirect (Mastin).

M. Lannelongue insiste, à son tour, sur la distinction qu'on doit établir entre les tumeurs congénitales, les plus fréquentes, et les tumeurs d'origine traumatique, leur pathogénie étant toute différente. Nous séparerons ces tumeurs en acquises et en congénitales.

Les tumeurs *acquises* peuvent être dues à un *traumatisme* du crâne. Les *hématomes traumatiques* (Lannelongue), résultant d'un épanchement de sang entre le périoste et l'os, sont produits de différentes manières. Le plus souvent le traumatisme blesse directement la paroi du sinus, soit par un fragment osseux, soit par l'instrument qui a causé la fracture du crâne et atteint le sinus; la séparation violente des fragments de l'os fracturé, la disjonction des sutures, une fissure osseuse (P. Pott, Hutin), peuvent aussi entraîner la déchirure du sinus. Dans quelques cas enfin, l'épanchement sanguin était dû à une déchirure de veines efférentes du sinus, et très près de lui (Dufour, Demme). Pour Heineke et Kœnig, un simple décollement du périoste avec déchirure de quelques veines émissaires plus importantes, à leur point d'émergence du crâne, pourrait leur donner naissance. Heineke admet même que la congestion veineuse, produite par un effort de toux ou un éternuement, suffirait quelquefois à déterminer la rupture d'une veine émissaire à son émergence. Produite d'une façon ou d'une autre, l'ouverture du sinus ou du vaisseau émissaire, reste béante; le sinus ou le vaisseau déchiré ne pouvant ni s'affaisser, ni se rétracter, le sang s'épanche sous le périoste qu'il décolle. L'hématome traumatique qui se produit reste en communication permanente avec le sinus. « A ce titre, dit M. Lannelongue, on pourrait les appeler *anévrysmes veineux*, car il existe une circulation véritable du sinus dans la tumeur, et c'est, sans nul doute, par le fait de cette circulation, que le sang ne se dépose pas en caillot dans toute l'étendue de la poche. »

G. Dufour admettait, pour les cas dans lesquels le traumatisme n'avait pas produit une solution de continuité du crâne, c'est-à-dire pour les *tumeurs spontanées*, un travail obscur d'ostéite et de résorption interstitielles amenant la perforation de l'os et du sinus, ou des veines voisines.

Pour M. Duplay (*Traité de pathol. ext.*, t. III, p. 587), la lésion osseuse serait le premier degré de la maladie. L'atrophie n'est pas rare aux os du crâne, particulièrement sur les parties latérales du sinus longitudinal supérieur, au niveau des fossettes qui logent les glandes de Pacchioni. Cette atrophie qui se développe à tout âge, amène la perforation complète de l'os ou le réduit à une lamelle très mince qui pourra être brisée par une violence traumatique insignifiante. La perforation produite, comment se forme la tumeur veineuse? Cette perforation ayant lieu au niveau du sinus, celui-ci viendrait faire hernie à l'extérieur, et former en se dilatant une tumeur revêtue par la membrane interne des veines. Douteuses, d'après Duplay, ces hernies du sinus doivent être acceptées (Meschede et Zuckerkandl). M. Duplay admet plutôt que la perforation osseuse se ferait au niveau des *lacs sanguins* décrits par Trolard [1], sur les parties latérales du sinus longitudinal supérieur, et répondant aux dépressions qui logent les glandes de Pacchioni. Limités d'une part par les glandules, et d'autre part par la surface osseuse, ces espaces renferment du sang veineux qui communique avec le sinus longitudinal supérieur. Une fois la perforation établie, le sang contenu dans leur intérieur fera irruption sous le périoste et formera, en dehors du crâne, une tumeur sanguine en communication avec le sinus longitudinal supérieur. M. Duplay admet ainsi deux variétés de tumeurs : 1° des tumeurs produites par déchirure traumatique du sinus; 2° des tumeurs résultant de l'atrophie et de la perforation des os, au niveau du sinus ou des cavités pacchioniennes.

E. Gayraud, qui admet le même processus atrophique primitif, étend cette théorie, l'applique à toutes les tumeurs de ce genre, quel qu'en soit le siège sur le crâne, la communication pouvant se faire par une des veines du diploé, qui aboutissent par l'intermédiaire de leurs confluents, dans les sinus ou les veines méningées.

Mastin explique l'origine des tumeurs spontanées par l'action des glandes de Pacchioni, érodant la voûte osseuse, ou bien par une sorte de résorption osseuse, d'ostéite raréfiante; très rarement on peut invoquer les varices des veines émissaires.

La pathogénie des *tumeurs congénitales* n'est connue que depuis les travaux

[1] *Recherches sur l'anatomie du système veineux du crâne et de l'encéphale. Arch. génér. de méd.*, mars 1870.

de Mastin et de M. Lannelongue. A peine mentionnées par les autres auteurs, ces tumeurs sont les plus nombreuses, d'après M. Lannelongue (il a réuni 12 cas certains et 2 douteux : Bérard, Middeldorpf) ; mais 5 cas, suivis d'autopsie, sont les seuls qui permettent d'en établir la pathogénie (Pelletan, Busch, Flint, Demme, Lannelongue). « Or, dans ces 5 observations, dit M. Lannelongue, il est à noter deux points essentiels : 1° l'existence, non plus d'un hématome, mais d'un *angiome extra-crânien*, cutané ou sous-cutané, constitué tantôt par une dilatation flexueuse des veines, tantôt par un état caverneux ou aréolaire ; 2° il part de cet angiome épicrânien, des veines en général multiples, dilatées, qui se rendent dans le sinus longitudinal, en traversant les os du crâne ou, comme cela a lieu dans mon cas, la membrane qui unit les bords des pariétaux; ce sont de véritables canaux perforants. » Des tumeurs de ce genre, véritables *tumeurs variqueuses*, ont été signalées au front (Pelletan, Middeldorpf, Rose), au niveau de la petite fontanelle (Messermann, Lannelongue), à la tubérosité occipitale (Andrews).

Pour Lannelongue, l'affection a été dans le principe un angiome épicrânien, dont l'évolution est suivie, comme de coutume, de la dilatation des veines efférentes qui, dans l'espèce, sont des veines mettant en relation les deux circulations extra et intra-crâniennes. « Remontant à la période embryonnaire ou fœtale, c'est-à-dire à une époque où l'ossification du crâne est en voie de formation, siégeant à proximité des sutures ou des fontanelles, aucune résistance osseuse ne saurait s'opposer à la dilatation graduelle des veines émissaires. Il y a plus, et l'on peut, je crois, émettre cette opinion que le trouble circulatoire local, primitif, rend le travail d'ossification imparfait et inégal, dans la région atteinte. Le trouble perturbateur est un retard et même un arrêt dans la période d'ossification, tandis qu'il pourra consister dans la formation de productions exubérantes à une époque plus tardive. Ces phénomènes sont analogues à ceux que déterminent sur le squelette la dilatation variqueuse des veines du membre. » Telle est la théorie de M. Lannelongue, à laquelle nous n'avons voulu rien enlever. Donc, les modifications osseuses sont secondaires et consécutives. Le rôle essentiel accordé au squelette n'existe pas; l'ostéite avec résorption interstitielle de Dufour, les altérations rachitiques trouvées dans un cas par Demme, l'atrophie prématurée sénile, enfin l'ossification incomplète dans les os du crâne, ne font que favoriser la dilatation progressive des veines émissaires.

Cette genèse spéciale des tumeurs congénitales avait été déjà entrevue par Mastin et par Treves. Mastin dit, en effet, que dans toutes les observations de tumeurs congénitales dont la nature a pu être déterminée par la dissection, la lésion avait son origine apparente dans une altération morbide de la paroi de la veine elle-même, hypertrophie veineuse et phlébectasie. Treves publia la même année (1886) le cas d'un garçon de dix-sept ans, porteur de deux tumeurs de ce genre : « Sur la région mastoïdienne, se voit un anévrysme cirsoïde d'un caractère spécial ; le crâne au point correspondant semble usé et traversé par de nombreux canaux. Une seconde tumeur pulsatile existe au niveau de l'occiput ; elle est veineuse et communique, par une fissure osseuse, avec le sinus longitudinal supérieur. » Treves pense qu'il s'agit d'une malformation congénitale du système veineux du crâne, d'une sorte de *tumeur érectile*.

Une deuxième variété de tumeurs congénitales, décrites sous le nom de *hernies du sinus* (Chassaignac, Flint, Burch, Demme, Ogle) est probablement le résultat d'un vice de développement. Ce sont des tumeurs veineuses communiquantes, uniloculaires, dont les parois offrent une structure identique à celles du sinus (Demme). Heineke a vu leur siège, à peu près constant, sur la ligne médiane de l'occipital, et a rapproché leur pathogénie de celle du céphalocèle. Le cas de Foucteau dans lequel la tumeur était étranglée à sa base comme dans l'encéphalocèle, corrobore l'opinion de Heineke. Glattauer et Ogle l'ont vue coïncider avec l'hydrocéphalie.

Symptômes. — Le *début* des tumeurs veineuses du crâne échappe presque toujours à l'observation. Même dans les cas attribués à une déchirure traumatique du sinus, c'est le hasard qui a fait connaître l'existence d'un gonflement, sur le point du crâne soumis à la violence extérieure.

Le *volume* de la tumeur ne dépasse pas généralement celui d'une noix, mais il varie avec diverses circonstances que nous préciserons plus loin. Quant à son *siège* nous l'avons déjà étudié plus haut. La tumeur est ordinairement régulière, arrondie; on a noté dans deux cas (Azam, Duplay) une *forme* irrégulière et le défaut de limites précises.

Les *téguments* qui recouvrent la tumeur sont tantôt normaux de coloration et de texture, tantôt violacés, amincis, et même semblables à du papier de soie qui va laisser exsuder le sang (Hutin). Dans la plupart des cas, il n'existe aucun développement vasculaire anormal périphérique; exceptionnellement, on a rencontré quelques veines variqueuses s'étendant plus ou moins loin au delà de la tumeur (Duplay).

Chez le garçon dont Treves rapporte l'observation, les deux carotides, ainsi que les jugulaires, étaient dilatées; les vaisseaux du crâne distendus, le côté droit de la face plus développé que le gauche; l'œil droit plus proéminent que le gauche; il existait du nystagmus et de la diplopie.

Ces tumeurs sont ordinairement nettement *fluctuantes;* dans quelques cas la fluctuation était obscure, et la palpation donnait l'idée d'un tissu mou, spongieux (Azam, Larrey, Middeldorpf, Lannelongue).

Ces tumeurs ne sont le siège d'aucun *battement:* seuls Pott et Duplay ont observé de légères pulsations, isochrones au pouls. On peut les expliquer soit par l'influence des mouvements respiratoires (Dupont), soit par la transmission des pulsations du cerveau (Duplay). L'auscultation n'y révèle aucun bruit anormal. Azam a cru entendre un bruit de souffle sur le trajet du sinus longitudinal supérieur, au moment de la réduction brusque de la tumeur; M. Duplay un piaulement intermittent faible, mais ce sont là des rares exceptions. Dans le cas de Treves, les artères de la face étaient le siège d'un thrill très accentué.

La *réductibilité* est un des caractères les plus saillants de ces tumeurs. Dans presque tous les cas, on parvenait à les réduire complètement par une compression digitale; dans quelques cas, cependant, la réduction était incomplète (Azam, Treves, Lannelongue), lente et partielle, mais le volume de la tumeur diminuait notablement.

Si l'on vient alors à explorer avec soin la surface osseuse servant de base à la tumeur, on arrive quelquefois à sentir soit un rebord osseux (Middeldorpf), soit des inégalités, ou même des perforations irrégulières, uniques (Giraldès, Duplay), ou multiples (Dupont). Néanmoins, ces perforations peuvent être tellement petites, qu'elles restent inappréciables au toucher.

Outre la réductibilité par la compression directe, la tumeur présente des variations remarquables sous l'influence de la position de la tête, des mouvements respiratoires, et de la compression des veines jugulaires internes.

On a constaté que, *dans les diverses positions données à la tête*, la tumeur offrait un maximum et un minimum de volume. Chez le malade de E. Dupont, la tumeur pouvait acquérir dans son plus grand développement 7 centimètres 1/2 de diamètre pour sa base, sur 2 centimètres 1/2 de hauteur ou d'épaisseur. Dans d'autres cas, le volume maximum était d'une noix, d'une moitié d'œuf de poule. On a cité plusieurs cas de disparition complète de la tumeur dans certaines positions de la tête (Duplay).

Lorsque la *tête est fléchie et inclinée en avant*, la tumeur se gonfle instantanément, et acquiert son maximum de volume. Elle diminue, au contraire, ou disparaît même complètement lorsque la *tête* est maintenue *droite et fixe*. Aussi l'existence d'une semblable tumeur ne pourrait-elle pas être soupçonnée, si le malade se présentait, pour la première fois, à l'examen, dans cette dernière attitude.

L'augmentation de la tumeur dans la position inclinée en avant, sa diminution ou sa disparition dans la position verticale, sont considérées, en général, comme deux phénomènes constants, auxquels on a accordé une grande importance. M. Lannelongue montre qu'il n'y a là rien d'absolu, car dans les angiomes congénitaux ce signe peut manquer.

L'examen de la tumeur, la *tête étendue et rejetée en arrière* a donné des résultats contradictoires. Dans les cinq cas où l'on a noté ce qui se passait dans cette position, on a signalé trois fois (Hutin, H. Larrey, Duplay) l'augmentation, et deux fois (Verneuil, Dupont), la diminution du volume.

Ces différences dépendent très probablement de la constitution anatomique des tumeurs, mais il est difficile de préciser davantage.

Les *mouvements respiratoires* normaux n'exercent aucune influence sur le volume de la tumeur. Une seule fois (Dupont), on a vu la tumeur se tendre et se relâcher alternativement, pendant que le malade respirait. Mais on a reconnu que la tumeur augmentait pendant les expirations forcées, et diminuait au contraire dans les inspirations profondes (Duplay, Rose).

E. Dupont a constaté que la *compression des veines jugulaires internes* avait une action évidente sur le volume de la tumeur, qui augmentait graduellement.

Les divers symptômes que nous venons de passer en revue démontrent que la tumeur est formée par du sang veineux (influence de l'expiration exagérée, de l'effort, et de la compression des veines jugulaires); et qu'elle communique avec la cavité crânienne [réductibilité complète ou incomplète, effets de la compression sur l'ouverture osseuse qui empêche la reproduction de la tumeur une fois réduite (Giraldès, Duplay)]. Un autre moyen pour s'assurer de la communication de ces tumeurs avec la cavité crânienne, et pour se convaincre que ces différences de volume tiennent bien à des modifications de la circulation veineuse intra-crânienne, consiste à établir une compression circulaire autour de la tumeur, pour l'isoler complètement de la circulation extra-crânienne.

Dupont s'est servi d'une bande serrée circulairement autour du crâne et plus tard de compresses graduées placées dans les fosses temporales; Middeldorpf a appuyé contre le cuir chevelu un anneau en ivoire entourant la tumeur; enfin Duplay a exercé la compression à l'aide de lanières de plomb placées circulairement. Toujours dans ces circonstances, la réduction a eu lieu d'une manière complète et facile, preuve évidente que le contenu s'échappait bien par le fond osseux, et non par les vaisseaux de la circonférence.

Les *symptômes subjectifs* sont très variables et très inconstants. D'une manière générale ces tumeurs sont indolentes. Quelques sujets éprouvent du malaise, des douleurs vagues, et même des vertiges lorsqu'ils penchent la tête en avant, ou qu'ils lui font exécuter des mouvements rapides. Le garçon de Treves souffrait depuis un an de céphalée, de vertiges, et de vomissements. Dans quelques cas, la réduction complète s'accompagne de douleurs de tête, d'étourdissement, d'éblouissements, de tintements d'oreille, etc. (Duplay). A la suite d'un examen, même peu prolongé, une demi-minute (Hutin), on a vu survenir des vertiges, des vomissements, de la diarrhée (Azam), dans d'autres (Dupont) des envies continuelles de dormir. En règle générale, ces tumeurs n'exercent aucune influence fâcheuse sur la santé.

Diagnostic. — E. Dupont résume ainsi les caractères généraux de ces tumeurs veineuses en communication avec les sinus : tumeur molle, fluctuante, indolente, même à la pression ; elle n'offre ni battements, ni bruits vasculaires d'aucune sorte ; elle est réductible ; son volume augmente dans certaines positions de la tête, par les expirations forcées et par la compression des jugulaires internes. Au contraire, son volume diminue dans certaines autres positions de la tête et par les inspirations profondes. Enfin, tous ces actes qui font varier le volume de la tumeur ont sur elle la même action, quand ils sont exécutés en entourant la tumeur d'une compression exacte.

Avec cet ensemble de signes le diagnostic est d'ordinaire facile à poser ; dans quelques cas pourtant des difficultés peuvent surgir, elles tiennent le plus souvent à la constitution anatomique différente de la tumeur.

E. Dupont distingue deux formes de tumeurs :

Première forme. — *Tumeur formée par du sang, en communication avec la circulation veineuse intra-crânienne, mais dont la réduction n'amène pas de symptômes cérébraux.* — Les bosses sanguines, les abcès phlegmoneux du cuir chevelu s'éliminent rapidement. Parmi les tumeurs qui présentent un certain degré de réductibilité, il y en a quelques-unes dont les caractères particuliers les distinguent bien vite : tel l'anévrysme de l'artère méningée moyenne, avec son souffle, ses pulsations isochrones aux pulsations cardiaques ; les varices artérielles ne peuvent pas laisser des doutes sur leur nature.

Un *angiome simple* ou *caverneux*, sous-cutané, surtout s'il est ancien, sera plus difficile à diagnostiquer, d'autant plus que d'après M. Lannelongue, la plupart de ces tumeurs ne sont au début que des angiomes extra-crâniens. En somme, en présence d'un angiome du cuir chevelu, il faut se poser une seule question : à savoir si oui ou non il communique avec la cavité crânienne. Pour s'assurer de ce fait, on exercera une compression circulaire autour de la tumeur, de manière à interrompre toutes les connexions avec la circulation extra-crânienne. Si la poche préalablement vidée, se remplit de nouveau malgré cette compression circulaire, on peut être sûr qu'elle communique avec les sinus, ou tout au moins avec les canaux veineux du diploé; second caractère, la tumeur érectile n'est plus réductible pendant cette compression, c'est l'inverse qui a lieu pour la tumeur communiquante.

Un dernier signe qui met hors de doute l'origine intra-crânienne de la tumeur veineuse, c'est la présence à la surface de la paroi crânienne de quelques inégalités ou de quelque ouverture, et la possibilité d'empêcher la poche de se remplir tant que le doigt reste appliqué sur ce point. Dans un cas douteux (Giraldès), Follin par la constatation de ce seul fait entraîna la conviction de tous les membres de la Société de chirurgie (Gayraud); mais il faut ajouter que ce signe n'est pas constant.

Deuxième forme. — *Tumeur dont la réduction amène des symptômes de compression cérébrale.* — Dans ces cas le diagnostic est plus difficile.

La fluctuation, et au besoin la ponction exploratrice, permettent d'écarter les tumeurs solides.

L'*encéphalocèle* irréductible s'élimine d'emblée. L'encéphalocèle réductible avec ses battements synchrones au pouls, avec sa peau normale, se distinguera assez facilement des tumeurs veineuses.

Ces tumeurs ont cependant des caractères communs qui prêtent à la confusion, tels que la mollesse, l'indolence, et les variations de volume sous l'influence des mouvements respiratoires.

La *méningocèle* serait, d'après Dupont, d'un diagnostic plus difficile, car ces tumeurs manquent de battements. Mais leur transparence, l'existence d'un pédicule même après la réduction, la largeur de l'orifice crânien unique, et enfin au besoin la ponction exploratrice, lèvent les doutes.

Un *abcès froid intra et extra-crânien* détermine des phénomènes généraux graves et souvent mortels, ce qui n'arrive pas lors de tumeur sanguine veineuse (Terrier).

Le *céphalæmatome interne et externe* entraîne ordinairement la mort, et ne s'observe que chez les nouveau-nés (Terrier).

Dans tous ces cas, il faut rechercher avec soin si les phénomènes produits lors de la compression des jugulaires et de la position plus ou moins déclive de la tête sont identiques, analogues, ou tout à fait différents de ceux qu'on observe lors de tumeur veineuse communiquant avec les sinus (Dupont). Enfin la ponction exploratrice seule, dans un grand nombre de cas, pourrait décider du diagnostic (Lannelongue).

Quant au diagnostic étiologique, la nature congénitale, acquise ou traumatique de la tumeur, aurait un intérêt réel au point de vue thérapeutique, d'après M. Lannelongue. Les tumeurs congénitales étant des angiomes, leur réductibilité doit être moins parfaite que celle des tumeurs traumatiques, constituées par des anévrysmes veineux, largement communiquants et munis le plus souvent d'une grande poche centrale. Les commémoratifs pourront dans bien des cas lever le doute.

Pronostic. — Dans les cas peu nombreux où les malades ont été suivis, on a pu s'assurer que la tumeur offrait une marche lente, et constituait une simple difformité. Le sujet de la première observation de Hutin, dont la lésion, d'origine traumatique, remontait à l'an 1799, mourut en 1851, à l'âge de quatre-vingt-un ans, d'un érysipèle du cou, compliqué de bronchite chronique. Cet exemple et d'autres du même genre démontrent le peu de gravité du pronostic. Cependant, l'existence d'une semblable tumeur expose toujours l'individu qui la porte à un danger réel, résultant de l'ouverture de la tumeur, soit par suite d'un accident, soit par suite d'une erreur de diagnostic. Tel le malade de Flint, qui périt d'hémorrhagie.

Enfin certains autres accidents sont à redouter : l'entrée de l'air dans les sinus, la phlébite des sinus.

A propos de l'entrée de l'air dans le sinus, nous ferons remarquer que la gravité et même la possibilité de cette pénétration a été très discutée. Schellmann (1864) qui fit les premières expériences, blessa le sinus longitudinal du chien, et n'observa pas l'entrée de l'air, la blessure fut bénigne. Cl. Bernard (1875), au contraire, vit l'entrée de l'air se produire. A la suite d'une observation de Volkmann, de plaie du sinus longitudinal suivie de mort, Genzmer son assistant, fit des expériences (1877) sur le chien, il obtint un résultat positif, l'air pénétrait dans les mouvements profonds d'inspiration. Bergmann, se basant sur les expériences de Cramer (1873), qui avait trouvé la pression sanguine dans le sinus, toujours positive, n'admit pas la possibilité de cette pénétration. Seim (1885), à la suite de ses expériences sur le chien et le cheval, crut démontrer l'aspiration de l'air. Pietro Ferrari [1], en 1889, démontra par de nombreuses expériences, que l'entrée de l'air dans le sinus n'a pas lieu à la suite des blessures de ce dernier.

Traitement. — A l'époque de Dupont, le traitement préconisé était purement palliatif, et il doit consister, nous dit cet auteur : 1° à préserver la tumeur contre les injures extérieures; 2° à empêcher son accroissement, à l'aide d'une compression méthodique et en recommandant aux malades d'éviter les violents efforts. La compression à l'aide d'une plaque de métal, de gutta-percha, de carton, tels sont les moyens préconisés par Dupont, Gayraud, Duplay, etc.

Pour Mastin, la nature, la marche de la lésion, exigent rarement l'intervention ; le mode opératoire varie selon la forme diffuse ou érectile de la tumeur.

Dans le cas de tumeur diffuse ou d'une varice du sinus, on dénudera et liera le pédicule (s'il existe), ou bien, si c'est nécessaire, on liera le sinus, après avoir, à l'aide du trépan, découvert un espace suffisant pour les manipulations nécessaires : la ligature latérale, la suture du sinus, quand elles seront possibles, devront être préférées à la ligature totale (Mastin).

Si la tumeur est composée de veines émissaires variqueuses, ou de dilatations diploïques, l'étranglement de la base, et même l'électro-puncture, sont les procédés à employer (Mastin).

M. Lannelongue distingue, au point de vue thérapeutique aussi, les deux variétés de tumeurs, traumatiques et congénitales.

Dans l'*hématome traumatique* on doit s'abstenir de toute intervention opératoire : la ponction répétée n'a d'utilité que pour éclairer un diagnostic douteux.

[1] P. Ferrari, *Dangers de la blessure des sinus de la dure-mère. Archives ital. de biologie*, 1889.

La compression directe qui n'a jamais été, avant M. Lannelongue, ni préconisée ni employée, lui paraît être la méthode curative à essayer. On devra l'appliquer avec soin et précaution, de manière à ne pas refouler dans le crâne un fragment osseux (Lannelongue). Cette compression en immobilisant les fragments, et surtout en s'opposant à la circulation dans l'hématome, devra favoriser l'oblitération et la cicatrisation des vaisseaux ouverts, sinus ou veines émissaires. Les effets seront d'autant plus sûrs qu'on appliquera la compression à une époque plus rapprochée du traumatisme, immédiatement après, ou dans les jours qui suivent (Lannelongue).

Le même traitement serait applicable à la tumeur dite *hernie du sinus* (Gros).

Dans les *tumeurs congénitales* (angiome épicrânien) Lannelongue préconise l'abstention, si la tumeur est petite, stationnaire, ou très peu progressive, et ne détermine ni gêne ni accidents. Mais si l'accroissement de la tumeur est continu et assez rapide, si elle menace de se rompre, par amincissement ou inflammation des téguments, l'extirpation deviendrait la méthode de choix. Elle devra compter, comme temps premier et essentiel, la ligature en bloc du pédicule, ou la ligature isolée des veines émissaires, selon les cas; la méthode antiseptique sera suivie dans toute sa rigueur (Lannelongue).

Dans ces mêmes cas, quand la tumeur s'accroît, Heincke a proposé l'électrolyse. Gros a obtenu une guérison par cette méthode.

Quant aux autres moyens employés, les uns ont échoué, les autres ont produit des accidents mortels, hémorrhagie (Flint), phlébite et méningite suppurée (Pelletan). Il ne saurait être question, pour ces tumeurs, d'injections irritantes ou coagulantes, elles occasionnent sûrement des accidents graves. l'inflammation du sinus ou la coagulation du sang qu'il contient (Lannelongue).

V

TUMEURS CRANIO-CÉRÉBRALES

Sous le nom de tumeurs *cranio-cérébrales* nous entendons l'ensemble des néoplasies qui prennent naissance aux dépens de l'encéphale, des méninges, des os du crâne, des téguments du crâne, et donnent lieu à des phénomènes de *compression cérébrale*. Cette conception a le tort de ranger dans la même catégorie des tumeurs différentes de *siège*, de *nature*, mais leur caractère commun, important, est de retentir sur l'encéphale et d'être accessible, dans bien des cas, à l'intervention chirurgicale.

Jusqu'à ces dernières années l'histoire des *tumeurs cérébrales* appartenait au domaine médical; dans les traités de pathologie externe étaient surtout décrites les *tumeurs perforantes*, le *cancer des os du crâne*, le *fongus de la dure-mère*, le *cancer du cerveau*. Depuis la découverte des localisations cérébrales, le diagnostic *médico-chirurgical* s'est étendu aux tumeurs intra-crâniennes, et grâce aux connaissances de topographie cranio-cérébrale et à l'innocuité de la trépanation, elles ont pu être enlevées avec succès.

La chirurgie cérébrale est donc définitivement entrée dans une voie de progrès et de conquête, et il serait injuste de ne pas citer ici les noms de Huglhings Jackson, Mac-Ewen, Godlee, Horsley, Weir, Nancrède, Keen (de Philadelphie), Bergmann, Erich, Erichsen, et, en France, de Lucas-Championnière, Demons et Péan [1].

Les tumeurs cranio-cérébrales se divisent en deux classes :

1° *Les néoplasmes perforants des os du crâne.*

2° *Les tumeurs cérébrales proprement dites.*

I. — NÉOPLASMES PERFORANTS DES OS DU CRANE FONGUS DE LA DURE-MÈRE

Sous le nom de *néoplasmes perforants des os du crâne*, il faut entendre avec Pousson [2], auteur d'un bon mémoire sur ce sujet, « toutes les néoplasies susceptibles de se développer à la superficie, dans l'épaisseur ou au-dessous de la paroi crânienne et d'amener plus ou moins rapidement l'érosion du squelette ». Sans doute les travaux de Lassus, Chelius, Sandifort, Siébold,

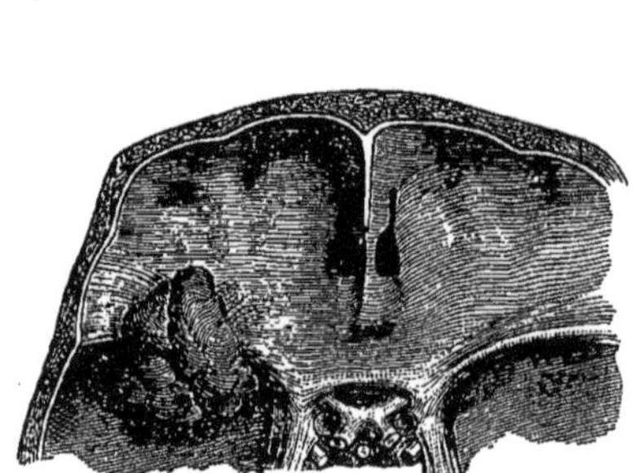

Fig. 224.

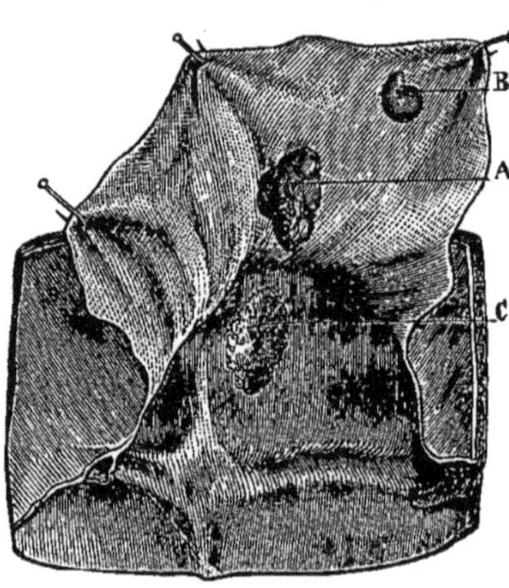

Fig. 225.

Fig. 224. — Sarcome de la dure-mère inséré sur le bord tranchant de la grande aile du sphénoïde gauche.

Fig. 225. — Cancer de la dure-mère. — A,B, tumeurs développées entre les couches externes de la dure-mère et la surface interne de l'occipital. C, altération correspondante de l'os.

Walther, ont infirmé les conclusions du fameux mémoire de Louis, sur l'origine

(1) Consulter : Maret, *De l'ablation des tumeurs de la zone motrice du cerveau*. Thèse de Paris, 1890. — Eugène Decressac, *Contribution à l'étude de la chirurgie du cerveau, basée sur la connaissance des localisations*. Paris, 1890. Dans cette thèse se trouve une bibliographie étrangère complète.

(2) Pousson, *Des néoplasmes perforants de la voûte du crâne*. Mémoire inédit présenté à la Société de chirurgie, 1889. — Consulter encore : W.-R. Birdsall et Robert Weir, *Removal of a large sarcoma causing hemianopsies from the occipital lobe. Medical News*, avril 1887. — Bérard (A.), *Observation de tumeur fong. de la dure-mère. Gaz. méd.*, 1833, p. 735. — Chassaignac, *Des tumeurs de la voûte du crâne*. Thèse de concours de Paris, 1846. — Ebermaïer, *Journ. compl. du Dict. des sc. méd.*, t. XXXIV, p. 305. — Espinosa, *Dissertation sur le fongus de la dure-mère*. Thèse de Paris, 1825. — Genzmer (de Halle), Sixième Congrès des chirurgiens allemands, avril 1877. — Henck (G.), *Berliner klin. Wochenschrift*, n° 17, p. 249, et

uniquement dure-mérienne, des tumeurs végétant à l'extérieur du crâne effondré, et un très grand nombre d'observations prouve aujourd'hui, que les néoplasmes peuvent avoir leur point de départ *dans les enveloppes extérieures du crâne, dans les os, dans les méninges*, voire *même dans l'encéphale*, mais exceptionnellement. La térébration osseuse peut se faire de dehors en dedans, ou de dedans en dehors, suivant le point de départ extérieur ou intérieur du néoplasme.

La plupart de ces tumeurs sont des *cancers*, dans le sens clinique du mot. « Le plus souvent solitaires, ces tumeurs sont quelquefois multiples et occupent de préférence la voûte du crâne. Elles peuvent acquérir un volume considérable : on les a vues quelquefois, après avoir perforé les os, s'étaler à l'extérieur sous forme d'un énorme champignon recouvrant une grande partie de la voûte du crâne. Cependant avant qu'elles aient atteint un grand volume, il est quelquefois possible de les réduire et de les faire repasser par l'ouverture à travers laquelle elles sont sorties.

Les os correspondant à la tumeur subissent une absorption lente et finissent par se perforer, ils présentent alors une ouverture plus ou moins arrondie, offrant quelquefois à son contour des inégalités, mais sans traces de nécrose ou de carie » (Duplay).

Étiologie. — Le fongus de la dure-mère, que nous prendrons pour type de la description, à l'exemple de Duplay « peut se montrer à tous les âges. On l'a observé chez un enfant de deux ans et demi : cependant il se développe, le plus généralement, entre trente et cinquante ans. Le sexe masculin y semble plus prédisposé. Quant aux causes immédiates, elles demeurent totalement inconnues, et il me paraît inutile de mentionner cette étiologie banale qu'on ne manque pas d'invoquer en pareil cas » (Duplay).

Symptomatologie. — « On peut diviser la symptomatologie du fongus de la dure-mère en deux périodes suivant que la tumeur est encore contenue dans l'intérieur du crâne, ou qu'elle fait saillie en dehors.

« Lorsque le fongus est encore renfermé dans la cavité crânienne, on n'observe que des troubles fonctionnels variables. Le malade se plaint d'une

n° 18, p. 275, 1882. — HEINGRE (ANTONIN), *Des tumeurs du cerveau*. Thèse de Paris, 1872. — HORSLEY (V.), *Brain surgery. British med. journ.*, p. 670, octobre 1886. — DU MÊME, *Remarks on ten consecutive cases of operation upon the brain. British med. journ.*, p. 865, avril 1887. — KUESTER, *Berliner klin. Wochenschrift*, n° 46, p. 673, nov. 1881. — LOUIS, *Mémoire sur les tumeurs fong. de la dure-mère. Bull. de l'Acad. roy. de chirurgie*, t. III, p. 170. — PARISE (de Lille), *Bull. de la Soc. de chir.*, 1856-1857, t. VII, p. 514. — LANGENBECK (VAN), *Berliner klin. Wochenschrift*, avril 1881 et févr. 1882. — MAAG, *Hospital Tidende*, V, 44, 1879. — MALESPINE, *Quelques remarques critiques sur le fongus de la dure-mère*. Thèse de Paris, 1846. — MARTIN (A.), *France médicale*, 3 juillet, 1878. — MAZZENI (C.), *Clinica chirurgica*. Rome, année 4° et 5°, et *Annale universali di medicina*. Milan, nov. 1878. — MERCIER VALENTIN, *Sur les tumeurs malignes des os du crâne*. Thèse de Paris, 1881. — ORIOLI (Nicolas), *Gazette méd. de Paris*, 1834, p. 410. — PÉAN, *Leçon de clin. chir.*, t. I. p. 328. — PAULY, *Deutsche Gesellschaft für Chirurgie*, XII. Kongress, Berlin, 1883. — PECCHIOLI, *Il Raccogt. medico di Sano*, et *Gaz. méd.*, 1838, p. 415. — SABATHIÉ, *Étude sur les tumeurs des méninges encéphaliques*. Thèse de Paris, 1875. — TRÉLAT, *Contribution à l'étude clinique des tumeurs de la région temporale*. Thèse de Bottey. Paris, 1882. — THIEBAULT, *Dissertation sur les tumeurs fongueuses de la dure-mère*. Thèse de Paris, 1816. — VALLETTE (DOMINIQUE), *Des tumeurs fongueuses de la dure-mère et des os du crâne*. Thèse de Paris, 1845.

douleur plus ou moins vive, rémittente, offrant quelquefois la forme névralgique, fixe ou mobile, en sorte que la localisation de cette douleur est loin d'indiquer toujours le siège de la lésion. Il peut s'ajouter à ces symptômes des troubles cérébraux plus ou moins graves tels que vertiges, étourdissements, syncopes, vomissements, paralysie du sentiment et du mouvement, surdité, amaurose, etc., etc.

« Avant que la perforation osseuse soit complète, il est quelquefois possible de constater en un point du crâne un amincissement, qui se traduit par la dépression de l'os, lequel cède sous le doigt en donnant une impression parcheminée.

« Lorsque l'os est perforé, le fongus soulève la peau, sous forme d'une tumeur arrondie ou bosselée, élastique, d'abord assez dure, puis plus tard se ramollissant par places, agitée de battements isochrones à ceux du pouls, plus rarement à ceux de la respiration. La tumeur peu ou point mobile dans le sens latéral, est quelquefois réductible en tout ou en partie, et l'on peut sentir alors la perforation osseuse. Tantôt cette réduction s'opère sans accidents, tantôt elle détermine des troubles cérébraux, tels que : engourdissements, syncopes, convulsions, qui disparaissent aussitôt que cesse la compression.

« Parvenue à cette période, la tumeur continue son évolution au dehors du crâne et devient bientôt irréductible. Les battements peuvent même cesser de se manifester et les seuls signes de la maladie sont la présence de la tumeur extérieure qui peut se ramollir et s'ulcérer, et l'affaiblissement cachectique du malade.

« Les fongus de la dure-mère s'échappent quelquefois par d'autres voies que la voûte du crâne. On en a vu sortir par l'orbite, en produisant une exophthalmie, par les fosses nasales, par l'oreille, en simulant un polype.

« La durée de la maladie peut être assez longue. On a dit qu'elle pouvait se prolonger trente ou quarante ans. Mais la longueur de cette durée porte principalement sur la première période. Une fois la perforation du crâne accomplie, la mort arrive généralement au bout d'un ou deux ans. Cette terminaison, conséquence habituelle de l'épuisement du malade, est souvent hâtée par des accidents cérébraux ou par des hémorrhagies » (Duplay).

Traitement. — M. Pousson, dans le mémoire déjà cité, a réuni 41 faits qui fournissent, à cause des récidives, 49 interventions; sur ce nombre on note 26 succès opératoires. Cette mortalité excessive tient moins à la gravité de la lésion, qu'à certains procédés opératoires employés. Pousson, ramenant à 6 types les divers modes d'intervention mis en œuvre, trouve que :

L'incision simple a donné	1 succès,	7 morts.
L'incision avec excision d'une partie de la tumeur	1 —	2 —
L'incision avec cautérisation	1 —	2 —
La destruction par les caustiques	1 —	2 —
La ligature	1 —	0 —
L'extirpation	22 —	8 —

De tous les procédés, l'extirpation est le seul ou les succès l'emportent sur les échecs et cela dans une forte proportion : 22 guérisons opératoires contre

8 morts, soit près de 2/3 des succès; la mortalité dans les autres procédés ne se chiffre pas moins de 14 morts, contre 5 guérisons.

Ainsi se trouve justifié par la statistique, le choix que font *à priori* les auteurs classiques, de l'extirpation large. La supériorité de ce mode d'attaque des tumeurs perforantes du crâne n'avait d'ailleurs pas échappé à Louis, qui, dans son mémoire, formule nettement le principe de s'adresser d'abord au *vice de l'os*, pour extirper ensuite le mal essentiel, par les moyens appropriés.

Manuel opératoire. — Après chloroformisation et antisepsie de la région, le chirurgien circonscrit la tumeur par des incisions transversales ou verticales, appropriées au néoplasme, de façon à l'isoler et à le séparer d'avec les téguments sains. Après avoir reconnu les connexions de la tumeur, *il faut attaquer l'os* qui lui livre passage : la brèche doit être large [1], la pince-trépan de Farabeuf sera, dans ces cas, très utile.

L'extraction de la tumeur, simple dans le cas d'indépendance d'avec les méninges, devient délicate dans la majorité des cas, ou il y a adhérence primitive ou secondaire de la dure-mère au cerveau : la séparation peut être facile, sans hémorrhagie, mais parfois aussi il est indispensable de réséquer la dure-mère : d'ailleurs ces temps opératoires sont les mêmes, qu'il s'agisse de néoplasme perforant, ou de tumeur du cerveau proprement dit (voy. chapitre suivant).

II. — TUMEURS CÉRÉBRALES PROPREMENT DITES

Celles-ci peuvent être *encapsulées* ou *circonscrites*, ou bien *infiltrées* ou *diffuses* (Bergmann). Cette notion anatomo-pathologique est importante, au point de vue opératoire.

« La fréquence de ces tumeurs est considérable. Hale White (*Guy's Hospital Rep.*, 1886), prétend qu'on en trouve 1 sur 49 autopsies; il est vrai qu'il s'agit de tumeurs siégeant en un point quelconque de la substance cérébrale : celles de l'écorce sont moins fréquentes, et Allen Staw les classe dans l'ordre suivant (*Med. News*, 12 janvier 1889) :

Cervelet	96
Tumeurs multiples	43
Protubérance et pont de Varole	38
Centre ovale et corps calleux	35
Ganglions centraux	27
Écorce cérébrale	21
Tubercules quadrijumeaux	11
Base	8
4e ventricule	5

D'après cette statistique, les tumeurs ne siégeraient dans le cortex que 21 fois sur 300, et par conséquent ne seraient accessibles que 1 fois sur 14 environ.

« D'autre part, si on réunit les statistiques de Hale White et de Berhnardt,

[1] « La grande déperdition qu'il faudrait faire aux os du crâne, pour découvrir la végétation fongueuse de la dure-mère, n'a donc aucun inconvénient, et l'on ne peut se dispenser de commencer la cure par les indications présentes » (Louis).

on arrive à un chiffre de 580 cas, concernant la nature spéciale de chaque tumeur :

Nature indéterminée	133
Tumeurs tuberculeuses	137
Gliomes	76
Sarcomes	75
Hydatides	30
Kystes	27
Carcinomes	24
Gommes	21
Glio-sarcomes	14
Myxomes	12
Ostéomes	6
Névromes	4
Psammomes	4
Papillomes	4
Fibromes	3
Cholestéatomes	2
Lipomes	2
Tissus érectiles	2
Kystes dermoïdes	2
Enchondromes	1
Lymphomes	1

« Cette table a été dressée d'après les cas observés chez l'adulte; chez l'enfant la fréquence n'est pas la même. Allen Staw a dressé un tableau sur 300 cas, où les diverses tumeurs figurent dans l'ordre suivant :

Tumeurs tuberculeuses	152
Gliomes	37
Sarcomes	34
Kystes	30
Tumeurs indéterminées	30
Carcinomes	10
Glio-sarcomes	5
Gommes	2

Ici, comme dans le cas précédent, les tumeurs tuberculeuses prédominent, mais dans une proportion beaucoup plus forte, puisqu'elle dépasse la moitié des cas.

« Pour les gliomes et les sarcomes, la proportion égale des deux côtés est d'environ 1/8 des cas observés. Par contre, la proportion des carcinomes est plus faible dans l'enfance; quant aux tumeurs gommeuses elles figurent à peine dans la statistique du bas-âge » (Decressac, *loc. cit.*).

Symptômes. — Toute tumeur située à la surface du cerveau ou à son voisinage, amène par son accroissement une diminution de la capacité crânienne, et agit ensuite sur la zone cérébrale qui lui a donné naissance.

De là deux ordres de symptômes, des symptômes de *compression cérébrale* et des symptômes de *localisation.*

Les symptômes de compression cérébrale ont déjà été longuement exposés (voy. *Compression cérébrale et épanchements sanguins*), nous n'y reviendrons pas.

Les symptômes de localisation sont les plus importants, puisqu'ils traduisent l'action directe de la tumeur sur un point spécial de l'écorce cérébrale.

Ce sont les troubles *moteurs*, *sensitifs*, *sensoriels*, *intellectuels*.

I. Troubles de motilité. — Ce sont des *paralysies corticales* (monoplégies faciale, brachiale, jambière); des *tremblements*, *des convulsions épileptiformes* (épilepsie jacksonnienne, épilepsie focale d'Horsley) précédés d'auras.

II. Troubles de la sensibilité. — Ils consistent en *anesthésie*, *hémianesthésie* (lésion de l'hippocampe, Perrier), en *hyperesthésie*, en *céphalalgie* frontale ou occipitale.

III. Troubles sensoriels. — a. *Vision*, b. *audition*, c. *olfaction*, d. *troubles du goût*.

IV. Troubles de l'intelligence. — Ils sont de deux sortes, symptômes d'exaltation, et symptômes de dépression.

V. Troubles du langage. — Les différentes formes de l'aphasie se rencontrent fréquemment dans les troubles de compression cérébrale, quelquefois seules, plus souvent compliquées de troubles moteurs paralytiques ou convulsifs.

Lorsqu'il y a prédominance d'une forme d'aphasie, on peut, selon toute vraisemblance, conclure à une lésion de son centre respectif (voy. *Topographie cranio-cérébrale*).

Diagnostic. — Avant d'admettre une tumeur intra-crânienne, il faudra éliminer toutes les affections médicales qui peuvent la simuler, l'urémie, l'encéphalopathie saturnine, la méningite, l'hémorrhagie cérébrale.

Le siège topographique de la lésion peut être diagnostiqué, dans le cas où la tumeur occupe la région motrice. Voici, d'après Séguin (thèse Decressac), la description des symptômes spéciaux à la lésion de chacune des parties de la région motrice.

« *a*. Les tumeurs de l'extrémité caudale de la troisième circonvolution frontale — du côté gauche chez les droitiers — produit d'abord des troubles de la parole, puis une aphasie motrice. L'extension vers le reste de la zone motrice amène de la parésie et des mouvements convulsifs de la langue, de la face et de l'extrémité supérieure du côté opposé du corps. Plus tard ces symptômes deviennent permanents.

« *b*. Les tumeurs de l'extrémité inférieure des circonvolutions pré et post-rolandique, au début amènent des mouvements convulsifs, ou de la parésie, ou les deux à la fois, dans la moitié opposée de la langue; plus tard de l'aphasie motrice et de la paralysie de la face, et de l'extrémité supérieure; plus tard encore, une paralysie complète de la moitié de la langue, de la face et de l'extrémité supérieure, avec aphasie permanente et convulsions jacksonniennes.

« *c*. Les tumeurs de l'extrémité caudale de la deuxième frontale, et de la partie voisine de la circonvolution prérolandique, produisent d'abord de la parésie avec mouvements convulsifs des muscles de la face, dans le côté opposé, puis mêmes symptômes, avec addition d'aphasie motrice plus ou moins prononcée, parésie de la moitié de la langue, parésie et spasmes de l'extrémité supérieure, surtout des doigts; en dernier lieu paralysie permanente de la moitié de la langue, de la face, de la main, aphasie et convulsions.

« *d*. Une tumeur siégeant à la partie inférieure du tiers moyen de la précentrale, se révèle par des spasmes et de la paralysie du pouce et des doigts du côté opposé — quelquefois de la main entière et de l'avant-bras — après son accroissement, des symptômes d'irritation ou de destruction, apparaissent à la face, à la langue et il y a une aphasie plus ou moins marquée, la parésie de la main et de l'avant-bras devenant une paralysie complète.

« Séguin, à ce sujet, fait remarquer que la paralysie des doigts s'accompagne toujours d'engourdissement et d'anesthésie tactile légère.

« *e*. Les tumeurs de la partie supérieure du tiers moyen de la pre-centrale et de la post-centrale donnent leurs symptômes dans l'appareil musculaire du bras et de l'épaule. Plus tard les mouvements convulsifs et la paralysie s'étendent à d'autres parties suivant le côté vers lequel se développe la tumeur.

« Si c'est en bas, l'avant-bras, la face, la main sont atteints; en dernier lieu survient l'aphasie quoiqu'elle soit rarement complète. Si c'est en haut, les convulsions et la paralysie, mais surtout la paralysie, se cantonnent successivement dans la cuisse, la jambe et le pied.

« *f*. Les tumeurs du tiers supérieur des circonvolutions ascendantes et du lobule paracentral, donnent au début des convulsions et de la paralysie dans la cuisse, la jambe et le pied. Plus tard par l'extension du néoplasme, on a des symptômes dans le bras et la main, rarement dans la face; jamais d'aphasie, à moins de cas exceptionnels, où la résistance du patient a permis à la tumeur d'acquérir un volume énorme.

« Il peut arriver que le centre du membre supérieur de l'hémisphère opposé soit en même temps atteint, donnant ainsi de la paralysie avec ou sans convulsions dans les deux jambes (pseudo-paraplégie). »

Peut-on distinguer une *lésion corticale* ou *épicorticale* d'une lésion *subcorticale?* Oui, encore d'après Séguin, qui donne les règles suivantes, sans y attacher une confiance absolue.

Lésion corticale ou épicorticale. — Signes. — Spasme clonique localisé, attaques épileptiformes débutant par des convulsions localisées et suivies de paralysies, présence de douleur locale et sensibilité à la pression, température plus élevée.

Lésion subcorticale. — Paralysie locale ou de la moitié du corps, suivie de convulsions, prédominance de convulsions toniques; peu de céphalalgie, pas de sensibilité à la pression, température locale normale.

Le diagnostic du nombre de ces lésions, de leur nature, est le plus souvent très difficile; cependant, pour l'appréciation de la nature de la lésion, l'existence d'une tuberculose acquise ou héréditaire, la recherche de la syphilis, etc., seront de précieux indices.

Traitement. — Peu de tumeurs sont accessibles au chirurgien (Bergmann) : les tumeurs syphilitiques doivent être traitées par les moyens médicaux seuls [1]; les tumeurs tuberculeuses à cause de leur récidive, de leur difficulté

[1] Ce n'est pas l'avis de V. Horsley, qui au Congrès de Berlin (août 1890) s'est exprimé de la façon suivante : « Bien des cliniciens admettent que le mercure et l'iodure font résoudre les gommes cérébrales et les pachyméningites syphilitiques. Déjà M. Gowers, tout en reconnaissant que l'on obtient ainsi des améliorations notables, s'est élevé contre cette manière de voir. Pour ma part, je suis certain que la pachyméningite, dont la tendance est grande même, après ablation de la plaque initiale, n'est qu'améliorée et non gué-

d'extirpation, de leur coexistence avec des lésions méningées ou pulmonaires, ne seraient pas non plus justiciables de l'opération. — Les tumeurs infiltrées doivent être respectées. — Aussi, Bergmann, sur les 300 observations de la statistique de Hale White, que nous avons citée plus haut, ne trouve-t-il *que* 9 *tumeurs opérables!*

Horsley (Congrès de Berlin, août 1890) ne restreint pas, comme Bergmann, le champ de la *chirurgie cérébrale appliquée aux tumeurs :* « Il est inutile, dit-il, de discuter longuement sur les *tumeurs bénignes;* après leur ablation la cure est radicale. C'est donc des tumeurs *malignes* et *diffuses* que je vais m'occuper. Or, même lorsqu'on opère trop tard pour pouvoir tenter une extirpation totale, la trépanation peut, par décompression, donner au patient une amélioration très considérable. On risque, il est vrai, la mort par choc opératoire, d'autant plus que la tumeur est plus étendue et le sujet plus âgé. J'ai agi de la sorte sur un malade qui me fut apporté dans le coma, et qui put sortir de l'hôpital en marchant, pour mourir de récidive l'année suivante, il est vrai.

Mais sa fin a été extrêmement soulagée, et ce fait m'a démontré que dans les cas désespérés, l'opération palliative était indiquée. *J'en conclus que dans toute tumeur la trépanation exploratrice s'impose*, quitte à en rester là si l'on tombe sur un néoplasme inopérable. Les résultats sont bien meilleurs qu'on ne pouvait le prévoir : non seulement la céphalalgie et les vomissements cessent, mais la névrite optique s'amende et la vue revient, ainsi que depuis cinq ans, je m'en suis rendu compte sur plusieurs malades. En outre, la vie est prolongée, et en particulier j'ai opéré, il y a près de deux ans, pour un glio-sarcome cortical, un gentleman aujourd'hui en vie : il a certainement gagné un an d'existence et les accidents sont amendés. Une de mes observations les plus remarquables, est celle d'un homme qui souffrait d'attaques épileptiques avec rotation violente du corps de droite à gauche, et qui eut ensuite des crises dyspnéiques très graves. Je lui diagnostiquai une tumeur du pédoncule cérébelleux moyen, et je lui enlevai une moitié de l'occipital, puis plus tard, à sa demande l'autre moitié. Le résultat fut la suppression des crises dyspnéiques, de la céphalalgie, et pour un temps, des attaques de convulsions. Il a vécu de la sorte pendant deux ans, grandement amélioré. Les symptômes de compression ont récemment reparu. J'ai fait six opérations de ce genre, sans aucun décès. »

Les *tumeurs de la zone motrice* donnant lieu à des symptômes *bien déterminés* et qui ne sont pas *modifiables* par un *traitement médical* [1], doivent être

rie par le traitement spécifique : et pour les gommes cérébrales, des autopsies m'ont convaincu qu'il en est de même; pour les guérir le seul moyen, tout comme pour les *tubercules*, consiste à les extirper, et j'ai ainsi obtenu des succès. »

[1] Horsley s'est élevé au Congrès de Berlin (août 1890) contre la prolongation demesurée du temps pendant lequel on soumet le malade à un « loyal essai » du traitement médical et empirique. « Je trouve très regrettable, dit-il, qu'on ne donne pas à cet essai une limite nette, et nous ne sommes en général conviés à opérer, que lorsque le patient est hors d'état d'en tirer bénéfice. Il y a là une situation injuste pour le chirurgien, mais sans contredit plus défavorable encore au malade. Les deux derniers cas que j'ai observés étaient de ce genre; chez l'un, j'ai fait une large résection crânienne, et par décompression j'ai amendé les accidents; chez l'autre j'ai refusé d'intervenir et bien m'en a pris, car six jours plus tard le malade succombait.

« Le traitement classique auquel je viens faire allusion, consiste à prescrire l'iodure et le bromure de potassium. Or, la question n'est pas seulement de déterminer à partir de quand enlevées, lorsque d'autre part, les conditions tirées de l'âge, de l'état général sont satisfaisantes.

Manuel opératoire. — Horsley a tracé, avec une grande expérience, toutes les règles à suivre dans l'ablation des tumeurs. Nous ne pouvons que signaler ici la *préparation du malade*, la *chloroformisation*, le *tracé des incisions* et les *lignes d'incision* (en croix, en T, chirurgiens français) semi-lunaires, en fer à cheval, à concavité supérieure (Américains).

La trépanation sera faite au point de la calotte crânienne qui répond au centre incriminé (voy. *Topographie cranio-cérébrale*), soit avec le marteau et le ciseau (Allemagne), soit avec le trépan (France, Amérique); signalons le polytritome de Péan et la pince de Farabeuf. La rondelle osseuse enlevée sera examinée avec soin, car si elle est irrégulière, chagrinée, il faudra penser à l'action d'une tumeur, soit en contact immédiat, soit séparée par une portion de tissu sain (Hale White).

La dure-mère, dans le cas de tumeur sous-jacente, est jaunâtre, rouge sombre; elle fait saillie à travers la perforation osseuse, et par suite d'un excès de tension intra-crânienne, elle n'est animée d'aucun battement.

L'*incision de la dure-mère* peut être cruciale, ou suivant les 3/5 de sa circonférence; ce dernier procédé appartient à Horsley, qui recommande de ne pas blesser le cerveau, et de lier les vaisseaux au fur et à mesure de leur section.

Les changements de coloration du cerveau, les modifications de consistance révélées par le toucher (Jastrowitz), ou le doigt introduit entre le cerveau et les méninges (Deaver), l'exploration par l'électricité des foyers corticaux (Horsley), seront utilisés.

La tumeur sera attaquée avec la curette de Volkmann (Séguin), ou le bistouri, en ayant soin de le tenir à distance du néoplasme, et de faire les incisions perpendiculaires à la surface du cerveau, pour diviser le minimum de fibres blanches.

La plaie est fermée après avoir suturé la dure-mère au catgut, et réimplanté la rondelle osseuse [1].

Les accidents de l'opération sont : 1° les hémorrhagies dues aux vaisseaux de la *peau*, du *crâne*, de la *dure-mère* (sinus ou vaisseaux méningés) et du *cerveau;* le traitement des hémorrhagies du cuir chevelu, des méninges, est connu.

Les hémorrhagies des sinus, seront combattues par la ligature, ou la pince à demeure (voy. Acad. de médecine de New-York, 1889. Ferrari, *loc. cit.*)

nous devons juger que ce traitement est décidément inefficace. Ce qui la complique, c'est que bien souvent, même en cas de sarcome, l'iodure à haute dose amène d'abord une amélioration qui induit en erreur, comme si pour un temps il modérait l'accroissement du néoplasme, et partant les signes de compression. Mais il serait sage de se poser la limite de six semaines : si au bout de ce temps il n'y a pas une amélioration très nette, n'hésitons pas à faire une trépanation exploratrice. L'inefficacité constante du traitement médical contre les tumeurs en général est bien connue, et pourtant si le chirurgien est ici trop souvent en présence de néoplasmes devenus inopérables, c'est précisément parce qu'on a perdu son temps à cette thérapeutique. »

[1] Il résulte des faits de Mac-Ewen, et des expériences de Spitzka (1887), de Mossé (1888), de Burrel (*The reimplantation of a trephine Button of bone. Boston med. and surg. Journal*, mars 1888) que la soudure de la rondelle osseuse s'établit. Mac-Ewen, Horsley, placent la rondelle dans une solution bichlorurée pendant l'opération, et la fragmentent avant de la remettre en place.

Les hémorrhagies du cerveau sont des hémorrhagies en nappe; comme moyen préventif, Horsley recommande à l'intérieur la morphine, et Keen l'ergotine; la cocaïne (Keen), l'antipyrine (Rosswel, Parck), l'eau bouillante à 115 ou 120 degrés, ont été employées.

Le tamponnement (Horsley), la spongio-pressure (Demons, Péan), le catgut enroulé, le tampon iodoformé temporaire par-dessous la suture du cuir chevelu (Bergmann), sont des moyens plus puissants; le thermo-cautère est un procédé dangereux, qui, dans une observation de Goodlee, a amené une encéphalite mortelle.

Dans le cas d'artère friable, et de persistance d'hémorrhagie malgré le tamponnement, il ne faut pas hésiter à employer la pince à demeure, suivant le procédé de Péan.

Signalons en terminant l'œdème aigu du cerveau, la hernie du cerveau, la méningo-encéphalite.

Que donnent ces interventions? — Knapp a réuni 23 faits d'opérations pour tumeurs cérébrales : 15 fois la tumeur a pu être enlevée, 4 fois des kystes ont été évacués, 1 fois on a trouvé la tumeur, mais on n'a pu l'enlever, 3 fois on n'a pu la trouver.

La gravité pronostique de l'intervention semble varier notablement avec la région que l'on doit attaquer. 1 fois c'était sur le lobe frontal (*guérison*), 10 fois sur la région rolandique (7 *guérisons*), 4 fois sur le lobe occipital ou le cervelet (4 *morts*), 1 *mort* pour 4 kystes opérés, 4 opérations exploratrices (2 *guérisons* et 2 *morts*). Les causes de mort sont donc le choc 4 fois, l'hémorrhagie 2 fois, la septicémie 2 fois, l'œdème pulmonaire 1 fois.

Donc, *guérison dans la moitié des cas.*

La statistique d'Horsley (Congrès de Berlin, août 1890) est plus favorable encore : la *guérison est constante* lorsqu'on opère *à temps*, et non in extremis : *la gravité sera nulle le jour où les opérations seront précoces.*

		Réunions immédiates.	Morts.	
Exploration de l'écorce	5	4	1	(Septicémie).
Excision des centres corticaux	5	5	0	
Trépan palliatif pour tumeurs	6	6	0	
Extirpation de tumeurs	8	4	4	(Shock).
Extirpation d'un kyste traumatique	5	5	0	

VI

TOPOGRAPHIE CRANIO-CÉRÉBRALE

La connaissance de la topographie cranio-cérébrale, c'est-à-dire des rapports de l'encéphale avec le crâne recouvert de ses parties molles, est aujourd'hui indispensable au chirurgien. L'opérateur doit savoir tracer sur le crâne les *sinus accessibles*, l'*artère méningée moyenne*, la *scissure de Sylvius*, le *sillon de Rolando*, autour duquel se groupent les circonvolutions cérébrales et leurs centres psycho-moteurs.

La description de ces différentes parties de l'encéphale serait déplacée ici;

bien plus précieuse est la connaissance des points de repère, faciles à reconnaître, et assez fixes pour arriver *cito* et *tuto* sur ces régions; dans un travail des plus consciencieux, le docteur Poirier, chef des travaux anatomiques de cette Faculté, a remarquablement simplifié le problème de la topographie cranio-cérébrale (1).

I. — POINTS DE REPÈRE

Le problème consiste à derminer : *a*, la *ligne sylvienne* (de la scissure de Sylvius), et *b*, la *ligne rolandique* (du sillon de Rolando). La connaissance de ces deux lignes est suffisante, pour la détermination de tous les points de l'écorce.

A. Détermination de la ligne sylvienne. — La *ligne sylvienne* et le plan qui lui correspond, part de la suture naso-frontale, c'est-à-dire du *fond de l'angle naso-frontal*, pour aboutir *à 1 centimètre* au-dessus du lambda (fig. 226, N L); aussi Poirier la désigne-t-il, heureusement, ligne *naso-lambdoïdienne*, qui est synonyme de ligne sylvienne. Le *lambda* le plus souvent très facile à trouver, est situé à 7 centimètres au-dessus de l'inion, c'est-à-dire de la protubérance occipitale externe (2).

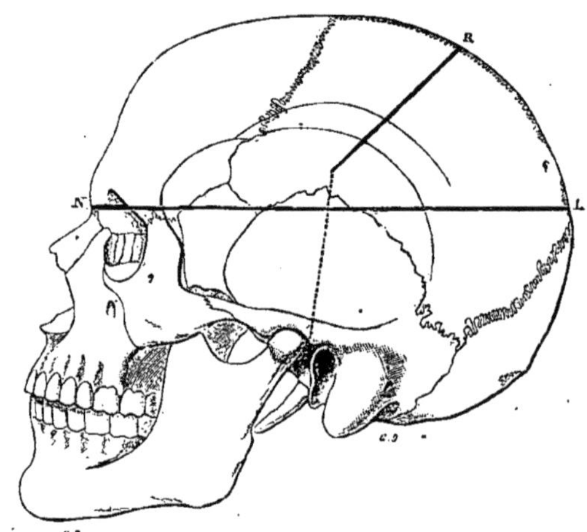

Fig. 226. — NL, ligne naso-lambdoïdienne ou sylvienne. — R, extrémité supérieure de la ligne Rolandique.

Cette ligne *naso-lambdoïdienne*, et par conséquent le plan qui lui correspond passe à 6 centimètres au-dessus du conduit auditif externe.

Il n'y a qu'à jeter les yeux sur la figure 226, « pour voir que cette ligne naso-lambdoïdienne touche le cap de la troisième circonvolution frontale, suit sur une longueur de 4 à 6 centimètres la portion externe de la scissure de Sylvius, rasant la partie inférieure du lobule du pli courbe (lobule pré-sylvien), tra-

(1) Poirier, *Topographie cranio-cérébrale*, in-8°. Paris, Delahaye, 1890. — Nous renvoyons à cette publication, pour tout ce qui concerne les questions d'historique, la technique de la trépanation, et les différents procédés employés par les chirurgiens français et étrangers, dans la recherche des centres moteurs de l'encéphale.

(2) Le point de rencontre des trois branches du *lambda*, peut être senti au travers des parties molles, à condition qu'il n'y ait ni œdème, ni infiltration qui le masque.

La *protubérance occipitale externe ou inion* est accessible à la palpation; et lorsqu'elle échappe à la recherche, un mouvement de flexion de la tête la met en évidence, en tendant le ligament cervical postérieur, qui y prend insertion (Poirier).

verse à sa base le pli courbe, et aboutit à la suture pariéto-occipitale; elle mérite bien le nom de ligne sylvienne » (Poirier, *loc. cit.*).

B. Détermination de la ligne rolandique. — Il suffit de trouver les points extrêmes, de les réunir par une ligne, pour avoir le tracé rolandique (fig. 226 et 227).

Voici, d'après Poirier, les règles à suivre pour déterminer l'*extrémité inférieure du sillon de Rolando :* a, *Reconnaître et tracer au crayon l'arc zygomatique;* b, *élever sur cet arc une perpendiculaire passant juste au-devant du tragus, dans la dépression pré-auriculaire, et compter à partir du trou auditif* 7 *centimètres* (¹) *sur cette perpendiculaire* (fig. 226).

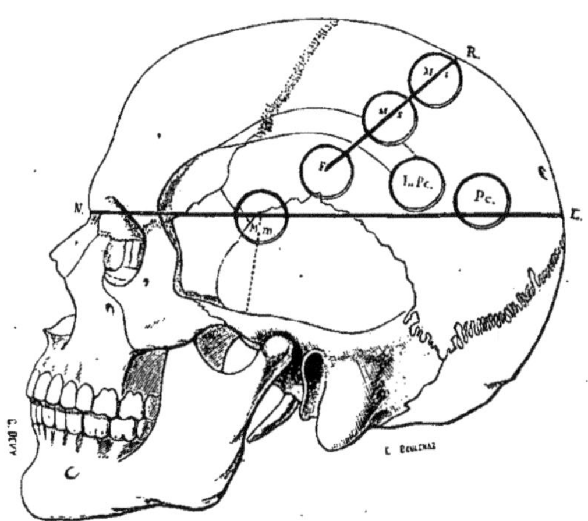

Fig. 227. — NL, ligne naso-lambdoïdienne. — R, ligne rolandique. — M1, centre du membre inférieur. — M2, centre du membre supérieur. — P, centre de la face, de la langue. — Pc, centre visuel. — LPc, lobule du pli courbé.

Pour l'*extrémité supérieure :* a, *mesurer avec soin, la distance qui sépare le fond de l'angle naso-frontal de l'inion* (protubérance occipitale externe), *en suivant bien la ligne sagittale* (médiane); b, *prendre la moitié de cette distance à partir du point nasal, et ajouter* 2 *centimètres* (la largeur d'un doigt) et marquer ce point R, qui donne certainement, à 1 centimètre près, le point de la voûte répondant à l'extrémité supérieure du sillon de Rolando (²).

II. — RAPPORTS DES VAISSEAUX ET DES CENTRES PSYCHO-MOTEURS AVEC L'EXOCRANE ET LE CUIR CHEVELU

A. Rapports des sinus avec l'exocrane et le cuir chevelu. — Deux sinus seulement sont à considérer dans leurs rapports avec la surface extérieure du crâne, le sinus longitudinal supérieur, la portion droite du sinus latéral, et leur confluent ou pressoir d'Hérophile; en raison de leurs rapports avec

(¹) Ce chiffre de 7 centimètres, exprime une moyenne de mensurations effectuées sur des crânes et des cerveaux d'adultes; il serait trop fort sur les têtes d'enfants ou de tout jeunes gens.

(²) Comme contrôle, ou bien au cas où, pour une cause quelconque, on n'aurait pu déterminer l'inion d'une façon satisfaisante, Poirier conseille encore de prendre sur la ligne sagittale, à partir du sillon naso-frontal, 18 centimètres sur les grosses têtes, 17 sur les petites; le point obtenu répond encore à l'extrémité supérieure du sillon de Rolando.

la calotte crânienne, nous les avons dénommés *sinus découverts* ou *accessibles* (¹).

Le *sinus longitudinal supérieur* suit la ligne sagittale et s'étend d'avant en arrière de la bosse nasale du frontal, à la protubérance occipitale externe; la ongueur de ce sinus est en moyenne de 32 centimètres. Sa largeur moyenne, d'après Poirier, est de 1 centimètre, mais cette largeur est triplée par la présence des lacs sanguins et des confluents veineux placés sur les côtés du sinus. Donc les appareils de trépan devront toujours être placés, à moins d'indication spéciale, sur les côtés de la ligne médiane antéro-postérieure, au moins à 1 centimètre 1/2 de cette ligne (Poirier).

Le *pressoir d'Hérophile*, point de jonction des sinus découverts, correspond à la protubérance occipitale externe; il rayonne dans l'étendue de 1 centimètre 1/2 environ autour de la protubérance (Gérard Marchant, *loc. cit.*).

Le *sinus latéral* n'est accessible au chirurgien que *dans sa portion horizontale;* celle-ci a « en moyenne de 7 à 8 centimètres pour chaque côté; elle répond intérieurement à la protubérance occipitale interne d'une part, et d'autre part à la base de la pyramide qui constitue le rocher; son trajet peut être dessiné extérieurement par une ligne à peu près horizontale, s'étendant de l'inion à la base de l'apophyse mastoïde. D'une façon plus précise encore, on peut dire que la direction de l'arcade zygomatique prolongée en arrière, rencontre parallèlement la portion droite du sinus latéral; cette ligne passe à 1 centimètre 1/2 environ au-dessus du conduit auditif externe. Pour avoir le point précis, où la portion droite du sinus latéral se continue avec la portion verticale, il suffit de prolonger verticalement en haut la pointe de l'apophyse mastoïde; à l'union de la rencontre de cette verticale *mastoïdienne*, avec l'horizontale *zygomatique*, correspond la partie intermédiaire aux deux portions horizontale et verticale des sinus droits. » (Gérard Marchant, *loc. cit.*).

La largeur du sinus latéral est de 1 centimètre 1/2.

B. Rapport du tronc de l'artère méningée avec l'exocrane et le cuir chevelu (²). — Sur l'apophyse zygomatique, à égale distance du bord postérieur de l'apophyse montante du malaire et du trou auditif, élever une perpendiculaire, trépaner sur cette perpendiculaire, à 5 centimètres au-dessus de l'apophyse zygomatique (fig. 227, Mm).

La rondelle osseuse devra être détachée avec beaucoup de précaution, à cause du parcours intra-pariétal de l'artère à ce niveau; autant que possible, les deux bouts de l'artère seront liés, car le bout périphérique est uni à la branche postérieure par de nombreuses et larges anastomoses (Poirier).

C. Rapport des centres de localisation avec l'exocrane et le cuir chevelu. — Après avoir tracé la ligne *naso-lambdoïdienne et la ligne rolandique*, bien peu de points du cerveau échappent à une détermination précise, qui sera faite extemporanement avec la plus grande facilité.

Prenons pour exemple, avec Poirier, les *centres connus :*

(¹) Gérard-Marchant, *Des épanchements sanguins intra-crâniens consécutifs au traumatisme*, p. 12 et 13. Thèse de Paris, 1881.

(²) Il est exceptionel d'avoir à lier le tronc de l'artère méningée moyenne, les épanchements de la *zone décollable* prenant leur source dans la lésion d'une des branches. (Voy. *épanchements sanguins.*)

Membre inférieur. — Tiers supérieur de la ligne rolandique, en ayant soin de se tenir à 2 centimètres de la ligne médiane, pour éviter le sinus et atteindre le cerveau en un point qui permettra d'explorer le bord de l'hémisphère et le lobule paracentral (en M1, fig. 227).

Membre supérieur. — Tiers moyen de la ligne rolandique, de façon que la couronne empiète un peu plus en avant qu'en arrière de la ligne (en M2, fig. 227). Une couronne contiguë à celle-ci et placée en avant découvrirait le centre des mouvements de l'écriture (pied de la deuxième frontale, agraphie).

Face. — Langue. — Tiers inférieur de la ligne rolandique, en prenant comme centre l'extrémité même de la ligne (en F, fig. 227). Une couronne contiguë et placée en avant, découvrira entièrement la partie postérieure de la troisième frontale.

Lobe temporal. — Entre la ligne sylvienne et le conduit auditif, très près de la ligne sylvienne, si l'on cherche le centre de la mémoire, des sons, de la parole (surdité verbale); juste au-dessus du conduit auditif, si l'on soupçonne un abcès dans le lobe.

Pli courbe. — Centre visuel. — Sur la ligne sylvienne, à 6 centimètres du lambda (en Pc, fig. 227).

Lobule du pli courbe. — Sur la même ligne, à 9 centimètres du lambda, la couronne sera placée juste au-dessus de la ligne (en LPc, fig. 227).

Le *sinus latéral* suit la ligne qui va du trou auditif à l'inion; au-dessus de la moitié antérieure de cette ligne, c'est encore le lobe temporal; au-dessus de la moitié postérieure, c'est le lobe occipital, et ces deux lobes sont limités en haut par la ligne *naso-lambdoïdienne.*

Cervelet. — Au-dessous de la ligne allant du trou auditif à l'inion, mais à 1 bon centimètre au-dessous de cette ligne, pour éviter le sinus latéral, c'est le cervelet. Plus pratiquement encore, joindre par une ligne droite le sommet de l'apophyse mastoïde à la protubérance occipitale externe, et trépaner au milieu de cette ligne; il faudra traverser une couche musculaire assez épaisse, mais l'ouverture répondra à la partie centrale du cervelet, et au point déclive de la fosse cérébelleuse [1]. (Poirier).

[1] On sait que depuis Broca l'aphasie a été divisée en quatre formes, grâce surtout aux travaux de Charcot, Magnan, Vernike, Kussmaul.

Surdité verbale. — Le malade parle, lit, écrit, entend, mais ne comprend pas; il a perdu la mémoire des sons de la parole.

Cécité verbale. — Le malade entend et comprend le langage parlé; il parle bien, il peut même écrire, machinalement, mais il ne peut lire ni ce qu'il a écrit, ni l'imprimé, *ayant perdu la mémoire des formes des lettres, et des mots écrits ou imprimés;* ce centre est placé vers le tiers antérieur de la deuxième circonvolution pariétale gauche (lobule pariétal inférieur).

Agraphie. — Le malade parle, entend, lit, peut même copier un mot comme il copierait un dessin, mais il est incapable d'écrire, *ayant perdu la mémoire des mouvements de l'écriture* (pied de la deuxième frontale gauche).

Aphémie. — Le malade comprend le langage parlé, il lit, écrit, émet quelques sons, mais il ne peut plus parler, *ayant perdu la mémoire des mouvement méthodiques et coordonnés, qui correspondent à la syllabe cherchée;* ce centre a son siège dans le tiers postérieur de la troisième circonvolution frontale gauche (Poirier).

CHAPITRE III

DIFFORMITES ET VICES DE CONFORMATION DES OS DU CRANE

Nous n'étudierons ici que l'hydrocéphalie congénitale et l'encéphalocèle.

I

HYDROCÉPHALIE CONGÉNITALE

On désigne sous le nom d'hydrocéphalie, l'hydropisie des séreuses crâniennes. Elle se présente, dans le plus grand nombre des cas, comme une affection congénitale, soit qu'elle ait déjà acquis son développement chez le fœtus, soit qu'elle se manifeste peu de temps après la naissance. C'est la variété que nous aurons en vue. Disons qu'à côté de celle-ci il existe une *hydrocéphalie secondaire*, qui se montre dans l'enfance consécutivement à des lésions encéphaliques bien déterminées. Quant à l'*hydrocéphalie aiguë*, elle ressortit à la pathologie interne.

Cette affection est signalée par Galien, Léonide d'Alexandrie. Les premiers faits en sont publiés par de la Motte en 1721 ; elle attire surtout l'attention des accoucheurs Wepfer (de Schaffouse), Dugès, Cazeaux. Chassinat (d'Hyères) en fait une étude approfondie, de même que Simpson en Angleterre, Schrœder en Allemagne. Plus récemment, la thèse d'agrégation de Poullet nous en donne une bonne description [1].

Étiologie — On doit distinguer nettement l'*hydrocéphalie congénitale* de l'*hydrocéphalie secondaire*. L'*hydrocéphalie secondaire* a été observée à la suite de méningite aiguë (Rillet et Barthez), consécutivement à un sarcome du cervelet comprimant le sinus droit et les veines de Galien (Horsley), après l'extirpation d'une méningocèle (Bergman). Les deux faits de Barrier où un tubercule comprimait la veine de Galien, ceux de Robert Whyt et celui de Browning où il y avait une thrombose du sinus droit, doivent y être rattachés. Quant à l'*hydrocéphalie congénitale*, ses causes restent très obscures. On a incriminé l'âge avancé des parents (Breschet), l'alcoolisme, le crétinisme, la syphilis (Osiander, Rayer, Lancereaux); Fournier fait remarquer la coïncidence fréquente de l'hydrocéphalie et de la syphilis héréditaire. Sandoz [2] en rapporte 4 observations personnelles qui paraissent concluantes; les symptômes n'offri-

[1] Poullet, *De l'hydrocéphalie fœtale dans ses rapports avec la grossesse et l'accouchement.* Thèse d'agrég. de Paris, 1880.

[2] Sandoz, *De l'hydrocéphalie syphilitique. Revue de la Suisse romande*, 15 déc. 1886.

raient rien de particulier, et la marche serait rapide, en dépit du traitement.

Un fait assez souvent constaté, c'est que l'hydrocéphalie peut frapper plusieurs enfants des mêmes parents. Franck a observé une juive qui eut sept enfants hydrocéphales; Gœlis, Undervord, Armstrong citent des cas analogues.

L'hydrocéphalie est une affection peu commune. Les statistiques de Mme Lachapelle en notent 1 cas sur 3000 accouchements, celles de Schuchard (de Berlin), 73 cas sur 12000 accouchements.

Quant à la pathogénie de l'affection, elle reste très obscure. Elle ne paraît pas, comme l'hydrocéphalie acquise, pouvoir être attribuée à une inflammation épendymaire ou méningée, survenue pendant la vie fœtale. Lorsqu'on tient compte des autres lésions congénitales qui l'accompagnent si souvent, on est porté à la regarder comme la conséquence d'une malformation embryonnaire. Dareste [1] a pu produire sur des embryons de poulets l'hydrocéphalie des centres nerveux; il admet que les îles de sang de l'aire vasculaire peuvent être modifiées lors de leur formation, et entraîner l'hydropisie des vésicules cérébrales.

Anatomie pathologique. — Où siège le liquide de l'hydrocéphalie? Dans le plus grand nombre des cas, il occupe la cavité des ventricules latéraux, c'est l'hydrocéphalie interne ou ventriculaire, mais on peut le trouver aussi sous l'arachnoïde, dans la cavité arachnoïdienne, et même entre la dure-mère et les os. Ces trois dernières variétés constituent l'hydrocéphalie externe ou périphérique.

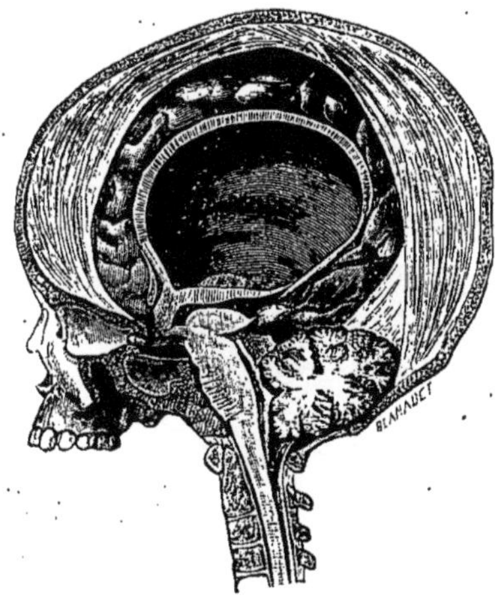

Fig. 228. — Coupe de la tête d'un hydrocéphale, montrant l'énorme dilatation des ventricules du cerveau.

L'*hydrocéphalie ventriculaire* est partielle ou générale. Partielle, on l'a vue occuper une corne ventriculaire, l'aqueduc de Sylvius dilaté, et même le ventricule de la cloison. Dans ces cas exceptionnels, la cavité anormale se trouverait complètement fermée et séparée des autres cavités encéphaliques (Virchow [2], West [3]). Lorsqu'elle est générale (fig. 228), l'hydrocéphalie prend toujours son plus grand développement dans les ventricules latéraux. Ceux-ci communiquent plus ou moins complètement l'un avec l'autre, à travers le *septum lucidum* perforé ou détruit. Ils sont transformés en une vaste poche dont la cavité est lisse et régulière, sauf à sa partie inférieure où l'on reconnaît la région des noyaux centraux, avec le trigone réduit à un cordon allongé. Les trous de Monro, considérablement agrandis, peuvent

(1) Dareste, *Recherches sur la production artificielle des monstres*. Paris, 1877.
(2) Virchow, *Traité des tumeurs*.
(3) Ch. West, *Traité des maladies de l'enfance*. Trad. d'Archambault, 2e éd. Paris, 1881.

quelquefois admettre le doigt; le 3e ventricule, l'aqueduc de Sylvius sont dilatés, mais à un moindre degré.

Ordinairement la dilatation s'arrête au 4e ventricule, mais on la voit aussi s'étendre dans le canal de la moelle. West est convaincu que dans l'hydrocéphalie il y a toujours une oblitération, soit de l'orifice de l'aqueduc de Sylvius si celui-ci n'est pas dilaté, soit du trou de Magendie lorsque la dilatation envahit le 4e ventricule. Dans 3 cas, il a pu observer une membrane ventriculaire, résistante, fermant complètement et la fente de Bichat et l'orifice de l'aqueduc de Sylvius. Archambault a fait la même constatation. L'épendyme a généralement un aspect blanc, pâle, lavé, sans vascularisation. West, Sandoz l'ont vu granuleux, injecté, recouvert comme de grains de sagou: lésions qui, d'après Sandoz, caractériseraient l'hydrocéphalie syphilitique.

La substance des hémisphères cérébraux forme une coque amincie appliquée contre la voûte crânienne, et n'ayant quelquefois que 2 ou 3 millimètres d'épaisseur (1); il peut même être nécessaire d'employer le microscope, pour démontrer sa présence sur la voûte. Les circonvolutions sont plus ou moins effacées, la substance blanche ne se distingue plus de la substance grise, il y a peu de vaisseaux, le tissu nerveux est comme œdématié.

Les méninges périencéphaliques ne paraissent pas présenter d'altération.

Le liquide est ordinairement citrin, limpide, sa quantité atteint 250, 500 grammes et jusqu'à 12kg,500 dans un cas de Franck.

Sa composition, d'après les analyses de Baruel, Marcet, Hilger, ne semble pas identique dans tous les cas. Il contient en dissolution des phosphates et des chlorures; on y trouve un peu plus d'albumine que dans le liquide céphalo-rachidien; on en aurait même observé, en proportions considérables.

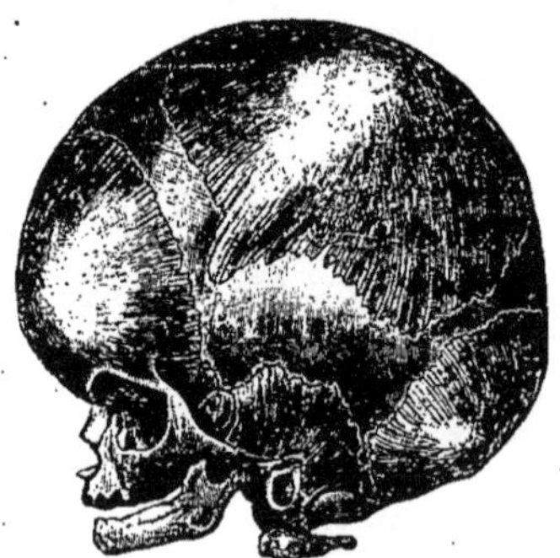

Fig. 229. — Tête hydrocéphale.

Les os sont le siège de déformations qui ne sont peut-être pas toutes de cause mécanique (Broca). Ce qui frappe au premier abord, c'est l'intégrité à peu près complète des os de la face, le massif maxillaire a conservé ses dimensions et sa forme, seule, la voûte des orbites, refoulée en avant, par l'expansion de l'étage antérieur du crâne, devient presque verticale et se continue avec la surface du frontal (voy. fig. 229 et 230).

Le crâne peut atteindre des proportions extraordinaires, 60, 80 centimètres de circonférence; J. Franck rapporte avoir vu, au musée de Crinkshank, un crâne d'hydrocéphale mort à seize mois, qui mesurait 1m,40 de circonférence. L'augmentation de volume est en général symétrique, et se fait principalement aux dépens de la voûte. Cependant le type de déformation n'est pas toujours le même : ici, c'est la région occipitale qui a cédé le plus à la distension, et le diamètre occipito-frontal l'emporte de beaucoup sur les autres; ailleurs, c'est

(1) Golay, *Observ. d'hydrocéphalie. Bull. de la Soc. anat.*, 1876.

la région bregmatique qui s'est le plus développée; d'autres fois, c'est le diamètre bi-temporal qui est devenu le plus étendu.

La base du crâne peut être très déformée dans les hydrocéphalies considérables. Les crêtes séparant les divers étages, la selle turcique, sont plus ou moins effacées. Le conduit auditif externe est rejeté sur la face inférieure de la base du crâne, et regarde directement en bas (fig. 230).

Les os plats cèdent sous le doigt, sont amincis, transparents comme une feuille de papier, et, bien qu'ils aient acquis une étendue beaucoup plus considérable que normalement, ils n'arrivent pas à se rejoindre sur la voûte. Il en résulte un élargissement des fontanelles et des sutures, tel que la partie supérieure de la voûte peut être transformée en une large coiffe membraneuse

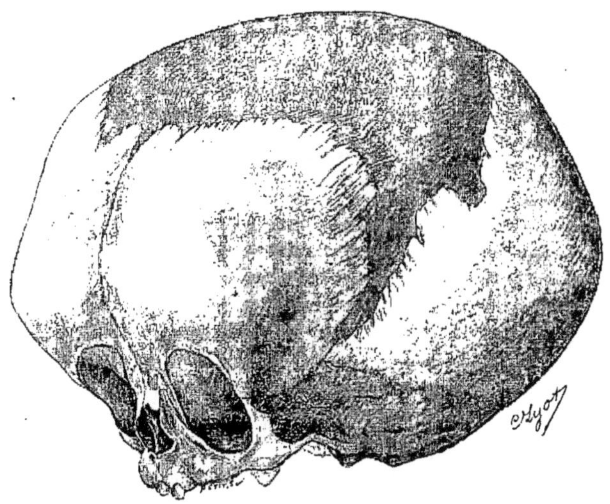

FIG. 230. — Crâne d'un jeune sujet atteint d'une hydrocéphalie considérable : il existe à la voûte du crâne un large espace membraneux. (Musée Dupuytren.)

(fig. 230). Avec l'âge du sujet, cette aire membraneuse diminue par extension de l'ossication, et formation d'un certain nombre d'os vormiens supplémentaires, mais presque toujours les fontanelles persistent. Disons cependant que dans un certain nombre de cas, malgré le volume des crânes, l'ossification suturale suit la marche normale.

Nous nous contenterons de mentionner les faits de dilatation des ventricules, avec un crâne épaissi, dont les sutures sont fermées à la naissance, et le volume plus petit qu'une tête normale. Cette *hydrocéphalie microcéphalique* doit être distraite de l'affection qui nous occupe.

Tel est l'état le plus ordinaire de la tête, dans l'hydrocéphalie ventriculaire. Les autres organes peuvent présenter une constitution normale, l'enfant peut même être d'apparence vigoureuse. Dans un grand nombre de cas, on observe d'autres malformations congénitales : on a noté souvent la coexistence d'un *spina bifida*, il est même possible quelquefois de faire passer le liquide de la tête dans la poche vertébrale. Dans un cas de Simpson, la communication se faisait à la faveur d'une dilatation du canal central de la moelle. On a observé aussi plusieurs fois d'autres vices de conformation : le bec de lièvre, une encéphalocèle, l'absence d'un globe oculaire, les diverses variétés de pieds bots, des amputations spontanées complètes ou incomplètes, la syndactilie, l'imperforation de l'anus, etc.

L'*hydrocéphalie externe* ou périphérique, doit être distinguée avec soin d'autres lésions congénitales ou infantiles, qui s'accompagnent d'épanchements séreux sous-crâniens, ainsi certains kystes congénitaux intra-crâniens. Il en est de même des collections séreuses résultant de la transformation d'anciens foyers de pachyméningite, comme en ont décrits Legendre, Rillet et Barthez, Virchow; ces lésions quelquefois assez étendues pour déterminer une augmentation manifeste du crâne (Virchow), se distinguent toujours par leur enkystement.

Ces faits écartés, il reste des formes positivement établies où le liquide se trouve à la surface externe du cerveau. Camper, sur 55 cas, note que 16 fois le liquide occupait exclusivement la cavité arachnoïdienne. Dans ces cas, l'encéphale peut être normal, le plus souvent il est le siège d'anomalies prononcées. Tantôt les hémisphères sont étalés, ouverts comme les feuillets d'un livre, tantôt ils sont ratatinés, incomplets ou absents, et on ne trouve que deux petites masses, appliquées contre la base du crâne représentant les couches optiques. C'est ce qui constitue l'*hydrocéphalie anencéphalique* de Cruveilhier. Dans les 16 cas de Camper signalés plus haut, elle existait 5 fois.

West émet l'hypothèse que l'hydrocéphalie externe serait consécutive à une hydrocéphalie interne, qui se serait rompue, et aurait permis au tissu nerveux de revenir sur lui même.

Symptômes. — L'aspect des hydrocéphales est caractéristique, lorsque l'affection atteint un degré un peu prononcé. On voit ces enfants incapables, le plus souvent, de soutenir la masse de leur tête, renversés en arrière dans un oreiller. Le cuir chevelu ne présente que de rares cheveux, la peau pâle et blanche est sillonnée de veines bleuâtres.

La face est réduite à un petit triangle surplombé par la saillie énorme du front. Le visage est sans expression, la cornée est à moitié recouverte par la paupière inférieure, tandis que le blanc de la sclérotique est en haut laissé à découvert. Le globe oculaire est saillant, les yeux strabiques ou agités par un continuel nystagmus; leur peau ridée et parcheminée, leur donne une figure de petits vieillards.

Les os du crâne se laissent déprimer par les mains qui les soutiennent, au point de donner quelquefois la sensation de fluctuation. Vidal de Cassis dit qu'on pourrait même constater une véritable transparence.

Que deviennent, dans ces conditions, les fonctions du système nerveux? Les troubles qu'on observe sont subordonnés à l'état des centres, et peuvent exister à tous les degrés, depuis un état somatique et intellectuel à peu près normal jusqu'à une déchéance absolue.

Ordinairement, il existe une faiblesse musculaire générale, les mouvements sont lents, peu énergiques, l'enfant ne peut apprendre à marcher, et tombe à chaque instant. Quelquefois on observe des paralysies partielles, des contractures ou des convulsions.

La sensibilité est obtuse; il peut même exister des zones d'anesthésie complète, et jusqu'à des troubles trophiques (Davezac) [1]. On a observé la dilatation de la pupille, l'atrophie des nerfs optiques. L'ouïe, l'odorat, peuvent également être atteints.

L'intelligence est troublée à des degrés divers, souvent les enfants sont incapables d'apprendre à parler. Les sentiments affectifs sont nuls; ils restent plongés dans une somnolence continuelle. Quelquefois cependant, l'intelligence est conservée, même jusqu'à la dernière période.

La vie végétative s'accomplit assez bien pendant un certain temps. L'appétit va jusqu'à la boulimie, la constipation est habituelle. Le pouls est fréquent et atteint 120, 140 pulsations à la minute. C'est ordinairement à la période terminale, qu'on voit survenir des vomissements, et de l'incontinence des matières fécales.

Marche. — Bien que d'essence congénitale, l'hydrocéphalie n'est pas toujours développée au moment de l'accouchement; souvent elle se caractérise après la naissance, 14 fois sur 54 cas d'après West, et les parents s'en aperçoivent à la nécessité de changer, presque de jour en jour, les bonnets de l'enfant, devenus trop petits. Quelquefois on a pu noter, avant l'augmentation du crâne, un certain nombre de phénomènes cérébraux divers, en particulier des attaques convulsives. C'est ordinairement dans les six premiers mois que l'hydrocéphalie apparaît, quelquefois vers la deuxième ou la troisième année. Steiner, sur 80 cas, en rapporte 17 au-dessus de trois ans.

La mort peut survenir peu de temps après la naissance avec des phénomènes de cyanose, de lenteur du pouls et de respiration. Il est vraisemblable qu'il existait dans ces cas des altérations encéphaliques profondes portant sur le bulbe [2]. La plupart des hydrocéphales paraissent bien se porter au début, têtent bien et augmentent de poids, puis, peu à peu ils maigrissent et se cachectisent. En général, ils meurent au bout de quelques mois, ou de quelques années, après avoir présenté des phénomènes convulsifs, des paralysies et du coma. On a signalé des spasmes laryngés, causant des accès de suffocation mortels. Dans 2 cas, on a vu l'hydrocéphalie se rompre spontanément et le liquide s'écouler au dehors, pendant plusieurs jours, par les fosses nasales (Mauby, Toppin).

Des faits exceptionnels existent, de sujets arrivés à l'âge de vingt, cinquante et même soixante-dix-neuf ans. West cite le cas célèbre de Thomas Cardinal, qui vécut jusqu'à vingt-neuf ans, avec une activité physique et intellectuelle suffisante. Il avait une hydrocéphalie externe atteignant 4 litres. Le cerveau était appliqué contre la base du crâne, les hémisphères ouverts.

Pronostic. — L'hydrocéphalie, à quelque degré qu'elle se présente, est donc une affection grave, une difformité à peu près incompatible avec la vie physiologique. La guérison spontanée n'a jamais été observée.

[1] DAVEZAC, *Observ. d'hydrocéphalie. Journ. de méd. de Bordeaux*, 1884.
[2] RIVET, *Hydrocéphalie anencéphalique. Progr. méd.*, 7 juin 1884.

Pour ce qui concerne son influence sur l'accommodation du fœtus dans l'utérus et sur la marche du travail, nous renvoyons aux traités d'accouchement, et à la thèse de Poullet.

Diagnostic. — Lorsqu'elle est de volume modéré, l'hydrocéphalie peut être difficile à reconnaître et passer inaperçue. On pourrait la confondre avec l'affection rare décrite par Laënnec [1], sous le nom d'hypertrophie du cerveau. Giraldès en rapporte 1 cas.

Le front olympien, dans le rachitisme du crâne, pourrait faire penser à l'hydrocéphalie. On reconnaîtra que la tête dans son ensemble n'est pas augmentée de volume, que l'ossification est retardée ; enfin, on constate d'autres manifestations osseuses du rachitisme, sur le squelette.

D'après Giraldès [2], on pourrait reconnaître l'hydrocéphalie partielle, limitée à une corne ventriculaire, grâce à l'asymétrie du crâne ; la dilatation des cornes frontales formerait une tumeur, rappelant l'aspect d'un bonnet écossais : lorsqu'il y a dilatation des prolongements sphénoïdaux, le crâne présenterait quatre bosses, disposées en croix. Enfin, la dilatation d'une seule corne, pourrait même faire croire à une encéphalocèle.

Traitement. — Laissant de côté la partie obstétricale du sujet, nous nous contenterons de signaler, lors de présentation céphalique, la ponction du crâne, à laquelle l'enfant n'a jamais survécu longtemps. Schrœder préconise l'extraction du fœtus par les pieds. Signalons, dans cette circonstance, le procédé de Van Huevel, qui consiste à ouvrir le canal rachidien, une fois que le tronc est dehors, pour faire pénétrer une sonde jusque dans le crâne, vider le liquide et favoriser ainsi l'extraction de la tête.

De nombreux traitements médicaux ont été mis en usage contre l'hydrocéphalie, sans aucun bénéfice certain. On a donné le bromure de potassium, l'iodure de potassium. Gœlis préconisait les onctions mercurielles sur le crâne, et le calomel à l'intérieur. West employait les purgatifs salins. Enfin, la révulsion sur le cuir chevelu, a été pratiquée sous forme de moxas et de vésicatoires.

Le traitement chirurgical n'a pas donné de meilleurs résultats. Trousseau [3] recommande la compression, à l'aide d'un grand nombre de bandelettes de diachylon, faisant trois fois le tour de la tête et passant au-dessus des sourcils, des oreilles, et au-dessous de la protubérance occipitale externe. Dickinson a mis en usage la bande élastique. On ne peut guère tenir compte d'une diminution de 2 ou 3 centimètres en circonférence, qu'ont obtenu les partisans de ces méthodes.

La ponction du cerveau pour l'hydrocéphalie, est une opération recommandée depuis longtemps, puisque dès 1744, on pratiquait cette ponction, à travers la fontanelle antérieure. (W. Keen, de Philadelphie, Congrès de médecine de Berlin, août 1890). En 1838, Conquest [4] la préconisait. Le plus souvent, voici ce que rapportent les observations anciennes : on évacue sans accident une

[1] LAËNNEC, *De l'hypertrophie du cerveau. Journ. de méd. et de pharm.*, 1806, t. XI.
[2] GIRALDÈS, *Leçons sur les maladies chirur. des enfants*, 1869, p. 11.
[3] TROUSSEAU, *Traitement de l'hydrocéphalie. Journ. de méd.*, avril 1843.
[4] CONQUEST, *Traité de l'hydrocéphalie. Gaz. méd.*, 1838, p. 241.

partie du liquide, la tête se flétrit, diminue de volume, puis le liquide se reproduit; on répète l'opération un certain nombre de fois, et l'enfant finit par succomber, avec des symptômes de méningo-encéphalite.

En 1881, Wernick proposa, le premier, de *trépaner pour ponctionner* les ventricules latéraux : M. Zenner (de Cincinnati) en 1886, et Keen (de Philadelphie) en 1888, firent la même proposition, ignorant que cette opération avait déjà été proposée par d'autres. Von Bergmann, Dennis (de New-York), Mayo-Robson ont exécuté des opérations analogues. Pour Keen (Congrès de Berlin, août 1890), il faut combiner la ponction avec le drainage des ventricules latéraux « qui est une opération assez facile et qui par elle-même ne présente pas de dangers » « aussi longtemps que la plaie reste aseptique », ajoute Mayo-Robson, qui préconise, à son tour, le *drainage* ventriculaire, dans les cas où une simple ponction ventriculaire ne suffit pas, pour rétablir l'équilibre de la circulation.

Pour le drainage, au tube de caoutchouc, accepté par Mayo-Robson qui le déclare inoffensif pour le cerveau, Keen préfère une douzaine de crins de cheval pliés en double « moyen qui permet d'éviter que le liquide céphalo-rachidien ne s'écoule trop rapidement. »

Il y a donc deux méthodes chirurgicales de traitement, en présence, pour remédier à l'hydrocéphalie : 1° la *ponction aspiratrice simple*, à travers une fontanelle; 2° la *ponction après trépanation*, associée ou non au drainage, suivant le cas.

La ponction *antiseptique* à travers les fontanelles, est devenue une opération inoffensive. Samuel Ayres [1] rapporte 1 cas de guérison, chez un enfant de cinq ans, atteint d'hydrocéphalie depuis l'âge d'un an. Il n'avait jamais pu se tenir debout, et était atteint d'incontinence vésicale et rectale. Le chirurgien évacua par la ponction 50 grammes de liquide, et environ 240 grammes s'écoulèrent les jours suivants. Pfeiffer [2] rapporte 2 cas dans lesquels il fit cinq ponctions, dans l'espace de six semaines, en évacuant au total 760 grammes de liquide. Il n'obtint qu'une amélioration temporaire.

La *trépano-ponction*, avec drainage des ventricules latéraux, est une opération plus sérieuse. Les trois opérés de Keen, celui de Bergmann, celui de Dennis, ont succombé de trois à cinq jours après l'intervention. Mayo-Robson, V. Horsley ont sauvé un opéré sur deux.

Le manuel opératoire est des plus simples, en ce qui concerne l'aspiration.

La ponction doit être faite avec une fine aiguille aspiratrice, plongée à 4 ou 5 centimètres, dans la suture coronale ou la fontanelle antérieure, en s'écartant un peu de la ligne médiane, afin d'éviter le sinus. Il vaut mieux faire plusieurs ponctions, à quelques jours d'intervalle, en évacuant chaque fois une faible quantité de liquide, 100 grammes environ, pour éviter l'hypérémie *ex vacuo* de l'encéphale, ou l'entrée de l'air. Pfeiffer donne, comme indications de l'opération, les divers accidents qu'on peut regarder comme l'effet de la compression du cerveau par la tension du liquide, tels que les convulsions intenses et les accès comateux, survenant sans élévation de température.

(1) SAMUEL AYRES, *Paracentèse du cerveau dans l'hydrocéphalie. Chicago med. Journ.*, 1890.
(2) PFEIFFER, *Traité de l'hydrocéphalie par la ponction. Wiener med. Presse*, 1888, n° 44.

Voici comment ont procédé Keen et Mayo-Robson, dans les cas où la ponction a été précédée de la trépanation.

« Chez un enfant, atteint d'une hydrocéphalie aiguë (a dit Keen au Congrès de Berlin), et qui mettait sa vie en danger, pensant que la cause était due à une tumeur du cervelet, je trépanai le crâne, le 11 janvier 1889, en un point situé à 3 centimètres en arrière du méat auditif gauche, et à égale distance au-dessus de la ligne basilaire de Reid [1] : la ponction fut faite avec une aiguille creuse numéro 5 de la filière française, qui fut dirigée vers un point situé à 6 ou 7 centimètres, directement au-dessous du méat du côté opposé. Dès que l'aiguille eut pénétré à une profondeur de 4 centimètres 1/2, la résistance cessa subitement, et le liquide céphalo-rachidien commença à s'écouler; j'introduisis alors dans le ventricule, comme drains, trois crins de cheval préalablement doublés. » Quatorze jours après l'opération, Keen remplaça les crins de cheval par un drain de caoutchouc, afin de faciliter l'écoulement du liquide.

Keen trépana ce même sujet du côté opposé, et au bout de quatre jours il fit passer, à l'aide d'un siphon, un courant d'irrigation d'un côté du cerveau à l'autre, et il employa à cet effet une solution tiède d'acide borique à 8/000.

Mayo-Robson donne les règles suivantes : il fait l'ouverture du crâne, au moyen d'un trépan de 35 millimètres de diamètre, au niveau du centre du bras, puis « les circonvolutions principales étant dessinées au nitrate d'argent sur le cuir chevelu rasé et désinfecté, on arrive facilement dans les ventricules latéraux, en enfonçant une aiguille à l'extrémité postérieure de la circonvolution temporo-sphénoïdale supérieure, à l'extrémité inférieure de la seconde pariétale, ou à l'extrémité postérieure de la seconde frontale. On peut se contenter d'un petit trépan, lorsqu'il s'agit simplement de ponctionner les ventricules. La ponction du cerveau doit être faite perpendiculairement à la surface, et il faut éviter avec soin tout mouvement latéral de l'aiguille. »

Mayo-Robson insiste sur la nécessité de pratiquer le drainage des ventricules, avec un tube assez long, de façon à éviter, comme cela lui est arrivé, qu'une fois le cerveau rétracté, le drainage cesse de se faire.

II

ENCÉPHALOCÈLE CONGÉNITALE

Nous décrirons sous ce titre commun trois variétés de tumeurs congénitales, très voisines par leur origine et leurs symptômes, désignées sous les noms d'*encéphalocèle*, d'*hydrencéphalocèle* et de *méningocèle*.

Historique. — Bien qu'on trouve dans Albucasis et Paul d'Égine quelques traces de cette affection, il faut aller jusqu'aux travaux de Ledran et de Corvinus (1749) pour rencontrer l'expression d'encéphalocèle; encore Louis y

[1] La ligne *basale* de Reid va du bord inférieur de l'orbite, au centre du méat auriculaire. (Voy. *Topographie aphéno-cranio-cérébrale*, et le travail du docteur Poirier.)

fait-il rentrer le fongus de la dure-mère. Signalons au dix-neuvième siècle les travaux de Nægelé père et de Cloquet, mais surtout les études pathogéniques de Meckel (1), Serres (2), Vrolik, Cruveilhier, Rokitansky, Virchow (3), et en particulier I. Geoffroy Saint-Hilaire (4).

A la suite, ont paru une série de mémoires de Niemeyer, Breschet, Adams (5), Nivet (6), Lyon (7), Langenbeck, Malgaigne (8). Citons l'article de Gosselin dans le *Compendium*, le volumineux travail de Spring (9), celui de Houel (10), les thèses de Radou (11), Charier (12), Le Courtois (13), Leriche (14); en Allemagne, les mémoires de Bruns, Volkmann, Talko, Heinecke; enfin le travail très étudié de Larger (15), qui fait une bonne critique de toutes les observations publiées, et donne une bibliographie très complète. Il ne manquait que les faits plus récents, et un examen histologique sérieux de quelques pièces; nous les trouvons dans un savant mémoire de P. Berger (16), qui expose des considérations nouvelles sur la pathogénie de l'affection, et en spécifie nettement la thérapeutique chirurgicale.

Nous définirons l'encéphalocèle : *un vice de conformation, caractérisé par l'ectopie à la face externe du crâne, d'une portion de l'encéphale ou de ses enveloppes.* Nous disons ectopie, pour bien établir que ce n'est pas par le mécanisme de la hernie que l'encéphale se trouve hors de la cavité crânienne. Il y a, suivant l'expression de J.-G. Saint-Hilaire et de Larger, une *exencéphalie* remontant à l'époque de l'occlusion du crâne primitif : à aucun moment il n'y a eu hernie, nous le démontrerons tout à l'heure. Aussi, l'encéphalocèle acquise, qui seule mérite le nom de hernie du cerveau, doit-elle être entièrement distinguée de l'encéphalocèle congénitale, dont elle diffère d'ailleurs sous bien d'autres points de vue encore (voy. *Encéphalocèle acquise*, p. 513).

Étiologie. — C'est une affection rare : Trélat, dans un cours de la Faculté, a donné une statistique de 5 cas sur 12 900 accouchements. D'après Larger, on l'observerait chez les filles en proportions plus considérables que chez les garçons : 3/1. On n'a pas manqué de lui attribuer comme causes, les divers accidents ou incidents de la grossesse, les diathèses, l'alcoolisme, le rachi-

(1) MECKEL, *Deutsche Archive*, t. VII, p. 139, 1822, et *Path. anat.*, t. I, p. 260.
(2) SERRES, *Recherches d'anatomie transcendante*, p. 16. Paris, 1832.
(3) VIRCHOW, *Pathologie des tumeurs*. Trad. par Aronssohn, 1871.
(4) I. GEOFFROY SAINT-HILAIRE, *Histoire des anomalies de l'organisation*, t. II et III. Paris, 1836.
(5) ADAMS, *On congenit. encephalocele. Dublin Journ. of med. sciences*, 1833, t. II, p. 326.
(6) NIVET, *Encéphalocèle. Arch. gén. de méd.*, 1838.
(7) LYON, *De l'hydrencéphalocèle. Gaz. méd.*, 1843, p. 122.
(8) MALGAIGNE, *Journ. de chirur.*, 1844, p. 333.
(9) SPRING, *Monographie de la hernie du cerveau. Mémoire de l'Académie roy. de Belgique*, t. III, 1854.
(10) HOUEL, *Mémoire sur l'encéphalocèle congénitale. Arch. gén. de méd.*, 5e série, t. XXIV, p. 409 et 569, 1859.
(11) RADOU, *De l'encéphalocèle congénitale*. Thèse de Paris, 1865.
(12) CHARIER, *Méningocèle*. Thèse de Strasbourg, 1869.
(13) LE COURTOIS, *Étude sur le développement du crâne*. Thèse de Paris, 1870.
(14) LERICHE, *Du spina bifida crânien*. Thèse de Paris, 1871.
(15) LARGER, *De l'exencéphale. Arch. génér. de méd.*, 7e série, t. XXIX, p. 432 et 569; t. XXX, p. 55, 1877.
(16) P. BERGER, *Considérations sur l'origine, le mode de développement et le traitement de certaines encéphalocèles. Revue de chir.*, 10 avril 1890, n° 4, p. 269.

tisme des parents, mais il y a là les mêmes incertitudes que pour les autres malformations congénitales.

Pathogénie. — Les théories pathogéniques invoquées peuvent être divisées en deux groupes : *des théories de la période fœtale et celles de la période embryonnaire.*

I. — THÉORIES DE LA PÉRIODE FOETALE

1° *Arrêt de l'ossification des os du crâne.* — C'est la plus ancienne; mise en avant déjà par Corvinus (1), Niemeyer (2), elle a été reprise par Klementowsky (3), qui admet une maladie des os du crâne, un véritable craniotabes fœtal, grâce auquel le cerveau ferait hernie par les points faibles de la boîte crânienne.

2° *Ossification prématurée du crâne.* — Elle a été soutenue par Küster (4) et par Ackermann (5), qui l'appuie sur des faits d'encéphalocèle avec microcéphalie. Une occlusion trop précoce des sutures rendrait le contenant trop petit pour le contenu, qui ferait issue au dehors. Ackermann applique cette théorie aux encéphalocèles simples seulement.

3° *Hydrocéphalie ventriculaire.* — Elle a été défendue par Haller, Béclard, Velpeau, Spring, Houel, et adoptée par Ackermann pour l'hydrencéphalocèle. Spring, qui l'a appuyée par un grand nombre d'observations, souvent trop peu démonstratives, explique l'hydrencéphalocèle par une hydropisie enkystée d'une corne ventriculaire. La tumeur ainsi formée, userait à son contact la boîte crânienne et la perforerait pour passer au dehors. Houel admet que l'hydrencéphalocèle pourrait se rompre, la coque cérébrale revenir sur elle-même, et il resterait une méningocèle.

4° *Pachyméningite enkystée.* — Elle a été appliquée par Spring à la méningocèle et à l'encéphalocèle. L'inflammation de l'arachnoïde aboutirait à la formation d'un kyste d'abord sous-crânien, puis extra-crânien par perforation, c'est-à-dire devenant la méningocèle. Quant à l'encéphalocèle, Spring admet, après Adams, qu'elle se montre secondairement. C'est après la naissance, sous l'influence des mouvements respiratoires, que le cerveau s'engagerait à son tour par l'orifice, pour former une encéphalocèle.

II. — THÉORIES DE LA PÉRIODE EMBRYONNAIRE

Émise déjà par Meckel en 1822, soutenue par Himly (6), Serres, appuyée par les recherches d'I. Geoffroy Saint-Hilaire, elle mérite toute notre attention, et paraît aujourd'hui la seule applicable à la majorité des cas. Elle est d'ailleurs adoptée par la plupart des auteurs, Malgaigne, Richet, Leriche, Larger, P. Ber-

(1) Corvinus, *Dissert. de hernia cerebri.* Argentor, 1749.
(2) Niemeyer, *De hernia cerebri congenital.* Halæ, 1833.
(3) Klementowsky, *Studien über angeborene Hirnbrüche. Jahrb. f. Kinderheilkunde*, 1862.
(4) Küster, *Monatsschr. f. Geburtskunde und Frauenkrankheiten*, t. XXXIV, p. 401.
(5) Ackermann, *Die Schädeldifformität bei der Encephalocele congenitale.* Halle, 1882, p. 68.
(6) E.-A.-W. Himly, *Beiträge zur Anatomie und Physiologie*, t. I, p. 118. Hanovre, 1829.

ger. Elle rattache l'affection à un arrêt de développement du crâne, dit membraneux, et la fait remonter, par conséquent, aux premiers jours de la vie embryonnaire. Ammon[1], d'ailleurs, en a figuré un cas chez un très jeune embryon. Par suite de la jonction incomplète des lames céphaliques, il se formerait une fissure primitive, un *spina bifida crânien* (Cruveilhier), et le cerveau se développerait en partie dans la cavité crânienne, en partie au dehors, en ectopie. De même, lorsque le capuchon céphalique ne se réunirait pas au premier arc branchial, la fissure occuperait la première fente branchiale.

Pour se rendre bien compte de cette pathogénie, il ne faut pas considérer seulement les cas chirurgicaux de l'affection, tels qu'on les rencontre dans les services d'enfants ou d'accouchements ; on doit envisager, en même temps, tout un groupe de monstruosités, dans lesquelles le cerveau se trouve plus ou moins complètement hors du crâne, et qui ne sont qu'un degré plus élevé de la même malformation, c'est la famille des *exencéphaliens* de Geoffroy Saint-Hilaire. Chez ces monstres, une ouverture en général large, entre deux os écartés l'un de l'autre et incomplètement développés, laisse passer une tumeur contenant une plus ou moins grande partie de l'encéphale, avec une quantité variable de sérosité. La tumeur est médiane, et se montre tantôt en avant comme chez les proencéphales, tantôt en arrière comme chez les notencéphales et les encencéphales. Ce n'est là que le degré le plus élevé de l'encéphalocèle congénitale, et en nous plaçant sur le terrain de la tératologie, nous pouvons donner avec Geoffroy Saint-Hilaire cette définition la plus compréhensive de l'exencéphalie : « un cerveau mal conformé, plus ou moins complet, et placé au moins en partie hors la cavité crânienne, elle-même très imparfaite. »

Il est utile aussi, de rapprocher l'encéphalocèle du *spina bifida :* lorsqu'on voit chez un même sujet la coexistence fréquente d'une encéphalocèle et d'un *spina bifida*, des cas tels que ceux-ci, une méningocèle occipitale avec deux *spina bifida* de la région cervicale, bien plus, une fissure unique portant sur l'occiput et les premières vertèbres cervicales, laissant passer une tumeur en quelque sorte à cheval sur les deux régions, il est impossible d'attribuer à telle ou telle variété de siège ou de structure, des modes pathogéniques différents. L'axe céphalo-rachidien a un développement identique dans toute son étendue, et, que la tumeur se montre à la tête ou au rachis, qu'elle soit réduite au moindre volume ou qu'elle soit énorme, nous sommes conduits à voir là un même groupe de malformations embryonnaires connexes, et contemporaines de l'occlusion de la gouttière vertébrale, dues, comme le dit Meckel, à une *fissure primitive ;* ici le *spina bifida*, là le *cranium bifidum*, suivant l'expression de Virchow.

Cette théorie générale se borne, en réalité, à préciser les premières phases de la lésion, elle nous la fait entrevoir à son origine, au moment même de sa formation, elle ne nous dit pas pourquoi se produit cette fissure, et nous en arrivons à rechercher l'origine première de la monstruosité. Plusieurs hypothèses ont été avancées, et trouvent peut-être chacune leur application.

1° *Adhérences amniotiques.* — On sait depuis les recherches de Geoffroy

(1) Von Ammon, *Die angeborenen Krankheiten des Menschen*, p. 21, pl. III, fig. 11-13. Berlin, 1839.

Saint-Hilaire [1], Cruveilhier, Lannelongue, quel rôle important jouent dans la pathologie embryonnaire les adhérences amniotiques ; que celles-ci se produisent au niveau de la vésicule cérébrale primitive, elles empêcheront le rapprochement des lames céphaliques, et les conditions de la malformation seront constituées. Dans un assez grand nombre de faits, on retrouve ces adhérences amniotiques. Spring décrit ces cas sous le nom de *synencéphalocèles.* D'autres fois, il existe une bride amniotique allant s'insérer directement sur la tumeur ; enfin, beaucoup d'observations relatent un aspect cicatriciel de la peau sur la tumeur, qui en est peut-être la trace.

2° *Compression amniotique.* — Dareste [2] met en cause la compression de la vésicule encéphalique par l'amnios. La partie comprimée s'étalerait en débordant les zones voisines de la vésicule, et se séparant d'elles par un sillon, au niveau duquel viendrait s'arrêter l'occlusion du crâne.

3° *Théorie néoplasique.* — Ici, c'est l'encéphale lui-même dans sa constitution, qui est mis en cause. On pourrait supposer une hydropisie de la vésicule encéphalique, reportant ainsi à la période embryonnaire la théorie de l'hydrocéphalie, que nous avons vue appliquée à la période fœtale ; elle n'expliquerait pas tous les faits. Nous allons rencontrer, au chapitre suivant, des formes singulières d'encéphalocèles, dans lesquelles la tumeur n'a rien de la texture histologique des organes encéphaliques, et renferme des cellules corticales du cerveau, mélangées à des cellules de Purkinje, et à des productions kystiques. P. Berger [3], dans son intéressant mémoire, après avoir confirmé la théorie de l'ectopie, s'appuie sur ces faits pour admettre que la tumeur n'est pas seulement une ectopie, mais une véritable hyperplasie de tissu nerveux, un *encéphalome.* Pour lui, l'encéphalocèle, « suivant l'époque plus ou moins précoce du développement embryonnaire à laquelle elle a pris naissance, présentera les caractères morphologiques, les connexions et la structure, d'une des parties normales de l'encéphale, et pourra être représentée comme une dépendance de la région des centres nerveux dont elle renferme une partie, ou bien, participant à la structure des diverses portions de l'encéphale, sans appartenir directement à aucune d'elles, et sans qu'on puisse y trouver l'analogue de ses caractères anatomiques, elle devra être considérée comme une néoplasie véritable, comme un encéphalome. » P. Berger compare ces tumeurs extra-crâniennes de tissu nerveux, à des tumeurs congénitales analogues, mais intra-crâniennes, dont on a signalé quelques faits (Lambl [4], Bimar) [5]. Certains cas d'encéphalocèles seraient donc une véritable néoplasie de tissu nerveux.

Anatomie pathologique. — Les encéphalocèles se montrent soit sur le crâne, soit à la face. C'est à la région occipitale qu'on les rencontre le plus fréquemment. A la face elles occupent un certain nombre de sièges spéciaux :

(1) GEOFFROY SAINT-HILAIRE, *Des adhérences de l'extérieur du fœtus. Arch. génér. de méd.*, t. XIV, p. 392, 5e année, 1827.

(2) Communication orale.

(3) P. BERGER, *Loc. cit.*, p. 302.

(4) LAMBL, *Exencephalitische Protuberanzen am Schädeldach. Virchow's Arch.*, t. X, p. 340, 1856.

(5) BIMAR, *Sur une difformité rare de la tête et de l'encéphale. Gaz. hebdom. de Montpellier*, n° 15 et 17, 1881.

1° La glabelle, c'est-à-dire la racine du nez;

2° L'angle externe et l'angle interne de l'œil;

3° Le sillon naso-génien;

4° Les cavités de la face : le fond de l'orbite, les fosses nasales, la cavité buccale.

La tumeur, en général unique, est presque toujours pédiculée, ce n'est qu'à la face qu'on en a observé de sessiles. Nous avons à étudier son orifice osseux, ses enveloppes, et enfin son contenu.

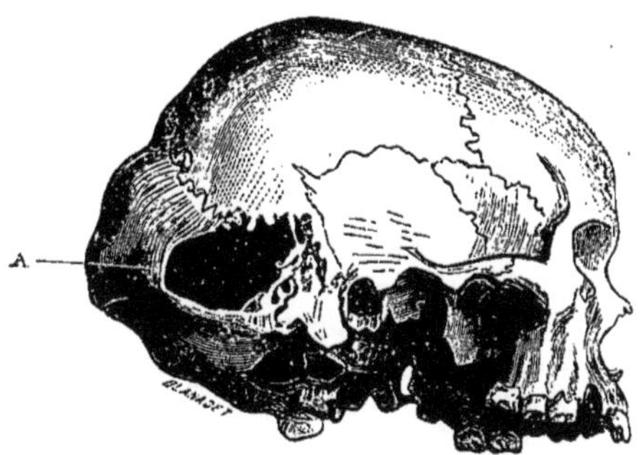

Fig. 231. — Crâne d'un sujet atteint d'encéphalocèle. A, orifice herniaire. (Musée Dupuytren.)

L'*orifice* a un siège bien déterminé : au crâne il occupe toujours la ligne médiane. Cette règle, si importante au point de vue des doctrines pathogéniques, a été contestée à tort par Spring, car c'est à peine si on lui trouve trois exceptions (faits de Talko, Hirschprung, Kuster (Berger) (¹). La forme est arrondie ou ovalaire, ses bords toujours assez réguliers et lisses, souvent amincis et tranchants, jamais déchiquetés ou rugueux, contrairement à l'opinion de Spring. Ce dernier caractère appartient en effet aux encéphalocèles acquises. Quelquefois large et susceptible d'admettre trois doigts, on le trouve en général assez étroit. Dans certains cas même, il admet juste une sonde cannelée. Dans un fait de Rousseau (²), il occupait le centre d'une membrane, qui remplaçait les deux pariétaux.

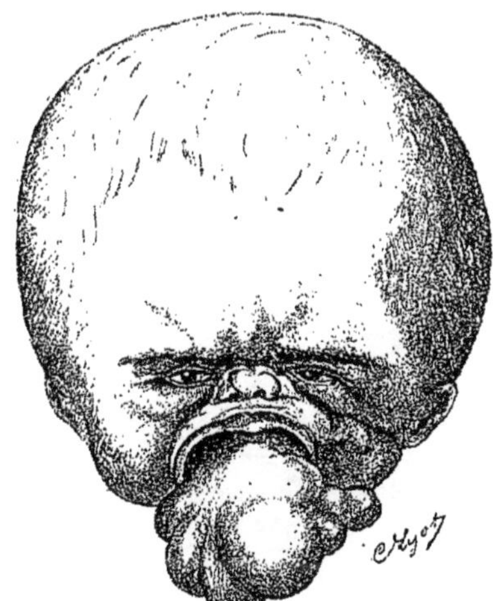

Fig. 232. — Hydrencéphalocèle palatine chez un nouveau-né. (Virchow, *Traité des tumeurs*.)

La ligne médiane de l'occipital est pour ainsi dire son lieu d'élection. Tantôt il siège exactement au niveau de la protubérance occipitale externe, tantôt au-dessus de ce point, on peut le voir tenir la place de l'osselet de Kerkernig. On l'a vu se confondre en partie avec le trou occipital, et même comprendre les arcs postérieurs des premières vertèbres cervicales.

(¹) *Loc. cit.*

(²) Rousseau, *Note sur une variété rare d'encéphalocèle congénitale. Gaz. méd. de Nantes*, 5ᵉ année, 1888, n° 9, p. 105.

C'est dans des cas plus rares qu'on le trouve correspondant à la fontanelle postérieure ; Berger en a relevé 5 cas ; à la suture sagittale 5 cas, à la fontanelle antérieure 3 cas.

A la région antérieure, l'orifice occupe le plus souvent la racine du nez ou glabelle, l'ethmoïde, la fente sphénoïdale, la suture ethmoïdo-sphénoïdale, et la tumeur apparaît à l'extérieur par des voies différentes : l'angle externe de l'œil et l'angle interne, le fond de l'orbite, la région du sac lacrymal et du canal nasal, la cavité pharyngienne. Larger a fait voir que si l'on réunit par une ligne ces divers orifices de sortie, on obtient exactement le trajet de la première fente branchiale.

Les *enveloppes* sont constitués par les téguments du crâne et les méninges. La peau, parfois peu modifiée, est souvent amincie, mal nourrie, prête au sphacèle. Elle pourrait même manquer tout à fait d'après Charier, et l'enveloppe la plus externe serait alors constituée par la dure-mère. Assez souvent elle est le siège de dilatations vasculaires, d'angiomes et de lipomes.

La dure-mère se reconnaît souvent avec tous ses caractères, et on la suit jusqu'au pourtour de l'orifice osseux, qu'elle garnit en quelque sorte. Elle peut contenir des portions de sinus, réduits à l'état de brides, une partie de la faux du cerveau ou de la fente du cervelet, le pressoir d'Hérophile. Ces brides résistant à la dilatation, divisent la tumeur en un certain nombre de lobes ou de loges (Houel).

Le *contenu* varie dans sa nature, et ses dispositions, suivant les trois types classiques, encéphalocèle, hydrencéphalocèle, méningocèle, mais nous aurons à voir aussi un certain nombre de formes qu'il est impossible de faire rentrer dans l'une ou l'autre de ces catégories.

Dans l'encéphalocèle proprement dite, la substance nerveuse n'occupe pres-

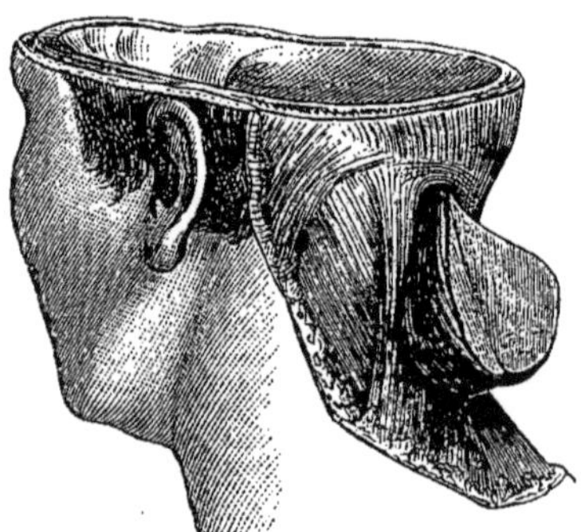

FIG. 233. — Hernie du cervelet. (Musée . puytren.)

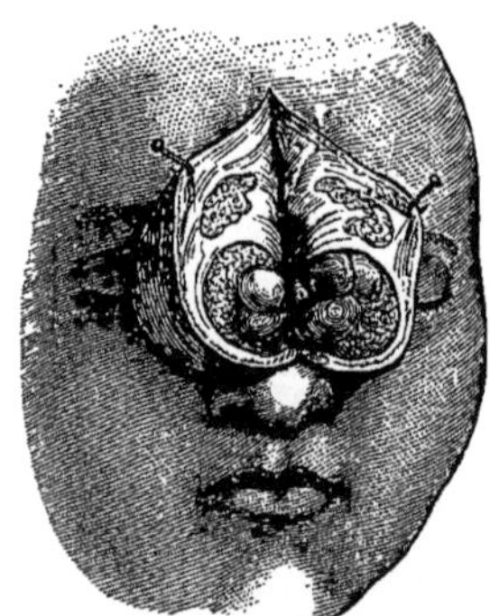

FIG. 234. — Hernie du lobe antérieur du cerveau. (Musée Dupuytren.)

que jamais toute la poche méningée, il existe une couche de liquide placée tantôt dans l'arachnoïde, tantôt entre l'arachnoïde et la pie-mère. On peut le regarder comme du liquide céphalo-rachidien, mais il est souvent modifié par l'inflammation, et on le trouve, à l'autopsie, louche, plus ou moins sanguinolent, ou purulent.

La portion d'encéphale ectopiée correspond au siège de la tumeur. Est-elle sus-occipitale, c'est-à-dire au-dessus de la protubérance occipitale externe, elle contient une des cornes du cerveau, souvent toutes deux. Au niveau de la protubérance occipitale, on y trouve le pont de Varole, les tubercules quadrijumeaux et même les pédoncules cérébraux. Les variétés sous-occipitales renferment le cervelet. A la racine du nez, on rencontre les cornes frontales.

La masse nerveuse a en général perdu une partie de ses caractères extérieurs, les circonvolutions sont effacées; le cervelet cependant conserve ses sillons. La corne encéphalique, qui constitue la tumeur, est étirée comme une pâte molle au niveau de l'orifice osseux, néanmoins on retrouve dans son intérieur le prolongement ventriculaire, dont elle dépend.

Dans l'hydrencéphalocèle ce prolongement ventriculaire est distendu par du liquide. C'est la variété qu'on rencontre le plus habituellement. Il formerait dans ce cas une cavité fermée, d'après Spring; toutefois, on peut constater souvent, qu'un fin canalicule aplati, mais perméable, conduit dans le ventricule. Dans nombre de cas, l'hydrencéphalocèle est à un degré tel que l'aspect de la pièce se trouve entièrement transformé, le tissu nerveux est réduit à une mince membrane tapissant la cavité de la tumeur, adhérant à la dure-mère, et ce n'est qu'en raclant la paroi et la soumettant à l'étude microscopique qu'on retrouve les cellules nerveuses. La pièce, examinée du côté de la cavité crânienne, montre une pointe d'encéphale pénétrant par l'orifice pour aller s'épanouir dans la tumeur. Un certain nombre d'observations rapportées comme des méningocèles simples, étaient peut-être des hydrencéphalocèles de cette nature.

La méningocèle pure se rencontre, en effet, très rarement. Constituée uniquement par les méninges, elle a un pédicule très étroit, presque toujours imperméable. On n'en compte que quelques cas à la région occipitale, et deux à la région frontale. Houel n'est pas éloigné de la nier entièrement, et Larger se demande si la plupart des méningocèles ne sont pas des kystes congénitaux, communiquant plus ou moins complètement avec la cavité crânienne.

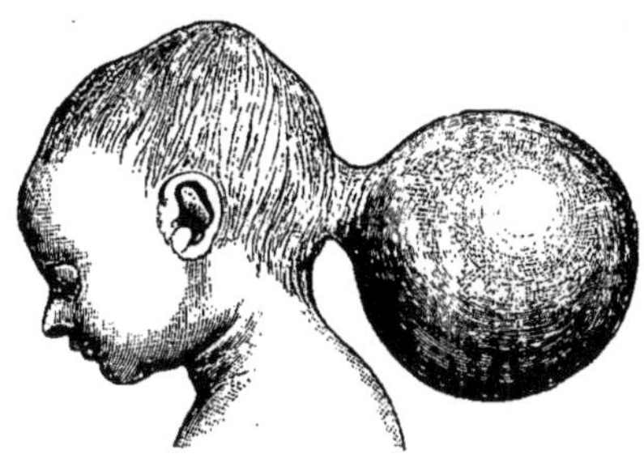

Fig. 255. — Méningocèle. (Holmes.)

Le liquide que l'on trouve dans ces différentes variétés peut atteindre 500 grammes. Quelques auteurs se bornent à signaler une composition identique à celle du liquide céphalo-rachidien, d'autres en donnent une toute différente, signalent de l'albumine, quelquefois en grande quantité, du sucre et des autres principes en proportions très différentes. Il faudrait ne comparer que des analyses de liquide, pris sur des tumeurs exemptes de toutes traces d'inflammation, car celui qu'on recueille à l'autopsie a été presque constamment altéré par la méningite qui a causé la mort.

Enfin le cerveau peut présenter certaines altérations dont la plus commune est un degré variable d'hydrocéphalie ventriculaire. Plus rarement certaines portions peuvent être frappées d'arrêt de développement, et l'on constate l'absence des tubercules quadrijumeaux, des couches optiques, des lobes olfactifs.

La description que nous venons de donner, s'applique aux cas les plus habituels, mais, à côté de ceux-là, il existe un certain nombre de faits qui s'en écartent notablement, et nous montrent les lésions encéphaliques sous des formes beaucoup plus complexes.

Dans 2 cas, dont l'un appartient à Périer, l'autre à Berger, la tumeur enlevée chirurgicalement, fut soumise à l'examen histologique par Suchard et Ranvier; on voyait [1] « au milieu d'enveloppes constituées par un épaississement énorme du tissu de la pie-mère et de l'arachnoïde, enveloppes immédiatement sous-jacentes à la peau et en dehors desquelles on ne pouvait distinguer de couche représentant un sac en continuité avec la dure-mère, se trouvait une petite masse de matière cérébriforme, partout adhérente par sa surface à ces enveloppes. Cette masse, formée de substance grise, contenant à son intérieur de la substance blanche et, vers son centre, quelques parties plus vasculaires analogues aux plexus choroïdes, ne présentait ni la texture de l'écorce du cerveau, ni celle du cervelet, mais participait à la structure de l'un et de l'autre de ces organes. Les éléments constitutifs de la substance corticale du cerveau, les cellules pyramidales avec leurs prolongements et leur arrangement réciproque, ceux de l'écorce du cervelet, les cellules de Purkinje, s'y trouvaient représentés, sans qu'entre les points où l'on rencontrait ces types de formations essentiellement différentes, il existât aucune démarcation extérieure appréciable. C'était donc une seule et même masse de substance nerveuse, qui présentait les caractères mixtes de la structure du cerveau et de celle du cervelet. »

Dans un fait de Hildebrand [2], une encéphalocèle frontale était constituée en partie par l'extrémité d'une corne ventriculaire, en partie par une masse spongieuse gélatiniforme qui recouvrait celle-ci, formée d'un tissu conjonctif vasculaire et de cellules rondes.

Plusieurs observations signalent dans les enveloppes, des masses spongieuses polykystiques, plus ou moins vasculaires, adhérentes au contenu et au contenant, regardées dans quelques cas, comme le résultat d'une inflammation pachyméningitique (Sanné) [3].

Lewis W. Marshall [4] a publié un cas, dans lequel une méningocèle renfermait une petite corde canaliculée, qui passait par l'orifice, pour aller s'insérer sur le cervelet.

Tous ces faits sont invoqués par Berger, à l'appui de la théorie que nous avons donnée plus haut.

Symptômes. — Comme dans le chapitre précédent, notre description se rapportera aux tumeurs de la région occipitale, qui sont les plus connues. Dans les cas ordinaires, l'aspect de la malformation est caractéristique; le

(1) BERGER, *Loc. cit.*, p. 275.

(2) HILDEBRAND, *Zur operativen Behandlung der Hirn- und Rückenmarksbrüche. Deutsche Zeitschrift für Chirurgie*, t. XXVII, p. 438, 1888.

(3) SANNÉ, art. ENCÉPHALOCÈLE du *Dict. encycl. des sc. méd.*

(4) LEWIS-W. MARSHALL, *A case of meningocele operation death, necropsy. Lancet*, I, 860, 1885.

nouveau-né porte dans la région occipitale une tumeur variant du volume d'une noix à celui d'une orange, atteignant quelquefois des dimensions égales à celle de toute la tête. Elle est régulière, sphérique, rarement divisée en plusieurs lobes, rattachée à l'occipital par un pédicule inséré sur la ligne médiane, tantôt mince, effilé, tordu sur lui-même, tantôt court et large. Il est incurvé en bas, et la tumeur quoique mobile et flottante, tend à venir se loger dans la dépression de la nuque, position qu'elle occupait dans les dernières phases de la grossesse. La peau est lisse, difficile à pincer entre les doigts, en raison de son adhérence aux couches profondes; elle est glabre, tandis que le cuir chevelu, autour du pédicule, peut présenter une collerette de longs poils. La tumeur est fluctuante, peu tendue, en général d'une transparence plus ou moins parfaite. Il est rare qu'elle ait une consistance pâteuse et que l'on sente des parties solides dans son intérieur. Quelquefois, on peut constater que sa tension diminue pendant le sommeil, qu'elle augmente au contraire lorsque l'enfant crie.

A côté de ces caractères généraux, il en existe d'autres sur lesquels tous les auteurs ont beaucoup insisté, et qui sont d'une grande valeur, tant pour le diagnostic différentiel de la tumeur, que pour distinguer la variété de son contenu. On doit toujours les rechercher, mais on ne les obtient que dans un nombre de cas très restreints. Ce sont :

La réductibilité, signe d'une grande valeur. Elle n'est en général que partielle, elle peut s'accompagner de vives douleurs, de phénomènes convulsifs, strabisme, épilepsie partielle, ou au contraire d'assoupissement et de coma. Dans un cas, à la suite d'une de ces tentatives, l'enfant resta en syncope pendant plusieurs heures. Dans un autre, la réductibilité n'était possible que si l'on plaçait l'enfant la tête en bas.

L'expansion sous l'influence des mouvements respiratoires est un caractère plus rare encore; autant elle est fréquente dans les encéphalocèles acquises, autant elle est rare dans celles qui sont congénitales.

Nous en dirons autant des battements et du souffle. On ne les a observés que sur des encéphalocèles petites, de la racine du nez. Encore Larger pense-t-il que ces phénomènes étaient dus à des angiomes sous-cutanés, recouvrant la tumeur.

Formes. — Ce que nous venons de dire se rapporte aux différentes variétés d'encéphalocèles occipitales : celles de la face se présentent sous des aspects beaucoup plus irréguliers, et ce sont elles surtout qui ont causé le plus d'erreurs de diagnostic. En général petites, lobulées, quelquefois réductibles, elles sont souvent sessiles et aplaties. C'est dans des cas plus rares qu'on les a vues, saillantes et contournées, évoquer dans l'imagination des anciens auteurs des comparaisons avec une corne ou un priape; nous avons déjà vu leurs lieux d'élection; ajoutons qu'elles peuvent sortir par une fissure médiane divisant le nez et les deux maxillaires (Schopf), par la fente d'un bec-de-lièvre (Broca). On a observé aussi une double tumeur, sortant de chaque côté au niveau de l'unguis; ailleurs une tumeur sortant par la glabelle, l'autre par l'angle interne de l'œil.

L'encéphalocèle, surtout si elle volumineuse, entraîne une déformation spéciale du crâne. Il est aplati supérieurement, le front fuyant, les régions pariétales peu saillantes. L'agrandissement des sutures et des fontanelles n'est pas constant.

D'autres vices de conformation s'observent souvent, en même temps que l'encéphalocèle ; en première ligne vient le *spina bifida* ; Lawrence [1] en compte 15 cas sur 53. Le bec-de-lièvre, l'absence des globes oculaires, s'observent quelquefois, les malformations des extrémités également, et en général tous les autres vices de conformation.

Marche. — L'encéphalocèle est compatible avec la vie, au moins pendant un certain temps. Les différentes fonctions paraissent s'accomplir normalement, la nutrition se fait bien ; cependant, lorsqu'il existe des lésions encéphaliques profondes, on peut observer divers troubles de l'innervation, des paralysies partielles, la cécité, des phénomènes convulsifs.

En général, au bout d'un temps variable, quelques semaines à quelques mois, on voit survenir les accidents qui entraînent la mort : la tumeur a progressivement augmenté de volume, elle est tendue, la peau rougit, s'enflamme et l'encéphalo-méningite arrive fatalement ; quelquefois, dès le lendemain de la naissance, il s'est formé une eschare de la peau, au niveau de laquelle transsude en abondance le liquide de la tumeur. Dans des cas rares, surtout lorsque la tumeur est une encéphalocèle, elle peut permettre l'existence, jusqu'à un âge assez avancé (vingt ans). La guérison spontanée n'a jamais été observée ; les cas de méningocèles que l'on cite avec oblitération de l'orifice crânien, n'étaient probablement que des kystes congénitaux.

Diagnostic. — Contentons-nous de signaler, au point de vue obstétrical, les méprises singulières qui ont pu faire prendre, pendant le travail, une méningocèle pour le scrotum ou la poche des eaux. Il importe d'abord de distinguer l'encéphaloïde congénitale de l'encéphalocèle acquise. Dans deux cas, l'un de Billroth et l'autre de Saint-Germain, l'encéphalocèle acquise était contemporaine de la naissance, puisqu'elle avait été provoquée par les branches du forceps. Rappelons que l'encéphalocèle acquise est généralement sessile, pulsatile, réductible. Son siège n'a rien de fixe, les bords de l'orifice irréguliers, enfin elle ne contient pas de méninges.

Parmi les tumeurs congénitales qui peuvent être confondues avec l'encéphalocèle, citons en première ligne les kystes congénitaux, dermoïdes ou séreux. Ils peuvent offrir les mêmes caractères de fluctuation, de transparence. Bien plus, il peut y avoir une perforation du squelette, et la tumeur recevoir des battements communiqués. On se rappellera surtout que le kyste est toujours sessile, qu'il siège le plus souvent dans la région du front, au niveau de la grande fontanelle où les encéphalocèles sont rares, et à l'angle externe de l'œil, enfin, que leur compression ne détermine pas de phénomènes cérébraux.

Les angiomes, les angio-lipomes peuvent être d'un diagnostic d'autant plus difficile, qu'on les a vus recouvrir une encéphalocèle. Ils sont en général moins nettement circonscrits, jamais pédiculés.

Le céphalématome a son lieu d'élection, son bourrelet périphérique. Il faudra

(1) LAWRENCE, *On encephalocele. Med.-chir. Transact.*, 1850.

savoir distinguer la variété, qui s'accompagne du céphalématome interne, et qui est réductible.

Les céphalhydrocèles traumatiques peuvent se rencontrer chez le nouveau-né. On sait que cette affection, étudiée par Vivien, Nicoladoni, Smith, Conner, Kraussold, Tuffier, est produite par une fissure ou une perforation accidentelle du crâne, qui laisse passer le liquide céphalo-rachidien sous le péricrâne, où il forme tumeur. Celle-ci est en général moins tendue et plus étalée (voy. *Céphalhydrocèle traumatique*, p. 484).

Comme on ne peut pas toujours attacher une valeur absolue au dire des parents, sur l'origine congénitale d'une tumeur, nous signalerons encore les lipomes, les abcès froids, les gommes, les kystes sébacés; plusieurs fois, ces lésions ont donné lieu à des erreurs de diagnostic.

L'encéphalocèle occipitale se reconnaît assez facilement, grâce à ses caractères toujours les mêmes, mais, à la face, les variétés d'aspect qu'elle revêt rendent le diagnostic plus difficile. C'est ainsi qu'elle a pu être prise pour une tumeur de l'orbite, des voies lacrymales, et même un polype naso-pharyngien.

Nous conclurons en disant, que chez un enfant ou un adolescent, toute tumeur remontant au jeune âge, lorsqu'elle est située sur la ligne médiane ou dans les points que nous avons indiqués, doit toujours exciter dans l'esprit l'hypothèse d'une encéphalocèle; mais, d'un autre côté, on se rappellera combien fréquemment toutes les tumeurs crâniennes peuvent provoquer une dépression du diploé, si elles sont anciennes, ou un bourrelet périostique, si elles sont inflammatoires.

Il nous reste à rechercher si la tumeur contient de l'encéphale, c'est-à-dire à faire le diagnostic des variétés. Cette recherche est toujours très difficile : les caractères généraux sont les mêmes, la transparence existe dans toutes les formes. Toutefois, la réductibilité appartient plutôt à l'éncéphalocèle, les mouvements d'expansion et les battements lui appartiennent exclusivement. On pourra tenir compte de la fréquence plus grande des encéphalocèles simples à la région fronto-faciale, des hydrencéphalocèles à la région sus-occipitale, et des méningocèles dans la zone sous-occipitale.

La quantité d'encéphale contenue dans la tumeur pourra être, jusqu'à un certain point, présumée par le volume et l'épaisseur du pédicule, l'empâtement de la tumeur, l'aplatissement du crâne. Exceptionnellement, on pourra par la compression, obtenir quelques indications sur la localisation de la partie herniée. Signalons l'électrisation, qui aurait permis à Horsley (¹) de diagnostiquer la présence des tubercules quadrijumeaux. La ponction exploratrice, en vidant le liquide, permet de se rendre compte du volume des parties solides, mais il est bon de ne l'employer, qu'au moment d'entreprendre une opération radicale. On n'omettra pas l'exploration des organes des sens, et de l'innervation sensitive et motrice.

Traitement. — Il y a quelques années encore, on pouvait poser en principe qu'il fallait respecter les encéphaloïdes et les hydrencéphalocèles. On connaissait bien quelques cas d'extirpation, par méprise, qui avaient guéri, mais ces faits

(¹) V. Horsley, *Case of occipitale encephalocele in which a correct diagnous was obtained by means of the induced current. Brain*, p. 228, juillet 1884.

pouvaient être considérés comme exceptionnels, et Velpeau, dans une discussion de l'Académie de médecine en 1844, en proposant l'extirpation d'une hydrencéphalocèle, rencontra une opposition presque générale. L'intervention chirurgicale n'était acceptée que pour les méningocèles bien confirmées.

Nous allons décrire les diverses méthodes qui ont été employées :

La *compression* pourrait donner de bons résultats dans les petites encéphalocèles faciales (Houel, Vincent, Ollier) (1) ; nous ne parlons pas de la réduction, si exceptionnellement réalisable.

La *ponction* est sans efficacité et expose à l'infection. Adams, Rizzoli auraient cependant obtenu un succès par des ponctions répétées.

La *ponction avec injection iodée*, souvent tentée, n'a donné que des revers, d'après Houel.

La *ligature* a fourni un succès entre les mains de Thompson, de Leasure et de Lazzari. Elle expose aux accidents inflammatoires pendant la durée de la cicatrisation.

L'application d'un clamp, et l'excision au bout de vingt-quatre heures (Holmes), n'a pas donné un meilleur résultat.

Smith (2), dans un cas de méningocèle, pratiqua dans le tissu cellulaire, autour du pédicule, des injections de glycérine iodée. Après avoir réduit le liquide, la tumeur se transforma en une masse dure et rétractée.

L'électrolyse appliquée au traitement des encéphalocèles peu volumineuses, a donné un succès à Horsley, qui l'a rapporté au Congrès de Berlin (août 1890). Le sujet étant mort de choléra nostras, douze mois plus tard, Horsley a pu vérifier la cure à l'autopsie.

Actuellement, la véritable méthode chirurgicale, applicable non-seulement aux méningocèles, mais encore aux encéphalocèles et aux hydrencéphalocèles, c'est l'extirpation au bistouri. Les cas de guérison obtenus par ce moyen sont déjà nombreux ; Larger en rapporte 6 : ajoutons, pour ne citer que les plus remarquables, les cas d'Alberti (3), de Bergmann (4), de Celli (5), de Horsley (Congrès de Berlin, 1 mort sur 2 opérés), ceux de Périer et de Berger (6).

Larger conseille l'*excision combinée à la ligature élastique*. Il taille de chaque côté de la tumeur un petit lambeau, dissèque le pédicule, et excise la tumeur après avoir placé une ligature au ras de l'orifice. Il réunit ensuite les lambeaux en ayant soin de laisser passer le pédicule.

Shlifasowsky (7) conseille l'ouverture de la hernie, la réduction du contenu, puis la suture soignée de l'orifice méningé, et ensuite celle des téguments.

Lewis Marshall, Flothman (8), après avoir étreint préalablement le pédicule dans un clamp, ont fait l'excision et la suture.

(1) VINCENT, *Méningocèle. Lyon méd.*, 13 mai 1888, p. 51.

(2) SMITH, *A new plan of operating upon meningocele. The Lancet*, 20 sept. 1884.

(3) ALBERTI, *Heilung einer Meningocele occipitalis durch Extirpation. Beiträge zum Centralblatt für Chirurgie*, t. XV, n° 24, p. 20, 1888.

(4) BERGMANN, *Heilung der Encephalocele mit Demonstrationen. Ibidem*, p. 28.

(5) F. CELLI, *Méningocèle occipitale congénitale ; excision, guérison. Arch. di pat. inf.*, mai 1888.

(6) PERIER, *Bull. de l'Acad. de méd.*, 2 avril 1889.

(7) SHLIFASOWSKY, *Hernies der Hirn- und Rückenmarks-Häute. Protokolle der chirurgischen Gesellschaft zu Moskou*, n° 13, 1881.

(8) FLOTHMAN, *Ein Beitrag zu den Operationen der Cephalocelen*. Neuwied, 1887, et *Centralblatt f. Chirurgie*, t. XIV, n° 44, p. 856, 1887.

Enfin Périer, Berger, ont obtenu tous deux, un succès complet, par le procédé suivant : on trace deux lambeaux cutanés, on dissèque le pédicule jusque dans l'orifice aussi loin que possible, on le traverse par un double fil de catgut qui sert à faire une ligature entre-croisée ; enfin on excise, et on fait une suture complète et serrée des deux lambeaux.

Est-ce à dire qu'il faudra toujours extirper les encéphalocèles ? Celles qui sont d'un petit volume, couvertes d'une peau saine, restant stationnaires, peuvent être respectées, et traitées par la compression, ou un appareil protecteur. Celles qui s'accompagnent d'autres malformations graves, ou qui paraissent renfermer une masse nerveuse considérable, sont sans doute au-dessus de toute ressource. Quant à celles que portent des enfants bien constitués, qui augmentent de volume et sont presque fatalement destinées à s'aggraver, on devra en tenter l'ablation de bonne heure, avant l'apparition des phénomènes inflammatoires, afin d'être à l'abri de toute infection. Il est inutile d'insister sur l'importance de l'antisepsie et les dangers des hémorrhagies, même légères, chez les très jeunes enfants.

MALADIES DU RACHIS

Par le Dr KIRMISSON

PROFESSEUR AGRÉGÉ A LA FACULTÉ DE MÉDECINE. — CHIRURGIEN DE L'HÔPITAL DES ENFANTS-ASSISTÉS

CHAPITRE PREMIER

LÉSIONS TRAUMATIQUES DU RACHIS ET DE LA MOELLE ÉPINIÈRE

Telles sont les connexions intimes de la moelle et du rachis, que le plus souvent le traumatisme les frappe en même temps; toutefois leurs lésions peuvent exister isolément. D'où la nécessité pour nous de décrire à part : 1° les lésions traumatiques du rachis; 2° les lésions traumatiques de la moelle.

I

LÉSIONS TRAUMATIQUES DU RACHIS

Elles comprennent : 1° l'entorse et le diastasis des vertèbres; 2° les fractures; 3° les luxations traumatiques du rachis.

1° ENTORSE ET DIASTASIS DES VERTÈBRES

Le *Compendium de chirurgie* décrit dans deux articles séparés l'entorse et le diastasis, que la plupart des auteurs, Duplay, Legouest (*Dict. encyclop.*), Terrier, réunissent. Il n'y a là en effet qu'une question de degré. Lorsque la violence se borne à tirailler et à distendre les fibres musculaires et ligamenteuses, il y a *entorse*. La cause vulnérante va-t-elle jusqu'à produire la rupture complète des ligaments, les surfaces articulaires s'écartent l'une de l'autre, et l'on dit qu'il y a *diastasis*. Dans ce dernier cas, deux choses peuvent se produire : ou bien les parties, après avoir été momentanément séparées, reprennent leurs rapports normaux, sans laisser ni déplacement, ni déformation apparente; ou bien, elles restent légèrement écartées. Dans le premier cas, il s'agit d'un *diastasis simple;* dans le second, c'est un *écartement des vertèbres.* Ces deux lésions ont été distinguées l'une de l'autre par Ch. Bell; mais cette distinction ne mérite guère d'être conservée; car elle est impossible à vérifier en clinique, et, par suite, n'offre aucune utilité pratique.

Les lésions anatomiques de l'entorse de la colonne vertébrale sont surtout connues par les recherches expérimentales de Bonnet (de Lyon) (¹), reprises par Hentzel dans sa thèse de doctorat (²). Suivant que la flexion forcée de la colonne vertébrale était produite en avant ou en arrière, on a observé la déchirure des muscles de la nuque, des muscles grands droits antérieurs de la tête et longs du cou, la rupture des ligaments antérieurs ou postérieurs, des disques intervertébraux, l'arrachement de parcelles osseuses, des épanchements sanguins autour et dans l'intérieur du canal rachidien. Si la violence est considérable, les lésions de l'entorse s'accompagnent de l'existence de fractures ou de luxations du rachis.

C'est surtout dans les régions les plus mobiles de la colonne vertébrale, c'est-à-dire au cou et aux lombes, que s'observe de préférence l'entorse; au cou, elle constitue une variété spéciale de torticolis; aux lombes, elle prend le nom de tour de reins. La région dorsale est protégée par la présence des côtes et l'absence de mouvements.

Les causes de l'entorse sont rarement des chocs directs; beaucoup plus souvent, des mouvements forcés, soit en arrière, soit surtout en avant, des mouvements de torsion du rachis produits par la contraction musculaire.

Les symptômes consistent en des douleurs toujours très vives, la gêne ou l'impossibilité absolue des mouvements, la contracture des muscles. Le plus souvent, il n'y a pas de déformations, pas, non plus, de phénomènes médullaires, à moins de complications de fractures ou de luxations. Le pronostic n'offre habituellement pas de gravité. Toutefois, l'entorse peut devenir cause d'arthrite vertébrale ou d'ostéite chez les sujets prédisposés. Le fait n'est pas rare, comme nous le verrons, dans l'étiologie du mal de Pott cervical.

Le traitement consiste dans le repos et l'immobilisation au moyen des appareils inamovibles; on combattra les phénomènes douloureux par l'emploi des opiacés, des sangsues, des ventouses scarifiées. Dans le tour de reins, le massage, les courants continus, procurent aux malades du soulagement.

2° FRACTURES DU RACHIS

Les fractures de la colonne vertébrale sont rares. Malgaigne dit n'en avoir relevé que 14 cas, en onze années, à l'Hôtel-Dieu.

Comme elles succèdent en général à des traumatismes violents, elles sont plus fréquentes chez l'homme, et dans l'âge adulte, où les travaux professionnels y exposent davantage (chutes d'une grande hauteur, éboulements dans les carrières).

(¹) Bonnet, *De l'entorse de la colonne vertébrale. Traité des maladies des articulations,* t. II, p. 455.
(²) Hentzel, Thèse de doct. de Paris, 1873, n° 223.

Les enfants sont beaucoup plus rarement atteints de fracture du rachis, sans doute à cause de la grande élasticité que possède chez eux la colonne vertébrale.

Outre les coups, les chutes sur le dos ou sur les extrémités, il faut encore signaler parmi les causes les coups de feu. En un mot, il est des fractures de la colonne vertébrale par *causes directes* et par *causes indirectes*.

Les fractures de l'atlas et de l'axis sont le plus souvent associées à des luxations de ces mêmes vertèbres. Aussi leur étude est-elle distraite de celle des fractures de la colonne vertébrale en général, et se fait avec celle des luxations du rachis.

Quant aux autres vertèbres, leurs fractures peuvent porter sur les différentes parties qui les composent, apophyses épineuses, apophyses transverses, lames et corps vertébraux.

a. *Fractures des apophyses épineuses.* — Les apophyses épineuses sont, de toutes les parties de la vertèbre, celles qui sont le plus souvent atteintes isolément. Déjà très nettement signalée par Hippocrate, cette fracture isolée est la moins grave de toutes les fractures du rachis. Elle se produit le plus souvent par choc direct. Toutefois elle peut reconnaître aussi pour cause un arrachement, auquel cas elle coexiste avec une fracture ou une luxation de la vertèbre intéressée. M. Terrier (1) dit avoir pu constater deux fois l'existence de la fracture d'une apophyse épineuse cervicale après une violente contraction musculaire.

La fracture peut exister sans déplacement, et se révéler seulement par la douleur et la mobilité anormale. Mais dans d'autres cas, et cela surtout à la suite des coups de feu, il y a du déplacement. On peut alors être induit en erreur, et croire à l'enfoncement de la vertèbre en totalité. Le fait avait été noté déjà par Hippocrate.

b. *Fractures de l'arc vertébral.* — Les fractures de l'arc vertébral, comme celles des corps des vertèbres, sont le plus souvent liées à d'autres lésions, plaies contuses, fractures et luxations de la colonne vertébrale, altérations médullaires. Quant aux fractures isolées de l'arc vertébral postérieur, ou fractures des lames vertébrales, elles sont généralement caractérisées par un double trait de fracture qui sépare complètement les lames vertébrales avec leur apophyse épineuse, du corps des vertèbres auquel restent attachées les apophyses articulaires et transverses. Cependant M. Legouest, dans son article du *Dictionnaire encyclopédique* (2), cite une pièce du musée du Val-de-Grâce, sur laquelle se voit une fracture isolée d'un des côtés d'un arc vertébral. Partant de la base de l'apophyse transverse et de l'apophyse articulaire supérieure droite de la deuxième vertèbre lombaire, le trait de fracture se prolonge sur la lame de la vertèbre, et l'intéresse dans toute son épaisseur, sans déterminer le moindre déplacement.

Les fractures isolées de l'arc vertébral sont de causes directes; elles sont produites surtout par des chutes sur la partie postérieure du tronc. Dans un cas de Boyer, un sac de 300 livres était tombé sur la nuque d'un fort de la halle. Le malade accusait une violente douleur; l'épine de la septième vertèbre

(1) Terrier, *Manuel de pathol. et de clin. chir.*, t. II, p. 262, 3e éd.
(2) Legouest, art. Rachis du *Dict. encyclop.*, t. II, 3e série, p. 446.

cervicale était plus saillante qu'à l'état normal. Les membres supérieurs et inférieurs se paralysèrent, de même que le rectum et la vessie; la respiration devint laborieuse, et la mort eut lieu au bout de cinq jours. A l'autopsie, on trouva une fracture de l'arc postérieur de la septième vertèbre cervicale, avec enfoncement d'un fragment qui pressait sur la moelle et y exerçait une forte compression (1).

Dans d'autres cas, cette même fracture se produit sans déplacement, ou bien avec un déplacement assez insignifiant pour que les fonctions médullaires restent intactes.

Le diagnostic ne laisse pas que de présenter de sérieuses difficultés. En effet, lors même qu'on constate de la mobilité anormale, cette mobilité peut tenir à une fracture isolée de l'apophyse épineuse. Les symptômes médullaires fournissent au chirurgien un meilleur guide. Encore peuvent-ils exister, par le fait du traumatisme, en dehors de tout enfoncement osseux.

Quant au traitement, dès longtemps les chirurgiens ont conseillé l'intervention sanglante pour parer aux accidents qui résultent des fractures de l'arc vertébral postérieur, puisque nous voyons Paul d'Égine et Fabrice de Hilden proposer de faire une incision, pour extraire ou relever le fragment qu'on suppose enfoncé du côté du canal vertébral. Cette même pratique est adoptée par Malgaigne. Dans les cas où il existe un enfoncement manifeste des fragments, et où la réduction n'est pas possible, il serait indiqué de recourir à une opération pour enlever les esquilles, et relever les fragments qui pressent sur la moelle, dût-on pour cela recourir à la trépanation, comme l'ont fait divers chirurgiens, tels que Laugier, Félizet, Tillaux. Dans les cas où il s'agit d'une fracture compliquée de plaie, à la suite de coups de feu, par exemple, une pareille conduite serait pleinement justifiée, et déjà Louis, l'illustre secrétaire de l'Académie de chirurgie, lui a dû un beau succès.

c. *Fractures du corps des vertèbres.* — C'est à tort que ces fractures ont été considérées comme la variété la plus rare des fractures du rachis. M. Legouest les considère avec raison comme étant les plus communes.

Les causes qui peuvent leur donner naissance sont très nombreuses. Le plus souvent il s'agit de chutes d'un lieu élevé, dans lesquelles le tronc vient heurter le sol par sa face postérieure. D'autres fois le malade rencontre dans sa chute un corps saillant sur lequel le rachis vient se briser. Il arrive aussi que la chute ait lieu sur l'une des extrémités de la tige rigide formée par la colonne vertébrale, c'est-à-dire sur le bassin ou sur l'extrémité céphalique. Réveillon, cité par Malgaigne, a rapporté le fait suivant (2) : Un soldat ayant plongé dans un endroit où l'eau n'avait que trois pieds de profondeur, en fut retiré quelques minutes après, avec une paralysie de tous les membres. Il mourut dans la nuit; à l'autopsie, on trouva une fracture transversale du corps de la cinquième vertèbre cervicale, avec les deux lames séparées des masses latérales. Un cas analogue a été rapporté dans ces dernières années par le docteur H. Wilson (3) : un jeune homme de seize ans ayant plongé dans une

(1) MALGAIGNE, *Traité des fractures et des luxations*, t. I, p. 413.
(2) MALGAIGNE, *Ibidem*, p. 417.
(3) H. WILSON, *The Lancet*, 1880 t. I p. 562.

eau peu profonde, présenta une perte absolue du mouvement et de la sensibilité des membres inférieurs et du tronc jusqu'au niveau des mamelons; il y avait en même temps une paralysie complète des membres supérieurs, de la rétention d'urine et du priapisme. La respiration était uniquement diaphragmatique. Le blessé survécut cependant cinq mois, au bout desquels il succomba avec des eschares. A l'autopsie, on trouva une fracture verticale du corps de la cinquième vertèbre cervicale; à ce niveau, la moelle était presque complètement détruite.

Dans quelques cas plus rares, la fracture résulte d'une chute sur les pieds. Enfin, des chocs directs sur le rachis, la chute de corps pesants, des éboulements, des coups de feu, telles sont les causes nombreuses qui peuvent donner naissance aux fractures de la colonne vertébrale.

On comprend que toutes les altérations pathologiques qui diminuent la résistance des corps vertébraux les prédisposent aux fractures. Sous ce rapport, nous devons mentionner un intéressant travail de Krœnig sur les complications vertébrales du tabès (1). Cet auteur rapporte trois observations de fracture du corps d'une vertèbre lombaire chez des ataxiques. Chez les deux premiers malades, la fracture est survenue à la suite d'un traumatisme; chez le troisième, il a suffi d'un simple écart des jambes pour produire la même lésion.

Le mécanisme des fractures des corps vertébraux, aujourd'hui bien établi, a prêté pendant longtemps à la discussion, et donné naissance à de nombreux travaux. Boyer admettait que les fractures de la colonne vertébrale étaient toujours de cause directe; d'après lui, les contre-coups ne pouvaient avoir dans cette variété de traumatismes aucune action; et ses idées ont régné longtemps sans conteste dans la chirurgie. Cependant déjà, en 1774, Louis, l'illustre secrétaire perpétuel de l'Académie de chirurgie, avait très nettement indiqué l'existence des fractures de la colonne vertébrale de cause indirecte. Pour lui, ces fractures « ne se font guère par l'effet de la percussion immédiate, mais par la secousse et l'ébranlement dont l'endroit fracturé est le centre ». Toutefois, la doctrine de Boyer, admise par Dupuytren, restait toujours debout, et, si l'on admettait les fractures du rachis de cause indirecte, du moins les considérait-on comme l'exception. C'est ce que nous montre cette phrase insérée par Nélaton, en 1844, dans sa *Pathologie chirurgicale* : « Résultat ordinaire d'une cause directe, ces fractures sont quelquefois produites par un véritable contre-coup (2). » Malgaigne, au contraire, dans son *Traité des fractures*, en 1847, présente les fractures indirectes du rachis comme étant la variété la plus fréquente. « Je pose donc en fait, dit cet auteur, que, dans la grande majorité des cas, les fractures du corps des vertèbres ont lieu par contre-coup, par l'effet d'une flexion forcée de la colonne, soit en avant, soit en arrière (3). » Tous les travaux qui se sont produits depuis lors n'ont fait que confirmer cette manière de voir, et aujourd'hui il convient de renverser la proposition émise par Nélaton, et de dire que, dans l'immense majorité des cas, les fractures du corps des vertèbres sont

(1) Krœnig, *Berliner klin. Wochenschrift*, 11 octobre 1886, p. 702.
(2) Nélaton, *Éléments de path. chirur.*, 1844, t. II, p. 697.
(3) Malgaigne, *Traité des fractures*, 1847, p. 418.

produites par des causes indirectes, tandis que les fractures de causes directes ne sont que l'exception.

Nous devons citer tout d'abord le remarquable mémoire de M. Chédevergne (de Poitiers), couronné par l'Académie de médecine en 1868. Cet auteur a appuyé son opinion sur des preuves expérimentales. Déjà, du reste, Bonnet (de Lyon) [1], en s'occupant de l'entorse des vertèbres, avait réalisé des expériences dont les résultats sont applicables à l'étude des fractures du rachis. Il a réussi, par des mouvements forcés de flexion, soit en avant, soit en arrière, à produire des fractures qui se localisaient sur la partie inférieure de la région cervicale, ou sur la région dorso-lombaire, suivant que la flexion forcée portait sur la tête, ou sur le tronc en totalité. En un mot, c'était bien de fractures par causes indirectes qu'il s'agissait dans les expériences de Bonnet.

Les expériences de M. Chédevergne ont été conduites sur le même plan que celles de Bonnet. Comme ce dernier auteur, il a examiné ce qui se passe dans la flexion forcée de la colonne vertébrale, soit en avant, soit en arrière. Dans la flexion forcée en avant, dit M. Chédevergne, « la courbure dorsale s'exagère, la courbure lombaire commence à se redresser, et, de convexe en avant, elle devient concave. L'S formé à l'état normal par ces deux courbures s'efface de plus en plus. Les deux branches, se dirigeant d'abord en sens inverse, se mettent bientôt dans le prolongement l'une de l'autre sur un arc de cercle assez régulier, dont le rayon diminue à mesure que la pression cherche à rapprocher ses deux extrémités..... Il n'est point encore arrivé à constituer une circonférence, qu'un craquement se fait entendre....., le ligament surépineux a arraché son point d'insertion au sommet de l'apophyse de la douzième dorsale ou de la première lombaire. Le mouvement se continue; il se produit entre l'apophyse lésée et celle qui est au-dessus un écartement qui s'accroît d'instant en instant. L'interépineux entraîne la crête de la même douzième ou de la treizième épineuse, le ligament jaune et le bord supérieur de la lame vertébrale. Bientôt le grand surtout ligamenteux se déchire, et le corps de la vertèbre est séparé en deux fragments, dont généralement le supérieur est très mince, et l'inférieur beaucoup plus considérable. »

Dans la flexion forcée en arrière, le mécanisme est le même, seulement « ses phases se passent en sens inverse ». En un mot, dans la pathogénie des fractures de la colonne vertébrale par causes indirectes, Chédevergne fait jouer le plus grand rôle à l'arrachement. Toutefois, dans l'interprétation des faits cliniques, il fait aussi une part à l'écrasement ou au tassement des corps vertébraux.

De son côté, M. Daniel Mollière (de Lyon) a fait connaître, en 1872, de nouvelles expériences [2] dans lesquelles il fait une part plus grande à l'écrasement dans le mécanisme des fractures du rachis. Si l'on peut, d'après cet auteur, admettre la fracture par arrachement des corps vertébraux pendant les mouvements de flexion forcée, cet arrachement est toujours consécutif à un certain degré d'écrasement de la région antérieure de la vertèbre. De plus,

(1) BONNET, *Traité des maladies des articulations*, 1845, t. II, p. 455 et suiv.

(2) *Recherches cliniques et expérimentales sur les fractures de la colonne vertébrale. Lyon médical*, t. X, 1872, p. 222 et 383.

M. Daniel Mollière insiste sur ce fait que les fractures par flexion de la région dorsale s'accompagnent de fractures de côtes, ou de fractures du sternum.

Les expériences de MM. Mollière et Chédevergne, comme celles de Bonnet, avaient été faites au moyen de pressions intenses, destinées à exagérer le mouvement de flexion, soit en avant, soit en arrière de la colonne vertébrale. M. Féré a varié le mode d'expérimentation, et il a eu recours à la précipitation de cadavres, dont la chute se faisait sur les ischions. Dans ces conditions, il a obtenu des fractures de la partie inférieure de la région dorsale et de la région lombaire, dans lesquelles on constatait l'écrasement des corps vertébraux [1]. Enfin, dans une thèse récente, M. Ménard [2] vient de soumettre à une nouvelle analyse la pathogénie des fractures de la colonne vertébrale. Cet auteur, dans ses expériences, a eu recours à la précipitation des cadavres; mais il a varié les conditions de l'expérimentation, en faisant porter la chute, tantôt sur la région de la nuque, la tête étant fortement fléchie sur le thorax, tantôt sur la région du siège. Dans les chutes sur la nuque, la tête restant fléchie, il a toujours obtenu des fractures de la région dorsale. Ces fractures dorsales s'accompagnent le plus souvent de fractures de côtes, comme l'avait vu M. Daniel Mollière. Du reste, les fractures isolées de la région dorsale seraient, d'après M. Ménard, beaucoup plus fréquentes qu'on ne l'admet généralement. Quand les chutes avaient lieu sur le siège, les membres inférieurs étant fléchis au-devant du thorax, la fracture se localisait dans la partie inférieure de la région dorsale ou dans la région lombaire.

En résumé, des travaux et des expériences nombreuses que nous venons de rappeler, il résulte que, dans l'immense majorité des cas, les fractures des corps vertébraux sont produites par des causes indirectes. Elles reconnaissent deux grands mécanismes, soit les mouvements de flexion forcée du rachis, en avant, ou en arrière, qui déterminent l'arrachement des diverses parties constituantes de la vertèbre, soit le tassement ou l'écrasement produit par des pressions violentes qui tendent à rapprocher l'une de l'autre les deux extrémités de la tige rachidienne. Il est bien difficile, dans chaque cas particulier, de faire la part qui revient aux deux grands mécanismes que nous venons d'indiquer, d'autant plus qu'ils sont souvent associés l'un à l'autre. Toutefois c'est surtout dans les mouvements de flexion forcée du tronc, et dans les fractures de la région dorso-lombaire qu'intervient l'arrachement, tandis que les pressions exercées sur la région cervico-dorsale déterminent ordinairement des fractures par écrasement du corps des vertèbres dorsales.

Ce sont surtout les vertèbres qui sont le siège de la plus grande mobilité qui sont sujettes aux fractures. Aussi ces dernières sont-elles particulièrement fréquentes sur la douzième dorsale et la première lombaire. Les chiffres fournis par la thèse récente de M. Ménard viennent sous ce rapport confirmer les données qui ont depuis longtemps cours dans la chirurgie. Sur un total de 383 fractures, l'auteur en trouve 80 siégeant sur la douzième vertèbre dorsale, et 78 sur la première lombaire, tandis que le chiffre s'abaisse rapidement à 37, puis à 32 pour les onzième et dixième dorsales, à 23 pour la deuxième

[1] FÉRÉ, *Bul. de la Soc. anatomique*, 15 juin 1877, t. II, 4e série, p. 430-437.

[2] MÉNARD, *Étude sur le mécanisme des fractures indirectes de la colonne vertébrale*. Thèse de doct.; Paris, 1889, n° 173.

lombaire. Toutefois, comme l'observe l'auteur, les fractures de la région dorsale sont loin d'être exceptionnelles; puisque, prises en bloc, les dix premières vertèbres dorsales fournissent 151 fractures, pour 232 fractures de la région dorso-lombaire.

Pour ce qui est de l'anatomie pathologique, on peut rencontrer, parmi les fractures des corps vertébraux, toutes les variétés de forme et de direction. Il est des fractures verticales qui reconnaissent le plus souvent comme mécanisme l'écrasement. Déjà nous en avons cité un exemple chez ce jeune homme qui s'était fait une fracture verticale du corps de la cinquième vertèbre dorsale, en plongeant dans une eau peu profonde. Il est aussi des fractures à direction transversale, ou bien encore obliques de haut en bas et d'arrière en avant; ces deux dernières variétés, liées le plus ordinairement à l'arrachement des corps vertébraux. Il est enfin des fractures simples et comminutives, uniques ou multiples.

La fracture peut avoir lieu sans déplacement, surtout s'il s'agit d'un simple tassement ou d'un écrasement d'un corps vertébral. Mais dans les fractures par arrachement, il y a habituellement une déformation appréciable. Les lames et les apophyses épineuses constituent parfois des saillies osseuses mobiles sous la peau; lorsqu'il y a eu luxation plus ou moins complète des apophyses articulaires, les apophyses transverses proéminent sous la peau, et peuvent simuler une apophyse épineuse déplacée. Mais le déplacement le plus habituel est le suivant : L'apophyse épineuse au-dessous de laquelle siège la fracture s'éloigne de l'apophyse inférieure, en devenant horizontale. Le fragment supérieur de la vertèbre s'incline en avant; il en résulte une courbure du rachis, constituant un angle plus ou moins obtus dont le sommet est tourné en arrière. C'est le bord postérieur et supérieur du fragment inférieur qui représente le sommet de cet angle, et qui, faisant relief dans le canal rachidien, vient comprimer la face antérieure de la moelle; un autre agent de compression est constitué par la lame de la vertèbre sus-jacente, qui presse sur la face postérieure de la moelle, de sorte que celle-ci est parfois étranglée entre ces deux agents de compression.

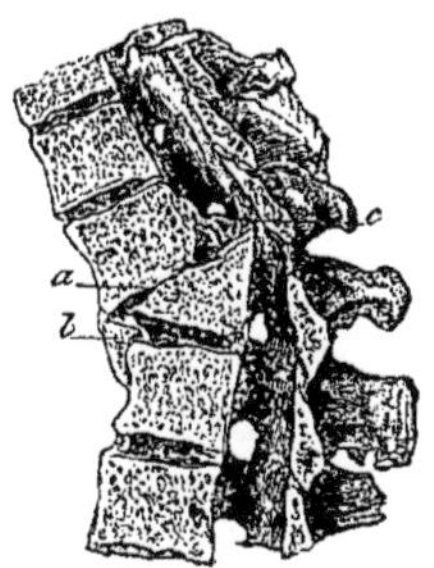

FIG. 256. — Fracture du rachis. — Écrasement du corps d'une vertèbre.—Projection du fragment inférieur en arrière.

Comme complications de ces fractures, nous devons noter, outre les luxations des apophyses articulaires et les fractures des lames et des apophyses épineuses, la déchirure de la plèvre et du péritoine, des veines extra ou intrarachidiennes, des méninges, les contusions et les ruptures de la moelle. Comme complication curieuse, nous signalerons le développement ultérieur d'un anévrysme, observé par Spencer [1] chez un homme de cinquante-huit ans qui, un an et demi auparavant, avait eu une fracture du rachis. La onzième, la douzième dorsale et la première lombaire formaient une saillie

[1] W.-G. SPENCER, *Case of traumatic aneurysm of the back following a fracture of the spine, etc. The British med. journ.*, 18 janvier 1890, p. 131.

angulaire, de chaque côté de laquelle s'était développée une tumeur anévrysmale. Mais peut-être ne faut-il pas voir là beaucoup plus qu'une simple coïncidence; car le malade portait en même temps une insuffisance aortique, et un petit anévrysme stationnaire à la bifurcation de la carotide gauche.

Lorsqu'il existe une déformation apparente, c'est là un signe de la plus haute valeur. Un autre symptôme de grande importance est constitué par la douleur au siège de la fracture, douleur augmentant par la pression directe et par les mouvements du tronc. Enfin, le tableau clinique est complété par la paralysie de toutes les parties dont les nerfs prennent leur origine au-dessous de la fracture.

Les phénomènes paralytiques diffèrent suivant le siège occupé par la fracture. Celle-ci siège-t-elle au-dessous de la deuxième vertèbre lombaire, la moelle est hors de cause, et il n'y a pas de paralysie, à moins que les nerfs constituant la queue de cheval ne soient comprimés. Les fractures de la dernière dorsale et de la première lombaire s'accompagnent habituellement d'une paralysie complète des membres inférieurs, avec paralysie de la vessie et du rectum; d'où la rétention d'urine, et une constipation opiniâtre. La fracture siège-t-elle à la région dorsale, les muscles respiratoires sont également paralysés; de là, une gêne considérable de la respiration, qui s'exagère encore quand la fracture atteint la région cervicale. Il ne reste plus au malade que la respiration diaphragmatique. Enfin, quand la fracture siège au-dessus de la quatrième vertèbre cervicale, le nerf phrénique lui-même est compromis, le diaphragme est paralysé, et le malade ne tarde pas à succomber.

Lorsque le malade survit à l'accident, les complications les plus graves tiennent aux phénomènes vésicaux, et aux troubles de la respiration. En général, on observe au début la rétention d'urine; de plus, il y a très rapidement une altération de la sécrétion. L'urine devient alcaline et prend une forte odeur ammoniacale; il en résulte des phénomènes de cystite. Plus tard, le col vésical lui-même perdant sa tonicité, à la rétention fait suite l'incontinence. C'est là une circonstance fâcheuse pour le malade, en ce qu'il est constamment baigné par l'urine; ce qui aggrave les eschares qui tendent toujours à se former, sous l'influence du décubitus, chez les malades atteints de paraplégie.

Du côté de la respiration, nous devons noter l'engorgement hypostatique des poumons, et les phénomènes bronchiques qui ont été notés par Chédevergne, dès le sixième ou septième jour. Ils consistent en une gêne notable de la respiration, et même en de véritables accès de suffocation. Ces accidents respiratoires sont encore exagérés par la paralysie intestinale qui amène une constipation opiniâtre et un tympanisme considérable, refoulant en haut le diaphragme, et augmentant la difficulté de la respiration.

Marche et terminaisons. — Pronostic. — D'après ce que nous venons de dire, le pronostic des fractures de la colonne vertébrale offre une haute gravité. Plus le niveau occupé par la fracture est élevé, plus on doit craindre une terminaison funeste. Pour les fractures accompagnées d'un déplacement considérable, A. Cooper avait cru pouvoir établir qu'à la région lombaire, la mort arrive en général, au bout de quatre à six semaines; à la région dorsale, au bout de deux ou trois semaines; pour les trois dernières vertèbres cervicales, du troisième au septième jour. Au-dessus de la troisième vertèbre cervicale, la mort est presque immédiate, ce qui s'explique par la paralysie du nerf phrénique.

Les causes les plus habituelles de la mort sont les complications du côté des organes respiratoires et de l'appareil urinaire. Il faut faire intervenir dans leur production, non seulement la paralysie qui se montre au moment même de l'accident, mais encore la myélite qui se développe consécutivement. La terminaison fatale est encore assez souvent la conséquence des eschares, qui mettent à nu les os, déterminent la suppuration du foyer de la fracture, et enfin une méningite du canal rachidien.

Il ne faudrait pas croire cependant que toutes les fractures de la colonne vertébrale entraînent nécessairement un pronostic fatal. Dans ses appréciations sur le pronostic, A. Cooper n'avait en vue que les fractures s'accompagnant d'un grand déplacement. Lui-même il cite un malade qui a survécu deux ans à une fracture de la région lombaire; d'autres qui ont survécu neuf et dix mois à des fractures de la région dorsale et même des dernières vertèbres cervicales. Malgaigne dit avoir observé à Bicêtre un homme qui, depuis plus de six ans, avait subi une fracture de la région lombaire. Chédevergne insiste également, dans son mémoire, sur ce fait que le pronostic des fractures de la colonne vertébrale est moins grave qu'on ne le disait jusque-là. Il a vu guérir douze malades atteints de fractures de la région dorso-lombaire. Tout d'abord, on comprend qu'en l'absence de lésion médullaire, la guérison pourra être facilement obtenue. Il en sera de même dans les cas où il n'y a qu'une paraplégie incomplète, comme celle que détermine la compression des nerfs de la queue de cheval. Enfin, même après une paraplégie complète, la guérison est encore possible. Souvent on voit, dans ces cas, faire place à la rétention d'urine une incontinence passagère, indiquant que les fibres musculaires du corps de la vessie reprennent leur contractilité; les fonctions de l'intestin et du réservoir urinaire se rétablissent; la sensibilité et la motilité reparaissent graduellement dans les parties paralysées. Donc, la guérison est possible; mais jusqu'à quel point peut-on compter sur une guérison complète? Ne reste-t-il pas souvent de graves lésions médullaires qui font des malades, atteints antérieurement de fractures de la colonne vertébrale, de véritables infirmes? Ce sont là des questions qui, jusque dans ces derniers temps, ont été complètement passées sous silence, et qui n'ont pas encore trouvé place dans nos livres classiques. Frappé de plusieurs faits que j'avais observés, je fis des résultats éloignés des fractures du rachis l'objet d'une leçon clinique, à Necker, en 1888. J'y rapportais notamment l'histoire de deux malades qui se trouvaient à ce moment dans mon service, et qui, à la suite d'une fracture du rachis, présentaient différents troubles trophiques, des atrophies et des contractures de certains muscles; je rappelais aussi le cas d'un homme que j'avais observé, en 1883, à l'hôpital Saint-Louis, et qui avait guéri, en conservant des symptômes ataxiques. Dans deux mémoires successifs (1), MM. Tuffier

(1) TUFFIER et HALLION, *Des suites éloignées des traumatismes de la moelle, en particulier dans les fractures du rachis. Nouvelle Iconographie de la Salpêtrière*, 1888, p. 217, et *Arch. gén. de méd.*, mars 1890.

et Hallion viennent d'appeler l'attention des chirurgiens sur ce côté particulier de la question. Enfin, l'auteur d'une thèse récente, M. Heurteau [1], étudie également les conséquences éloignées des fractures du rachis. Déjà, du reste, Malgaigne, en rapportant le fait auquel nous avons fait allusion précédemment, note que son malade atteint, six ans auparavant, d'une fracture de la région lombaire, présentait une paralysie complète des membres inférieurs. Si donc les malades survivent, souvent la guérison laisse beaucoup à désirer. Des observations qui ont été collectées jusqu'ici, il résulte que les phénomènes consécutifs aux fractures rachidiennes peuvent présenter deux formes différentes : tantôt, en effet, les troubles médullaires observés immédiatement après l'accident persistent et aboutissent à une infirmité définitive; tantôt, après une période de guérison apparente, de nouveaux phénomènes médullaires se manifestent; ils peuvent même affecter la forme de lésions systématiques du rachis, telles que celles qui donnent naissance au tabès, à l'atrophie musculaire progressive. Mais c'est surtout dans les lésions médullaires, indépendantes des fractures, que s'observe cette variété de phénomènes; nous aurons prochainement occasion d'y revenir. Pour ce qui est des fractures de la colonne vertébrale, le plus souvent les phénomènes paralytiques du début persistent en partie, et aboutissent à des troubles définitifs du mouvement, de la sensibilité et du système vaso-moteur. De là, des paralysies partielles ou totales des membres, des atrophies et des contractures de certains muscles; des troubles trophiques cutanés, des cystites. Dans un cas, la contracture a même déterminé une luxation de la tête fémorale; enfin, dans une observation fort intéressante de MM. Hochstetter et Leroy, on a vu se développer presque simultanément sur les deux pieds une nécrose des os du tarse [2]. Les faits auxquels nous faisons allusion en ce moment n'ont pas encore été recueillis en assez grand nombre; il importe que cette étude soit poursuivie; elle offre le plus haut intérêt, tant pour le médecin légiste que pour le chirurgien.

Diagnostic. — Les considérations auxquelles donne naissance le diagnostic des fractures du rachis sont très différentes, suivant les circonstances dans lesquelles on se trouve placé. En présence de troubles médullaires s'accompagnant d'une douleur localisée et d'une déformation évidente, le diagnostic ne saurait laisser place au doute. Mais, en l'absence de déformation, on comprend qu'il y ait des cas fort difficiles, et qui même restent douteux. Quoi qu'il en soit, l'existence d'une violente douleur, nettement localisée en un point du rachis, constitue le meilleur signe. On ne saurait se fonder sur la paraplégie, qui ne traduit rien autre chose qu'une lésion médullaire, pouvant exister indépendamment de toute fracture du rachis. Toutefois, la paraplégie est, en général, moins complète et moins durable, lorsqu'elle n'est pas liée à une fracture. Nous nous bornerons pour le moment à ces notions que nous aurons l'occasion de développer dans les chapitres suivants, relatifs aux lésions traumatiques de la moelle.

[1] HEURTEAU, *Contribution à l'étude des conséquences tardives des lésions traumatiques de la moelle épinière*. Thèse de doct.; Paris, 1890, n° 69.
[2] HOCHSTETTER et LEROY, *Courrier médical*, 11 novembre 1882.

Traitement. — Rien n'est plus difficile que de formuler, à l'heure actuelle, le traitement applicable aux fractures du rachis. En effet, sous l'influence des progrès de la chirurgie contemporaine, la question est en voie de transformation incessante, et nous ne possédons point actuellement un corps de doctrine bien établi ; nous nous efforcerons, toutefois, d'exposer les faits aussi complètement que possible.

Dans les cas où il n'existe aucun déplacement appréciable, le traitement doit se borner à procurer l'immobilisation du foyer de la fracture et à entourer le blessé de toutes les précautions hygiéniques nécessaires pour éviter l'apparition des complications que nous avons signalées. L'immobilisation pourra être aisément réalisée en plaçant le malade dans une gouttière de Bonnet. Toutefois, l'on devra se préoccuper de la possibilité du développement des eschares, et, en présence d'une menace de cette complication, on aura recours à l'usage du matelas d'eau. La rétention d'urine commande l'emploi du cathétérisme. Celui-ci devra être pratiqué avec une extrême douceur, l'insensibilité de l'urèthre ne permettant pas au malade de guider la main du chirurgien. La sonde employée pour le cathétérisme doit être maintenue constamment plongée dans une solution antiseptique. Si les urines deviennent ammoniacales, on pratiquera le lavage de la vessie avec une solution boriquée à 3 pour 100. En même temps on pourra administrer le borate de soude à l'intérieur. On devra combattre, au moyen des laxatifs et des lavements, la tendance à la constipation, la distension de l'intestin par les gaz et les matières venant encore, comme nous l'avons dit précédemment, ajouter à la gêne de la respiration. Enfin, une propreté minutieuse devra être entretenue autour du malade, dans le but d'éviter la formation d'eschares rendue plus probable encore par l'écoulement involontaire des urines et des matières fécales.

Lorsque le malade aura échappé aux complications primitives, et que la fracture sera en voie de consolidation, on pourra aider au rétablissement des fonctions médullaires par l'emploi de l'électricité.

Telles sont les données générales d'après lesquelles devra être institué le traitement dans la plupart des cas de fractures de la colonne vertébrale. Mais lorsqu'il existe un déplacement très considérable, et qu'on est en droit de penser que les fragments faisant saillie dans l'intérieur du canal vertébral entretiennent et aggravent les troubles médullaires, doit-on se contenter encore d'un traitement purement palliatif, ou ne peut-on pas se proposer d'obtenir la réduction? La question a été diversement résolue par les chirurgiens. Les uns ont craint d'aggraver les désordres par leurs tentatives de réduction, et, se fondant sur les incertitudes du diagnostic, qui ne permettent pas de se rendre un compte exact de la situation des fragments, ni de déterminer si les phénomènes médullaires sont sous l'influence d'une compression simple ou d'une destruction complète de l'organe, se prononcent pour l'abstention. Les autres, au contraire, admettant que le malade est inévitablement perdu si l'on ne fait aucune tentative en sa faveur, que, du reste, les succès pour être rares, ne sont pas contestables, posent en règle générale l'intervention. Déjà Malgaigne (1) la conseille, et, réfutant l'objection tirée du danger de pareilles tentatives, il

(1) MALGAIGNE, *Traité des fractures*, p. 423.

ajoute : « Le danger est là, dans votre inaction même, et trop grand pour qu'on ait à craindre de l'augmenter. » Il rapporte un fait dans lequel il a pu heureusement obtenir la réduction par l'emploi de l'extension jointe à une pression exercée au niveau même de la fracture. Il conseille d'avoir recours en pareil cas à l'extension continue exercée sur le bassin, la contre-extension se faisant au moyen de lacs passant sous les aisselles. On peut dire qu'à l'heure actuelle, la réduction dans les fractures du rachis accompagnées d'un déplacement considérable, réduction à laquelle ont eu recours Dupuytren, Gerdy, Richet, Parise (de Lille), Cras, est généralement admise. Mais il existe deux procédés pour l'obtenir : ou bien l'on emploie l'extension continue, telle qu'elle est conseillée par Malgaigne, ou bien on pratique la réduction brusque. D'accord avec Legouest (1), nous pensons que, sauf indications spéciales, cette dernière manière de faire mérite la préférence. C'est seulement dans les cas où il existe une tendance invincible à la reproduction du déplacement que l'extension continue trouve son indication. Mais on comprend que c'est un moyen d'une application difficile chez des sujets dont la nutrition est altérée et qui ont la plus grande tendance à la formation des eschares.

Ainsi donc, la réduction de la fracture doit être tentée dans tous les cas où il existe un déplacement manifeste; mais, dans ces dernières années, une nouvelle méthode s'est fait jour. Nous voulons parler de la réduction de la fracture obtenue au moyen de la suspension avec l'appareil de Sayre applicable au traitement de la scoliose et du mal de Pott, et de la contention des fragments par le corset plâtré. Au nombre des partisans du corset plâtré dans le traitement des fractures du rachis, nous pouvons citer Kœnig (2) et Wagner (3), Kœnig relate trois observations de fractures des 8e et 10e dorsales, et de la 1re lombaire, dans lesquelles la guérison se fit sous l'appareil plâtré, sans gibbosité et sans paralysie. Dans deux de ces cas, où la fracture s'accompagnait d'une paraplégie marquée, tous les phénomènes disparurent presque immédiatement après l'application de l'appareil. Les résultats furent moins heureux chez les deux malades de Wagner atteints de fracture de la 10e et de la 11e dorsales. Sous l'influence de la suspension, la déformation rachidienne se corrigea immédiatement, mais on dut enlever l'appareil, car il survint des douleurs violentes, et, dans un cas, une paraplégie incomplète avec paralysie de la vessie qui n'existait pas auparavant. Les phénomènes nerveux disparurent au bout de quinze jours, mais après un mois, le malade ne pouvait se lever ou s'asseoir sans vives douleurs. On appliqua à nouveau une cuirasse de Sayre, avec laquelle il put marcher, et la guérison fut complète en trois mois. L'auteur d'une thèse sur les fractures du rachis faite à l'Université de Berne, de Reynier (4), conseille également l'emploi du corset plâtré. Il a vu, dit-il, chez un de ses malades, huit jours après l'application de l'appareil, la sensibilité reparaître. Un mois plus tard, il se levait avec le secours de béquilles, et, après deux mois, il marchait sans soutien.

(1) LEGOUEST, art. RACHIS du *Dict. encyclop.*, t. I, 3e série, p. 451.
(2) KOENIG, *Centralblatt f. Chir.*, 1880, n° 7.
(3) WAGNER, *Ibidem*, 1880, n° 46.
(4) DE REYNIER, *Einige Bemerkungen über siebzehn Fälle von Wirbelfracturen, etc.* Leipzig, 1885, J.-B. Hirschfeld, 36 pages in-8°.

Il résulte des faits qui ont été publiés que l'emploi du corset plâtré est de nature à rendre de réels services dans le traitement des fractures du rachis; toutefois son application immédiate après le traumatisme n'est pas sans présenter de réels inconvénients. La suspension dans l'attitude verticale a pu exposer à la syncope; en outre, on a pu, par la suspension, déterminer des hémorrhagies, le déplacement de fragments, qui ont aggravé les phénomènes paralytiques. Aussi Wagner, et avec lui, beaucoup de chirurgiens, conseillent-ils de ne pas appliquer immédiatement l'appareil, mais seulement quelque temps après l'accident. En un mot, le corset plâtré serait utile comme moyen de contention des fragments, bien plutôt que comme moyen de réduction immédiate. Quoi qu'il en soit, un des principaux inconvénients de l'appareil tenant à son application pendant la suspension dans l'attitude verticale, il nous semble qu'on pourra suivre avec fruit le conseil donné par Dandridge (1) qui applique le corset plâtré, non plus dans la suspension verticale, mais dans le décubitus dorsal. Le malade est soutenu au moyen d'une pièce de mousseline qui est elle-même englobée dans l'appareil plâtré; aussi l'auteur donne-t-il à son procédé le nom d'extension dans le hamac.

Mais on est allé plus loin encore; non seulement on a tenté la réduction des fractures de la colonne vertébrale, non seulement on a facilité cette réduction par la suspension et l'application de corsets plâtrés, d'après la méthode de Sayre; mais, dans les cas où, en dépit de tous les efforts, les phénomènes paralytiques persistaient, on a eu recours à une intervention sanglante; en d'autres termes, on a pratiqué la trépanation du rachis. Ce n'est pas que la proposition soit nouvelle, il s'en faut de beaucoup, puisqu'au dire de Hévin, déjà Vigaroux, au siècle dernier, aurait indiqué la possibilité de trépaner la colonne vertébrale (2). Mais ce fut Cline le jeune qui, le premier, en 1814, trépana pour une fracture des corps vertébraux; son exemple fut imité par Tyrrel, mais les deux malades succombèrent. Les faits qui suivirent ne furent pas plus heureux; aussi, en 1867, John Ashhurst, en se fondant sur l'étude de 26 observations, pouvait-il dire qu'il n'existait pas un seul cas probant de guérison à la suite de la trépanation. Les choses restèrent dans l'état jusqu'à ces dernières années, malgré les tentatives faites pour réhabiliter la trépanation dans les fractures du rachis par différents auteurs, au nombre desquels nous pouvons citer MM. Tillaux et Félizet. Mais sous l'influence des succès obtenus par la chirurgie moderne, la question de la trépanation du rachis dans les fractures, comme tant d'autres, a été remise à l'étude, et les observations se sont multipliées. Toutefois, si l'on en fait l'analyse, il est aisé de voir que les résultats obtenus jusqu'ici ne sont pas très brillants. La tentative faite en 1870, par Lücke (de Strasbourg) et rapportée dans la thèse de son élève Werner (3) ne fut point couronnée de succès, car la malade succomba, neuf mois après, dans le marasme, sans que la paralysie eut été notablement soulagée. Les opérés de Halsted (de New-York) et de Pinckerston ont succombé, et si celui de Morris a survécu, du moins son état n'a-t-il éprouvé aucune amélioration.

(1) N.-P. DANDRIDGE, *The Journal of the American medic. assoc.*, 13 juillet 1889.

(2) Voy. VELPEAU, *Nouveaux éléments de méd. opér.*, 1839, t. III, p. 22.

(3) CARL WERNER, *Die Trepanation der Wirbelsäule bei Wirbelfracturen*. Dissert. inaug. Strasbourg, 1879.

Nous ne pouvons du reste entrer dans le détail de tous les faits qu'on trouvera signalés dans un mémoire récent de William White [1]. Nous devons toutefois faire remarquer que certaines observations sont publiées beaucoup trop tôt pour qu'on puisse rien conclure du résultat définitif. Ainsi, dans le fait de Dawbarn [2], il est dit qu'il y eut de l'amélioration; mais l'observation est rapportée dix semaines après l'opération, beaucoup trop tôt par conséquent pour qu'on puisse se prononcer. Des deux faits d'Allingham [3], l'un est relatif à un malade qui avait subi, le 16 août 1888, la trépanation du rachis, et qui présentait encore, au mois d'avril suivant, une paraplégie avec contracture. La seconde malade succomba, en dépit de l'opération, aux progrès de la cystite et d'un eschare au sacrum. Dandridge [4] note que, chez son malade, l'incontinence d'urine, la paralysie du mouvement et de la sensibilité persistent après la trépanation; l'auteur lui-même regarde le résultat de son intervention comme tout à fait négatif. Horsley a pu enlever les lames des 11e et 12e vertèbres dorsales avec un soulagement marqué pour le malade, mais sans obtenir la disparition complète de la paralysie motrice. Mac Ewen [5], il est vrai, rapporte un succès complet obtenu chez un malade auquel il a fait, cinq semaines après l'accident, la résection des lames de la 12e dorsale et de la 1re lombaire. De même, Lauenstein (de Hambourg) [6] a obtenu une guérison chez un jeune homme de dix-huit ans auquel il a pratiqué la résection de l'arc postérieur de la 12e dorsale et de la 1re lombaire un mois après l'accident. Ce sont là certainement des succès qui doivent entrer en ligne de compte; mais il faut bien avouer qu'ils sont exceptionnels. D'ailleurs, si l'on réfléchit aux conditions anatomo-pathologiques réalisées par les fractures du rachis, on comprendra aisément que l'intervention sanglante n'a, dans ces cas, que des chances minimes de succès. En effet, il peut se faire qu'il existe une attrition de la moelle, des épanchements sanguins dans son intérieur, sur lesquels la trépanation ne peut avoir aucune action. En outre, les déplacements osseux ne sont pas limités à l'arc postérieur des vertèbres; ils portent surtout sur le corps vertébral lui-même, dont le fragment inférieur vient par son bord supérieur comprimer la face antérieure de la moelle. En agissant sur l'arc vertébral, on pourra donc, dans quelques cas, diminuer les accidents de compression, mais on laissera persister la cause d'irritation tenant au déplacement des corps vertébraux. C'est pour cela qu'en dépit des succès opératoires auxquels la méthode antiseptique nous a habitués, la trépanation du rachis, dans les cas de fracture, est une opération qui paraît ne devoir fournir que des résultats très limités et présenter de rares applications.

Nous devons encore, en terminant, envisager une question : c'est celle du traitement applicable aux accidents éloignés des fractures de la colonne vertébrale. MM. Tuffier et Hallion [7] s'appuyant sur divers faits de Küster, de

(1) J.-William White, *Annals of surgery*, juillet 1889.
(2) Dawbarn, *New-York med. journ.*, 29 juin 1889.
(3) Herbert W. Allingham, *The Lancet*, 1er juin 1889.
(4) N.-P. Dandridge, *The Journal of the American med. assoc.*, 13 juillet 1889.
(5) William Mac Ewen, *British med. journ.*, 11 août 1888.
(6) Carl Lauenstein, *Centralblatt für Chirurgie*, n° 51, 1886.
(7) Tuffier et Hallion, *Des accidents nerveux tardifs, consécutifs aux fractures du rachis et de leur traitement. Archives gén. de méd.*, mars 1890, p. 336.

Maydl, etc., ne craignent pas de dire que le « traitement chirurgical des troubles nerveux consécutifs aux fractures du rachis consiste dans la trépanation et la réduction tardives » Ces conclusions nous paraissent empreintes d'un optimisme dangereux; il suffit, en effet, d'analyser les faits sur lesquels elles sont basées pour voir combien elles sont peu justifiées. Dans tous ces cas, en effet, le résultat définitif a été, ou nul, ou très imparfait. D'ailleurs, le cas dans lequel Küster dit avoir obtenu la réduction après dix-sept mois, diffère singulièrement des fractures de la colonne vertébrale, telles qu'elles se présentent à nous d'habitude. Immédiatement après l'accident, ce jeune homme avait pu reprendre son travail; c'est seulement dix-sept mois après qu'on constate une gibbosité. Nous avons à peine besoin de faire remarquer combien ces détails diffèrent des cas habituels. Encore l'intervention chirurgicale n'a-t-elle donné qu'un résultat des plus médiocres, car l'auteur note en terminant, que l'état général laisse de nouveau beaucoup à désirer. En un mot, dans les fractures anciennes aussi bien que dans les fractures récentes, le rôle de la trépanation nous semble devoir être extrêmement limité. Cette intervention ne serait justifiée que dans les cas où on est autorisé à penser que les accidents sont sous la dépendance de la compression. S'agit-il au contraire de scléroses médullaires, de dégénérescences secondaires de l'organe, il est bien évident que toute intervention chirurgicale sera impuissante à y porter remède.

Quant à la réduction tardive, nous ne saurions en aucun cas en admettre la possibilité. Si la consolidation est complète, ce serait être bien téméraire que de tenter la rupture du cal, et il faudrait d'autre fait que celui de Küster pour entraîner notre conviction.

Si, au contraire, la fracture n'est pas de date très ancienne, et si l'on peut penser que la consolidation n'est pas encore définitive, il est indiqué de chercher à améliorer l'état du blessé par des tentatives de réduction. C'est ici que les essais de réduction au moyen de la méthode de Sayre et l'application d'un corset plâtré, trouvent leurs indications les plus utiles. Sous ce rapport, on lira dans une thèse récente de la Faculté de Paris écrite par le docteur Papail (1) une observation fort instructive qui n'est autre que celle de l'auteur lui-même : Atteint d'une fracture de la région dorsale du rachis le 26 avril 1884, il fut traité par le repos dans le décubitus dorsal. Le 6 juin suivant, il pouvait difficilement se tenir debout et marcher, lorsqu'il fut soumis à la suspension par la méthode de Sayre et à l'application d'un corset plâtré. Quelques heures après, nous dit-il, il pouvait se lever et marcher sans douleur; il se sentait parfaitement soutenu. L'application successive de deux appareils semblables amena une complète guérison. Un pareil exemple devrait certainement être imité, et c'est surtout, nous le répétons, dans les cas analogues, c'est-à-dire dans les fractures datant déjà d'un certain temps, que la réduction par la méthode de Sayre et l'application de corsets plâtrés, trouvent leurs meilleures indications.

(1) Henri Papail, *De l'emploi du corset plâtré dans les lésions de la colonne vertébrale.* Thèse de doct. de Paris, 1887, n° 191.

3° LUXATIONS TRAUMATIQUES DU RACHIS

Plus rares que les fractures, les luxations traumatiques du rachis n'en ont été pendant longtemps regardées que comme une complication. C'est là une erreur; car, si, dans un grand nombre de cas, les déplacements des vertèbres sont associés à leurs fractures, ils peuvent aussi exister seuls. Les luxations des vertèbres ont donc bien réellement une existence indépendante. Mais elles ne se présentent pas avec une égale fréquence dans tous les points de la colonne vertébrale; comme il était facile de le présumer, elles se produisent surtout dans les points qui, à l'état normal, possèdent la plus grande mobilité, c'est-à-dire la région cervicale, et la partie inférieure de la région dorsale, depuis la dixième dorsale jusqu'à la deuxième vertèbre lombaire. Dans la région cervicale même, on étudie isolément les luxations des deux premières vertèbres, l'atlas et l'axis. Nous aurons donc à examiner successivement : 1° les luxations des vertèbres dorso-lombaires; 2° les luxations des cinq dernières vertèbres cervicales; 3° les luxations de l'atlas sur l'occipital ou occipito-atloïdiennes; 4° les luxations de l'atlas sur l'axis ou atloïdo-axoïdiennes.

1° *Luxations des vertèbres dorso-lombaires.* — Beaucoup moins intéressantes que les luxations de la région cervicale, celles de la région dorso-lombaire ne sont guère que des complications des fractures. La rareté de ces luxations est très grande, et la description qu'en a donnée Malgaigne est basée sur l'étude de 13 observations suivies d'autopsie. Ces luxations sont d'autant plus rares qu'on s'éloigne davantage de l'union de la colonne dorsale avec la colonne lombaire. Ainsi, sur 13 luxations dorso-lombaires, 5 portaient sur la douzième vertèbre dorsale, et trois sur la première lombaire.

Le déplacement se fait le plus souvent en avant, mais il peut avoir lieu également en arrière, et même latéralement. La pathogénie de ces luxations, aussi bien que leur symptomatologie, se confond avec celle des fractures. Le traitement est le même, c'est-à-dire qu'en présence de phénomènes paraplégiques, on tentera la réduction du déplacement.

2° *Luxations des cinq dernières vertèbres cervicales.* — Ce sont les plus fréquentes parmi les luxations du rachis, ce qu'explique à la fois la mobilité de la région et la disposition oblique des surfaces articulaires formées par les apophyses articulaires, qui les rend plus aptes au déplacement. Encore toutes les vertèbres cervicales, parmi les cinq dernières, ne sont-elles pas également prédisposées à la luxation. D'après le professeur Richet (1) qui a étudié la question d'une manière spéciale à propos d'une thèse de concours, on aurait trouvé cinq fois la luxation de la quatrième sur la cinquième cervicale; onze fois la luxation de la cinquième sur la sixième; les luxations de la sixième sur la septième cervicale ont été au nombre de douze; et, deux fois seulement, la septième cervicale a été trouvée luxée sur la première dorsale. En un mot, les luxations sont surtout fréquentes au niveau des cinquième et sixième vertèbres cervicales, c'est-à-dire dans le point répondant à la plus grande amplitude des mouve-

(1) RICHET, *Des luxations traumatiques du rachis.* Thèse de concours de clin. chirur. de Paris, 1851, et *Traité d'anat. méd. chir.*, 4e éd., p. 253.

ments. La quatrième vertèbre cervicale est plus rarement le siège de luxations; enfin, ces traumatismes sont exceptionnels au niveau de la troisième et de la septième vertèbres cervicales.

Étiologie. — Les luxations des vertèbres cervicales résultent le plus souvent d'une flexion forcée de la tête en avant, soit que le malade ait fait une chute, soit qu'un coup ait porté sur la région de la nuque, ou qu'un fardeau tombant d'une grande hauteur soit venu frapper la partie postérieure du cou. Plus exceptionnellement, on a vu la luxation se produire au cours d'une chute sur les pieds ou sur le siège, le poids de la tête amenant la flexion forcée de la colonne cervicale et déterminant indirectement la luxation. On a cité également comme cause l'extension forcée de la tête, enfin, et plus souvent, l'action musculaire dans une brusque rotation de la tête. Cette dernière cause des luxations cervicales a été l'objet d'un travail spécial de O. Vœlker [1]. A propos d'un fait personnel, cet auteur étudie tous les cas semblables qui ont été publiés. D'après lui, il faut, pour produire le déplacement, une contraction brusque des rotateurs de la tête d'un côté, et surtout du sterno-mastoïdien.

Anatomie pathologique. — Les luxations des vertèbres cervicales peuvent être simples ou compliquées de fractures et d'arrachements osseux. Elles peuvent avoir lieu, soit en avant, soit en arrière. Mais empressons-nous d'ajouter que les luxations en arrière constituent une véritable rareté. Des quatre cas cités par Malgaigne, il en est trois, ceux de Charles Bell, de Guérin et de Malgaigne lui-même, qui, de l'avis de cet auteur, se réduisent « à un écartement du corps des vertèbres, joint tout au plus à un léger déplacement en arrière ou de côté ». Dans le quatrième cas, celui de Stanley, la luxation était complète en arrière. Le corps de la cinquième cervicale appuyait sur les lames et l'apophyse épineuse de la sixième, et comprimait fortement la moelle. Tous les ligaments étaient rompus, et les muscles étant enlevés, seules les artères vertébrales et les enveloppes de la moelle intactes retenaient les parties dans leur situation normale. Mais il faut ajouter que le sujet de cette observation était depuis longtemps atteint d'une arthrite qui avait amené l'ankylose des vertèbres cervicales; il s'agissait donc là, à proprement parler, bien plutôt d'une fracture que d'une luxation.

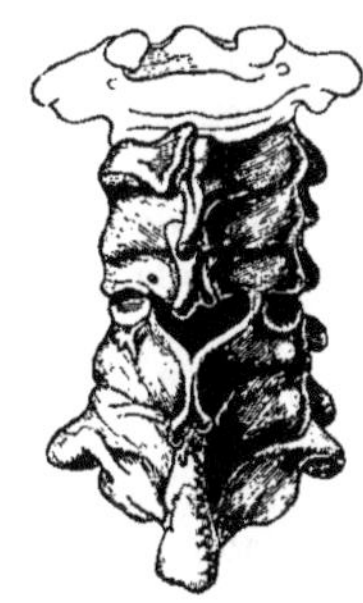

Fig. 237. — Luxation en avant de la cinquième vertèbre cervicale.

Parmi les luxations en avant, il faut encore établir une distinction, suivant que les deux apophyses articulaires sont luxées, ou que l'une d'entre elles a subi un déplacement; en un mot, suivant que la luxation est *bilatérale* ou *unilatérale*. Dans les luxations bilatérales, les apophyses articulaires de la vertèbre luxée (c'est toujours la vertèbre supérieure que l'on considère comme luxée sur l'inférieure) glissent sur les apophyses articulaires

(1) O. Vœlker, *Die einseitige Luxation der Halswirbel durch Muskelzug. Deutsche Zeitschr. für Chir.*, VI, nos 4 et 5, 25 février 1876.

de la vertèbre sous-jacente. Le déplacement n'est jamais assez étendu pour que les deux corps vertébraux s'abandonnent entièrement; mais il est plus ou moins prononcé. Dans un premier cas, le ligament inter-vertébral est rompu; les deux corps vertébraux s'écartent l'un de l'autre par leur partie postérieure; les apophyses articulaires de la vertèbre supérieure ont glissé sur celles de la vertèbre inférieure, au-devant desquelles elles sont comme accrochées. Les lames et les apophyses épineuses sont écartées les unes des autres. Le déplacement est-il plus prononcé, le grand surtout ligamenteux antérieur participe à la déchirure des autres ligaments, le corps de la vertèbre luxée passe au-devant du corps de la vertèbre sous-jacente, les apophyses articulaires, et, avec elles, les lames vertébrales s'avancent davantage du côté du canal vertébral, au point de comprimer la moelle, et de déterminer la paraplégie. On a cité comme complication, dans un cas, la rupture de l'artère vertébrale.

Dans la luxation unilatérale, une seule des apophyses articulaires passe au-devant de l'apophyse articulaire de la vertèbre sous-jacente. C'est surtout dans les mouvements de rotation de la tête que se produit la luxation, que, du reste, la rotation soit déterminée par une violence extérieure ou par la contraction musculaire, ainsi que Chopart et Desault en ont cité depuis longtemps des exemples. Déjà nous avons mentionné le travail de Vœlker sur les luxations unilatérales des vertèbres cervicales de cause musculaire. Cet auteur a étudié expérimentalement le mécanisme de ces luxations. Il n'a pu arriver à les reproduire, qu'après avoir coupé successivement tous les ligaments unissant deux vertèbres, sauf la capsule qui relie les apophyses articulaires du côté opposé à la luxation. A un moment donné, le bord inférieur d'une des apophyses articulaires vient s'accrocher au bord supérieur de l'apophyse articulaire sous-jacente. Dans cette situation, les surfaces cartilagineuses se correspondent encore en partie, et l'on a une luxation unilatérale incomplète. A un degré plus avancé, l'apophyse articulaire supérieure abandonne tout à fait sa congénère, et descend dans l'échancrure qui sépare l'apophyse articulaire de la vertèbre inférieure de son apophyse transverse. La luxation unilatérale complète est réalisée. La colonne cervicale a subi un mouvement de torsion tel que les apophyses épineuses des vertèbres situées au-dessus de la luxation ne correspondent plus à celles des vertèbres situées au-dessus. Les apophyses articulaires du côté opposé à la luxation sont écartées l'une de l'autre.

Symptômes. — Quelquefois le blessé a perçu un craquement au momen même où l'accident s'est produit; dans tous les cas, il existe une vive douleur au point qui est le siège du déplacement, douleur exagérée par la pression et par les mouvements, surtout par les mouvements de flexion. La douleur s'irradie parfois le long des nerfs du membre supérieur, qui sont le siège de fourmillements, d'engourdissement.

Quant à l'attitude de la tête et du cou, elle est différente suivant qn'il s'agit d'une luxation bilatérale ou unilatérale. Dans les luxations bilatérales en avant, il existe une flexion forcée de la tête et du cou telle que le menton arrive au contact du sternum; la mobilité de la région est conservée; parfois même, dans les luxations complètes, elle est exagérée. La nuque est déformée; on y constate une dépression anormale au-dessous de laquelle fait saillie l'apophyse épineuse de la vertèbre sous-jacente à la luxation. L'exploration du pharynx permet quelquefois de constater, sur la paroi postérieure de cette cavité, une saillie répondant au corps de la vertèbre déplacée. Mais, comme le fait observer Houel [1], ce symptôme qui présente une grande valeur, quand il s'agit des quatre vertèbres cervicales supérieures, n'est plus appréciable pour les vertèbres situées plus bas.

S'agit-il d'une luxation unilatérale, le cou est fléchi, et, en général, en rotation du côté opposé à celui de la luxation. Mais il n'y a là rien de fixe; déjà Michon [2], dans un cas qui lui est personnel, avait noté que la tête était inclinée du côté de la luxation. Vœlker note, à son tour, que le sens dans lequel se fait l'obliquité de la tête n'est pas constant. L'inclinaison a lieu, tantôt d'un côté, tantôt de l'autre, suivant que l'emportent la contracture musculaire, le poids de la tête ou la direction même du traumatisme. Mais toujours la tête est maintenue dans sa position vicieuse par la contracture des muscles, et elle ne peut être ramenée à sa direction normale. L'exploration des apophyses épineuses donne des renseignements importants; au lieu de constituer une ligne droite, ces saillies osseuses forment une ligne brisée.

Une des conséquences les plus habituelles de la luxation des vertèbres cervicales, c'est la paralysie des parties situées au-dessous du point où siège le déplacement. C'est surtout dans les luxations bilatérales que s'observent ces paralysies; mais elles ne leur appartiennent point en propre. Contrairement à ce qu'avait dit Boyer, elles se retrouvent dans les luxations unilatérales, comme l'a montré Michon. Il n'y a, du reste, point de relations constantes entre la variété et l'étendue du déplacement, d'une part, et les phénomènes paralytiques, d'autre part. Ceux-ci dépendent, en effet, non seulement de la compression exercée sur l'axe nerveux par les os déplacés, mais encore des lésions subies par la moelle même au moment de l'accident, et aussi, suivant la remarque de Houel, des épanchements sanguins qui se produisent, soit entre la dure-mère et les os, soit au-dessous de l'arachnoïde.

Diagnostic. — Le diagnostic des luxations des vertèbres cervicales ne laisse pas que de présenter de très sérieuses difficultés. Les symptômes médullaires, la position prise par la tête du blessé, les déformations appréciables par l'examen de la nuque et du pharynx sont les éléments sur lesquels on pourra établir son jugement. Dans la luxation, la position de la tête est généralement invariable; dans les fractures, on peut trouver une mobilité anormale, et même de la crépitation. Dans l'entorse, la douleur locale, la limitation des mouvements, et même les phénomènes médullaires peuvent se rencontrer; mais, en général, l'attitude vicieuse est moins prononcée que dans la luxation.

Pronostic. — Le pronostic de ces luxations est d'une extrême gravité, et, toutes choses égales, d'ailleurs, d'autant plus grave, que la luxation siège à

(1) Houel, *Des luxations traumatiques des cinq dernières vertèbres cervicales*. Thèse de doct. de Paris, 1848, n° 250.

(2) Michon, *Gaz. des hôp.*, 1847, p. 73.

un niveau plus élevé. La mort qui survient le plus souvent dans les premiers jours est alors causée par asphyxie, ou bien, elle résulte plus tard des progrès de la méningite et de la myélite consécutives.

Traitement. — Le traitement prête à discussion : Boyer et, avec lui, bon nombre de chirurgiens, ont proscrit toute tentative de réduction, se fondant sur le danger d'une pareille intervention, et sur la possibilité d'une guérison spontanée. Dans les cas légers, en effet, où tout se borne à une difformité plus ou moins prononcée, dans les cas surtout où la lésion est assez peu marquée pour qu'on puisse avoir du doute sur le véritable diagnostic, on comprend que le mieux soit de s'abstenir de toute tentative de réduction, et de se contenter d'immobiliser la région malade. Mais en présence de phénomènes paralytiques, en présence surtout de phénomènes d'asphyxie qui menacent directement l'existence, il en va tout autrement, et l'on comprend qu'en pareil cas l'intervention s'impose comme une absolue nécessité. C'est la conclusion à laquelle est arrivé Malgaigne, et elle a été adoptée par les auteurs classiques qui l'ont suivi. Le procédé de réduction indiqué par Malgaigne consiste à élever la tête en retenant le tronc par les épaules, et, lorsque l'extension paraît suffisante, à l'attirer en arrière, tandis qu'avec le genou on repousserait la portion inférieure de la colonne cervicale en avant. D'après le même auteur, on devrait, dans les luxations unilatérales, appuyer les deux genoux sur les épaules du blessé, pour faire la contre-extension, et embrasser le menton avec les deux mains pour attirer la tête en haut d'abord, puis du côté opposé à la luxation, et, l'apophyse étant ainsi dégagée, la reporter à sa place par un mouvement de rotation. L'auteur d'une thèse récente sur ce sujet, M. Aubert (¹), a pu ajouter aux faits anciennement connus de Schuh, de Schrauth et de Vrignonneau (²), plusieurs observations nouvelles, et il est arrivé à réunir treize exemples de réduction de luxation des vertèbres cervicales suivie de succès. L'une de ces observations particulièrement intéressante est due au père de l'auteur, le docteur A. Aubert, chirurgien de l'Hôtel-de-Dieu de Mâcon. Dans ce cas qui a trait à un homme de quarante-deux ans, la réduction fut faite dans la situation horizontale. La contre-extension étant pratiquée sur les épaules, on se servit pour réaliser l'extension de l'appareil à suspension de Sayre auquel fut annexé un dynamomètre destiné à mesurer la puissance de la traction; la réduction fut obtenue avec un craquement intense, et le malade se rétablit de la façon la plus heureuse. C'est là un exemple que l'on pourrait utilement imiter. Il va sans dire qu'une fois la réduction effectuée, il faut s'efforcer de maintenir le résultat obtenu, en appliquant sur la région cervicale un appareil de contention. Les appareils plâtrés nous fournissent à l'heure actuelle un moyen facile et sûr pour réaliser les indications.

3° *Luxations altoïdo-axoïdiennes.* — Bien que rares, les luxations de l'atlas sur l'axis le sont infiniment moins que les déplacements de l'atlas par rapport à l'occipital. Contrairement à ce que l'on pensait autrefois, ce sont elles, et

(¹) Aubert, *Contribution à l'étude des luxations des vertèbres cervicales.* Thèse de doct. d Paris, 1889, n° 34.

(²) Voy. Malgaigne, *Traité des fractures et des luxations,* 1855, t. II, p. 378 et suiv.

non les déplacements de l'atlas sur l'occipital, qu'on peut observer dans la pendaison; encore sont-elles exceptionnelles dans ce cas; Malgaigne en rapporte deux faits appartenant à Ansiaux (de Liège) et à Dumeril; M. Bardinet (de Limoges) a pu reproduire expérimentalement la luxation par suspension sur le cadavre.

Les causes qui leur donnent le plus souvent naissance sont les coups portés sur la région de la nuque, ou les pressions violentes exercées sur le même point. Ce peuvent être encore de brusques mouvements de torsion imprimés au cou, ou bien la contraction musculaire, comme chez cet homme qui fut atteint de luxation pendant l'effort violent qu'il faisait pour faire monter une brouette de la rue sur le trottoir.

Assez souvent les luxations de l'atlas sur l'axis sont associées à des fractures du corps de l'atlas ou de l'apophyse odontoïde. C'est ainsi que le professeur Richet a observé une luxation de l'atlas consécutive à une fracture de l'apophyse odontoïde chez un jeune homme qui s'était tiré un coup de pistolet dans la gorge.

Anatomie pathologique. — Il est exceptionnel de voir le déplacement de l'atlas sur l'axis se faire en arrière; presque toujours, au contraire, la luxation a lieu en avant.

L'étude des déplacements a été faite avec le plus grand soin par Malgaigne; il admet les trois variétés suivantes :

1° L'inclinaison de l'atlas sur l'axis en avant avec écartement des deux vertèbres en arrière. Les ligaments postérieurs, les ligaments transverses et odontoïdiens sont le plus souvent rompus. Dès lors, rien n'empêche l'atlas de subir un mouvement de bascule, à la faveur duquel l'apophyse odontoïde vient comprimer, et quelquefois même écraser complètement la partie antérieure du bulbe. Il peut se faire que, le ligament transverse résistant, l'apophyse odontoïde passe au-dessous de lui; le résultat est alors le même. C'est ce qui existait dans deux faits appartenant à Charles Bell et à Duméril.

2° La seconde variété ne diffère de la première que par la présence d'une fracture de l'apophyse odontoïde qui vient compliquer la subluxation. La résistance des ligaments odontoïdiens a été plus forte que celle de l'apophyse odontoïde, et celle-ci s'est rompue à sa base.

3° Dans la troisième variété, le déplacement des surfaces articulaires est plus marqué; il n'y a pas seulement inclinaison, mais glissement de l'atlas en avant de l'axis; et, chose remarquable, dit Malgaigne, ce glissement, pourvu qu'il ne soit pas porté à l'extrême, rétrécit moins le canal rachidien que l'inclinaison, et laisse au malade plus de chance de salut. Le glissement de l'atlas en avant ne s'accomplit pas sans ruptures ligamenteuses, sans complications de fractures, soit de l'atlas, soit de l'apophyse odontoïde.

Nous avons déjà dit que l'atlas, au lieu de se déplacer en avant, pouvait aussi se porter en arrière. Mais le fait est tout à fait exceptionnel. Malgaigne n'en rapporte que deux exemples; encore, le premier, celui de Melchiori, est-il le seul incontestable : la malade ayant succombé, on trouva le ligament antérieur détaché à l'union de l'atlas avec l'axis; les ligaments capsulaires, qui unissent ces deux vertèbres à leur partie antérieure, étaient rompus, l'apophyse odontoïde fracturée à sa base, et enfin l'arc postérieur de l'atlas fracturé des deux côtés, près des apophyses transverses. La seconde vertèbre était luxée en avant de la première.

Le second fait dû à Ehrlich est beaucoup plus contestable; sans doute, le déplacement n'est pas douteux, mais le malade ayant guéri à la suite de la réduction, le sens dans lequel existait la luxation n'est pas bien établi.

Broca a même présenté à la Société de chirurgie une pièce relative à un déplacement latéral de l'atlas; il y avait fracture de l'apophyse odontoïde, et déplacement latéral avec un certain degré de rotation. Mais, en l'absence de commémoratifs, il n'est pas certain qu'il s'agît là d'une luxation traumatique.

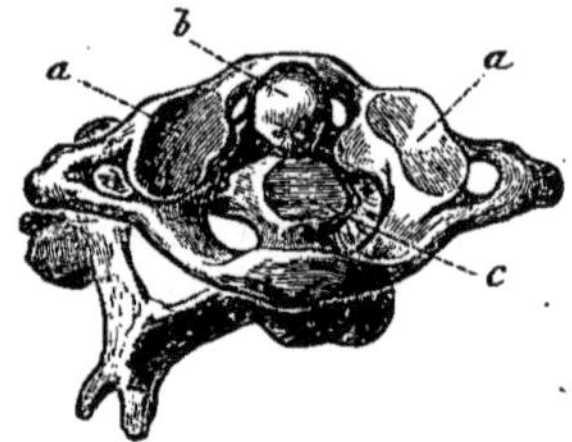

Fig. 258. — Luxation latérale de l'axis *a a*, masses latérales de l'atlas. — *b*, apophyse odontoïde fracturée à sa base. — *c*, apophyse droite de l'axis faisant saillie dans le canal rachidien. (Musée Dupuytren.)

Symptômes. — Les symptômes des luxations atlo-axoïdiennes sont assez incertains. Dans les luxations en avant, on constate le plus souvent une flexion forcée de la tête, tandis qu'il existe, à la région de la nuque, un enfoncement au-dessous duquel l'apophyse épineuse de l'axis dessine une forte saillie. Le toucher pharyngien fait reconnaître une saillie osseuse constituée par l'arc antérieur de l'atlas déplacé. Enfin il existe une vive sensibilité au niveau des deux premières vertèbres cervicales. Mais il n'y a, dans cet ensemble symptomatique, rien de constant; c'est ainsi, par exemple, que, dans l'observation d'Hirigoyen qui est donnée comme un cas de luxation en avant, la tête était renversée en arrière. Généralement la tête est fixée dans son attitude vicieuse par la contracture des muscles; cependant, si la luxation se complique de fracture, la position de la tête peut devenir vacillante, et le blessé est obligé de la soutenir avec les mains. Du reste, il est excessivement difficile d'établir un diagnostic rigoureux entre les luxations et les fractures des deux premières vertèbres cervicales, tant il est habituel de voir ces deux ordres de lésions associées l'une à l'autre. Quoi qu'il en soit, la douleur, les déformations osseuses, la perte des mouvements, et surtout des mouvements de rotation de la tête, sont les signes qui permettront de reconnaître les lésions localisées aux deux premières vertèbres cervicales.

Pronostic. — Le pronostic est d'une excessive gravité. La mort est le plus souvent la conséquence immédiate, ou, du moins, très rapide, d'un pareil déplacement. Cependant on a cité quelques exemples de blessés qui ont survécu plus longtemps, ou qui même ont guéri d'une manière définitive après la réduction de la luxation.

Traitement. — Autrefois on pensait qu'en présence d'une lésion aussi grave, le mieux était de s'abstenir, dans la crainte d'exagérer les désordres pendant les tentatives de réduction. On se fondait, pour défendre cette doctrine, sur la fameuse observation de Petit-Radel, dans laquelle il est dit que la mort survint brusquement pendant les tentatives de réduction[1]. Mais Malgaigne proteste contre une pareille doctrine; pour lui, le traitement doit consister, avant tout, dans la réduction « qu'on essaiera, soit par le simple redressement de la tête, soit en ajoutant au redressement un mouvement de propulsion en arrière ». Il s'appuie, pour conseiller cette conduite, sur un fait emprunté à la pratique de son père. Cette curieuse observation mérite d'être rapportée : « Un paysan, vieillard sexagénaire, reçut sur l'occiput une botte de foin lancée du haut d'une voiture. Il tomba, la tête inclinée sur la poitrine à tel point que le menton touchait le haut du sternum, et immobile dans cette position.... Le chirurgien, le faisant asseoir par terre, se plaça derrière lui, les genoux sur ses épaules pour faire la contre-extension; une serviette nouée sur son cou et embrassant, d'autre part, le menton du blessé servit à l'extension, que le chirurgien aidait et dirigeait de ses deux mains. Les tentatives furent longues et pénibles; enfin, dans un dernier effort, la tête élevée autant que possible fut vivement repoussée en arrière, et reprit à l'instant sa direction naturelle. On prescrivit une immobilié absolue, il n'y eut pas d'accidents, et l'homme ne tarda pas à pouvoir reprendre ses travaux[2]. » Erhlich, Maisonneuve ont réussi dans des circonstances semblables.

Si donc on peut s'abstenir dans les cas légers, on doit, en présence de phénomènes médullaires graves, tenter la réduction. Dans l'un et l'autre cas, on aura recours à l'immobilisation rigoureuse de la région.

4° *Luxations occipito-atloïdiennes.* — Nous n'insisterons pas sur ces luxations qui sont d'une excessive rareté. Les faits de Lassus et de Paletta qui ont été donnés comme exemples de ces déplacements sont fort contestables. Il n'en est pas de même de l'observation publiée par Bouisson (de Montpellier)[3]. Elle est relative à un jeune homme de seize ans qui fut écrasé sous un tombereau. La mort fut instantanée. On nota que la face appuyait sur le sol, l'angle postérieur et inférieur du tombereau comprimant la nuque. « L'atlas et surtout sa masse latérale droite avaient subi un mouvement de projection en avant, qui avait porté sa facette articulaire droite en avant du condyle de l'occipital. Ce condyle faisait saillie en arrière dans l'étendue de deux centimètres environ; sa surface articulaire était entièrement séparée de celle de l'atlas, et les ligaments qui le maintiennent en rapport avec l'apophyse articulaire de ce dernier os étaient rompus; du côté gauche, il n'existait qu'un diastasis entre le condyle gauche

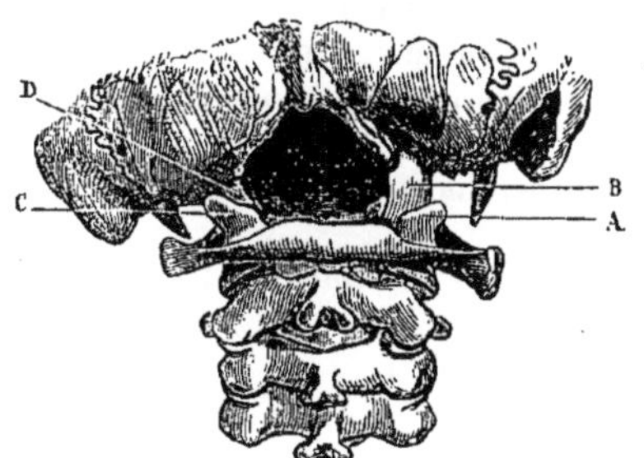

Fig. 239. — Luxation de l'atlas sur l'occipital.

A, facette articulaire droite de l'atlas. — B, saillie postérieure du condyle droit de l'occipital. — C, facette articulaire gauche de l'atlas. — D, saillie très incomplète du condyle gauche de l'occipital. (Bouisson.)

(1) Voy. Malgaigne, *Traité des fractures et des luxations*, t. II, p. 326.
(2) Malgaigne, *Ibidem*, p. 333.
(3) *Revue médico-chirurgicale*, t. XII, p. 355. Paris, 1832, et *Tribut à la chirurgie*, t. I, p. 73. Paris, 1858.

de l'occipital et la surface correspondant de l'atlas.... Par sa projection en avant et à droite, l'atlas rétrécissait d'avant en arrière l'entrée du canal rachidien « de telle manière que l'arc postérieur de cette vertèbre se trouvait rapproché de la demi-circonférence antérieure du trou occipital. Il en résultait une compression du bulbe rachidien, qui cependant n'était pas écrasé. Aucune trace de fracture n'existait, ni autour du trou occipital, ni sur aucun point de la circonférence de l'atlas ou de l'axis. » Les artères vertébrales n'étaient point rompues.

Les lésions étaient plus complexes dans un cas rapporté par E. W. Milner, puisque la luxation de l'occipital s'accompagnait de fracture des arcs postérieurs de l'atlas et de l'axis, et qu'il y avait, en outre, écrasement du bulbe[1].

II

LÉSIONS TRAUMATIQUES DE LA MOELLE

Les lésions traumatiques de la moelle sont le plus souvent associées à celles de son enveloppe osseuse. C'est ainsi que, dans les fractures et les luxations du rachis, il existe habituellement des épanchements sanguins dans le canal vertébral, des écrasements plus ou moins complets de la moelle et de ses enveloppes. Il peut y avoir aussi compression de la substance nerveuse par des corps étrangers, par des fragments osseux enfoncés dans l'intérieur du canal vertébral. Mais la moelle peut également présenter des lésions indépendantes de celles des parties osseuses qui l'environnent; c'est ce qui arrive, par exemple, dans les plaies de la moelle par instruments piquants ou tranchants. Il peut aussi se présenter, à la suite de traumatismes, qui ont violemment ébranlé la colonne vertébrale, des phénomènes médullaires, indépendants de toute lésion osseuse.

De là, pour nous, la nécessité d'étudier isolément : 1° la commotion ; 2° les plaies de la moelle.

1° COMMOTION DE LA MOELLE

A la suite d'ébranlements violents de la colonne vertébrale, on peut voir se produire un anéantissement passager des fonctions médullaires, une paraplégie plus ou moins complète. C'est à cet ensemble symptomatique qu'on donne le nom de commotion de la moelle.

Étiologie. — La commotion médullaire peut reconnaître des causes directes et indirectes. Tous les coups, les chutes, les éboulements, les coups de feu portant sur la région du rachis, peuvent lui donner naissance. Mais plus souvent il s'agit de causes indirectes, telles que les chutes sur les pieds, sur les

(1) E.-W. Milner, *Complet. dislocation of the occipit. bone. St-Bartholom. hosp. Reports*, t. X, p. 313. London, 1874.

genoux, et sur le siège. Divers auteurs, notamment Page[1] et Erichsen[2], ont insisté d'une manière toute spéciale sur la fréquence de ces accidents à la suite des collisions de chemin de fer.

Anatomie pathologique. — Il existe encore beaucoup d'obscurités sur la nature même de la commotion médullaire, et sur les lésions anatomiques qui peuvent lui donner naissance. A côté de faits dans lesquels on a constaté des épanchements sanguins dans l'intérieur du canal rachidien, des hernies de la moelle à travers ses enveloppes, des ramollissements de la substance nerveuse, il en est d'autres où la moelle examinée à l'œil nu a paru tout à fait saine. Mais il faut se garder de poser, en pareil cas, des conclusions trop absolues. On se rappellera le fait de Bastian[3], dans lequel la moelle paraissait saine, et où cependant l'examen microscopique permit de constater trois ruptures distinctes à travers la substance grise du renflement cervical, et des signes non douteux de sclérose fasciculée.

Symptomes. — Parfois la commotion frappe en même temps le cerveau et la moelle ; le blessé, privé de connaissance, paralysé des quatre membres, tombe comme foudroyé. Mais habituellement les phénomènes n'atteignent pas une pareille intensité, et la paralysie se borne aux membres inférieurs ; le plus souvent la vessie et le rectum sont atteints simultanément. Mais le caractère de la commotion, c'est d'être essentiellement transitoire. Bientôt la vessie et le rectum reprennent leurs fonctions ; au bout de quelques jours, le blessé accuse dans les membres paralysés une sensation de brûlure, des fourmillements, des picotements ; les mouvements et la sensibilité se rétablissent graduellement de bas en haut dans les membres inférieurs ; les orteils d'abord, puis les jambes, et, enfin, les cuisses redeviennent sensibles et recouvrent peu à peu leur motilité ; généralement au bout de quelques jours, quelques semaines au plus, les accidents ont complètement disparu. Dans les cas, au contraire, où les accidents persistent indéfiniment, il est bien évident qu'il existe des lésions anatomiques du côté de la moelle et de ses enveloppes, épanchements sanguins, contusions, ruptures de la substance nerveuse. La question se pose de la même manière pour ces symptômes qui ont été signalés par Leudet, Erichsen, Karow, à la suite des accidents de chemin de fer, et qui n'apparaissent qu'un temps plus ou moins long après le traumatisme lui-même. Consistant en des contractures, en des paralysies persistantes, ces accidents peuvent parfois revêtir le caractère propre aux lésions systématiques de la moelle, et reproduire l'ensemble symptomatique de l'ataxie locomotrice, ou de l'atrophie musculaire, par exemple.

Nul doute que, dans ces faits encore, il n'y ait des altérations anatomiques dans l'épaisseur de la moelle. De sorte que, si l'on veut entendre par commotion le simple ébranlement de la moelle sous l'influence du traumatisme, sans

(1) *Injuries of the spine and spinal cord without apparent mechanical lesion, and nervous shock*. Londres, 1885.

(2) ERICHSEN, *On railway and other injuries of the nervous system*. Londres, 1866 ; 2e édition, 1882.

(3) BASTIAN, *London med. Times and Gaz.*, 1867, p. 475.

altérations anatomiques persistantes, il faut faire entrer uniquement, dans cette étude, la commotion légère dont les phénomènes se dissipent rapidement. On peut l'expliquer, comme la commotion cérébrale, par un anéantissement momentané des fonctions de la moelle, lui-même provoqué par l'anémie réflexe des vaisseaux.

Mais, dans ces dernières années, sous l'influence des travaux du professeur Charcot et de ses élèves[1], la question de la commotion médullaire s'est singulièrement transformée. Au lieu de rattacher à des désordres matériels les troubles fonctionnels qui suivent les grands accidents de chemin de fer, comme l'avaient fait Erichsen, Leudet, Page, dont nous avons précédemment cité les travaux, on tend à admettre à l'heure actuelle que, dans un très grand nombre de cas, le traumatisme n'a eu d'autre rôle que de faire éclore les troubles fonctionnels chez un sujet prédisposé, sans qu'aucune lésion anatomique existe du côté de l'axe cérébro-spinal. Cet état particulier des malades auquel nous faisons allusion se traduit par des manifestations tout à fait identiques à celles de l'hystérie. Aussi, comme il fallait une dénomination nouvelle pour désigner cette variété d'hystérie qui survient sous l'influence du traumatisme, a-t-on créé l'expression d'*hystéro-traumatisme*. Cet état peut se manifester à la suite des traumatismes les plus divers, chutes, coups reçus, écrasements, éboulements, etc. Aussi n'avons-nous point à faire ici l'étude de l'hystéro-traumatisme en général; nous devons nous borner à examiner l'hystéro-traumatisme dans ses rapports avec les accidents de chemin de fer, et avec la prétendue commotion médullaire si souvent observée en pareille circonstance. Rien d'étonnant à ce que les troubles nerveux qui caractérisent l'hystéro-traumatisme éclatent de préférence à la suite des accidents de chemin de fer. Là, en effet, tout est réuni pour agir fortement sur un système nerveux prédisposé, et la gravité même de l'accident, et la terreur que déterminent les circonstances particulières dans lesquelles il se produit. Que si les hommes sont plus fréquemment atteints que les femmes, on en a facilement la raison dans ce fait que les hommes voyagent beaucoup plus et sont beaucoup plus souvent exposés aux accidents. L'objection tirée du sexe n'aurait d'ailleurs aucune valeur; car, nous savons d'une manière certaine, aujourd'hui, que l'état particulier du système nerveux auquel nous donnons le nom d'hystérie chez la femme peut se retrouver chez l'homme. Dans les deux sexes, il se traduit par les mêmes manifestations. Chez l'homme qui a été traumatisé, comme chez la femme où l'hystérie éclate d'une manière spontanée, on retrouve les mêmes paralysies flasques ou avec contracture, les mêmes troubles du côté des organes des sens, perte du goût, de l'ouïe, de l'odorat, dyschromatopsie, rétrécissement concentrique du champ visuel, les mêmes phénomènes convulsifs, le même état particulier de l'encéphale, etc., etc. Ainsi donc, à quelque point de vue qu'on se place, la confusion est complète entre les troubles nerveux qui se montrent chez l'homme à la suite du traumatisme, et les phénomènes de l'hystérie chez la femme.

(1) Voy. CHARCOT, *Leçons sur les maladies du système nerveux*, t. III. Leçons publiées en 1885 dans le *Progrès médical*. — PAUL BERBEZ, *Hystérie et traumatisme*. Thèse de doct. de Paris, 1887. — GEORGES GUINON, *L'hystérie dans ses rapports avec la chirurgie*. *Revue de chir.*, 1888, n° 11. — DU MÊME, *Les agents provocateurs de l'hystérie*. Thèse de doct. de Paris, 1889, p. 33 et suiv. — BRISSAUD, *Les hystéries provoquées*. *Gaz. des hôpit.* 23 novembre 1889.

Il ne faudrait pas croire cependant que la question ait été résolue sans discussion. En 1879, Leyden[1] soutenait encore, à l'exemple de Leudet et d'Erichsen, que les troubles nerveux dus au traumatisme résultaient de lésions matérielles. Deux auteurs américains, M. Walton[2] et Putnam[3] sont les premiers à admettre l'analogie des accidents nerveux consécutifs au traumatisme avec l'hystérie. De son côté, M. Page[4], dans son travail, soupçonne la véritable nature de certaines paralysies consécutives au traumatisme, quand il les compare aux paralysies qui se développent dans le mesmérisme.

En Allemagne, les faits furent d'abord envisagés d'une manière différente. M. Oppenheim et Thomsen[5] firent des accidents nerveux consécutifs aux traumatismes une névrose spéciale. Mais les faits, en se multipliant, ont fini par entraîner la conviction. M. Oppenheim, M. Bernhardt, M. Leyden lui-même, se sont ralliés à la manière de voir de l'École française, et, à l'heure actuelle, sauf de rares exceptions, comme celles de M. Thomsen et Strümpell, la doctrine de l'hystéro-traumatisme est généralement adoptée.

Cette digression sur le terrain de l'hystéro-traumatisme était indispensable pour faire comprendre combien la question de la commotion médullaire, déjà si contestable, doit être restreinte de tous côtés. Les cas dans lesquels les phénomènes paraplégiques persistent, ou aboutissent à des maladies bien caractérisées du système nerveux, atrophie musculaire, ataxie, ne sauraient appartenir à la commotion. Ils se rattachent bien manifestement à des lésions anatomiques, contusions, ruptures de la moelle. Quant aux faits spécialement étudiés autrefois par Leudet et par Erichsen, et dans lesquels on voit, quelque temps après l'accident, lorsque déjà le malade semblait guéri, survenir des phénomènes médullaires, paralysies, contractures, il n'est pas douteux, à l'heure actuelle, que l'immense majorité de ces faits, sinon tous, appartiennent à l'hystéro-traumatisme. Un homme a été compris, en même temps que beaucoup d'autres, dans un accident de chemin de fer; il a eu l'heureuse chance de s'en tirer sans lésions, ou, du moins, sans lésions graves: au bout de quelques jours, il semble complètement rétabli, mais il est encore sous l'influence de la terreur que lui a causé l'accident; il en reconstitue, par la pensée, tous les détails, et sous l'influence de l'état spécial de son système nerveux, cette véritable suggestion de son esprit fait éclater chez lui tous les symptômes de l'hystéro-traumatisme. Il est encore un côté de la question qui vient se surajouter à tous les autres pour entretenir et aggraver les accidents, c'est celui qui est relatif aux intérêts pécuniaires qui sont en jeu dans toute affaire de cet ordre. Les compagnies de chemin de fer sont responsables; et, dans l'espoir de voir augmenter les dommages et intérêts qui peuvent lui être alloués, le blessé a tendance à exagérer ses infirmités et ses souffrances. Aussi certains médecins, comme Rigler[6], remarquent-ils la fréquence beaucoup plus grande

(1) LEYDEN, *Traité clinique des maladies de la moelle épinière*. Paris, 1879, p. 425.

(2) WALTON, *Hysterical anesthæsia brought on by a fall. Boston med. and surg. journ.*, 1884, 11 décembre, et *Arch. of med.*, 1882, t. X.

(3) PUTNAM, *The medico-legal significance of hemianæsthesia after concussion accidents. Amer. Journ. of neurol. and psych.*, août 1884.

(4) PAGE, *Injuries of the spine and spinal cord without apparent mechanical lesions, and nervous shock*. Londres, 1885.

(5) OPPENHEIM et THOMSEN, *Arch. de Westphal.*, B. XV, H. II et III.

(6) RIGLER, *Berl. klin. Wochenschrift*, n° 18, p. 259, 5 mai 1879.

de ces faits, depuis la loi qui a augmenté la responsabilité des compagnies.

La question de l'hystéro-traumatisme, et des phénomènes médullaires, assez fréquents à la suite des accidents de chemin de fer pour qu'on leur ait donné le nom de *railway-spine*, est donc extrêmement importante pour le chirurgien, qui doit distinguer ces phénomènes des troubles passagers de la commotion médullaire, et des lésions graves auxquels donnent naissance les traumatismes spinaux. Elle est importante également pour le médecin légiste qui doit, dans un cas donné, établir et fixer l'étendue des responsabilités et des indemnités à accorder.

2° PLAIES DE LA MOELLE

Nous l'avons déjà dit, les lésions de la moelle sont le plus souvent associées aux traumatismes de la colonne vertébrale. De là, des contusions et des plaies contuses de l'axe spinal, complications obligées pour ainsi dire des fractures et luxations du rachis, comme des blessures par coups de feu de la colonne vertébrale. Mais la commotion simple peut déterminer des altérations de la substance nerveuse; de même, des tractions violentes exercées sur le rachis ont pu amener des ruptures partielles ou totales de la moelle; c'est à cette lésion qu'on a donné le nom d'élongation de la moelle. Parrot[1] a rapporté un cas de cette nature dans lequel des tractions violentes exercées sur la jambe gauche d'un fœtus pendant l'accouchement déterminèrent une rupture complète de la moelle au niveau des sixième et septième vertèbres cervicales. Les plaies par instruments piquants et tranchants de la moelle peuvent également exister, indépendamment de toute lésion osseuse. Mais les différentes régions de la colonne vertébrale ne se prêtent pas toutes également bien au passage des instruments vulnérants. La région lombaire, en effet, est protégée par le volume des lames et des apophyses qui la constituent, et aussi par les masses musculaires considérables qui entourent le rachis à ce niveau; à la région dorsale, les côtes constituent également des moyens efficaces de protection. La région cervicale, au contraire, par l'écartement et l'obliquité de ses lames, par la mobilité considérable dont elle jouit, est favorablement disposée pour le passage des instruments. Pendant que le cou est fléchi en avant, les instruments piquants et tranchants s'introduisent facilement dans les espaces laissés libres par l'écartement des lames vertébrales; aussi les plaies par instruments piquants et tranchants de la moelle sont-elles surtout fréquentes à la région cervicale. On a même cité des cas exceptionnels dans lesquels l'instrument vulnérant est arrivé à la moelle, en traversant un disque intervertébral, ou en passant par les trous de conjugaison.

Anatomie et physiologie pathologiques. — On peut établir, dans les plaies de la moelle, des divisions nombreuses et importantes, suivant qu'elles sont superficielles ou profondes, complètes ou incomplètes; suivant qu'il s'agit

(1) PARROT, *Note sur un cas de rupture de la moelle chez un nouveau-né, etc.* Luc à la Société médicale des hôpitaux, le 13 août 1869. *Union méd.*, janv. 1870, p. 137.

d'une solution de continuité transversale et complète de la moelle, ou d'une hémisection.

Quelle que soit, du reste, la variété de blessure médullaire à laquelle nous ayons affaire, il faut bien avouer que la physiologie pathologique de ces lésions nous est encore très imparfaitement connue. La blessure détermine un épanchement sanguin plus ou moins abondant dans l'épaisseur même de la substance nerveuse et dans le canal vertébral. Lorsque l'hémorrhagie est arrêtée, généralement une réaction plus ou moins vive se produit, déterminant une congestion de la moelle, et bientôt une inflammation, qui peut rester localisée au point blessé, ou se généraliser dans une plus ou moins grande étendue. La myélite diffuse, quelquefois même la myélite à forme ascendante, entraînent rapidement la mort des blessés. C'est dans ces cas qu'on rencontre le ramollissement et l'injection anormale de la moelle dans une grande étendue. A l'examen microscopique, les éléments nerveux sont plus ou moins complètement détruits et méconnaissables; on trouve, dans l'épaisseur du cordon médullaire, un grand nombre de corps granuleux. Il n'est pas rare de voir les enveloppes de la moelle participer à l'inflammation; elles sont le siège d'une rougeur anormale, présentent des fausses membranes, une infiltration purulente.

Dans les cas où la myélite reste localisée, il est possible de compter sur la survie du malade. Mais ce foyer initial de myélite détermine le plus souvent des dégénérations secondaires de la moelle conduisant à des infirmités persistantes. Dans ses expériences sur les animaux, Vulpian n'était pas arrivé à reproduire les dégénérations secondaires à la suite des pertes de substance de la moelle; mais les faits cliniques ont prouvé que, même dans ces circonstances, les dégénérations secondaires pouvaient se produire. Comme exemples à l'appui des dégénérations de la moelle, consécutives aux lésions traumatiques de cet organe, nous citerons les deux faits suivants. Chez un malade qui a succombé cent quatre-vingt-dix-sept jours après une chute sur la tête, M. Duménil et Pétel[1] ont constaté une sclérose commençante du faisceau latéral de la moelle et une dégénérescence granuleuse des cellules motrices de la substance grise. Dans un mémoire très bien étudié, M. Gombault et Wallich[2] ont fait connaître les lésions histologiques rencontrées par eux dans un cas de lésion traumatique de la moelle. Il s'agit d'un homme qui avait fait une chute de la hauteur de 15 mètres, et qui avait présenté une paralysie transitoire des quatre membres. Complètement rétabli en apparence, ce blessé put reprendre son travail; mais, dix ans plus tard, il vit se développer sur le membre inférieur gauche d'abord, puis du côté droit, des troubles trophiques qui conduisirent à l'amputation successive des deux jambes. Deux ans plus tard, douze ans par conséquent après son traumatisme, ce malade, qui était devenu albuminurique, succomba aux suites d'une gangrène pulmonaire. A l'examen de la moelle, M. Gombault et Wallich purent constater des lésions limitées presque exclusivement au cordon postérieur. Ces lésions étaient surtout accentuées à la région lombaire, sous forme de tractus scléreux, occupant les zones radiculaires postérieures, mais beaucoup plus nombreux à gauche qu'à droite. « Ces tractus se conden-

(1) Duménil et Petel, *Commotion de la moelle. Arch. de neurologie*, IX, p. 1, 145 et 307.
(2) Gombault et Wallich, *Note sur un cas de lésions traumatiques de la moelle épinière. Arch. gén. de méd.*, avril et mai 1889.

sent à gauche vers la partie supérieure du renflement, et forment, sur une certaine étendue en hauteur, un véritable foyer, englobant non seulement la zone radiculaire, mais aussi la corne postérieure, et le trajet intra-spinal des racines correspondantes. Puis, à mesure qu'on s'élève, la corne postérieure se dégage, et il reste une bande scléreuse qui se déplace progressivement vers la ligne médiane pour gagner en fin de compte le cordon de Goll, et monter ainsi à gauche jusque dans la région cervicale. » Il existait en outre, à la région lombaire, une notable réduction dans le volume de la corne antérieure gauche, et dans le nombre des cellules nerveuses qui y sont contenues. Pour les auteurs, la sclérose du cordon de Goll gauche doit être rattachée à titre de dégénération ascendante au foyer occupant la région lombaire du même côté. On put constater aussi des altérations des racines spinales et des nerfs des membres inférieurs.

Mais les dégénérations secondaires de la moelle ne sont point chose fatale; et il est possible, à la suite des plaies de cet organe, d'observer une entière guérison. Déjà Ollivier (d'Angers)[1] en a cité plusieurs exemples. Les expériences sur les animaux ont démontré la possibilité de ces guérisons. Y a-t-il régénération, ou seulement cicatrisation des éléments médullaires; c'est ce qu'il est impossible de préciser. Même dans les cas où la plaie se complique de la présence d'un corps étranger, la guérison est possible. C'est ainsi qu'on trouve, dans les *Mémoires de l'Académie des sciences* pour l'année 1743, l'observation d'un homme qui guérit d'une plaie de la moelle, et chez lequel on rencontra, à l'autopsie, plusieurs années après, un fragment d'épée logé au milieu de la substance grise.

Symptomatologie. — La moelle étant à la fois un organe de conduction et un centre qui produit les mouvements réflexes, qui agit sur les fonctions de circulation et de respiration, sur les voies génito-urinaires, sur la nutrition des tissus, etc., nous devons nous attendre à trouver ces diverses fonctions intéressées dans les cas de traumatismes médullaires. Du reste, les symptômes observés sont en rapport avec la région de la colonne vertébrale qui a été atteinte, de sorte qu'après avoir donné d'une manière générale les symptômes communs à tous les traumatismes spinaux, nous devrons étudier la symptomatologie propre à chacune des régions de la moelle.

1° Symptomes communs. — a. *Troubles de la motilité.* — Les solutions de continuité de la moelle déterminent généralement une paralysie motrice complète dans toutes les parties qui tirent leur innervation d'un point inférieur à la région blessée. Aussi les membres inférieurs sont-ils le plus souvent paralysés, et cela dans les même cas où il s'agit d'une simple piqûre de la moelle de très peu d'étendue. Aux membres supérieurs, il arrive beaucoup plus souvent que la paralysie soit incomplète, ce qui peut tenir à ce qu'il s'agit d'une commotion médullaire passagère, ou bien à ce que quelques-unes seulement des racines nerveuses, destinées au membre supérieur, ont été lésées. On peut avoir affaire à une paralysie flasque, mais assez souvent les membres inférieurs sont le siège de soubresauts, de contractures, qui tiennent à une exagération du

(1) Ollivier (d'Angers), *Traité des maladies de la moelle*. Paris, 1837.

pouvoir excito-moteur de la moelle, ou qui même dénotent un commencement d'inflammation méningée.

Lorsqu'il s'agit d'une lésion unilatérale de la moelle, la paralysie motrice peut être limitée au côté sur lequel siège la lésion.

b. *Troubles de la sensibilité.* — Les troubles de la sensibilité sont très variables; la sensibilité peut être en effet, ou complètement abolie, ou exagérée, ou pervertie. Dans les cas de section totale de la moelle, il y a une anesthésie complète de tous les organes qui reçoivent leurs nerfs de la partie de la moelle située au-dessous de sa section; au contraire, il y a hyperesthésie des parties qui sont innervées par le bout supérieur, au niveau du point lésé. C'est à cette hyperesthésie que sont dues les douleurs en ceinture et la sensation de constriction accusées par les malades.

On note parfois des irradiations douloureuses qui gagnent la périphérie; ces douleurs spontanées existant au niveau des parties anesthésiées constituent ce qu'on nomme l'*anesthésie douloureuse.* Les perversions de la sensibilité consistent en des sensations subjectives de froid et de chaud, qui ne sont en rapport, ni avec la température de la peau elle-même, ni avec la température ambiante. Dans les cas où les sensations sont encore transmises à l'encéphale, il peut y avoir un retard marqué dans la perception.

S'il s'agit d'une hémisection de la moelle, la sensibilité est abolie du côté opposé, tandis que, du côté où siège la lésion, on observe, en même temps que paralysie motrice, de l'hyperesthésie. Ces faits qui résultent des expériences de Brown-Séquard ont été confirmés par l'observation clinique.

c. *Troubles de l'action réflexe.* — En général, les lésions traumatiques de la moelle ont pour conséquence l'exagération des mouvements réflexes. Mais la conservation de ces mouvements suppose nécessairement l'intégrité de l'axe spinal au-dessous du point lésé. Aussi, lorsque l'inflammation consécutive à la blessure vient à se développer, voit-on diminuer, puis disparaître complètement les mouvements réflexes. A ce point de vue, l'étude du pouvoir excito-moteur de la moelle présente pour le pronostic un très grand intérêt. On admet généralement qu'à la suite d'une section totale de la moelle, celle-ci, complètement soustraite à l'influence du cerveau, voit son pouvoir excito-moteur s'exagérer; d'où l'intensité anormale des mouvements réflexes. Cette théorie est celle qui est exposée dans les ouvrages classiques; mais dernièrement, M. Charlton Bastian[1] a soutenu une opinion diamétralement opposée. Pour lui, toute section complète de la moelle détermine une abolition absolue des réflexes, par suite de la suppression des connexions existant, à l'état normal, entre l'axe spinal et le cervelet. M. Hughlings Jackson et Bowlby ont apporté des faits à l'appui de la manière de voir de M. Bastian.

Dans les cas d'hémisection de la moelle, les mouvements réflexes sont conservés; mais ils sont surtout marqués du côté opposé à la lésion, c'est-à-dire dans les régions sur lesquelles porte l'anesthésie.

d. *Troubles de la nutrition.* — Les troubles de la nutrition qui peuvent se montrer à la suite des traumatismes médullaires sont extrêmement nombreux,

[1] CHARLTON BASTIAN, *On the symptomatology of total Transverse lesions of the spinal Cord, with special reference to the Condition of the various reflexes. The British med. Journal,* 1er mars 1890.

et portent sur tous les tissus. Du côté de la peau et du tissu cellulaire, ce sont de l'œdème, des éruptions variées, herpès, eczéma, pemphigus, des eschares. Ces dernières se montrent surtout dans les points qui sont le siège de pressions anormales, le sacrum, les malléoles, le talon, le grand trochanter, etc. Ces eschares se produisent parfois avec une extrême rapidité, d'une façon aiguë pour ainsi dire; d'où le nom de *décubitus acutus*, qui leur a été donné par Samuel.

Les muscles subissent une atrophie très rapide. Du côté des articulations, on observe des arthropathies, qui se caractérisent par des douleurs, du gonflement, la production d'un épanchement plus ou moins abondant dans l'intérieur de la synoviale. Dans deux cas d'hémisection de la moelle, ces arthopathies se sont montrées dans l'articulation du genou correspondant au côté paralysé. Dans un fait de blessure de la moelle par coup de couteau qui nous est personnel, et sur lequel nous reviendrons plus tard à propos du traitement, déjà au bout de quarante-huit heures, on pouvait constater un épanchement articulaire dans les deux genoux, en même temps que des plaques érythémateuses et des éruptions vésiculeuses sur les membres inférieurs.

Les différents appareils de la circulation, de la respiration et de la digestion, sont atteints; c'est ainsi que les blessés ont pu présenter des troubles de la déglutition, des vomissements. La paralysie intestinale détermine du tympanisme.

Au nombre des troubles viscéraux les plus importants se placent les désordres des fonctions urinaires. Le plus souvent il y a rétention d'urine; exceptionnellement l'incontinence d'urine est primitive. Mais il est habituel de voir la rétention faire place à l'incontinence; en outre, la sécrétion urinaire elle-même est modifiée, et comme quantité, et comme qualité. La quantité d'urine est diminuée; il peut même y avoir une anurie transitoire. L'urine renferme parfois du sucre ou de l'albumine; enfin et surtout, elle a une tendance très grande à devenir alcaline, et, sous l'influence de la transformation ammoniacale, à laisser déposer des phosphates ammoniaco-magnésiens.

2° SYMPTOMES PROPRES AUX PLAIES DE CHAQUE RÉGION DE LA MOELLE. — a. *Plaies de la moelle lombaire.* — La moelle se terminant au niveau de la première vertèbre lombaire, il peut se faire que les plaies de cette région portent uniquement sur les nerfs de la queue de cheval. Lorsqu'il en est ainsi, la paralysie n'est presque jamais complète. Toutefois, il n'existe pas de faits dans lesquels la paralysie ait été exclusivement limitée à l'un des membres inférieurs. Les deux membres inférieurs sont donc atteints simultanément, mais l'un d'eux l'est à un moindre degré. D'ailleurs, il est ordinaire que la paralysie ne persiste pas longtemps, et l'on voit bientôt se produire une amélioration surtout marquée du côté des muscles adducteurs et extenseurs. De même, la sensibilité est presque toujours conservée partiellement, notamment du côté du périnée, des organes génitaux, à la face antéro-interne de la cuisse. On retrouve ici la zone hyperesthésique signalée par Brown-Séquard au niveau de la lésion médullaire, mais elle n'affecte plus la forme de douleur en ceinture. On a pu la voir siéger à la région hypogastrique, comme dans une observation de Gariel [1]; dans

[1] GARIEL, *Bull. de la Soc. anat.*, t. XI, p. 299.

d'autres cas, elle siège à la partie inférieure des cuisses et au dedans des genoux [1].

La vessie et le rectum peuvent échapper entièrement à la paralysie; c'est ce qui avait eu lieu pour un soldat dont Hutin [2] a rapporté l'histoire, et qui, malgré une paraplégie complète due à une balle reçue au niveau des deux premières lombaires, n'éprouva jamais d'accidents du côté de la vessie et du rectum. Dans quelques cas, Ollivier a noté une paralysie limitée au col vésical, et se traduisant par de l'incontinence d'urine.

Lorsque la lésion porte sur le renflement lombaire lui-même, tous les symptômes sont beaucoup plus accusés. La paraplégie est complète, l'anesthésie s'étend aux organes génitaux; la rétention d'urine est la règle. Les mouvements réflexes sont habituellement exagérés. Il n'y a généralement pas de troubles de la respiration, ni de la circulation; les muscles intercostaux et les muscles de la paroi abdominale ont conservé leur contractilité.

b. *Plaies de la moelle dorsale.* — Ce qui caractérise surtout les traumatismes de la région dorsale de la moelle, ce sont les troubles de la respiration. En effet, la paralysie porte alors sur les muscles abdominaux; plus la plaie siège à un niveau élevé, plus est étendue la paralysie des muscles intercostaux; enfin, lorsque le traumatisme porte sur la partie supérieure de la région dorsale, le thorax tout entier demeure immobile. La respiration ne se fait plus que par le diaphragme, le grand dentelé et les muscles du cou, trapèze et sterno-mastoïdien. L'expiration se fait par la seule élasticité du poumon et des cartilages costaux. Tout mouvement d'expiration volontaire étant supprimé, il en résulte que la toux et l'éternuement sont impossibles. Pour la même raison, les vomissements sont rares; les malades ont des nausées et des éructations fréquentes.

Les troubles de la sensibilité ne sont pas moins marqués que dans les traumatismes de la région lombaire. L'anesthésie remonte jusqu'à l'épigastre au-dessus d'elle, la douleur en ceinture ne fait jamais défaut, et elle indique par son niveau le point exact sur lequel a porté le traumatisme médullaire. Souvent aussi le malade accuse des douleurs rachidiennes, des sensations subjectives de chaleur et de froid, des fourmillements, des brûlures, etc.

Les troubles du côté des organes génito-urinaires sont constants. Outre la rétention d'urine, on a observé l'hématurie; dans d'autres cas, l'anurie ou la polyurie. L'érection, moins fréquente ici que dans les traumatismes de la région cervicale, commence cependant à s'observer dans les blessures de la région dorsale.

Il est habituel de rencontrer des troubles de la circulation et de la calorification. Souvent on a noté un abaissement considérable du pouls et de la température; parfois même, les phénomènes oculo-pupillaires, qui appartiennent plus particulièrement aux lésions de la moelle cervicale. Dans un cas de lésion de la partie supérieure de la région dorsale, Nieden [3] a noté, outre la paralysie immédiate du mouvement et de la sensibilité des membres inférieurs et du tronc jusqu'au second espace intercostal, un

(1) Brown-Séquard, Obs. I et III. *Arch. de physiol.*, 1868, p. 617 et 681.
(2) *Archives gén. de méd.*, 4e série, t. XXI. p. 236, année 1849.
(3) Nieden, *Clinical Society. The Lancet*, 8 févr. 1873, vol. I, p. 203.

abaissement progressif du pouls et de la température; au dixième jour, le pouls était tombé à 30 pulsations, et la température à 30 degrés; la mort eut lieu par asphyxie.

Dans ces dernières années, M. Gilbert [1] a publié l'observation d'un jeune homme qui, frappé d'un coup de couteau dans le dos, présentait tous les symptômes d'une hémisection de la moelle. On constatait chez lui une paralysie motrice et vaso-motrice, en même temps que l'hyperesthésie cutanée et l'anesthésie musculaire d'un des membres inférieurs; le membre du côté opposé présentait de l'anesthésie cutanée. Les réflexes étaient légèrement exaltés du côté non paralysé; ils étaient diminués dans le côté paralysé, où le réflexe rotulien était entièrement aboli. En même temps que l'érection du pénis, on notait une paralysie de la vessie et une diminution de la sécrétion urinaire. Quelques jours après l'accident, le malade présenta de l'arythmie cardiaque passagère, puis une arthropathie du genou gauche.

c. *Plaies de la moelle cervicale.* — La blessure occupe-t-elle la moelle cervicale, tous les symptômes énumérés précédemment se compliquent de la paralysie des membres supérieurs. Suivant le niveau occupé par la plaie, cette paralysie des membres supérieurs sera plus ou moins complète. Lorsque la moelle est intéressée au niveau des 3e et 4e vertèbres cervicales, la paralysie motrice et sensitive est totale. La douleur en ceinture est représentée par une zone hyperesthésiée siégeant au niveau de la racine de l'épaule, et à la partie inférieure de la nuque. Dans un récent travail, Mac Ewen [2] étudie cette localisation des paralysies des membres supérieurs, à propos d'un malade qui était tombé sur la tête et s'était fait une lésion de la moelle cervicale. La respiration diaphragmatique était intacte, tandis que les muscles intercostaux étaient entièrement paralysés; l'auteur en conclut que la lésion siégeait au-dessous de la 4e vertèbre cervicale, et au-dessus de la 2e dorsale. Mac Ewen rappelle que la paralysie partielle du membre supérieur à laquelle Erb a attaché son nom, et dans laquelle les muscles sus et sous-épineux, le deltoïde, le biceps, le brachial antérieur et les supinateurs sont paralysés, est en rapport avec une lésion de la 6e paire cervicale, et même aussi de la 5e, d'après les expériences de Ferrier et Yeo [3]. Or, chez son malade, non seulement les muscles du groupe précédent, mais encore tous les muscles de l'avant-bras, du poignet et de la main étaient absolument paralysés. Il en conclut que la lésion occupait les 7e et 8e paires cervicales, en même temps que la 1re dorsale. Quant à la sensibilité, elle peut être entièrement détruite; mais si la lésion siège au-dessous de la 5e paire cervicale, la sensibilité est conservée dans la zone répondant au musculo-cutané, c'est-à-dire au côté externe du bras et de l'avant-bras, et sur le bord radial du pouce. Enfin il est un fait qu'on constate parfois dans les lésions de la moelle cervicale, et qui se retrouvait chez le malade de Mac Ewen, à savoir la paralysie des membres supérieurs avec intégrité des membres inférieurs.

(1) A. Gilbert, *Un cas d'hémilésion de la moelle. Arch. de neurologie*, mai 1886.

(2) William Mac Ewen, *A case of localisation of a limited lesion of the spinal cord, from physiological data. The British med. Journ.*, 5 avril 1890.

(3) Ferrier et Yeo, *The functional relations of the motor roots of the brachial and lombo-sacral plexus. Proceedings of the royal Society*, 1881, t. XXXII, p. 12.

Les paralysies radiculaires du membre supérieur ont été, dans ces dernières années, l'objet d'un très intéressant mémoire de la part de Mlle Klumpke (1). L'auteur rappelle tout d'abord les caractères des paralysies de Erb, limitées aux muscles deltoïde, biceps, brachial antérieur et long supinateur. Le triceps reste intact, ainsi que les muscles de l'avant-bras. La sensibilité du membre supérieur n'est que très peu affectée; tout au plus, constate-t-on passagèrement une diminution de la sensibilité dans la sphère du musculo-cutané et du radial. Mais ce qui constitue la partie originale du travail de Mlle Klumpke, c'est l'étude des paralysies radiculaires inférieures du plexus brachial. En effet, s'il peut exister des paralysies limitées à la 5e et à la 6e paire cervicale, constituant le type de Erb, il en est d'autres, dont l'observation de Mac Ewen que nous venons d'analyser est un bel exemple, et qui portent sur les 7e et 8e cervicales, ainsi que sur la 1re dorsale. Le caractère de ces paralysies radiculaires inférieures, c'est d'être accompagnées de phénomènes oculo-pupillaires, consistant en du myosis et de la rétraction du globe oculaire. Le cas de Mac Ewen ne fait point exception à la règle; car, chez son blessé, on observait également du myosis. Quant aux troubles de la sensibilité, la paralysie de la racine inférieure du plexus brachial se traduit chez l'homme par une paralysie du nerf cubital, du brachial cutané interne et de son accessoire; d'où la paralysie atrophique de l'éminence hypothénar et des interosseux. Les troubles de la sensibilité dans les paralysies radiculaires du plexus brachial ont été bien étudiées dans la thèse de M. Secrétan (2). Il ressort des recherches de l'auteur que la 5e et la 6e racine fournissent des fibres sensitives cutanées externes, tandis que les racines inférieures donnent la sensibilité à la partie interne du bras; en un mot, l'innervation du membre supérieur se fait de haut en bas et de dehors en dedans.

Des divers détails dans lesquels nous venons d'entrer, il résulte que, suivant le niveau sur lequel porte le traumatisme, suivant que la moelle cervicale est lésée en totalité ou partiellement, on observera, du côté de la motilité et de la sensibilité, des phénomènes différents. On pourra avoir une paralysie totale du mouvement et de la sensibilité portant à la fois sur les membres supérieurs et inférieurs; ou bien les membres inférieurs échapperont à la paralysie. Les diverses racines constituant le plexus brachial pourront être atteintes isolément; et alors on aura, ou bien la paralysie radiculaire supérieure (type de Erb), ou bien la paralysie radiculaire inférieure avec myosis, bien étudiée par Mlle Klumpke.

Les fonctions digestives et urinaires sont profondément troublées. La déglutition devient difficile, souvent on observe des vomissements; il y a rétention ou incontinence des matières fécales. La rétention d'urine est constante; et c'est dans ces cas qu'on a observé le plus souvent la diminution de la sécrétion urinaire et la glycosurie. Brodie cite un blessé qui ne rendit que 120 grammes d'urine dans les vingt-quatre heures. Dans un autre cas publié par M. Diday, la sécrétion urinaire fut complètement supprimée; le blessé, qui succomba en

(1) Mlle A. Klumpke, *Contribution à l'étude des paralysies radiculaires du plexus brachial. Revue de médecine*, 1885, p. 591 et 739.

(2) H. Secrétan, *Contribution à l'étude des paralysies radiculaires du plexus brachial.* Thèse de doct. de Paris, 1885.

six heures, n'avait pas uriné depuis l'accident; et l'on ne trouva pas une goutte d'urine dans la vessie.

Les deux symptômes qui appartiennent spécialement aux traumatismes de la région cervicale sont : l'érection et les troubles oculo-pupillaires.

Le plus souvent ce n'est pas une érection véritable que l'on observe, mais plutôt une simple turgescence du pénis, qui ne s'accompagne d'aucune sensation voluptueuse. Tantôt l'érection se prolonge d'une manière continue, tantôt elle est passagère, et se reproduit sous l'influence d'excitations diverses, celles du cathétérisme, par exemple. Il est rare que l'érection soit suivie d'éjaculations, sauf dans les cas où la lésion porte sur la région bulbaire de la moelle, et où la mort survient rapidement.

Quant aux troubles oculo-pupillaires, résultant d'une lésion de la moelle, ils ont été longtemps méconnus, bien que, dès 1828, ils eussent été signalés par Brodie. Dans un travail spécial, Ogle (1) attira l'attention sur ce point; de son côté, M. Rendu (2) a pu réunir 18 observations dans lesquelles des troubles oculaires ont été notés à la suite de blessures de la moelle. Rappelons enfin que Mlle Klumpke a insisté d'une façon toute particulière sur la coïncidence entre les paralysies radiculaires inférieures du plexus brachial, portant sur les 7e et 8e cervicales et la 1re dorsale, et les phénomènes oculo-pupillaires.

Tantôt on observe la contraction de la pupille, tantôt sa dilatation ; toutefois c'est le resserrement de la pupille qui a été le plus souvent observé. Sur les 18 cas de troubles oculo-pupillaires recueillis par Rendu, la contraction de la pupille a été notée 14 fois. Les lésions portaient sur les 5e, 6e et 7e vertèbres cervicales ou sur la 1re dorsale, ce qui confirme la théorie de Budge, sur le centre cilio-spinal. Cet auteur, en effet, place ce centre entre la 4e vertèbre cervicale et la 3e dorsale. La dilatation pupillaire est beaucoup plus rare; Rendu n'en a pu réunir que 3 observations auxquelles il a joint un quatrième fait personnel.

En même temps que les phénomènes précédents, on trouve souvent des modifications du côté du pouls et de la température. Dans les blessures de la partie supérieure de la région cervicale, c'est le ralentissement du pouls qu'on observe habituellement; au contraire, dans les lésions de la partie inférieure de la même région, le pouls est accéléré, ce qui peut tenir à l'excitation du nerf accélérateur de Cyon. Le plus souvent la température est élevée au-dessus de la normale; mais on rencontre aussi l'abaissement de la température. Chez un malade qui succomba cinq jours après une fracture de la colonne cervicale, Jonathan Hutchinson (3) nota un abaissement de la température qui descendit à 35 degrés. Du reste, l'auteur ajoute qu'habituellement l'élévation thermique fait place, au bout d'un certain temps, à un abaissement de température qu'il a vu persister encore après cinq mois. D'après Nieden (4), on observe, dans les traumatismes de la moelle cervicale, tantôt un abaissement, tantôt une

(1) *Medico-chir. Transact.*, 1858, t. XLI, p. 393.

(2) H. Rendu, *Des troubles fonctionnels du grand sympathique dans les plaies de la moelle. Arch. gén. de méd.*, sept. 1869.

(3) Jonathan Hutchinson, *Sur la température et la circulation après les écrasements de la moelle à la région cervicale. The Lancet*, 22 mai 1875.

(4) *Berliner klin. Wochenschr.*, 16 déc. 1878, n° 50, p. 742.

élévation de température, sans qu'on puisse trouver la raison de cette différence, ni dans le siège, ni dans la nature de la lésion médullaire.

La blessure siège-t-elle plus haut que nous ne l'avons supposé jusqu'ici, c'est-à-dire au niveau de la 3e et de la 2e vertèbre cervicale, le diaphragme est paralysé. Les muscles du cou se contractent convulsivement pour faire pénétrer l'air dans la poitrine; mais le malade ne tarde pas à périr asphyxié. Enfin si la blessure siège au voisinage du trou occipital, le bulbe est intéressé et la mort est foudroyante. On connaît sous ce rapport l'histoire tragique rapportée par J.-L. Petit (1) : « Le fils unique d'un ouvrier, âgé de six à sept ans, entra dans la boutique d'un voisin, ami de son père. En badinant avec cet enfant, il lui mit une de ses mains sous le menton et l'autre sur le derrière de la tête, puis l'éleva ainsi en l'air.... A peine cet enfant eut-il perdu terre qu'il se mutina en l'air, se disloqua la tête et mourut à l'instant. Son père, qui dans le moment fut averti, transporté de colère, courut après son voisin et ne pouvant l'atteindre lui jeta un marteau de sellier qu'il tenait à la main et lui enfonça la partie tranchante de ce marteau, dans ce qu'on nomme la fossette du cou. En coupant tous les muscles, il pénétra l'espace qui se trouve entre la 1re à la 2e vertèbre du cou et lui coupa la moelle de l'épine, ce qui le fit périr à l'heure même. Ainsi ces deux morts arrivèrent d'une façon presque semblable. » La dilacération du bulbe au moyen d'une épingle introduite dans l'espace qui sépare l'atlas de l'occipital, est un procédé qui a été plus d'une fois mis en usage dans l'infanticide et qui doit être bien connu du médecin légiste. Vix (2) a rapporté un cas intéressant de blessure unilatérale de la moelle allongée : Il s'agit d'un homme qui avait reçu dans la nuque un coup de couteau à 3 centimètres au-dessous, et à 2 centimètres à gauche de la protubérance occipitale. Immédiatement après l'accident, il y eut une paralysie motrice du côté droit, accompagnée d'hyperesthésie; à gauche, la sensibilité à la douleur et à la température était abolie, la motilité était intacte. La plaie siégeait entre l'atlas et l'occipital; au début, il y eut une issue abondante du liquide céphalo-rachidien.

Marche. — Durée. — Terminaisons. — Les troubles de la sensibilité et de la motilité que nous avons précédemment exposés constituent les premiers symptômes des lésions médullaires; mais bientôt on voit se produire une nouvelle période, caractérisant le travail de réaction qui se fait du côté de la moelle et de ses enveloppes et qui aboutit au développement de la myélite. Le malade accuse des fourmillements, des crampes, des sensations de brûlure, qui traduisent la réaction de la moelle. En même temps la fièvre s'allume, la myélite peut conduire, soit à la terminaison funeste, soit à la guérison. Du reste, les dangers viennent bien plus des complications que de l'inflammation de la moelle elle-même. La mort est souvent causée par les troubles urinaires : les urines deviennent ammoniacales; une cystite, caractérisée par la tendance à l'ulcération et à la purulence, se déclare, les reins eux-mêmes sont envahis, et la mort survient par urémie. Un autre danger naît de la tendance aux ulcéra-

(1) J.-L. Petit, *Traité des maladies des os*, t. I, p. 51. *Des causes de la luxation de la tête.*

(2) Vix, *Ein Fall von einziger Verletzung des verlängerten Markes und seine Folgen, tiefe Störungen der Motilität auf der rechten, der Sensibilität auf der linken Körperhälfte. Correspondenzblatt für ärztl. Verein im Rheinlande*, 1874.

tions et aux eschares chez les paraplégiques, tendance aggravée encore par la pression longtemps continuée sur les mêmes saillies osseuses, et par l'écoulement incessant de l'urine et des matières fécales dont le malade est baigné. De là, ces eschares au sacrum qui, mettant à nu les os et ouvrant le canal rachidien, déterminent la terminaison funeste par une méningite purulente.

La blessure occupe-t-elle la partie inférieure de la région dorsale ou la région cervicale, tous les dangers que nous venons d'énumérer s'augmentent encore des craintes d'une asphyxie rapide. Aussi dans ces cas, la mort ne se fait-elle pas longtemps attendre. Cependant la guérison est encore possible, pourvu que la moelle ne soit pas intéressée en totalité. Ainsi, dans le fait de Vix, que nous avons rapporté plus haut, en dépit de la lésion de la moelle cervicale à sa partie supérieure, le blessé survécut pendant cinq années.

C'est généralement la sensibilité qui se rétablit la première, les mouvements réflexes s'atténuent s'ils étaient exagérés, la sensibilité reparaît dans les extrémités, la vessie et le rectum recouvrent leurs fonctions; enfin, la motilité elle-même se rétablit depuis les extrémités terminales des membres jusque vers leur racine. Toutefois on a pu observer une marche différente; ainsi, dans un cas de Viguès, le mouvement était rétabli, alors que la sensibilité était encore très obtuse.

Le temps nécessaire pour le rétablissement des fonctions est toujours assez long; on peut l'évaluer à cinq ou six mois en moyenne, et parfois les troubles nerveux persistent beaucoup plus longtemps. Brown-Séquard a vu un paraplégique qui, au bout de vingt-quatre ans, présentait encore une anesthésie prononcée à gauche, en même temps qu'une diminution de la motilité et du sens musculaire à droite. Cette persistance des troubles physiologiques ne va pas sans troubles nutritifs; c'est ainsi qu'on observe habituellement l'atrophie des membres paralysés.

Au reste, quel que soit le temps nécessaire au rétablissement dês fonctions, quand la guérison doit survenir, l'amélioration ne tarde pas en général à se manifester. Souvent au bout des quinze premiers jours, on en constate les premiers symptômes. Si après cinq ou six semaines, il n'y a pas eu de progrès, il n'y a plus à compter sur la guérison; on comprend l'importance de cette donnée pour le pronostic.

Du reste, on ne doit pas se faire illusion sur la véritable signification du mot guérison appliqué aux blessures de la moelle. Déjà nous nous en sommes expliqués en parlant des fractures de la colonne vertébrale. Il y a guérison en ce sens que la vie du malade est conservée; mais la plupart du temps, les lésions médullaires, la myélite et les dégénérescences scléreuses qui en sont la conséquence amènent à leur suite des infirmités persistantes, troubles de la sensibilité, troubles trophiques, atrophie musculaire, contractures, etc. Il reste parfois un certain degré d'incontinence des urines, et même des matières fécales. Les fonctions génitales peuvent être plus ou moins altérées; chez certains malades, les désirs vénériens ont complètement disparu; chez d'autres, ils persistent, mais l'érection est impossible. M. Ségalas a cité, à l'Académie de médecine, l'exemple d'un blessé qui pouvait exercer le coït, avec perception de la sensation voluptueuse, mais sans éjaculation. Chez un autre malade cité par Brachet, l'éjaculation avait lieu, mais sans secousses, ni sensation de plaisir.

Parmi les conséquences éloignées des traumatismes médullaires, nous devons signaler les troubles oculaires. Cette forme particulière d'amblyopie a été étudiée d'une façon spéciale par Wharton Jones (1) qui la considère comme la conséquence d'une lésion du grand sympathique à ses origines médullaires; d'où les troubles de circulation et de nutrition de la rétine et du nerf optique. Clifford Allbutt (2) a repris l'étude de cette question. Chez les sujets qu'il a examinés, il a constaté une turgescence considérable des veines rétiniennes, tandis que les artères étaient difficiles à distinguer. Cet auteur combat l'opinion de Wharton Jones sur la pathogénie des accidents, en faisant remarquer qu'on ne trouve pas, du côté de la face et de l'extérieur de l'œil, les troubles qui devraient exister, si l'amblyopie dépendait d'une lésion du grand sympathique. Clifford Allbutt pensa qu'ici comme dans les lésions crâniennes, l'hypérémie du fond de l'œil doit être attribuée à la méningite. Il y aurait donc une méningite ascendante; et la preuve que telle est bien la véritable pathogénie, c'est que, plus la lésion médullaire occupe un point élevé, plus vite se manifeste l'amblyopie. Dans un récent travail, Bruce Clarke (3) appelle l'attention sur la fréquence des troubles papillaires associés à la commotion de la moelle. Trois fois sur quatre, cet auteur a constaté des phénomènes d'hypérémie de la papille, sans changement apparent dans l'extérieur de l'œil. Pour lui, ces troubles oculaires sont assez persistants pour qu'ils puissent faire affirmer la réalité de la commotion spinale, alors même que les symptômes paralytiques ont disparu. Ils ont dès lors une certaine importance en médecine légale.

Diagnostic. — Le diagnostic de lésion de la moelle en lui-même ne saurait présenter de sérieuses difficultés; les troubles de la sensibilité et du mouvement dans toute la moitié inférieure du corps suffisent à prouver la lésion. Quant au siège exact des altérations anatomiques, l'étude des symptômes basée sur les données que nous venons d'énumérer permet également de se faire une conviction. Ce qui est beaucoup plus difficile, c'est d'arriver à différencier, les unes des autres, les différentes lésions anatomiques que la moelle a pu subir. Jusqu'ici nous n'avons pas de signes qui nous permettent de distinguer la commotion des plaies contuses et de la compression. Et cependant cette distinction serait bien désirable, en vue des interventions chirurgicales qui peuvent être entreprises en pareil cas. Quand il s'agit d'une luxation des vertèbres, les phénomènes médullaires sont à mettre sur le compte de la compression exercée par l'os déplacé. Dans les fractures, déjà les conclusions que l'on peut formuler sur la nature de la lésion médullaire sont moins nettes, en effet, si l'on est en droit de penser que des fragments déplacés soient des agents de compression; d'autre part, il est bien difficile de préciser ce qui

(1) WHARTON JONES, *Amaurotic amblyopia long after the injury, in cases of concussion of the spinal marrow. British med. Journ.*, 24 july 1860.

(2) *On the ophthalmic signs of spinal diseases. The Lancet*, 15 janvier 1870.

(3) BRUCE CLARKE, *Change in the optic disc associated with spinal concussion. St-Bartholom. hosp. Reports*, XVI, p. 171, 1880.

revient à la contusion, ou même à l'écrasement de la moelle. Il n'est pas jusqu'à la commotion de la moelle qui ne puisse produire une paraplégie complète ; mais ici c'est surtout la marche des accidents, qui permettra de porter le diagnostic, l'amélioration ne devant pas tarder à se montrer, s'il s'agit d'une commotion simple.

Dans les cas de plaies par instrument piquant ou tranchant, les difficultés sont moindres ; on peut soupçonner qu'il s'agit d'une solution de continuité plus ou moins nette. On a même vu l'ouverture du canal rachidien être annoncée par l'écoulement au dehors du liquide céphalo-rachidien ; le fait a été observé par Lenoir sur un malade de l'hôpital Necker ; déjà nous avons signalé une blessure du bulbe par coup de couteau, qui s'était compliquée de l'issue abondante de liquide céphalo-rachidien (cas de Vix).

Si, au lieu d'être complètement interrompue, la moelle présente seulement une blessure partielle, les difficultés de diagnostic deviennent encore plus grandes. Toutefois nous avons pour nous guider, dans certains cas, les données de la physiologie. S'agit-il, par exemple, d'une abolition de la sensibilité avec conservation du mouvement d'un côté, tandis que la motilité est abolie du côté opposé, on est en droit d'en conclure qu'il s'agit d'une hémisection de la moelle. La perte du mouvement avec conservation de la sensibilité suppose une lésion des cordons antérieurs de la moelle. Ainsi, chez un blessé de Bégin, frappé à la partie postérieure du cou, les membres du côté droit étaient paralysés du mouvement, avec conservation de la sensibilité. A l'autopsie, on trouva implantée, au niveau de la 6e vertèbre cervicale, une lame de couteau qui avait divisé tout le faisceau antéro-latéral droit, en laissant intact le faisceau postérieur.

Le *Compendium* [1] rapporte encore le fait d'un malade de Velpeau, atteint d'une fracture du rachis avec paralysie du mouvement et conservation de la sensibilité dans les membres inférieurs, et chez lequel on trouva les cordons antérieurs de la moelle occupés par un abcès, tandis que les postérieurs ne présentaient aucune lésion. Inversement, l'anesthésie existant indépendamment de la paralysie motrice devrait faire penser à une lésion des faisceaux postérieurs et de la substance grise de la moelle.

Pronostic. — D'une manière générale, les blessures de la moelle comportent un pronostic d'une haute gravité. Dans un très grand nombre de cas, la mort en est la conséquence. Elle survient par asphyxie peu de temps après l'accident, ou bien le blessé succombe aux complications ultérieures, myélite, eschares au sacrum, troubles urinaires. Plus le niveau occupé par la blessure est élevé, plus le danger s'accroît. Toutefois, même dans les plaies de la région cervicale, la guérison est possible. Le malade de Vix dont nous avons déjà parlé a guéri ; un tambour de la garde nationale soigné par Boyer guérit, bien qu'il eût reçu un coup de sabre vers le haut de la région cervicale. Même dans les blessures par armes à feu de la région cervicale, la guérison est possible. Ollivier rapporte le cas d'un sous-officier, qui eut le cou traversé par une balle et qui tomba paralysé des membres supérieurs et inférieurs, de la vessie et du rectum ; il survécut néanmoins avec une roideur dans la marche et une para-

[1] *Compendium de chirurgie*, t. II, p. 688.

lysie bornée à l'un des membres thoraciques. Dans les blessures de la moelle dorsale et lombaire, la guérison est beaucoup plus facile à obtenir. Les blessures par instruments piquants et tranchants sont moins graves, en général, que les plaies contuses et par armes à feu. La présence dans la plaie d'un corps étranger est de nature à aggraver beaucoup le pronostic. Cependant, même dans ces cas, on a pu voir se produire la guérison. Ollivier cite le fait d'un homme qui survécut plusieurs années avec un tronçon d'épée dans la moelle lombaire.

Traitement. — Déjà nous avons indiqué, à propos des fractures du rachis, les éléments essentiels du traitement qui convient aux lésions traumatiques de la moelle. Placer le malade sur un matelas d'eau, entretenir autour de lui la propreté la plus minutieuse dans le but d'éviter la formation des eschares, ne pratiquer le cathétérisme qu'avec des précautions antiseptiques minutieuses, combattre par des lavements et des laxatifs la tendance à la constipation, tels sont les principes fondamentaux du traitement. On surveillera attentivement l'état du poumon, et si l'on y découvrait les signes d'une congestion, on la combattrait par les révulsifs. Il est bien évident que s'il existe une plaie antérieure, celle-ci devra être réunie et pansée antiseptiquement, après qu'elle aura été débarrassée des corps étrangers qui peuvent s'y trouver. Dans les cas de fractures compliquées de plaies, les fragments qui peuvent comprimer la moelle, et dans les plaies par armes à feu, les projectiles, seront enlevés autant que possible, dût-on pour cela recourir à la résection des apophyses épineuses et à la trépanation des lames vertébrales. C'est une opération semblable que Louis et Duplessis pratiquèrent, en 1762, sur M. de Villedon, capitaine du régiment de Vaubécourt (¹). Le blessé avait reçu un coup de feu dans la région dorsale et était tombé sur le coup, paralysé des membres inférieurs. On avait débridé la plaie et extrait la balle; Louis le vit le quatrième jour. Ayant porté le doigt au fond de la plaie et senti plusieurs pièces d'os vacillantes dont quelques-unes assez considérables, il en pratiqua l'extraction; le blessé alla mieux de jour en jour, la paralysie diminua; et, douze ans après, il marchait à l'aide d'une canne, les jambes étant restées faibles et amaigries, l'une d'elles notamment bien plus atrophiée que l'autre.

Chez un blessé qui avait reçu un coup de couteau à la région dorsale, nous avons eu l'occasion de pratiquer l'extraction d'un corps étranger constitué par un fragment de la lame profondément implanté dans la colonne vertébrale. Au moment où nous vîmes le blessé, moins de vingt-quatre heures après l'accident, nous pûmes constater que la plaie répondait à la partie latérale droite de la colonne vertébrale, au niveau de l'articulation de la 7ᵉ avec la 8ᵉ vertèbre dorsale. Elle fut débridée, et le doigt introduit dans la profondeur put reconnaître, immédiatement au devant des lames vertébrales, mais ne les dépassant que de 2 à 3 millimètres, la surface de section de la lame brisée dans la plaie. Après des tentatives multipliées, cette lame put être saisie avec un davier et extraite. La brisure de la lame était obliquement dirigée, de sorte que le fragment resté dans la plaie mesurait 6 centimètres du côté du

(¹) LOUIS, *Remarques et observations sur la fracture et la luxation des vertèbres.* Mémoire posthume. *Arch. gén. de méd.*, août 1836.

tranchant et 6 centimètres 1/2 du côté du dos. La guérison fut la conséquence de cette intervention (1).

Quant à la myélite, conséquence du traumatisme, nous ne pouvons lui opposer que bien peu de moyens. La crainte de voir survenir des eschares doit nous rendre très réservés dans l'application des révulsifs. Toutefois, lorsque la réparation commence à se faire, on peut l'aider par des pointes de feu superficielles appliquées au niveau des gouttières vertébrales. Dans le but de combattre la congestion médullaire, on a conseillé l'ergot de seigle et la belladone; ce dernier médicament a fourni des résultats satisfaisants entre les mains de Brown-Séquard. L'iodure de potassium à petites doses peut être également mis en usage.

Enfin, à une période plus éloignée du début des accidents, quand il s'agit surtout de combattre la paraplégie et d'activer le rétablissement des fonctions de la moelle, on peut employer la strychnine. On en a conseillé en Angleterre l'usage combiné avec celui du sulfate de zinc. Ce dernier médicament peut être donné à la dose de 2 à 3 centigrammes qu'on porte peu à peu jusqu'à 10 centigrammes par jour. Quant à la strychnine, on commence par 3 à 4 milligrammes, et l'on peut arriver jusqu'à 1 centigramme. Les frictions excitantes, les bains, les douches, peuvent être employés dans le même but. G.-W. Callender a rapporté le fait d'un homme de trente-huit ans qui, à la suite d'une fracture de la colonne vertébrale, présentait une paraplégie complète du mouvement et incomplète de la sensibilité, en même temps que des ulcérations trophiques au niveau des pieds. Ces différents symptômes persistaient depuis quatre ans. Le traitement électrique par les courants continus fut institué et prolongé pendant quatre mois. On employa d'abord huit éléments, puis douze, puis vingt. La guérison des ulcérations fut obtenue; la nutrition des membres fit des progrès, et, lorsque le malade quitta l'hôpital, il marchait facilement à l'aide d'une canne (2).

CHAPITRE II

MALADIES INFLAMMATOIRES DU RACHIS

I

DU MAL VERTÉBRAL DE POTT

Sous le nom de *mal vertébral* ou *mal de Pott*, on décrit la plupart des maladies inflammatoires du rachis. Ce n'est pas qu'on ne puisse rencontrer au niveau de la colonne vertébrale des affections d'autre nature ; mais, quand on dit mal vertébral, on veut indiquer qu'il constitue l'immense majorité des

(1) Voy. *Bull. et mém. de la Soc. de chir.*, 1885, p. 859, séance du 9 décembre.
(2) G.-W. Callender, *St-Bartholom. hosp. Reports*, 1873, t. IX, p. 35.

maladies de la colonne vertébrale. Suivant la remarque de Bouvier [1], « c'est comme si l'on disait l'affection vertébrale par excellence. » Quant à la dénomination de mal de Pott, elle est due à ce que l'illustre chirurgien anglais, Percival Pott, a donné de la maladie une description symptomatique excellente, qui, depuis lors, n'a pas été surpassée. Ce n'est pas à dire que Pott ait découvert la maladie qui porte son nom, bien loin de là. Déjà l'on trouve dans Hippocrate une mention très explicite de l'affection du rachis que nous envisageons ici; beaucoup d'autres chirurgiens, tels que M. A. Séverin, Platner, Wedel, Le Dran, en ont cité des exemples; mais il faut arriver à Percival Pott et aux deux mémoires successivement publiés par lui en 1779 et en 1783 [2], pour trouver un tableau clinique complet de la maladie. Pott a insisté sur les rapports existant entre les phénomènes paralytiques, les abcès par congestion et la gibbosité rachidienne. Il s'est efforcé, par l'application de cautères, d'obtenir la guérison.

Les chirurgiens français ont surtout fait progresser l'anatomie pathologique de la question. C'est en effet aux travaux publiés dans la première moitié de ce siècle, et dus à Delpech [3], Nélaton [4], Nichet [5], Tavignot [6], qu'appartient la démonstration de la nature tuberculeuse du mal vertébral. Plus près de nous, Ripoll [7] et Broca [8] se sont efforcés de jeter les bases du diagnostic entre les diverses formes anatomiques de l'affection. Enfin, tout dernièrement, sous le nom de tuberculose vertébrale, le professeur Lannelongue vient de donner du mal de Pott une description magistrale qui nous servira de guide dans tout le cours de notre exposition [9].

Définition. — Sous le nom de mal de Pott ou mal vertébral, on décrit une lésion du rachis caractérisée par une gibbosité, pouvant s'accompagner de paraplégie et d'abcès par congestion. C'est là un complexus symptomatique qui, pendant longtemps, n'a pas répondu à une maladie parfaitement définie; on y faisait rentrer des états anatomiques différents sous le nom d'ostéite, de carie et de tubercules des os. Aujourd'hui, à la faveur des idées modernes sur la tuberculose chirurgicale, on tend à rapporter à la tuberculose toutes les lésions anatomiques du mal vertébral. Telle est l'opinion du professeur Lannelongue, pour qui l'expression de tuberculose vertébrale est synonyme de mal de Pott.

Au point de vue symptomatique, il en est du mal de Pott comme du complexus symptomatique auquel on donne le nom de mal de Bright. Dans ce

[1] Bouvier, *Leçons cliniques sur les maladies chroniques de l'appareil locomoteur ; du mal vertébral de Pott*, p. 6. Paris, 1858.

[2] Percival Pott, *Œuvres chirurgicales*, traduitde l'anglais par M. X..., docteur en médecine, t. III, publié en 1792.

[3] Delpech, *Traité des maladies réputées chirurgicales*, 1816.

[4] Nélaton, *Recherches sur l'affection tuberculeuse des os*. Thèse de doct. de Paris, 1836.

[5] Nichet, *Mémoire sur la nature et le traitement du mal de Pott. Gaz. méd.*, 1835 et 1840.

[6] Tavignot, *Recherches sur le mal vertébral de Pott. Expérience*, 1844.

[7] Ripoll, *Essai sur l'arthrite vertébrale*. Thèse de doct. de Paris, 1850.

[8] Broca, *Mémoire sur les différentes espèces de mal de Pott. Bulletins de la Soc. de chir.*, 1858, t. VIII.

[9] Lannelongue, *Tuberculose vertébrale*. Leçons faites à la Faculté de médecine. Paris, 1888.

dernier, l'un des trois termes qui le constituent, lésion rénale, albuminurie, œdème, peut faire défaut. Il est, en effet, des maux de Bright sans œdème. De même, dans le mal de Pott, la paraplégie ou l'abcès par congestion peut ne jamais se manifester.

Anatomie pathologique. — Nous devons étudier, à propos de l'anatomie pathologique, trois ordres de lésions, savoir : 1° les altérations du rachis lui-même; 2° les lésions de voisinage qui portent surtout sur la moelle et les nerfs rachidiens; 3° les lésions viscérales qui peuvent se montrer comme complications à distance.

1° Lésions du rachis. — Les altérations du rachis peuvent affecter deux formes anatomiques principales, suivant que la lésion, pénétrant dans la profondeur du corps vertébral, y creuse une cavité, ou bien qu'elle reste superficielle, en s'étendant à un plus ou moins grand nombre de vertèbres. La première forme peut être appelée *forme limitée caverneuse;* la seconde, *forme diffuse superficielle.*

a. *Forme limitée caverneuse.* — Dans cette variété, le corps d'une ou de plusieurs vertèbres a disparu, et il est remplacé par une cavité, tantôt centrale et fermée de toutes parts, tantôt ouverte à l'extérieur (fig. 240). Dans une statistique de 81 cas de mal de Pott, Bouvier a trouvé 22 fois plus de deux vertèbres complètement détruites. Les parois de la cavité anormale sont constituées de toutes parts par un tissu osseux inégal et rugueux, quand la cavité est centrale. Lorsqu'elle est ouverte au dehors, la cavité est tapissée par places par du tissu fibreux, et notamment par le grand surtout ligamenteux antérieur; car, c'est du côté de la face antérieure des corps vertébraux que le foyer a le plus de tendance à s'ouvrir. Le contenu de ces cavernes est constitué par une matière jaunâtre, tantôt solide et comparable à du mastic, tantôt plus ou moins liquide. Elles renferment également des parcelles osseuses et quelquefois même des séquestres assez volumineux. En même temps que ces cavités, on constate souvent dans l'épaisseur du corps des vertèbres voisines, des noyaux jaunâtres, circonscrits, de matière caséeuse. Il est tout à fait exceptionnel de rencontrer, sur le trajet de la colonne vertébrale, deux foyers cavitaires correspondant à une double gibbosité.

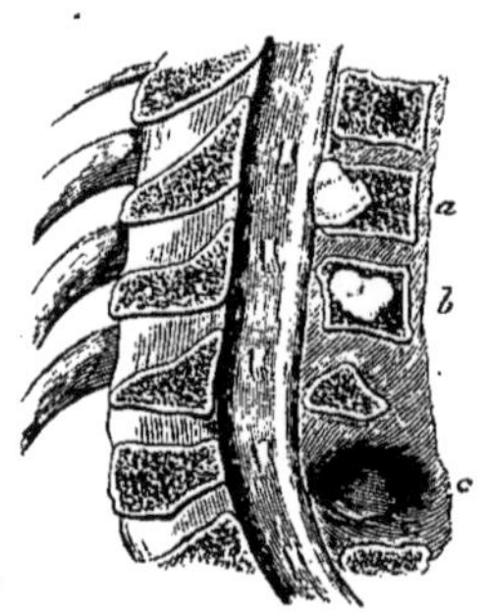

Fig. 240. — Coupe d'une colonne vertébrale tuberculeuse.

a, tubercule ayant usé la face postérieure du corps d'une vertèbre et près de s'ouvrir dans le canal vertébral. — *b*, tubercule au centre du corps d'une vertèbre. — *c*, excavation tuberculeuse vide.

b. *Forme diffuse superficielle.* — Cette forme est celle à laquelle Boyer donnait le nom de carie superficielle, par opposition avec la précédente qu'il désigne sous le nom de carie profonde. Il est habituel de la voir étendue à un grand nombre de corps vertébraux, et même dans une observation de Gros (1), tous les corps vertébraux étaient atteints depuis l'axis jusqu'au sacrum. Ici le corps des vertèbres n'est plus profondément excavé comme

(1) Gros, *Bull. de la Soc. anat.*, 1859, p. 360.

dans la forme précédente; il présente seulement des érosions superficielles (fig. 241). Le tissu osseux, mis à nu, est irrégulier, criblé d'aspérités et de dépressions, qui lui donnent l'aspect vermoulu; il est dépouillé de son périoste, et recouvert, par places, de fongosités molles et grisâtres, quelquefois même baigné de pus. Les disques intervertébraux participent à l'altération. Ils sont érodés, ramollis, et finissent même par disparaître complètement. Au reste, les deux formes superficielle et caverneuse, bien qu'ayant une existence distincte, peuvent quelquefois se trouver réunies chez un même malade.

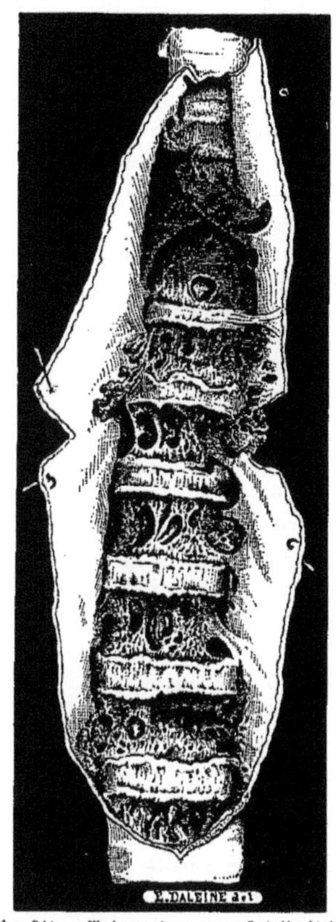

Fig. 241. — Tuberculose superficielle étendue à un grand nombre de corps vertébraux. (Figure empruntée à M. Lannelongue, Tuberculose vertébrale.)

Après avoir, dans la description précédente, donné une idée de l'aspect extérieur des lésions, il nous reste à pénétrer leur nature.

Trois opinions se sont successivement fait jour : 1° celle qui rattache le mal de Pott à la tuberculose osseuse; 2° celle qui en fait une carie vertébrale; 3° celle qui place dans les articulations des vertèbres entre elles le point de départ de la maladie.

Pour la forme caverneuse, celle à laquelle Boyer donnait le nom de carie profonde, il ne saurait y avoir de doute; il est bien évident qu'elle se rapporte à la tuberculose, et spécialement à cette forme que Nélaton désignait sous le nom de tubercule enkysté. Il est en effet facile de retrouver sur les corps vertébraux tous les intermédiaires depuis la granulation tuberculeuse, en passant par les foyers caséeux plus ou moins étendus, jusqu'aux cavernes tuberculeuses, telles que nous les avons précédemment décrites. Quant à la forme diffuse superficielle, carie superficielle de Boyer, sa véritable nature a été longtemps méconnue. On la séparait à tort du tubercule pour la rattacher à la carie, affection osseuse que caractérisait pour Volkmann et Ranvier la dégénérescence graisseuse primitive des ostéoplastes. Mais les travaux modernes sont venus modifier complètement l'opinion à cet égard; la découverte du follicule tuberculeux, celle du bacille de la tuberculose, la possibilité de l'inoculation aux animaux des produits tuberculeux, sont autant de circonstances qui permettent, à l'heure actuelle, de rattacher à la tuberculose cette forme pathologique qu'on en avait distraite à tort sous le nom de carie, et que déjà cependant Nélaton désignait sous le nom d'infiltration tuberculeuse. Il est donc admis, à l'heure actuelle, que, sous ses deux formes, caverneuse et superficielle, le mal de Pott est toujours de nature tuberculeuse.

Mais le début de la maladie a-t-il toujours lieu par le tissu osseux lui-même, ou bien faut-il admettre que les lésions puissent débuter par les disques et les articulations intervertébrales? Cette dernière opinion est celle qui a été défendue par Ripoll et Broca; ces auteurs ont décrit, sous le nom de polyarthrite vertébrale, une forme particulière du mal de Pott. Déjà, du reste, Nichet (1) avait cité des cas dans lesquels il avait observé du pus au centre des disques intervertébraux. Nous avons précédemment noté la fonte purulente de ces disques et les altérations articulaires dans la tuberculose vertébrale. Mais reste à savoir si ces lésions sont véritablement primitives; rien ne le prouve. Au contraire, tout tend à faire admettre que, sous ses diverses formes macroscopiques, le mal de Pott présente en réalité une nature unique, et que, dans tous les cas, il est dû à la tuberculose osseuse, les altérations articulaires, quand elles sont constatées, n'étant que secondaires.

Ce n'est pas à dire qu'on ne puisse observer dans les articulations de la colonne vertébrale des altérations analogues à celles du rhumatisme chronique; et, dans son *Traité clinique des maladies de la moelle épinière* (2), Leyden décrit l'arthrite déformante des vertèbres; mais les caractères de cette affection sont différents de ceux du mal de Pott; aussi ne saurait-elle être comprise dans une même description.

2° Lésions de voisinage. — Dans les parties molles voisines du rachis se développent les abcès par congestion; nous ne faisons du reste que les signaler en ce moment, puisque nous devons leur consacrer une description spéciale. M. Lannelongue insiste beaucoup sur la coïncidence avec le mal vertébral, d'engorgements ganglionnaires qui confinent à la lésion, et forment quelquefois des chapelets ganglionnaires très étendus. Il en figure même dans ses *Leçons* (3) un bel exemple.

Le même auteur insiste sur la présence de granulations tuberculeuses disséminées à une certaine distance du foyer vertébral, sur les séreuses par exemple, plèvre, péritoine, sur l'intestin et le poumon. Ce sont là, du reste, des circonstances qui se retrouvent dans les autres variétés de tuberculose.

Au nombre des complications les plus intéressantes dans les parties molles sont celles qu'on rencontre du côté des gros vaisseaux, aorte et veine cave inférieure. On a même noté la perforation de l'aorte qui, chez un malade, donna naissance à une énorme tumeur pulsatile, s'étendant depuis le diaphragme jusqu'à l'épine iliaque antérieure et supérieure (4). Deux autres cas, appartenant à Bardenheuer (5) et à Edw. Dewes (6) ont été consignés dans le rapport de M. Monod (7) sur l'ulcération des artères au contact des foyers purulents. En raison des rapports spéciaux de l'artère vertébrale avec les vertèbres du cou, on comprend que l'ulcération de ce vaisseau ait pu être observée dans le mal de Pott cervical. Un fait de cette nature a été présenté à la Société

(1) Nichet, *Mémoire sur la nature et le traitement du mal de Pott. Gaz. méd.*, 1835 et 1840.
(2) Leyden, *Traité clinique des maladies de la moelle;* traduction française 1879, p. 200.
(3) Lannelongue, *Tuberculose vertébrale*, p. 95.
(4) *British med. Journal*, 9 juillet 1859.
(5) Allgemeiner ärztl. Verein in Cöln, séance du 15 juillet 1879.
(6) *London journ. of medecine*, January 1852, p. 35.
(7) Monod, *De l'ulcération des artères au contact des foyers purulents. Bull. et mém. de la Soc. de chir.*, 1882, p. 666.

anatomique par Regnier (1); Hasse et Legouest ont fait connaître chacun une observation analogue.

A côté des ulcérations artérielles, et beaucoup plus fréquentes qu'elles, se placent les déformations de l'aorte liées à l'existence du mal de Pott. Au niveau du point où siège la gibbosité de la colonne vertébrale, l'aorte placée dans le sommet de l'angle formé par les deux segments du rachis, subit une inflexion dans le même sens, c'est-à-dire qu'elle forme un angle ouvert en avant. Il y a, en un mot, une inflexion simple du vaisseau. Dans d'autres cas, l'aorte est soulevée en avant par un abcès par congestion, et décrit une courbe à convexité antérieure. Enfin une troisième déformation est constituée par le déjettement sur le côté de l'artère qui, alors, décrit une inflexion latérale. Ces changements de direction de l'aorte n'ont pas un simple intérêt anatomo-pathologique; mais, en amenant une plicature du vaisseau, ils déterminent un rétrécissement de son calibre, qui se présente parfois sous la forme d'une fente valvulaire transversale. On comprend qu'il en résulte une diminution dans l'apport vasculaire des membres inférieurs, pouvant elle-même jouer un certain rôle dans la parésie qu'on observe si souvent en pareil cas. La veine cave peut également être comprimée par un abcès ou par les fongosités; de là, des œdèmes et des congestions veineuses des membres inférieurs.

Déjà les déformations de l'aorte ont été signalées par Bouvier : « L'aorte, dit-il, accompagne constamment la colonne dans les flexuosités qu'elle décrit. Sur cette figure, l'artère principale du corps offre une convexité droite très prononcée et un pli à gauche et en avant (2). » Deux auteurs anglais, Goodhart et Hilton Fagge, ont cité des cas de déviations aortiques. Mais nul plus que le professeur Lannelongue n'a insisté sur ces lésions dont il a fait ressortir toute l'importance (3). Il a inspiré sur ce sujet la thèse de son élève, M. Tounissont (4).

Mais, de toutes les lésions de voisinage, celles qui, dans le mal vertébral, présentent sans contredit le plus haut intérêt sont celles qu'on rencontre du côté de la moelle et de ses enveloppes, et sur les nerfs rachidiens.

La moelle peut souffrir de deux manières différentes du voisinage d'un mal de Pott. Elle peut être comprimée, soit par les os déformés, soit par le pus d'un abcès par congestion pénétrant dans le canal rachidien. Dans d'autres cas, il ne s'agit plus de compression, mais d'une inflammation de voisinage qui s'est propagée à la moelle et aux méninges.

Il n'est pas sans intérêt de chercher à déterminer la part qui revient à chacun de ces deux modes de lésions médullaires dans le mal vertébral; car, ainsi que nous le dirons au sujet du traitement, suivant l'opinion que l'on se fera sur la nature des phénomènes paralytiques, on sera conduit à intervenir pour supprimer la compression, ou bien, au contraire, on conseillera l'abstention. Que la compression existe en certains cas, c'est ce qui ne saurait être nié; on a pu voir, en effet, la paraplégie disparaître au moment où un abcès

(1) REGNIER, *Bull. de la Soc. anat.*, t. LII, 1877, p. 504.
(2) BOUVIER, *Leçons cliniques sur les maladies chroniques de l'appareil locomoteur*, 1858, p. 17.
(3) LANNELONGUE, *Tuberculose vertébrale*, p. 98 et suiv.
(4) CAMILLE TOUNISSONT, Thèse de doct. de Paris, 1887, n° 151.

par congestion se manifestait au dehors; ce qui prouve que, dans ce cas, le pus était l'agent de compression. On peut voir également les phénomènes paralytiques s'amender sous l'influence des moyens qui ont pour effet de redresser les courbures pathologiques du rachis. Mais, il faut bien le dire, ce sont là des cas assez exceptionnels; et, à côté de cela, combien ne voit-on pas de maux de Pott accompagnés d'une déviation considérable du rachis, sans qu'il y ait aucun vestige de phénomènes médullaires? D'autre part, des symptômes nerveux graves peuvent se faire jour en l'absence de toute déformation osseuse appréciable. Ce n'est donc point à la compression mécanique qu'il faut attribuer le plus grand rôle dans les phénomènes médullaires du mal de Pott, mais bien à la propagation de l'inflammation à la moelle et à ses enveloppes; propagation signalée depuis longtemps, mais qui a surtout été bien étudiée par M. Charcot, et par son élève, Michaud, dans sa thèse de doctorat de 1871, par M. Bouchard et par M. Cornil.

La dure-mère acquiert parfois une épaisseur considérable et se montre recouverte, à sa face externe, d'une couche de pus caséeux, tandis que sa face interne demeure parfaitement intacte. C'est à cette forme particulière d'inflammation méningée que MM. Charcot et Michaud ont donné le nom de pachyméningite externe caséeuse. C'est surtout à la partie antérieure ou sur les régions antéro-latérales de la dure-mère que se rencontrent ces altérations. La cause de cette localisation est la suivante : Peu à peu le ligament vertébral commun postérieur s'ulcère, la matière tuberculeuse provenant du foyer osseux malade se trouve en contact avec la face externe de la dure-mère, elle l'irrite; de là des fongosités, des plaques végétantes et la production de suppuration au contact des méninges. Mais il y a plus; la tuberculose s'inocule de proche en proche à la dure-mère elle-même, et la pachyméningite qui se montre en pareil cas affecte le caractère tuberculeux, ainsi que cela résulte des examens histologiques pratiqués par M. Cornil. De petits abcès caséeux peuvent se montrer dans l'épaisseur même de la dure-mère. Il est plus exceptionnel de voir l'inflammation se propager à la face interne de cette membrane, où elle peut se manifester, soit par des fausses membranes, soit par un semis de granulations tuberculeuses dans la cavité arachnoïdienne. Des hémorrhagies peuvent même se produire. M. Lannelongue dit avoir rencontré un hématome considérable entre la dure-mère et la pie-mère.

Cette pachyméningite est elle-même pour la moelle un agent de compression. Quelle que soit, du reste, la cause qui ait donné naissance à la compression médullaire, les lésions produites sont les mêmes; ce sont celles d'une myélite transverse. Tantôt le cordon médullaire a conservé son volume normal; tantôt il présente un rétrécissement considérable. L'examen histologique permet de constater au point malade une atrophie des éléments nerveux, une production abondante de corps granuleux, en même temps que le réticulum fibrillaire interstitiel s'épaissit, et aboutit à la longue à une sclérose plus ou moins étendue.

Mais les lésions de la moelle ne se limitent pas au point occupé par le mal de Pott; elles ont pour conséquence des dégénérations secondaires qui s'irradient au-dessus et au-dessous du foyer initial de myélite. Ce sont les travaux de Türck, ceux de Leyden, de Charcot et de Vulpian, et enfin le mémoire important de Bouchard (¹) qui ont fait connaître l'existence et le mode de répartition de ces dégénérescences secondaires. Pour les cordons antéro-latéraux, elles suivent une direction descendante; la sclérose est ascendante, au contraire, dans les cordons postérieurs. Ces dégénérescences sont analogues à celles des nerfs isolés de leurs centres trophiques.

Les nerfs rachidiens et leurs racines peuvent être aussi le siège de lésions. Celles-ci résultent moins de la compression par les os que de celle que leur fait subir la dure-mère altérée. Les trous de conjugaison conservent en effet leurs dimensions normales; quelquefois même plusieurs d'entre eux se réunissent en un seul orifice suffisant pour mettre les nerfs à l'abri de toute compression osseuse; mais des fongosités, des abcès ossifluents compriment les troncs nerveux, et déterminent des phénomènes de névrite interstitielle et parenchymateuse. Il peut même arriver, suivant la remarque de Bouvier, que les troncs nerveux soient réduits à de minces filets difficiles à reconnaître et à isoler. Ces altérations des racines rachidiennes ont pour conséquence des troubles trophiques, tels que du zona, de l'atrophie musculaire, une tendance aux ulcérations et aux eschares, l'abaissement de la température, etc.

3° Lésions viscérales. — Nous n'y insisterons pas longuement, car elles n'ont rien de spécial au mal de Pott. Ce sont celles qu'on rencontre partout comme conséquence des suppurations prolongées. Elles consistent dans des dégénérescences, soit graisseuses, soit amyloïdes, des différents viscères, et notamment des reins et du foie.

Les diverses lésions que nous venons de passer en revue du côté du rachis et de la moelle, celle des viscères plus éloignés, aboutissent trop souvent à la mort du malade. Mais cette terminaison funeste n'est pas nécessaire, tant s'en faut, et la curabilité du mal de Pott n'a plus besoin d'être démontrée. Bouvier, entre autres, l'a surabondamment prouvée en ce qui concerne les enfants. Lorsque la guérison survient, nous devons nous demander par quel mécanisme elle se produit. La réparation peut se faire, non seulement du côté des os, mais encore dans l'intérieur de la moelle elle-même.

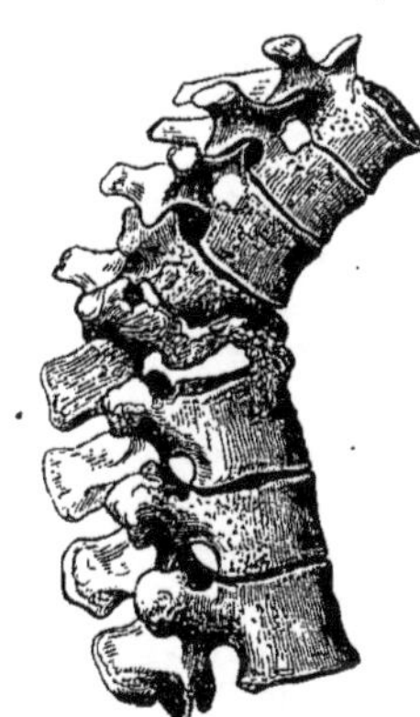

Fig. 242. — Excavation tuberculeuse résultant de la destruction des corps vertébraux.

a. *Réparation des lésions osseuses.* — Les phénomènes qui se passent sont différents suivant les cas. Lorsqu'il s'agit de la forme caverneuse, et qu'il y a eu interruption complète dans la continuité des corps vertébraux, le segment supérieur de la colonne vertébrale s'affaisse en formant avec le segment inférieur un angle saillant en arrière (fig. 242); puis, les portions osseuses ainsi mises en contact se soudent lentement entre elles, et le malade guérit au moyen de la gibbosité qui s'est produite. Quelquefois cependant la cavité ne se comble pas, ou du moins ne se comble qu'incomplètement; la réparation se fait alors à l'aide de jetées

(¹) Bouchard, *Arch. gén. de méd.*, 6ᵉ série, 1866, t. I et II.

osseuses périphériques qui rétablissent la continuité de la tige rachidienne. Suivant la remarque du professeur Lannelongue, il est habituel d'observer en pareil cas des débris de masses caséeuses qui restent enfoncés dans les cavités persistantes. Le fait est intéressant à noter, parce qu'il peut servir à expliquer un certain nombre de récidives. Lorsqu'il s'agit seulement de lésions superficielles, la réparation est plus facile; la suppuration se tarit, les parois du foyer bourgeonnent, le périoste et les tissus fibreux voisins fournissent des lames de tissu compact, qui arrivent à combler la perte de substance.

b. *Réparation de la moelle.* — La paraplégie du mal de Pott peut arriver à la guérison; force est donc d'admettre qu'il s'est produit, du côté de la moelle, des modifications qui permettent le rétablissement des fonctions nerveuses. Dans les cas où la paraplégie était guérie, et où l'on a pu examiner la moelle, on n'a rien trouvé de changé dans l'état extérieur de l'organe. La moelle est réduite à un mince cordon sclérosé; mais l'examen histologique permet de constater qu'il y a eu dans ce point une régénération des tubes nerveux, rétablissant la continuité entre le bout supérieur de la moelle et son bout inférieur, et expliquant la réapparition de ses fonctions. C'est ce qui existait chez une femme dont le professeur Charcot a rapporté l'histoire [1]. La moelle, au point comprimé, n'était pas plus grosse que le tuyau d'une plume de corbeau; mais, au milieu du tissu sclérosé, on rencontrait une assez grande quantité de tubes nerveux munis de leur cylindre d'axe et de leur enveloppe de myéline, et, par conséquent, normalement constitués. « C'est par l'intermédiaire de ces tubes nerveux, conclut M. Charcot, que s'effectuait pendant la vie, la transmission normale des ordres de la volonté et des impressions sensitives ».

Étiologie. — Le mal de Pott se voit surtout chez les enfants et les adolescents; il est beaucoup plus rare chez l'adulte, et devient exceptionnel dans la vieillesse. Un relevé de 180 cas, fait par M. Lannelongue dans son service de l'hôpital Trousseau, lui a donné les résultats suivants : Au-dessous de 2 ans, 14 cas; de 2 à 5 ans, 91 cas; de 5 à 10 ans, 59 cas; de 10 à 15 ans, 16 cas. D'après cela, le maximum de fréquence correspond à la période qui s'étend de 2 à 5 ans.

Quant au rang occupé par le mal vertébral, parmi les autres manifestations externes de la tuberculose, la même statistique fournit les chiffres suivants : Les 180 cas de mal de Pott ont été relevés sur un total de 1113 cas de tuberculose externe, ce qui donne une proportion de 16,17 pour 100; le mal de Pott vient donc après la tuberculose coxo-fémorale, qui représente 26,88 pour 100 des cas observés.

La cause principale, c'est la tuberculose, soit acquise, soit héréditaire, dont le mal vertébral n'est qu'une des manifestations. C'est à tort que certains chirurgiens, tels que Sayre (de New-York), font jouer le plus grand rôle au traumatisme, rejetant au second plan la scrofule et la tuberculose. Il en est de même de la masturbation à laquelle Boyer attachait une grande impor-

[1] CHARCOT, *Leçons sur les maladies du système nerveux*, 1880, 3e éd., t. II, p. 93.

tance, sans doute à cause des relations qu'on voulait établir entre les affections de la moelle et les excès génitaux; mais il ne s'agit là, bien évidemment, que d'une cause débilitante dont l'action s'exerce chez des sujets prédisposés à la tuberculose par leur constitution lymphatique. Le mal de Pott peut d'ailleurs se montrer comme symptôme initial de la diathèse tuberculeuse, ou bien comme manifestation secondaire, chez un sujet présentant déjà d'autres localisations externes ou viscérales de la tuberculose.

Symptômes. — Les symptômes du mal de Pott, à son début, peuvent être assez obscurs. En l'absence de la déformation caractéristique, ce qui prédomine, ce sont les douleurs et la gêne des mouvements du rachis. La douleur est à la fois spontanée, et provoquée par la pression et par la percussion, au niveau des apophyses épineuses. Les douleurs spontanées affectent la forme en ceinture, ou bien elles se montrent comme des irradiations étendues aux membres inférieurs. Elles peuvent affecter le caractère de douleurs fulgurantes, analogues à celles de l'ataxie locomotrice. Dans sa thèse, M. Imberdis [1] insiste sur certains cas dans lesquels se sont manifestés des troubles gastro-intestinaux, et même de véritables crises gastriques, qui ont pu donner naissance à des erreurs de diagnostic. Les douleurs affectent parfois la forme de crises excessivement pénibles qui, revenant surtout la nuit, privent les malades de sommeil. M. Lannelongue cite même le cas d'un jeune enfant de huit ans, chez lequel le mal vertébral s'annonça par des crises épileptiformes dont rien ne pouvait rendre compte.

La gêne des mouvements du rachis se traduit par une raideur d'une portion de la colonne vertébrale, qui se meut tout d'une pièce dans les mouvements de flexion et d'extension. La contracture intervient pour immobiliser la région malade, et les muscles contracturés forment une saillie anormale de chaque côté de la ligne des apophyses épineuses. Dans d'autres cas, les symptômes douloureux du début font complètement défaut, et la lésion destructive du rachis fait des progrès incessants, sans que rien puisse la faire soupçonner, jusqu'au moment où se produit la déformation caractéristique. Celle-ci affecte la forme d'une gibbosité dont le double caractère est d'être à la fois médiane et angulaire. Toutefois ce n'est pas là une disposition constante. Dans les cas où plusieurs vertèbres sont atteintes simultanément, on observe quelquefois, au lieu d'un angle brusque, une courbe plus ou moins molle. Il peut se faire aussi que, sur une courbure de grand rayon, on trouve deux saillies acuminées, répondant à deux foyers de lésions vertébrales (voy. fig. 243). D'ailleurs, la courbure anormale du mal de Pott n'est pas toujours située rigoureusement dans le plan antéro-postérieur; elle peut affecter le caractère d'une déviation latérale, qui lui donne une analogie plus ou moins grande avec les courbures scoliotiques. Cette gibbosité rachidienne détermine la production de déformations correspondantes dans le rachis lui-même et dans les os voisins. Tout d'abord la production de la gibbosité ayant pour effet de rompre l'équilibre de la colonne vertébrale, des déformations secondaires se produisent au-dessus et au-dessous de l'angle normal pour rétablir l'équilibre.

[1] IMBERDIS, *Contribution à l'étude des symptômes du mal de Pott au début.* Thèse de doct. de Paris, 1886, n° 48.

Le thorax se laisse également déformer. Du reste, les déformations thoraciques ne se produisent pas indifféremment dans tous les cas. C'est surtout chez les sujets jeunes, pendant la période d'accroissement du squelette, qu'elles se constituent; pour cela, il est évidemment nécessaire que le mal de Pott porte sur la région dorsale de la colonne vertébrale. Ces déformations thoraciques ont été fort bien décrites et figurées par M. Lannelongue. Cet auteur en étudie deux variétés principales, suivant que le mal vertébral porte sur la région dorsale supérieure ou inférieure. S'agit-il d'un mal de Pott dorsal supérieur, la poitrine est rétrécie latéralement et aplatie d'avant en arrière; au contraire, dans le mal dorsal inférieur, le sternum est projeté en avant, et grâce à la gibbosité postérieure, le thorax prend ainsi la forme globuleuse (1).

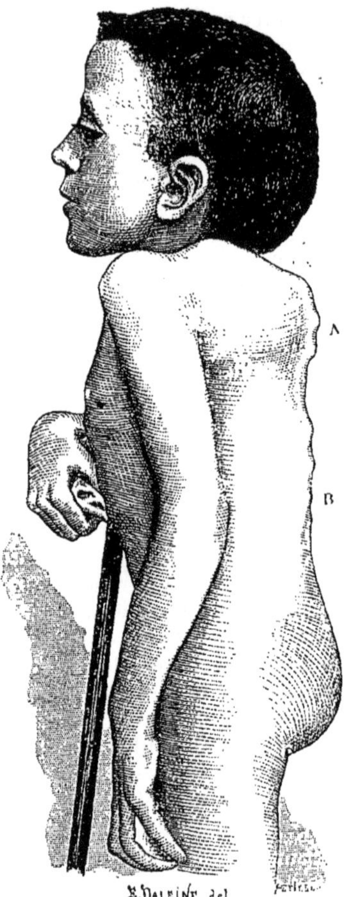

Fig. 243. — Mal de Pott à double foyer A et B. (Tirée de la collection de M. Kirmisson, aux Enfants-Assistés.)

La déviation du rachis dans le mal de Pott a pour conséquences également des déformations du bassin. Pour que ces dernières se produisent, il faut que le mal vertébral soit survenu pendant l'enfance, dans la période de développement du squelette. Ces déformations pelviennes ont surtout occupé les accoucheurs; elles ont été étudiées d'une manière spéciale dans deux excellentes thèses de doctorat, par MM. Chantreuil (2) et Pinard (3). La déformation consiste en ce que les os iliaques, et, par conséquent, les deux fosses iliaques internes sont déjetées en dehors; au contraire, les deux ischions subissent un mouvement de rapprochement. Il en résulte un élargissement du détroit supérieur et un rétrécissement du détroit inférieur, portant surtout sur son diamètre transverse.

La déformation pelvienne est habituellement symétrique dans les cas de mal de Pott. Mais pour peu qu'il se joigne à l'affection vertébrale une complication secondaire, tuberculose coxo-fémorale ou sacro-iliaque, le bassin peut

(1) Lannelongue, *Tuberculose verbébrale*, p. 28 et suiv.

(2) Chantreuil, *Étude sur les déformations du bassin chez les cyphotiques*. Thèse de doct de Paris, 1869.

(3) Pinard, *Les vices de conformation du bassin, etc*. Thèse de doct. de Paris, 1874.

présenter à la fois les caractères du bassin cyphotique, que nous venons d'énoncer plus haut, et ceux du bassin oblique ovalaire. Déjà indiquée par Chantreuil, cette particularité a été surtout mise en lumière dans la thèse d'une élève du professeur Lannelongue, Mme Conta [1].

Il est habituel de voir la gibbosité qui caractérise le mal de Pott se produire lentement et peu à peu, sous l'influence du tassement graduel des corps vertébraux. Ce travail destructif est parfois tellement lent et insidieux qu'il s'accomplit sans que le malade ait cessé de marcher, sans qu'il ait interrompu un seul jour ses occupations. Exceptionnellement, la gibbosité peut avoir une apparition brusque. Tel est le fait rapporté par Nélaton de ce garçon marchand de vins qui, portant un broc de chaque main, vit tout à coup sa taille diminuer, en même temps qu'apparaissait dans son dos une gibbosité. Ce malade n'avait accusé jusque-là aucun symptôme. Le plus souvent, quand les choses se passent ainsi, le malade ne tarde pas à succomber. C'est ce qui arriva pour un homme observé par Tillaux. Chez lui, une chute provoqua une incurvation instantanée de la colonne vertébrale, et il mourut le lendemain.

Les troubles de l'innervation ne sont point en rapport direct avec la gibbosité, puisqu'ils peuvent manquer avec une déformation très marquée, ou, au contraire, se montrer en l'absence de toute déformation. Ils consistent en troubles de la sensibilité, du mouvement et de la nutrition, que nous devons rapidement analyser.

Les premiers troubles de la sensibilité sont les douleurs en ceinture, qui s'accompagnent parfois de sensations de constriction, de brûlure, d'irradiations dans les membres inférieurs. Ces diverses formes de douleurs sont surtout marquées au début de la maladie. Plus tard, elles font place à l'affaiblissement de la sensibilité; celle-ci peut être altérée dans ses différents modes. C'est ainsi qu'on peut observer des troubles de la sensibilité, au tact et à la température, de l'analgésie; mais le plus souvent il n'y a point abolition complète de la sensibilité; quelquefois même on ne constate que du retard dans la perception des sensations.

Les troubles de la motilité sont habituellement plus marqués que ceux de la sensibilité. On peut, avec Bouvier, les diviser en trois degrés : dans le premier degré, les malades marchent encore, mais avec peine; leurs genoux fléchissent souvent. Dans le deuxième degré, les malades ne peuvent plus se tenir debout, ni marcher; mais ils peuvent encore imprimer des mouvements aux membres inférieurs, quand ils sont assis ou couchés. Enfin, dans le troisième degré, tout mouvement volontaire est aboli. Les mouvements réflexes sont habituellement exagérés au début; plus tard seulement, ils disparaissent du fait des progrès de la lésion médullaire. L'irritabilité musculaire est le plus souvent exagérée; on observe des crampes, des secousses convulsives dans les membres. On peut les provoquer en étendant les orteils, et fléchissant fortement le pied sur la jambe; on observe alors une trépidation du membre, à laquelle on donne le nom de *trépidation épileptoïde*. Plus tard, la paralysie flasque du début fait place à la contracture qui dénote le processus scléreux subi par la moelle.

(1) Mme P. Conta, *Du mal de Pott au-dessous de la moëlle chez les enfants, et de ses conséquences au point de vue de l'accouchement*. Thèse de doct. de Paris, 1887, n° 223.

Les troubles du côté de la vessie et du rectum sont en général moins marqués que dans les paralysies traumatiques; il est rare d'observer une rétention ou une incontinence d'urine persistante.

A ces troubles de la sensibilité et de la motilité se joignent, ici, comme dans les lésions traumatiques de la moelle, des troubles de la nutrition, atrophie, dégénérescences fibreuse et graisseuse des muscles, arthropathies, éruptions diverses, eschares, etc.

Enfin, le dernier symptôme qui nous reste à signaler consiste dans l'apparition des abcès par congestion; mais nous n'y insisterons pas ici, devant leur consacrer plus tard un chapitre spécial.

Marche. — Durée. — Terminaisons. — La marche du mal de Pott est essentiellement chronique; sa durée est habituellement de plusieurs années. Il faut faire entrer en ligne de compte la possibilité de la paraplégie, des abcès, des autres manifestations externes ou viscérales de la tuberculose. Mais même, après l'existence d'une paraplégie, même après la formation et l'ouverture d'abcès par congestion, la guérison est possible. Lorsque la mort survient, elle est causée, soit par la tuberculisation généralisée, soit par la septicémie, à la suite de l'ouverture des abcès, ou bien encore par le progrès des eschares, mettant à nu les os et quelquefois même ouvrant le canal rachidien. La statistique de Bouvier nous montre que, sur 82 cas de mal de Pott, 45 fois il existait des lésions tuberculeuses en dehors de la colonne vertébrale; sur 78 maux de Pott terminés par la mort, 44 fois la terminaison funeste était attribuable à la lésion vertébrale; 34 fois, elle était due à une autre affection.

Du reste, parfois la guérison n'est qu'apparente; on voit, après un plus ou moins grand nombre d'années, reparaître des irradiations douloureuses, des paraplégies, des abcès, qui tiennent au réveil du foyer tuberculeux en apparence éteint. Chez d'autres malades, la guérison reste toujours incomplète, en ce que les phénomènes paralytiques, la contracture des membres inférieurs, persistent d'une manière définitive.

Diagnostic. — Lorsque le mal de Pott est confirmé, et qu'il traduit son existence par la trilogie classique, phénomènes médullaires, abcès par congestion, gibbosité, le diagnostic ne saurait être douteux. Si l'abcès fait défaut, il faut étudier avant tout les caractères de la gibbosité, et se rappeler que, si la déformation est le plus souvent angulaire et médiane, elle peut aussi affecter la forme d'une courbure allongée, et même d'une déviation latérale. C'est ce qui explique qu'on puisse la confondre avec celles que déterminent la scoliose, les tumeurs de la colonne vertébrale, certains anévrysmes de l'aorte. Enfin, quand abcès et gibbosité font à la fois défaut, ce qui se voit surtout au début de la maladie, on n'a pour se guider que les troubles fonctionnels et la douleur. Celle-ci pourrait en imposer pour une affection rhumatismale, pour une névralgie intercostale simple, ou symptomatique d'une maladie viscérale (reins, utérus, ovaires); la connaissance des antécédents, l'examen du malade, le siège précis de la douleur, permettront d'éviter l'erreur. M. Lannelongue insiste d'une façon toute particulière sur le diagnostic de l'affection tuberculeuse du rachis avec l'arthrite des petites articulations des vertèbres cervicales, qu'il croit assez fréquente chez l'enfant, et surtout chez l'adulte. Il fait remarquer que, dans l'arthrite cervicale, le début est habituellement aigu, quelquefois même fébrile. Assez souvent l'affection occupant un seul côté, il y a une inclinaison latérale de la tête et du cou; enfin, le maximum de la douleur siège au niveau des apophyses articulaires. On pourrait encore confondre le mal de Pott, à cette période, avec cette singulière affection du rachis à laquelle Brodie [1] a donné le nom de *névralgie spinale*, et qui n'est qu'une des manifestations de l'hystérie. Sous l'influence des idées modernes sur l'hystéro-traumatisme, on est fréquemment revenu, pendant ces dernières années, sur l'étude de cette question. Elle a été exposée dans les thèses de MM. Beaujolin [2] et Merlin [3], ainsi que dans un travail de M. Audry (de Lyon) [4], qui rapporte deux observations de rachialgie hystérique prises pour des maux de Pott. Dernièrement le professeur Charcot [5] publiait une leçon clinique fort intéressante sur le même sujet. Nous-même, sur un jeune homme qui avait subi un traumatisme du rachis, nous avons failli commettre une erreur de ce genre. Mais bientôt la perte de la sensibilité étendue à toute une moitié du corps, les crises hystériques, les troubles du côté des organes des sens, sont venus nous démontrer la véritable nature de l'affection à laquelle nous avions affaire.

Dans une récente étude sur le diagnostic du mal de Pott avant le stade de difformité, Gibney [6] s'élève contre certains moyens de diagnostic précoce, telle que la sensibilité de certains points du rachis éveillée par la pression ou par l'application d'une éponge chaude. Il insiste sur le danger qu'il y a à appuyer fortement sur la tête ou les épaules d'enfants qu'on suppose atteints de mal de Pott, et il cite à l'appui un exemple des plus frappants. Les signes auxquels il attache le plus de valeur sont : 1° une douleur persistante dans une certaine région du rachis; 2° l'attitude de l'enfant pendant ses jeux; 3° son attitude au lit et le trouble de son sommeil; 4° les signes commémoratifs acquis par l'interrogatoire des parents; 5° enfin, les signes tirés de l'examen méthodique du malade, consistant à le faire marcher, à le faire se pencher en avant et incliner en différents sens, à le faire se relever de terre, et à examiner comment se comporte la colonne vertébrale dans ces différents mouvements. M. Lannelongue est d'accord avec Gibney pour attacher à ce dernier mode d'exploration la plus grande valeur dans l'étude du diagnostic.

Pronostic. — Le mal de Pott comporte toujours un pronostic grave. Il faut tenir compte, cependant, dans l'appréciation de cette gravité, de l'âge du sujet, du siège et de l'étendue des lésions. La réparation s'obtient beaucoup plus facilement chez les enfants. Le mal cervical est moins grave au point de vue de la vie qu'un mal dorsal ou lombaire. De même, les grandes courbures qui traduisent des lésions étendues à plusieurs vertèbres comportent un pro-

(1) BRODIE, *Pathological and surgical observ, on diseases of the joints.* Londres, 1818.
(2) BEAUJOLIN, *De la rachialgie hystérique.* Thèse de doct. de Paris, 1873.
(3) MERLIN, *Du pseudo-mal de Pott hystérique.* Thèse de doct. de Paris, 1889, n° 339.
(4) AUDRY, *Du pseudo-mal de Pott hystérique. Lyon médical*, 23 octobre 1887.
(5) CHARCOT, *Leçons du mardi à la Salpêtrière, recueillies par MM. Blin, Charcot et Henry Colin*, année 1888-1889, 9e leçon.
(6) V.-P. GIBNEY, *Boston med. and surg. journ.*, t. CVI, 1882, n° 10, p. 217.

nostic moins favorable que la saillie angulaire liée à la destruction d'un seul corps vertébral.

La formation d'abcès, l'existence d'une paraplégie aggravent beaucoup le pronostic. Quant à la gibbosité en elle-même, elle a plutôt une signification favorable ; elle dénote en effet que, grâce à l'affaissement des corps vertébraux, les os malades arrivent au contact, et vont pouvoir fournir les matériaux nécessaires à la réparation. Toutefois la gibbosité n'est pas sans présenter pour l'avenir de graves inconvénients. En effet, la déformation thoracique, les inflexions et les rétrécissements aortiques dont elle s'accompagne, ne sont pas sans présenter, pour l'appareil respiratoire et cardio-vasculaire, de graves dangers.

Traitement. — Les principes qui doivent guider le chirurgien dans le traitement du mal de Pott sont ceux que nous appliquons dans les maladies osseuses et articulaires en général, c'est-à-dire l'immobilisation de la région. Les cautères appliqués au niveau de la gibbosité ont joui d'une grande vogue, grâce à l'illustre Pott, qui crut avoir réalisé, par l'emploi de ce procédé, de nombreuses guérisons. Ils sont aujourd'hui justement tombés dans l'oubli. Il n'a pas été difficile de démontrer, en effet, que l'amélioration obtenue dans les cas cités par Pott tenait moins aux cautères en eux-mêmes qu'à l'immobilisation à laquelle les malades étaient soumis pendant la durée de leur application. Déjà, au temps même de Pott, un chirurgien de Rouen, François David [1] insistait sur l'importance du repos au lit dans le traitement du mal vertébral.

L'importance du décubitus horizontal longtemps prolongé consiste à soustraire à la pression exercée par le segment supérieur du rachis le foyer pathologique, en même temps qu'on immobilise le point malade, de façon à permettre la réparation des lésions, et à éviter la production d'une difformité trop considérable. Du reste, le séjour au lit ne suffit pas par lui-même à procurer une immobilisation complète; il faut y joindre l'usage d'un appareil, tel que la gouttière de Bonnet, les corsets plâtrés de Sayre, qui s'opposent à tout mouvement de la part du segment malade de la colonne vertébrale. M. Lannelongue ne se contente même pas du repos au lit, et de l'immobilisation par les appareils. Il y joint l'extension continue réalisée au moyen de deux pièces dont l'une prend point d'appui sur le bassin, l'autre sur l'extrémité céphalique, et qui sont reliées l'une à l'autre par des tiges à crémaillère permettant de réaliser l'extension [2]. Le grand reproche adressé à l'immobilisation longtemps prolongée dans le décubitus horizontal consiste en ce que les malades, confinés au lit, s'étiolent, perdent l'appétit, et ne peuvent pas être placés dans les conditions d'hygiène favorables à la guérison. Ce reproche, en ce qui concerne les enfants, n'a qu'une valeur relative ; car, rien n'est plus facile que de construire des lits mobiles à l'aide desquels les petits malades peuvent être portés tous les jours au grand air. Et d'ailleurs l'avantage qui résulte d'une immobilisation rigoureuse, au point de vue de la suppression des douleurs et de la curabilité

(1) François David, *Sur les effets du mouvement et du repos en chirurgie*, 1779.
(2) Lannelongue, *Tuberculose vertébrale*, p. 225, fig. 38.

des lésions, est tellement considérable, qu'il doit l'emporter sur toute autre considération. Les malades seront donc maintenus rigoureusement au lit, tant que l'affection sera douloureuse, tant qu'il existera des douleurs en ceinture ou des irradiations du côté des membres inférieurs; l'existence d'abcès par congestion impose la même nécessité. C'est seulement lorsque toute douleur aura disparu, qu'on pourra songer à permettre aux malades de se lever. Plus que jamais, il sera nécessaire de faire porter un appareil qui soutienne la colonne vertébrale; sous ce rapport, les corsets en cuir moulé, les corsets plâtrés de Sayre méritent la préférence. Appliqués pendant la suspension cervico-axillaire, les corsets plâtrés sont de nature à lutter avantageusement contre la tendance à la gibbosité. Mais quand la déformation est produite, il serait inutile, et même dangereux de chercher à l'atténuer par des tentatives de redressement; on courrait risque de réveiller ainsi le travail inflammatoire.

En même temps que le chirurgien soigne l'état local, il doit se préoccuper de l'état général. Une bonne hygiène, le séjour à la campagne, au bord de la mer, les eaux chlorurées sodiques, telles que Bourbon l'Archambault, Bourbonne-les-bains, Salies, une alimentation tonique et reconstituante, la médication antiscrofuleuse, dont l'huile de foie de morue, le phosphate de chaux, l'iodure de fer, sont la base; tels sont les différents moyens qui, suivant les cas, devront être mis en usage.

Existe-t-il des douleurs violentes, des contractures dans les membres inférieurs, ou bien un affaiblissement considérable, une menace de paraplégie, l'application d'un appareil de Sayre pendant la suspension, et surtout le repos au lit longtemps prolongé, seront de nature à améliorer, et même à faire complètement disparaître ces fâcheux symptômes. Mais lorsque la paraplégie est définitivement constituée, on ne peut plus attendre des appareils une action aussi efficace. Il faut un temps considérable pour la reconstitution des éléments nerveux. On peut la favoriser par l'emploi des préparations d'ergotine et de noix vomique, et aussi par des révulsifs superficiels, au nombre desquels nous devons citer en première ligne les pointes de feu appliquées sur les parties latérales du rachis, dont l'usage est conseillé par le professeur Charcot. Les courants continus pourront intervenir utilement pour favoriser la réparation des muscles, et combattre la tendance aux contractures.

Jusqu'à ces dernières années, c'est aux principes précédents que se bornait la thérapeutique des paraplégies liées au mal vertébral. Mais sous l'influence des immenses progrès accomplis par la méthode antiseptique, on s'est demandé s'il ne serait pas possible d'intervenir d'une manière plus efficace, et si l'on ne pourrait pas, au prix d'une opération sanglante, supprimer la cause de la paralysie. Examinons les tentatives qui ont été faites dans cette voie.

Dans un récent travail, William White [1], passant en revue les cas où l'on est intervenu, arrive à un total de 10 opérations, ayant donné 3 guérisons complètes, 4 guérisons opératoires avec amélioration de la paraplégie, et trois morts. Tout d'abord ces chiffres ne laissent pas que de paraître assez favorables; mais, en les analysant, on voit qu'ils sont empreints d'un dangereux optimisme. C'est ainsi que White fait entrer dans sa statistique des cas comme

[1] William White, *The surgery of the spine. Annals of surgery*, juillet 1889, p. 1.

ceux de Abbe qui doivent être absolument distraits du mal de Pott, puisque, chez un des malades, il s'agissait d'une névralgie rebelle du plexus brachial; chez l'autre, il y avait un abcès ossifluent; c'est du reste, un cas sur lequel nous aurons à revenir à propos du traitement des abcès par congestion. Des cas comme ceux qui ont été rapportés par Dercum et White (1) ne sont pas de nature à nous convaincre des avantages fournis par l'opération. Des deux malades cités par ces auteurs, l'un sans doute a guéri de l'intervention, et a même été amélioré. Mais il y a peut-être là une pure coïncidence; car, pendant l'opération, on n'a rien trouvé du côté des os; seulement des adhérences entre l'arachnoïde et la dure-mère. Le second malade a succombé trente heures après l'intervention. Là encore, on n'avait rien rencontré du côté des os pendant l'opération ; mais, à l'autopsie, on trouva des lésions tuberculeuses très étendues, en avant, sur le corps des vertèbres dorsales et lombaires. Le résultat ne fut pas brillant, non plus, dans le fait qu'a rapporté J.-H. Thompson (2), et dans lequel la trépanation fut pratiquée par J.-A. Wright. Il est relatif à un enfant de sept ans, qui présentait un mal de Pott avec paralysie complète des membres inférieurs, incontinence d'urine et des matières fécales. Il y eut une amélioration momentanée; mais, deux mois après l'opération, la zone d'anesthésie remontait au même niveau qu'auparavant; presque en même temps, l'on constatait la disparition de tout mouvement volontaire des membres inférieurs. La trépanation, pratiquée par le docteur Southam, et rapportée par William Thorburn (3), n'a pas empêché le malade qui en fut l'objet, enfant de six ans, de succomber aux progrès de l'asphyxie déterminée par un mal de Pott siégeant au niveau de la 3e vertèbre dorsale. Le résultat a été meilleur dans le fait d'Arbuthnot Lane (4); mais il est passible d'une grave objection. Il est rapporté par l'auteur un mois après l'opération; c'est là un temps beaucoup trop court pour qu'on puisse se prononcer sur la valeur de l'amélioration obtenue. Les conditions sont tout autres dans un fait de Mac Ewen (5), qui a valu à ce chirurgien un beau succès. Il s'agissait d'un enfant de neuf ans, atteint depuis deux ans d'une paraplégie complète; mais, trois ans auparavant, ce petit garçon avait présenté une courbure angulaire du rachis entre la 5e et la 7e vertèbre dorsale, qui, traitée par l'immobilisation et l'extension, avait abouti à l'ankylose. L'ablation des lames des 5e, 6e et 7e vertèbres dorsales permit de reconnaître l'existence, entre la dure-mère et les os, d'une production fibreuse épaisse, intimement adhérente aux méninges, qui fut soigneusement disséquée et enlevée. Dès le lendemain, les membres avaient perdu leur couleur livide; ils étaient manifestement plus chauds; le chatouillement de la plante du pied était perçu, et la sensation du contact avait fait de grands progrès. Au bout de huit jours, les mouvements reparurent pour la première fois; bientôt les sphincters reprirent leur tonicité. Six mois après, l'enfant pouvait marcher sans appui; au bout de cinq ans, il faisait à pied 3 milles, pour venir voir son chirurgien. C'est là, sans doute, un beau succès; mais il est à remarquer

(1) DERCUM et WHITE. *Annals of surgery*, juin 1889, p. 424.
(2) J.-H. THOMPSON, *The Lancet*, 14 juillet 1888.
(3) WILLIAM THORBURN, *The British med. Journ.*, 22 sept. 1888.
(4) ARBUTHNOT LANE, *The British med. Journal*, 30 avril 1889.
(5) Voy. PILCHER, *Surgery of the brain and spinal cord. Annals of surgery*, octobre 1888; et WILLIAM WHITE, *Loc. cit.*

qu'au moment où l'on est intervenu, le mal de Pott était depuis longtemps guéri. C'est contre la paralysie persistante, suite de cette affection, que fut dirigée l'intervention. D'ailleurs Mac Ewen fut moins heureux dans d'autres opérations; dans l'une d'elles, entre autres, il perdit son malade, quelques mois après, d'une tuberculose généralisée.

Dans l'état actuel de la science, il nous paraît bien difficile de poser des conclusions absolues sur la valeur de la trépanation du rachis dans les paraplégies liées au mal de Pott. Il nous semble cependant qu'on doit se montrer très réservé dans la pratique de cette opération. Il ne faut pas oublier, en effet, que cette paraplégie peut guérir sous l'influence d'un traitement convenable, ou même spontanément. Il faut donc se garder d'une intervention hâtive, et ne se décider à recourir au bistouri qu'après avoir épuisé tous les moyens rationnels que la thérapeutique met à notre disposition. Nous nous sentons très portés, pour notre part, à adopter les conclusions qui ont été formulées dans un travail récent par le docteur de Forest Willard [1] (de Philadelphie). L'opération, dit-il, est admissible, dans les cas où, après un traitement longtemps continué par la suspension et l'immobilisation, une paralysie complète du mouvement et de la sensibilité persiste, avec contracture des muscles, et diminution ou perte des réflexes, primitivement exagérés.

Ici d'ailleurs on se heurte contre les mêmes obstacles qu'on rencontre dans tous les cas où l'on agit contre des lésions tuberculeuses : d'une part, on peut se trouver dans l'impossibilité d'enlever la totalité de la lésion. C'est ce qui est arrivé dans le cas de Dercum et de White que nous avons rapporté plus haut, et où l'on a rencontré, à l'autopsie, des lésions tuberculeuses très étendues sur la face antérieure des corps vertébraux. D'autre part, la généralisation de l'affection tuberculeuse est toujours à craindre. La valeur de l'opération est, d'ailleurs, intimement liée à l'idée qu'on se fait du mécanisme de la paraplégie dans le mal de Pott. S'il s'agissait là de phénomènes de compression purement mécaniques, sans doute la trépanation serait indiquée pour lever l'obstacle. Dernièrement encore, le docteur George Elliott a soutenu l'origine mécanique, et non inflammatoire, des altérations médullaires dans le mal de Pott [2]. Mais cette opinion ne saurait être admise, et nous avons à peine besoin de rappeler les travaux que nous avons cités précédemment sur l'importance de la pachyméningite caséeuse dans la paraplégie du mal vertébral. Il sera bien difficile d'intervenir toujours efficacement contre de pareilles lésions. Pour toutes ces raisons, la trépanation du rachis dans le mal de Pott ne nous semble avoir qu'une valeur très limitée. Joignez-y la difficulté de réaliser une antisepsie rigoureuse chez les enfants, surtout chez des malades qui sont fréquemment atteints d'incontinence d'urine et des matières fécales, et qui présentent la plus grande tendance à la formation d'eschares.

(1) DE FOREST WILLARD, *Spinal caries; operative treatment, laminectomy, etc. Reprinted from the Transactions of the College of Physicians of Philadelphia*, 6 mars 1889.

(2) GEORGE ELLIOTT, *The Pressure paralysis of Pott's diseases. The New-York med. Journ.*, 2 juin 1888.

II

DES ABCÈS PAR CONGESTION

Nous avons distrait de l'étude générale du mal de Pott celle des *abcès par congestion*, appelés aussi par Gerdy *abcès migrateurs*. Non pas que ces abcès appartiennent en propre aux lésions de la colonne vertébrale ; mais ils s'y rencontrent avec une telle fréquence, leurs migrations y offrent un si grand intérêt, et leur apparition apporte au pronostic une si haute gravité, qu'il est nécessaire d'en faire, à propos du mal de Pott, une étude approfondie.

Pathogénie. — Les idées sur la nature et la constitution de ces abcès ont subi, dans ces dernières années, une transformation considérable. On admettait autrefois qu'il s'agissait là uniquement de véritables *collections de pus;* c'était le nom qui leur était donné par Le Dran (1). Incessamment fourni par la lésion osseuse, le pus se collectait dans cette poche qui, progressivement distendue, émigrait à une distance plus ou moins considérable, et venait enfin se montrer au dehors. Les conditions qu'on jugeait nécessaires à la formation de ces abcès ont été nettement formulées par Denonvilliers, dans l'article Abcès du *Dictionnaire encyclopédique*.

Elles sont au nombre de trois ; il faut, d'après cet auteur, qu'il y ait :

1° Un obstacle à la réunion du pus dans le point qui l'a fourni ;

2° Un transport facile du pus dans un point déclive ;

3° Une sécrétion lente et continue du pus.

Toutes ces conditions se trouvent réunies, à la colonne vertébrale, dans le cas de mal de Pott. Incessamment versé par la lésion osseuse, le pus est arrêté en arrière par les apophyses transverses et les lames fibreuses qui les relient entre elles. Il est bridé en avant par le ligament vertébral commun antérieur qui, beaucoup plus fort sur la ligne médiane, ne se laisse pas distendre en ce point, et refoule le liquide sur les parties latérales ; aussi est-ce sur les côtés du rachis que se forme la collection purulente. Quelquefois même elle occupe simultanément les deux parties latérales des vertèbres, et forme deux abcès qui marchent parallèlement l'un à l'autre.

Telle était la manière de comprendre les abcès par congestion ; ils étaient considérés comme de simples poches dans lesquelles venait s'accumuler le pus fourni par la lésion vertébrale. Tout autre est la constitution de ces abcès, telle qu'elle ressort des travaux du professeur Lannelongue. Pour cet auteur, c'est la paroi qui, dans l'abcès par congestion, joue le rôle principal. Elle présente, en effet, dans son épaisseur, des follicules tuberculeux et les bacilles caractéristiques. Par là, on comprend que cette paroi douée de propriétés spécifiques ait tendance à se propager et à s'infiltrer dans les tissus voisins ; on comprend comment, même après sa séparation de la lésion osseuse, l'abcès par congestion puisse persister, et même faire de nouveaux progrès.

(1) Le Dran, *Observations de chirurgie, etc.*, 1731, t. II, p. 117.

Marche. — La marche des abcès par congestion, très importante à connaître pour le chirurgien, varie suivant les cas, et surtout suivant les régions de la colonne vertébrale où siège le mal de Pott. L'étude de cette marche a été faite d'une façon très soigneuse par Bouvier, dans son *Traité des maladies chroniques de l'appareil locomoteur* :

1° Le pus venant de la région lombaire ou de la partie inférieure de la région dorsale suit le plus souvent la gaîne fibreuse du psoas; il arrive ainsi dans la fosse iliaque interne; puis, passant au-dessous de l'arcade de Fallope, il suit le muscle psoas-iliaque jusqu'à son insertion au petit trochanter, et vient former une tumeur à la partie supérieure et interne de la cuisse (fig. 244). Parfois ces abcès offrent un diverticule qui siège à la partie supérieure et externe de la cuisse, au-dessous du muscle tenseur du *fascia lata*. Quelquefois l'abcès forme une tumeur qui remplit la fosse lombaire, à la manière des abcès périnéphrétiques; il peut même venir faire saillie au niveau du triangle lombaire de J.-L. Petit.

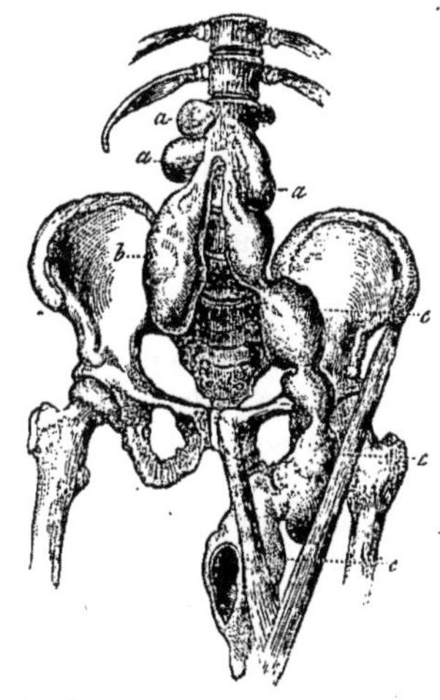

Fig. 244. — Divers degrés d'un abcès par congestion (Paletta.)

A son passage dans la fosse iliaque, l'abcès peut comprimer la veine iliaque, et donner naissance à un œdème du membre inférieur. Une complication beaucoup plus rare, c'est la compression de l'uretère. Dans un cas, Boyer [1] a vu l'uretère soulevé et distendu par un abcès ossifluent. Dans un fait communiqué par Gaucher [2] à la Société anatomique, un abcès venu de la région lombaire, soulevait et aplatissait l'uretère du côté correspondant. M. Lannelongue [3] cite un cas dans lequel un abcès symptomatique d'un mal cervico-dorsal vint s'ouvrir dans l'uretère droit.

Il peut se faire enfin que les abcès de la gaine du psoas s'ouvrent, à un moment donné, dans l'articulation coxo-fémorale, vu les rapports intimes, et la communication existant parfois entre la bourse du psoas iliaque et l'articulation. La variété d'abcès que nous venons de décrire, la plus fréquente de toutes, est celle à laquelle Bouvier donne le nom d'abcès *ilio-fémoraux*.

2° Il arrive parfois que le *fascia iliaca* soit perforé, et que le pus, passant entre le péritoine et les muscles abdominaux vienne constituer les abcès *ilio-abdominaux*. Le résultat est le même si le pus, au lieu d'être primitivement contenu dans la gaine du psoas, s'est collecté d'emblée dans le tissu cellulaire prévertébral. C'est ce qui arrive quand la lésion occupe un point élevé de la région dorsale, au-dessus des insertions du psoas. Le pus fuse alors dans le médiastin postérieur, accompagne l'aorte, passe avec elle dans la cavité abdo-

(1) Boyer, t. III, p. 78.
(2) E. Gaucher, *Bull. de la Soc. anat.*, 1878, t. LII, p. 171.
(3) Lannelongue, *Tuberculose vertébrale*, p. 92.

minale; puis, il chemine dans la fosse iliaque interne, non entre le muscle et l'aponévrose, mais entre le péritoine et le *fascia iliaca.*

De là, ces abcès peuvent suivre diverses directions :

a. Ils peuvent accompagner les vaisseaux fémoraux dans le canal crural, et venir faire saillie à la partie supérieure de la cuisse, comme ceux dont nous avons précédemment parlé.

b. Plus rarement les abcès froids gagnent le canal inguinal, dans lequel ils forment une tumeur pouvant simuler une hernie.

c. Parfois ils suivent le nerf sciatique, passent avec lui par la grande échancrure sciatique, et viennent faire saillie au-dessous du grand fessier; ils peuvent même suivre le trajet du nerf dans toute l'étendue de la cuisse, et venir former tumeur dans le creux poplité; cette variété constitue les abcès *ischio-fémoraux.*

d. Ils peuvent enfin, perforant l'aponévrose périnéale supérieure et le releveur de l'anus, gagner la fosse ischio-rectale, et venir faire saillie au pourtour de l'orifice anal. Les abcès qui ont pénétré dans la cavité pelvienne s'ouvrent parfois dans un des organes creux de la région, rectum, vessie, vagin; ce qui constitue une grave complication.

Lorsque le pus provient des dix premières vertèbres dorsales, il peut ne pas s'engager au-dessous du diaphragme; mais suivre, en décollant la plèvre pariétale, le trajet des nerfs intercostaux, et venir faire saillie sur les parties latérales du sternum. Parfois même, contractant des adhérences avec le poumon, la collection purulente vient s'ouvrir dans les bronches.

Exceptionnellement, des abcès venant des quatre ou cinq premières vertèbres dorsales peuvent remonter au-devant du rachis, contre la pesanteur par conséquent, et venir se collecter dans le creux sus-claviculaire; Bouvier cite 3 cas de ces abcès, auxquels il donne le nom d'abcès *dorso-cervicaux antérieurs.*

A la région cervicale, le pus se développe, tantôt à la face antérieure, tantôt sur les parties latérales du rachis. Fusant le long des racines antérieures des nerfs cervicaux, il peut former tumeur dans le creux sus-claviculaire; ou bien, descendant au-devant des muscles de la région prévertébrale, il se collecte sur la ligne médiane, en arrière du pharynx et du larynx qu'il comprime, et dont il gêne les fonctions. Il peut même s'ouvrir dans ces deux conduits, surtout dans le pharynx et dans l'œsophage, plus rarement dans la trachée. Suivant le tissu cellulaire péri-œsophagien, la suppuration peut aussi pénétrer dans le médiastin postérieur; ou bien, quand elle s'est collectée dans le triangle sus-claviculaire, elle peut, passant au-dessous de la clavicule, venir former une tumeur dans la région axillaire.

Quelquefois, au lieu de rester circonscrit sur les parties antéro-latérales de la colonne vertébrale, le pus gagne la partie postérieure du rachis, en passant entre les apophyses transverses, et vient faire saillie à la région postérieure du tronc. Cette marche de la suppuration n'est pas rare à la région lombaire. A la région cervicale également, les abcès peuvent se porter en arrière, dans l'épaisseur des muscles de la nuque, ou même, descendre au-dessous du trapèze, vers la partie supérieure de la région dorsale. Nous devons noter, du reste, que plusieurs variétés de ces abcès peuvent se rencontrer chez un même malade.

Lois de progression du pus. — On a cherché à formuler les lois auxquelles obéit le pus dans sa progression ; la question a été étudiée par plusieurs auteurs, entre autres, Bourjot Saint-Hilaire, Tavignot et Nélaton. Évidemment, on ne saurait incriminer une seule cause; la première de toutes, c'est la pesanteur qui conduit sans cesse le liquide des parties supérieures vers les régions déclives; les cas mentionnés par nous précédemment, et dans lesquels l'abcès remonte contre les lois de la pesanteur, sont tout à fait exceptionnels. Il faut joindre à l'action de la pesanteur la laxité du tissu cellulaire prévertébral, les contractions musculaires, les mouvements des organes thoraciques et abdominaux, les secousses de la marche et de l'exercice, qui impriment au pus telle ou telle direction. On a dit que le pus suivait de préférence les vaisseaux; d'autres ont fait jouer le même rôle aux muscles et aux gaines aponévrotiques. Bourjot Saint-Hilaire a prétendu que la suppuration suivait le trajet des nerfs. Comme le fait remarquer Denonvilliers, toutes ces opinions ont du vrai; mais l'influence que subit avant tout le pus dans sa migration, c'est celle de la pesanteur. Rappelons enfin qu'une des causes les plus importantes de la propagation des abcès par congestion, c'est la nature même de la paroi qui, contenant des éléments spécifiques, s'infiltre dans les tissus à la manière des néoplasmes; aussi M. Lannelongue propose-t-il de donner à l'abcès froid le nom de *tuberculome*. Les prolongements que pousse en tous sens la poche de l'abcès, en suivant les travées du tissu conjonctif, sont une des causes qui influent le plus sur ses migrations.

Forme des abcès; leur répartition suivant les régions. — Au début, l'abcès par congestion constitue une collection purulente faisant un relief plus ou moins considérable au niveau du point malade. L'abcès est donc tout d'abord sessile. Au fur et à mesure qu'il augmente de volume, il tend à se pédiculiser; il affecte la forme d'une poche appendue aux parties latérales de la colonne vertébrale par une sorte de goulot ou portion rétrécie, renflée au contraire à son extrémité libre; ce qui l'a fait comparer par Nélaton à une sangsue gorgée de sang.

Quand l'abcès s'éloigne de son point d'origine, il rencontre çà et là sur sa route des obstacles à sa dilatation; de là, un ou plusieurs resserrements le long de son trajet. Enfin, dans la forme la plus habituelle, lorsque l'abcès par congestion s'étale à la fois dans la fosse iliaque interne et à la partie supérieure de la cuisse, il présente deux poches, séparées l'une de l'autre par un resserrement qui répond à l'arcade crurale; il affecte dès lors la forme classique en bissac.

Quant à la répartition des abcès suivant le siège occupé par la lésion vertébrale, la statistique de Bouvier nous donne les résultats suivants :

Sur un total de 112 cas, il y a eu : 10 cas de mal de Pott cervical avec 9 abcès étendus; 59 cas de mal dorsal avec 24 abcès migrateurs et 23 abcès sessiles; 43 cas de mal lombaire avec 33 abcès migrateurs et 7 sessiles.

On en peut conclure qu'au cou, les abcès sont le plus souvent apparents; de même, à la région lombaire, les abcès viennent se montrer à l'extérieur dans les trois quarts des cas; au contraire, à la région dorsale, les abcès restent sessiles, c'est-à-dire cachés, environ une fois sur deux.

Symptômes. — Marche et terminaisons. — Il peut se faire qu'un abcès par congestion apparaisse sans que rien ait fait pressentir sa formation; mais le plus souvent les douleurs au niveau du rachis avec irradiations dans les membres inférieurs précèdent l'abcès; chez beaucoup de malades même, le développement de la gibbosité a précédé la suppuration. L'apparition de l'abcès par congestion peut être brusque; elle a lieu, par exemple, à l'occasion d'un effort, d'un mouvement fait par le malade. Mais habituellement la marche est lentement progressive. On sent d'abord dans la profondeur de l'abdomen une tuméfaction qui devient de plus en plus appréciable par la palpation, gagne la fosse iliaque interne, où elle forme une saillie facile à constater, mate à la percussion et manifestement fluctuante. Puis la tumeur iliaque, s'engageant au-dessous de l'arcade de Fallope, vient former un relief, et enfin, une saillie évidente, à la partie supérieure et interne de la cuisse.

Il arrive même qu'une lésion vertébrale unique donne naissance à deux abcès qui remplissent les deux fosses iliaques, et qui peuvent, du reste, être distincts, ou bien communiquer l'un avec l'autre.

Lorsque l'abcès par congestion vient se montrer au dehors, il présente tous les symptômes qui caractérisent d'ordinaire les abcès froids : c'est une tumeur fluctuante, sans chaleur, sans rougeur, sans adhérence à la peau. La pression à son niveau n'est pas douloureuse. Mais son signe caractéristique, c'est la réductibilité. Quelquefois, sous l'influence d'un mouvement, d'une pression exercée à la surface de la tumeur, l'abcès diminue de volume; puis, il se distend de nouveau pendant un effort, pendant la toux, par exemple. Pour percevoir nettement cette réductibilité, il faut placer une main à plat sur la fosse iliaque, l'autre main embrassant la tumeur fémorale; puis, exercer des pressions alternatives d'une main vers l'autre. On peut ainsi faire refluer le liquide d'une poche dans l'autre, à travers le resserrement constitué par l'arcade crurale.

L'abcès peut rester pendant longtemps stationnaire, et même augmenter lentement de volume, au point de présenter des dimensions considérables, sans que la santé générale en souffre trop. Mais au bout d'un temps plus ou moins long, sous l'influence d'un traumatisme, ou par les seuls progrès de la distension, la peau s'ulcère, et le pus s'écoule au dehors. Quelquefois l'ouverture de la poche ne se fait pas par simple ulcération des téguments; mais elle est précédée, comme l'a fait remarquer Bérard, d'accidents phlegmoneux. On observe de l'œdème, de la rougeur des téguments; du pus se produit dans le tissu cellulaire sous-cutané; on assiste, en un mot, à tous les phénomènes du développement des abcès chauds.

Quel qu'ait été, du reste, le mode d'ouverture de l'abcès, un trajet fistuleux s'établit; l'air pénètre dans la poche, se mélange au pus qui stagne dans son intérieur, et produit un empoisonnement septicémique, qui, trop souvent, cause la mort des malades. La fièvre s'allume; elle s'accompagne d'exacerbations vespérales, de sueurs fétides, d'amaigrissement de plus en plus marqué, de diarrhée, et le malade finit par succomber à cette forme de la septicémie chronique, que les anciens chirurgiens désignaient du nom d'*infection putride*.

Il ne faudrait pas croire cependant que l'ouverture d'un abcès par congestion fût nécessairement mortelle. Bien loin de là, on peut voir, au bout d'un certain temps, la fistule se tarir, et les accidents septicémiques cesser. Mais souvent la poche se remplit de nouveau ; un second orifice se forme, et l'on voit quelquefois la même succession de phénomènes se reproduire un certain nombre de fois. Après une série d'accidents semblables, le pus peut cesser définitivement d'être sécrété, et le malade revenir à la santé.

Exceptionnellement, l'ouverture de l'abcès peut se faire dans les viscères : vessie, côlon, rectum. Ce mode d'ouverture donne naissance à de nouveaux accidents, et place les malades dans des conditions particulièrement défavorables au point de vue de la septicémie, du fait du mélange du pus avec l'urine et les matières fécales.

On a vu également l'ouverture se faire dans la trachée et dans l'œsophage, en donnant naissance à de la suffocation, ou à des vomissements purulents. Le *Dictionnaire en 30 volumes* signale le cas d'un abcès ouvert à la fois dans le canal rachidien et dans l'œsophage. L'ouverture dans le poumon et dans les bronches a été étudiée d'une manière spéciale dans les thèses de Guérineau (de Poitiers) (1), et de Chénieux (2). Elle se fait grâce à l'adhérence des deux feuillets de la plèvre entre eux, puis à l'ulcération du poumon ; le foyer purulent s'ouvre enfin dans une bronche, qui rejette au dehors le pus parfois mélangé de parcelles osseuses. Nous avons observé, il y a quelques années, à la Pitié, une jeune fille atteinte d'un mal de Pott dorsal, qui rejetait par la toux du pus mélangé, à diverses reprises, de petits séquestres. Déjà nous avons signalé l'ouverture possible de l'abcès dans l'articulation coxo-fémorale.

Nous devons faire remarquer, en terminant, que l'ouverture de l'abcès par congestion n'est pas le seul mode de terminaison qu'on puisse observer. Il arrive parfois, et le fait est loin d'être rare chez les enfants, d'après Bouvier, que le pus se résorbe, et que la guérison survienne spontanément. Un autre mode de terminaison favorable, c'est celle dans laquelle la communication entre la poche et la lésion osseuse s'oblitère ; l'abcès se trouve ainsi ramené aux conditions d'un abcès froid ordinaire, qui peut guérir spontanément, ou sous l'influence d'un traitement chirurgical.

Diagnostic. — Suivant les circonstances dans lesquelles on se trouve placé, l'abcès par congestion peut être très facile à reconnaître, ou, au contraire, exposer à de nombreuses erreurs. Le diagnostic doit être établi à trois périodes : 1° lorsque l'abcès est encore caché ; 2° lorsqu'il est apparent au dehors ; 3° lorsqu'il est ouvert.

1° Lorsque l'abcès est encore caché, il faut, pour le reconnaître, palper avec soin et profondément la cavité abdominale. Pour cela, on engage le malade à respirer largement, et on lui fait fléchir les cuisses sur l'abdomen, afin de relâcher les muscles. A l'aide de ces précautions, on arrive parfois à délimiter une tumeur, qui, rapprochée des commémoratifs, des douleurs accusées par

(1) GUÉRINEAU, *Sur un mode de terminaison des abcès par congestion*. Thèse de doctorat de Paris, 1859, p. 151.

(2) CHÉNIEUX, *Des abcès par congestion ouverts dans les poumons, etc.* Thèse de doct. de Paris, 1873, n° 377.

le malade, des troubles nerveux, de la gibbosité existant en même temps du côté du rachis, conduit au diagnostic. La certitude devient beaucoup plus grande, s'il est possible de déterminer la fluctuation.

2° Lorsque l'abcès est devenu apparent, son signe le plus caractéristique est la réductibilité. Mais cette réductibilité même expose à le confondre avec d'autres tumeurs également susceptibles de réduction, telles que les hernies, les anévrysmes. Il m'est arrivé de voir un abcès par congestion faisant saillie au niveau de l'orifice inguinal externe gauche, qui fut pris pour une hernie inguinale. L'erreur était d'autant plus explicable qu'au dire de la jeune fille atteinte de cet abcès, la tumeur était apparue brusquement, à la suite d'un violent effort fait pour éviter une chute dans un faux pas. Un bandage fut employé tout d'abord; mais, plus tard, l'inflammation et l'ouverture de l'abcès vinrent rectifier le diagnostic.

Au cou, on pourrait confondre les abcès par congestion avec les abcès ganglionnaires si fréquents dans cette région. L'étude des antécédents, la déformation et la gêne des mouvements du rachis, permettront le diagnostic.

Lorsque les abcès par congestion se manifestent dans le voisinage de la région anale, on pourrait les prendre tout d'abord pour de véritables abcès à l'anus, c'est-à-dire pour des abcès dépendant d'une lésion de l'intestin lui-même. Mais il est à remarquer que les abcès par congestion viennent se montrer à quelque distance de la région anale, tandis que les abcès à l'anus proprement dits se forment près de l'orifice anal.

Les abcès de la partie supérieure de la cuisse pourraient être attribués, soit à une psoïtis, soit à une coxalgie. L'étude des mouvements de l'articulation coxo-fémorale, et celle des mouvements dus au psoas, aussi bien que l'étude des antécédents, élucideront la question.

3° Lorsque l'abcès est ouvert, le diagnostic n'offre plus en général de difficultés, d'autant que la grande quantité de pus qu'il verse, les parcelles osseuses auxquelles il livre passage, et, au besoin, le cathétérisme avec le stylet, indiquent suffisamment une lésion osseuse.

Il est enfin une erreur de diagnostic qui mérite d'être signalée; c'est celle qu'on peut commettre à la période où l'abcès, privé de sa communication avec la lésion osseuse, subit la résorption et se transforme en une tumeur solide. Denonvilliers rapporte qu'il a extirpé un de ces abcès, qu'il avait pris pour une tumeur sarcomateuse. On comprend que l'étude attentive des antécédents permettrait seule d'éviter une semblable erreur.

Pronostic. — D'une manière générale, le pronostic des abcès par congestion présente une extrême gravité. Celle-ci est subordonnée d'ailleurs à deux éléments : d'abord, la marche de l'abcès lui-même, dont l'ouverture est souvent suivie d'accidents septicémiques mortels; puis, le siège et l'étendue de la lésion osseuse, dont l'abcès est symptomatique. Si la lésion osseuse tend à la guérison, le pus cessant d'être sécrété, l'abcès pourra lui-même guérir. D'autre part, plus la lésion osseuse elle-même est distante de l'abcès, plus le pronostic acquiert de gravité. Il est, en effet, bien difficile, impossible même dans certains cas, d'agir directement sur la lésion osseuse pour la modifier et tarir la source de la suppuration.

Traitement. — Il est un certain nombre de principes généraux qui doivent servir de base au traitement. Ces principes sont les suivants : les abcès par congestion sont susceptibles de guérison spontanée ; leur ouverture peut être suivie des plus graves accidents ; nous devons donc, par tous les moyens, chercher à obtenir leur résorption.

De tous les moyens qui sont à notre disposition pour favoriser la résorption des abcès par congestion, il n'est pas douteux que le plus puissant ne soit l'immobilité. C'est à tort qu'on a pu penser que l'immobilisation, en compromettant la santé générale, était peu favorable à la guérison. Bien au contraire, si la région malade de la colonne vertébrale est soigneusement immobilisée au moyen de la gouttière de Bonnet, d'un appareil plâtré ou autre, les douleurs sont supprimées, les lésions osseuses tendent à la réparation, et par là même, la résorption de l'abcès est favorisée. S'il s'agit d'un enfant, on peut aisément, en le transportant tous les jours à l'aide d'une petite voiture, ou d'un lit mobile, compenser par l'exposition à l'air ce que l'immobilisation absolue a de peu favorable à la santé générale. Les différents moyens que l'on employait autrefois dans le but d'activer la résorption, et qui tous consistaient dans une révulsion faite à la surface de la poche, cautères, moxas, vésicatoires, doivent être rejetés. Ils imposeraient au malade d'inutiles souffrances ; car leur efficacité ne saurait plus être admise aujourd'hui. Tout au plus, peut-on conseiller les applications de teinture d'iode, qui ont du moins l'avantage de ne causer qu'une douleur insignifiante, et qui peuvent être pendant longtemps répétées.

Si, au lieu de tendre à la résorption, l'abcès fait, au contraire, de nouveaux progrès, quelle conduite faut-il tenir? Les anciens chirurgiens, effrayés de la gravité des accidents consécutifs à l'ouverture des abcès par congestion, préconisaient l'abstention ; ils espéraient par cette conduite retarder autant que possible l'éclosion des accidents considérés comme inévitables à la suite de l'ouverture des abcès par congestion ; et, en laissant cette ouverture se faire spontanément, du moins ils échappaient au reproche de s'être faits les agents provocateurs de la septicémie. Cependant dès longtemps on s'était préoccupé de tâcher, par un mode d'ouverture spécial, d'éviter la pénétration de l'air dans la poche, et, par suite, la production des complications septiques. C'est ainsi qu'Abernethy et Boyer faisaient des ponctions obliques de la peau, dans le but d'éviter le parallélisme entre l'incision cutanée et celle des parois de l'abcès. En dépit de toutes les précautions prises, on n'arrivait pas le plus souvent à éviter les accidents, à une époque où l'on ne possédait pas encore la véritable théorie des infections chirurgicales.

Aujourd'hui nous sommes beaucoup plus puissamment armés pour lutter contre les abcès par congestion ; aussi les résultats obtenus sont-ils infiniment supérieurs à ceux de l'ancienne chirurgie. Le procédé qui nous semble le plus recommandable, c'est l'évacuation du pus au moyen de la ponction aspiratrice, suivie d'une injection iodoformée dans la cavité de l'abcès. Déjà autrefois Velpeau et Boinet avaient préconisé les injections de teinture d'iode dans l'intérieur des abcès par congestion ; Mikulicz et Billroth se sont servis d'un mélange d'iodoforme et de glycérine ; Mosetig-Moorbof et M. Verneuil ont employé une solution d'iodoforme dans l'éther. Bien pratiquées, ces injections ont donné des succès importants. Nous-même, nous avons rapporté, entre autres, le fait d'un volumineux abcès par congestion occupant la fosse iliaque et le triangle de Scarpa et fusant par la grande échancrure sciatique à la région fessière, qui fut guéri par une seule injection d'éther iodoformé (1). Plus de deux ans après l'opération, nous avons pu nous assurer que le malade restait guéri.

Mais le résultat fourni par les injections iodoformées n'est pas toujours aussi avantageux. Il peut arriver qu'après un succès apparent, la poche se remplisse de nouveau de pus; ou bien même l'inflammation s'empare de l'abcès, la peau se laisse distendre de plus en plus, s'ulcère, et il en résulte un trajet fistuleux. L'intervention s'impose alors au chirurgien comme une absolue nécessité; il faut ouvrir largement la poche, évacuer son contenu, constitué par un pus granuleux, caséeux, auquel sont souvent mélangées des esquilles osseuses, pratiquer des lavages abondants dans son intérieur, et un drainage rigoureux. Un pansement antiseptique termine l'opération.

Dans ces dernières années, sous l'influence de l'heureuse révolution que la méthode antiseptique a faite en chirurgie, bon nombre de chirurgiens ont pensé qu'on pouvait être plus hardi dans le traitement des abcès par congestion, et que, sans attendre qu'on eût la main forcée, il convenait de pratiquer la large ouverture de ces abcès. Cette conduite a été suivie par Lister, Volkmann, Kœnig, J. Bœckel (2). Dernièrement encore, elle était préconisée par le docteur Dollinger (de Budapest) (3), mais il faut bien avouer que, si l'on a enregistré des succès, on a échoué dans bon nombre de cas. Sans doute, on peut, grâce à des précautions antiseptiques bien observées, éviter les accidents infectieux pendant les jours qui suivent l'ouverture de l'abcès; mais trop souvent la suppuration continue, un trajet fistuleux se forme, et l'on ne parvient pas à éviter tous les accidents qui étaient autrefois la conséquence de l'ouverture spontanée. En effet, il est bien difficile, sinon même tout à fait impossible, dans les cas où l'abcès est lié à une affection vertébrale située à une grande distance, d'agir sur la lésion osseuse elle-même; de là, l'incertitude des résultats. Aussi préférons-nous, pour notre part, nous en tenir à la conduite que nous venons de formuler plus haut c'est-à-dire : avoir recours à l'immobilisation, tant que l'abcès est profondément situé dans la cavité abdominale. Dès qu'il forme un relief appréciable dans la fosse iliaque, ou à la partie supérieure de la cuisse, et qu'on peut considérer l'ouverture spontanée comme certaine, il convient, sans l'attendre, d'employer la ponction et l'injection iodoformée. Celle-ci vient-elle à échouer, il faut, sans hésiter, recourir à la large ouverture antiseptique de l'abcès. Une contre-ouverture pratiquée à la région lombaire permettra d'évacuer facilement le contenu de la poche, et de faire dans son intérieur des injections antiseptiques.

Mais on a fait plus encore, et l'on a voulu, sinon extirper, du moins détruire par le grattage avec la curette tranchante les parois de la poche, et même

(1) Kirmisson, *Sur 2 cas d'abcès froids volumineux, guéris par l'injection d'éther iodoformé.* (*Gaz. hebd.*, 5 mars 1886.)

(2) J. Bœckel, *Cure des abcès ossifluants, etc.* Premier Congrès français de chirurgie, avril 1885.

(3) Dollinger, *Wann soll der tuberkulöse Wirbelabscess geöffnet werden. Centralbl. f. Chir.*, 27 juillet 1889, n° 30.

évider ou réséquer les vertèbres malades. C'est ainsi qu'Israël (de Berlin) [1] a pu, en évidant un corps vertébral, pénétrer dans le canal médullaire, et évacuer un abcès qui comprimait la moelle. Cette tentative ne fut malheureusement pas couronnée de succès; car le malade mourut de pleurésie, trente-sept jours après l'opération. Un autre fait intéressant est celui qui a été rapporté par Fraenkel [2]. Il s'agit d'un jeune homme de vingt et un ans, qui portait un abcès par congestion au niveau de la dernière vertèbre dorsale et de la première lombaire. Une injection d'iodoforme ayant échoué, on fit, le 26 janvier 1888, une opération sanglante, qui consista dans l'évidement du corps de la première vertèbre lombaire jusqu'à la dure-mère; mais on dut s'arrêter en présence d'une hémorrhagie veineuse très abondante. La réparation fut marquée par un incident intéressant : au cours d'injections de sublimé pratiquées dans le foyer opératoire, le liquide injecté fut rejeté par la bouche; ce qui dénote l'existence d'une communication de l'abcès avec les bronches; néanmoins on put obtenir la guérison. Un cas plus intéressant encore, c'est celui qui a été communiqué à la *New-York Surgical Society* par le docteur Abbe [3]. Il a trait à un jeune homme de vingt et un ans qui présentait, au niveau des neuvième et dixième vertèbres dorsales, une saillie volumineuse, en même temps qu'il avait une paraplégie incomplète provoquant de vives douleurs. On pratiqua, au niveau de la tumeur, une opération qui permit de constater l'altération des lames et des apophyses épineuses des huitième, neuvième et dixième vertèbres dorsales; ces parties furent enlevées. Il existait, en outre, un abcès tuberculeux, situé entre la paroi du canal vertébral et la dure-mère, et dépendant de l'altération de cette dernière membrane. Deux onces de pus environ furent évacués; les troubles fonctionnels s'amendèrent graduellement, et, trois mois plus tard, ils avaient complètement disparu.

Sans doute les faits précédents sont fort dignes d'intérêt; mais les conditions anatomiques sont loin d'être toujours favorables à l'intervention. Lorsque l'abcès siège à une grande distance de la lésion osseuse dont il est le symptôme, le grattage de ce long canal qui relie l'abcès à la colonne vertébrale malade présente de graves inconvénients. Tout d'abord il est bien difficile, impossible même, que ce grattage soit complet; il y a toujours quelques diverticules tuberculeux qui échappent à la curette. En outre, on est exposé à léser les organes voisins, ou à produire des hémorrhagies graves, si l'on poursuit ce grattage dans la profondeur des tissus. Quant à une action sur les vertèbres elles-mêmes, on ne saurait y penser, quand on est séparé des os malades par une aussi longue distance. Le mieux est donc, en pareil cas, de se contenter de la large ouverture de l'abcès, suivie d'un drainage exact et de lavages antiseptiques. C'est seulement quand l'abcès est très voisin du point osseux malade, comme cela se présente à la région lombaire, ou au cou, par exemple, qu'on peut songer à gratter toute l'étendue des parois de la poche, ou à agir sur les vertèbres elles-mêmes. Sous ce rapport, la distinction établie par

(1) ISRAËL, *Operative Eröffnung eines Abscesses im Rückgratscanal. Berliner klin. Wochenschrift*, 6 mars 1882, n° 10.

(2) FRÆNKEL, *Zur Behandlung der tuberculosen Wirbelcaries. Wiener klin. Wochenschrift*, 12 juillet 1888.

(3) Voy. *Bull. méd.*, 6 mars 1889.

M. Lannelongue dans le mal vertébral, qu'il divise en mal de Pott proprement dit comprenant les altérations des corps vertébraux, et mal vertébral postérieur, est fort intéressante. En effet, dans cette dernière variété, l'abcès siège au niveau même de la lésion osseuse, et il devient facile d'agir sur elle, pour assurer la guérison. De plus, comme le dit M. Lannelongue (1), le volume de ces abcès est habituellement minime. L'ouverture de la collection purulente, l'extirpation et le grattage de sa paroi seront facilement pratiqués. On peut aussi agir sur la lésion osseuse, qu'elle ait pour siège une apophyse épineuse ou une apophyse transverse. M. Polaillon (2) a rapporté deux faits de ce genre, dans lesquels il a obtenu très rapidement la guérison.

III

DU MAL VERTÉBRAL SOUS-OCCIPITAL

Le mal de Pott, en se localisant à telle ou telle région spéciale de la colonne vertébrale, donne naissance à des symptômes particuliers qui peuvent devenir le point de départ d'une description isolée. Ainsi, dans ses *Leçons* sur la tuberculose vertébrale, M. Lannelongue décrit isolément le mal de Pott cervico-brachial, le mal dorso-lombaire, et le mal lombo-sacré. Mais nulle part le mal vertébral ne donne lieu à des symptômes aussi spéciaux, et n'appelle plus nécessairement une description particulière, que lorsqu'il se localise sur les deux premières vertèbres cervicales, et sur leurs articulations avec le crâne. Aussi tous les auteurs consacrent-ils un chapitre spécial au mal vertébral sous-occipital; nous suivrons cet exemple.

Historique. — Déjà on trouve dans Hippocrate (3) la description d'une angine très particulière se caractérisant par un déplacement des vertèbres cervicales, par un enfoncement derrière le cou, par de la paralysie, et entraînant la mort des malades. Il n'est pas douteux que la description d'Hippocrate ne se rapporte au mal sous-occipital. Dans la collection des thèses de Haller se trouvent deux travaux importants sur les luxations spontanées de l'atlas et de l'axis, ceux de Tager et de Schmidt. Mais c'est seulement Schupke, élève de Rust (de Vienne) qui, le premier, en 1816, traça de la maladie une histoire d'ensemble dans sa thèse inaugurale. Rust lui-même publia l'année suivante (1817), dans son *Traité d'arthrokakologie*, une description du mal sous-occipital basée sur 15 observations personnelles. En 1829, parut la thèse d'Aug. Bérard sur les luxations spontanées de l'atlas sur l'axis, et de l'occipital sur l'atlas, qui résume l'état de la science à cette époque. Les traducteurs d'A. Cooper, Chassaignac et Richelot, ont retracé une histoire assez complète du mal sous-occipital; ils ont traduit aussi un mémoire de Lawrence, et relevé 23 observations d'ankylose de l'atlas et de l'axis (1837). Depuis lors,

(1) LANNELONGUE, *Tuberculose vertébrale*, p. 258.
(2) POLAILLON, *Union médicale*, 1883.
(3) HIPPOCRATE, *Deuxième livre des Épidémies.*

de nombreux travaux ont été publiés, notamment la thèse de Tessier (de Lyon)[1]; les articles que Bouvier, dans son *Traité des maladies chroniques de l'appareil locomoteur*, Malgaigne, soit dans son *Traité des luxations* [2], soit dans ses *Leçons d'orthopédie* [3], ont consacré au mal vertébral sous-occipital. Enfin, dans son *Traité de la tuberculose vertébrale*, M. Lannelongue a donné du mal sous-occipital une longue description, à laquelle nous ferons de nombreux emprunts.

Étiologie. — Les arthrites des articulations des deux premières vertèbres cervicales entre elles et avec l'occipital sont loin d'être rares. Elles reconnaissent pour cause, soit des mouvements forcés, soit des refroidissements; les arthrites rhumatismales entre autres, comme le fait observer M. Lannelongue, sont très fréquentes; mais il ne faut pas les confondre dans une même description avec les arthrites tuberculeuses qui, seules, constituent le mal sous-occipital.

Ainsi compris, c'est-à-dire réduit à l'étude des arthrites et ostéites tuberculeuses, le mal sous-occipital, comme les autres manifestations osseuses de la tuberculose, se voit surtout chez les enfants; il est plus rare chez les adolescents et chez les adultes, et devient tout à fait exceptionnel chez les vieillards. Une statistique de 37 cas, citée par M. Lannelongue, se répartit d'après l'âge de la manière suivante : de trois à dix ans, 5 cas; de dix à quinze ans, 3 cas; de quinze à vingt ans, 8 cas; de vingt à vingt-cinq ans, 9 cas; de vingt-cinq à trente ans, 3 cas; de trente à quarante ans, 5 cas; au delà de quarante ans, 4 cas. La maladie est environ deux fois plus fréquente dans le sexe masculin que dans le sexe féminin.

Anatomie pathologique. — En général, comme le fait remarquer M. Denucé dans son article du *Dictionnaire* de Jaccoud, les deux articulations atlo-occipitales et atloïdo-axoïdiennes sont atteintes simultanément; souvent même l'affection s'étend aux autres articulations cervicales. Ainsi, dans un cas de Buckley [4], il existait, en même temps qu'une fracture de l'apophyse odontoïde causée par une carie du corps de l'axis, des lésions de la troisième et de la quatrième vertèbre cervicale. Dans d'autres cas, au contraire, les lésions sont bornées à un point très limité; dans une observation de Porak [5], l'apophyse odontoïde et son anneau fibreux étaient seuls altérés; toutes les autres articulations sous-occipitales étaient saines. Mais ce qu'il importe surtout de bien remarquer, c'est que, le plus souvent, l'articulation atloïdo-axoïdienne est envahie; or, c'est dans cette articulation que se font les déplacements consécutifs qui donnent au mal de Pott sous-occipital sa gravité spéciale, et attirent sur lui l'attention des chirurgiens.

Les altérations tuberculeuses des os et des articulations ne diffèrent pas pour les vertèbres cervicales de ce qu'elles sont dans les autres points du

(1) TESSIER, *De la tumeur blanche des articulations occipito-atloïdienne et atloïdo-axoïdienne.* Thèse de doct. de Paris, 1841.
(2) MALGAIGNE, *Traité des luxations*, p. 335. Paris, 1855.
(3) MALGAIGNE, *Leçons d'orthopédie*, p. 275 et suiv. Paris, 1862.
(4) BUCKLEY, *British med. Journ.*, avril 1880, t. I, p. 516.
(5) PORAK, *Bull. de la Soc. anat.*, 1875, p. 531.

corps. Ce sont les mêmes fongosités tuberculeuses, les mêmes foyers caséeux, les mêmes séquestres. Nous devons toutefois, à l'exemple de M. Lannelongue, étudier ces lésions au point de vue de leur localisation.

Lésions osseuses. — Du côté de l'occipital, les lésions se limitent généralement aux condyles; mais on trouve aussi parfois une dénudation plus ou moins étendue du pourtour du trou occipital ou de l'apophyse basilaire. En général, l'un des deux condyles présente des altérations plus marquées. Sur l'atlas, les lésions portent de préférence au niveau des masses latérales et de l'arc antérieur. Il y a des déformations, de l'usure, et souvent même de la nécrose de ces parties. Dans une observation de Dearden, toute la moitié gauche de l'atlas était nécrosée, et formait un séquestre mobile. Dans d'autres cas, l'arc antérieur de l'atlas a disparu par résorption, sans qu'il en reste de traces; tels sont les cas de Cloquet et de Schalgrüber(1); Velpeau a vu une masse latérale tout entière faire défaut avec l'apophyse transverse correspondante (2). Dans d'autres cas, l'atlas a été fracturé en un ou plusieurs fragments. Les altérations de l'axis sont de la plus haute importance, vu les déplacements dont elles deviennent le point de départ, et les redoutables complications qu'elles entraînent. Il peut se faire, comme dans le cas de Buckley, qu'une caverne tuberculeuse ait miné le corps de l'axis, et que la base de l'apophyse odontoïde se fracture avec la plus grande facilité. Mais, dans bon nombre de cas, l'apophyse odontoïde ulcérée, rugueuse, privée de ses connexions avec les ligaments articulaires, reste en place jusqu'au moment où l'atlas venant à basculer en avant, il en résulte une saillie anormale de l'apophyse odontoïde du côté du canal rachidien, et une compression du bulbe entraînant une terminaison mortelle.

Luxations pathologiques. — La destruction des os et des ligaments, telle est la cause générale des luxations pathologiques; mais, pour expliquer leur fréquence dans cette variété de mal de Pott, il faut faire intervenir aussi la grande mobilité de cette région, due à la disposition diarthrodiale des articulations. Un fait sur lequel M. Lannelongue attire tout particulièrement l'attention est le suivant, à savoir que, de par l'usure des surfaces articulaires, il se produit un certain degré d'affaissement et de raccourcissement de la région. De là résulte ce fait qui a été souvent noté dans les observations, à savoir que l'apophyse odontoïde occupe le centre du trou occipital, ou que même son sommet est venu se souder avec un point du pourtour de ce trou. Enfin, dans certains cas, la destruction osseuse est tellement considérable qu'il ne peut plus être question de luxation, mais d'une véritable dislocation de la tête.

Les luxations pathologiques des articulations sous-occipitales comprennent : 1° les luxations occipito-atloïdiennes ou luxations de l'occipital sur l'atlas; 2° les luxations atloïdo-axoïdiennes, ou luxations de l'atlas sur l'axis.

1° *Luxations occipito-atloïdiennes.* — L'occipital se luxe rarement sur l'atlas; Malgaigne rapporte 5 cas de luxations de l'occipital en arrière, qui sont loin de présenter tous un caractère d'authenticité suffisant. Lawrence a publié un fait de luxation oblique de l'occipital en arrière. Les luxations de l'occipital en

(1) Bérard, Thèse de Paris, 1829.

(2) Velpeau, *Mémoire sur une altération profonde de la moelle allongée sans que les fonctions nerveuses aient été troublées. Arch. gén. de méd.*, 5e année, t. VII, p. 52.

avant sont mieux connues et beaucoup plus fréquentes, d'après M. Lannelongue. Elles sont presque toujours unilatérales, c'est-à-dire que l'un des condyles de l'occipital se porte en avant, l'autre conservant sa position normale. Dans ces cas de luxations de l'occipital en avant, la compression bulbaire est produite par la partie postérieure du pourtour du trou occipital.

2° *Luxations atloïdo-axoïdiennes.* — A part deux faits, l'un de Nichet, dans lequel il existait une luxation unilatérale droite de l'atlas en arrière sur l'axis, l'autre de Sarrau, qui a trait à un fait de luxation par rotation, la masse latérale droite de l'atlas s'étant portée en avant, tandis que la gauche était en arrière, tous les faits se rapportent à des luxations de l'avant. On peut donc dire que l'atlas se luxe presque exclusivement en avant de l'axis.

Malgaigne décrit trois variétés de ces luxations en avant :

1° La *subluxation par inclinaison*, dans laquelle les ligaments transverse et odontoïdiens ramollis, venant à se rompre dans un mouvement brusque de la tête en avant, l'atlas s'incline sur l'axis, dont l'apophyse odontoïde tend à s'arc-bouter contre son arc postérieur ; la compression du bulbe est instantanée, et la mort immédiate.

2° La *luxation bilatérale ou par glissement*, qui s'opère lentement ou par degrés successifs. Comme par instinct, le malade, retenant l'occiput en arrière, empêche la bascule de l'atlas. Par le fait de l'usure des os et du ramollissement des ligaments, les apophyses articulaires de l'atlas glissent peu à peu en avant de celles de l'axis, et l'apophyse odontoïde se rapproche de l'atlas en rétrécissant progressivement le canal rachidien, mais sans se placer en travers de lui, comme dans le cas précédent.

3° La *luxation unilatérale*, qui paraît plus fréquente que les deux premières, tient à ce que les lésions sont unilatérales, ou du moins prédominent d'un côté. Elle tend à imprimer à l'atlas un mouvement de rotation sur l'axis. Elle peut, du reste, exister seule, ou se combiner avec le glissement en avant. Dans cette variété, l'apophyse odontoïde ne menace plus aussi directement la moelle ; elle tend cependant à rencontrer l'arc postérieur de l'atlas, et à rétrécir le canal rachidien, en se plaçant sur ses parties latérales.

Mentionnons seulement pour mémoire les luxations doubles de l'atlas à la fois sur l'axis et sur l'occipital, dans lesquelles, sous l'influence du ramollissement des ligaments et de la destruction partielle de ses masses latérales, l'atlas, à la fois pressé par l'occipital et par l'axis, s'échappe entre l'un et l'autre. Lawrence et Bernheim ont rapporté deux cas de cette nature, dans lesquels l'occipital s'était déplacé en avant sur l'atlas, et ce dernier en avant sur l'axis.

Cherchant à se rendre compte de la fréquence relative des diverses luxations que nous venons d'énumérer, M. Lannelongue a relevé 32 observations dans lesquelles le sens de la luxation était nettement indiqué, et il est arrivé au résultat suivant :

1° Luxations occipito-atloïdiennes	3
2° — atloïdo-axoïdiennes	27
3° — doubles	2

A côté des déplacements articulaires, il nous faut signaler les lésions de voisinage qui se montrent, soit dans les parties molles extérieures aux vertèbres, soit dans l'intérieur du canal rachidien.

Abcès froids. — Les lésions des parties molles extérieures aux vertèbres sont surtout des abcès. Ils peuvent se montrer à la nuque, mais le plus souvent ils se développent au devant de la colonne vertébrale, dans le tissu cellulaire rétro-pharyngien, et peuvent même fuser jusque dans la cavité thoracique. Ils s'ouvrent généralement sur les parties latérales du cou, où ils produisent des trajets fistuleux, ou bien dans la cavité pharyngienne elle-même.

Le pus peut aussi s'épancher dans le canal vertébral entre la dure-mère et les os; ou bien, perforant la dure-mère, il envahit la cavité arachnoïdienne. Dans un cas de Wannebrouck [1], un abcès intra-rachidien communiquait avec la cavité du quatrième ventricule.

Il peut même arriver que les deux variétés d'abcès intra et extra-rachidiens coexistent chez un même sujet, la communication s'établissant de l'un à l'autre à travers le foyer osseux ou articulaire qui en est le point de départ.

Lésions méningées et médullaires. — Vu son adhérence aux os et aux ligaments, la dure-mère participe à l'inflammation. On observe donc de la pachyméningite externe caséeuse, des épaississements de la dure-mère, des fausses membranes à sa face interne. Parfois même, la dure-mère est perforée par les fongosités ou par l'apophyse odontoïde déplacée, qui vient se mettre en contact avec la substance du bulbe, et la dilacérer.

Ici, comme dans le mal de Pott en général, la moelle peut être intéressée par deux processus différents, soit par compression à la suite de déplacements osseux, soit par propagation de l'inflammation. Mais, comme le fait observer M. Lannelongue, nous sommes très mal renseignés sur les altérations histologiques du bulbe; les observations sont en général muettes à cet égard, et c'est là un sujet qui appelle de nouvelles recherches. La lésion la plus généralement observée est le ramollissement de la substance nerveuse. On a vu des apoplexies dans l'intérieur du bulbe, et, par suite de l'ulcération des artères vertébrales, des épanchements sanguins dans le canal médullaire.

Enfin les racines nerveuses émanées du bulbe et les nerfs correspondants, au moment où ils traversent les trous de conjugaison, peuvent être altérés. Dans un cas de Simon, un abcès froid comprimait le nerf grand hypoglosse dans le trou condylien antérieur. On avait observé pendant la vie « une paralysie motrice presque complète de la langue, une flétrissure du tiers antérieur de cet organe et un bredouillement considérable ». Pierret a signalé la compression du nerf sous-occipital du côté droit dans son trou de conjugaison; l'examen histologique permit de constater dans ce cas tous les caractères d'une névrite.

Symptômes. — Marche et terminaisons. — Le premier des symptômes, c'est la douleur; elle est exaspérée par les mouvements de la tête et par les mouvements de déglutition. C'est ce qui explique que, pendant longtemps, l'affection ait été rangée parmi les angines. La pression exercée, soit au niveau de la fossette sous-occipitale et sur l'apophyse épineuse de l'axis,

(1) Wannebrouck, *Bull. de la Soc. anat.*, 1859, p. 256.

soit au-dessous des apophyses mastoïdes, au niveau des apophyses transverses de l'atlas et de l'axis; exagère les douleurs. Du reste, les phénomènes douloureux ne sont pas limités aux points occupés par l'inflammation; il existe également des irradiations névralgiques, soit du côté des épaules et du cou, soit vers la tête, dans les régions temporo-pariétales et occipitales. Ces irradiations s'expliquent par la distribution des nerfs de la région, qui sont irrités ou comprimés par le foyer inflammatoire.

Presque en même temps que les phénomènes douloureux se montre l'attitude vicieuse de la tête et du cou. Comme dans toutes les arthrites chroniques, ce phénomène est dû à l'action des muscles qui entrent en contracture pour maintenir immobiles les articulations malades. La tête peut être fixée dans la rectitude; mais le plus souvent, c'est l'inclinaison latérale avec rotation qu'on observe. D'autres fois, la tête est inclinée directement en avant; exceptionnellement elle se renverse en arrière, sous l'influence des efforts instinctifs que fait le malade pour s'opposer au glissement de l'atlas en avant, qui devient de jour en jour plus imminent. Du reste, les personnes atteintes de mal sous-occipital semblent avoir conscience du défaut de solidité des articulations de la tête avec le rachis. Pendant la marche, elles évitent toutes les secousses imprimées à l'extrémité céphalique. Le malade veut-il regarder de côté, il tourne seulement les yeux, sans bouger la tête elle-même; lorsqu'il s'asseoit sur son lit, souvent il ne le fait qu'en soutenant la tête avec ses mains.

Bientôt, le mal faisant des progrès, on voit se joindre, aux douleurs et à l'attitude vicieuse, des déformations de la région dont le point de départ peut être, soit dans les parties molles, soit dans le squelette.

Les déformations venant des parties molles sont dues, tantôt à l'œdème, tantôt aux engorgements ganglionnaires, ou encore aux fongosités et aux abcès ossifluents. C'est surtout dans la fossette de la nuque que se montre le gonflement tenant à l'œdème, aux fongosités, aux ganglions lymphatiques engorgés. Les abcès ossifluents ont plutôt tendance à faire saillie du côté de la face antérieure des vertèbres, ou sur les parties latérales du cou.

Les déformations osseuses présentent un grand intérêt, en ce qu'elles permettent de juger de l'existence et de la variété des déplacements. Elles peuvent être reconnues du côté du pharynx, où l'on sent la tumeur formée par les masses latérales de l'atlas portées en avant. Du côté de la nuque, l'apophyse épineuse de l'axis paraît plus saillante. Suivant qu'il y a ou non rotation de la tête, elle est sur une même ligne verticale que la protubérance occipitale, ou plus ou moins déviée latéralement.

Les abcès par congestion sont moins fréquents dans le mal sous-occipital que dans les autres variétés du mal de Pott; ce qui tient, d'après M. Lannelongue, à la gravité particulière de cette forme du mal vertébral qui entraîne souvent la mort, avant que la suppuration ait eu le temps de se produire. Sur 40 observations réunies par cet auteur, 11 fois il est question d'abcès froids; encore 3 de ces collections purulentes étaient-elles des abcès ganglionnaires. Il reste donc 8 abcès ossifluents, dont 5 abcès pharyngiens, et 3 abcès de la région cervicale postérieure. C'est en effet du côté du pharynx que la suppuration a surtout tendance à se collecter; elle y forme des tumeurs qui peuvent être reconnues à la saillie qu'elles déterminent sur sa paroi postérieure. Le doigt introduit dans la cavité buccale peut les délimiter et percevoir la fluctuation. Ces abcès repoussent en avant la langue et la mâchoire inférieure, et apportent un obstacle à la déglutition et à la respiration. Ils peuvent s'ouvrir dans la cavité pharyngienne.

Il nous reste à signaler les phénomènes médullaires qui varient beaucoup d'intensité suivant les cas, et peuvent même faire complètement défaut. Déjà nous avons parlé des douleurs et des troubles de la sensibilité sur le trajet des nerfs comprimés, hyperesthésie cutanée, fourmillements. Ils se montrent généralement dès le début. Plus tard viennent les phénomènes paralytiques. Ils peuvent se borner à la parésie, c'est-à-dire que les membres ont seulement perdu de leur force et de leur motilité. Mais souvent on observe de véritables paralysies qui portent isolément sur la motilité et sur la sensibilité, ou sur les deux en même temps. Quant au siège de ces paralysies, il est très variable : tantôt elles portent d'emblée sur les quatre membres, tantôt il s'agit d'une monoplégie brachiale ou d'une paraplégie limitée aux membres supérieurs ou inférieurs. Enfin, quelques malades sont hémiplégiques, que la paralysie ait revêtu d'emblée cette forme, ou qu'elle ait débuté par une monoplégie brachiale pour se compléter ensuite.

Dans les cas d'hémiplégie motrice, l'anesthésie porte, comme l'ont démontré de récentes observations, sur le côté opposé à la paralysie du mouvement; à côté des symptômes précédents se rangent ceux qui dépendent d'une altération des noyaux d'origine des nerfs qui prennent naissance dans le bulbe rachidien. Ce sont les troubles de la phonation, de la déglutition, des mouvements des yeux, enfin les accidents du côté de la circulation et de la respiration. On a pu rencontrer des vomissements, des phénomènes oculo-pupillaires, un ralentissement considérable du pouls, comme dans les lésions traumatiques de la moelle cervicale.

Enfin, bon nombre de malades portent, en même temps que le mal sous-occipital, d'autres manifestations de la tuberculose, mal de Pott dorsalou lombaire, arthrites fongueuses, tuberculose pulmonaire.

La marche de la maladie est en général lente, et sa durée est rarement de moins d'une année; exceptionnellement, la mort arrive dans les premières semaines ou dans les premiers mois. Lorsque la terminaison doit être heureuse, on constate l'amendement des principaux symptômes, en même temps que l'amélioration de la santé générale. La guérison survient par ankylose des articulations atteintes, et laisse habituellement à sa suite une difformité permanente. Elle est possible, même après suppuration et destruction de surfaces osseuses importantes. Cloquet a recueilli un fait de guérison par ankylose entre l'axis et l'occipital; il ne restait plus qu'un point osseux de l'atlas en arrière. Dans un cas de Wade, la guérison fut obtenue, malgré l'expulsion au dehors de la plus grande partie de l'arc antérieur de l'atlas. Fait remarquable, cette guérison est possible avec un rétrécissement énorme du canal rachidien. Déjà Daubenton avait décrit une pièce de ce genre déposée au Muséum : « La seconde vertèbre du cou a été déplacée et poussée si loin en arrière qu'il ne reste qu'un intervalle de trois lignes entre l'apophyse odontoïde et l'arc postérieur de l'atlas.... Il est surprenant que le malade ait pu vivre assez longtemps pour permettre à l'ankylose de s'établir » ([1]). Une observation analogue est rapportée par Paget; elle a trait à une pièce anatomique provenant d'un cimetière d'Aberdeen, sur laquelle on ne possède par conséquent aucun renseignement clinique. « L'axis, dit-il, a été reporté en arrière avec une légère déviation vers la gauche, de telle sorte que son apophyse odontoïde est très rapprochée de la partie postérieure de l'atlas » ([2]). Hanside, Lawrence, Shaw, ont rapporté des faits semblables ([3]). Ces cas sont intéressants, en ce qu'ils démontrent qu'un rétrécissement, même considérable, du canal rachidien, est compatible avec l'existence, pourvu qu'il se produise lentement et peu à peu.

Mais la terminaison fatale est de beaucoup la plus commune; les causes qui peuvent lui donner naissance sont variables. Ce sont la septicémie chronique développée sous l'influence de la suppuration, l'aggravation des phénomènes médullaires, l'éclosion d'autres foyers de tuberculose, et surtout la tuberculose pulmonaire. Quelquefois la mort subite est produite par la brusque inclinaison de l'atlas sur l'axis dans un mouvement de la tête. Sédillot a rapporté le cas d'un jeune soldat qui mourut ainsi subitement, pendant qu'on le transportait au Val-de-Grâce. « Le 8 mai 1835, quatre infirmiers l'enlevèrent avec son matelas, qu'ils placèrent sur un brancard; des oreillers supportaient la tête; mais, au moment où l'on descendait l'escalier, les extrémités supérieures se paralysèrent, les bras tombèrent, dirent les infirmiers; quelques minutes après, Guyot n'existait plus. » C'est parfois au moment où le malade se couche, ou est déplacé dans son lit par l'infirmier, que la mort survient tout à coup.

L'observation de Buckley ([4]), dont nous avons déjà parlé précédemment, est des plus remarquables à cet égard. « Un enfant de sept ans, atteint de bronchite chronique, étant à prendre le thé avec d'autres convalescents, se mit à rire bruyamment, ayant la bouche pleine; il eut alors un accès de toux, dû sans doute à une déglutition irrégulière. Pour le soulager, un de ses camarades lui administra quelques coups dans le dos, pratique suivie vulgairement en pareil cas; mais, au grand étonnement des assistants, le petit garçon tomba mort. » La terminaison funeste était due à une rupture de l'apophyse odontoïde à sa base par suite d'une lésion tuberculeuse profonde du corps de l'axis, que rien jusque-là, dans l'histoire du malade, n'avait fait prévoir.

La mort subite peut survenir, alors même qu'une amélioration considérable et persistante faisait croire à la guérison. M. Lannelongue en rapporte un fait intéressant : « J'ai vu, dit-il, un accident de cette nature arriver chez une jeune fille de treize ans, dont l'affection sous-occipitale remontait à un peu plus de deux ans. Après avoir été pendant un an paralysée complètement des membres inférieurs, incomplètement des membres supérieurs, elle s'améliora peu à peu, put se remettre à marcher en gardant une raideur dans les mouvements de la tête; les fonctions des membres s'étaient rétablies à peu près intégralement. Cette jeune fille quitta mon service d'hôpital malgré mon avis; deux mois plus tard, j'appris qu'elle était morte subitement en se baissant » ([5]).

([1]) Daubenton, *Histoire naturelle générale et particulière, avec description du cabinet du roi*, t. III, p. 199.
([2]) Paget, *Med.-chir. Transact.*, t. XXXI, p. 285, 1848.
([3]) Lannelongue, *Tuberculose vertébrale*, p. 287.
([4]) Buckley, *British med. Journ.*, avril 1880, t. I, p. 516.
([5]) *Tuberculose vertébrale*, p. 316.

Diagnostic. — Le diagnostic peut présenter des points très délicats. La première question à résoudre, c'est celle de savoir s'il s'agit réellement d'un mal de Pott sous-occipital. On pourrait confondre l'affection osseuse avec un simple torticolis musculaire. Bouvier lui-même, malgré sa grande expérience, a commis une erreur de ce genre. Il s'agissait d'une petite fille de sept à huit ans, chez laquelle il crut à une rétraction musculaire essentielle. Cependant il fut frappé de la rigidité de la tête, à laquelle on ne pouvait imprimer un mouvement de rotation du côté opposé au sterno-mastoïdien rétracté. Sur le conseil de Dieffenbach, qui vit la malade, il s'abstint de pratiquer la ténotomie. Sur ces entrefaites, l'enfant succomba à une fièvre typhoïde. On trouva, à l'autopsie, tous les caractères d'un mal de Pott sous-occipital : « destruction de la moitié droite de l'atlas; l'axis rapproché de l'occipital en ce point; soudure étendue entre la deuxième et la troisième vertèbre du cou, soudure semblable entre l'apophyse odontoïde et l'atlas; rétrécissement du trou occipital, qui, cependant, est encore suffisant pour loger la moelle » (¹).

L'étude des antécédents, l'exploration attentive de la partie supérieure du cou, la constatation de déformations osseuses, et surtout la conservation ou l'absence des mouvements de rotation du côté opposé à l'inclinaison vicieuse du cou, telles sont les différentes circonstances qui permettront d'établir le diagnostic. Il convient aussi de rappeler que l'attitude du cou, essentiellement variable dans le mal sous-occipital, diffère le plus souvent de celle qui appartient au torticolis du sterno-mastoïdien, dans lequel l'inclinaison latérale de la tête se combine avec la rotation du côté opposé.

Étant admis qu'on est bien en présence d'une affection articulaire, il reste à se demander s'il s'agit véritablement d'un mal sous-occipital, c'est-à-dire d'une affection tuberculeuse, ou si l'on n'a point affaire à une arthrite rhumatismale. Le mode de début est aigü, fébrile, dans l'arthrite rhumatismale; souvent elle s'est montrée en même temps que d'autres manifestations du rhumatisme, ou bien encore à la suite de la scarlatine. Enfin, s'il y a la même gêne dans les mouvements du cou, et les mêmes douleurs que dans le mal sous-occipital, on n'observe point la tendance aux déformations osseuses, et à la production d'abcès. Quant à l'arthrite déformante sous-occipitale qu'on rencontre chez l'adulte et le vieillard, elle donne bien naissance à des douleurs, à de la gêne des mouvements, à des craquements abondants; mais elle ne se traduit pas par des déviations du cou aussi marquées que dans le mal de Pott; les mouvements, quoique limités, restent possibles; il n'y a pas tendance à la formation d'abcès. De plus, l'état général reste bon, et la marche de la maladie est essentiellement chronique.

Il est encore, dans l'étude du diagnostic, une question très délicate à résoudre, c'est celle de savoir, s'il existe oui ou non un déplacement des surfaces articulaires. Comme le fait observer Malgaigne, l'attitude vicieuse simple est bien voisine du déplacement, et le diagnostic précis est parfois impossible. On ne saurait se baser sur l'existence des phénomènes paralytiques; en effet, l'altération de la moelle peut leur donner naissance, en l'absence de tout déplacement. D'autre part, des déplacements considérables, mais se faisant lentement,

(¹) Bouvier, *Maladies chroniques de l'appareil locomoteur*, p. 78.

peuvent n'amener aucune paralysie. Les seuls signes sur lesquels on puisse compter sont la déviation des apophyses épineuses et transverses sur les parties postérieure et latérales du cou, et les saillies des corps des vertèbres en avant. Encore ne faut-il guère espérer rencontrer ce dernier signe chez les enfants, où l'exploration du pharynx est à peu près impossible.

On devra donc se guider surtout sur la position des apophyses épineuses, et, en particulier, sur celle de l'axis qui, grâce à son volume, peut être aisément reconnue. Dans la luxation de l'atlas en avant, l'apophyse épineuse de l'axis sera rendue plus saillante, en même temps qu'elle se rapprochera de la protubérance occipitale. Si la luxation est bilatérale, ces deux saillies osseuses seront sur une même ligne verticale. S'agit-il, au contraire, d'une luxation unilatérale, la protubérance occipitale est déjetée latéralement par rapport à l'apophyse épineuse de l'axis, et toujours du côté opposé à celui que regarde le menton.

Pronostic. — Nous en avons dit assez pour montrer que le pronostic du mal sous-occipital est d'une excessive gravité. Toutefois la possibilité de la réparation osseuse et de la guérison par ankylose vient atténuer la gravité du pronostic. Mais la guérison ne s'obtient qu'au prix d'une difformité, et d'une infirmité permanente.

Traitement. — Les indications relatives au traitement doivent être envisagées à deux périodes : 1° au début, alors qu'il n'y a qu'une arthrite tuberculeuse, avec ou sans attitude vicieuse; 2° à une période plus avancée de la maladie, lorsqu'il y a déjà un déplacement des surfaces articulaires.

1° Au début, on peut avoir recours à la révulsion, mais sous une forme légère, comme la réalisent les applications de teinture d'iode, les vésicatoires, les pointes de feu. Quant aux cautères, autrefois si vantés, leur usage doit être proscrit; ce serait imposer inutilement aux malades des douleurs et une suppuration prolongées. Le principe auquel on doit se conformer avant tout, c'est celui qui guide le traitement de toutes les arthrites en général, savoir, l'immobilisation dans une bonne position. Malgaigne recommande comme moyen simple de réaliser l'immobilisation, une cravate de carton, qui appuie à la fois sous la mâchoire, sous l'occipital et sur les épaules, et qu'on maintient avec une bande. On peut réaliser un appareil semblable, soit avec le plâtre, soit avec la gutta-percha. Il faut en même temps faire coucher le malade sur un plan horizontal et suffisamment résistant. On recommandera, dans ce but, un matelas de crin, et l'on glissera, au besoin, une planche sous le matelas; les oreillers seront supprimés. Si la contracture musculaire est telle que l'attitude vicieuse ne puisse être corrigée, on aura recours au chloroforme pour opérer le redressement avant l'application de l'appareil. M. Lannelongue conseille d'ajouter à l'immobilisation l'extension continue. Le cou étant immobilisé à l'aide d'une gouttière de plâtre ou de gutta-percha, l'extension est exercée sur la tête, tandis que la contre-extension s'opère sur le tronc. En plaçant le malade sur un plan incliné, de telle sorte que la tête soit située plus haut que le reste du corps, le poids du tronc lui-même exercerait la contre-extension;

quant à l'extension, elle peut aisément être faite au moyen du collier qui sert à l'extension verticale, dans la suspension par la méthode de Sayre.

M. Lannelongue décrit et figure, dans ses *Leçons* ([1]), l'appareil dont il se sert pour appliquer l'extension au mal vertébral sous-occipital. Il se compose de deux pièces principales réunies l'une à l'autre par deux montants dont la longueur peut être modifiée à l'aide d'une crémaillère. La pièce inférieure prend point d'appui sur les épaules et la partie supérieure du tronc. La supérieure s'applique sous la base du crâne et sous les maxillaires.

2° Quand déjà il existe un déplacement des surfaces articulaires, il n'est pas douteux qu'il faille recourir à une immobilisation rigoureuse; mais une question nouvelle se pose, c'est celle de l'opportunité du redressement. Les chirurgiens sont divisés d'opinion à cet égard. Tandis que les uns, avec Schupke, Bérard et Bouvier, proscrivent toute tentative de redressement; les autres, avec Tessier, Bonnet, Malgaigne, croient l'intervention justifiée. Il est bien évident que la réduction du déplacement est possible; il suffit d'en donner comme preuve le cas partout reproduit de Tessier, dans lequel la réduction put être obtenue chez un garçon de treize ans et demi, qui présentait une paralysie du bras gauche ([2]). Mais il est à craindre que les tractions exercées pour la réduction n'aient justement pour résultat la rupture des ligaments ramollis, et l'apparition des phénomènes médullaires graves qu'on se proposait d'éviter. Aussi M. Tessier établit-il une distinction entre les cas où le déplacement de la tête a lieu en avant, et celui où la luxation se produit dans une extension forcée. Il conseille seulement les tentatives de réduction dans le premier cas; mais lorsque la luxation est en arrière et la tête dans l'extension, il préfère l'abstention, de peur que les efforts de flexion faits pour réduire ne viennent à rompre le ligament transverse, et n'amènent la compression brusque de la moelle par l'apophyse odontoïde, et la mort immédiate.

C'est pour les mêmes raisons qu'il vaut mieux rejeter les tentatives de redressement brusque, qui s'accompagnent nécessairement de violence, et avoir recours au redressement lentement opéré par les appareils. Les colliers composés de pièces prenant leur point d'appui sur le menton et sur la nuque d'une part, et d'autre part sur les épaules, et reliées l'une à l'autre par des tiges métalliques, qu'on peut allonger et raccourcir à l'aide de vis, permettent, comme nous l'avons déjà dit, de faire de l'extension continue. Les minerves, qui prennent leur point d'appui sur le front, peuvent exécuter d'avant en arrière le redressement de la tête sur la colonne vertébrale.

Le but poursuivi étant la guérison au moyen d'une ankylose solide, l'appareil doit être laissé en place pendant fort longtemps. Du reste, le malade peut lui-même renseigner à ce sujet le chirurgien; lorsque l'ankylose est produite, il a conscience de la solidité des articulations malades, et il cesse de soutenir sa tête avec les mains. L'ankylose étant le résultat désiré, il va sans dire qu'on ne tentera pas, après la guérison, d'obtenir par des mouvements forcés le rétablissement des fonctions.

Les règles applicables au traitement des abcès par congestion dans le mal

([1]) Voy. *Tuberculose vertébrale*, p. 320 et 321, fig. 35.

([2]) Voy. Tessier, Thèse citée; et Bonnet, *Traité des maladies des articulations*, t. II, p. 545.

sous-occipital sont les mêmes que partout ailleurs, sauf en ce qui concerne les abcès rétro-pharyngiens, qui doivent être ouverts de très bonne heure, afin d'éviter la suffocation qu'ils pourraient déterminer, en comprimant les voies respiratoires, ou en venant s'ouvrir dans la trachée.

CHAPITRE III

NÉOPLASMES OU TUMEURS DU RACHIS ET DE LA MOELLE

Nous devons étudier isolément : 1° les tumeurs des os; 2° celles dont le siège est dans les enveloppes de la moelle, ou dans le cordon spinal lui-même.

I

TUMEURS DU RACHIS

Bien que rares, d'une manière générale, les tumeurs qui peuvent se développer dans la colonne vertébrale ne laissent pas que d'être de nature assez variée. Les unes sont des tumeurs bénignes; les autres, des tumeurs malignes.

1° TUMEURS BÉNIGNES. — Sous ce titre, nous examinerons : les kystes hydatiques, les exostoses, l'enchondrome de la colonne vertébrale.

a. *Kystes hydatiques.* — Nous plaçons ici l'étude des kystes hydatiques, bien que, dans l'immense majorité des cas, il ne s'agisse pas de tumeurs primitivement développées dans l'intérieur même des vertèbres; elles viennent seulement comprimer et user secondairement le tissu osseux, en déterminant des phénomènes médullaires. Toutefois nous comprenons ici tout ce qui a trait aux kystes hydatiques de la région rachidienne, afin de ne pas scinder cette étude.

Il est des cas exceptionnels dans lesquels le kyste hydatique a bien eu pour point de départ le tissu de la vertèbre lui-même. De ce nombre est l'observation de Dubois [1]. Elle est relative à une jeune fille de vingt ans, qui fut prise de douleurs dans les lombes, puis de faiblesse dans les jambes, et enfin de paraplégie. En même temps, le rachis présentait une déviation latérale et antéro-postérieure. La malade succomba à la suite d'eschares au sacrum, et l'on trouva la 11e vertèbre dorsale complètement détruite par un kyste hydatique, sans qu'il existât d'hydatides dans aucun autre organe.

Dans un cas de Houtang [2], il s'agit d'un kyste hydatique ayant pris son point de départ dans le corps des vertèbres lombaires. Mais le plus souvent, il s'agit

(1) DUBOIS, *Bull. de la Soc. anat.*, t. XXIII, p. 95.
(2) HOUTANG, *Kyste hydatique de la colonne vertébrale; myélite par compression. Progrès méd.* Paris, 1885, p. 422.

de tumeurs primitivement développées en dehors des vertèbres elles-mêmes, et qui ne les atteignent que secondairement. Dans son *Traité des maladies de la moelle*, Leyden [1] a pu réunir 13 cas d'hydatides des vertèbres. Dans sa thèse, M. Bellencontre [2] porte ce nombre à 16. Nous y pouvons joindre les deux cas suivants : Dans l'un, dû à Jœnicke [3], il s'agit d'une femme de cinquante-trois ans, chez laquelle le début fut marqué par des douleurs lombaires avec irradiations à gauche, paralysie du membre inférieur gauche, et trouble profond de la sensibilité du côté droit; à l'autopsie, on trouva, au voisinage de la colonne vertébrale, à la hauteur des 9e, 10e et 11e côte, une tumeur fluctuante de nature hydatique, ayant son origine dans le tissu cellulaire sous-pleural. Cette tumeur avait en partie corrodé les vertèbres, et, pénétrant dans les trous de conjugaison, refoulait la dure-mère, et comprimait la moelle. Dans le fait de Houtang, dont nous avons déjà parlé, la tumeur avait évolué d'une façon tout à fait latente, déterminant l'usure des vertèbres, la compression de la moelle, et la myélite consécutive. Il est à noter que la malade portait une scoliose ancienne.

Du reste, dans le cas où les os sont altérés, il est parfois bien difficile de dire si le kyste s'est primitivement développé dans la vertèbre, ou dans les tissus voisins. C'est ce qui arrivait dans le fait communiqué à la Société de biologie par Liouville et Straus [4]. Il s'agissait d'un homme de cinquante-deux ans, qui fut pris d'une paraplégie subite. On pensa à une hémorrhagie intra-rachidienne; mais on trouva, à l'autopsie, un kyste hydatique ouvert dans le rachis au niveau de la dixième vertèbre dorsale. A la base du poumon gauche, une poche volumineuse existait entre le lobe inférieur de l'organe et le diaphragme. Il est difficile de dire si le kyste s'était développé primitivement dans le corps de l'os, ou dans le thorax.

Dans les cas où le siège primitif de la tumeur est étranger à l'os, tantôt elle prend son développement en dehors du rachis, dans le thorax, dans l'abdomen, ou dans les muscles spinaux, tantôt elle se développe dans l'intérieur même du canal rachidien, soit entre les os et la face externe de la dure-mère, soit, beaucoup plus exceptionnellement, à la face interne de cette membrane. Les deux origines, à l'intérieur et à l'extérieur du canal rachidien, seraient également fréquentes, d'après Bellencontre, puisque, sur ses 16 observations, il en trouve 8 appartenant à chacun des deux groupes.

Lorsque le kyste s'est primitivement développé en dehors du canal rachidien, il y pénètre le plus souvent par les trous de conjugaison dilatés ou en partie détruits. Parfois la moelle et ses enveloppes sont seulement repoussées par la tumeur; dans d'autres cas, le kyste se rompt, et les hydatides deviennent libres dans le canal vertébral. Il peut se faire que la tumeur ne trahisse son existence par aucun signe visible au dehors. Mais, dans un certain nombre de cas,

(1) LEYDEN, *Traité clinique des maladies de la moelle épinière*, trad. franç. Paris, 1879, p. 212.

(2) BELLENCONTRE, *Contribution à l'étude des kystes hydatiques comprimant la moelle épinière*. Thèse de doct. de Paris, 1876, n° 132.

(3) JOENICKE, *Un cas d'échinocoques du canal vertébral. Breslauer ärztl. Zeitschrift*, n° 21, 1879, et *Revue d'Hayem*, t. XVIII, p. 518.

(4) LIOUVILLE et STRAUS, *Compression de la moelle par des hydatides*. Soc. de biologie, 16 janv. 1875.

comme ceux de Cruveilhier, de Mazet et de Reydellet, le kyste repoussait les muscles sacro-lombaires, et venait faire au dehors une saillie qui put être prise pour un abcès par congestion. Il peut se faire même que la tumeur, en se développant, détermine une déformation appréciable de la colonne vertébrale. C'est ce qui existait dans le fait de Mazet, et dans celui de Dubois, dont nous avons déjà parlé, et où nous avons dit qu'il existait une double déviation du rachis, à la fois latérale et antéro-postérieure.

b. *Exostoses.* — Il n'est pas rare de rencontrer, sur la partie antérieure des corps vertébraux, des exostoses qui, passant au-devant des disques intervertébraux, soudent entre elles deux ou plusieurs vertèbres voisines. C'est surtout chez les vieillards que se rencontre cette lésion qui ne traduit sa présence par aucun symptôme, et n'est reconnue qu'à l'autopsie. Il s'agit bien plutôt d'ossifications anormales du périoste et surtout du ligamenteux antérieur que d'exostoses proprement dites. L'arthrite sèche de la colonne vertébrale peut donner naissance à des exostoses; c'est surtout à la région cervicale qu'on l'observe. D'après M. Bouchard (1), l'épaississement osseux qui accompagne cette altération rhumatismale chronique, et surtout l'hypertrophie de l'apophyse odontoïde, peuvent être poussés au point de comprimer la moelle. Il est aussi des exostoses d'origine traumatique consécutives aux fractures et au mal de Pott; enfin, la syphilis peut donner naissance à des productions semblables du côté des vertèbres. M. Lancereaux en a rapporté plusieurs exemples. Généralement ces exostoses coïncident avec des tumeurs semblables situées en d'autres points du corps, au crâne, au tibia, aux clavicules. Michel (2) en rapporte un bel exemple dans le *Dictionnaire encyclopédique*. Il est relatif à une femme de quarante-cinq ans, qui présenta d'abord des exostoses ou des gommes au niveau du crâne, et qui plus tard revint trouver son chirurgien « portant une tumeur exactement semblable sur la région dorsale, à la hauteur des apophyses épineuses des premières vertèbres. Le développement de cette nouvelle poussée s'était accompagné de douleurs formidables dans les membres inférieurs, en ceinture à la base du thorax, et finalement d'une paraplégie incomplète. La tumeur, ponctionnée, laissa écouler le même liquide que les précédentes. On sentit aisément, après l'écoulement, une augmentation de volume des parties accessibles des vertèbres voisines. » Un traitement antisyphilitique procura la guérison définitive.

c. *Enchondromes.* — L'enchondrome du rachis est une véritable rareté. Virchow (3) en rapporte un exemple. « La tumeur, ayant environ la grosseur d'une noisette, était située, dit-il, entre la dure-mère spinale et les apophyses épineuses; elle avait tellement comprimé la moelle épinière qu'il en était résulté des phénomènes de paralysie de la moitié inférieure du corps. » Paget (4) en a signalé un autre exemple; mais ici, il s'agit d'un enchondrome étendu à la colonne vertébrale, par propagation. La tête des côtes avait été le point de départ d'une tumeur cartilagineuse qui, en se développant, avait pénétré par les trous de conjugaison et produit la compression de la moelle et la paraplégie.

(1) BOUCHARD, *Des compressions lentes de la moelle. Diction. encycl.* 2e série, t. VIII, p. 666.
(2) MICHEL, art. RACHIS. *Dict. encycl.*, 3e série, t. I, p. 520.
(3) VIRCHOW, *Pathologie des tumeurs*, trad. franç., 1867, t. I, p. 513.
(4) PAGET, *Lectures*, t. II, p. 196.

Il ne semble pas qu'il existe de généralisations chondromateuses ayant porté sur la colonne vertébrale.

2° TUMEURS MALIGNES. — A ce groupe se rattachent l'ostéosarcome, et le carcinome.

a. *Ostéosarcomes.* — On a décrit, dans le rachis, des ostéosarcomes ou tumeurs myéloïdes, tantôt primitives, tantôt secondaires. C'est à un fait de cette nature que paraît se rapporter l'observation d'Hawkins, d'après laquelle un cancer des vertèbres avait débuté chez un enfant de quatre ans par le maxillaire inférieur. Cooper Förster (1) a rapporté une observation de sarcome myéloïde de la colonne vertébrale, consécutif à une tumeur semblable de la tête du péroné. Virchow (2) a vu, chez un homme de vingt-cinq ans, mort paraplégique, un myxosarcome occupant les 11e et 12e vertèbres dorsales. La généralisation s'était faite, et des tumeurs de même nature existaient dans l'orbite, dans les côtes, le sternum, l'humérus, etc.

C'est peut-être à un cas du même genre que se rapporte l'observation publiée par Milcent (3). Elle a trait à un jeune homme de vingt-deux ans, porteur d'une tumeur lombaire indolente, avec symptômes de compression médullaire, qui avait été prise pour une carie vertébrale. Le malade ayant succombé, on trouva une tumeur du volume d'une tête d'enfant, kystique, à parois osseuses amincies, crépitant comme du parchemin. L'intérieur était fongueux, et présentait des aréoles remplies de sang. La 2e vertèbre lombaire était devenue aussi aréolaire.

b. *Carcinome.* — Les premières observations de cancer du rachis remontent à une époque déjà fort éloignée. Bonet, dans son *Sepulchretum* (4), décrit un encéphaloïde des vertèbres et des méninges lombaires. D'autres exemples ont été fournis par A. Cooper, Benj. Brodie, Abercrombie, Ogle. Cruveilhier (5) en a publié deux cas, avec planches à l'appui; dans le premier, il y avait eu un carcinome primitif du sein, et dans le second, un sarcocèle qui avait été enlevé six mois auparavant. En 1865, le professeur Charcot (6) lut à la *Société médicale des hôpitaux* une note sur la paraplégie douloureuse, dans laquelle il résumait les recherches inédites de Cazalis, en même temps que ses observations personnelles. En 1867, parut la thèse de Tripier (de Lyon) (7); depuis lors, de nouvelles observations ont été publiées; entre autres, celles de Lépine (8), de Laënnec (de Nantes) (9), etc.

Bien que le cancer vertébral puisse être primitif, dans l'immense majorité des cas, il est secondaire. Dans son article du *Dictionnaire encyclopédique*, Michel (10) ne cite que 12 observations de cancer primitif du rachis.

(1) *Transact. of the pathol. Soc. of London*, 1857, t. VIII, p. 389.
(2) VIRCHOW, *Path. des tumeurs*, t. II, p. 250.
(3) *Bull. de la Soc. anat.*, t. XVII, p. 309.
(4) BONET, *Sepulchretum*, livre I, sect. 15, obs. IV, p. 750.
(5) J. CRUVEILHIER, *Anat. path.*, livraison XX, pl. 1, in-folio.
(6) CHARCOT, *Sur la paraplégie douloureuse et sur la thrombose artérielle, etc.* Soc. méd. des hôpit., 22 mars 1865. *Gaz. hebd.*, 1865, p. 383.
(7) L. TRIPIER, *Du cancer de la colonne vertébrale et de ses rapports avec la paraplégie douloureuse.* Thèse de doct. de Paris, 1867.
(8) LÉPINE, *Note sur le cancer de la colonne vertébrale. Bull. de la Soc. anat.*, 1867, t. XII p. 570.
(9) LAENNEC, *Gaz. hebd.*, 1872, p. 494.
(10) MICHEL, art. RACHIS. *Dict. encyclop.*, 3e série, t. I, p. 309.

Dans la plupart des cas, le carcinome secondaire du rachis est consécutif, soit au cancer du sein chez la femme, soit à celui du testicule chez l'homme. Ainsi, sur 22 cas de généralisation, 18 fois le sein était primitivement atteint, 2 fois le rein, 1 fois le tissu cellulaire sous-péritonéal, 1 fois les cicatrices anciennes d'un lupus (1); on l'a observé aussi à la suite de cancers du foie, de l'estomac ou d'autres viscères. C'est surtout dans les formes de cancer à marche lente, tel que le squirrhe atrophique du sein, par exemple, que s'observe la généralisation cancéreuse du côté du rachis.

Il est beaucoup plus exceptionnel de voir le cancer envahir par propagation directe la colonne vertébrale. C'est ce qui existait dans le fait de Laborie, où un cancer de l'œsophage avait entraîné la destruction du corps d'une vertèbre; dans un autre cas, il s'agissait d'une tumeur du médiastin postérieur s'étant propagée au rachis.

Quant à l'âge, c'est surtout de quarante à soixante ans que s'observe le cancer de la colonne vertébrale. S'il a été plus souvent rencontré chez la femme que chez l'homme, cela tient à ce qu'il est, dans un très grand nombre de cas, consécutif au cancer du sein. Il semble, d'après quelques observations, que le traumatisme ait pu jouer le rôle de cause occasionnelle. Ainsi, dans une des observations de Lépine, la malade était tombée dans un escalier; j'ai pu également observer un vieillard chez lequel un cancer de la région lombaire de la colonne vertébrale se montra à la suite d'une chute.

Le cancer peut se développer dans tous les points de la colonne vertébrale; mais il affecte une prédilection particulière pour la région lombaire et la partie inférieure de la région dorsale. Il débute généralement par les corps vertébraux, sous la forme de noyaux isolés ou de masses diffuses infiltrant le tissu spongieux de la vertèbre. En se réunissant, ces masses cancéreuses peuvent constituer des tumeurs volumineuses étendues à plusieurs vertèbres, entourant quelquefois complètement le canal rachidien, et pouvant faire saillie dans les gouttières vertébrales, où elles deviennent appréciables par la palpation. Le tissu osseux se résorbe; l'os perd sa solidité; il en résulte des tassements et des gibbosités analogues à celles que l'on voit dans le mal de Pott. La moelle est atteinte, soit par compression mécanique, soit par propagation du néoplasme à son tissu. Les nerfs sont englobés par les masses cancéreuses, au niveau, ou à la sortie des trous de conjugaison; leurs gaînes peuvent même être envahies par les éléments cancéreux; de là, les douleurs intolérables accusées par les malades.

II

TUMEURS DE LA MOELLE ET DE SES ENVELOPPES

Jusqu'ici les tumeurs de la moelle et de ses enveloppes étaient du domaine purement médical; mais comme, dans ces derniers temps, l'intervention chirurgicale a été conseillée, et même pratiquée contre de semblables tumeurs, nous sommes obligés d'en dire quelques mots.

(1) Voy. Michel, *Loco citato.*

a. *Tumeurs intra-spinales.* — Ces tumeurs, développées primitivement dans le tissu de la moelle, sont assez rares.

Le gliome, qu'on observe assez souvent dans le cerveau, se rencontre beaucoup moins fréquemment dans la moelle. Dérivé du tissu conjonctif normal des centres nerveux, il présente une telle mollesse que ses vaisseaux se déchirent parfois, et donnent naissance à des hémorrhagies capables d'infiltrer les parties saines de la moelle.

D'après M. Bouchard [1], le sarcome et le carcinome, avec leurs diverses variétés, ne paraissent pas se développer primitivement dans la moelle. Leyden [2] reconnaît que la description des sarcomes, cancers, stéatomes, telle qu'on la trouve dans les observations anciennes, est le plus souvent insuffisante. Les gommes syphilitiques sont rares dans le tissu de la moelle; les tubercules solitaires, constituant de véritables tumeurs, sont au contraire très fréquemment observés; ils coïncident généralement avec la tuberculisation d'autres organes.

b. *Tumeurs méningées.* — Elles sont plus fréquentes. On rencontre dans les méninges, les diverses espèces de sarcome et le psammome, considéré par M. Robin comme une variété d'épithéliome, par MM. Cornil et Ranvier comme un sarcome angiolithique. Leur développement est très lent; aussi ces tumeurs ne donnent-elles guère lieu à des symptômes, quand elles se développent au crâne. Mais, dans le rachis, l'étroitesse du canal vertébral fait qu'elles deviennent assez souvent une cause de paraplégie.

Sous le nom de tumeurs extra-méningées, M. Bouchard (*loco citato*) étudie les tumeurs qui, se développant dans le tissu cellulo-adipeux de la cavité rachidienne, peuvent devenir des agents de compression. De ce nombre sont le sarcome, le carcinome, les kystes hydatiques dont nous avons déjà parlé. Des névromes développés au niveau des trous de conjugaison, peuvent aboutir au même résultat.

Symptômes généraux des tumeurs du rachis et de la moelle. — Les symptômes auxquels peuvent donner naissance les tumeurs du rachis sont de deux ordres : les uns se rapportent à la compression de la moelle et des nerfs rachidiens; les autres, aux déformations de la colonne vertébrale. Les symptômes de compression sont communs aux tumeurs du rachis et à celles de la moelle épinière elle-même. Ajoutons que, dans certains cas, les tumeurs du rachis peuvent former des masses volumineuses, appréciables en clinique, soit par la palpation profonde de l'abdomen, soit par l'examen des gouttières vertébrales.

a. *Symptômes de compression.* — Comme le fait remarquer M. Bouchard, il faut bien distinguer la compression brusque de la moelle, telle que la produisent les déplacements osseux dans les fractures et dans les luxations, de la compression lente que déterminent, soit les tumeurs, soit les lésions du mal de Pott. Dans la compression brusque, en effet, tout peut se borner à des phénomènes purement mécaniques; il n'y a point d'altérations du tissu de la

(1) Bouchard, art. Moelle. *Dict. encycl.*, *loco citato.*
(2) Leyden, *Traité clinique des maladies de la moelle*, p. 346.

moelle lui-même. La preuve en est, qu'une fois la luxation réduite, on voit reparaître l'intégrité des fonctions.

Il en va tout autrement quand il s'agit de compression lente. Ici, il n'y a plus seulement une compression mécanique, mais des altérations anatomiques du côté du tissu médullaire; on constate tout d'abord, au point comprimé, de l'anémie de la moelle, puis tous les caractères d'une myélite interstitielle, prolifération du tissu conjonctif, disparition de la myéline des tubes nerveux, formation de corps granuleux. Ce foyer de myélite devient le point de départ de dégénérations secondaires de la moelle, se localisant dans les cordons postérieurs au-dessus de la lésion, et dans les cordons latéraux, pour la région de la moelle située au-dessous.

Généralement, ce sont les douleurs qui attirent tout d'abord l'attention; elles revêtent le caractère de douleurs en ceinture, ou bien encore ce sont des douleurs irradiées le long des nerfs sciatique et crural, simulant de véritables névralgies, d'où l'expression de *pseudo-névralgies* employée pour les désigner. Elles sont sous la dépendance de la névrite des racines rachidiennes, et peuvent s'accompagner de paralysies, avec ou sans contractures, et de troubles trophiques. L'irritation des nerfs comprimés produit aussi l'hyperesthésie des téguments dans la partie où se distribue le nerf affecté. Suivant que la compression est unie ou bilatérale, la douleur affecte la forme en ceinture, ou elle est limitée à un point plus ou moins étendu. Quand la compression siège au niveau de la région lombaire ou de la partie inférieure de la région dorsale, la douleur peut affecter les caractères de la névralgie sciatique ou ceux de la névralgie crurale; siège-t-elle, au contraire, au niveau du renflement cervical, elle reproduit les caractères de la névralgie brachiale. Les douleurs sont surtout intenses dans les cas de cancer du rachis, lorsque le tissu osseux se laisse affaisser, et que les nerfs sont comprimés dans les trous de conjugaison; c'est ce qui a fait dire à Hawkins, à Gull et à Leyden que, dans le cancer vertébral, les douleurs sont presque caractéristiques.

Bien que la cause qui la produit soit permanente, la douleur offre ce caractère de présenter des exacerbations sous forme de crises souvent nocturnes. Les mouvements spontanés ou communiqués aux membres suffisent parfois à déterminer ces crises, au moment desquelles les douleurs deviennent véritablement atroces. Il semble aux malades que leurs os soient rongés ou broyés. Ces crises douloureuses, lorsqu'elles sont liées à la paraplégie, constituent un ensemble tout à fait caractéristique du cancer de la colonne vertébrale. C'est cet ensemble symptomatique que Cruveilhier désignait sous le nom de paraplégie douloureuse, *paraplégie douloureuse des cancéreux* de Charcot.

Plus tard, les parties qui avaient été primitivement le siège de l'hyperesthésie peuvent présenter de l'anesthésie, sans que, pour cela, les douleurs spontanées cessent de se montrer; c'est ce qui constitue l'anesthésie douloureuse. A ce moment encore peuvent apparaître les troubles trophiques, zona ou éruptions bulleuses sur le trajet des nerfs irrités, quelquefois même des eschares. Il faut y joindre l'atrophie musculaire, avec ou sans paralysie, ou même avec contracture. Dans une thèse récente, M. Sené [1] étudie certains cas de tumeurs

[1] L. SENÉ, *Étude sur quelques cas d'atrophie musculaire généralisée, consécutive à des tumeurs malignes de la colonne vertébrale.* Thèse de doct. de Paris, 1884.

malignes très étendues du rachis qui, en comprimant la plupart des nerfs rachidiens, ont pu donner naissance à une atrophie musculaire généralisée. D'après l'auteur, cette atrophie musculaire est primitive, elle précède la paralysie; elle est remarquable par la rapidité extrême de son développement.

Les symptômes précédents tiennent uniquement à la compression ou à l'irritation des nerfs. Quant aux symptômes propres à la compression de la moelle, ils surviennent quelques semaines ou quelques mois plus tard. Toutefois, ils peuvent survenir d'emblée, surtout dans les cas où il s'agit de tumeur intra-spinale. Les troubles moteurs consistent d'abord en une simple parésie qui devient bientôt une paralysie complète, sans contracture; c'est la période de paralysie flasque.

Au bout d'un temps qui varie de six semaines à deux mois, quelquefois plus tard, apparaissent des secousses, des crampes dans les muscles paralysés, qui font bientôt place à une contracture permanente. Tandis que la paralysie flasque est attribuée à la simple interruption mécanique des cordons antéro-latéraux, la contracture est due à la dégénérescence secondaire, sous forme de sclérose, de ces mêmes cordons. Cette contracture tend à placer les membres dans une flexion permanente, qui se prononce sans cesse davantage. Le pouvoir excito-moteur du bout inférieur de la moelle est augmenté; aussi, les actions réflexes s'exagèrent-elles, et les membres paralysés entrent en convulsion sous l'influence du moindre attouchement (épilepsie spinale).

Au bout d'un temps plus ou moins long, on voit survenir des troubles de la miction et de la défécation, rétention ou incontinence. Si la compression siège au niveau de la région dorsale ou au-dessus, c'est la rétention qui domine; si la compression se produit très bas, c'est l'incontinence. En effet, si la lésion siège au-dessus du point où le cerveau exerce son action modératrice sur la substance grise de la moelle, les sphincters placés sans interruption sous l'influence médullaire restent contracturés; il y a rétention. Si, au contraire, la moelle est lésée au-dessous du point de départ des excitations qui déterminent la contraction habituelle des sphincters, ceux-ci se relâchent; il y a incontinence.

Il y a aussi des troubles de la sensibilité, retard et perversion des sensations, ou bien encore des sensations associées, qui consistent en ce que le malade perçoit sur un point correspondant du membre opposé, une sensation analogue à celle qu'on détermine sur l'un des deux membres supérieurs ou inférieurs. Enfin, surviennent à la longue, les troubles de la nutrition, atrophie rapide des muscles, eschares au sacrum, arthropathies, cystite purulente.

Les symptômes que nous venons d'énumérer appartiennent à la compression totale de la moelle; mais il peut se faire que la compression porte seulement sur une des moitiés de l'organe. Suivant les données de la physiologie, on observe alors une paralysie motrice des parties situées au-dessous et du côté de la lésion, avec anesthésie du côté opposé.

Dans les cas où la compression siège à la région cervicale, on peut avoir une paralysie limitée aux membres supérieurs. En cas de lésion unilatérale, si la compresion porte sur la région cervicale, on observe l'hémiplégie spinale avec anesthésie croisée; la lésion siège-t-elle à la région dorsale, on a l'hémiparaplégie avec anesthésie croisée.

2° Aux symptômes précédents, dépendant des lésions de la moelle et des nerfs, se joint parfois, en cas de tumeur du rachis, une déformation de la colonne vertébrale sous forme d'une gibbosité à grande courbure, présentant sur son trajet des inégalités et des bosselures. Généralement, il existe une douleur marquée à la pression, au niveau de cette gibbosité. Enfin, dans certains cas où la tumeur était très volumineuse, on a pu la constater par le palper abdominal pratiqué profondément, ou par l'examen des gouttières vertébrales.

Marche. — Durée. — Terminaisons. — La durée de la maladie dépend évidemment de la nature de la tumeur. Dans le cancer, la marche est en général rapide, et ne dépasse guère un an à dix-huit mois. Dans certains cas, la marche est extrêmement rapide; ainsi Colin a rapporté l'histoire d'un jeune soldat chez lequel le début fut marqué en septembre par de violentes douleurs lombaires; le 14 janvier, la paraplégie devenait complète, et le malade succombait le 6 mars, avec des eschares, six mois, par conséquent, après le début de la maladie [1]. Bien que la marche soit continue et progressive, on observe parfois une diminution passagère des symptômes dus à la compression nerveuse.

A part les cas d'exostoses syphilitiques, la mort est la terminaison fatale, et elle survient, soit comme conséquence de la paraplégie, par le fait des eschares ou de la cystite ulcéreuse, soit par épuisement et par cachexie cancéreuse.

Diagnostic. — Le diagnostic des tumeurs du rachis et de la moelle peut présenter des difficultés considérables, et quelquefois même tout à fait insurmontables. En l'absence de toute tumeur apparente, de toute déformation vertébrale appréciable, on n'a pour se guider que les phénomènes médullaires. Encore ceux-ci peuvent-ils faire complètement défaut, et la tumeur n'être reconnue qu'à l'autopsie. C'est ce qui arriva dans un cas de cancer du rachis consécutif à un cancer œsophagien publié par Laborie [2] et dont nous avons déjà parlé. Le malade succomba brusquement, pendant la nuit, à une hématémèse formidable, et l'on trouva à l'autopsie, une tumeur cancéreuse au niveau de la 5ᵉ vertèbre dorsale, ayant détruit l'œsophage sur une étendue de 5 centimètres.

Lorsque les phénomènes nerveux et la difformité vertébrale ont fait porter le diagnostic de tumeur du rachis, on doit encore se demander quelle est la nature de la tumeur à laquelle on a affaire. L'intensité des douleurs caractérisant la paraplégie douloureuse des cancéreux conduit à l'idée de tumeur maligne. L'examen minutieux de tous les organes qui ont pu être le siège d'un cancer primitif, sein, testicule, estomac, la constatation d'une cicatrice résultant de l'extirpation d'une tumeur, montrent qu'il s'agit d'un cancer secondaire.

Dans le cas de cancer primitif, la difficulté est beaucoup plus grande. On ne saurait se baser sur l'âge des malades; car, si le carcinome se voit surtout chez les personnes âgées, l'ostéosarcome peut se rencontrer chez de jeunes sujets. A part les douleurs violentes, on a pour se guider l'œdème, l'apparition des ganglions engorgés, de thromboses veineuses, enfin l'état cachectique des malades.

(1) L. Colin, *Tumeur sarcomateuse de la colonne vertébralecubi; détus aigu, suite de compression brusque de la moelle. Bull. de la Soc. anat.*, 5ᵉ série, t. VIII, 1873, p. 503.
(2) *Bull. de la Soc. de chir.*, t. X, p. 34, 1859.

La nature des autres tumeurs est bien difficile à reconnaître; cependant, en l'absence de tout symptôme faisant penser à un cancer, on doit songer à la syphilis. S'il y a des antécédents syphilitiques, si l'on trouve, à la surface du corps, d'autres lésions attribuables à cette diathèse, si enfin on peut reconnaître par la palpation la présence d'exostoses sur les côtés des gouttières vertébrales, on doit soupçonner la véritable nature de l'affection. Il faut aussi se rappeler que des tumeurs primitivement développées en dehors du rachis, peuvent, en venant user le tissu osseux, ou, en pénétrant dans le canal vertébral par les trous de conjugaison, déterminer des phénomènes de compression. De ce nombre sont les anévrysmes de l'aorte et les kystes hydatiques. Pour les anévrysmes, l'examen général du système artériel, la palpation profonde de l'abdomen, l'auscultation, permettront d'arriver au diagnostic. Certains kystes kydatiques venant former à l'extérieur des poches fluctuantes, et coïncidant avec des déformations du rachis, ont pu être pris pour des maux de Pott. La ponction de la poche permettra de reconnaître la véritable nature du liquide.

Reste à préciser le siège du néoplasme. Les notions anatomiques nous permettent de déterminer, d'après la répartition des phénomènes douloureux et paralytiques, le point précis de la moelle sur lequel porte la compression. Enfin, il faut arriver, autant que possible, à savoir s'il s'agit d'une tumeur intra ou extra médullaire. William White [1] fait remarquer avec juste raison que les tumeurs intra-spinales donnent surtout lieu à des troubles sensitifs et moteurs, tandis que les tumeurs primitivement développées en dehors de la moelle se traduisent plutôt par des symptômes d'irritation, tels que des douleurs, des atrophies, des contractures. En présence d'une paralysie s'étant développée peu à peu, précédée par des signes d'irritation nerveuse de longue durée, l'extension de la paralysie d'un membre à celui du côté opposé s'étant faite lentement et après un espace de temps considérable, le diagnostic de compression médullaire par une cause siégeant en dehors de l'organe peut être porté avec certitude.

Traitement. — A part les cas d'exostoses syphilitiques, les tumeurs du rachis et de la moelle offrent bien peu de prise à la thérapeutique. Sans doute, s'il s'agit de syphilis, le traitement spécifique peut procurer la guérison. Encore ne faut-il pas oublier que la compression longtemps prolongée a pu déterminer du côté de la moelle des altérations anatomiques que le traitement est impuissant à modifier. Dans la plupart des cas, on sera réduit à un traitement purement palliatif. On devra chercher, avant tout, à atténuer les souffrances atroces de la paraplégie douloureuse des cancéreux. Tous les calmants seront mis en œuvre, mais surtout les injections hypodermiques de morphine, qui présentent l'avantage de pouvoir être continuées pendant fort longtemps sans entraver les fonctions de l'estomac. Les révulsifs superficiels le long de la colonne vertébrale, et en particulier les pointes de feu, dont nous avons déjà parlé à propos du mal de Pott, pourront rendre des services. On doit souvent se préoccuper de lutter contre les fâcheux effets de la contracture qui presse fortement les genoux l'un contre l'autre, et peut déterminer des

[1] J. William White, *The surgery of the spine. Annals of surgery*, juillet 1889.

eschares. On y arrivera en interposant des coussins entre les deux genoux.

Jusqu'à ces dernières années, il semblait que le traitement des néoplasmes spinaux fût purement médical, et que l'intervention chirurgicale ne dût jamais trouver l'occasion de s'exercer en pareil cas. Cependant, dès 1882, M. Byron Bramwell (d'Édimbourg), pose en principe dans son ouvrage sur les maladies de la moelle, la possibilité d'intervenir contre certains néoplasmes spinaux. La première opération de ce genre est celle qui a été publiée par MM. Gowers et Horsley (¹). Elle a trait à un homme de quarante-deux ans qui présentait une paralysie motrice et sensitive, avec contracture, commençant au niveau de la 6ᵉ ou de la 7ᵉ paire dorsale. Le malade avait, en outre, de la rétention d'urine avec un peu de cystite. Il ressentait de violentes douleurs en ceinture au niveau de la 6ᵉ vertèbre dorsale. Il y avait évidemment compression de la moelle par un produit morbide. L'histoire du malade faisait rejeter l'idée du mal de Pott; bien que possible, un anévrysme était peu probable. Le diagnostic hésitait surtout entre une tumeur osseuse et un néoplasme des enveloppes médullaires. L'opération fut faite par le docteur Horsley : après quelques difficultés, la tumeur fut mise à découvert et enlevée avec de minutieuses précautions antiseptiques. La plaie guérit par première intention, le malade fut peu à peu débarrassé de ses douleurs, il recouvra le mouvement et la sensibilité; le rectum et la vessie reprirent leurs fonctions. L'opéré reste en parfaite santé. La tumeur enlevée était un fibro-myxome.

Mais les résultats n'ont pas toujours été aussi satisfaisants. Ainsi, dans le cas de Lloyd et Deaver (²) où un gonflement existant sur la région latérale gauche de la colonne cervicale, avait fait penser à une tumeur partant du canal rachidien, on ne trouva rien pendant l'opération. La malade ayant succombé trois jours plus tard, on constata dans l'épaisseur de la moelle un vieux foyer hémorrhagique, expliquant la paralysie du côté gauche constatée pendant la vie. Le résultat fut encore malheureux dans un cas de Sonnenburg qui intervint contre un ostéosarcome du rachis. Le malade avait été brusquement atteint de paraplégie avec paralysie de la vessie et du rectum et violentes douleurs. Sonnenburg réséqua les lames vertébrales de la 9ᵉ à la 12ᵉ dorsale. Mais on trouva que la tumeur naissait de la face antérieure de la 12ᵉ dorsale, l'opération ne pouvait donc avoir un résultat curatif; les douleurs furent soulagées, mais la paraplégie persista.

Du moment où il existe un néoplasme sur lequel la thérapeutique médicale ne saurait avoir aucune prise, et qui doit fatalement aboutir à la mort du malade par la désorganisation de la moelle et de ses enveloppes, il est indiqué de l'enlever. La seule réserve à faire a trait à la difficulté du diagnostic, concernant la nature exacte et le siège précis de la tumeur. Les faits précédents montrent que, si le succès est possible, on est exposé, d'autre part, à de nombreux échecs. Quoi qu'il en soit, les interventions de cette nature sont encore en trop petit nombre et de date trop récente pour qu'on puisse formuler à leur égard un jugement. C'est à l'avenir qu'il appartient de nous démontrer leur véritable valeur.

(¹) Gowers and Horsley, *The Lancet*, 16 juin 1888, p. 1194.

(²) Lloyd et Deaver, *Amer. journ. of med. sciences*, décembre 1888.

CHAPITRE IV

VICES DE CONFORMATION DU RACHIS

Comme vice de conformation congénital, nous devons décrire le spina-bifida; aux vices de conformation acquis se rattachent les déviations de la colonne vertébrale, connues sous les noms de cyphose, de lordose et de scoliose.

I

SPINA-BIFIDA

Sous le nom de *spina-bifida* ou *hydrorachis*, on décrit une fissure congénitale des arcs vertébraux à travers laquelle font hernie la moelle et ses enveloppes, accompagnées d'une quantité variable de liquide.

Les deux expressions de spina-bifida et d'hydrorachis ne sont nullement synonymes; le mot spina-bifida désigne la fissure vertébrale, tandis qu'on nomme hydrorachis la collection liquide qui se forme entre les deux lèvres de la fente vertébrale; mais les deux particularités anatomiques, fissure des vertèbres et collection de liquide, coexistent si souvent qu'on emploie indifféremment l'un pour l'autre les mots hydrorachis et spina-bifida.

La maladie est déjà anciennement connue. Au dire de S. Cooper, les Arabes, les premiers, en auraient parlé. Mais on s'accorde généralement à en rapporter à Tulpius (1672) la première description. Morgagni et Ruysch nous ont également transmis des notions très exactes, au point de vue de l'anatomie pathologique et des symptômes. Mais c'est seulement depuis les recherches embryologiques modernes, c'est-à-dire depuis le XIXe siècle, que la pathogénie du spina-bifida a fait de sérieux progrès.

Nous devons citer ici surtout les noms de Cruveilhier, Virchow, Dareste, Tourneux et Martin [1], Lebedeff [2]. En 1885 une commission, composée de MM. Marsh, Gould, Clutton et Parker, fut chargée par la Société clinique de Londres d'étudier le spina-bifida. Elle se basa sur l'examen des préparations contenues dans les musées de Londres, de Glasgow et de Cambridge, et arriva à des résultats importants [3]. En 1886, le professeur Recklinghausen [4] a

(1) Tourneux et Martin, *Contribution à l'histoire du spina-bifida. Journal de l'anatomie*, janvier 1881.

(2) Lebedeff, *Ueber die Entstehung der Anencephalie und Spina bifida bei Vögeln und Menschen. Arch. f. path. Anat.*, Bd. LXXXVI, p. 263.

(3) Voy. *Semaine méd.*, 1885, p. 205.

(4) Von Recklinghausen, *Untersuchungen über die Spina bifida. Arch. f. path. Anat. und Phys.*, Bd. CV, H. II et III, 1886.

publié un travail très étendu sur le spina-bifida. La plupart des recherches modernes ont été résumées par M. Rohmer dans l'article Hydrorachis du *Dictionnaire encyclopédique*.

Anatomie pathologique. — Nous laisserons de côté les fissures étendues à toute la colonne vertébrale, et incompatibles avec l'existence; de même que les spina-bifida des régions antérieure et latérale des vertèbres. Ce sont des variétés qui appartiennent à la tératologie. Le seul spina-bifida intéressant pour le chirurgien, en ce qu'il est compatible avec l'existence, et quelquefois même curable par une opération, c'est celui qui siège sur la partie postérieure de la colonne vertébrale.

Le plus souvent il occupe la région dorso-lombaire; viennent ensuite la région lombo-sacrée et la région cervicale. Les vertèbres dorsales moyennes sont rarement intéressées. Le spina-bifida est ordinairement unique; quelquefois cependant deux régions du rachis peuvent être atteintes simultanément; ce sont alors les régions cervicale et lombaire.

Deux choses sont à considérer dans le spina-bifida; la tumeur en elle-même, et la fissure vertébrale qui lui livre passage.

Le volume de la tumeur est extrêmement variable, depuis la grosseur d'un petit œuf jusqu'à celle d'une tête d'adulte. Broca a montré à la Société de chirurgie un malade de quarante-trois ans, chez lequel la tumeur rachidienne mesurait 62 centimètres de circonférence et descendait jusqu'aux talons, en entraînant le corps en arrière.

La tumeur est sessile ou pédiculée; toutefois les tumeurs véritablement pédiculées sont très rares. Quant à la forme, elle est généralement arrondie, tantôt saillante, tantôt plus ou moins aplatie; quelquefois elle est allongée verticalement. Il est assez fréquent de rencontrer à la surface du spina-bifida des bosselures de volume inégal, tenant à la présence de cloisons incomplètes dans l'intérieur de la tumeur.

On s'accorde généralement, dans les descriptions classiques, à représenter les enveloppes de la tumeur comme constituées par la peau doublée du tissu cellulaire sous-cutané, au-dessous de laquelle se rencontrerait la dure-mère, elle-même tapissée de l'arachnoïde. Mais, d'après Recklinghausen, dans tout spina-bifida, il y aurait une perte de substance de la dure-mère; en d'autres termes, ce feuillet fibreux manquerait au niveau de la partie saillante de la tumeur. La peau présente, du reste, les apparences les plus variables. Rarement elle a ses caractères normaux. Elle est parfois extrêmement atrophiée et amincie, au point même de se rompre. Son tissu est alors blanchâtre, et présente l'aspect cicatriciel.

D'après M. Béringier [1], les altérations de la peau consistent en une hypertrophie du tissu conjonctif dermique, avec disparition du tissu cellulo-adipeux sous-cutané et atrophie des follicules pileux et des glandes sudoripares. Sur cette couche blanchâtre, d'aspect cicatriciel, on voit quelquefois des îlots de peau saine; parfois même de véritables bourgeons charnus rosés et suppurants. Dans d'autres cas, la tumeur est partout recouverte d'une enveloppe cutanée

[1] *Bull. de la Soc. anat.*, 1879, p. 709.

complète ; la peau même est parfois hypertrophiée ; elle est épaissie et vascularisée, et présente une production plus abondante de poils et une desquamation épithéliale exagérée. Au-dessous de la peau, le tissu cellulaire est parfois nettement reconnaissable ; d'autres fois, il est atrophié, et l'on rencontre la paroi du sac formé par l'arachnoïde et la pie-mère.

Les parties contenues dans la tumeur sont du liquide, la moelle et les nerfs rachidiens.

Le liquide est une sérosité citrine, transparente, qui a été trouvée neutre ou alcaline. Il renferme des chlorures en abondance ; on y a trouvé même du sucre, comme dans le liquide céphalo-rachidien normal. Lorsque la tumeur s'enflamme, après une ponction, par exemple, le liquide peut devenir louche, ou même sanguinolent. On comprend que, dans ces conditions, on ait pu découvrir de l'albumine.

Quant au siège occupé par le liquide, il est différent suivant les cas, et permet de diviser en deux grandes classes les diverses variétés de spina-bifida. Cette division, entrevue par Morgagni, a été nettement établie par Cruveilhier, et confirmée par Virchow, et par le travail récent de Recklinghausen. Tantôt, en effet, le liquide siège entre la moelle et ses enveloppes, auquel cas il s'agit de la variété dite hydrorachis externe par Cruveilhier, hydroméningocèle par Virchow ; tantôt le liquide occupe le canal central de la moelle, et l'on a affaire à l'hydrorachis interne de Cruveilhier ; hydro-myélocèle de Virchow. Recklinghausen conclut de son étude que, dans la myélo-méningocèle, la tumeur est développée à l'intérieur de la cavité arachnoïdienne ; il s'agit, en un mot, d'une hydrorachis externe. C'est là également l'opinion du comité de Londres. Au contraire, les tumeurs auxquelles Recklinghausen donne les noms de myélocystocèle et myélo-cystoméningocèle (hydrorachis interne de Cruveilhier), sont la conséquence d'une dilatation partielle du canal central de la moelle ; leurs parois sont formées par les enveloppes molles de la moelle. A l'intérieur, elles sont tapissées par une couche continue d'épithélium cylindrique. En un point de leur étendue, en avant le plus souvent, rarement en arrière, on trouve des restes du tissu médullaire ; jamais leur paroi n'est traversée par des filets nerveux. Du reste, les myélocystocèles représentent une difformité plus prononcée. Elles se rencontrent le plus souvent avec une fissure latérale de la colonne vertébrale, et parfois aussi avec des arrêts de développement, des asymétries du rachis. Il n'est pas rare de les voir coïncider avec un arrêt de développement de la colonne vertébrale en longueur, portant, soit sur la région dorsale, soit sur la région lombaire. Souvent cette variété coïncide avec un arrêt de développement de la partie inférieure de l'abdomen, et surtout avec l'extrophie de la vessie. Dans 9 cas sur 10, Recklinghausen (1) a noté cette coïncidence.

Il est des cas dans lesquels le liquide constitue à lui seul le contenu de la tumeur, les éléments nerveux n'y pénètrent pas. Ceci se voit surtout à la région cervicale, qui est le siège de prédilection des tumeurs pédiculées ; c'est pourquoi les tumeurs munies d'un pédicule sont généralement regardées comme d'un pronostic favorable. Mais le plus souvent la moelle pénètre dans la poche ;

(1) Recklinghausen, *Loco citato*, p. 403.

elle y décrit une courbe flexueuse, contracte des adhérences avec un point de son étendue, puis rentre dans le canal rachidien (fig. 245). D'autres fois, la moelle s'insère sur la paroi postérieure du spina-bifida, et s'y termine, soit en présentant un renflement, soit en se dissociant en plusieurs faisceaux ; ou bien encore elle s'étale sous forme de membrane qui double la face interne du sac. Virchow a signalé, à la face externe de la poche, une dépression ombiliquée qui dénote cette disposition, et le point où la moelle vient s'insérer sur le sac.

Les nerfs rachidiens participent, en général, à la déviation de l'axe spinal. Ils décrivent, dans l'intérieur du sac, une série d'anses à convexité postérieure, puis ils rentrent dans le canal vertébral (fig. 246). Quelquefois cependant ils se terminent dans la poche. Chez une femme observée par Giraudeau [1] et portant un spina-bifida au niveau de la troisième vertèbre lombaire, les nerfs de la queue de cheval suivaient leur trajet habituel dans le canal vertébral, à

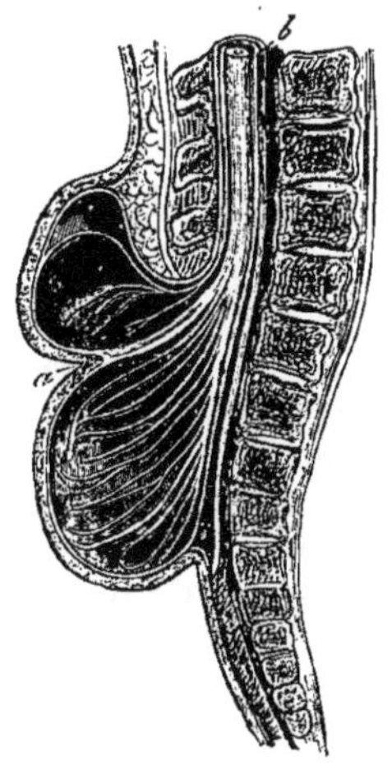

Fig. 245. — Coupe du spina-bifida
a, point d'intersection.

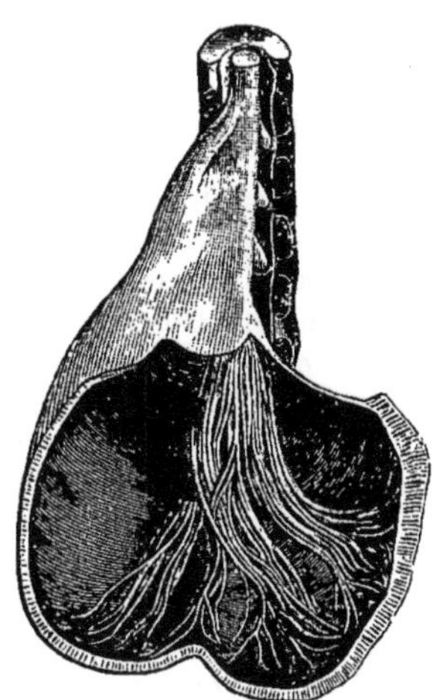

Fig. 246. — Spina-bifida lombaire.
Faisceaux dissociés de la moelle.

l'exception d'un seul qui venait s'insérer au fond de la poche. Prescott Hewett, sur 20 spina-bifida, n'a rencontré qu'un seul cas où l'élément nerveux fît défaut; de son côté, Giraldès, sur 30 cas de spina-bifida de la région lombaire ou lombo-sacrée, en a trouvé 25 dans lesquels la tumeur contenait, soit un segment de la moelle, soit des nerfs.

La fissure vertébrale ou orifice de la hernie résulte de l'ossification incomplète des lames vertébrales et des apophyses épineuses. Rarement elle est limitée à une seule vertèbre; le plus souvent elle s'étend à trois ou quatre. Dans ce dernier cas, la tumeur s'allonge dans le sens vertical, et l'on sent, sur les parties latérales, une série d'inégalités osseuses disposées en forme de chapelet, et qui ne sont autre chose que les rudiments des lames vertébrales

[1] Giraudeau, *Spina-bifida lombaire chez une femme de trente-cinq ans; cachexie cardiaque; mort. Bull. de la Soc. anat.*, 30 mars 1882.

arrêtées dans leur développement. D'après Fleischmann ([1]), les malformations des vertèbres peuvent être rapportées aux trois types suivants : 1° absence de l'apophyse épineuse, existence des lames qui présentent un écartement variable sur la ligne médiane; 2° absence plus ou moins complète des lames et de l'apophyse épineuse; 3° division de l'arc postérieur et du corps de la vertèbre.

Il peut se faire que la communication existant entre le canal vertébral et la tumeur vienne à se supprimer; on a alors un kyste simple rempli de liquide. Le kyste ainsi isolé peut être multiloculaire, et renfermer un liquide épais, filant, coloré par le sang. On peut trouver enfin, dans certains cas anormaux, deux sacs distincts, renfermant, l'un les méninges et la moelle, l'autre du tissu fibreux ou des productions adipeuses, comme dans un cas de Paget ([2]).

On observe assez souvent, en même temps que le spina-bifida, d'autres vices de conformation ; de ce nombre sont les pieds-bots, l'extrophie de la vessie, le bec de lièvre, l'encéphalocèle, l'hydrocéphalie. Ces deux dernières lésions se rapprochent évidemment par leur pathogénie du spina-bifida ; aussi la coïncidence mérite-t-elle, en pareil cas, un intérêt particulier.

Étiologie et pathogénie. — La pathogénie du spina-bifida ne laisse pas que de prêter encore, à l'heure actuelle, à de nombreuses obscurités. Comme pour tous les vices de conformation, avant que la tératologie ne fût fondée sur les bases de l'embryologie moderne, on a admis les causes les plus diverses et les moins prouvées. On a parlé de l'influence des coups, des chutes pendant le cours de la grossesse. D'autres auteurs, comme Heuermann et Vylhom, ont admis qu'une position vicieuse de l'embryon dans l'utérus peut produire la même altération. Swammerdam rappelle en faveur des causes accidentelles qu'on peut produire à volonté des monstruosités chez les insectes, en agissant sur les chrysalides. On peut citer à l'appui de la même manière de voir les expériences célèbres de Geoffroy Saint-Hilaire, qui réussit à déterminer des vices de conformation en imprimant aux œufs certains traumatismes.

Mais la cause qui a été le plus généralement admise, c'est celle qui avait été invoquée déjà par Morgagni ([3]), à savoir l'accumulation de liquide dans les membranes de la moelle. Si cette hydropisie est plus fréquente dans le canal vertébral, cela tient, dit Morgagni, à ce que les os qui le composent cèdent facilement à la distension. Les progrès de l'embryologie moderne sont venus projeter un grand jour sur la question; et aujourd'hui on s'accorde généralement à reconnaître, dans les vices de conformation désignés du nom de spina-bifida ou hydrorachis, les conséquences d'un arrêt de développement de la colonne vertébrale, bien qu'il reste encore beaucoup d'obscurité sur la cause première de cet arrêt de développement.

Nous devons rappeler brièvement les différentes phases par lesquelles passe le développement du rachis. Dès les premiers jours de la vie embryonnaire, on voit se produire, de chaque côté de la corde dorsale, et dans la région cervicale d'abord, de petites masses de tissu embryonnaire auxquelles on donne

([1]) Fleischmann, *De vitiis congenit. circa thoracem et abdomen*. Erlangen, 1822.
([2]) Paget, *Med. Times and Gaz.*, 1858, t. II, p. 87.
([3]) Morgagni, *De sedibus et causis morborum*, épist. XII, sect. 9.

le nom de plaques protovertébrales. Ces plaques se développent successivement, de l'extrémité céphalique vers l'extrémité caudale de l'embryon. Elles ne tardent pas à entourer la corde dorsale, en même temps qu'elles poussent en arrière des prolongements qui marchent à la rencontre les uns des autres, et sont les rudiments des lames vertébrales. Le résultat de ce travail embryonnaire, c'est la formation de deux canaux, dont l'un antérieur enserre complètement la corde dorsale et se comblera par le développement des corps vertébraux, tandis que le postérieur, formé par les lames des vertèbres, est destiné à contenir la moelle.

Plus tard, la segmentation des masses protovertébrales donne naissance aux différentes pièces qui vont constituer le rachis. Les corps vertébraux précèdent les arcs dans leur développement. A la huitième semaine, ils sont déjà cartilagineux, alors que les arcs demeurent encore membraneux. C'est à la région dorsale que la soudure des arcs cartilagineux se fait le plus vite; elle y est complète au troisième mois; à la région cervicale et à la région lombaire, elle a lieu plus tard.

Le développement de la moelle subit une marche parallèle. Tout d'abord elle possède à son centre un canal très large, qui se rétrécit peu à peu par les progrès du développement du cordon médullaire. Un épithélium revêt les parois de ce canal central, et, dès la huitième ou la neuvième semaine, le développement de la moelle est complet, alors que celui du rachis est loin d'être terminé.

Plus tard, au contraire, le développement de la colonne vertébrale continuera, alors que celui de la moelle s'est arrêté; il en résulte que cet organe qui, primitivement descendait jusqu'au sacrum, s'arrêtera au niveau de la première vertèbre lombaire, et l'intervalle compris entre ces deux points sera rempli par les nerfs de la queue de cheval.

Les notions embryologiques que nous venons de rappeler brièvement permettent de se rendre aisément compte des diverses particularités que nous avons notées dans l'anatomie pathologique du spina-bifida. Le développement de la moelle précédant de beaucoup celui de la colonne vertébrale, on comprend qu'une fente vertébrale ou rachischisis puisse coïncider avec une moelle normalement développée. La prédominance d'ossification des corps vertébraux sur celle des arcs postérieurs explique la rareté du spina-bifida antérieur. Enfin ce fait que l'occlusion du canal rachidien se fait d'abord à la région dorsale, permet de comprendre pourquoi le spina-bifida est rare à la région dorsale, beaucoup plus fréquent au niveau des régions lombaire et cervicale.

Mais dire que le spina-bifida est dû à un arrêt de développement, c'est seulement reculer la difficulté sans la résoudre. Car il reste encore à se demander sous quelle influence se montre cet arrêt de développement. Cruveilhier supposait que le fœtus avait contracté, en un point de sa portion dorsale, des adhérences avec les membranes de l'œuf, et que de là résultaient le défaut d'occlusion du canal vertébral, et plus tard, la distension par du liquide de la cavité constituée par les méninges. C'est là une théorie applicable dans un certain nombre de faits, mais non dans la généralité des cas; car, on ne retrouve pas toujours des traces de brides ou d'adhérences anciennes.

Dans ces dernières années, M. Lannelongue [1] a repris devant la Société de chirurgie l'étude de la pathogénie du spina-bifida. D'après lui, cette malformation peut reconnaître plusieurs origines. Dans une première catégorie de faits, les membranes qui enveloppent la tumeur sont absolument intactes. Il est probable que, dans ce cas, le spina-bifida est la conséquence d'une hernie des membranes profondes ayant empêché les arcs vertébraux de se souder l'un à l'autre. Dans une seconde catégorie de faits, la peau manque complètement à la surface de la tumeur, et est remplacée par une membrane mince, transparente, au travers de laquelle on peut voir le liquide sous-jacent et les éléments nerveux arrivant à la surface de la tumeur. Au pourtour, la peau se termine par un rebord saillant. Ici, la hernie des membranes s'est opposée, non seulement à la soudure des arcs vertébraux, mais encore au développement de la peau. Enfin, dans une troisième catégorie de faits, l'enveloppe extérieure de la tumeur est constituée par un tissu épais, irrégulier, ayant manifestement l'aspect du tissu cicatriciel, au milieu duquel on trouve çà et là des îlots de peau saine. Cet aspect cicatriciel de l'enveloppe extérieure permet d'invoquer un processus pathologique. Quant à la nature même de ce processus, M. Lannelongue se montre fort réservé. On a incriminé, dit-il, la présence de brides amniotiques ; la chose est bien possible ; peut-être aussi s'agit-il d'un travail ulcératif.

Un autre fait pathologique des plus intéressants, auquel on peut attribuer aussi la production de la difformité, c'est la présence d'une tumeur au niveau du spina-bifida. Un fait de cette nature présenté à la Société de chirurgie a fait l'objet d'un rapport de M. Houel [2]. Il s'agissait d'un spina-bifida occupant la région lombo-sacrée. L'examen de la pièce démontra l'existence, à l'intérieur du canal rachidien, d'une exostose de forme triangulaire s'insérant sur la ligne médiane, à la face supérieure du corps de la 3e et de la 4e vertèbre lombaire, ainsi que sur le disque correspondant ; « elle parcourt d'avant en arrière la cavité du canal rachidien, et le sommet pointu s'engage dans l'orifice du trajet qui met en communication la poche du spina-bifida avec la cavité du rachis ». La moelle, à ce niveau, était divisée en deux parties qui se rejoignaient au-dessous de la tumeur.

« Il est très probable, dit le rapporteur, M. Houel, que c'est à la présence de cette exostose cartilagineuse qu'est due la division médiane de la moelle, et l'orifice osseux du spina-bifida ; le sommet de cette apophyse, en s'interposant entre les arcs postérieurs des vertèbres, s'est opposé à leur réunion. »

Du fait précédent on peut rapprocher celui qui a été rapporté par Recklinghausen [3]. Dans ce cas, le spina-bifida siégeait à la partie supérieure de la région sacrée ; la moelle ne se terminait qu'au niveau de le 2e vertèbre sacrée. Le canal médullaire était occupé par une masse d'apparence graisseuse qui, englobant la moelle en arrière et sur les côtés, la repoussait vers la partie

(1) Voy. *Bull. et mém. de la Soc. de chir.*, 12 mars 1884, p. 241.

(2) HOUEL, *Rapport sur une pièce de spina-bifida avec exostose cartilagineuse qui fait saillie dans le canal rachidien. Bull. et mém. de la Soc. de chir.*, 9 mai 1877.

(3) RECKLINGHAUSEN, *Spina-bifida occulta mit sacrolumbaler Hypertrichose, Klumpfuss und neurotischem Geschwür in Folge eines Myofibrolipom am Rückenmark. Die Gewebstransplantation bei den Gehirn- und Rückenmarkshernien. Arch. für path. Anat. und Phys.*, 1886, p. 243.

antérieure du canal vertébral. Cette masse s'est montrée constituée, à l'examen histologique, par du tissu conjonctif, du tissu graisseux et des traînées de fibres musculaires striées. Il est rationnel d'admettre que c'est la présence de ce fibro-myolipome qui a maintenu l'extrémité de la moelle adhérente aux arcs des vertèbres lombaires et sacrées, et s'est opposée à l'occlusion du canal vertébral. Pour expliquer la présence de cette tumeur dans le canal rachidien, Recklinghausen admet que les germes de ses éléments constitutifs ont été transportés de l'extérieur dans le canal vertébral.

Un fait plus intéressant encore, au point de vue chirurgical, c'est celui qui a été publié récemment par MM. Robert Jones et Charles Larkin (1). Il a trait à un enfant de quatre mois, qui portait, à la partie postérieure du cou, une tumeur congénitale, attachée par une large base au niveau du bord supérieur des omoplates. Cette tumeur présentait un prolongement ressemblant à un avant-bras et terminé par trois doigts, très bien formés. On rejeta l'idée d'une communication avec le canal vertébral, et l'on entreprit l'extirpation. Mais, au cours de l'opération, on tomba sur le sac d'un spina-bifida, qui fut ouvert, et d'où il s'écoula une grande quantité de liquide céphalo-rachidien. L'enfant ayant succombé, la tumeur fut disséquée par M. Larkin. Elle se composait de deux parties : une partie supérieure, ovalaire, répondant à la méningocèle, et une partie inférieure, plus petite, ayant l'aspect d'un membre supérieur. La surface par laquelle la partie supérieure était adhérente, était constituée, dans la plus grande partie de son étendue, par de la graisse ; mais un peu au-dessus de son centre, se trouvait un orifice de 1/2 centimètre, limité par un tissu fibreux dense. C'était l'orifice conduisant dans la cavité de la méningocèle.

Il est permis de penser que, dans ce cas, la tumeur parasitaire, par ses adhérences avec les méninges, les a entraînées peu à peu en dehors, déterminant ainsi la méningocèle, et amenant le défaut d'occlusion du canal rachidien ; d'où le spina-bifida.

Des observations précédentes, nous devons rapprocher un fait qui a été communiqué à la Société de biologie par M. Pilliet (2), et dans lequel l'existence d'un spina-bifida dorsal était liée à une tumeur pédiculée du canal de l'épendyme. Il s'agit d'un enfant de neuf mois qui portait, au niveau de la partie moyenne du dos, une tumeur du volume d'une mandarine. L'enfant ayant succombé cachectique, on trouva une tumeur irrégulière, du volume d'une aveline, appendue par un pédicule grêle au centre du canal de l'épendyme largement ouvert. « La tumeur est constituée, dit M. Pilliet, par du tissu fibro-adipeux, avec des fibres musculaires striées, dispersées en faisceaux grêles, et de nombreuses artérioles pelotonnées, formant par places de véritables petits îlots d'angiome. Des faisceaux nerveux, représentant sans doute la racine postérieure dont ils ont en tout la disposition, traversent ce tissu. »

Mentionnons encore l'opinion formulée par Lebedeff (3), à savoir que l'exa-

(1) Robert Jones and Charles Larkin, *Removal of accessory limb and meningocele from the back of a child, and its anatomy. The British med. journ.*, 10 août 1889.

(2) A. Pilliet, *Spina-bifida dorsal dû à une tumeur pédiculée du canal de l'épendyme.* Soc. de biologie, 10 nov. 1888. *Bull. médical*, 14 septembre 1888, n° 91.

(3) Lebedeff, *Ueber die Entstehung der Anencephalie und Spina bifida bei Vögeln und Menschen. Arch. für path. Anat.*, Bd. LXXXVI, p. 263.

gération de la courbure rachidienne à convexité postérieure, autrement dit une véritable cyphose intra-utérine, serait la cause qui s'opposerait à la fermeture du canal vertébral. L'idée peut être ingénieuse, mais elle ne s'appuie sur aucune preuve sérieuse; et d'ailleurs, dans l'immense majorité des cas de spina-bifida, on ne retrouve pas cette exagération de courbure rachidienne, dont l'auteur fait le point de départ de sa théorie.

Les recherches anatomo-pathologiques de Recklinghausen (¹) l'ont conduit aux résultats suivants : Il distingue deux formes, la myéloméningocèle et la myélocystocèle, qui répondent aux deux variétés d'hydrorachis externe et interne de Cruveilhier (hydroméningocèle et hydromyélocèle de Virchow). Dans la myéloméningocèle, le sac se développe dans la cavité arachnoïdienne, autour de la moelle et des racines nerveuses. Quant à la moelle, Recklinghausen partage l'opinion émise par Tourneux et Martin, à savoir qu'au lieu de constituer un canal fermé, la moelle persiste sous forme de gouttière, représentant ainsi une nappe médullaire en contact avec le liquide amniotique. La myélocystocèle représente une dilatation partielle du canal central de la moelle; ses parois sont formées par les enveloppes médullaires; sa face interne est tapissée dans toute son étendue par une couche d'épithélium cylindrique. Généralement en un point de son trajet, à la face antérieure plutôt qu'à la face postérieure, on voit des traces de substance nerveuse.

La myélocystocèle se montre liée le plus souvent à des fissures latérales de la colonne vertébrale, et, fréquemment aussi, à un défaut de développement et à une asymétrie des corps vertébraux; elle coïncide parfois avec un arrêt de développement en longueur de la région dorsale, ou de la région lombaire de la colonne vertébrale.

Souvent, en même temps que la myélocystocèle, on rencontre un arrêt de développement de la partie inférieure de l'abdomen. Il consiste en une fente de la paroi abdominale à travers laquelle la paroi intestinale fait hernie. Mais cette portion de l'intestin elle-même ne s'est pas fermée, et conserve la forme de gouttière. La séparation de la paroi intestinale et de la paroi ventrale ne s'est pas faite. Il y a en même temps une extrophie de la vessie, avec absence d'une portion de la paroi abdominale antérieure. En résumé, il s'agit là d'une fente abdominale compliquée d'une fente intestinale et d'une fente vésicale; Recklinghausen caractérise d'un mot ce vice de conformation extrêmement complexe; il l'appelle *Bauchblasendarmsplate*, c'est-à-dire *fente abdomino-vésico-intestinale*. C'est le cæcum et la portion supérieure du côlon qui sont compris dans la fente intestinale. 9 fois sur 10, ce vice de conformation a coïncidé avec la myélocystocèle; de sorte qu'il n'est pas douteux qu'il y ait entre eux une relation pathogénique.

Chacune de ces deux variétés du spina-bifida, la myéloméningocèle et la myélocystocèle, reconnaît une pathogénie différente. En cas de non réunion des ébauches latérales de la colonne vertébrale, il y a formation d'une fissure vertébrale ou rachischisis et d'une myéloméningocèle. L'absence de réunion a lieu le plus souvent du côté dorsal, parce que c'est là que la soudure des

(¹) RECKLINGHAUSEN, *Untersuchungen über die Spina bifida. Arch. für path. Anat. u. Phys.*, Bd. CV, 1886, H. II et III.

deux moitiés des vertèbres se produit le plus tardivement. La myéloméningocèle reconnaissant pour cause un défaut d'occlusion du canal central de la moelle, se forme dès les premiers temps de la vie embryonnaire. Il y a là un défaut de développement du blastoderme. On peut poser comme une loi générale ce fait que, dans la myéloméningocèle, le vice de conformation est parfaitement symétrique; la ligne médiane partage le spina-bifida en deux parties rigoureusement égales.

Dans le cas où l'arrêt de développement de la colonne vertébrale porte sur sa longueur; en un mot, s'il y a raccourcissement du rachis, tandis que l'axe médullaire continue à s'allonger, il se forme une *myélocystocèle*. Dans ces conditions, en effet, la moelle se recourbe en anse ou se plisse; de là, la formation au niveau du coude, de dilatations du canal central qui conduisent à l'établissement de l'hydrorachis interne ou myélocystocèle. Contrairement à ce qui existait dans la myéloméningocèle, on constate souvent en pareil cas une asymétrie de la colonne vertébrale. Enfin, la myélocystocèle, comme nous l'avons déjà dit, est intimement liée à l'existence de l'arrêt de développement de la partie inférieure de l'abdomen, auquel Recklinghausen donne le nom de fente abdomino-vésico-intestinale (*Bauchblasendarmspalte*). Comme le rachischisis et la myéloméningocèle, la myélocystocèle se produit dans les premiers temps de la vie intra-utérine, ou du moins, à une époque où les transformations qui s'accomplissent du côté de la terminaison de l'intestin et du canal médullaire n'ont pas encore eu lieu, puisque souvent des vices de conformation de la partie inférieure de l'abdomen coïncident avec cette variété spéciale du spina-bifida [1].

Symptomes. — La tumeur formée par le spina-bifida est généralement médiane; elle peut cependant siéger sur les côtés de la ligne des apophyses épineuses. Arrondie ou elliptique, elle est quelquefois recouverte d'une peau épaisse; souvent, au contraire, elle possède une enveloppe amincie, et est complètement transparente. Entre ces deux dispositions extrêmes, on peut trouver tous les intermédiaires; à côté de points où la peau est normalement développée, il en est parfois d'autres où elle a l'aspect fibreux, cicatriciel; la membrane enveloppante peut même être recouverte de bourgeons charnus. La poche amincie peut se rompre pendant la vie intra-utérine, ou au moment de l'accouchement. Tantôt adhérente par une large base, tantôt pédiculée, la tumeur présente à son centre une dépression ombiliquée, plus opaque, répondant, d'après Virchow, au point d'implantation de la moelle sur la paroi postérieure de la tumeur.

La consistance est tantôt molle, tantôt rénitente; la fluctuation est généralement évidente, surtout au centre. A la périphérie, une palpation attentive permet de reconnaître la série des tubercules osseux en forme de chapelet répondant aux lames vertébrales.

Ici, comme pour l'encéphalocèle, on a beaucoup exagéré la réductibilité de la tumeur qui manque souvent. Cependant il est quelquefois possible de dimi-

[1] On nous pardonnera d'avoir longuement insisté ici sur les opinions de Recklinghausen, son mémoire n'ayant encore été, ni traduit, ni analysé en français.

nuer son volume par la compression. Celle-ci peut être absolument innocente; dans d'autres cas, elle détermine de la douleur, de la paralysie ou des convulsions. La tumeur augmente par la station, les cris, les efforts, l'expiration. Elle diminue au contraire, dans la position horizontale et pendant l'inspiration. Lorsqu'il existe deux tumeurs sur deux points isolés du rachis, la compression de l'une augmente la tension de l'autre. Lorsque le spina-bifida s'accompagne d'hydrocéphalie, on peut faire refluer le liquide du canal rachidien vers le cerveau; ce dont on s'assure en constatant la tension exagérée des fontanelles.

Parfois la santé générale reste bonne, et les fonctions sont intactes. Mais, d'autres fois, la mobilité et la sensibilité des membres inférieurs sont compromises. Ces paralysies peuvent être invoquées pour expliquer la formation de certains pieds bots qui coïncident avec le spina-bifida, et qui, comme aspect, présentent une certaine analogie avec les pieds bots de la paralysie infantile.

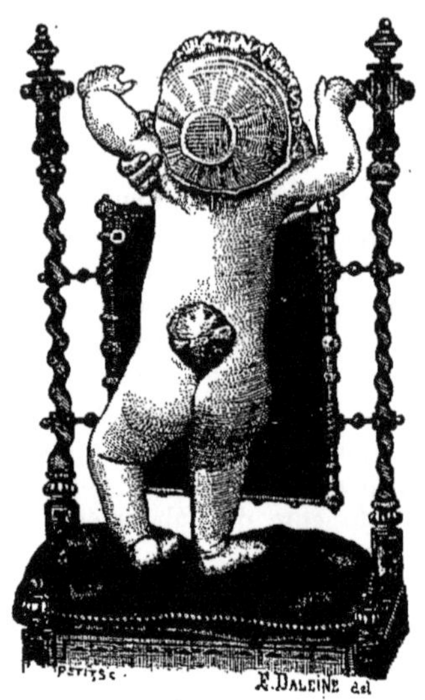

Fig. 247. — Spina-bifida lombaire avec paraplégie incomplète. (Collection du docteur Kirmisson.)

La paralysie peut frapper les viscères et déterminer l'incontinence d'urine et des matières fécales; on a signalé même de la polyurie et le développement de calculs urinaires. Quant aux troubles trophiques, ce sont des éruptions diverses et des ulcérations qui revêtent l'aspect du mal perforant. Chez un malade de Verneuil, on observait des maux perforants des deux pieds survenus longtemps après la guérison d'un spina-bifida lombaire qui ne laissait plus comme trace de son existence qu'une sorte de petit gâteau lipomateux sous-cutané.

Dans les cas où il s'agit d'un spina-bifida sans tumeur, c'est-à-dire quand tout se borne à une fente vertébrale ou rachischisis, les caractères de l'affection sont différents. Il peut se faire que la peau soit imparfaitement développée au niveau de la fissure vertébrale, et que cette dernière soit recouverte seulement d'une enveloppe fibreuse extrêmement mince; mais, dans d'autres cas, la peau normalement développée au niveau de la fissure rachidienne la cache complètement. En pareil cas, le diagnostic est plus difficile, et cette variété mérite d'être étudiée d'une façon spéciale sous le nom de spina-bifida latent ou sans tumeur. C'est ainsi que les choses se présentaient dans le cas de Recklinghausen (1) auquel nous avons déjà fait allusion, et où une tumeur fibro-myo-lipomateuse occupait le canal rachidien. Aussi l'auteur lui donne-t-il le nom de *spina-bifida occulta*, c'est-à-dire spina-bifida latent. On retrouve souvent,

(1) Recklinghausen, *Spina bifida occulta, etc. Archiv für path. Anat. und Physiol.*, 1886, p. 243.

dans ces cas, les particularités signalées par Recklinghausen, savoir l'existence d'une saillie de consistance lipomateuse, au niveau de laquelle les poils sont anormalement développés; la palpation profonde exercée en ce point permet de reconnaître l'écartement des lames vertébrales. Outre l'*hypertrichose* ou développement anormal du système pileux au niveau de la tumeur, on peut rencontrer aussi dans le spina-bifida latent des troubles de la sensibilité et des maux perforants du côté des membres inférieurs. Ces complications existaient dans le fait de Recklinghausen; ce sont elles aussi qui nous ont conduit au diagnostic chez un malade que nous avons présenté à la Société de chirurgie. Frappé de rencontrer chez ce jeune homme des troubles de la sensibilité et des maux perforants dont aucune circonstance pathologique ne pouvait nous rendre compte, nous examinâmes chez lui la région lombaire, et nous y trouvâmes, sur la ligne médiane, un développement anormal du système pileux au devant d'une tuméfaction de consistance mollasse, lipomateuse. La pression exercée en ce point nous permit de reconnaître l'écartement des lames vertébrales [1]. Le docteur Conrad Brunner [2] a publié une observation semblable relative à un jeune homme de vingt ans que nous avons pu nous-même observer à la clinique du professeur Krönlein (de Zurich). Chez ce malade, il existait, en même temps qu'une légère scoliose dorsale à convexité droite, une tuméfaction circonscrite, à la région lombaire, au niveau de laquelle on rencontrait une longue touffe de poils. La jambe droite était très atrophiée; du même côté, il existait un pied bot varus avec mal perforant et anesthésie de la peau environnante. L'état du pied nécessita l'amputation de Pirogoff, et, sur les nerfs de la partie enlevée, le professeur Klebs constata tous les caractères d'une névrite interstitielle. Lors donc qu'on se trouvera en présence de troubles trophiques et d'altérations de la sensibilité dans les membres inférieurs, dont rien ne saurait rendre compte, on devra examiner la région lombaire, et si l'on constate un développement anormal du système pileux, on devra soupçonner l'existence d'un spina-bifida latent.

Marche. — Durée. — Terminaisons. — L'évolution du spina-bifida est variable suivant les cas. Il peut se faire que la tumeur augmente incessamment de volume et finisse par se rompre. Dans ces cas, l'inflammation de la poche se communique aux méninges, et la mort ne tarde pas à survenir. La terminaison funeste peut être également la conséquence des progrès incessants de la tumeur, de l'épuisement du malade, des troubles paralytiques et des ulcérations trophiques qui se montrent du côté des membres inférieurs. Quelquefois il ne se produit point à la surface de la tumeur de large ulcération, mais seulement une fissure permettant la transsudation du liquide. Cette fissure peut se fermer au bout de quelque temps pour se rouvrir, et ainsi de suite, à plusieurs reprises. Comme la large ulcération, elle peut devenir le point de départ d'une méningite spinale et d'une terminaison mortelle. Mais il

(1) Voy. *Bull. et mém. de la Soc. de chir.*, 1er octobre 1884, et aussi Kirmisson, *Le mal perforant lié à certaines formes de spina-bifida latent ou sans tumeur. Bull. méd.*, 7 septembre 1887, n° 55.

(2) Conrad Brunner, *Ein Fall von Spina bifida occulta, mit congenitaler lumbaler Hypertrichose, Pes Varus und « mal perforant du pied ». Arch. für path. Anat. und Phys.*, 1887. p. 494.

arrive aussi qu'un certain degré d'inflammation limitée à la poche, produise la guérison. Ordinairement c'est par oblitération du pédicule que cette guérison survient; le kyste s'isole et finit par s'atrophier sous l'influence du développement de la peau et du tissu cellulo-graisseux sous-cutané qui met obstacle à son expansion. Aussi a-t-on vu des malades porteurs de spina-bifida atteindre l'âge de trente, quarante, et même cinquante ans et au delà. Debout a signalé, en 1860, à la Société de chirurgie, deux cas dans lesquels la guérison a été obtenue par ce mécanisme. Holmes a vu la guérison survenir après suppuration; M. Lannelongue a observé un cas de méningocèle spinale oblitérée avec mobilité des arcs vertébraux sous-jacents.

Diagnostic. — Le diagnostic du spina-bifida ne présente pas, en général, de bien sérieuses difficultés. C'est seulement avec certains kystes congénitaux ne communiquant pas avec le canal rachidien qu'on peut confondre le spina-bifida. Ces tumeurs sont surtout fréquentes au niveau de la région sacro-coccygienne. La présence des apophyses épineuses au-dessous de la tumeur, quand elle pourrait être constatée, trancherait le diagnostic. Toutefois, toutes les tumeurs siégeant sur la ligne médiane postérieure du tronc, en rapport par conséquent avec le canal vertébral, doivent être suspectées de pouvoir communiquer avec ce canal. Déjà nous avons cité le cas de Robert Jones et de Charles Larkin (1), dans lequel une tumeur parasitaire revêtant l'aspect d'un membre supérieur, cachait une méningocèle. Jefferson (2) a rapporté le fait d'un enfant de quatre ans, chez lequel une tumeur congénitale de la région sacrée se compliquait d'incontinence d'urine et des matières fécales. La tumeur ayant été prise pour un lipome, on en fit l'extirpation, et l'on tomba sur une masse de graisse recouvrant un petit kyste qui laissa s'écouler environ 15 grammes de liquide. L'enfant ayant succombé, on put constater à l'autopsie, un kyste gros comme un œuf de pigeon, situé au niveau de l'apophyse épineuse de la première vertèbre sacrée; dans ce kyste venait aboutir l'extrémité inférieure de la moelle adhérente à sa paroi. On voit, par les exemples précédents, combien on doit être réservé sur le diagnostic, quand il s'agit de tumeurs congénitales, en rapport avec la colonne vertébrale.

Lorsque les caractères sur lesquels nous avons insisté à propos des symptômes, réductibilité de la tumeur, présence sur ses parties latérales du chapelet formé par les apophyses épineuses, phénomènes nerveux, sont évidents, il ne saurait y avoir de doute au sujet du diagnostic. Mais s'il est facile de reconnaître en pareil cas, le spina-bifida, il est très difficile de se rendre compte de ses rapports exacts avec la moelle et le canal rachidien. L'existence de troubles trophiques, de phénomènes paralytiques, démontre que la moelle ou les nerfs sont intéressés. La difficulté ou l'absence de réduction doit faire penser à un orifice étroit. La transparence parfaite, la forme pédiculée que l'on rencontre surtout à la région cervicale, permettent de supposer que la moelle n'est pas contenue dans la tumeur. Quant à l'absence de phénomènes médullaires pendant la compression du spina-bifida, on n'en peut rien conclure. Il faut

(1) *The British med. journ.*, 10 août 1889.
(2) JEFFERSON, *Spina bifida marked by a fatty tumor. The Lancet*, 13 octobre 1883.

d'ailleurs se souvenir que, d'après les données anatomo-pathologiques, 5 fois sur 6, la moelle fait partie de la tumeur.

Pronostic. — Malgré la possibilité d'une terminaison heureuse, notée par nous précédemment, d'une manière générale, le pronostic demeure toujours grave. La plupart des enfants atteints de spina-bifida restent chétifs, et succombent dans le courant du premier mois. D'après la statistique du *Registrar General* pour 1882, consultée par la commission de la Société clinique de Londres, le spina-bifida est indiqué comme cause de décès dans 649 cas, en Angleterre et dans le pays de Galles. Or, sur ces 649 cas, 612 fois la mort est survenue avant la fin de la première année. Le spina-bifida cervical, pédiculé, et qui souvent ne contient pas d'éléments nerveux dans son intérieur, a un pronostic plus favorable.

Traitement. — Les méthodes de traitement opposées au spina-bifida sont extrêmement nombreuses. Elles peuvent être divisées en deux groupes, suivant qu'elles représentent de simples moyens palliatifs, ou qu'elles ont, au contraire, un but curatif.

a. Moyens palliatifs. — Beaucoup de chirurgiens, considérant que toutes les méthodes de traitement curatif employées contre le spina-bifida exposent à de graves dangers, prenant, d'autre part, en considération ce fait que la maladie abandonnée à elle-même peut arriver à la guérison, ont conseillé de recourir à un traitement purement palliatif. Il consiste à protéger le spina-bifida, soit au moyen d'un pansement maintenu en place par une bande, soit par un bandage muni d'une pelote concave dans laquelle vient se loger la tumeur.

b. Moyens curatifs. — 1° *Compression*. — La compression vantée par Heister, Abernethy, A. Cooper, est également recommandée par Ollivier (d'Angers), Velpeau, Malgaigne, Duplay, de Saint-Germain. Elle peut être exercée au moyen d'un bandage analogue à celui que l'on emploie dans la hernie ombilicale; elle agit comme dans les hernies, comme dans l'hydrocèle congénitale, en amenant peu à peu l'adhérence entre les deux feuillets du sac au niveau de son orifice, et la suppression de la communication avec le canal vertébral. Mais trop souvent elle manque le but; la communication persiste, et le malade est obligé de porter indéfiniment une pelote compressive, sous peine de voir la tumeur augmenter de volume.

2° *Ponction*. — Comme la compression, la ponction est bien incertaine dans ses résultats; alors même qu'elle ne détermine pas la mort du malade, il est rare qu'elle procure la guérison. La plupart du temps, en effet, le liquide ne tarde pas à se reproduire. Il est donc indiqué de combiner l'une à l'autre les deux méthodes précédentes, et de faire suivre la ponction de la compression. On a pu, en agissant ainsi, obtenir quelques guérisons.

3° *Injections irritantes*. — Dans un cas, Brainard a fait usage d'une solution de tanin, et il a obtenu une guérison.

Monod a appliqué à un spina-bifida lombaire les injections d'alcool conseillé par lui dans le traitement des collections séreuses. Il fit cinq ponctions successives, et obtint une diminution marquée de la tumeur; mais, à la suite de la dernière ponction, l'enfant eut de la fièvre, et il succomba sans avoir présenté, ni convulsions, ni contractures.

Velpeau fut le premier qui recommanda les injections iodées contre le spina-bifida. Mais son idée fut mise pour la première fois en pratique par Brainard (de Chicago), en 1817; il obtint, du reste, un succès. Le procédé employé par Brainard consiste à injecter seulement dans la poche une petite quantité de teinture d'iode, puis à évacuer d'un seul coup le liquide du sac et la teinture d'iode qu'on y a mélangée. Debout conseille une solution d'iode au dixième, dont on injectera 5 gouttes dans les tumeurs petites, 10 gouttes dans les tumeurs de moyen volume, et 15 gouttes dans celles qui sont très volumineuses.

James Morton (1), dans le but d'atténuer les dangers de l'injection iodée, a conseillé de remplacer la teinture d'iode par une solution d'iode dans la glycérine. Cette solution, connue en Angleterre, sous le nom de solution iodo-glycérinée, renferme 2 pour 100 d'iode et 6 pour 100 d'iodure de potassium. Après avoir retiré 2 centimètres cubes du liquide de la tumeur, on y injecte, à l'aide d'une seringue de Pravaz introduite dans sa partie supérieure, 1 à 4 grammes de la solution de Morton. On a conseillé de se servir d'un trocart de moyen volume, car cette solution assez épaisse ne passerait pas à travers une fine canule. L'auteur dit avoir obtenu, par son procédé, jusqu'à 79 pour 100 de guérisons; d'autres ont été moins heureux que lui; il n'en est pas moins vrai que les résultats sont assez satisfaisants pour qu'on soit autorisé à recourir à cette méthode.

4° *Électrolyse.* — En 1850, le docteur Nevermann de Plaue (Mecklembourg) a proposé comme moyen de traitement de l'hydrorachis l'électrolyse suivie de la compression. Une aiguille à coudre entourée de soie jusque près de la pointe et recouverte de laque, est enfoncée dans la tumeur. Le conducteur du pôle négatif d'une pile de force moyenne est mis en communication avec l'aiguille, tandis que l'autre conducteur est mis en contact avec la peau du ventre ou de la poitrine. On maintient en place l'appareil pendant dix à quinze minutes. Les résultats de ce procédé sont peu connus. M. Lannelongue, qui y a eu recours dans un cas, a vu la tumeur s'affaisser après la deuxième séance d'électrolyse, mais l'enfant a succombé à une lymphangite gangréneuse partie de la piqûre.

5° *Incision.* — *Séton.* — Il en est de l'incision comme du séton; ce sont des méthodes qui ne doivent être rappelées que pour mémoire, et qui méritent d'être absolument abandonnées.

6° *Ligature.* — Étant donné qu'il n'y a pas d'éléments nerveux dans la poche, on comprend la possibilité d'en obtenir la guérison, en étreignant le pédicule dans une ligature. Latil (de Timécourt) rapporte un cas de guérison obtenue ainsi par une mère. Cette femme dont l'enfant était atteint d'hydrorachis vida la tumeur par une piqûre d'aiguille. Il en sortit un liquide transparent. La poche s'étant remplie de nouveau, elle lia la base de la tumeur, et l'enfant guérit. Les chirurgiens ont suivi la même conduite; mais, prenant en considération ce fait que la direction de la fissure vertébrale est verticale, on s'est

(1) J. Morton, *Traitement du spina-bifida par une nouvelle méthode*, in-8°. Londres, 1877.

efforcé de faire une compression latérale plutôt que circulaire. Beynard (de Marmande) [1] a employé deux tuyaux de plume maintenus sur les côtés de la tumeur à l'aide de sparadrap et renfermant à l'intérieur un fil que l'on serre graduellement. P. Dubois substitua aux tuyaux de plume des lamelles métalliques serrées par un fil et maintenues en place par des épingles passées à travers la base de la tumeur; il eut du reste un insuccès.

Dans ces dernières années, la ligature élastique s'est substituée à la ligature simple. Entre les mains de Scarenzio, Vanzetti, Colognese, Atkinson, Laroyenne, Mouchet (de Sens), la ligature élastique a donné des succès. Ce dernier auteur a modifié le procédé opératoire en traversant la base de la tumeur de droite à gauche avec trois épingles longues et fines, distantes l'une de l'autre de 3 centimètres, et en passant sous chacune d'elles un fil modérément serré.

D'après Rohmer, sur 20 cas dans lesquels le spina-bifida a été traité par la ligature élastique, on note 2 morts, 17 succès et 1 cas, celui de M. Polaillon, dans lequel la ligature ayant été enlevée le second jour, l'enfant quitta l'hôpital en conservant sa tumeur [2]. De pareils résultats sont certainement de nature à recommander la ligature élastique à l'attention des chirurgiens.

Dans un travail récent, F. Parona [3] rapporte 3 cas traités par lui au moyen de la ligature élastique. Dans l'un d'eux, la guérison a eu lieu sans fièvre; dans le second, la guérison a été obtenue après une fièvre qui a duré plusieurs jours; dans le troisième cas, la mort a été causée par une méningite. A ce propos, l'auteur réunit dans un tableau tous les cas qui ont été traités par la ligature élastique; il en conclut que les résultats sont aussi favorables que ceux fournis par les autres méthodes. De la ligature élastique il faut rapprocher le procédé de Rizzoli. Cet auteur a imaginé une pince écrasante dont le but est d'obtenir une mortification graduelle des tissus de la périphérie au centre, et une cicatrice rectiligne. Ce procédé a pu fournir, entre les mains de son auteur et d'autres chirurgiens, de bons résultats.

7° *Excision.* — L'excision du spina-bifida a pu être réalisée par plusieurs procédés : l'excision par le fer rouge après compression préalable a été conseillée et mise en pratique par Page; elle a donné de mauvais résultats. On s'est également servi de l'écraseur linéaire qui a fourni à Gigon (d'Angoulême) un succès remarquable [4].

L'anse galvanique a été employée par M. de Saint-Germain, dans un cas d'hydrorachis de la région cervicale; mais l'enfant mourut subitement deux jours après. D'autre part, Grassi, chirurgien de l'hôpital d'Asti, a été plus heureux. Il a fait avec succès, au moyen de l'anse galvanique, l'excision d'un spina-bifida de la région lombaire [5]. Mais c'est l'instrument tranchant qui a été surtout employé dans l'excision du spina-bifida. Brunner, cité par Morgagni, est le premier qui l'ait mise en usage; la terminaison fut funeste.

[1] *Gaz. méd.*, 1840.
[2] Voy. art. HYDRORACHIS. *Dict. encycl.*
[3] F. PARONA, *Cura della spina bifida mediante l'allaciatura elastica, l'osserv. Gaz. med. di Torino*, févr. 1887, p. 73.
[4] *Bull. de la Soc. de chir.*, 1860, p. 604.
[5] *Ann. univers. di med e chir.* Milano, 1886.

Trowbridge[1], au contraire, obtint un succès. Duboug (de Marmande)[2] conseilla en France l'excision, dans l'espoir que le rapprochement des parties molles pourrait amener l'occlusion de la fente vertébrale, et la guérison définitive. Après avoir fendu la tumeur au moyen d'une incision verticale, il portait immédiatement le doigt dans l'ouverture de communication du sac avec le canal rachidien, dans le but d'empêcher la pénétration de l'air, puis il pratiquait l'excision et la suture des lambeaux au moyen de plusieurs points de suture entortillée. Depuis lors, l'excision a été employée avec des chances diverses par bon nombre de chirurgiens.

Dans ces dernières années, Mayo Robson [3] a lu, à la Société clinique de Londres, un mémoire sur une série de cas de spina-bifida traités par lui au moyen d'un procédé particulier d'excision. Il commença, dans un cas, par faire de chaque côté de la tumeur, une incision verticale, puis il sépara les téguments des méninges, jusqu'à ce qu'il fût arrivé sur les lames vertébrales. On permit alors au liquide de s'échapper en incisant l'enveloppe du sac. On eut ainsi deux lambeaux de chaque côté, l'un appartenant à l'enveloppe du spina-bifida, l'autre à la peau. Ces deux lambeaux furent taillés de longueur inégale, afin que la suture de la peau et celle des parois du sac ne se correspondissent pas.

Sur 5 malades opérés par son procédé, M. Mayo Robson ne compte qu'un cas de mort. D'autres chirurgiens ont suivi son exemple avec profit. De ce nombre sont M. Sainclair [4] et Bharton [5]. M. Lannelongue [6] a pratiqué également avec succès l'excision d'un spina-bifida; mais le malade conserva de l'incontinence d'urine et des troubles trophiques.

Lorsque la moelle ou des troncs nerveux adhèrent au sac, M. Robson propose d'exciser les portions du sac non adhérentes, de réduire ce qui reste dans le canal vertébral, et de fermer l'orifice rachidien par des lambeaux cutanés. On pourrait aussi ponctionner le sac, le refouler avec les éléments nerveux qu'il contient dans le canal vertébral, et terminer l'opération comme précédemment.

Dans ces dernières années, l'excision appliquée au traitement du spina-bifida a trouvé de nombreux partisans. Dans un travail provenant de la clinique de Göttingue, Hildebrand[7] recommande l'opération par la large ouverture du sac et l'excision. Cinq cas opérés ainsi à la clinique de Göttingue, ont donné 2 guérisons. Un enfant de trois jours opéré par König d'une myéloméningocèle avait sept ans, au moment de la publication de Hildebrand, et était bien portant. Le second, opéré à l'âge de cinq mois par Rosenbach d'une myéloméningocèle lombaire, avait, au même moment, dépassé la cinquième année.

Hurd[8] rapporte aussi un cas de spina-bifida de la région lombo-sacrée opéré

(1) *Boston med. and surg. journ.*, 1829.

(2) *Gaz. méd. de Paris*, 1841, p. 481, 573, 700.

(3) Mayo Robson, *A new operation for spina bifida. Brit. med. journ.*, 24 mars 1885.

(4) Sinclair, *A case of spina bifida treated by excision. The Dublin med. journal*, mars 1886, p. 199.

(5) *The Lancet*, 1886.

(6) Voy. Guibbaud, Thèse de Paris, 1887, n° 313.

(7) Hildebrand, *Zur operativen Behandlung der Hirn- und Rückenmarksbrüche. Deutsche Zeitschrift f. Chir.*, Bd. XXVIII, p. 438.

(8) E. P. Hurd, *The operative treatment of spina bifida. Therapeutic Gazette*, 1889, t. XIII, n° 10.

par lui sur un enfant de dix-sept mois; on fit l'excision complète du sac, qui communiquait avec le canal vertébral et renfermait un épanouissement de la queue de cheval, et l'on obtint la guérison.

Dans deux notes successives, K. Bayer attire l'attention sur l'excision du spina-bifida. En 1889 (1), il rapporte deux cas d'extirpation, l'un sur un enfant de dix jours, mort, quatre semaines après, d'hydrocéphalie; l'autre, sur un enfant de dix mois qui guérit, mais sans que les phénomènes paralytiques fussent améliorés. Cette année, le même auteur revient sur la question (2) et rapporte trois nouveaux cas opérés par lui : 1° un enfant de quatre jours fut opéré par ablation du sac et suture. Au bout de deux semaines, un fil de soie fut éliminé; il en résulta une fistule; la plaie s'infecta, et l'enfant mourut de méningite, le dix-septième jour après l'opération; 2° dans un second cas, un enfant d'un an, ayant un spina-bifida de la grosseur d'une noix, à l'union de la région dorsale avec la région lombaire, fut opéré par excision et suture du sac; un cordon nerveux adhérent au sac fut détaché et réduit; l'enfant guérit; 3° enfin la guérison fut obtenue par le même procédé chez un enfant de quinze jours portant dans la région sacrée une méningocèle. Dans ce cas, le sac renfermait la terminaison de la moelle. Vu l'élimination du fil de soie qui, dans le premier de ces trois cas, a amené une terminaison funeste, Bayer conseille le catgut de préférence à la soie pour la suture du sac.

Il restait un pas à franchir, c'était de tenter l'occlusion de la fente vertébrale en rapprochant l'une de l'autre, et en réunissant par la suture, les deux rudiments des lames vertébrales. Ce pas a été franchi par L. Dollinger (de Buda-Pest). Dans son travail (3), l'auteur commence par rappeler que l'idée de fermer l'orifice osseux a été émise par Kœnig, et que, dans un cas, Mayo Robson a tenté d'y parvenir en recouvrant la face externe du sac suturé avec des lambeaux de périoste empruntés à un lapin; cette tentative échoua du reste. L'opération de Dollinger a été faite le 25 novembre 1885. Le sac fut incisé dans toute sa longueur; de minces filets nerveux pénétraient dans sa paroi. Après avoir coupé ces nerfs, lié les artères, Dollinger réséqua une partie du sac et le sutura. Puis, il ébranla, en les entamant incomplètement, les deux arcs vertébraux rudimentaires des 4e et 5e vertèbres lombaires. Il les mobilisa avec une forte pince, et les sutura sur la ligne médiane. Par-dessus, on sutura les masses musculaires et la peau, en plaçant un drain au-dessous de cette dernière. L'enfant supporta bien l'opération; il ne présenta point d'accidents nerveux, et il guérit, en dépit d'une gangrène limitée de la peau. La réparation osseuse fut obtenue.

L'exemple de Dollinger a été imité par Senenko (de Saint-Pétersbourg) (4). Après avoir mis à nu le sac, ce chirurgien tailla, sur les parties latérales de la fente vertébrale, deux petits lambeaux renfermant des lames osseuses de 2 centimètres de largeur, constituées par la partie restante des lames vertébrales;

(1) K. Bayer, *Zur Chirurgie der Rückenmarksbrüche. Prager med. Wochenschrift*, 1889, n° 20.
(2) Du même, *Weitere Erfahrungen über die Zulässigkeit der blutigen Operation der Rückenmarksbrüche. Prager med. Wochenschrift*, 1890, n° 5.
(3) Julius Dollinger, *L'opération ostéoplastique de l'hydrorachis. Wiener med. Wochenschrift*, 1886, n° 36, p. 1536-1540.
(4) W.-N. Senenko, *Ueber die Ausschälung des Meningomyelocelesackes mit nachfolgender Osteoplastik. Centralblatt f. Chir.*, n° 25, p. 444, 22 juin 1889.

ces deux fragments osseux furent amenés au contact sur la ligne médiane. On fit ensuite une suture à trois étages comprenant les os, l'aponévrose et les parties molles extérieures. La guérison eut lieu par première intention. Bien que, pendant l'opération, quelques rameaux des nerfs sacrés eussent été coupés, le résultat fut satisfaisant. Quatre mois après, la surface postérieure du sacrum présentait une résistance osseuse uniforme.

Au milieu des nombreux procédés opératoires que nous venons d'exposer(1), il est difficile de se faire une opinion, d'autant plus que certains d'entre eux n'ont pas encore suffisamment fait leurs preuves. Toutefois il est un bon nombre de procédés anciens, tels que l'incision, le séton, l'ablation avec le fer rouge, qui doivent être complètement abandonnés. Trois grandes méthodes restent aujourd'hui debout; celle des injections modificatrices, la ligature et l'excision. Parmi les injections modificatrices, l'injection iodo-glycérinée de Morton mérite la préférence; elle a fait ses preuves, puisqu'elle a pu procurer 70 pour 100, et au delà, de guérisons. Quant à la ligature, c'est surtout la ligature élastique qui mérite la préférence. Enfin, à l'excision se rattachent les opérations ostéoplastiques de Dollinger et de Senenko, dont nous avons parlé précédemment.

Quant au choix à faire entre ces trois grandes méthodes, on peut dire que l'injection iodo-glycérinée de Morton convient surtout aux tumeurs communiquant avec le canal rachidien par un orifice assez étroit, pour qu'on puisse aisément l'oblitérer pendant l'injection. Si l'orifice de communication est plus large, et que d'ailleurs on ait pu se convaincre de l'absence d'éléments nerveux dans l'intérieur de la poche, on pourra avoir recours à la ligature élastique. La tumeur possède-t-elle une large base et renferme-t-elle dans son intérieur des éléments nerveux, ce dont on peut s'assurer, et par la dépression ombiliquée spéciale indiquée par Virchow, et par l'absence de transparence en certains points, et par l'existence de phénomènes nerveux, le mode de traitement qui nous paraît mériter la préférence, c'est l'excision par l'instrument tranchant. Les observations récentes que nous avons rapportées précédemment, nous paraissent démontrer qu'aujourd'hui, grâce à la stricte observation des précautions antiseptiques, l'excision peut être pratiquée sans trop de dangers, et est de nature à donner de bons résultats. Quant aux opérations ostéoplastiques pratiquées par Dollinger et par Senenko, elles sont éminemment rationnelles, et elles ont pour elles la consécration du succès. Elles méritent donc d'être conseillées, dans tous les cas où le rapprochement des rudiments des lames vertébrales paraît possible, et où l'enfant est suffisamment résistant pour supporter une opération nécessairement longue et laborieuse.

Du reste, quel que soit le procédé opératoire auquel on donnera la préférence, nous croyons devoir poser en principe la nécessité d'observer pendant plus ou moins longtemps l'enfant avant de rien entreprendre. Nous avons dit en effet que beaucoup des enfants porteurs de ce vice de conformation étaient chétifs

(1) Sur le traitement du spina-bifida, on pourra consulter, outre l'article Hydrorachis de M. Rohmer dans le *Dict. encyclop.*, dont nous avons déjà parlé, la thèse de M. Guirbaud, *Des différentes méthodes de traitement du spina-bifida et de l'excision en particulier*. Thèse de doct. de Paris, 1887, n° 313, et celle de M. Clément, *Essai sur le traitement du spina-bifida*. Thèse de doct. de Nancy, 1888, n° 12.

et malingres. Leur faire subir une opération immédiatement après leur naissance, ce serait les vouer à une mort certaine; au contraire, en temporisant, on leur permettra de se fortifier, et de devenir aptes à supporter une intervention chirurgicale. D'autre part, il peut se faire que la tumeur ait une tendance naturelle à la guérison. Il suffit, en pareil cas, de la protéger au moyen d'une pelote spéciale excavée au centre. La même recommandation est applicable aux cas de spina-bifida latent ou sans tumeur.

La maladie fait-elle, au contraire, des progrès, on est autorisé à agir, et l'intervention devient une absolue nécessité en présence d'une menace de rupture. Suivant le conseil de Giraldès, il ne faudra pas entreprendre le traitement, avant de s'être assuré de l'état des sutures crâniennes; car souvent, après la disparition d'un spina-bifida, on a vu se produire l'hydrocéphalie. Telle a été la cause de la mort dans plus d'une des observations que nous avons citées.

II

DÉVIATIONS DE LA COLONNE VERTÉBRALE

On entend par déviations du rachis tous les changements de direction de la colonne vertébrale, à l'exclusion de ceux qui sont symptomatiques d'une autre affection. Ce sont, en un mot, des déviations primitives ou essentielles, tandis que les déformations qui se montrent à la suite d'une autre affection, comme le mal de Pott, sont des déviations secondaires.

Les déviations essentielles du rachis consistent, tantôt dans des exagérations des courbures normales, tantôt dans la production de courbures de nouvelle formation.

Suivant qu'elles se font dans le plan antéro-postérieur ou dans le sens latéral, les déviations du rachis peuvent être divisées en deux grands groupes.

Les déviations antéro-postérieures elles-mêmes comprennent deux formes : celle dans laquelle la courbure a sa convexité tournée en arrière, et qui est dite *cyphose;* celle dans laquelle la convexité est dirigée en avant, et dont la concavité regarde par conséquent en arrière; elle est appelée *lordose*.

Enfin le terme de *scoliose* sert à désigner les déviations latérales.

A. — DÉVIATIONS ANTÉRO-POSTÉRIEURES

CYPHOSE OU DÉVIATION A CONVEXITÉ POSTÉRIEURE

Étiologie. — On peut, avec Busch [1], considérer la cyphose à trois périodes de la vie : chez les jeunes enfants, dans l'adolescence et pendant la vieillesse.

Chez les jeunes enfants, de deux à trois ans, la cyphose se lie au rachitisme. Chez eux, l'appareil ligamenteux et l'appareil musculaire participent à la faiblesse du tissu osseux; l'enfant est incapable de conserver la rectitude de la

[1] BUSCH, *Die Rückwölbung der Wirbelsäule. Ziemssen's Handbuch der allgem. Therapie*, Bd. II, Th. II, p. 112.

colonne vertébrale; quand on l'assied pendant quelque temps, on voit la colonne dorso-lombaire former une courbure unique à convexité postérieure plus ou moins marquée. Cette courbure n'est du reste pas fixe; dès que l'enfant est couché sur un plan horizontal, elle disparaît. Au fur et à mesure que le rachitisme arrive à la guérison, la cyphose se corrige. Il est tout à fait exceptionnel de la voir persister, sauf dans les cas où elle se combine avec une déviation latérale; c'est alors que le rachitisme donne lieu à des déformations considérables de la colonne vertébrale.

Quant à la cyphose de l'adolescence, elle se montre le plus souvent chez des jeunes gens (des jeunes filles de préférence), chez lesquels la croissance s'est faite avec une grande rapidité. Chez ces jeunes gens, le système musculaire est impuissant à maintenir en équilibre la colonne vertébrale que le poids de la tête entraîne en avant. De là, la tendance à présenter une voussure dorsale, tendance qui est encore exagérée par certaines circonstances. Ainsi l'attitude penchée en avant pendant les exercices prolongés de lecture et d'écriture, pendant les travaux à l'aiguille, pendant les exercices de piano, la nécessité pour les myopes d'incliner fortement le tronc pour rapprocher suffisamment les yeux de leur travail, sont autant de circonstances qui contribuent à déterminer la production d'une déviation permanente du rachis.

Chez les vieillards, ce sont encore les attitudes prolongées qui produisent la cyphose; on la rencontre souvent chez les gens des campagnes qui sont restés courbés pendant de longues années pour le travail des champs. Aussi Busch donne-t-il à cette variété de cyphose le nom de *Arbeitsrücken* (voussure professionnelle). Les corps vertébraux pressant les uns sur les autres, finissent par s'user à leur partie antérieure; en même temps que les muscles spinaux et les ligaments jaunes, ayant perdu de leur vigueur, deviennent incapables de ramener le rachis à l'attitude verticale.

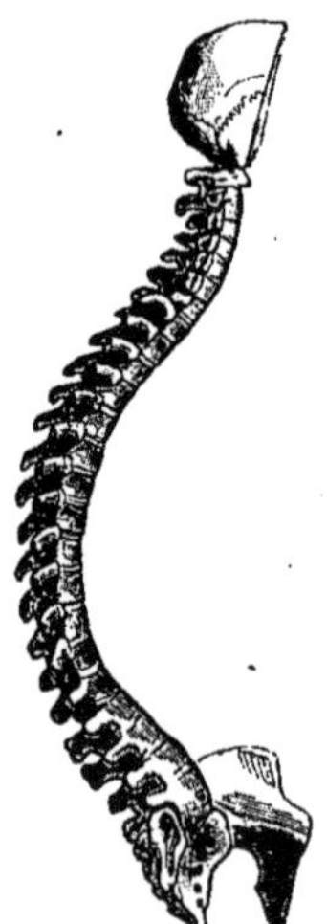

Fig. 248. — Cyphose générale.

Anatomie pathologique. — La cyphose peut être étendue à toute la hauteur de la colonne vertébrale, ou bien elle est limitée à une région, auquel cas c'est la région dorsale qui est atteinte de préférence. Aussi peut-on regarder la cyphose dorsale comme l'exagération de la courbure normale de cette région (fig. 248).

Les corps des vertèbres prennent une forme de coin dont le sommet regarde en avant et la base en arrière. Les apophyses transverses sont écartées les unes des autres. Les ligaments antérieurs sont rétractés; les postérieurs, au contraire, sont amincis et distendus; les muscles spinaux présentent à la longue la dégénérescence fibreuse ou graisseuse.

La cyphose ancienne s'accompagne habituellement de l'ankylose des corps vertébraux, soit sous forme d'ankylose par fusion, soit sous forme d'ankylose périphérique, c'est-à-dire de jetées osseuses reliant entre eux les corps des vertèbres, en passant au-dessus de leurs articulations. C'est ce qui existe sur la colonne vertébrale de Séraphin, dont le squelette est déposé au musée Dupuytren. Dans ce cas, non seulement les vertèbres elles-mêmes, mais encore leurs articulations avec l'occipital, les côtes et le bassin, sont ankylosées. La cyphose était due, chez Séraphin, à la flexion prolongée de la colonne vertébrale en avant, qu'il avait dû garder pendant une grande partie de sa vie.

Les déformations du rachis dans la cyphose déterminent des déformations secondaires dans les os voisins. Les côtes sont aplaties et leur courbure effacée, d'où l'allongement du thorax d'arrière en avant. Le sternum projeté lui-même en avant s'infléchit à sa partie moyenne, en formant un angle à concavité antérieure, ou plus souvent une convexité dans le même sens; d'où la production d'une gibbosité antérieure.

Les omoplates ne suivent pas le mouvement d'affaissement des côtes, et se détachent du thorax par leur angle inférieur; d'où l'attitude à laquelle on donne le nom d'*épaules ailées* (*scapulæ alatæ*). La cyphose de la partie supérieure de la région dorsale n'exerce pas d'influence marquée sur la forme du bassin. Mais quand elle porte sur la région lombaire, et surtout quand elle se produit de très bonne heure, elle peut déterminer le redressement du bassin; d'où l'effacement de l'angle sacro-vertébral, l'élargissement des diamètres du détroit supérieur avec rétrécissement du détroit inférieur, comme dans la cyphose due au mal de Pott, dont il a été question précédemment.

Symptomes. — Lorsqu'il s'agit d'une cyphose limitée à la partie supérieure de la région dorsale, comme c'est le cas ordinaire dans la cyphose de l'adolescence, on observe une voussure exagérée de la région dorsale; les épaules font en arrière une saillie anormale, la tête et le cou sont projetés en avant. Tantôt la colonne cervicale est directement portée en avant, tantôt elle se recourbe, en formant une courbure à concavité postérieure, lordose de compensation. La poitrine paraît rétrécie et excavée à la partie antérieure, les dépressions sous-claviculaires sont exagérées. Souvent il s'ajoute à cette déformation une saillie anormale du ventre en avant, tenant à une courbure de compensation de la région lombaire, en sens inverse de la courbure dorsale.

La cyphose siège-t-elle plus bas, s'agit-il, en un mot, d'une cyphose de la région dorso-lombaire, tantôt il existe une voussure dorsale très prononcée, tantôt, au contraire, il se produit, dans la partie supérieure de la région dorsale, une lordose de compensation, qui favorise le redressement de la tête. Dans la cyphose généralisée, les malades fléchissent les cuisses et les genoux, afin de reporter le bassin en arrière, et de rétablir l'équilibre. Enfin, quand il s'agit d'une cyphose angulaire de la région dorsale inférieure, c'est-à-dire quand il existe une courbure brusque à l'union de la portion dorsale et de la portion lombaire du rachis, les conditions sont encore beaucoup plus fâcheuses; toute la moitié supérieure du rachis est portée en avant avec la tête et les membres supérieurs, le centre de gravité est déplacé dans le même sens, et le malade ne peut plus marcher qu'à l'aide de bâtons. C'est dans la cyphose des vieillards que s'observent ces degrés extrêmes de déformation.

Diagnostic. — Le diagnostic de la cyphose ne présente pas en général de bien sérieuses difficultés. C'est surtout avec les courbures à convexité postérieure produites par le mal de Pott que la confusion pourrait être faite. Il est à remarquer que la déformation à laquelle donne naissance le mal de Pott est le plus souvent une gibbosité angulaire à sommet aigu; quelquefois cependant c'est une courbe plus ou moins allongée, analogue à celle de la cyphose. Mais, généralement, on trouve, sur le trajet de cette courbe, une ou plusieurs saillies irrégulières; de plus, il existe une douleur locale à la pression, des irradiations douloureuses périphériques, de la douleur en ceinture, des fourmillements, de la paraplégie, des abcès par congestion.

Il reste à distinguer la cyphose des adolescents de la cyphose rachitique; l'âge auquel la déformation a débuté, les caractères mêmes de cette déformation, l'existence d'autres manifestations rachitiques, telles sont les circonstances qui permettront de trancher la question.

Pronostic. — Il est essentiellement lié à la nature de la cyphose que l'on a sous les yeux; celle des adultes et des vieillards, tenant à des modifications profondes du côté des vertèbres, ne saurait être corrigée. Au contraire, dans la cyphose des adolescents, un traitement convenable procure habituellement le redressement.

2° LORDOSE OU DÉVIATION A CONVEXITÉ ANTÉRIEURE

Étiologie. — La lordose ou courbure à convexité antérieure se produit, soit primitivement, soit comme conséquence d'un état pathologique antérieur. La lordose primitive est, du reste, assez rare. Elle peut être, chez certaines personnes, l'exagération de la disposition physiologique, d'après laquelle la région lombaire forme, à l'état normal, une courbe à convexité antérieure. Chez d'autres, elle est le résultat d'une attitude habituelle; par exemple, chez les marchands qui portent constamment un éventaire. Les personnes obèses entraînées en avant par le poids du ventre rejettent leur colonne vertébrale en arrière, et présentent à la longue une lordose permanente. L'attitude du corps pendant la grossesse est la même, mais généralement elle est passagère. Cependant Maisonabe cite deux cas dans lesquels elle aurait persisté. On comprend que des tumeurs abdominales puissent avoir le même résultat.

La lordose symptomatique, beaucoup plus fréquente, peut tenir à une contracture rhumatismale des muscles extenseurs du rachis. Elle se lie souvent à des déviations existant dans un autre point de la colonne vertébrale, cyphose ou scoliose; à des altérations du bassin et de l'articulation coxo-fémorale, coxalgie, luxation congénitale de la hanche, ankylose vicieuse de l'articulation coxo-fémorale.

Une autre cause importante de la lordose, sur laquelle a tout spécialement insisté Duchenne (de Boulogne), c'est la paralysie, soit des muscles fléchisseurs du rachis (muscles de l'abdomen et psoas iliaque), soit des extenseurs de la colonne vertébrale et du bassin (muscles fessiers et sacro-spinaux).

Anatomie pathologique. — La lordose n'est le plus souvent qu'une exagération de la disposition normale à la région lombaire, dans laquelle la convexité de la colonne vertébrale est tournée en avant. A la région dorsale, le mouvement de flexion du rachis en arrière est limité par la rencontre des apophyses épineuses; aussi une pareille déviation ne peut-elle s'y produire. A la région cervicale, on n'observe que des lordoses de compensation; car on ne peut donner le nom de lordose au renversement de la tête en arrière qu'on observe chez les enfants au berceau, et qui se laisse corriger avec la plus grande facilité.

Les lésions des vertèbres qui se produisent à la longue dans la lordose sont analogues à celles qu'on rencontre dans la cyphose; mais elles sont, bien entendu, disposées en sens inverse; c'est-à-dire que les vertèbres affectent toujours la forme d'un coin, mais dont le sommet est tourné en arrière, au lieu de regarder en avant, comme dans la cyphose. Les apophyses transverses et épineuses sont rapprochées les unes des autres, au point d'arriver à se toucher et même à être unies entre elles par des stalactites osseuses. Les ligaments et les muscles de la partie postérieure du rachis sont rétractés, ceux de la région antérieure sont, au contraire, amincis et distendus.

La déformation du thorax diffère de ce qu'elle était dans la cyphose. Au lieu d'être projeté en avant, le sternum est refoulé en arrière; la poitrine est aplatie d'avant en arrière, et les viscères thoraciques sont comprimés.

Le bassin, de son côté, est incliné en arrière et en bas; l'angle sacro-vertébral devient plus saillant et peut gêner l'accouchement.

Symptômes. — La lordose lombo-sacrée donne au malade un aspect caractéristique; la tête et le cou sont rejetés en arrière, le ventre fortement proéminent en avant, les fesses relevées en forme de croupe, d'où l'apparence à laquelle on donne le nom d'*ensellure*. C'est surtout dans les lordoses symptomatiques de lésions de l'articulation coxo-fémorale que cette attitude est bien caractérisée. Dans les cas moins prononcés, la région fessière est moins soulevée; c'est surtout le haut du corps qui se renverse en arrière; la démarche du sujet ressemble à celle des femmes arrivées au terme de la grossesse. Lorsque le malade est couché sur le dos, l'excavation lombaire laisse entre la colonne vertébrale et le plan du lit un vide énorme; dans la lordose paralytique, au contraire, la courbure n'étant pas fixe, ce vide disparaît pendant le décubitus dorsal.

Diagnostic. — Il consiste à différencier la lordose primitive de la lordose symptomatique. La contracture rhumatismale des muscles du dos et des lombes, comme nous l'avons déjà dit, donne naissance à la lordose; mais, outre qu'elle est passagère, cette forme s'accompagne de douleurs et de raideur exagérée dans les muscles malades.

Quant aux lordoses de compensation, elles sont faciles à apprécier par l'existence d'une cyphose ou d'une courbure scoliotique dans un autre point de la colonne vertébrale. L'ensellure qui accompagne la coxalgie, la luxation congénitale ou l'ankylose de la hanche, est jointe à d'autres phénomènes du côté de l'articulation coxo-fémorale, qui généralement ne laissent pas place au doute.

La lordose peut enfin être d'origine paralytique; elle présente une forme différente, suivant qu'elle succède à la paralysie des muscles fléchisseurs du rachis (muscles de l'abdomen), ou à celle de ses extenseurs (muscles spinaux postérieurs) (fig. 249 et 250).

Duchenne de Boulogne [1] a insisté sur les caractères spéciaux à chacune de ces deux variétés de lordose paralytique. Quand ce sont les muscles de l'abdomen qui sont paralysés, le tronc serait menacé de se renverser en arrière; alors les muscles de la masse commune et le carré des lombes relèvent fortement le bassin en arrière, et renversent dans le même sens les premières vertèbres lombaires. Il en résulte l'ensellure que nous avons précédemment décrite; grâce à cette circonstance, l'axe de la colonne vertébrale vient tomber

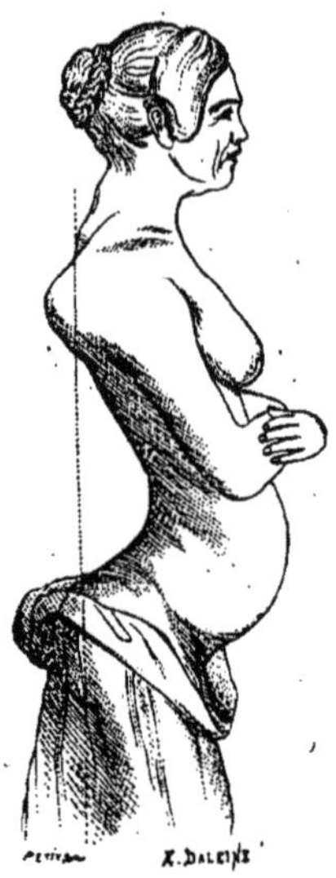

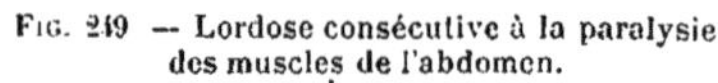

Fig. 249 — Lordose consécutive à la paralysie des muscles de l'abdomen.

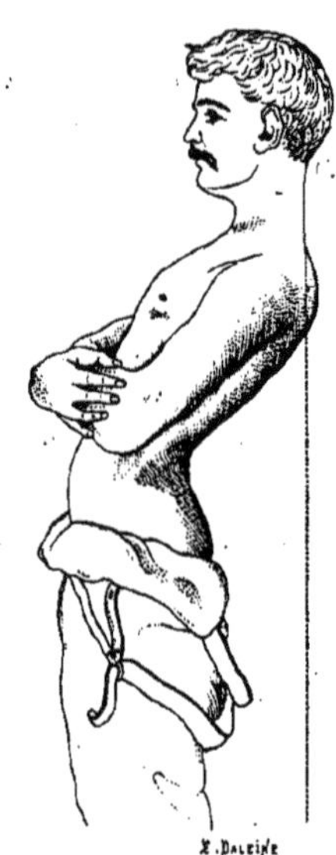

Fig. 250. — Lordose consécutive à la paralysie des muscles spinaux.

(Ces deux figures sont tirées de Duchenne (de Boulogne), *Physiologie des mouvements*, p. 723.)

en dedans du bassin, au lieu de tomber en arrière, et l'équilibre est rétabli. Lorsque au contraire ce sont les muscles spinaux qui sont paralysés, le malade rejette en arrière la tête et les épaules, la partie inférieure du tronc se continue en ligne droite avec le bassin; les fesses sont effacées. Le centre de gravité est ainsi rejeté en arrière du sacrum, et les muscles de l'abdomen agissant pour le ramener en avant, empêchent le corps de tomber en arrière.

Il est du reste facile, d'après l'état d'atrophie ou de contracture des groupes musculaires, d'après l'état de leur contractilité électrique, et enfin surtout d'après ce fait que la position horizontale et l'attitude assise font disparaître la difformité, de reconnaître la lordose paralytique, et de la différencier de la lordose primitive qui est permanente.

(1) Duchenne (de Boulogne), *Physiologie des mouvements*. Paris, 1867, p. 723.

B. — DÉVIATIONS LATÉRALES DU RACHIS. — SCOLIOSE

Fréquence. — Les déviations ou courbures latérales du rachis auxquelles on donne le nom de *scoliose* constituent l'une des difformités les plus fréquentes dont l'orthopédie doive s'occuper. Pour en donner une idée, nous citerons ici quelques chiffres empruntés à l'*Orthopédie* de Schreiber [1] : Bérend a trouvé sur 3000 cas d'orthopédie, 900 scolioses ; Langgard compte 700 scolioses, Schilling, 600, sur un total de 1000 difformités. Drachmann, en examinant 28 125 enfants fréquentant l'école, en a trouvé 1,3 pour 100 qui étaient atteints de scoliose.

Anatomie pathologique. — Dans l'immense majorité des cas, l'inclinaison latérale ou courbure de la colonne vertébrale porte sur la région dorsale, et elle est disposée de telle sorte que sa convexité est tournée à droite. Il peut se faire que la colonne vertébrale possède une seule courbure ; mais dans la plupart des cas, on voit se former, au-dessus et au-dessous de la courbure primitive, une ou deux courbures dont la convexité est dirigée en sens inverse de la première, et qui ont pour but de rétablir l'équilibre du rachis. On donne le nom de courbure primitive ou principale à celle qui s'est produite la première, et qui est généralement la plus marquée. Les courbures secondaires portent le nom de courbures de compensation.

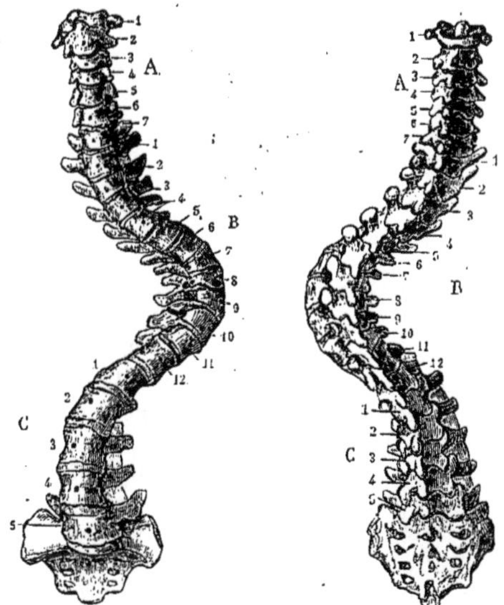

Fig. 251. — Colonne vertébrale scoliotique, vue par la face antérieure et par la face postérieure.

Un fait qui frappe immédiatement l'attention, quand on examine une colonne vertébrale qui est le siège d'une déviation scoliotique, c'est que les corps vertébraux ne sont pas symétriquement placés les uns au-dessus des autres. Il semble que la colonne vertébrale, dans son ensemble, ait subi un mouvement de rotation ou de torsion autour de son axe vertical, portant d'un côté les corps vertébraux, tandis que les lames et les apophyses épineuses sont portées du côté opposé. Il en résulte que la ligne formée par la série des apophyses épineuses et celle qui répond à la série des corps vertébraux ne se correspondent plus ; au lieu de se fusionner, elles

[1] Schreiber, *Allgemeine und specielle orthopädische Chirurgie*, 1888, p. 116.

sont plus ou moins obliquement inclinées l'une sur l'autre. Ces deux faits, l'inclinaison latérale du rachis, et sa torsion autour de l'axe vertical, nous rendent compte des déformations que nous allons rencontrer sur les vertèbres isolées (fig. 252, 253, 254).

Le corps des vertèbres présente une déformation en forme de coin dont la base est dirigée du côté de la convexité du rachis, tandis que le sommet répond à la concavité. Outre cet affaissement cunéiforme, il est une autre déformation des corps vertébraux à laquelle Delpech a donné le nom d'affaissement rhomboïdal ou losangoïde. Elle consiste en ce que la face supérieure et la face inférieure du corps vertébral, au lieu de se correspondre, sont inclinées obliquement l'une sur l'autre, de sorte que la coupe transversale du corps vertébral prend un aspect losangique. Dans ce cas, la face des corps vertébraux présente des sillons osseux obliquement dirigés comme si ces os avaient été tordus sur leur axe vertical. Cet affaissement rhomboïdal s'observe surtout sur les vertèbres de transition, à l'union de deux courbures de sens opposé (fig. 251).

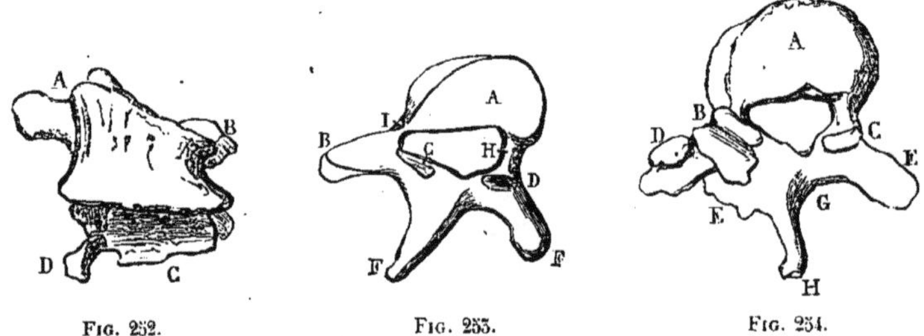

Fig. 252. Fig. 253. Fig. 254.

Fig. 252. — Dixième dorsale vue par la face antérieure. — Demi-nature.
Fig. 253. — Demi-nature.
Fig. 254. — Neuvième dorsale vue par la face postérieure. — Demi-nature.

Les modifications de forme portent aussi sur l'anneau postérieur de la vertèbre, lames et apophyse épineuse. Cette dernière apophyse prend une direction oblique, son sommet est déjeté du côté de la concavité. Les lames perdent de leur hauteur, et deviennent plus courtes dans le même sens. Les apophyses articulaires du côté de la concavité s'atrophient, elles peuvent être réduites à de minces lamelles transparentes; parfois cependant elles ont tendance à s'élargir vers la concavité, tandis que, du côté de la convexité, les surfaces articulaires, tendant à s'abandonner l'une l'autre, s'atrophient progressivement.

Le trou vertébral perd sa forme arrondie; il devient ovoïde. La grosse extrémité de l'ovale est dirigée vers la convexité, la petite extrémité répond à la concavité du rachis. Ce changement dans la forme du trou vertébral est lié lui-même aux modifications qui existent du côté du pédicule des vertèbres. Le pédicule répondant à la convexité, au lieu de se diriger en arrière et en dehors comme à l'état normal, tend à prendre une direction antéro-postérieure, tandis que le pédicule du côté de la concavité se rapproche de la direction transversale. Le corps vertébral lui-même présente des modifications dans sa direction; sa partie qui répond à la convexité est plus large et présente une direction antéro-postérieure; au contraire, la portion répondant à la concavité se rapproche de la direction transversale; il en résulte que ces deux portions forment entre elles un angle plus ou moins aigu dont le sommet est placé sur la face postérieure du corps vertébral.

Les apophyses transverses participent aux changements de direction des pédicules vertébraux. Celle qui appartient au côté de la convexité se rapproche de la direction antéro-postérieure et est plus développée, tandis que l'apophyse transverse répondant à la concavité a une direction plus transversale; il en résulte que les apophyses épineuse et transverse sont plus rapprochées l'une de l'autre du côté de la convexité; et, par suite, la gouttière vertébrale du même côté possède moins de largeur. Les apophyses épineuses ont leur point d'insertion déjeté vers la concavité, tandis que leur sommet répond parfois au côté de la convexité; il y a, du reste, des variations à cet égard. Quoi qu'il en soit, vu l'existence de la torsion, la ligne des apophyses épineuses ne donne jamais une notion exacte de la déviation du rachis; cela est surtout vrai pour la région lombaire, où les apophyses épineuses peuvent décrire une ligne droite, en dépit de l'existence d'une scoliose très prononcée.

Aux modifications de forme du côté des vertèbres sont intimement liées les modifications qui se produisent du côté des côtes. Ces dernières ont une grande importance; car ce sont elles qui produisent les déformations thoraciques qui attirent surtout l'attention, et font reconnaître la scoliose à ses débuts. La courbure de la côte est augmentée du côté de la convexité; elle est effacée, au contraire, du côté de la concavité. La raison de ces modifications de courbure est que la côte suit nécessairement les changements de direction éprouvés par les pédicules et les lames vertébrales. Ces changements de direction des côtes amènent la production d'une gibbosité répondant à la convexité du rachis, un affaissement du thorax, au contraire, du côté de la concavité. Dans ce dernier sens, les côtes sont affaissées, rapprochées les unes des autres, les espaces intercostaux sont effacés, quelquefois même les côtes arrivées au contact se soudent entre elles (fig. 255). On comprend qu'il en résulte de graves inconvénients pour la respiration. Ces altérations des côtes amènent des modifications importantes dans la forme générale du thorax. La cage thoracique prend une forme ellipsoïde; l'une des extrémités de l'ellipse correspond à la gibbosité postérieure, tandis que l'autre extrémité répond à la région antérieure du thorax du côté opposé. C'est la moitié de la cage thoracique répondant à la convexité du rachis qui est diminuée de capacité, par suite de la torsion des corps vertébraux; la moitié qui répond à la concavité a perdu de sa hauteur, mais elle a conservé sa largeur normale.

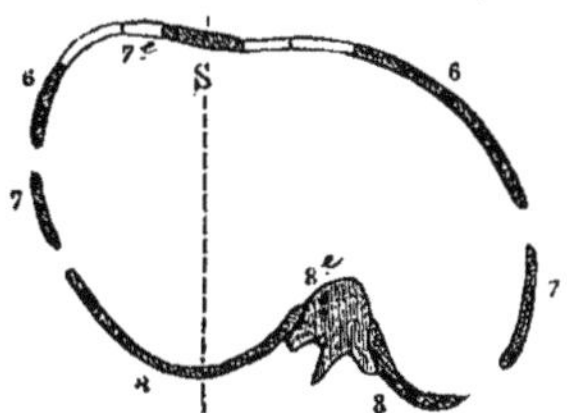

Fig. 255. — Coupe transversale d'un thorax scoliotique.

En général, à part les cas de scoliose rachitique, le bassin ne présente guère de modifications. Cependant dans les scolioses très prononcées, quand il s'agit de scolioses lombaires à convexité gauche, ou dorsales à convexité droite, on voit se produire une obliquité du bassin telle que le diamètre oblique est allongé de gauche à droite, raccourci au contraire de droite à gauche. L'obliquité du bassin est donc dirigée en sens inverse de celle du thorax. Cette obliquité du bassin tient à l'atrophie de l'aile gauche du sacrum et aussi, comme le fait remarquer Bouvier [1], à ce que le poids du corps en raison de la courbure lombaire est transmis surtout au membre inférieur gauche et à la moitié correspondante du bassin.

Les modifications des ligaments portent principalement sur le grand ligamenteux antérieur. Il est ramassé sous forme de corde du côté de la concavité, aminci au contraire vers la convexité, où il se confond sans ligne de démarcation bien nette avec le périoste voisin. Dans les premiers temps de la déformation, les muscles ne montrent pas de modifications appréciables; c'est seulement dans les scolioses très prononcées et très anciennes qu'on trouve l'atrophie et la dégénérescence graisseuse des muscles surtout marquées du côté de la convexité. Parfois même la déviation des apophyses épineuses détermine la luxation des muscles longs du dos, qui, passant au-dessus de ces apophyses, viennent faire saillie du côté de la concavité.

Sauf les cas de rachitisme, le crâne ne présente pas de modifications appréciables; tel est le résultat des mensurations faites par Sterne et par Bouvier [2]. Il n'en est pas de même de la face qui se rétrécit, ce qui la fait paraître plus longue. Si les membres semblent plus longs chez les sujets gibbeux, cela tient uniquement à la diminution de hauteur du rachis.

Les modifications du côté des viscères sont importantes à signaler. La moelle échappe à la compression; mais il n'en est pas de même des poumons, qui sont comprimés presque en tous sens. Celui qui répond à la convexité dorsale est toujours celui qui souffre le plus. La hauteur moindre du thorax et la voussure exagérée du diaphragme refoulent les poumons et le cœur dans la partie supérieure de la poitrine. Bouvier [3] a figuré un cas dans lequel le cœur arrivait au niveau de la clavicule gauche.

L'aorte conserve en général ses rapports avec les corps vertébraux, dont elle suit les courbures et la rotation. Il en est de même pour la veine cave. Cependant Bouvier cite deux exceptions à cette règle; dans ces cas, l'aorte décrivait de petites courbures qui ne répondaient pas exactement à celles du rachis.

Les organes digestifs resserrés dans la cavité abdominale souffrent également de la compression. Le foie, en particulier, éprouve des modifications de forme et de volume.

Il est, dans l'anatomie pathologique de la scoliose, un point que nous avons déjà signalé, mais sur lequel nous devons revenir en particulier, parce qu'il a donné naissance à de nombreuses discussions, nous voulons parler de la torsion ou rotation de la colonne vertébrale. Les opinions qui ont été successivement émises sur la pathogénie de la torsion du rachis dans la scoliose sont innombrables, et l'on peut dire qu'à l'état actuel, aucune d'elles ne repose encore sur des bases scientifiques parfaitement établies. Ces différentes opi-

(1) Bouvier, *Leçons cliniques sur les maladies chroniques de l'appareil locomoteur*. Paris, 1858, p. 405.

(2) Bouvier et P. Bouland, art. Rachis (déviations). *Dict. encyclop. des sciences médicales*, t. I, 3e série, p. 568.

(3) Bouvier. *Atlas des leçons cliniques, etc.*, pl. II, fig. 1.

nions ont été pour la plupart analysées dans la monographie de Lorenz ([1]), sur la scoliose.

Tout d'abord il s'est trouvé des auteurs, tels que Nicoladoni ([2]), pour soutenir que la torsion en elle-même n'existe point, qu'elle est seulement une apparence résultant de l'inégal développement des deux moitiés d'un même corps vertébral. Il y a là bien certainement une exagération. Que l'asymétrie des deux moitiés du corps vertébral contribue à augmenter le défaut d'harmonie entre la série des corps et celle des lames vertébrales, c'est ce qui ne saurait être nié; mais il est évident d'autre part, quand on examine chaque vertèbre en particulier, que l'axe du corps et celui des lames vertébrales ne se correspondent plus. Tandis que le corps de la vertèbre est déjeté du côté de la convexité, les lames et l'apophyse épineuse sont déviées au contraire dans le sens de la concavité; l'os, en un mot, a subi un mouvement de torsion autour des pédicules des lames vertébrales. C'est cette torsion qu'il s'agit d'expliquer. Henke avait cru pouvoir expliquer la torsion du rachis par un mouvement de rotation se produisant au niveau des apophyses articulaires; mais cette vue n'est pas confirmée par l'anatomie pathologique. Il en est de même pour les théories de Roser et de Meyer, qui mettaient la torsion sur le compte de la compressibilité inégale des corps et des arcs vertébraux. Les corps échapperaient à la compression en se portant vers la convexité du rachis, tandis que les lames se laisseraient affaisser.

Malgaigne a cherché à donner de la torsion une explication mécanique. D'après cet auteur ([3]), l'inclinaison des vertèbres vers la droite reporte à gauche le centre de gravité, et de plus, en étendant la base de sustentation jusque sur les apophyses articulaires du côté de la concavité, elle déjette le centre de gravité à la fois plus à gauche et plus en arrière. Pour rétablir l'équilibre, il faut, dit-il, que les apophyses articulaires devenues parties de la base de sustentation se portent autant en avant que l'était autrefois la base naturelle, ce qui ne saurait avoir lieu sans que le corps des vertèbres ne soit déjeté à droite et en arrière. Quant aux agents de ce déplacement, ce sont les muscles. Outre qu'une pareille explication est bien compliquée, on ne voit pas quelles sont les puissances musculaires qui pourraient agir pour déterminer ce déjettement des corps vertébraux en arrière et à droite, auquel Malgaigne attribue pour rôle de rétablir l'équilibre du rachis.

M. Duplay ([4]) pense que, dans les explications qu'on a données de la torsion, on ne tient pas assez compte de la façon dont s'opère normalement l'inclinaison latérale du rachis. L'axe auteur duquel s'effectue ce mouvement étant perpendiculaire au plan des apophyses articulaires est subordonné à la direction de leurs facettes. Aux lombes, où ces apophyses sont verticales, il est horizontal; il devient presque vertical au cou, où ces apophyses sont très légèrement obliques. A la région dorsale, où les surfaces articulaires sont très fortement

([1]) Voy. Lorenz, *Pathologie und Therapie der seitlichen Rückgrats-Verkrümmungen*, p. 17 et suivantes.

([2]) Nicoladoni, *Ueber Torsion der skol. Wirbelsäule.* Eine anatomische Studie, Stuttgart, 1882.

([3]) Malgaigne. *Leçons d'orthopédie.* Paris, 1862, p. 360.

([4]) Follin et Duplay, *Traité élémentaire de pathologie externe*, t. III, p. 737.

obliques, et sur des plans différents, l'inclinaison latérale ne peut se produire seule, et il s'y joint forcément un léger mouvement de torsion. Il n'y a rien d'étonnant, dès lors, à ce que ce mouvement de torsion s'exagère quand la courbure devient pathologique. Cette manière de voir est passible des mêmes objections que la théorie de Henke; elle place la torsion dans une rotation se produisant au niveau des apophyses articulaires, ce que l'anatomie pathologique ne permet pas de vérifier.

D'autres explications mathématiques ont été tentées dans ces dernières années par Schenk [1] et par Drachmann [2], qui ne sont pas plus satisfaisantes.

La théorie qui est le mieux en rapport avec les données anatomo-pathologiques est celle qui a été formulée par Rogers Harrison et par Peletan, et qui est adoptée par Dittel et par Lorenz. Elle consiste à dire que la série des arcs vertébraux, solidement unis les uns aux autres par de nombreux ligaments, par des insertions musculaires, par leurs articulations avec les côtes, se prêtent moins aux déviations latérales que la série des corps vertébraux qui sont libres sur toute leur face antérieure. En outre, la colonne formée par la superposition des corps vertébraux, supporte le poids du corps, tandis que les arcs ne participent que très peu à cette fonction. Ce sont donc les corps des vertèbres qui subissent surtout le déplacement latéral, tandis que les arcs, vu leurs attaches solides, y participent beaucoup moins. Du reste, la torsion trouve dans les épiphyses des pédicules vertébraux un point faible sur lequel son action peut s'exercer aisément. Nicoladoni a même démontré que, dans la scoliose rachitique au début, les épiphyses répondant aux pédicules vertébraux du côté concave sont moins avancées en ossification.

Cette opinion est également celle que nous trouvons développée par Busch [3]. Cet auteur fait observer, comme ceux que nous venons de citer, que les corps vertébraux supportant le poids du corps, se laissent beaucoup moins infléchir dans le sens latéral que les arcs solidement réunis par leurs ligaments. A cette circonstance, Busch ajoute le développement beaucoup plus rapide de la moitié du corps vertébral répondant à la convexité, ce qui exagère encore le mouvement de torsion.

L'opinion précédente que nous venons d'exposer est, du reste, très analogue à celle que nous trouvons formulée par Bouvier et Bouland [4] dans le *Dictionnaire encyclopédique*. « Au début même de la scoliose, disent-ils, la diminution de l'accroissement dans une moitié latérale des vertèbres atteintes et, d'autre part, l'obstacle apporté par la pression verticale à l'extension de leur corps dans le sens de la concavité de la courbure, produisent le développement de ce corps dans le sens de la convexité.... On peut dire avec quelque fondement que la torsion dérive de cette constitution particulière du rachis, composé de deux parties bien différentes, l'une colonne cylindrique, continue et souple, l'autre sorte d'arête à crochets articulés, soumises également à l'effort de la pesanteur et de l'action musculaire. »

(1) SCHENK, *Zur Aetiologie der Skoliose. Centralbl. für orthop. Chir.*, 1884, n° 8.
(2) DRACHMANN, *Mechanik und Statistik der Skoliose. Berliner klin. Woch.*, 1885, n° 18.
(3) F. BUSCH, *Allgemeine Orthopädie. Ziemssen's Handbuch der allgem. Therapie*, Bd. II, Th. II, p. 141.
(4) BOUVIER et P. BOULAND, art. RACHIS (déviations). *Dict. encyclop.*, 3e série, t. I, p. 593.

Ces auteurs concluent : « En dernière analyse, la torsion du rachis, dans la scoliose, est déterminée tout à la fois : 1° par la même inégalité de développement des vertèbres qui produit leur inclinaison permanente; 2° par la pression qu'elles supportent, et que nous avons vue jouer également un rôle important dans la formation des courbures. »

De l'étude à laquelle nous venons de nous livrer, il nous semble permis de conclure que la torsion du rachis, dans la scoliose, ne résulte point d'un mouvement de rotation dont les apophyses articulaires seraient le centre. Elle est la conséquence d'une torsion subie par chaque vertèbre en particulier, et qui, se passant au niveau des pédicules, déjette du côté de la concavité les lames et l'apophyse épineuses, tandis que les corps vertébraux sont déviés du côté de la convexité. L'agent principal de cette torsion nous paraît être le puissant ligament jaune, qui, reliant entre elles les lames vertébrales, ne leur permet pas de se laisser courber latéralement avec autant de facilité que les corps des vertèbres qui sont libres dans une grande partie de leur étendue. A ce fait, il faut joindre le développement beaucoup plus rapide de toute la moitié du corps vertébral répondant à la convexité. Ce développement exagéré du corps vertébral dans le sens de la convexité contribue à rendre beaucoup plus apparent le mouvement de torsion.

Étiologie et pathogénie. — Il est impossible de rien dire d'exact qui soit applicable à la généralité des cas de scoliose. Force est donc d'établir tout d'abord des distinctions; la meilleure classification, suivant nous, est celle qui divise tous les cas de scoliose en deux groupes, suivant que la déformation du rachis est primitive, ou qu'elle est liée à une autre affection; de là des scolioses primitives ou essentielles, et des scolioses symptomatiques.

a. Scolioses symptomatiques. — Les affections qui peuvent donner naissance aux déviations latérales du rachis sont extrêmement nombreuses.

La scoliose cicatricielle est la conséquence de la traction exercée sur le rachis par la rétraction de la peau et des muscles, à la suite de brûlures, de phlegmons, à la suite d'altérations des côtes, etc.

La scoliose pleurétique doit être rapprochée de la forme précédente; c'est celle qui se produit à la suite des suppurations pleurales; sa concavité est dirigée vers la plèvre qui a été le point de départ de la suppuration, et son but est de tendre à l'oblitération de la cavité suppurante.

Le traumatisme, les altérations tuberculeuses de la colonne vertébrale, donnent plus souvent naissance à des courbures cyphotiques qu'à l'inclinaison latérale du rachis. Cependant nous avons déjà signalé qu'une courbure scoliotique pouvait s'ajouter à la courbure antéro-postérieure dans le mal de Pott; de même, des luxations non réduites des vertèbres cervicales peuvent donner naissance à des déviations latérales. Ces faits doivent être rappelés au point de vue du diagnostic différentiel.

La scoliose congénitale est si rare qu'elle n'a guère d'intérêt pratique. A part les cas de rachitisme congénital, elle est liée à des malformations du système nerveux central, à des altérations du système musculaire.

L'état des muscles peut devenir cause de scoliose dans deux circonstances différentes, qu'il s'agisse d'une paralysie ou, au contraire, d'une contracture permanente des muscles. On comprend que les muscles d'un côté du tronc étant paralysés, les muscles du côté opposé entraînent vers eux le rachis en lui imprimant une courbure latérale. Inversement, la déviation pourra être causée par la contracture primitive des muscles d'un seul côté. Ces contractures peuvent se produire en dehors de toute cause apparente. J'ai observé un jeune homme chez lequel une contracture du carré lombaire gauche déterminait une courbure à convexité droite de la région lombaire avec courbure dorsale en sens inverse. La colonne vertébrale présentait donc l'apparence d'une scoliose à double courbure, en même temps que le tronc en masse était incliné du côté du muscle contracturé. Malgré l'examen soigneux du malade auquel nous nous sommes livrés, il nous a été impossible de déterminer sous quelle influence s'était produite cette contracture musculaire. Dans d'autres cas, c'est une affection viscérale qui a été le point de départ de la contracture réflexe. De ce nombre sont les cas qui ont été communiqués par M. Paulet, en son nom et au nom de M. Verneuil, à la Société de chirurgie (1), cas dans lesquels une lithiase urique accompagnée de coliques néphrétiques, avait donné naissance, chez de jeunes enfants, à une déviation de la taille qui avait été prise pour un mal de Pott. J'ai pu moi-même observer un jeune homme chez lequel, à l'âge de sept ans, la néphrite s'était accompagnée d'une flexion latérale du rachis, qui avait été prise pour une scoliose incurable. Au contraire, la guérison de l'affection rénale avait amené un redressement complet de la colonne vertébrale. Les faits de cette nature ont été, dans ces dernières années, l'objet d'une thèse intéressante de la part du docteur Besson (2). Aux scolioses d'origine rénale, cet auteur ajoute, d'après une observation qu'il emprunte à Drummond (3), les déviations de la taille passagères se produisant au cours d'affections pleuro-pulmonaires aiguës, bien différentes, par conséquent, des scolioses pleurétiques qui se montrent, à la longue, dans la pleurésie purulente, comme conséquence de l'affaissement du thorax du côté où siège la suppuration. Aux variétés précédentes, il faut joindre les déviations de la taille qui se produisent comme l'une des manifestations de la contracture hystérique.

Nous devons enfin signaler, dans le même ordre d'idées, les scolioses qui se montrent comme conséquence d'une névralgie sciatique. Signalée, en 1886, par Albert (de Vienne) (4), cette variété particulière de scoliose a été observée par Nicoladoni (5), par Wölfler, Gussenbauer (6). En France, MM. Ballet (7) et Babinski (8) l'ont étudiée ; elle a fait le sujet de la thèse de M. Texier, en 1888 (9).

(1) Paulet, *Deux cas de lithiase urique avec coliques néphrétiques et déviation spasmodique de la taille pris et traités pour un mal vertébral de Pott. Bull. et mém. de la Soc. de chirur.*, 23 mai 1877.

(2) Besson, *Étude sur les déviations de la taille d'origine réflexe.* Thèse de doct. de Paris, 1888.

(3) David Drummond, *British med. journ.*, 22 novembre, 1879.

(4) Albert, *Eine eigenthümliche Art der Totalskoliose. Wiener med. Presse*, 1886, n° 1.

(5) Nicoladoni, *Ueber eine Art des Zusammenhanges zwischen Ischias und Skoliose. Ibidem*, 1886, n° 26.

(6) Gussenbauer, *Prager med. Wochenschrift*, n°s 17 et 18, 1890.

(7) Ballet, Soc. méd. des hôpit., 1887.

(8) Babinski, *Archives de neurologie*, janvier 1888.

(9) Texier, *Déformation particulière du tronc causée par la sciatique.* Thèse de doct. de Paris, 1888.

Dans cette forme spéciale de déviation, le tronc en masse est incliné du côté opposé à celui occupé par la sciatique. De cette façon, le poids du corps est transmis surtout au membre sain; le membre malade est d'autant soulagé. Prise instinctivement par le malade pour atténuer ses douleurs, cette attitude devient à la longue permanente, du fait de la contracture musculaire.

La scoliose peut être encore le fait de l'inclinaison vicieuse du bassin, soit qu'il y ait un arrêt de développement amenant une inégalité de longueur des membres inférieurs, soit qu'il s'agisse d'une luxation congénitale ou de déformations consécutives à la coxalgie. C'est à cette variété que les auteurs allemands donnent le nom de scoliose statique; elle a beaucoup préoccupé les chirurgiens dans ces dernières années. Staffel, sur 230 cas de scoliose, en a trouvé 62 où il y avait un raccourcissement du membre inférieur gauche, et 4 où le raccourcissement siégeait du côté droit. G. Morton va jusqu'à dire que l'asymétrie des membres inférieurs constitue la règle plutôt que l'exception. Nous pensons, avec Lorenz, qu'il y a là une grande exagération. Il est à croire que les déviations du bassin liées à la scoliose lombaire ont donné le change, et en ont imposé pour une inégalité de longueur des membres inférieurs.

b. Scolioses primitives ou essentielles. — Elles se produisent indépendamment de toute lésion primitive du côté du thorax ou des membres inférieurs, et cela surtout à deux périodes de la vie : 1° chez les jeunes enfants au-dessous de sept ans; 2° chez les adolescents de douze à dix-huit ans, c'est-à-dire au moment du développement du squelette. La scoliose des jeunes enfants est due au rachitisme; tout le monde est d'accord sur ce point. Quant à la scoliose essentielle des adolescents, sa pathogénie soulève de nombreuses discussions.

1° *Scoliose rachitique.* — Chez les enfants rachitiques, les troubles de l'ossification du rachis, le défaut de solidité de la colonne vertébrale, la faiblesse musculaire, rendent suffisamment compte du développement de la scoliose. Il y a cette différence entre la scoliose rachitique des jeunes enfants et la scoliose essentielle des adolescents que, tandis que dans cette dernière la courbure a le plus souvent sa convexité tournée du côté droit, dans la scoliose rachitique on trouve presque aussi souvent la convexité de la courbure tournée d'un côté que de l'autre. D'après Lorenz, chez les tout jeunes enfants (de deux à trois ans), la scoliose rachitique se traduit par une courbure dorso-lombaire à convexité gauche. Plus tard, vers cinq à six ans, le même auteur a trouvé à peu près aussi souvent le courbure d'un côté que de l'autre. Pour Eulenburg, le rapport de fréquence d'un côté à l'autre pour la convexité est exprimé par les chiffres de 5 : 9; pour Heine, ce rapport est de 2 à 3; pour Vogt, la différence est plus petite encore; Busch pense que la convexité de la courbure siège aussi souvent d'un côté que de l'autre; c'est également l'opinion de Bouvier. Pour expliquer la formation de la scoliose à cet âge, on invoque ce fait que les enfants commencent à s'asseoir sur leur lit où ils reposent souvent sur un plan incliné; de même aussi, ils sont portés sur les bras; de là une inclinaison habituelle du bassin, qui conduit à l'inclinaison du rachis en un sens ou dans l'autre, suivant que l'enfant est le plus souvent porté sur l'un ou l'autre des deux bras.

J. Guérin évalue à 9,7 pour 100 la fréquence des cas de scoliose rachitique. D'après la statistique d'Eulenburg, plus de la moitié des cas de scoliose rachitique s'observent dans le cours de la deuxième année, c'est-à-dire à un moment où les inconvénients de la position assise commencent à se faire sentir. Vers la sixième année, l'affection diminue de fréquence.

2° *Scoliose essentielle des adolescents.* — Cette forme comprend le plus grand nombre des cas de scoliose; c'est ce que les auteurs allemands appellent *scoliose habituelle*, voulant dire par là qu'elle survient sous l'influence d'une attitude vicieuse du rachis qui, souvent répétée et continuée pendant longtemps, finit par déterminer une déformation de la colonne vertébrale. La scoliose essentielle des adolescents se voit le plus souvent dans le sexe féminin; de là la prédominance du sexe féminin dans toutes les statistiques générales relatives à la scoliose. Sur 200 cas de scoliose, B. Roth (1) en compte 183 chez la femme; Ketsch, 189 sur 229 scoliotiques (2); sur un total de 721 scolioses analysées par Kœlliker, 577 ont été observées chez des femmes, et 144 seulement chez des hommes (3).

Schreiber (4) fait remarquer que, si l'on considère les formes les plus graves de la scoliose, on est frappé de leur fréquence plus grande dans le sexe masculin. Le fait me paraît exact, et je serais tenté de l'attribuer à ce que la plupart des scolioses observées chez l'homme sont dues au rachitisme de la première enfance, et comportent, par conséquent, un pronostic grave.

Quant à l'âge auquel se montre la scoliose essentielle, c'est surtout dans la seconde enfance et dans l'adolescence qu'on l'observe. Parmi les cas de scoliose, Eulenburg en compte 56,4 pour 100 qui se développent entre sept et quatorze ans; d'après les matériaux qu'il a pu recueillir au Dispensaire orthopédique de New-York, Ketsch compte 52 pour 100 de scolioses se développant de 1 à 12 ans; 41 pour 100, de 12 à 18 ans; les cas qui se montrent au delà de 18 ans ne comptent plus que pour 3 1/2 pour 100.

Ce qu'il faut incriminer chez les jeunes filles qui présentent la scoliose essentielle de l'adolescence, c'est la faiblesse générale de la constitution, le défaut de résistance du système osseux, la chlorose qui fait souvent son apparition au moment de l'établissement de la fonction menstruelle. Souvent ces jeunes filles présentent une croissance exagérée, en même temps que le système musculaire est très peu développé. A ces différentes causes, il faut joindre l'action de l'hérédité, qui, dans un bon nombre de cas, ne saurait être mise en doute, et qui, d'après Eulenburg, se rencontre dans 25 pour 100 des cas de scoliose essentielle. Si les différentes circonstances que nous venons de mentionner peuvent être regardées comme les causes prédisposantes de la maladie, les causes efficientes sont souvent les attitudes vicieuses prises par les jeunes gens et par les jeunes filles en particulier, soit pendant leur travail professionnel, soit pendant les heures d'étude, attitudes vicieuses pendant les exercices d'écriture, pendant les travaux à l'aiguille longtemps prolongés, positions défectueuses prises pendant le jeu des instruments de musique. Ces attitudes vicieuses sont encore aggravées chez les myopes par le besoin qu'ils éprouvent de se pencher sur l'objet de leur travail ou de leur étude. Très fréquemment

(1) B. Roth, *Deux cents cas de courbure latérale du rachis traités sans corsets mécaniques. Brit. med. journ.*, octobre 1885, p. 819.

(2) Ketsch, *New-York med. Record*, avril 1886.

(3) Kœlliker, *Zur Statistik der Scoliose. Centralbl. für Chir.*, 1886, n° 21.

(4) Schreiber, *Allgemeine und specielle orthop. Chir.*, 1888, p. 117.

aussi, les jeunes gens atteints de scoliose ont l'habitude de prendre, dans la station verticale, l'attitude hanchée; dans ces conditions, tout le poids du corps repose sur le membre qui appuie sur le sol; la colonne vertébrale s'incline dans le même sens; il en résulte une scoliose lombaire dont la convexité est tournée à gauche le plus souvent, tandis que la région dorsale offre une courbure dont la direction est en sens opposé. Cette dernière circonstance rapproche la scoliose essentielle de cette forme de déviation que nous avons décrite sous le nom de *scoliose statique*, et qui se montre dans les cas d'affections du bassin ou des membres inférieurs, luxation congénitale de la hanche, coxalgie, développement inégal des deux membres inférieurs.

Parmi les causes prédisposantes au développement de la scoliose, il faut encore signaler l'affaissement des courbures normales antéro-postérieures du rachis. On s'accorde généralement à reconnaître que les enfants qui présentent un dos plat sont prédisposés à la formation des courbures latérales. Inversement, on voit souvent l'exagération de la courbure dorsale antéro-postérieure ou cyphose se combiner avec la scoliose pour donner naissance à la cyphoscoliose. Les rapports réciproques entre les courbures normales du rachis et les déviations scoliotiques ont été récemment l'objet d'un mémoire intéressant de la part du docteur Schulthess (de Zurich)(¹); c'est là, du reste, un sujet qui appelle de nouvelles recherches.

La pathogénie de la scoliose essentielle est un point très controversé, et qui a donné naissance à de nombreuses théories. D'ailleurs, ici comme pour les autres difformités qui se montrent dans l'adolescence, *genu valgum*, valgus, pied plat douloureux, toutes les théories qui ont été émises peuvent être ramenées à trois principales : *a.* théorie musculaire; *b.* théorie ligamenteuse; *c.* théorie osseuse.

a. *Théorie musculaire.* — Cette théorie a revêtu deux formes différentes, suivant qu'on a incriminé la rétraction, ou, au contraire, la paralysie des muscles d'un côté du tronc. Déjà, au XVIIe siècle, Mayow avait invoqué la rétraction musculaire, admise également par Delpech et par Boyer; on sait que cette théorie, défendue par J. Guérin, l'a conduit à un traitement particulier de la scoliose consistant dans la section des tendons des muscles supposés rétractés (myotomie rachidienne), traitement qui, du reste, est aujourd'hui complètement abandonné.

D'autres auteurs, au contraire, au nombre desquels se trouve Eulenburg (²), ont pensé qu'il s'agissait d'une parésie, ou, tout au moins, d'un relâchement des muscles répondant à la convexité du rachis. Sous l'influence d'attitudes vicieuses souvent répétées, ces muscles se laissent distendre peu à peu, s'affaiblissent et deviennent incapables de soutenir la colonne vertébrale. Mais, comme le font remarquer Bouvier et Bouland, au début de la scoliose les muscles spinaux des deux côtés présentent le même développement, la même contractilité volontaire ou électrique. Quant aux altérations musculaires qui surviennent à la longue, elles ne sauraient rien prouver au point de vue de la pathogénie.

(¹) SCHULTHESS, *Klinische Studien über das Verhalten der physiologischen Krümmungen der Wirbelsäule bei Skoliose. Centralblatt für orthop. Chir.*, septembre et octobre 1889.

(²) EULENBURG, *Die seitlichen Rückgrats-Verkrümmungen*. Berlin, 1876.

b. *Théorie ligamenteuse.* — Déjà incriminée par Ambroise Paré, la théorie de la faiblesse primitive des ligaments a été reprise et développée par Malgaigne (¹). Il se fonde, pour l'admettre, sur ce fait qu'au début les déviations disparaissent par le repos, ce qui exclut, d'après lui, l'idée d'une malformation osseuse primitive. Malgaigne s'appuie aussi sur les expériences bien connues de Hirschfeld, qui consistent à sectionner les pédicules des vertèbres ; on voit alors les courbures du rachis se redresser ; ce qui prouve, d'après Hirschfeld, que les ligaments jaunes constituent la principale force qui maintient les courbures rachidiennes. Malgaigne fait remarquer que, dans cette expérience, les courbures décrites par les corps des vertèbres augmentent, au contraire, après la section des pédicules vertébraux, ce qui tient à l'action du grand surtout ligamenteux antérieur. Que ces appareils ligamenteux viennent à se relâcher, à s'affaiblir, et l'on verra se produire les déviations anormales du rachis dans le sens latéral. Mais quelle est la cause de cet affaiblissement primitivement limité au système ligamenteux ; c'est ce que Malgaigne ne cherche point à préciser. Que les déformations osseuses se produisent surtout à la longue, qu'elles puissent même faire complètement défaut au début, c'est ce qui ne saurait être nié. Mais on peut objecter que, si tout était limité au système ligamenteux, on devrait beaucoup plus souvent obtenir la guérison complète de la scoliose ; ne voit-on pas, au contraire, des déviations qui, en dépit de tous les soins, progressent et aboutissent à d'énormes difformités? En présence de ces faits, force est bien d'admettre que l'état du système osseux doit être pris en très sérieuse considération.

c. *Théorie osseuse.* — Elle a revêtu plusieurs formes. Déjà Vincent Duval (²) avait incriminé une inflammation des vertèbres et de leurs cartilages. Cette opinion a été également défendue par Lorinser (³) ; d'après lui, le malade prend instinctivement une position vicieuse, pour éviter de faire porter le poids du corps sur les points ramollis de la colonne vertébrale. Cette théorie ne saurait être admise ; car nous voyons la scoliose se développer en dehors de tous les phénomènes ordinaires de l'inflammation. Une théorie très généralement admise à l'heure actuelle, c'est celle qui a été formulée par Roser et par Volkmann, et qui est connue en Allemagne sous le nom de théorie de la surcharge (*Belastungs-theorie*). Sous l'influence de la position vicieuse habituellement prise par l'enfant pendant son travail, pendant les heures de classe, l'équilibre normal de la colonne vertébrale est rompu ; le poids du corps se fait surtout sentir sur l'une des moitiés du rachis ; de là des troubles de l'ossification, à une période où il y a une poussée très énergique de développement du rachis, et, comme conséquence, la production de difformités permanentes.

Déjà, du reste, la théorie osseuse avait été très nettement formulée par Bouvier (⁴) : « La colonne vertébrale, disent M. Bouvier et Bouland, croît en ligne droite, à part le cas de rachitisme, quand sa force de développement primitive est sensiblement la même à droite et à gauche, et lorsque la pression

(¹) MALGAIGNE, *Leçons d'orthopédie*, p. 340.
(²) VINCENT DUVAL, *Revue des opér. médic. et chir.*, 1840.
(³) LORINSER, *Bemerkungen über die Pathologie und Therapie der Rückgrats-Verkrümmungen. Wiener med. Wochenschrift*, 1850, n° 22.
(⁴) Voy. BOUVIER et BOULAND, art. RACHIS. *Dict. encycl.*, p. 588.

qu'exercent sur elle le poids du corps et l'action musculaire se répartit à peu près également dans les deux sens. Le rachis s'incurve latéralement si, l'une de ces deux conditions venant à manquer dans un point de sa longueur, quelques-unes de ses pièces prennent moins de développement dans un sens que dans l'autre ».

Il ne faut pas oublier, d'ailleurs, qu'à l'époque où l'on voit le plus souvent se produire la scoliose des adolescents, les vertèbres n'ont pas encore achevé leur développement. Les faces supérieure et inférieure des corps vertébraux présentent, en effet, à partir de quatorze et quinze ans, des points osseux complémentaires, sous forme de lames minces, qui ne se soudent aux corps des vertèbres que lorsque l'accroissement de la colonne vertébrale est complètement terminé, c'est-à-dire de vingt à vingt-cinq ans [1]. Un arrêt de développement d'une des moitiés latérales de ces points osseux produira la déviation du thorax, par le même mécanisme qui fait que l'arrêt de développement du cartilage épiphysaire répondant au condyle externe du fémur produit la difformité du genou connue sous le nom de *genu valgum*. Et l'on comprend d'autant mieux le mode d'action de cette cause, que, vers l'âge de treize ou quatorze ans, où se montre habituellement la scoliose, il y a une poussée très énergique de développement. C'est à ce moment que se produit, suivant l'expression de P. Vogt, « cette transformation des enfants en adolescents élancés et en sveltes jeunes filles ». Cet accroissement rapide de la colonne vertébrale amène une faiblesse relative des ligaments et des muscles, qui deviennent impuissants à maintenir la rectitude du rachis.

En un mot, la théorie qui nous semble la mieux établie, c'est la théorie osseuse. Sous l'influence de l'hérédité, d'un accroissement trop rapide, sous l'influence aussi de l'anémie et de la chlorose qu'on voit souvent se manifester au moment de la puberté chez les jeunes filles, l'ossification du rachis est troublée; il en résulte un défaut de résistance de la colonne vertébrale, peut-être des altérations plus ou moins analogues à celles du rachitisme. C'est là toutefois un sujet qui nécessiterait des recherches histologiques semblables à celles qu'on a entreprises dans l'étude du *genu valgum*. Quoi qu'il en soit, sous l'influence de ce défaut de solidité, la colonne vertébrale se laisse infléchir, et cela dans le sens où la dirigent les attitudes vicieuses habituellement prises par l'enfant. Plus tard, les déformations des os, la rétraction des muscles et des ligaments, rendent permanentes les déviations qui n'étaient que temporaires au début.

Symptômes. — Le début de la scoliose est le plus souvent lent et insidieux. S'il est des enfants qui conservent un état général excellent, le plus souvent, au contraire, les jeunes filles menacées de scoliose sont amaigries, elles pâlissent, supportent difficilement la fatigue; elles présentent, en un mot, tous les caractères de l'anémie, et même de la chlorose. Les parents remarquent que ces enfants prennent l'habitude de se mal tenir. Souvent, en écrivant, ils se tiennent obliquement assis et rejettent tout le poids du corps sur la hanche gauche, ce qui donne l'apparence d'une scoliose lombaire à con-

[1] Voy. A. BOUCHARD, art. RACHIS (Anatomie). *Dict. encycl.*, p. 426.

vexité gauche; ou bien ils s'appuient largement sur le bras droit, portant en avant l'épaule droite, qui fait une saillie plus considérable qu'à l'état normal; de là, l'apparence d'une scoliose dorsale à convexité tournée à droite. Pendant la station, ces mêmes enfants prennent fréquemment la position hanchée, c'est-à-dire qu'ils rejettent tout le poids du corps sur l'un des membres inférieurs. Devant les remarques qu'on leur fait, les petits malades redressent leur colonne vertébrale, mais ils ne tardent pas à la fléchir de nouveau; de sorte qu'à un moment donné, l'attitude vicieuse devient permanente. La scoliose dorsale à convexité droite étant très fréquente, souvent on dit que les jeunes filles qui en sont atteintes ont l'épaule droite un peu forte, ce qui tient à la saillie de l'omoplate soulevée par le plan des côtes. Si l'on est conduit par l'ensemble des signes précédents à examiner l'état de la colonne vertébrale, on constate des symptômes différents, suivant la variété de déformation rachidienne dont il s'agit.

Il peut se faire tout d'abord que l'inflexion latérale porte sur toute la hauteur de la colonne vertébrale, auquel cas l'on dit qu'il s'agit d'une *scoliose totale;* le plus souvent une partie seulement du rachis est le siège de la déviation, dont le nom est tiré de la partie de la colonne vertébrale qui est atteinte, et du sens dans lequel est dirigée la convexité. C'est ainsi que l'on parle de scoliose dorsale à convexité droite, de scoliose lombaire à convexité gauche, etc.

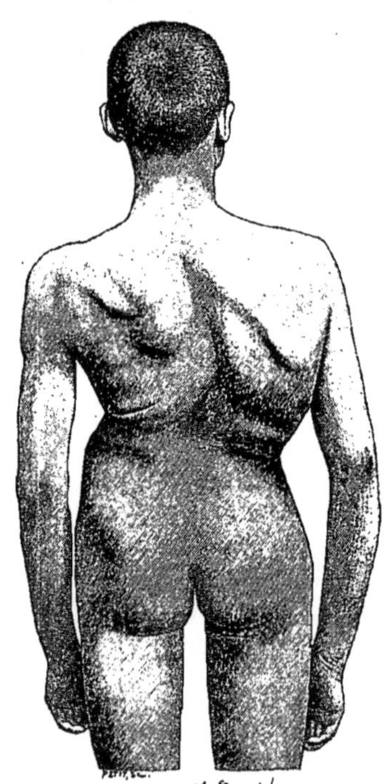

Fig. 256. — Scoliose dorsale primitive à convexité droite.
(Collection du docteur Kirmisson.)

Pour peu que la déformation date de quelque temps, on voit se produire, au-dessus et au-dessous de la courbure primitive du rachis, des courbures secondaires, ou de compensation, qui ont pour effet de rétablir l'équilibre de la colonne vertébrale. La scoliose, simple d'abord, devient ainsi une scoliose complexe.

a. *Scoliose dorsale primitive à convexité droite.* — Dans cette forme, la courbe formée par les apophyses épineuses déviées latéralement répond à la partie moyenne de la région dorsale du rachis; sa convexité est dirigée à droite. La torsion des corps vertébraux dans le même sens détermine une exagération de l'angle des côtes et un soulèvement de l'omoplate du côté droit. Non seulement l'omoplate est projetée en arrière, mais encore son angle inférieur est situé au-dessus de l'angle inférieur de l'omoplate gauche; il est aussi plus écarté de la ligne médiane. Le soulèvement de toute la moitié droite du thorax contraste avec l'affaiblissement de sa moitié gauche; dans le flanc gauche, il se forme une profonde dépression (fig. 256). Vu par la face antérieure, le thorax des personnes atteintes de scoliose dorsale à convexité droite présente une déformation en sens inverse de celle que nous venons de décrire, c'est-à-dire que la région sous-claviculaire droite et toute la région de l'hypochondre droit sont affaissées, tandis que les régions similaires du côté gauche forment au contraire une saillie plus considérable.

La scoliose dorsale primitive à convexité droite, pourvu qu'elle s'aggrave, se complique bientôt d'une courbure de compensation en sens inverse, c'est-à-dire dont la convexité est dirigée à gauche, dans la région lombaire. La ligne formée par la série des apophyses épineuses représente donc un S italique très allongé. L'adjonction de cette courbure de compensation lombaire modifie notablement l'aspect du tronc que nous avons décrit précédemment. Sans doute les côtes et l'omoplate droite sont toujours proéminentes, mais le flanc gauche, qui était le siège d'une dépression, est au contraire soulevé du fait du déjettement de la portion lombaire de la colonne vertébrale à gauche. Le flanc droit se creuse, et la dépression qu'on y constate devient de plus en plus appréciable, au fur et à mesure que s'exagère le soulèvement des côtes droites constituant la gibbosité. Il en résulte que la hanche gauche, qui semblait tout d'abord la plus forte, vu la dépression du flanc correspondant, paraît s'enfoncer dans les parties molles, tandis que l'excavation qui se dessine dans le flanc droit donne à la hanche correspondante, effacée tout d'abord, un relief plus considérable.

Parfois l'on voit se former à la région cervico-dorsale de la colonne vertébrale une seconde courbure de compensation; le rachis offre ainsi le type d'une scoliose à trois courbures : 1° courbure dorsale primitive à convexité droite; 2° courbure de compensation lombaire à convexité gauche; 3° courbure de compensation cervico-dorsale, à convexité gauche également. Si cette courbure de compensation cervico-dorsale est très accusée, elle détermine une saillie exagérée de l'angle des premières côtes gauches et un soulèvement du bord supérieur de l'omoplate du même côté. La ligne courbe allant de la nuque à l'épaule se redresse du côté gauche, tandis qu'à droite elle devient plus excavée.

En même temps la tête s'incline légèrement sur l'épaule droite. Cette courbure de compensation cervico-dorsale intervient, comme intervenait précédemment la courbure de compensation lombaire, pour modifier la symptomatologie de la scoliose dorsale primitive à convexité droite. Dans cette dernière, en effet, disions-nous, l'omoplate droite est soulevée, et placée sur un plan supérieur à l'omoplate du côté opposé. Si, au contraire, une courbure de compensation cervico-dorsale se dessine fortement, elle peut avoir pour résultat de soulever l'épaule gauche et, avec elle, l'omoplate qui se trouve alors sur un plan supérieur à sa congénère.

b. *Scoliose dorsale primitive à convexité gauche.* — Déjà nous avons noté que, dans la scoliose rachitique, la convexité de la courbure dorsale était presque aussi souvent dirigée à droite qu'à gauche. Dans la scoliose essentielle des adolescents, il n'en est plus de même; il est fort exceptionnel de voir la convexité de la courbure tournée du côté gauche. Cette forme n'appelle pas, du reste, une description spéciale. Celle que nous venons de faire de la scoliose dorsale primitive à convexité droite peut lui être appliquée, en ayant soin de renverser les termes, et de mettre à gauche tout ce que nous avions mis à droite précédemment, et *vice versa*. Généralement cette courbure dorsale primitive à convexité gauche se développe sur les parties inférieures de la région dorsale; elle peut même empiéter sur la région lombaire, et quand elle se complique d'une courbure de compensation en sens inverse à la partie supérieure de la région dorsale, elle peut, disent Bouvier et P. Bouland (1), affecter les caractères d'une courbure dorso-lombaire primitive. Si, au contraire, la courbure dorsale gauche se développe à la partie supérieure de la région dorsale, elle peut empiéter sur la région cervicale, et revêtir les caractères d'une courbure cervico-dorsale gauche principale.

c. *Scoliose à courbure lombaire gauche principale.* — Elle vient, par ordre de fréquence, immédiatement après la courbure dorsale primitivement droite. Elle reconnaît surtout comme causes prédisposantes les attitudes vicieuses prises dans la position assise et dans la station. Dans cette forme, les apophyses épineuses lombaires décrivant une courbe à convexité tournée à gauche, il en résulte un soulèvement du flanc gauche qui masque complètement la hanche du même côté; au contraire, le flanc droit est excavé, et la hanche droite est plus saillante qu'à l'état normal. Pour peu qu'il se montre une courbure de compensation à la région dorsale, les côtes droites projetées en arrière constituent une gibbosité. Lorenz (2) fait remarquer que la difformité résultant de la scoliose lombaire gauche primitive est assez faible, au début, pour être méconnue au travers des vêtements. Mais lorsqu'on examine le malade déshabillé, on est frappé de l'inégalité des deux triangles que dessinent de chaque côté les contours du thorax et la face interne des membres supérieurs appliquée au tronc. Du côté gauche, ce triangle est effacé; à droite, au contraire, il est augmenté d'étendue.

d. *Scoliose lombaire à convexité droite primitive.* — Beaucoup plus rare que la précédente, cette variété de scoliose se présente avec les mêmes caractères, sauf que la convexité de la courbure est tournée à droite, au lieu d'être dirigée à gauche. Ici encore, tantôt la courbure lombaire primitive reste isolée, tantôt elle se complique d'une courbure de compensation dorsale, dont la convexité est tournée du côté opposé.

Aux formes précédentes il en faut joindre quelques autres plus rarement observées. C'est ainsi que Bouvier et P. Bouland (3) décrivent comme une forme spéciale cette variété dans laquelle on trouve simultanément une courbure dorsale droite, et une courbure lombo-dorsale gauche égales l'une à l'autre. Très communes, d'après ces auteurs, dans les scolioses légères, cette forme devient de moins en moins fréquente, au fur et à mesure qu'on examine des déviations plus prononcées; en effet, la courbure dorsale en se développant, tend à l'emporter sur la courbure lombaire, et l'on est ainsi ramené au type de

(1) Bouvier et P. Bouland, art. Rachis (Déviations). *Dict. encycl.*, p. 601.
(2) Lorenz, *Ueber Rückgrats-Verkrümmungen. Real. Encyclop. der gesammten Heilkunde*, 2e éd., 1889, p. 30.
(3) Bouvier et P. Bouland, article Rachis (Déviations). *Dictionnaire encyclopédique*, p. 602.

la scoliose primitive à convexité dorsale droite, avec courbure de compensation en sens inverse à la région lombaire.

Une forme rare, mais intéressante en ce qu'elle donne naissance à une difformité très prononcée, c'est celle qui consiste dans l'existence d'une *courbure cervico-dorsale principale* dont la convexité est tournée à gauche. Dans cette forme, il existe une courbure à convexité gauche, qui va de la 5e vertèbre cervicale à la 3e ou à la 6e dorsale; il s'y joint une courbure de compensation en sens inverse à la région dorsale, et quelquefois même une troisième courbure à la région lombaire, cette dernière à convexité gauche, et moins prononcée que les deux précédentes. La courbure cervico-dorsale principale détermine la formation d'une gibbosité cervico-costale faisant saillie à la partie inférieure gauche du cou et soulevant le haut de l'omoplate; la ligne allant de la nuque à l'épaule, ou le *galbe* des deux côtés du cou est très différent pour chacun d'eux, le droit étant fortement excavé, tandis que le gauche forme une ligne presque droite ou même une ligne convexe. La tête est inclinée sur l'épaule droite, à moins qu'une courbure de compensation en sens inverse de la partie supérieure de la région cervicale ne la rejette du côté gauche.

Fréquence des différentes formes primitives de scoliose. — La fréquence des différentes formes de scoliose que nous venons de passer en revue a été très diversement appréciée par les auteurs. Lorenz fait remarquer avec juste raison que, pour se faire une opinion à cet égard, il faut examiner la difformité à une époque assez rapprochée de son début. Plus tard, en effet, les déformations secondaires, l'adjonction des courbures de compensation, permettent difficilement d'apprécier l'élément primitif de la difformité. Quoi qu'il en soit, pendant fort longtemps il a été admis que la courbure dorsale primitive à convexité droite était de beaucoup la plus fréquente de toutes les formes de scoliose. C'est ce que démontrent les chiffres suivants : Eulenburg admet que la scoliose dorsale droite primitive représente 92,7 pour 100 de tous les cas de scoliose; Adams évalue sa fréquence à 84 pour 100; Heine à 81 pour 100. Cependant déjà Ludwig en 1757, et John Shaw en 1825, admirent que la scoliose débute toujours par la région lombaire. W. Mayer, en examinant 336 jeunes filles fréquentant les écoles, a trouvé que la scoliose débute toujours sous la forme d'une courbure lombaire à convexité gauche. B. Schmidt regarde la scoliose lombaire primitive comme habituelle. D'après la statistique de Drachmann, la scoliose lombaire gauche primitive se rencontre 47 fois sur 100, tandis que la scoliose dorsale droite primitive compte pour 42,3 sur 100. Sur 136 scolioses au début, Lorenz dit avoir rencontré 62 cas de courbure lombaire gauche primitive, et 64 cas de courbure dorsale droite principale. Plus il observe, dit-il, et plus il se convainc que la scoliose lombaire gauche primitive est la forme la plus fréquente. Pour nous, les faits que nous avons pu observer jusqu'ici sont de nature à nous faire conserver l'opinion ancienne, à savoir que la scoliose dorsale droite primitive constitue la variété la plus habituelle. A l'appui de notre manière de voir, nous pouvons d'ailleurs citer l'opinion de Bouvier et P. Bouland, qui placent en première ligne la scoliose dorsale droite primitive, et, immédiatement après elle, la scoliose lombaire gauche; Schreiber[1]

[1] Koelliker, *Zur Statistik der Skoliose. Centralblatt f. Chir.*, 22 mai 1886, n° 21.

émet la même opinion; la statistique de Kœlliker[1] démontre le même fait. La fréquence très grande de la scoliose dorsale droite primitive s'explique par ce fait que la colonne vertébrale présente normalement, au niveau des 3e, 4e et 5e vertèbres dorsales, un point faible, répondant à l'affaissement de la partie latérale gauche des vertèbres produit par le passage de l'aorte. Cet affaissement des corps vertébraux du côté gauche donne au rachis l'apparence d'une courbure latérale à convexité tournée à droite; aussi a-t-on créé, pour désigner cette disposition, l'expression de *scoliose physiologique*. On a discuté sur la cause du phénomène; Bichat et Béclard l'ont attribué à la prédominance d'action du membre supérieur droit sur le gauche; d'autres, comme Sabatier et Cruveilhier, attribuent cette disposition au passage de l'aorte. Ce qui démontre que telle est bien la véritable étiologie, c'est que, dans les cas de transposition des viscères, on trouve l'affaissement vertébral du côté droit. Quoi qu'il en soit, la prédominance d'action du membre supérieur droit nous paraît pouvoir être invoquée pour expliquer la fréquence plus grande de la convexité du côté droit. Bouvier, faisant allusion à ce fait, dit que, dans la scoliose rachitique survenant pendant la première enfance, la convexité de la courbure s'observe presque indifféremment à droite ou à gauche. Plus tard, au contraire, les jeunes gens se servant de plus en plus du membre supérieur droit pour l'écriture et pour les travaux professionnels, c'est à droite que se dirige la convexité de la courbure dorsale primitive, du moins dans l'immense majorité des cas.

Comparées aux deux formes que nous avons surtout étudiées, la scoliose dorsale droite et la scoliose lombaire gauche, les autres formes ne constituent plus que de rares exceptions. D'après la statistique de Drachmann, la scoliose dorsale gauche ne représente que 7,9 pour 100, et la scoliose lombaire droite que 2,1 pour 100, de toutes les formes observées.

Symptômes fonctionnels. — Déjà nous avons signalé la tendance à la fatigue, les troubles chloro-anémiques qui marquent souvent chez les jeunes filles le début de la scoliose. Il peut s'y joindre quelques douleurs rapportées par les malades, soit à l'épaule répondant à la convexité de la courbure, soit aux espaces intercostaux. Mais ces douleurs, dues au tiraillement ou à la compression des éléments anatomiques, sont loin d'être assez fortes pour éveiller l'idée d'une affection inflammatoire. C'est seulement lorsque s'exagèrent toutes les déformations auxquelles donne naissance la scoliose qu'on voit apparaître des troubles fonctionnels sérieux. Ils portent principalement sur la respiration et sur la circulation. La diminution de capacité de la cavité thoracique gêne la circulation pulmonaire; il en résulte un besoin de respirer plus fréquent, une accélération du rythme respiratoire. Quand la gibbosité est considérable, les malades ont l'haleine courte, ils sont essoufflés au moindre effort. De là, une prédisposition spéciale aux affections bronchiques et pulmonaires, et une gravité plus grande de ces affections, quand elles viennent à se montrer. De là aussi des modifications importantes dans les résultats fournis par la percussion et l'auscultation. Au niveau de la gibbo-

(1) SCHREIBER, *Allgemeine und specielle orthopädische Chir.*, 1888, p. 117.

sité dorsale, la matité est complète et le bruit respiratoire est complètement effacé.

Cette gêne de la circulation pulmonaire retentit nécessairement sur le cœur; aussi observe-t-on souvent la dilatation des cavités cardiaques droites chez les bossus. La gêne de la circulation se traduit par des palpitations fréquentes, de l'oppression, des douleurs précordiales. A l'auscultation, les battements du cœur sont plus superficiels, plus forts et se font entendre dans une étendue plus grande qu'à l'état normal. Les troubles circulatoires entraînent parfois à leur suite des lésions organiques graves du cœur. Les fonctions digestives sont elles-mêmes troublées, du fait de la compression éprouvée par les viscères abdominaux, par le foie en particulier. Souvent la nutrition est languissante et les malades sont amaigris. Parfois la compression des nerfs spinaux détermine des douleurs intercostales.

Diagnostic de la scoliose. — Lorsque la scoliose est déjà arrivée à un grand développement, lorsqu'elle se complique des déformations auxquelles donnent naissance la torsion des côtes et l'adjonction de courbures secondaires, le diagnostic ne présente point en général de difficultés. Si l'on est appelé au contraire à examiner le mal tout à fait au début, il n'en est plus de même, et il faut un examen attentif pour ne pas laisser passer inaperçus les premiers degrés de la difformité. Le dos du malade à examiner doit être placé en pleine lumière, les vêtements sont attachés autour de la taille de façon à laisser à découvert les crêtes iliaques, les cheveux sont relevés sur la nuque, les bras tombant naturellement sur les côtés du tronc; les deux membres inférieurs doivent appuyer également à terre, les talons rapprochés l'un de l'autre, la pointe des pieds tournée en dehors. Placé derrière le dos du malade ainsi disposé et bien éclairé, le médecin peut alors se rendre compte des moindres imperfections existant, soit du côté du rachis lui-même, soit du côté du bassin, des épaules et de la cage thoracique.

Comme le font très bien observer Bouvier et P. Bouland, deux cas peuvent se présenter : 1° ou bien, la série des apophyses épineuses ne présente pas de courbure sensible; 2° ou bien les apophyses épineuses décrivent une ou plusieurs courbures.

De ce qu'il n'y a pas de déviation apparente des apophyses épineuses, il ne faudrait pas se hâter de conclure que toute trace de scoliose fait défaut. Déjà, en effet, il peut exister un certain degré de torsion qui se traduit par le soulèvement des côtes, la projection de l'omoplate du côté de la convexité, des déformations de la région antérieure du thorax. Afin de bien mettre en lumière le moindre défaut de symétrie entre les deux moitiés correspondantes du thorax, il convient d'engager le malade à porter les bras en avant, en embrassant avec la main le moignon de l'épaule du côté opposé. De cette façon, les omoplates étant projetées en avant et en dehors, la face postérieure des côtes est mise à nu dans la plus grande partie de son étendue, et l'on peut se rendre aisément compte du relief inégal formé par les deux moitiés postérieures du thorax. Il ne faut pas non plus négliger de comparer la hauteur des deux omoplates, et la saillie formée par l'angle inférieur de ces deux os. Le défaut d'asymétrie des deux moitiés postérieures du thorax devient encore beaucoup plus frappant, si l'on engage le malade à se pencher en avant. Enfin, le chirurgien, examinant la face antérieure de la poitrine, doit chercher à se rendre compte de la saillie plus ou moins considérable des deux régions sous-claviculaires; il doit rechercher si la région mammaire d'un côté n'est pas projetée au-devant de celle du côté opposé, si les deux mamelons sont bien sur une même ligne horizontale. Ce sont là autant de circonstances qui permettent de se rendre compte d'une rotation des corps vertébraux, alors même que celle-ci ne se traduit pas encore par une déviation appréciable des apophyses épineuses.

Lorsque des courbures latérales nettement accusées se sont produites dans la série des apophyses épineuses, le diagnostic ne présente plus en général de difficultés. Cependant Duchenne (de Boulogne) note que la contracture ou la paralysie des muscles qui meuvent l'omoplate détermine, soit une élévation, soit un abaissement du moignon de l'épaule, qui a pu faire croire à une scoliose au début; inversement, j'ai vu une scoliose commençante prise pour une paralysie du grand dentelé, en raison du soulèvement de l'angle inférieur de l'omoplate.

Sans doute dans l'immense majorité des cas, la déformation du mal de Pott se différencie de la scoliose, en ce qu'elle consiste en une flexion angulaire antéro-postérieure. Cependant il arrive parfois que le mal de Pott détermine une déviation latérale; mais, en pareil cas, les signes de la torsion font défaut; en outre on constate, en même temps que la déviation latérale, une saillie angulaire et médiane, au niveau de laquelle la pression est douloureuse. D'ailleurs les antécédents, la présence des abcès par congestion, des phénomènes médullaires, achèvent de fixer le diagnostic.

Une erreur inverse consisterait à prendre une scoliose pour un mal de Pott. Il arrive, en effet, qu'une déviation latérale de la colonne vertébrale peut se compliquer de l'existence d'une petite saillie antéro-postérieure constituée par une apophyse épineuse plus saillante. Mais l'absence de douleurs, l'absence des complications habituelles du mal de Pott, la constatation des symptômes dénotant l'existence de la torsion, sont autant de circonstances qui permettront d'éviter l'erreur. J'ai eu dernièrement l'occasion d'observer un cas de cette nature. Il s'agissait d'une jeune fille qui, en même temps qu'une scoliose dorso-lombaire, présentait une saillie antéro-postérieure constituée par une apophyse épineuse plus saillante. On comprend que, si les deux affections, mal de Pott et scoliose, venaient à coïncider sur un même sujet, les difficultés de diagnostic seraient beaucoup plus grandes. En pareil cas, il faudrait un examen soigneux pour rapporter à chacun de ces deux états pathologiques les symptômes qui lui appartiennent.

La scoliose a pu être également simulée par une contraction volontaire des muscles. Mais il est à noter qu'en pareil cas il n'y a qu'une flexion du rachis sans torsion, et, par conséquent, sans gibbosité. De plus, cette attitude ne persiste pas dans les différentes positions; enfin, Bouvier et P. Bouland font remarquer que, dans la scoliose simulée, on retrouve toujours une obliquité du bassin, qui ne se rencontre pas nécessairement dans les flexions pathologiques du rachis.

Étant donné qu'il s'agit bien réellement d'une scoliose, on doit chercher à quelle variété de déviation latérale du rachis on a affaire. Rappelons que les caractères de la scoliose essentielle des adolescents sont de se montrer le plus souvent chez des jeunes filles, au moment de la puberté. Elles affectent habituellement la forme de courbures dorsales dont la convexité est dirigée à droite, vient ensuite par ordre de fréquence la courbure lombaire gauche; les autres déviations ne sont que des variétés plus ou moins exceptionnelles. La scoliose rachitique se montre dans la première enfance, généralement avant l'âge de cinq à six ans, elle est également fréquente dans les deux sexes; enfin la convexité de la courbure principale qui la caractérise est à peu près aussi souvent dirigée à gauche qu'à droite. Ajoutons que le rachitisme ne limite pas son action à la colonne vertébrale, il déforme également les os du crâne, des membres et du bassin, ce qui n'a pas lieu dans la scoliose idiopathique.

Les autres déformations secondaires de la colonne vertébrale auxquelles nous avons donné le nom de scolioses symptomatiques sont généralement faciles à rattacher, par les commémoratifs ou par quelque symptôme actuel, aux causes qui leur ont donné naissance. C'est ainsi que la connaissance des antécédents permet de reconnaître la scoliose pleurétique, c'est-à-dire la flexion latérale du rachis qui succède à l'affaissement d'un des côtés du thorax chez les adultes, et surtout chez les enfants qui ont été atteints de pleurésie.

Quant aux flexions latérales de la colonne vertébrale par contracture des muscles, telles que celles qu'on observe à la suite de la sciatique, dans certaines affections douloureuses du rein, les souffrances éprouvées par les malades sont déjà un premier caractère qui permet de les différencier de la scoliose essentielle, dont le développement se fait sans être accompagné de douleurs appréciables. Il est à remarquer, en outre, que dans cette forme, il y a généralement une flexion considérable qui se produit très rapidement et qui déjette le tronc en masse sur l'un des côtés; une pareille flexion devrait s'accompagner d'une rotation considérable. Or, cette rotation fait défaut; il y a, en un mot, une véritable contradiction consistant dans l'existence d'une flexion très prononcée avec absence de torsion.

On n'oubliera pas d'examiner dans tous les cas, et même de mesurer les membres inférieurs, afin de ne pas laisser passer inaperçus les cas de scoliose statique qui sont dus à une inégalité de longueur des membres inférieurs. Je pense, je le répète, que la fréquence de cette variété particulière de scoliose a été notablement exagérée; mais son existence n'en est pas moins très réelle.

Dans le but de rendre le diagnostic plus complet et de suivre les résultats du traitement, on a imaginé un certain nombre d'instruments destinés à mesurer les courbures scoliotiques. Le plus simple de ces instruments est celui de Heinecke, dans lequel une tige perpendiculaire à une ceinture pelvienne permet de reconnaître et de mesurer la déviation des apophyses épineuses (1). D'autres instruments beaucoup plus complexes ont été construits; de ce nombre sont le skoliosomètre de Mikulicz (2), et l'appareil construit par

(1) HEINECKE, *Hilfsapparate für Skoliosenmass. Illustrirte Monatsschrift für ärztl. Polyt.*, 1882.

(2) *Centralblatt f. Chir.*, 1883, p. 305.

Schulthess (¹) (de Zurich), permettant non seulement de mesurer, mais encore de dessiner tous les contours du tronc, dans une déviation donnée.

D'autres appareils sont ceux dans lesquels on ne cherche plus à mesurer la déviation des apophyses épineuses, mais où l'on se propose d'obtenir seulement les contours de la cage thoracique. De ce nombre sont le thoracographe de Schenk (de Berne) (²), et l'instrument dont se servent à Bâle MM. Socin et Burkardt, construit sur le type de l'instrument qu'emploient les chapeliers pour prendre la conformation exacte du crâne. La description complète de ces divers instruments exigerait de nombreux détails, et devrait être accompagnée, pour devenir intelligible, de figures en grand nombre. Le cadre de cet ouvrage ne nous permet pas une description suffisante; nous renvoyons donc pour l'étude de cette question, soit aux mémoires originaux des auteurs, soit aux traités de Schreiber et de Lorenz, dans lesquels on trouvera des descriptions suffisantes à cet égard (³). Au reste, il n'est pas nécessaire, au point de vue pratique, d'employer des instruments très complexes, et donnant le tracé de tous les contours thoraciques. Ce qu'il faut avant tout mesurer, c'est la déviation latérale des apophyses épineuses; pour cela, un simple fil à plomb, ou l'instrument d'Heineke dont nous avons déjà parlé, suffit pleinement. On marque à l'encre la série des apophyses épineuses, et l'on voit de combien elle s'éloigne de la verticale au niveau du sommet de la courbure, en un mot, on mesure ainsi la hauteur de la flèche. Il importe aussi de se rendre compte du degré de torsion de la colonne vertébrale se traduisant par le défaut de symétrie entre les deux moitiés du thorax. Pour cela, deux moyens peuvent être employés. On peut se servir du cyrtomètre ou d'un fil métallique suffisamment souple pour se mouler sur les contours de la cage thoracique; on peut aussi employer l'instrument imaginé par Lorenz, instrument pourvu d'un niveau d'eau et qui, appliqué sur des points symétriques de chaque côté du rachis, pendant que le malade s'incline fortement en avant, permet de reconnaître la différence de niveau existant entre l'angle des côtes de chacune des moitiés du thorax.

Marche. — Durée. — Terminaisons. — La marche de la scoliose est d'habitude essentiellement chronique. En général, l'affection depuis son début, au moment de la seconde enfance ou de l'adolescence, progresse constamment jusqu'au développement complet du squelette, c'est-à-dire jusqu'à l'âge de vingt à vingt-cinq ans. Quelquefois cependant la maladie subit des temps d'arrêt plus ou moins prolongés, elle peut même ne pas parcourir toutes ses périodes, et s'arrêter à un degré plus ou moins prononcé de difformité. Plus le début est rapproché de la première enfance, plus l'affection a de tendance à s'aggraver; ceci est vrai, en particulier, de la scoliose rachitique. Il faut noter aussi ces formes spéciales dans lesquelles il semble que l'affection ait une marche aiguë, et où l'on voit en quelques mois se produire une déformation considérable. Quoi qu'il en soit, en général, une fois arrivés à la

(¹) *Centralblatt für orthopäd. Chir.*, 1887, n° 4.
(²) Schenk, *Zur Aetiologie der Skoliose. Monatsschrift für ärztl. Polyt.*, 1886, p. 99.
(³) Voy. Schreiber, *Allgem. u. spec. orthop. Chirurgie*, p. 153 et suiv.; et Lorenz, *Rückgratsverkrümmungen. Real. Encyclop.*, p. 30 et suiv.

période du développement complet, les malades voient l'affection demeurer stationnaire; mais souvent, à partir de trente-cinq ans ou au moment de la vieillesse, par suite de l'affaiblissement musculaire et surtout de la raréfaction du tissu osseux sous l'influence de la sénilité, on voit la difformité s'exagérer. Livrée à elle-même, la scoliose a généralement tendance à s'aggraver; tout ce qui affaiblit la constitution, comme les maladies intercurrentes, les accouchements répétés, est de nature à augmenter la déformation.

Pronostic. — D'une manière générale, on peut dire que le pronostic de la scoliose est défavorable. Cependant il est impossible de formuler à cet égard une appréciation qui s'applique à la totalité des cas; il faut tenir compte de l'état général du malade, des causes particulières de l'affection, du degré auquel elle est parvenue. Pour ce qui est de l'état général, il est bien évident que si l'on a affaire à des jeunes filles anémiques, chlorotiques, qui présentent pour leur âge une croissance exagérée, on se trouve placé dans de moins bonnes conditions. S'il existe dans la famille des déviations héréditaires du rachis, c'est là encore une circonstance qui est de nature à rendre plus sévère le pronostic. La scoliose rachitique qui se montre de bonne heure, dans laquelle le tissu osseux manque plus particulièrement de résistance, a tendance à amener des déformations considérables. Il en est de même de ces scolioses de l'adolescence, dans lesquelles les déformations osseuses se produisent avec une déplorable rapidité, et quelquefois en dépit de tous les traitements. Pour ce qui est des scolioses symptomatiques, il est bien évident que leur pronostic est en rapport avec la cause qui leur a donné naissance. S'agit-il d'une scoliose d'origine statique, tenant à une différence considérable de longueur des deux membres inférieurs, à une position oblique du bassin consécutive à une coxalgie, à une luxation de la hanche, il sera souvent très difficile, dans l'impossibilité où l'on est de supprimer la cause, de remédier à la position vicieuse du rachis. Au contraire, dans les cas où la flexion de la colonne vertébrale est liée à une affection douloureuse des reins, à une sciatique, on peut espérer voir le malade se redresser, quand l'affection initiale sera elle-même arrivée à la guérison.

Pour ce qui est de la scoliose idiopathique, il faut tenir compte, dans l'établissement du pronostic, du degré auquel la maladie est arrivée. Dans un premier degré, en effet, il s'agit d'une simple flexion latérale du rachis, qui se redresse aisément par un léger effort du malade, ou sous l'influence de la moindre pression. Dans ces conditions, le traitement peut amener une guérison absolue. Le second degré est marqué par l'existence de la torsion qui se traduit par une exagération de la courbure des côtes et une projection de l'omoplate, donnant naissance à une gibbosité plus ou moins prononcée. On peut encore arriver, par les différentes tentatives de redressement, à diminuer l'étendue des courbures, et à corriger en partie la saillie des côtes; il est donc permis d'espérer, par un traitement convenable, améliorer l'état du malade, sinon faire disparaître complètement la déformation. Dans un troisième degré enfin, les courbures latérales de la colonne vertébrale ne subissent plus aucune modification de la part du traitement, la gibbosité costale est extrêmement prononcée, les malades ne peuvent plus échapper à la qualification de *bossus*.

Dans ces conditions, il n'est plus possible d'espérer du traitement une amélioration sérieuse; les malades sont définitivement condamnés à conserver une difformité irrémédiable, qui souvent ne fera que s'accroître avec les progrès de l'âge, et qui, déterminant des troubles graves du côté de la respiration et de la circulation, aura pour conséquence d'abréger considérablement, chez certains d'entre eux, la durée de l'existence. Il est donc indispensable, pour porter le pronostic dans un cas donné, de chercher à se rendre compte par un examen minutieux, et notamment par la suspension au moyen de l'appareil de Sayre, du degré de réductibilité des courbures anormales.

Enfin, il est encore un dernier élément qui intervient dans le pronostic de la scoliose; c'est celui qui a trait au siège de la difformité. La scoliose lombaire donne lieu à une déformation moins considérable, et moins apparente à travers les vêtements; déjà, dans la région dorsale, les leviers osseux constitués par les côtes, et l'omoplate elle-même, étant projetés en arrière, la déformation est beaucoup plus apparente. S'agit-il d'une scoliose cervico-dorsale, la difformité devient beaucoup plus choquante. Toute l'omoplate est soulevée en masse avec les côtes supérieures, la colonne cervicale forme une saillie osseuse apparente sur l'un des côtés du cou, la tête est déviée du côté opposé.

On voit, d'après ce que nous venons de dire à propos du pronostic, combien il est important de commencer de bonne heure le traitement de la scoliose. C'est, en effet, une maladie qu'on doit s'attacher à dépister dès ses premiers indices; c'est en la combattant de très bonne heure qu'on peut espérer arriver à un résultat satisfaisant; plus tard, on ne doit compter que sur un succès partiel, ou même, quand la torsion est très considérable, et que les courbures du rachis sont tout à fait fixes, tout espoir d'amélioration doit être abandonné.

C. — TRAITEMENT DES DÉVIATIONS DU RACHIS

Les développements dans lesquels nous sommes entrés, montrent qu'on ne saurait attacher trop d'importance au traitement des déviations rachidiennes. Les moyens qui sont à notre disposition doivent être divisés en deux groupes, suivant qu'on se propose de prévenir le développement de la difformité, ou de la combattre, quand elle est déjà constituée.

1° Traitement de la scoliose. — C'est surtout à propos de la scoliose que la division s'impose en traitement préventif et traitement curatif.

a. *Traitement préventif.* — Le traitement préventif exige, avant tout, qu'on surveille avec soin l'attitude des enfants, pendant la seconde enfance et l'adolescence. Chez les jeunes filles, on redoublera d'attention, au moment de l'établissement de la fonction menstruelle, surtout si des antécédents héréditaires peuvent faire craindre le développement de la scoliose; car c'est souvent à ce moment que se produisent les difformités. Il faut combattre la tendance qu'ont les enfants à prendre des attitudes vicieuses pendant les heures de classe, et ne pas prolonger celles-ci trop longtemps; il convient de les interrompre par de fréquentes récréations. Si les enfants sont atteints d'anomalies de la réfraction, de myopie en particulier, il faut tout d'abord prendre soin de corriger, par l'emploi de verres convenables, l'imperfection existant dans l'appareil de la vision. Il faut disposer les pupitres des enfants et leur éclairage de telle sorte qu'ils n'aient pas besoin de s'incliner sur leur ouvrage. La question des sièges et des pupitres de travail est une de celles qui doivent tout particulièrement préoccuper le chirurgien dans le traitement de la scoliose. Les modèles de pupitres et de bancs d'école se sont singulièrement multipliés pendant ces dernières années. Nous n'avons pas l'intention de les étudier ici en détail; nous nous contenterons d'indiquer les conditions qu'ils doivent remplir. Le siège doit être disposé de telle sorte qu'il fournisse constamment au dos de l'enfant un appui solide. Pour cela, il sera légèrement incliné d'avant en arrière et de haut en bas; le dossier lui-même sera incliné en arrière; il remontera jusqu'au niveau des épaules, et présentera, dans sa partie inférieure, une courbure à convexité antérieure sur laquelle s'appuiera la concavité normale de la région lombaire de la colonne vertébrale. La hauteur du siège permettra à l'enfant d'appuyer les pieds à terre, ou, si cette condition n'est pas remplie, on lui procurera un tabouret de dimensions convenables. Quant au pupitre, incliné à 15 degrés environ, il devra présenter une hauteur et un écartement du siège calculés de telle façon que l'enfant puisse commodément y appuyer les bras en écrivant, sans avoir besoin de se pencher en avant. On prendra garde que l'écolier ne projette pas l'épaule droite en avant, ce qui détermine une courbure dorsale à convexité droite; on lui interdira de s'asseoir obliquement, ce qui est souvent l'origine des courbures lombaires primitives à convexité gauche. Pour les enfants qui sont employés à un travail manuel, on évitera de leur faire porter des poids trop considérables, on évitera surtout les efforts répétés exécutés par l'un des membres supérieurs, le droit le plus souvent, ce qui peut être invoqué pour expliquer la fréquence plus grande des courbures dorsales à convexité droite; au besoin même, on engagera les malades à changer de profession. Chez les jeunes filles, on ne saurait trop surveiller l'attitude pendant les travaux à l'aiguille et pendant les exercices de piano. Si la constitution est délicate, si, comme il arrive très souvent, les jeunes filles sont pâles et anémiques, on s'appliquera à les fortifier par une hygiène convenable, nourriture tonique, exercice au grand air, bains de mer, hydrothérapie, préparations iodurées, huile de foie de morue, etc.

Si la tendance à la déviation du rachis s'accuse de plus en plus, on doit soumettre les enfants au décubitus prolongé, non qu'il convienne de les maintenir au lit constamment, mais on alternera les heures d'exercice avec les heures de repos. Le lit dont les malades se servent doit être bien horizontal, et assez résistant pour ne pas se laisser déprimer par le poids du corps. On doit proscrire complètement l'usage des oreillers.

Pendant la station, on s'efforcera de soutenir autant que possible le tronc; et, pour cela, on prescrira l'emploi de corsets renforcés, au niveau des parties convexes de la colonne vertébrale, par des baleines et, au besoin, par des montants en acier.

b. *Traitement curatif.* — Le traitement curatif lui-même comprend deux ordres de moyens : des moyens mécaniques et des exercices orthopédiques.

1° *Moyens mécaniques.* — Comme le fait observer avec juste raison Mal-

(1) MALGAIGNE, *Leçons d'orthopédie.* Paris, 1862, p. 402.

gaigne [1], les innombrables moyens mécaniques qui ont été proposés dans le traitement de la scoliose rentrent tous dans les deux principes suivants : l'extension sur la colonne vertébrale, la pression exercée sur la gibbosité; et l'origine en remonte jusqu'à Hippocrate, qui employait le procédé de l'outre. Il consistait à placer, au-dessous de la gibbosité, pendant que le malade était couché sur le dos et soumis à l'extension et à la contre-extension, une outre vide qu'il s'agissait d'insuffler à l'aide d'un soufflet de forge. C'était là, comme on voit, une combinaison de l'extension et de la pression.

L'extension peut, du reste, être exercée suivant deux procédés différents, selon qu'on la met en œuvre dans la position verticale, ou qu'on l'emploie dans le décubitus horizontal.

Au milieu du XVIIe siècle, Glisson [1] eut recours à l'extension dans la position verticale, au moyen d'un appareil qui suspendait le malade par le dessous des bras, la tête et les mains, et qu'on désigna sous le nom d'escarpolette anglaise. De son côté, Nuck imagina un collier à l'aide duquel il suspendait l'enfant par le cou, en le faisant élever à l'aide de cordes et de poulies; mais ces moyens ne tardèrent pas à tomber dans l'oubli, devant les tentatives que l'on fit pour combiner l'emploi de l'extension avec celui d'appareils portatifs. La première tentative de ce genre fut faite par Levacher [2] dans un appareil qu'il présenta à l'Académie de chirurgie, en 1768, et qui se composait essentiellement d'une tige en fer jouant à l'aide d'une crémaillère dans une douille en cuivre; le jeu de la crémaillère tendant à éloigner l'une de l'autre les deux extrémités de la tige, la colonne vertébrale est soumise à une traction continue qu'on peut graduer à volonté. La suspension se fait aussi sous les aisselles; c'est ce qui existe dans les différents béquillons surajoutés aux corsets orthopédiques; c'est ce qui existait déjà dans l'appareil connu sous le nom de croix de Heister, dans lequel les bras de la machine répondaient aux épaules, de sorte qu'à l'aide d'une large courroie passée sous les aisselles, le tronc se trouvait suspendu.

Bientôt cependant les divers appareils à extension verticale furent laissés de côté, et l'on donna la préférence à l'extension exercée dans la situation horizontale. De cette époque datent les différents lits orthopédiques. Au moment même où Levacher montrait à l'Académie de chirurgie son appareil, Venel imaginait l'extension horizontale, et inventait un lit mécanique, dans lequel l'extension était faite à la fois sur la tête et sous les aisselles; la contre-extension s'exerçant sur le bassin, au-dessus des genoux et des malléoles. Heine (de Wurtzbourg) imagina de son côté un nouvel appareil à extension horizontale; et c'est de là que la méthode fut importée en France par un jeune homme du nom de Milly, qui avait été soumis lui-même au traitement de Heine. A partir de cette époque, les lits orthopédiques se multiplièrent singulièrement. Il y eut ceux de Maisonabe, de Jalade-Lafont, de Martin et Duvoir; de leur côté, Delpech, à Montpellier, Shaw, en Angleterre, employèrent l'extension horizontale; et l'on peut dire qu'à un moment donné cette méthode prit, dans le traitement de la scoliose, un développement véritablement excessif. L'extension horizon-

[1] GLISSON, *De rachitidite*, 1650.
[2] LEVACHER, *Nouveau moyen de prevenir et de guérir la courbure de l'épine. Mém. de l'Ac. royale de chirurgie*, 1768, t. IV, p. 596.

tale, comme l'extension verticale, peut du reste se combiner avec l'emploi des pressions latérales. C'est ainsi que Pravaz (de Lyon) a présenté, en 1874, à la Société de chirurgie, la description d'un lit orthopédique dans lequel les pressions latérales sont combinées à l'extension. La même association des pressions et de l'extension se trouve réalisée dans le lit orthopédique de Beely, dans lequel un plan horizontal porte quatre coussins verticalement dirigés; de ces coussins, deux sont destinés à exercer des pressions latérales sur le bassin; les deux supérieurs embrassant les parties latérales du thorax sont reliés par des courroies élastiques, sur lesquelles repose le tronc, et qui exercent une pression utile sur le thorax. Dans ces dernières années, Lorenz a construit, sous le nom d'appareil de détorsion, un lit orthopédique beaucoup trop compliqué pour que nous puissions en donner ici une description, et sur lequel le malade est couché de façon à imprimer au tronc sur le bassin une torsion en sens inverse de la torsion pathologique qui tend à s'établir (1). Plus simple et plus pratique est le plan incliné de Beely, qui se compose d'une planche sur laquelle le malade s'allonge, et dont l'inclinaison peut être modifiée à volonté. Au moyen d'une poulie et d'un appareil à suspension prenant point d'appui sur la tête et sous les aisselles, on peut exercer une traction continue, graduée à l'aide de poids.

Depuis quelques années on est revenu à l'usage de l'extension verticale, autrefois employée par Glisson et par Nück. Le docteur Benjamin Lee (de Philadelphie) a préconisé l'auto-suspension, et son système a été adopté et vulgarisé par Lewis Sayre (de New-York) (2). Grâce à un appareil spécial prenant ses points d'appui sous l'occiput et sous le menton d'une part, sous les épaules d'autre part, le malade est soulevé peu à peu, jusqu'à ce que la pointe de ses orteils quitte le sol; pendant cette suspension, le poids du corps agit pour redresser les courbures du rachis. Du reste, le malade doit apprendre à se soulever ainsi lui-même à l'aide des bras, en plaçant toujours le plus haut le bras qui répond au côté concave du tronc. Cette attitude favorise encore le redressement. Cet exercice est répété chaque jour pendant quelques minutes. La suspension n'est d'ailleurs qu'un des éléments du traitement de la scoliose dans la méthode de Sayre. Lorsque le malade est habitué à la suspension, et que cet exercice répété pendant un certain nombre de jours, a amené une mobilisation de la colonne vertébrale permettant le redressement des courbures anormales, on applique un appareil destiné à maintenir le thorax dans la position nouvelle qu'on est parvenu à lui donner. Cet appareil n'est autre qu'un corset fait avec des bandes plâtrées, et appliqué par le chirurgien lui-même. Pour son application, le malade revêtu d'un maillot en laine bien collant et ne faisant pas de plis, est soulevé, au moyen de l'appareil à suspension, comme nous l'avons dit précédemment. Il est bon, suivant la recommandation de Sayre, d'interposer entre le maillot et la paroi antérieure de l'abdomen, une couche d'ouate qui permet à l'estomac de se laisser distendre pendant le repas, sans que le malade éprouve de gêne ou d'oppression. Prenant ensuite les bandes de tarlatane imprégnées de plâtre et trempées dans l'eau

(1) LORENZ, *Der Detorsions-Lagerungsapparat. Wiener med. Presse*, nos 46 et 47, 1887.
(2) LEWIS A. SAYRE, *Leçons cliniques sur la chirurgie orthopédique*. Traduction Thorens, Paris, 1887.

pendant quelques minutes, de façon que l'humidité pénètre jusqu'à leur centre, le chirurgien les applique circulairement autour du tronc, en commençant de bas en haut. Le bassin doit être complètement immobilisé dans l'appareil plâtré; et, pour cela, les bandes doivent descendre à trois travers de doigt environ au-dessous des épines iliaques antérieures et supérieures. Si l'appareil, descendant trop bas, empêchait le malade de s'asseoir, on l'échancrerait au niveau des plis inguinaux après sa dessiccation; en haut, on arrête l'appareil à quelque distance du sommet de l'aisselle. De ce côté aussi, on pratiquera des échancrures, si le plâtre vient presser douloureusement sur la peau du creux axillaire. Il est difficile de préciser la quantité de bandes plâtrées nécessaires pour faire un corset; toutefois celui-ci ne doit pas dépasser une épaisseur de 3 à 4 millimètres. Il faut avoir soin de maintenir la suspension pendant tout le temps nécessaire à la dessiccation de l'appareil, afin que celui-ci ne se déforme pas. Convenablement fait et surveillé, le corset plâtré peut sans inconvénient rester en place pendant deux à trois mois. Pendant tout ce temps, le malade continue chaque jour les exercices de suspension, en ayant toujours soin de placer, comme nous l'avons dit, la main répondant à la concavité de la courbure vertébrale à un niveau plus élevé que l'autre. On peut, si l'on veut, concilier l'emploi du corset plâtré avec les exercices orthopédiques, en rendant le corset amovible; pour cela, on le fend sur la ligne médiane, et l'on y fait ajouter des bandelettes de cuir portant des œillets où des agrafes qui permettent de le lacer. On a reproché au corset plâtré son poids trop considérable, et on a cherché à le remplacer par diverses substances; mais les corsets en feutre plastique ont l'inconvénient de se déformer trop facilement; quant aux corsets faits avec de minces copeaux de bois, corsets dont l'usage est spécialement conseillé par Lorenz, leur confection nous semble bien compliquée et bien peu pratique (¹).

Viennent ensuite les différents corsets orthopédiques, dans la plupart desquels le système de l'extension se trouve associé à celui des pressions latérales. Déjà Venel, comme complément de l'extension horizontale qu'il pratiquait pendant la nuit, faisait porter pendant le jour à ses malades un corset à tuteurs muni de plaques et de vis, à l'aide duquel il soutenait le rachis et exerçait des pressions sur les parties saillantes. De son côté, Levacher reconnaissait que l'extension à laquelle il avait recours ne suffisait pas toujours, et l'année même (1768) où il faisait connaître à l'Académie de chirurgie sa machine à extension, il inventait un fauteuil à l'aide duquel on pouvait exercer des compressions qu'il combina aux extensions pour le traitement des difformités du rachis.

En 1835 parut un appareil nouveau, la ceinture à levier de Hossard, que Malgaigne déclare être, de tous les appareils portatifs applicables à la scoliose, celui qui se rapproche le plus du but. Nous emprunterons à cet auteur la description de la ceinture à levier de Hossard : « Un point fixe est pris sur le bassin à l'aide d'une ceinture très solide, retenue par un sous-cuisse passé au côté gauche. A cette ceinture est adapté un levier fait d'une seule pièce. Ce levier, qui doit être inflexible et résistant, répond à la ligne médiane en

(¹) MALGAIGNE, *Leçons d'orthopédie*. Paris, 1862, p. 407.

bas, mais la croise obliquement de bas en haut pour se porter à gauche; son inclinaison peut, du reste, être augmentée ou diminuée par un mécanisme très simple..... A l'extrémité supérieure libre vient s'attacher une large courroie de cuir qui doit contourner obliquement le côté droit du thorax et venir se fixer en avant et à gauche sur la ceinture elle-même, de telle sorte que quatre pièces seulement constituent tout l'appareil (1). »

La ceinture à levier de Hossard est devenue le point de départ d'appareils semblables; de ce nombre est la ceinture de Bigg, qui, au lieu d'un levier unique, porte deux montants qui soutiennent les pelotes latérales, et ajoutent à la solidité de l'appareil. Dans la ceinture construite par Staffel, à l'extrémité supérieure du levier est attachée une large bande en caoutchouc qui s'enroule autour du côté répondant à la convexité, contourne en diagonale le plan antérieur du corps, la région lombaire du côté opposé et vient s'attacher en arrière à la ceinture pelvienne.

Nous retrouvons l'emploi de la traction élastique dans les appareils de Barwell et de Fischer. Dans le bandage spiral de Barwell, une plaque de cuir appuie sur la région du grand trochanter gauche, où elle est maintenue en place par une ceinture périnéale. De là, part une bande élastique, qui va rejoindre la région lombaire gauche, croise obliquement de bas en haut la région antérieure de l'abdomen, vient s'enrouler sur la gibbosité constituée par les côtes et se terminer au niveau de l'épaule gauche. Le reproche qu'on peut faire à cet appareil, c'est de manquer de point fixe; il est évident que la traction du caoutchouc s'exerçant sur l'épaule gauche aura tendance à l'abaisser et à la porter en arrière, ce qui ne fera qu'exagérer encore la difformité.

Dans l'appareil à traction élastique conseillé par Fischer (2), la traction est disposée d'une façon plus heureuse. Supposons, par exemple, une scoliose dorsale à convexité droite. L'épaule droite est maintenue par une pièce de l'appareil, d'où part une bande élastique qui, croisant obliquement la face antérieure de l'abdomen, vient se fixer au niveau de la hanche gauche. Au moyen de ce lien élastique, l'épaule droite est attirée d'une manière continue en bas et en avant, tandis que l'épaule gauche fixée par un lien élastique à la pièce qui embrasse l'épaule droite est elle-même attirée en arrière. Par là, l'appareil de Fischer échappe au reproche que nous adressons à l'appareil de Barwell; mais il manque, comme lui, d'un point d'appui solide. Nous n'insisterons pas sur les autres appareils à traction élastique. Kœlliker (de Leipzig), notamment, a modifié l'appareil de Barwell.

Dans ces derniers temps, Wolfermann (de Strasbourg) a fait construire un nouveau corset, qui se rapproche un peu, par le but qu'il se propose, des ceintures à levier. Il se compose essentiellement de deux pièces, dont l'une prend point d'appui sur le bassin, tandis que l'autre embrasse le thorax. Ces deux pièces sont articulées entre elles de telle sorte qu'on peut imprimer à la pièce thoracique tous les mouvements sur la pièce pelvienne, de façon à lutter

(1) LORENZ, *Ueber Rückgrats-Verkrümmungen. Real. Encyclop.*, p. 66.

(2) E. FISCHER, *Die Behandlung der Skoliose mittels elastik-rotirenden Zuges. Centralblatt für Chirurgie*, 13 juin 1885, n° 24.

à la fois contre l'inclinaison latérale de la colonne vertébrale, et contre le mouvement de torsion (¹).

Nous n'avons pas la prétention d'énumérer ici tous les appareils portatifs qui ont été successivement conseillés dans le traitement de la scoliose. Nous en avons dit assez pour montrer combien sont nombreux les principes auxquels ont obéi les chirurgiens orthopédistes. De l'extension réalisée dans le corset de Levacher, on est passé aux pressions latérales au moyen des pelottes dont sont pourvus bon nombre d'appareils, aux ceintures à levier, et enfin à la traction élastique fournie par le caoutchouc. Déjà le grand nombre d'appareils proposés successivement démontre qu'aucun d'entre eux ne réalise d'une manière complète et satisfaisante les indications auxquelles on se propose d'obéir. Aussi bon nombre d'orthopédistes ont-ils abandonné les corsets en tant qu'appareils de redressement, et ils se contentent de corsets qui, moulés sur la configuration extérieure du tronc, n'ont d'autre but que de soutenir la colonne vertébrale et de l'empêcher de reprendre son attitude vicieuse dans l'intervalle des séances de redressement. De ce nombre sont les corsets plâtrés dont nous avons déjà parlé; on peut employer aussi dans le même but les corsets en coutil convenablement renforcés par des baleines ou des lames en acier, et les corsets en cuir moulé.

Comme modèle de corset en coutil, on peut citer le corset de Beely qui embrasse les crêtes iliaques et remonte par en haut jusqu'au niveau de la région mammaire; il est consolidé par des baleines, et sur les côtés, par des attelles latérales qui, répondant au milieu de la région axillaire, s'infléchissent au niveau des crêtes iliaques, et contournent en avant les épines iliaques antérieures et supérieures. A leur partie supérieure, ces attelles latérales portent des béquillons. Les deux attelles latérales sont reliées entre elles par des courroies dont les unes contournent l'abdomen, les autres la région des reins. Les corsets en cuir moulé sont, comme leur nom l'indique, modelés sur des moules en plâtre du tronc; ils sont renforcés par des attelles en acier, et munis de béquillons qui soutiennent les membres supérieurs.

2° *Exercices orthopédiques.* — Ce sont eux qui nous paraissent mériter la première place dans le traitement de la scoliose. On peut les diviser en deux groupes, suivant que c'est le chirurgien qui s'efforce de procurer le redressement, le malade lui-même restant passif, ou bien selon qu'on fait appel à la contraction musculaire pour corriger l'attitude vicieuse. Du reste, les deux modes de redressement, actif et passif, peuvent être combinés dans certains exercices.

La suspension au moyen de l'appareil de Sayre, dont nous avons déjà parlé précédemment, constitue un premier exercice de redressement, qui pourra être actif ou passif, suivant que le sujet lui-même se soulèvera à l'aide des bras, ou que l'extension sera faite par le chirurgien. On a fait à la suspension, au moyen de l'appareil de Sayre, le reproche de ne donner qu'un résultat passager. A peine la suspension est-elle terminée, a-t-on dit, que le sujet reprend son attitude vicieuse. Certes, on ne peut attendre de la suspension

(¹) H. Wolfermann u. Carl Bökle, *Ueber Entstehung und Behandlung der seitlichen Rückgrats-Verkrümmung.* Stuttgart, 1890.

qu'elle corrige brusquement les courbures vicieuses de la colonne vertébrale; mais il n'en est pas moins vrai que son usage répété tous les jours nous paraît fort utile. Un autre mode de suspension est celui qui a été imaginé et décrit par Lorenz sous le nom de suspension latérale ([1]). L'appareil de Lorenz se compose d'un cylindre convenablement capitonné et supporté par deux montants latéraux. La malade s'appuie sur le cylindre par le côté du corps répondant à la convexité de la courbure; elle se maintient dans cette position à l'aide du bras correspondant enroulé autour du cylindre; tandis qu'avec l'autre main, elle se retient à une poignée que termine une corde fixée à la partie inférieure de l'appareil. De cette manière, on exerce une pression directe sur la gibbosité costale, en même temps qu'on imprime à la colonne vertébrale une flexion en sens inverse de l'attitude vicieuse. Le chirurgien peut compléter le résultat, en exerçant des pressions graduées sur la partie antérieure du thorax, au niveau de la saillie formée par les côtes et les cartilages costaux, à l'extrémité du diamètre oblique répondant en arrière à la gibbosité dorsale. L'appareil construit par Lorenz est devenu le point de départ d'un certain nombre de modifications dans le détail desquelles nous ne pouvons entrer ici ([2]). Le redressement peut encore être fait par le chirurgien, sans qu'il soit nécessaire pour cela d'un appareil particulier. Le sujet est étendu sur une table, la face dirigée en avant, le bassin atteignant

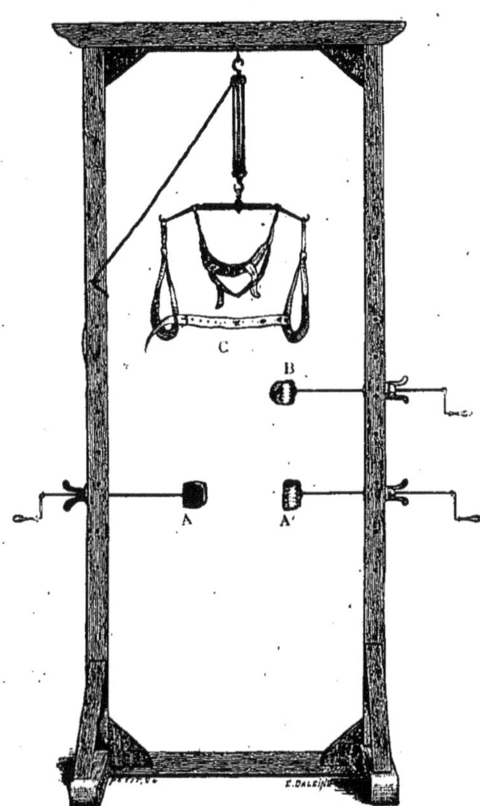

FIG. 257. — Appareil du docteur Kirmisson, destiné à réaliser en même temps la suspension verticale et la pression sur la gibbosité.

AA', plaques destinées à fixer le bassin. — B, plaque exerçant la pression sur la gibbosité. — C, courroie reliant entre elles les deux épaules et les attirant en arrière pour lutter contre la cyphose.

([1]) LORENZ, *Pathologie und Therapie der seitlichen Rückgrats-Verkrümmungen*. Vienne 1886.

([2]) Voy. LORENZ, *Ueber Rückgrats-Verkrümmungen. Real. Encyclopädie*, et BRADFORD et LOVETT, *A treatise on orthopedic surgery*. New-York, 1890, p. 179.

le bord de la table, de façon à ce que la région lombaire et le haut du corps soient libres en dehors de la table. La malade enroule ses bras autour du corps du chirurgien, et celui-ci imprime au tronc un mouvement d'inclinaison latérale, tandis qu'avec la main, il exerce des pressions sur le point répondant à la convexité. On peut aussi opérer le redressement, en imprimant diverses attitudes au tronc ou au bassin, soit dans le décubitus dorsal, soit dans la station debout.

Quant à la méthode récemment préconisée par Fischer, et qui consiste, le sujet étant placé dans l'attitude horizontale, les pieds appuyés sur le sol, tandis que les coudes reposent sur une chaise, à faire supporter au point convexe du thorax des poids qui vont jusqu'à 60 et 80 kilogrammes, nous la repoussons comme trop brutale [1]. Il est à craindre en effet que, si l'on fait porter une surcharge, sur une colonne vertébrale dont tous les éléments, os, muscles et ligaments, ne présentent qu'une faible résistance, on aille directement contre le but, et que, en provoquant une fatigue trop grande, on ne facilite la tendance à l'exagération de la difformité. Il faut donc, dans tous les exercices de redressement, procéder lentement et avec douceur; surtout, il faut allier aux tentatives de redressement passif, le redressement actif, en renforçant autant que possible les forces du sujet. L'important, en effet, n'est pas seulement de redresser la colonne vertébrale, mais encore de fournir aux malades des muscles qui leur permettent de maintenir le redressement obtenu.

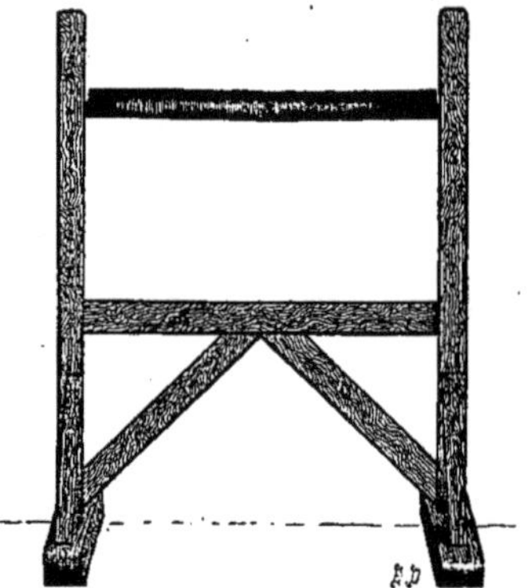

Fig. 258. — Barre d'appui pour la suspension latérale.

De là, l'utilité des exercices orthopédiques dans lesquels les muscles du malade entrent en jeu. Ces divers exercices ont leur point de départ dans la méthode suédoise, dite aussi méthode de Ling. Cette méthode a pour point de départ une théorie de la scoliose qui, nous l'avons dit précédemment, ne saurait plus être admise aujourd'hui. Croyant au relâchement des muscles spinaux du côté répondant à la convexité du rachis, Ling conclut à la nécessité de fortifier ces muscles par l'exercice. La théorie est fausse, mais ses résultats sont bons. Aujourd'hui la plupart des orthopédistes sont d'accord à proclamer l'absolue nécessité des exercices orthopédiques dans le traitement de la scoliose, que quelques-uns d'entre eux, comme Bernard Roth, emploient à l'exclusion de tout appareil mécanique.

La gymnastique suédoise comprend un très grand nombre d'exercices; nous ne pouvons les énumérer tous ici; on les trouvera, du reste, décrits par Bouvier et P. Bouland dans le *Dictionnaire encyclopédique* [2]. De même, pour les

(1) E. Fischer, *Eine neue Behandlungsmethode der seitlichen Rückgrats-Verkrümmungen. Berliner klin. Wochenschrift.* n° 39, 1888.

(2) Bouvier et P. Bouland, art. Rachis *Dict. encycl.*, t. I, 3e série, p. 639.

exercices de Roth, nous renvoyons au *Traité d'orthopédie* de Bradford et Lovett (1).

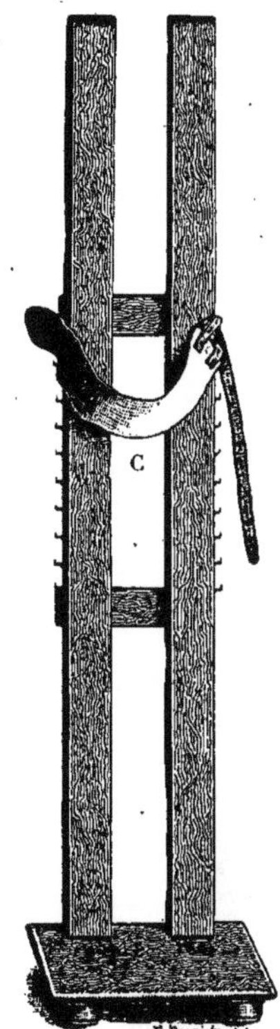

FIG. 259 — Appareil destiné à faciliter le redressement du tronc et les mouvements des membres supérieurs (Kirmisson). Le malade est adossé aux montants de l'appareil, et exécute de larges mouvements respiratoires, en même temps que des mouvements alternatifs d'élévation et d'abaissement des bras.

C, ceinture destinée à maintenir le tronc appliqué contre l'appareil et à lutter contre la lordose lombaire.

Nous recommanderons surtout les exercices de suspension au moyen des anneaux, de l'échelle orthopédique, les exercices de flexion et d'extension alternatives du tronc, les mains en avant, pendant lesquels le chirurgien soutient d'un côté le bassin, tandis qu'il exerce une pression soutenue sur la convexité du côté opposé. Les exercices recommandés par R.-H. Sayre, et dans lesquels le malade couché sur le ventre, le tronc dépassant la table sur laquelle il repose, croise les mains derrière la nuque et imprime au tronc des mouvements alternatifs de flexion et d'extension, nous semblent aussi des plus favorables pour fortifier les muscles du dos (2). Au reste, tous les exercices qui se pratiquent dans la situation horizontale, comme la natation, sont extrêmement favorables.

Un exercice d'une grande utilité est celui qui est décrit par Golding-Bird (3) sous le nom d'exercice de la porte. Le malade se tient debout, les talons réunis, le dos appuyé à une porte ou à un mur. Il étend le tronc par un effort musculaire, autant que possible, en laissant la partie postérieure de la tête appuyée contre la porte. En un mot, le malade s'appuie par la tête et les épaules sur le plan situé derrière lui, au moyen d'une sorte de mouvement de reptation. Il atteint ainsi la position la plus élevée possible, les pieds restant appuyés sur le sol. Les bras, qui jusque-là étaient pendants le long du corps, sont maintenant élevés, puis complètement étendus, jusqu'à ce que les mains arrivent à se rejoindre au-dessus de la tête. Ensuite par un mouvement inverse, ils sont lentement ramenés sur les côtés du tronc, et le malade relâchant son système musculaire revient à la position de repos. Tout l'exercice prend trente à quarante secondes. Après un court repos, il est répété, et ainsi de suite, pendant cinq à dix minutes. M. Golding-Bird ajoute, et c'est là une précaution dont nous nous sommes souvent bien trouvés, qu'il est parfois utile, pour assurer le mouvement rhythmique des bras, de faire tenir à la main un poids léger. L'exercice des haltères fait surtout avec le bras qui répond au côté de la concavité, pendant que le malade affaisse lui-même avec la main du côté opposé la saillie costale, ne saurait être trop recommandé.

(1) BRADFORD et LOVET, *A Treatise on orthopedic surgery*. New-York, 1890, p. 158.
(2) R.-H. SAYRE, *New-York med. Journ.*, 17 novembre 1888, p. 538.
(3) GOLDING-BIRD, *The treat. of scoliosis by Sayre's meth. Guy's Hosp. Rep.*, t. XLV, 1888, p. 91.

Pendant toute la durée des exercices, il est très important que le malade fasse de larges mouvements de respiration. Cette gymnastique respiratoire est favorable à la mobilisation des côtes et de la colonne vertébrale; elle est de nature aussi à permettre l'ampliation du thorax affaissé au niveau de la concavité du rachis, en même temps qu'elle est fort utile au point de vue de la santé générale, chez les jeunes filles pâles et anémiques.

Nous n'avons pu donner ici qu'une idée générale des différents exercices

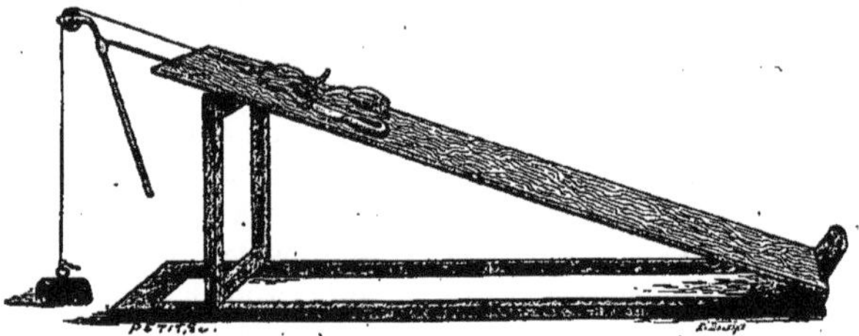

Fig. 260. — Plan incliné destiné à réaliser l'extension dans le décubitus horizontal.

orthopédiques, ou exercices de redressement, tant actifs que passifs, dont l'emploi est utile dans le traitement de la scoliose. Ce que nous en avons dit devra être complété par la lecture des différents mémoires ou traités spéciaux que nous avons précédemment indiqués. Mais ce que nous tenons à bien préciser, c'est que le traitement par les exercices orthopédiques, tant actifs que passifs, nous semble la base fondamentale de tout traitement de la scoliose. Ce traitement doit être combiné avec l'emploi du repos dans la position horizontale, c'est-à-dire qu'après chaque séance d'exercices, la malade doit rester couchée pendant trois quarts d'heure ou une heure. Le plan incliné de Beely avec traction exercée sur la tête et sous les aisselles nous paraît convenir très bien à cette indication. On ne négligera pas, non plus, les divers moyens préventifs dont nous avons parlé précédemment, et qui ont trait au coucher des malades, aux attitudes prises pendant les heures de classe, etc. Quand il s'agit d'une scoliose lombaire primitive, il peut être utile, pour aider au redressement, de faire porter au malade, du côté correspondant à la convexité rachidienne, un soulier plus élevé. De cette façon, on imprime à la colonne vertébrale une courbure en sens inverse de la courbure vicieuse. On arrive au même résultat, en conseillant aux malades, à l'exemple de Volkmann, de s'asseoir sur un siège oblique, la partie la plus élevée du siège répondant au côté de la convexité du rachis (voy. fig. 261).

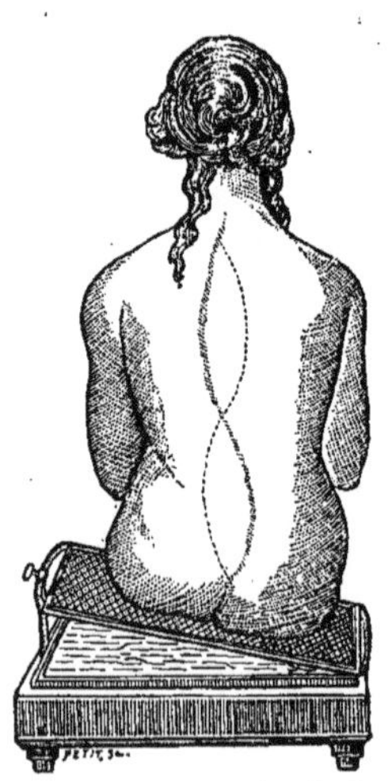

Fig. 261. — Siège oblique de Volkmann.

Le traitement orthopédique sera utilement secondé par l'électrisation des muscles et par les modificateurs généraux, au premier rang desquels il faut placer l'hydrothérapie. Quant aux corsets, dans les cas légers, de simples corsets en coutil renforcés par des baleines et par des tiges en acier au niveau des points répondant à la saillie costale nous semblent parfaitement suffisants. C'est seulement dans les cas graves, lorsqu'il existe une torsion très considérable de la colonne vertébrale, que les corsets orthopédiques trouvent leur place. Ils ont pour rôle de soutenir le tronc et de s'opposer, autant que possible, à l'aggravation de la difformité. Mais alors, il ne faut pas l'oublier, il s'agit bien plus d'un simple traitement palliatif que d'un traitement vraiment curatif.

2° Traitement de la cyphose et de la lordose. — Les principes qui doivent diriger le traitement de ces deux difformités sont les mêmes que pour la scoliose. Tout d'abord les précautions hygiéniques trouvent encore ici leur place. Dans la cyphose, il sera de la plus haute importance de faire coucher les malades sur un plan horizontal bien résistant, de façon à corriger autant que possible la voussure dorsale. M. Verneuil considérant, dans la cyphose, la voussure cervico-dorsale comme de nature parétique, recherche avant tout la restauration des muscles. Pour cela, il conseille des réfrigérations très courtes, au moyen de la douche ou du drap mouillé, des frictions stimulantes, l'électricité, et, par-dessus tout, la gymnastique physiologique. On insistera principalement sur les différents exercices qui ont pour but de porter en arrière la tête et les épaules, et de renforcer les muscles de la partie supérieure de la colonne vertébrale. De ce nombre sont l'exercice que nous avons décrit précédemment, et auquel Golding-Bird donne le nom d'exercice de la porte. Les exercices dans le décubitus ventral conseillés par R.-H. Sayre, et qui consistent à faire des mouvements alternatifs de flexion et d'extension du tronc, tandis que le malade embrasse avec les mains la partie postérieure de la tête, sont encore particulièrement indiqués ici. On se trouvera bien également des exercices de flexion et d'extension, les bras en avant, faits dans l'attitude verticale. Le bâton de gymnastique, l'appareil à traction de Larghiader, passés au-dessus de la tête, puis derrière les épaules, sont aussi très utiles en pareil cas. Dans les cas de cyphose très prononcée, quand la colonne vertébrale est encore susceptible d'extension, on se trouvera bien de l'emploi du décubitus dorsal sur le plan incliné associé à l'extension continue.

Quant aux ceintures destinées à soutenir le rachis, elles sont de deux sortes: les unes, douées d'une force élastique, comme le corset de Duchenne (de Boulogne), ou plus simplement deux courroies élastiques croisées en X sur le dos, et embrassant les épaules qu'elles attirent en arrière, suffisent dans les cas légers. Les autres, rigides, s'adressent aux cas de cyphose confirmée. Quel que soit l'appareil employé en pareil cas, il doit remplir les trois indications suivantes : 1° ramener les épaules et le haut du corps en arrière; 2° repousser la voussure dorsale en avant; 3° soutenir, à l'aide de tuteurs axillaires, le poids des parties supérieures du corps.

Dans la lordose, le même traitement général doit être employé ; les exercices gymnastiques dans lesquels la contraction des muscles de l'abdomen intervient sont utiles pour corriger la voussure lombaire. La gymnastique suédoise a imaginé dans ce but un grand nombre d'exercices [1].

Pendant la station, on peut employer des corsets munis de tuteurs latéraux avec crosses axillaires pour soutenir le poids des parties supérieures du corps. On a construit également des ceintures orthopédiques qui ont pour effet, soit de repousser en avant la portion dorsale du rachis, soit de presser sur la partie antérieure du tronc pour redresser l'ensellure lombaire.

Dans les cas où il s'agit d'une lordose paralytique, le traitement général, les douches, le massage, l'électricité, trouvent leur application. Duchenne (de Boulogne) a fait construire un corset à traction élastique destiné à venir en aide à ceux des muscles du rachis qui paraissent manquer de force.

[1] Voy. Bouvier et P. Bouland, art. Rachis. *Dict. encyclop.*, p. 535.

TABLE DES MATIÈRES

du tome III.

DEUXIÈME PARTIE

MALADIES DES TISSUS (*SUITE*)

TUMEURS DES OS

(M. Antonin Poncet.)

AFFECTIONS DES ARTICULATIONS

(MM. Nélaton, Lagrange, Quénu.)

TRAUMATISMES — ENTORSES — LUXATIONS — PLAIES ARTICULAIRES

(M. Ch. Nélaton.)

LÉSIONS INFECTIEUSES ET INFLAMMATOIRES DES ARTICULATIONS

(M. Félix Lagrange.)

ARTHROPATHIES — ARTHRITES SÈCHES — CORPS ÉTRANGERS ARTICULAIRES

(M. Quénu.)

MALADIES DU CRANE

(M. Gérard-Marchant.)

MALADIES DU RACHIS

(M. Kirmisson.)

20791. — Imprimerie LAHURE, 9, rue de Fleurus, à Paris

www.ingramcontent.com/pod-product-compliance
Ingram Content Group UK Ltd.
Pitfield, Milton Keynes, MK11 3LW, UK
UKHW022315190726
13856UKWH00001B/29